中国藏学研究中心北京藏医院

"心脑血管临床和民族医技医法传承及新药研究" 项目成果

ཀྲུང་གོའི་བོད་རིག་པ་ཞིབ་འཇུག་ལྟེ་གནས་པེ་ཅིན་བོད་ལུགས་སྨན་ཁང་གི་
གསོ་རིག་དཔེ་ཚོགས་གཡུ་ཡི་ཕྲེང་བ།

༄༅། །སྨན་རྩིས་མཁས་དབང་སློབ་དཔོན་མཁྱེན་རབ་ནོར་བུ་མཆོག་གི་གསུང་རྩོམ་ཕྱོགས་བསྒྲིགས་དྭང་སྒྲོང་ཞལ་ལུང་ཞེས་བྱ་བ་བཞུགས་སོ། །

མཁྱེན་རབ་ནོར་བུས་བརྩམས།

མི་རིགས་དཔེ་སྐྲུན་ཁང་།

དཀར་ཆག

ཟུར་བཀོད།

༄༅། །བོད་ལྗོངས་སྨན་རྩིས་ཁང་གི་སློབ་དཔོན་མཁན་ཆེན་བྲཧྨ་མ་ཧེའི་རྣམ་ཐར་མདོ་ཙམ་བཀོད་པ་ཐར་འདོད་མཐོང་བས་ཡིད་འཕྲོག་ཅེས་བྱ་བ་བཞུགས་སོ། །

གམ་བཅར་དངོས་སློབ་སྨན་རྩིས་པ་བསྟན་འཛིན་བཀྲ་ཤིས།

༄༅། །ཨོཾ་སྭསྟི། ཕྲུག་ན་བརྟོས་གནང་རིགས་འཚོ་བྱེད་དུ། །དབང་བསྒྱུར་མཁྱེན་རབ་ལྷ་རིག་ནོར་བུའི་མཛོད། །འཛིན་མཁས་མཁས་པའི་དེད་དཔོན་ལ་བཏུད་ནས། །རྣམ་ཐར་ཐར་འདོད་མཐོང་བས་ཡིད་འཕྲོག་འབྲི། །དེ་ཡང་བོད་ལྗོངས་ཡུལ་དབུས་ལྷ་ལྡན་སྨན་རྩིས་ཁང་གི་སློབ་དཔོན་བླ་སྨན་མཁན་ཆེན་མཁྱེན་རབ་ནོར་བུ་མཆོག་ནི། ལྷོ་ཁ་རྩེད་ཐང་གི་རྩིས་རིག་སྨྲ་བ་སྤུགས་འཚང་རྩིས་པ་ཇོ་བོ་ཆེར་གྲགས་པ་དེ་དང་། ཡུམ་དབྱངས་ཅན་གཉིས་ཀྱི་སྲས་སུ། རབ་བྱུང་བཅོ་ལྔ་པའི་ཆུ་ལུག་ཟླ་བ་ལྔ་པའི་ཚེས་སུམ་ཅུ་ཉིན་ལྷོ་ཁ་ཡར་གླུངས་གྲྭ་ས་འོག་མ་ཞེས་པར་སྐུ་འཁྲུངས། ཡབ་ཀྱིས་ཚེ་རབས་ལས་རྩིས་གཟིགས་པས། སྐྱེ་བརྟག་སྐར་མ་སྨྲི་བོར་ཐོག །རྒྱལ་པོར་འགྱུར་བར་ཐེ་ཚོམ་མེད། །ཅེས་གསལ་བ་བྱུང་། སྐུ་ན་ཆུང་ངུ་ནས་དམ་པའི་རང་རྟགས་འགོག་མེད་དུ་གསལ་ཞིང་། རྩེད་ཐང་ལྷ་མཆོད་གྲྭ་ཚང་དུ་ཆོས་ཞུགས་སློབ་གཉེར་གནང་། དེ་རྗེས་ལྷ་ས་ལྕགས་རི་འགྲོ་ཕན་རིག་བྱེད་གླིང་དུ་གྲྭ་རྒྱུན་ལ་ཐེབས་ཏེ། དགེ་རྒན་སེ་ར་སྨན་སྦྱིན་པ་དགེ་དབང་ཆོས་ལྡན་སོགས་ལས་གསོ་རིག་གསན་སྦྱོང་མཛད་བཞིན་པའི་དང་། གོང་ས་བཅུ་གསུམ་པའི་བླ་སྨན་སྤྱི་ཁྱབ་མཁན་པོ་བྱམས་པ་ཐུབ་དབང་གི་དྲུང་ནས་གསོ་རིག་རྒྱུད་བཞིའི་ཁྲིད་མན་ངག་ལག་ལེན་སོགས་དང་ལྷ་རིག་དབང་པོ

སློ་མོ་རྡོ་རྗེ་རྒྱལ་མཚན་གྱི་དྲུང་ནས་སྐར་རྩིས་དང་། སྦྱོར་ཐང་འབྱུང་རྩིས། དབྱངས་འཆར། སྒྲ་དང་སྙན་ངག་སུམ་རྟགས་སོགས་གསན། འབྲས་ལྗོངས་བླ་མ་ཨོ་རྒྱན་བསྟན་འཛིན་རྒྱ་མཚོ་ལས་སྙན་ངག་འགྲེལ་པ་བློ་གསལ་བྱུང་བུའི་རོལ་མཚོ་དང་། དབྱངས་ཅན་སྒྲ་མདོའི་སྙིང་ནས་ཞིབ་ཁྲིད་གསན་པས་མཁས་པར་གྱུར་ཏེ། བརྡ་སྤྲོད་ཀུན་བཤད་ཀྱི་མཚན་དབྱངས་ཅན་དགྱེས་པའི་ལང་ཚོ་ཞེས་གསོལ། ཙཱ་རི་ཅིག་ཅར་གདུང་འཛིན་རིན་པོ་ཆེའི་དྲུང་ནས་དུས་འཁོར་སྐར་རྩིས་དང་། ཞག་གསུམ་རྣམ་དབྱེ། སྟོང་འཇུག་སྐོར་སོགས་གསན་ཅིང་། དཀའ་གནད་མཐའ་དཔྱོད་མཛད། ལྷུགས་རིར་ཕེབས་ནས་བཟུང་སློབ་གཉེར་གྱི་སྐབས་ཀུན་ཏུ་ན་བཟའ་དང་། གསོལ་ཆས་སོགས་ལ་དང་དོད་མི་མཛད་པར་གྲྭ་རྒྱུད་བྱ་བཏང་བའི་བརྟུལ་ཞུགས་བཟུང་བས། ན་བཟའ་སྐུ་གཟན་རྟུལ་པོ་མདུད་པ་མང་པོ་བརྒྱབ་པ་ཞིག་ལས་བཞེས་རྒྱུ་མེད་པས། ལྷུགས་པོ་རི་པ་ཚོས་བརྒྱ་མདུད་པ་ཞེས་མིང་བཏགས་པ་བྱུང་། ཉིན་རེར་གོང་གསལ་སློབ་དཔོན་གསུམ་གྱི་དྲུང་ནས་རིག་གནས་མི་འདྲ་བ་ཁག་གསུམ་རེའི་སློབ་ཁྲིད་བསྟར་ཆགས་སུ་གསན་ཞིང་སློབ་ཁྲིད་ཞུས་པ་རྣམས་ཐུགས་ངེས་བྱུང་ཚེ། ཉིན་གུང་དུ་བག་ལེབ་བཞེས་ཏེ་ཞོལ་རྫ་རིང་གི་འཁྲིས་སོགས་སུ་ཡུད་ཙམ་བཞུགས། སྐབས་རེ་ཟ་ཁང་དུ་ཕེབས། ཟ་མ་བཞེས་པའི་རིང་ལའང་ཕྱག་དཔེ་གཟིགས་བཞིན་བཞུགས། སློབ་ཁྲིད་ཞུས་པ་རྣམས་ཐུགས་ངེས་མཐར་ཕྱིན་མ་བྱུང་ཚེ། ཟ་མ་གཏན་ནས་མི་བཞེས་པར་རང་གིས་རང་ལ་ཆད་ལས་སུ་བཀལ་ཏེ་བར་གསེང་མེད་པར་ཉིན་གང་སློབ་གཞུང་སོ་སོར་སྐྱོར་སྦྱངས་ཁོ་ན་གནང་ཞིང་ཟླུ་སྒྲུག་ན་ཐེར་དུ་བཞུགས། དགོང་མོ་འཕྱི་པོར་རང་གནས་སུ་ཕེབས་པ་མཛད། མཚན་མོའང་ནམ་གྱི་ཆ་བར་པ་ལ་ཡུད་ཙམ་གཟིམས་པ་ལས་སྐྱོར་སྦྱངས་དང་། ཐུགས་དམ་ཉམས་བཞེས་ཞལ་འདོན་ཁོ་ན་གནང་། འཚོ་བྱེད་རྡོ་རྗེ་རྒྱལ་མཚན་ཡེར་པར་བཞུགས་དུས་སུའང་ཞབས་ཐང་གིས་བྱོན་ཏེ་འབྲི་ལུགས་སྙན་ནག་འཁྲུལ་འཁོར་ཆེན་མོའི་གསང་སྙན་མན་ངག་སྐོར་སོགས་གསན་བཞེས་མཛད། བླ་མས་ཀྱང་ཐུགས་དགྱེས་པ་ཆེན་པོས་གདམས་ངག་དང་། ཟང་ཟིང་གཉིས་ཀའི་བཀའ་དྲིན་གྱིས་སྐྱོང་བ་གནང་། དེ་ལྟ་བུའི་དཀའ་སྤྱད་ཆེན་པོའི་སྒོ་ནས་རིག་གནས་སོགས་ལ་གསན་སྦྱོང་མཐར་

ཕྱིན་པ་གནང་ཞིང་། གཞན་ཡང་༧སྐྱབས་རྗེ་རྣམ་སེ་ཏྲེའི་སློབ་མ་གྲུབ་དབང་འཇིགས་མེད་འཕྲིན་ལས་ཀྱི་དྲུང་ནས་གཡུ་ཐོག་སྙིང་ཐིག་གི་སྐོར་ཆ་ཚང་དང་རྒྱུད་བཞི་སོགས་དབང་ལུང་མང་དུ་གསན། གསོ་རིག་ལ་མཁས་པར་གྱུར་ཏེ། དགུང་ལོ་ཉེར་དགུ་ནས་འབྲས་ལྗོངས་སྨན་སྦྱིན་དུ་ཐེབས་ཏེ་འཕྲིན་ལས་རྒྱས། ལུས་ཐིག་ཟླ་ཤེལ་ནོར་བུའི་མེ་ལོང་ལ་མཆན་འགྲེལ་སོགས་མཛད་ཅིང་། སྨན་སྦྱོར་ལག་ལེན་རྒྱ་ཆེར་གནང་སྐབས། རི་མཐོར་སྐྱེ་བའི་སྤོ་ལོ་དཀར་པོ་དང་། ཧོང་ལེན། སུམ་ཏིག །བདུད་རྩི་ཟིལ་པ་སོགས་སྨན་སྣ་སོ་བདུན་སྐོར་བཞུགས་ཡུལ་རབ་གསལ་གྱི་ཉེ་སྐོར་དུ་སྐྱེས་པ་སོགས་ངོ་མཚར་བ་བྱུང་། སྐབས་ཤིག་བཤད་སྒྲ་བློན་ཆེན་རྒྱ་གར་དུ་སིམ་ལའི་ཚིངས་ཡིག་གི་དོན་དུ་ཐེབས་སྐབས་དེའི་ཟླ་སྨན་དུ་ཐོན་པར་དབྱིན་ཇི་དང་རྒྱ་གར་སོགས་ཕྱི་རྒྱལ་གྱི་ནད་པ་གསོ་དཀའི་རིགས་འགའ་ཞིག་བདེ་བླག་ཏུ་གསོ་བར་མཛད་པས་ངོ་མཚར་གྱི་བསྔགས་བརྗོད་དང་། སྐུ་པར་བསྒྲོན་པ། དངོས་སྐྱེས་འབུལ་བ་སོགས་བྱུང་ཞིང་གསོ་རིག་ལ་མཁས་པའི་མཚན་སྙན་ཏ་ཅང་ཆེ། དེ་རྗེས་༧རྒྱལ་མཆོག་བཅུ་གསུམ་པ་ཆེན་པོའི་ཟླ་སྨན་དུ་ཐེབས། རབ་ཆེས་མེ་འབྲུག་སྟེ་༡༩༡༦ལོར་གོང་ས་མཆོག་གི་བཀའ་དགོངས་ལྟར་ལྷ་ས་འགྲོ་ཕན་སྨན་རྩིས་རིག་པའི་གླིང་ཁང་ཞེས་པ་གསར་དུ་བཙུགས་ཏེ་ལུགས་རི་རིག་བྱེད་འགྲོ་ཕན་གླིང་དང་། སྨན་རྩིས་ཁང་གཉིས་ཀའི་སྤྱི་འདོམས་གཅིག་ལྷོགས་ཀྱི་ལས་ཚན་པའི་གོ་གནས་གནང་བཞིན་གཙོ་སྐྱོང་གནང་། སྔར་ཡབ་ཀྱི་ཚེ་རབས་ལས་རྩིས་སུ་གསལ་བ་ཇི་ལྟ་བ་བཞིན་བྱུང་། གོ་ས་དང་མཁས་པའི་སྙན་གྲགས་ཕྱོགས་ཀུན་ཏུ་ཁྱབ་པས། ཕྱོགས་མཐའི་མཁས་པ་དོན་གཉེར་ཅན་དུ་མ་འདུས་ཤིང་ཞབས་ལ་གཏུགས། རྒྱ་ཁྱབ་རྗོང་གཞིས་ཁག་དང་། དམག་སྒར་ཁག །དགོན་སྡེ་ཁག་བཅས་ནས་བསྐོང་བསྡུ་བྱས་པའི་སྨན་པ་བཅས་སློབ་མ་ལྔ་བརྒྱ་སྐོར་ལ་གསོ་རིག་རྒྱུད་བཞིའི་བཤད་པ་སོགས་རབ་ཆེས་ཤིང་བྱི་ལོ་ནས་བཟུང་སྤྱ་ཕྱིར་ལན་མང་དུ་གནང་། རིག་གནས་གསན་རྒྱ་དང་མཁྱེན་རླབས་ཆེ་བ་ལྟ་བུའི་ཐུགས་རྒྱལ་ཆེ་ཅམ་དང་། སློབ་གྲྭ་བ་རྣམས་ལ་སྒྲིག་ཁྲིམས་དམ་ཞིང་ཐུག་འཕེབས་གནང་བ་སོགས་ལ་བརྟེན་འགའ་ཞིག་ཕྱོགས་ཐོན་འགྲོ་དགོས་པ་བཅས་ཇེ་མར་པའི་མཛད་ཚུལ་ལྟ་བུ་བྱུང་། དེའི་རྐྱེན་གྱིས་ལུགས་

རི་བར་འགལ་ཟླ་བྱུང་ཞིང་འགོ་འཛིན་ཕ་དད་དུ་གྱུར་པ་དེ་ནི་སྨན་རྩིས་ཁང་ཉིད་ཡར་རྒྱས་འགྲོ་བའི་རྐྱེན་དུ་གྱུར། འགོ་ཡོག་བླ་མ་སྐྱབས་རྗེ་འཇམ་དཔལ་རོལ་བའི་བློ་གྲོས་དང་། ཁམས་མཚན་ཉིད་སྤྲུལ་སྐུ་འཇམ་དཔལ་ནོར་བུ་གཉིས་ཀྱི་དྲུང་ནས་གཡུ་ཐོག་སྙིང་ཐིག་གི་བརྒྱུད་པ་མི་འདྲ་བ་སོ་སོའི་དབང་ལུང་ཆ་ཚང་དང་། འཇམ་དཔལ་རོལ་བའི་བློ་གྲོས་ལས་ཨ་མདོ་ཞྭ་དམར་བ་དགེ་འདུན་བསྟན་འཛིན་རྒྱ་མཚོའི་གསུང་གི་ལམ་རིམ་དང་། རིག་བྱེད་མའི་དབང་ལུང་སྐོར། སུམ་རྟགས། སྒྲ་རིག་སོགས་མང་དུ་གསན། འབྲས་སྤུངས་ཁང་གསར་རིན་པོ་ཆེ་ལས་དུས་འཁོར་དབང་ཆེན་དང་། འཇིགས་བྱེད་དཔའ་གཅིག་གི་དབང་སོགས་དང་། ཡོངས་འཛིན་གླིང་སྤྲུལ་རྡོ་རྗེ་འཆང་ལས་འཇིགས་བྱེད་དབང་ཆེན་དང་། མཚུར་ཕུ་དགེ་སློང་འཇམ་དཔལ་ཚུལ་ཁྲིམས་ལས་གཡུ་ཐོག་སྙིང་ཐིག་གི་དབང་ལུང་རིན་ཆེན་གཏེར་མཛོད་དུ་བཞུགས་པའི་གོང་སྤྲུལ་གྱི་ཁ་སྐོང་སྐོར་ཆ་ཚང་གི་བརྒྱུད་པ་དང་། སེར་སྨད་གཞུང་པ་ལྷ་བཙུན་རིན་པོ་ཆེ་ལས་ཀྱང་གཡུ་ཐོག་སྙིང་ཐིག་གི་ཆོས་སྐོར་དང་རྒྱུན་དགོན་པའི་རིགས་འགའ་ཞིག་གསན། འབྲས་སྤུངས་ཇོག་ལྗོག་རིན་པོ་ཆེའི་དྲུང་ནས་དབེན་ས་སྙན་བརྒྱུད་ཀྱི་གཙོད་སྐོར་དང་། མགོན་པོའི་བཀའ་ཆེན་བཅུ་གསུམ་སོགས་གསན། སྐྱབས་རྗེ་ཕ་བོང་ཁ་པ་བདེ་ཆེན་སྙིང་པོའི་དྲུང་ནས་སྤྱི་ཕྱིར་སྨན་གྱི་སྐོར་དང་། ལྷ་བྱེད་ལྷ་བཅུ་གསུམ་མའི་དབང་ཆེན་དང་རིམ་གཉིས་ཀྱི་ཁྲིད། ལྷག་པར་གཡུ་ཐོག་སྙིང་ཐིག་གི་དབང་ཞུ་གནང་སྐབས་གསུང་བཤད་ཟབ་ཅིང་རྒྱུད་འཁྲུལ་བ་འབའ་ཞིག་བསྟུལ་བས། དེད་རང་གཡུ་ཐོག་པའི་ཆོས་སྐོར་ལ་དད་ཞེན་ཆེ་བས་ཡིན་ནམ་དད་གདུང་དྲག་པོས་ཡིད་སྐྱོམ་སྨྲེ་མིག་ནས་མཆི་མ་བཟོད་བླགས་མེད་པ་འཚོར་བ་ཞིག་བྱུང་། རྗེ་འདི་པའི་དྲུང་ནས་དེ་ལྟའི་ཆོས་སྐལ་ཐོ་རེ་བ་འགའ་ཞིག་ལས་ལམ་རིམ་སོགས་ཀྱི་ཟབ་ཆོས་རྒྱ་ཆེན་པོ་ཞུ་ཡོང་མ་ཧྲེད་པས་ད་ལྟན་སོ་རྒས་ཏེ་འཆི་ལ་ཉེ་བའི་དུས་འདིར་ཕྱི་མར་ཕན་ངེས་ཀྱི་འཆི་ཆོས་བཤད་མ་ཞིག་བྱུང་ཡོད་ན་ལེགས་ཏེ་དེ་མ་བྱུང་། དེང་སྐབས་བསམས་ཚེ་ཧ་ཅང་ཕངས་ཚབས་ཆེ་བའི་གནས་སུ་གྱུར་འདུག །ཅེས་དང་། སྨན་རྒྱལ་གཡུ་ཐོག་པ་ནས་བརྒྱུད་པའི་སྨན་གྱི་ལག་ལེན་མན་ངག་འགའ་ཤས་སྦྱོང་དུས་ཆེད་དུ་ཞུས་པའི་སྐབས་རྗེ་བླ་མ་ཉིད་ཀྱི་དེ་གའི་གསན་ཡིག་ཀྱང་གསོལ་རས་སྩལ་བ་

ད་ལྟ་དེད་རང་ལ་ཡོད། ཅེས་བླ་སྨན་པ་ཉིད་ནས་ཧེ་བློ་བཟང་རྡོ་རྗེ་ལ་གསུང་ཚུལ་སྐབས་ཧེ་ཕ་བོང་ཁའི་རྣམ་ཐར་དུ་གསལ། ༧གོང་ས་བཅུ་གསུམ་པ་ཆེན་པོ་ནས་ནང་མའི་ཕྱག་སམ་རྒྱུན་དུ་ཕེབས་པ་རྣམས་ཀྱི་ཞལ་ལན་སྦྲགས་མའི་སྙོར་ཡིག་སྒྲིལ་ཆེ་ཙམ་ཡོད། སྐབས་ཤིག་གོང་ས་མཆོག་ནས་བླ་སྨན་མཁྱེན་རབ་ནོར་བུ་དང་། ཐུབ་བསྟན་ཆེ་དཔལ་གཉིས་ཀ་རྐྱེན་གཞན་མེད་པར་ཕྱིར་འཐེན་གནང་བ་དང་། ༧ཞབས་སོང་མཚམས་གོང་ས་མཆོག་དགོངས་པ་ཆོས་དབྱིངས་སུ་ཐིམ་ཚུལ་བསྟན་པར་ཁོང་གཉིས་དེ་སྐབས་བླ་སྨན་རབ་འཛིགས་ཡིན་ཆེ་གསོལ་སྨན་འབུལ་ཕྱོགས་སོགས་ལ་བསྟད་པའི་དོ་ཁག་ཉེན་པ་ཡོང་གཞི་དེ་རིགས་མི་འབྱུང་ཆེད་མ་འོངས་མངོན་གཟིགས་ཀྱི་མཛད་པར་ཞེས་ནས་དད་པ་བླ་ལྷག་ཏུ་འཕེལ་བ་བྱུང་ཞེས་གསུངས། རྒྱུན་པར་སློབ་གྲྭ་བ་རྣམས་ལ་སློབ་ཁྲིད་གནང་སྐབས་མཚན་མོ་སློབ་ཕྱུག་ཆོས་དཔེ་ཆ་སྐྱོར་དུས་གནམ་གཤིས་དྭངས་སྐབས་ནམ་མཁའི་གོ་ལར་རྒྱུ་བའི་སྐར་མ་དང་མི་རྒྱུ་བའི་སྐར་མ་སོགས་རེ་རེ་བཞིན་ངོ་སྤྲོད་གནང་། སྨན་བཅོས་ལག་ལེན་ཉམས་མྱོང་ཡག་པོ་མ་བྱུང་བར་ནད་པའི་སྲོག་ལ་ཚོད་འཛིན་བྱས་ན་རང་གིས་རང་ལ་ཉེས་པ་གསོག་པའི་རྒྱུ་རེད་གསུངས། ལོ་ལྟར་དབྱར་དགུན་ཉི་ལྡོག་གི་མཚམས་སུ་ཉིན་དགུང་ལ་ཐུར་གྲིབ་བརྩིགས་ནས་དུས་འཁོར་ལུགས་ཀྱི་ཁྱིམ་ཞག་ལ་ཉིན་ཞག་ལྔ་བསྣན་པའི་མན་ངག་ཕྱག་བཞེས་དེས་དུས་བཞི་གཏན་འབེབ་མཛད་ནས་བོད་ལྗོངས་འདི་བཞིན་འཛམ་གླིང་གི་ཚངས་ཐིག་གི་དབུས་ནས་ཅུང་ཟད་བྱང་དུ་ཉེ་བར་ངོས་འཛིན་གནང་སྟེ་འཛམ་གླིང་ཐོག་ཉི་ལྡོག་གཅིག་གྱུར་ཡིན་པའི་སྟོན་དཔག་མཛད། དགུང་ལོ་ལྔ་བཅུ་སྐོར་ཕེབས་སྐབས། ཨ་མདོ་དཀྱུ་རོང་ཆོས་རྗེ་ལས་རྒྱ་རྩིས་ཉི་ཟླ་གཟའ་འཛིན་གྱི་ཨང་རྩིས་རིག་པའི་ལག་ལེན་དང་། ཧྭང་ལི་རྒྱ་སྐྱངས་བཅས་གསན་སྦྱོང་མཛད་དེ་རྒྱ་རྩིས་ཉི་ཟླ་གཟའ་འཛིན་གཙོ་བོར་སྟོན་པའི་ཙེས་གཞི་བསམ་འཕེལ་དབང་གི་རྒྱལ་པོ་དང་། ཟླ་ཉིའི་སྟོན་དབྱིའི་ལོངས་སྤྱོད་སོགས་ཀྱི་རེའུ་མིག་ལེ་ཚན་ཉི་ཤུར་ཉེ་བ་བཅས་རྩོམ་སྒྲིག་གནང་། ལོ་ལྟར་ཟླ་བ་ཕྱེད་ཀྱི་རིང་སྐུ་མདུན་དུ་མི་དྲག་ཞན་སུ་འང་འབྲེལ་ཐུབ་མེད་པའི་བཅད་རྒྱ་མཛད་དེ། ལོ་རེའི་ལོ་ཐོའི་ཨང་རྩིས་རིག་པ་དང་། གཟའ་ལྔ། ལྔ་བསྡུས། ཉི་ཟླའི་གཟའ་འཛིན། ས་

གཡོས། ཚར་རྗེས་བཅས་ཀྱི་རྩོམ་སྒྲིག་མཛད། རབ་ཀྲུལ་མེ་སྤྲེལ་ལོ་ཐོར་བསྡེབ་བྱང་དུ། གསོ་རིག་རྒྱུད་བཞི་སྨན་གྱི་ནགས་སུ་གསུངས་ནས་ས་འབྲུག་ཡན་ལོ་༡༥༧༧དང་། ལོ་ཆེན་བཻ་རོས་བོད་དུ་བསྒྱུར་ནས་ལོ་༩༥༠། དེ་ནས་རབ་ཀྲུལ་མེ་སྤྲེལ་ཡན་ལ་ལོ་༢༦༨སོང་བས། རྒྱུད་གསུངས་ནས་ལོ་༢༨༩༥དང་། བོད་དུ་བསྒྱུར་ནས་ལོ་༡༢༠༨སོང་། ཞེས་པ་ཞིག་སྨྲལ་བ་འདས་ལོ་འདྲ་མིན་ལས་ག་འདྲ་ཞིག་ལ་གཞིར་བཞག་མཛད་ཀྱི་གསལ་པ་མི་སྣང་། སློབ་ཁྲིད་གནང་སྐབས་སུ་སྨྲལ་བའི་གསུངས་རྩོམ་གྲས། རྒྱུད་ཀྱི་ས་བཅད་སྟག་མོའི་ཇམ་ཐབས་དང་། རྩ་རྒྱུད་ཀྱི་སྡོང་འགྲེམས་གསོ་རིག་རྒྱ་མཚོའི་སྙིང་པོ། ནད་མིང་རིན་ཆེན་ཕྲེང་བ། ཕྱི་རྒྱུད་ཀྱི་སྤྱི་དོན་རིན་ཆེན་ལྡེ་མིག་སོགས་ལྟགས་རྩོམ་གནང་། ར་སྒྲེང་རྒྱལ་ཐོག་སྐབས་སྤྱན་བསྐྱངས་ཆེ་ཞིང་མཁན་ཚང་གི་གོ་གནས་ཀྱང་སྩལ། དཀྱུང་ལོ་དྲུག་ཅུ་རེ་གཅིག་ལ་ཧ་མཁྲིན་གྱི་བསྙེན་མཚམས་བཞུགས་སྐབས་ལྷགས་པོ་རི་ནས་རླུང་གིས་ཁྱེར་བ་ལྷ་བུའི་ཅོད་པན་སྟག་རིས་ཅན་ཞིག་སྐུ་མདུན་དུ་བབ་ཅིང་། སྐབས་དེར་ཚུ་སྟག་རང་ལོ་བརྒྱད་ཅུར་འཚོ་བའི་མཚན་མ་གསལ། ཞེས་པའི་བསྡེབ་བྱང་ཐུག་ཐྲིས་ཀྱང་གནང་འདུག་པར་མ་ཟད། བདུད་རྩི་སྨན་གྱི་ཕན་ཡོན་སྙིང་པོ་ཞེས་པའི་ཚིགས་བཅད་མའི་མཇུག་ཏུའང་། སྨན་ཧ་ཞལ་བཞེས་སྨན་སྦྱོར་བརྒྱད་ཅུ་ཡི། །ཕན་ཡོན་སྤེལ་བའི་དགེ་བས་མཆོག་དམན་ཀུན། །ནད་མེད་ལང་ཚོ་བརྒྱད་ཅུའི་ཆེ་འཐོབ་ནས། །དོན་ལྡན་ཆོས་འགྱུར་འཆི་མེད་སྐུ་བརྙེས་ཤོག །ཅེས་དཀྱུང་ལོ་བརྒྱད་ཅུ་བར་བཞུགས་རྒྱུའི་ལུང་བྱང་ཡང་བསྩལ། དཀྱུང་ལོ་དྲུག་ཅུ་རེ་བཞིར་ཕེབས་པ་མེ་ཁྱི་ལོར་ལྷགས་པོ་རིའི་ཤར་ངོས་བྲག་ལྡེབས་སུ་གྲུབ་ཐོབ་ཐང་སྟོང་རྒྱལ་པོའི་སྐུ་གསེར་ཟངས་ལས་གྲུབ་པ་མི་ཚད་ཆེ་མཆོག་ལས་བཀྲལ་བ་ཙམ་ནང་གཟུངས་རིང་བསྲེལ་རྣམ་བཞིས་གཏམས་པ་བཞུགས་ཁང་བཅས་གྲུབ་ཐོབ་ལྷ་ཁང་དུ་གྲགས་པ་གསར་བཞེངས་གནང་། འདི་ནད་ཡམས་འགོག་བྱེད་དང་ས་བྲ་ལེགས་བཅོས་ཀྱི་ཆེད་དུ་ཡིན་པར་གསུངས་ཀྱང་།དོན་དུ་གཟིགས་སྣང་ལ་བྱུང་བ་ཡིན་ཚུལ་འགའ་ཞིག་གིས་ཟེར། དེ་མཚུངས་ཐང་སྟོང་གི་སྐུ་ཆུང་བ་འབུམ་ཕྲག་ལྷག་ཙམ་ལ་ཞལ་གསེར་བསྒྲོན་པ། སངས་རྒྱས་འོད་སྲུངས་ཀྱི་འཕེལ་གདུང་སོགས་བཞུགས་པ་གསར་བསྐྲུན་གནང་ཞིང་།

ལྷུགས་པོ་རི་དང་། དམར་པོ་རིའི་འདབས་ཞོལ་ས་བཅོས་ཀྱི་ཚུལ་དུ་བཞུགས་པར་རབ་གནས་རྒྱས་པར་མཛད། དགུང་ལོ་བདུན་ཙམ་ལྷག་ཙམ་ན། ཐུགས་ངེས་འབྱུང་གིས་སྐྱོ་བའི་རྣམ་པ་སྟོན་པ་སངས་རྒྱས་ཀྱིས་དཀའ་བ་བརྒྱ་ཕྲག་སྤྱད་ཚུལ་གསུངས་ནས་དྲན་རྟེན་དུ་བཟང་པོས་འབའ་ཞིག་ལས་གྲུབ་པའི་སྟོན་པའི་དཀའ་སྤྱད་དང་། སངས་རྒྱས་པའི་མཛད་ཐང་ཉིས་ཐོག་ཙམ་བཞེངས་ཏེ་ངའི་སྐྱེ་རྟགས་ཡིན་གསུངས། གཞན་ཡང་རྡེ་གཡུ་ཐོག་པའི་གོས་སྐུ་ཉིས་ཐོག་ཙམ་ཡོད་པ་དང་། སྨན་བླ་བདེ་གཤེགས་མཆེད་བརྒྱད། རྗེ་གཟིགས་པ་ལྔ་ལྡན། སྤྱན་རས་གཟིགས་ཕྱག་སྟོང་སྤྱན་སྟོང་བཅས་ཆེམ་དྲུབ་མའི་གོས་ཐང་དང་། གཞན་ཡང་བྲིས་ཐང་མང་དུ་བཞེངས་པ་སློས་ཀྱིས་མི་ལང་། གསེར་ཟངས་ཀྱི་སྨན་རྒྱལ་གྱི་སྐུ་ཆེ་བ་དང་། ཇོ་བོ་རྗེའི་སྐུ། སྨན་འདམ་ལས་ཇོ་བོ་རྗེའི་སྐུ་མང་དུ་བཞེངས། གསུང་རྟེན་བཀའ་འགྱུར་དང་། བསྟན་འགྱུར། རིན་ཆེན་གཏེར་མཛོད་སོགས་ཆོས་སྐོར་ཆེས་མང་བར་ན་བཟའ་བཀུར་བསྟི་དང་མཆོད་འབུལ་རྒྱ་ཆེར་མཛད། གཙུག་ལག་ཁང་དང་། དགོན་སྡེ་ལ་མཆོད་སྤྲིན་བསྙེན་བཀུར། མཆོད་རྒྱུན་ཐེབས་སྦྱར་སོགས་མཐའ་ཡས། གོང་ས་མཆོག་ལྷུགས་རིར་གནས་གཟིགས་ཐེབས་སྐབས་གྲུབ་ཐོབ་ལྷ་ཁང་དུ་བླ་སྨན་པ་དང་པོ་རྒྱུས་སོགས་ཀྱི་བཀའ་མོལ་ལ་ཐུགས་དགྱེས་པས་ལྗོད་བཞུགས་གནང་བར་དུས་ཚོད་ལ་ཞབས་བསྐྱལ་ཞུ་དགོས་པའང་བྱུང་ཞིང་། མཁན་ཆེན་དར་ཧན་གྱི་གོ་གནས་སྐུལ་བ་སོགས་གཟིགས་བསྐྱངས་ཆེ། མཆོག་གི་དྲུང་ནས་ལམ་རིམ་དང་། དུས་འཁོར་དབང་ཆེན། སྤྱན་རས་གཟིགས་ཀྱི་དབང་སོགས་ཀྱང་གསན། གནམ་ལོ་གནངས་ཆགས་སུ་ཟླ་༢ཚེས་༡ནས་བཅོ་ལྔའི་བར་སྨན་པ་དཔོན་སློབ་བདུན་ཅུ་སྐོར་སྨན་འཐོག་ཏུ་ཏོག་བདེ་དང་། ཡེར་པ་ལྷ་རི་སྙིང་པོ། བྲག་ཡེར་པ་ཚུ་སྤྲུག་སོགས་སུ་ཐེབས་བཞུགས་མཛད་དེ། སྨན་སྔ་ལྔ་བརྒྱ་བདུན་ཅུ་སྐོར་ལ་སྔོ་སྨན་འཕྲུངས་དཔེ་ནང་གསལ་ལྟར་ཐོན་སྐོར་གྲལ་སྒྲིག་ལ་སློབ་མ་རྣམས་ཀྱི་ངོས་འཛིན་ལ་གཞིགས་པའི་ཐིག་རྩིས་དང་ཀུར་རྩིས་ཀྱི་ཨང་གྲངས་བཞིན་གཟིགས་བཟོས་གནང་བ་བཅས་ས་སྐྱོང་བུཏྲ་སྣ་རའི་ཕྱག་བཞེས་ཉམས་མེད་སྐྱོང་བ་གནང་། སློབ་གསར་གཞོན་ནུའི་ཚོགས་ལ་ཐོག་མར་ཡི་གེ་འབྲི་ཀློག་ནས་བཟུང་། ཡིག་ཚད་གང་འཚམ་

ཡོངས་ཚེ། དག་ཡིག་ངག་སྒྲོན་རྩ་འགྲེལ་དང་། ལི་ཤིའི་གུར་ཁང་། ཟ་མ་ཏོག །གསལ་སྒྲོན། ཡིག་བཤད་མཁས་པའི་ཁ་རྒྱན། དག་ཡིག་འཕྲུལ་སྦྱོང་། ས་མཐའི་རྣམ་དབྱེ་སོགས་ལེ་ཚན་བཅུ་ཕྲག་སྐོར་གྱི་གཞུང་དོན་བརྡ་གསར་རྙིང་། བརྡ་དག་མིང་ཚིག་གི་ངོ་བོ་ངོས་འཛིན་ངེས་ཚིག་རྣམ་གྲངས་སོགས་ཀྱི་བཀའ་ཁྲིད་ཞིབ་པར་གནང་ཞིང་། ངག་སྒྲོན་རྩ་བའི་ཀ་ལིའི་སྡེ་ཚན་ལྟར་མིང་ཚིག་རེ་རེ་བཞིན་ཐོན་སྐོར་རྒྱུགས་བཞེས་ཐིག་ཀུར་ཨང་རྟགས་ལྟར་གྱི་གཟིགས་བཙོས་གནང་ཞིང་། རིག་གནས་བསྟན་པའི་རྩ་བ་ཡི་གེའི་བརྡ་དག་ཁོ་ན་ལ་ལྟོས་པ་གལ་ཆེའི་དག་ཐེར་ཡང་ཡང་མཛད་དེ། སུམ་རྟགས་འགྲེལ་པ་ལེགས་བཤད་སྣང་བ་དམ་པ་སོགས་ཀྱི་སློབ་ཁྲིད་གནང་། རྒྱ་གར་རྩིས་པ་དེ་ཨ་རམ་གྱིས་མེ་སྤྲུལ་ཟླ་ཐོ་སོགས་ལས་བརྩམས་པའི་སྐར་རྩིས་ཀྱི་རྩོད་ཡིག་རྩོད་ལན་ཟླ་ཐོའི་ཐོག་ནས་པར་ཚུར་ཐེངས་ཁ་ཤས་གནང་རྗེས་བརྒལ་ལན་ཟབ་དོན་མན་ངག་ཉིན་བྱེད་འོད་གསོན་ཞེས་བྱ་བ་བརྩམས་ཏེ། གོང་ས་ཆེན་པོར་སྙན་ཞུས་ཕྱི་ཕེབས་མ་ཐོན་གོང་དུ་ཁོ་པ་ལེགས་བཤད་སྤྱི་མས་ཡིད་ཕྲོགས་ཏེ། བོད་ལྗོངས་ཆོས་ལྡན་ཞིང་གི་གྲོང་ཁྱེར་ལྷ་སར་ཆེད་བསྐྱོད་ཀྱིས་ཕྱག་ན་པདྨའི་ཟླ་སྨན་མཆོག་གི་ཞབས་ལ་གཏུགས་ནས་གཟའ་ལྷའི་སྤྱུར་རྩིས། ཞག་གསུམ་རྣམ་དབྱེ། དབྱངས་འཆར་སོགས་ཀྱི་དཀའ་གནད་དུ་མར་མཐའ་ཚོད་པའི་སློབ་ཁྲིད་ཞུས་ཤིང་། ཕར་ཡང་དཀའ་གནད་འགའ་ཞིག་གི་དོགས་སེལ་མཛད་མཐར་ཐུགས་ཡིད་གཅིག་འདྲེས་སུ་གྱུར་ནས་ཁོང་གི་སློབ་མ་བསོད་ནམས་འབྲུག་རྒྱལ་མཁས་པ་མང་པོ་རིམ་བསྟུད་དུ་བཅར་འགྲོར་བྱུང་བ་བཅས་ནི། མཁས་པ་མཁས་པའི་དབུས་ན་མཛེས། །ཞེས་བྱ་བ་དེ་བྱུང་བར་སྣང་ངོ་། །དགུང་ལོ་བདུན་ཅུ་སྐོར་ཕེབས་དབུས་གཙང་གི་སྨན་གྲྭ་དྲུག་ཅུ་སྐོར་ལ་རྒྱུད་བཞིའི་ཟབ་ཁྲིད་སྩལ་སྐབས། བཤད་རྒྱུད་སྦྱོང་འགྲེམས་ཟླ་ཤེལ་ནོར་བུ་ཕན་སྟོན་བསླབ་བྱ་ཚིགས་བཅད་བཅས་དང་། གཞན་ཡང་ཕྱི་རྒྱུད་རྩ་ཆུའི་ལྟན་ཐབས། ཁྲིག་སྨན་འཁྲུངས་དཔེ་བསྡུས་པ་ཡིད་བཞིན་འདོད་འཇོའི་བུམ་བཟང་། སྨན་མིང་བསྡུས་པ་བརྡའི་ངོ་སྤྲོད། སྨན་གྱི་རོ་སྡེབ་སྦྱོར་བའི་རེའུ་མིག །བདུད་རྩི་སྔོའི་འཁྲུངས་དཔེ་རྒྱས་བསྡུས་འཚམ་པ་འཆི་བྱེད་གཞོན་ནུའི་སྙིང་ནོར། དེའི་མདོ་དོན་གྱི་ཚུལ་དུ་སྔོ་སྨན་འཁྲུངས་དཔེ་བསྡུས་པ་

ངོ་མཚར་གསེར་གྱི་སྙེ་མ་ཞེས་པ་སྤོ་སྨན་དྲུག་བརྒྱ་ལྔ་བཅུ་ཙམ་གྱི་ངོ་བོ་ངོས་འཛིན་གསལ་བར་བཀོད་པ། གཏར་རྩའི་སྡོམ་ཚིག །བྱིས་པའི་ནད་བཅོས་ཉམས་ཡིག །བྱིས་པ་བཙའ་ཐབས་ཟླ་བའི་མེ་ལོང་། བྱིས་པ་ཉེར་སྤྱོད་འགྲོ་ཕན་སྙིང་ནོར་སོགས་ལེ་ཚན་བཅུ་གསུམ་སྐོར་ཡོད། སྐེག་རྩིས་དང་། འཕྲོད་སྦྱོར་སོགས་པར་བསྐྲུན་དང་། རྩིས་གཞུང་རིགས་ལྡན་སྙིང་ཐིག་རབ་ཆེས་ས་ཏར་རྩིས་འགོ་གསར་སྤྲོས་མཛད། དེ་རྗེས་རབ་རྒྱལ་མེ་ཡོས་རྩིས་འགོ་གསར་སྤྲོས་གནང་བའི་ལོ་རྒྱུས་མཇུག་བྱུང་བཅས་པར་གཞི་གསར་བསྐྲུན་གནང་སྟེ་སློབ་ཁྲིད་འཆད་ཉན་མཛད། སྨན་རྩིས་སློབ་གྲྭ་བ་རྣམས་ལ་རྒྱུད་གསུམ་བློ་འཛིན། སུམ་རྟགས་རྩ་བ། སྐར་རྩིས་སྔོན་འགྲོ། འབྱུང་རྩིས། གསོ་རིག་ཆོས་སྤྱོད་ཁག །སྨན་ཚིག་བཅས་བློ་འཛིན་རྒྱུགས་ལེན། ལོ་ལྟར་སྐར་རྩིས་ལོ་ཐོ་འདོན་སྤེལ། ཚེ་རབས་ལོ་རྩིས་དང་། བྱིས་པ་ཉེར་སྤྱོད་སོགས་ཕྲ་ཞིབ་སློབ་ཁྲིད་ལག་ལེན་ཁྱབ་སྤེལ་གནང་། ནད་པར་སྨན་སྦྱིན་ཉིན་རེ་བཞིན་ཆག་མེད་གནང་རྒྱུར་སློབ་དཔོན་གྱི་སྐུ་མདུན་ནས་ཁས་ལེན་ཞུས་པ་ཡིན་གསུངས་ནས། ནད་པ་མགོན་མེད་ཉམ་ཐག་དང་། ཕྱོགས་མཐའི་སྤྲང་པོ་སོགས་ལ་ལྷག་པར་བརྩེ་བས་གཟིགས་སྐྱོང་གནང་སྟེ་སྡོད་གནས་ཁང་པ་ཟུར་བཙུགས་ཐོག །སོ་སོར་ཟས་སྨན་གང་དགོས་སྦྱིན་ཞིང་། དངུལ་དང་རྩམ་པ་སོགས་ཀྱི་གནང་སྦྱིན་དང་། སྐབས་རེ་གྲོང་ཁྱེར་ནང་སོགས་སུ་སྐོར་བསྐྱོད་སྨན་བཅོས་གཏོང་གནང་མཛད། ནད་པ་བདག་མེད་ཚབས་ཆེའི་རིགས་ཚང་མ་སློབ་གྲྭའི་སྨན་པ་སོ་སོར་རྩིས་སྤྲད་དེ་སྨན་བཅོས་གསོ་སྐྱོང་གནང་། ཞོལ་དང་། སྣང་རྩེ་ཤག་གི་བཙོན་པ་རྣམས་ལའང་དུས་དུས་སུ་ཟས་རིགས་རྩམ་པ་དང་། དངུལ་དང་། སྨན་སྦྱིན་གནང་བར་ཚང་མས་སྨན་པའི་རྒྱལ་པོ་བཀའ་དྲིན་ཆེ། ཞེས་དགའ་འཛོད་ཞུ། གཞན་ཡང་ལོ་ལྟར་ཚོ་འཕྲུལ་ཟླ་བ་དང་། ས་ག་ཟླ་བ་གཉིས་ཀྱི་རིང་ཉིན་རེ་བཞིན་ལྷ་སའི་གླིང་སྐོར་ཁོར་ཡུག་གི་སྤྲང་པོར་སྨན་དང་རྩམ་པ་སོགས་ཀྱི་གནང་སྦྱིན་དང་། དེ་བཞིན་ཟླ་བ་བྱུང་ངོ་ཚོག་གི་ཚེས་བཅུ་ནས་བྱུང་ཉིན་ཕྱོགས་ཀྱི་ཞ་ལོང་མགོན་མེད་གང་ཡོད་རིགས་ལ་རྩམ་པ་དང་། དངུལ། གོས་ཆས་སོགས་གནང་སྦྱིན་ཆག་མེད་གནང་རྒྱུར་གཏན་འབེབས་ཆེད་འཛུགས་མཛད། དེ་དག་ཐམས་ཅད་ཟླ་སྨན་རང་ཉིད་ཀྱི་

གསོལ་ཐོགས་དང་། སྐུ་ཚབ་སྟེང་ནས་གནང་ཞིང་། ཡོན་འབབ་ལ་བདག་གིར་འཛིན་པའི་གསོག་འཇོག་གང་ཡང་མི་གནང་། ༈ སྐྱབས་རྗེ་འཇམ་དཔལ་རོལ་པའི་བློ་གྲོས་ལས་ལམ་རིམ་གསན་པ་ནས་བཟུང་ཐུགས་གཤིས་ལྷག་པར་ཞི་དུལ་དང་སྙིང་རྗེ་བདག་ཉིད་ཅན་གྱི་བླ་མ་རང་ཚུགས་སོང་ཞེས་སྐབས་དེའི་སློབ་མ་རྣམས་ཀྱིས་བཤད། ཐུགས་དམ་ཉམས་བཞེས་སུ་སྦྱིར་གྲུབ་མཐའ་རིས་མེད་གནང་ཞིང་ཕྱོགས་རིས་མི་མཛད། གཙོ་བོར་གཡུ་ཐོག་བླ་སྒྲུབ་སོགས་དང་། རིག་བྱེད་མ། དུས་འཁོར་སོགས་རྒྱུད་སྡེ་རྒྱ་མཚོའི་བསྐྱེད་རྫོགས་ཉམས་བཞེས། ལྷག་པའི་ལྷ་དུ་མའི་བསྙེན་མཚམས། བྱང་ཆུབ་ལམ་རིམ་སོགས་ལ་ཐུགས་སྦྱོང་མཛད་ཅིང་། རྒྱུན་ལྡན་ཐོ་རངས་ནས་བཞེངས་ཏེ་ཉི་ཤར་བར་དགེ་སྦྱོར་སྐྱོང་ཞིང་། དགོང་མོ་ས་སྲོས་ནས་ཆུ་ཚོད་བཅུ་གཉིས་ཙམ་གྱི་བར་དུ་ཐུགས་དམ་ཉམས་བཞེས་མཛད། སྐུ་དྲག་རྫིག་མདོག་ཁ་པོ་འདྲ་སྐུ་མདུན་དུ་བཅར་ན་ཐུགས་མི་མཉེས་ཤིང་སུན་སྣང་མཛད་དེ་གསུང་སྒྲོས་ཀྱང་ཆེར་མི་གནང་། བྱ་བཏང་རྣལ་འབྱོར་པ་དང་། ཕྱོགས་མཐའི་གནས་སྐོར་ཨར་ཙོ་བ་སོགས་ལ་ཐུགས་དགྱེས་པའི་གསུང་གླེང་ཞིབ་མོར་གནང་། དེ་དག་གི་ནང་ནས་མཁས་པ་དེ་འདྲ་བྱུང་ཚེ་དེ་ལས་ལེགས་བཤད་ལེན་པ་དང་། གནང་སྦྱིན་མཛད། སློབ་མ་དག་གིས་སྤྲང་པོ་ཨར་ཙོ་བ་ཤ་སྟག་སྐུ་མདུན་ཉར་ནས་གང་ཡོད་ཅེས་ཞོག་ཁ་གཏོང་། ས་སྐྱ་མཁས་གྲུབ་དགེ་འཕེལ་སྤྲུལ་སྐུ་འཇམ་དཔལ་ཀུན་བཟང་ཆོས་ཀྱི་ཉི་མ་དང་། ཁམས་རྫོགས་ཆེན་དཔལ་སྤྲུལ་པདྨ་མདོ་སྔགས་བསྟན་འཛིན། ཀཿཐོག་དགེ་རྩེ་སྤྲུལ་སྐུ་འགྱུར་མེད་བསྟན་པ་རྣམ་རྒྱལ་སོགས་ཞལ་འཛོམས་གནང་ཞིང་དཀའ་གནད་སྐོར་དང་། ཕྱག་ལུགས་རྩིས་ཀྱི་དཀའ་གནད། དབྱངས་འཆར་སོགས་ལ་བཀའ་འདྲི་དོགས་གཅོད་བཅས་ཕན་ཚུན་ལེགས་བཤད་ཀྱི་སྐྱེས་འབུལ་རེས་གནང་ཞིང་ཐུགས་ཡིད་གཅིག་འདྲེས་ལྟ་བུར་གྱུར་ཏེ། ཕྱི་མས་བྲིས་ཆ་ལེགས་པའི་སྨན་ཐང་ཆ་མ་ཚང་བ་རྣམས་ཉམས་གསོ་བཅས་ཁྲོན་བསྒོམས་སྨན་ཐང་བརྒྱ་ཙ་སྐོར་གསར་བསྐྲུན་གནང་། སྨན་རྩིས་སློབ་གྲྭའི་ཚོགས་ཁང་གི་ལྡེབས་བྲིས་སུ་དུས་འཁོར་ལུགས་ཀྱི་འཇིག་རྟེན་ཆགས་ཚུལ་རི་རབ་གོ་ལ་བཅས་ཀྱི་དཔེ་རིས། གོ་ལ་སྟེང་ཁྲིར་མ། གོ་ལ་ལུགས་སྒྲིག་མ། གོ་ལ་དུ་འཛིང་མ། གོ་ལ་རྨོག་རྩེག་མ་བཅས་ལྟ་ཙམ་ཡོད་

པའི་ནང་ནས་དང་པོ་གསུམ་གྱི་དཔེ་རིས་དང་། དབྱར་དགུན་ཉི་ལྡོག་གི་འཁོར་ལོའི་དཔེ་རིས། དབྱངས་འཆར་འཁོར་ལོའི་དཔེ་རིས། རྒྱུད་བཞིའི་སྡོང་འགྲེམས་མཇུག་དོན་ཡོངས་གཏད་བཅས་ཀྱི་དཔེ་རིས་དང་། རྩ་བཤད་ཕྱི་གསུམ་གྱི་སྡོང་འགྲེམས་རྒྱས་པའི་དཔེ་རིས། གཏར་བསྲེག་གི་དཔེ་རིས། བྱང་ཁོག་གི་ཡུལ་ཐིག་དང་། ལྷོ་བྲག་སྤྲུལ་སྐུ་བསྟན་འཛིན་ནོར་བུས་ཕྱུང་པོ་དངོས་ལ་བལྟས་ཏེ་བྲིས་པའི་བྱང་ཁོག་ཡུལ་ཐིག་གི་དཔེ་རིས། སྨན་དཔག་བྱ་དཀའ་བའི་རྒྱན་གྱི་ཐུན་བཟང་འཁོར་ལོ་སོགས་རིག་གནས་སློབ་གྲྭ་སོ་སོའི་གཟིགས་བདེའི་རི་མོ་ཚར་དུ་དངར་བ་མིག་གི་བདུད་རྩི་ལྟ་བུར་ཞལ་བཀོད་གནང་སྟེ་གསར་བཞེངས་མཛད་ཅིང་སློབ་ཁྲིད་གནང་བ་སོགས་འཆད་རྩོད་རྩོམ་གསུམ་གྱིས་དུས་འདའ་ཞིང་གསོ་རིག་བསྟན་པའི་བྱ་བ་ཁོ་ན་མཛད་པ་ལས་འཇིག་རྟེན་ལུགས་ཀྱི་ཆོས་བརྒྱད་སྤྲོས་བཅས་དང་། ཚོང་ལས་རྒྱ་སྐྱེད་སོགས་ཡེ་མི་གནང་བའི་དམ་པའི་རྣམ་ཐར་གཙང་མ་ལྟར་བཞེས་མཛད། རྗེ་ཕ་བོང་ཁ་པ་ཆེན་པོས་ཀྱང་སྐབས་རེ་གསོལ་སྨན་བཞེས་པར་ཕྱག་ཕྱི་བ་གཏོང་གནང་མཛད་དེ་བཀའ་སློབ་ཏུ་དགེ་ཕྲུག་ཆོས་སྨན་བསྒོགས་ཚར་རྫེས་ཟླ་སྨན་པ་ཉིད་ལ་ཕུལ་ཏེ་ཕྲུག་གིས་རིག་ཙམ་རེ་ཞུ་དགོས་ཞེས་གསུངས་པ་དང་། བྱིན་རླབས་ཀྱི་གཏེར་ཆེན་པོར་གྱུར་པའི་སྐྱེས་བུ་དམ་པ་ཡིན་པར་དོན་གྱིས་བསྟན། འབྲས་སྤུངས་རྫོག་ལྡོག་རིན་པོ་ཆེ་ཡེ་ཤེས་བྱམས་པ་བསྟན་པའི་རྒྱལ་མཚན་ནས་ཀྱང་ཐུགས་དད་ཚད་མེད་བཅས་ཉིད་ནས་སྦྱིན་བདག་མཛད་དེ་བྲག་སླུ་འཚོ་བྱེད་དང་། འབྲི་རུ་ཞབས་དྲུང་། འབྲས་དར་མདོ་རིན་པོ་ཆེ། རྒྱལ་རོང་མཁན་སྤྲུལ། དགེ་བཤེས་ཤེས་རབ་རྒྱལ་མཚན། བྱ་བྲལ་འཇམ་དཔལ་འཇིགས་མེད་སེངྒེ་སོགས་ཟླ་སྤྲུལ་མཁས་པའི་ཚོགས་ལ་ཞྭ་དམར་ལམ་རིམ་གྱི་ཉམས་ཁྲིད་སྨིན་རྒྱས་སུ་སྩལ། རིག་གནས་སྐོར་འགའ་ཞིག་ཀྱང་གནང་བར་གྲགས། དཔལ་ལྡན་ས་སྐྱའི་མཁས་གྲུབ་ཆེན་པོ་དགེ་འཕེལ་སྤྲུལ་སྐུ་འཇམ་དཔལ་ཀུན་བཟང་ཆོས་ཀྱི་ཉི་མས་མཛད་པའི་སྨན་རྒྱལ་པདྨ་མ་ཏིའི་ཞབས་བརྟན་གསོལ་འདེབས་དགེ་ལེགས་རྟག་པ་དམ་པའི་འོད་ཕྲེང་ཞེས་བྱ་བ་ལས། གདོད་ནས་སྨན་གྱི་ཟླ་དང་དབྱེར་མེད་པའི། །ཟླ་མེད་བྱང་ཆུབ་མངོན་དུ་གྱུར་ཟིན་ཡང་། །འཇམ་གླིང་སྐྱེ་འགྲོའི་དཔལ་དུ་སྤྲུལ་པའི་

སྐྱོ། །བགྲང་ཡས་རྣམ་པར་རོལ་ཕྱིར་ཞབས་བརྟན་གསོལ། །ཕྱིད་པར་ཟས་གཙང་སྲས་ཀྱི་གསུང་གསང་དུང་། །འགགས་མེད་སྒྲ་དབྱངས་སྙན་པོས་ལུང་བསྟན་པ། །བཀའ་བརྒྱུད་བསྟན་པའི་བདག་པོ་སྨམ་པོ་བ། །སླར་ཡང་སྲིད་འདིར་འཁྲུངས་ཕྱིར་འཚོ་བཞེས་གསོལ། །མན་ངག་རྒྱ་མཚོའི་བང་མཛོད་ཅིག་ཅར་དུ། །བཟུང་བས་ཟུག་རྡུའི་དབུལ་བ་གཏན་བཅོམ་པ། །མཉམ་ཉིད་རྡོ་རྗེ་རྣམ་མང་ཐོས་པའི་སྲས། །དེང་དུས་ལྷོངས་འདིར་གསལ་ཕྱིར་ཡུན་བརྟན་གསོལ། །པད་དཀར་འཛིན་པ་བློ་བཟང་རྒྱ་མཚོ་དང་། །སྐྱུ་ཡི་སྟུན་གསོས་རྣམ་གིརྟིའི་མཚན། །ཡང་ཡང་ལུས་དང་གྲིབ་བཞིན་མི་འབྲལ་བའི། །དང་ཚུལ་རྡོ་རྗེའི་ལུང་གིས་བསྔགས་དེར་འདུད། །བརྟ་སྦྱོད་གསོ་རིག་སྐར་ནག་རྩིས་གཞུང་ཀུན། །རི་མོ་མར་མར་བཞིན་དུ་གྱུར་པའི་དུས། །ཐུགས་བསྐྱེད་ཟབ་མོས་མེ་རོ་གསོ་མཛད་པ། །བཤེས་གཉེན་དམ་པ་བསྐལ་བརྒྱར་ཞབས་བརྟན་གསོལ། །ཞེས་རང་དོས་ནས་ཀྱང་རྒྱ་མཚན་ཤེས་པའི་དད་འདུན་བཅས་གསེར་ཁང་རྡོ་རྗེ་འཆང་གིས་དར་མོ་སྨན་རམས་པའི་སྐྱུ་ཡི་ཡང་སྲིད་ཡིན་པ་གསུངས་པ་ཙམ་ལས་མི་འདུག་ཀྱང་། མཉམ་མེད་སྨམ་པོ་བ་དང་། ཟུར་མཁར་བ་མཉམ་ཉིད་རྡོ་རྗེ་བཅས་རང་གི་སྣང་བར་ཤར་བས་སྤོབས་པ་ཆེ་ངེས་སུ་བསྒྲིགས་ཏེ་སྐྱུའི་སྐྱེས་རབས་ཀྱང་དེ་ལྟར་ཡིན་ཞེས་གསུངས་ཡོད་པ་དང་། མཁས་མཆོག་འདན་མ་བློ་བཟང་རྡོ་རྗེའི་གསུང་གི་གསོལ་འདེབས་སོགས་སུའང་བྱང་སེམས་ཟླ་བ་རྒྱལ་མཚན་དང་། དར་མོ་སྨན་རམས་པའི་སྐྱུའི་ཡང་སྲིད་ཡིན་ཞེས་གསལ་བར་གསུངས། མདོ་ཁམས་ཕྱོགས་ཀྱི་མཁས་པ་དུས་འཁོར་མཁན་པོ་ཞེས་པ་ལས་དུས་འཁོར་གྱི་རྒྱུད་འགྲེལ་དྲི་མེད་འོད་རྒྱན་པོད་གཉིས་ཀྱི་ལྷུགས་ལུང་དང་། ཉིད་ཀྱི་སློབ་མ་འབྲི་གུང་བླ་མ་ལེགས་བྱིན་ལས་རིན་ཆེན་གཏེར་མཛོད་ཀྱི་བཀླག་ལུང་། དགའ་ལྡན་ཁྲི་ཐོག་གོ་བཞི་པ་ཁྲི་ཟུར་བསྟོན་འགྲུས་ལྷུན་གྲུབ་སྤྱོད་འཇུག་དཔལ་སྤྱུལ་གྱི་ཁྲིད་ཡིག་སྟེང་ནས་བཤད་ཁྲིད། འཇམ་དབྱངས་མཁྱེན་བརྩེ་ཆོས་ཀྱི་བློ་གྲོས་ལྷ་སར་ཕེབས་སྐབས་གཡུ་ཐོག་སྟེང་ཐེག་གི་ཆོས་སྐོར་ཞུ་གནང་མཛད་པ་སོགས་སྲུ་ཕྱིར་ཐོས་བསམ་གསན་བཞེས་གནང་སྐབས་ཀྱི་གསན་ཡིག་ཤོག་དྲིལ་རས་འདོག་ཆེ་བ་གང་ཙམ་ཡོད་ཀྱང་། རྗེ་ཉིད་ཀྱི་སྐྱུ་དུས་སུ་མཛད་བྲིལ་ཆེ་བས་གཏན་འབེབས་མ་

གྲུབ། སྔ་ཕྱིར་སློབ་མ་མང་པོ་ཁྲིད་སྐྱོང་གནང་བར་རྩིས་དང་སྨན་གྱི་བསླབ་གྲྭ་ནས་ཐོན་པ་བརྒྱ་ལྷག་ཙམ་བྱུང་བའི་ནང་ནས་སྨན་རྩིས་སྒྲ་སྙན་སུམ་རྟགས་སོགས་རིག་གནས་ཆ་ཚང་སློབ་པའི་སློབ་མཁན་མང་དུ་ཐོན། རིམ་བཞིན་རང་རང་གི་སྦྱངས་འབྲས་ལ་གཞིགས་པའི་ལག་འཁྱེར་གནང་ནས་ས་གནས་སོ་སོར་གཏོང་གནང་མཛད་པ་སུམ་བརྒྱ་སྐོར། ཡང་སློབ་དང་བཅས་པས་བོད་ལྗོངས་སོགས་རྒྱལ་ཁབ་ཀྱི་ས་གནས་ཚང་མར་སྨན་རྩིས་ཀྱི་རྒྱུན་འཛིན་འཕེལ་རྒྱས་བྱུང་བ་འདི་ལྟར་ལགས། བོད་ལྗོངས་སྨན་རྩིས་རིག་གནས་ལ་རྗེ་འདྲིས་མཛད་རྗེས་ཆེ་བར་བརྟེན་༡༩༨༡ལོར་ཀྲུང་དབྱང་སྲིད་གཞུང་ནས་ཀྲུང་སྐྱའི་ཉེར་སྤྱོད་དགོས་མཁོ་གནས་མལ་ཡོ་བྱད་སོགས་ཐོབ་གོ་གནས། ཞབས་ཞུ་བ། རྒྱུན་གྱི་ཞལ་འདོན་ཆོས་བཅུ་ཚོགས་འབུལ་སོགས་ཐུགས་བཞེད་ལྟར་གནང་ཚོག་པའི་དམིགས་བསལ་གྱི་དབང་ཆ་གནང་། དེ་ལྟར་དགུང་གྲངས་བརྒྱད་ཅུའི་བར་དུ་སྨན་རྩིས་ཀྱི་འགྲོ་དོན་མཛད་མཐར་ལོ་ཤས་སྙུན་མི་གསལ་བའི་ཚུལ་བསྟན་པར་སློབ་མ་རྣམས་ཀྱིས་སྙུན་འབྱེད་དགོས་ཚུལ་ནན་གྱིས་ཞུས་ཀྱང་མ་གནང་། དེར་བརྟེན་ཕྱག་དཔེ་གློག་མཁན་སློབ་མ་གམ་བཅར་བ་གཅིག་（བསྟན་འཛིན་བཀྲ་ཤིས）ཆེད་དུ་ཉར་གནང་གིས་སྐྱབས་རྗེ་རྣམ་སེང་གེས་མཛད་པའི་རྗེ་བཙུན་མ་ཧཱ་གུ་ཧྱའི་སྙན་བརྒྱུད་ཀྱི་གདམས་པ་ཟབ་མོ་ཉམས་སུ་ལེན་པའི་ཚུལ་ཁྲིམས་རྣམ་པར་བཤད་པ་སྐུ་གསུམ་ཞིང་ཁམས་བགྲོད་པའི་ཐེམ་སྐས་ཞེས་བྱ་བ་ལྕུགས་རིའི་པར་མ་ཕྱག་དཔེ་མདའ་ཚད་མ་ཐོག་གྲངས་སོ་གཉིས་ཡོད་པ་སྩོན་ནས་ཐུགས་འཛིན་གནང་གྲུབ་ཀྱང་ཤར་སྒོམ་གྱི་ཚུལ་དུ་ཐུགས་དམ་ཉམས་བཞེས་མཛད་སྐུས་ཀྱི་ཆ་ཚང་གློག་བཙུག་ཏུ་གནང་བ་དང་། ལྕུགས་སྒང་གནམ་ལོའི་ཚེ་འཕྲུལ་དུས་ཆེན་གྱི་རྗེས་ནས་བཟུང་སྐུ་ཉིད་ཞིང་དུ་མ་གཤེགས་བར་ཐེམ་སྐས་མའི་དབུ་ཤོག་ནས་ཤོག་གྲངས་བཅུ་བཞིའི་རྒྱབ། དེ་ལྟར་ས་རྣམས་མཐར་ཕྱིན་ནས་མི་སློབ་པའི་ལམ་མངོན་དུ་གྱུར་ཏེ། གཞི་ལམ་གྱི་འོད་གསལ་རོ་གཅིག་ཏུ་གྱུར་ནས་སྔགས་ལམ་གྱི་ཁྱད་པར་ཅན་རྣམས་གཞི་འབྲས་དབྱེར་མེད་དང་དུ་དག་ནས་བསྒྲུབ་བྱ་ལྷ་དང་སྒྲུབ་བྱེད་གང་ཟག་གཉིས་དབྱེར་མེད་དུ་ལྷུན་གྱིས་གྲུབ་པ་ནི་ཐོ་རངས་མངོན་པར་རྫོགས་པར་སངས་རྒྱས་པ་དང་མཚུངས་

སོ། །ཞེས་པའི་བར་སློབ་མ་ལ་གློག་མཚམས་འདིར་ཞོག་དགོས་གསུངས་པར་གཞིགས་ན་འབྱུང་འགྱུར་ཕོ་རངས་དུས་དགོངས་པ་རྫོགས་རྒྱུའི་བརྡ་བསྟན་གནང་བ་ཞིག་ཡིན་ཅིང་། ཐེམ་སྐས་མའི་འགྲེལ་དོན་ལས་ཀྱང་། འདི་དག་ནི་སྔོན་བྱོན་དམ་པ་རྣམས་ཀྱིས་མདོ་སྔགས་ཀྱིས་ལམ་ལྡོ་སྦྱར་ནས་ཁོག་ཡངས་པོར་འབྱེད་པ་ལྟར་ལ། འབྲས་བུ་ཐེག་པ་རང་ལ་དབང་བཞིའི་འགྲེལ་ཀྱིས་མཐར་འཚང་རྒྱ་བར་བཤད་པ་ལས། ས་བཅུ་ལམ་ལྔའི་ཚུལ་མདོ་ནས་བཤད་པ་བཞིན་མེད་མོད་དེ། ཁྱད་པར་འདིའི་ལུགས་ལ་རིག་པ་འཛིན་པའི་ས་དང་སྦྱར་ན་ལུས་སྐྱེ་འཆི་ལ་རང་དབང་མ་ཐོབ་པ་སེམས་ལྷ་སྐུའི་རྣམ་པར་སྨིན་པ་རིག་པ་འཛིན་པའི་ཚོགས་སྦྱོར་གཉིས་སུ་རིམ་གཉིས་གོམས་པས་ཕྱག་རྒྱ་ཆེན་པོའི་དངོས་གྲུབ་ཐོབ་པ་དང་། སྐྱེ་འཆི་རང་དབང་ཅན་ཚེ་དབང་རིག་འཛིན་སོགས་རིམ་བཞིན་ཐོབ་པ་ཡིན་ནོ། །ཞེས་གསུངས་པ་ལྟར། རྒྱུན་དུ་ཐུགས་དམ་ཉམས་རྟོགས་ཕུལ་དུ་ཕྱིན་པར་བརྟེན་ནས་མཁས་ཤིང་གྲུབ་པ་བརྙེས་པ་ཞིག་ཡིན་སྐབས་དེའི་ཕྱི་ལོར་གཤམ་དུ་གསལ་བ་བཞིན་ཕོ་རངས་དུས་ཉིད་ལ་གཞིའི་སྐུ་གསུམ་ལམ་ཁྱེར་མངོན་དུ་གྱུར་ཏེ་དགོངས་པ་གཞན་དོན་ལ་གཤེགས་ཚུལ་བསྟན་པར་མཛད་པ་དེ་ནི་དོན་ལ་གནས་པ་མ་ཟད། ད་དུང་འགྲོ་བ་ནད་པ་རྣམས་ཀྱི་མགོན་སྐྱབས་སྨན་རྒྱལ་བཤེས་གཉེན་ཆེན་པོ་བྱང་ཆུབ་སེམས་དཔའི་ཞལ་སྔ་ནས། ཁྱེད་ཚོས་ཕུག་ལུགས་ལོ་ཐོ་ཐེམ་མི་འདྲ་ཞིག་རྒྱག་ཐུབ་ན་བྱང་ཕྱོགས་ཤམྦྷ་ལར་སྐྱེའམ་སྙམ། ང་རང་བྱང་ཕྱོགས་ཤམྦྷ་ལར་འགྲོ་རྟེས་བྱེད་ཀྱི་ཡོད་ཅེས་གསུངས། གམ་བཅར་བ་བསྟན་འཛིན་བཀྲ་ཤིས་སོགས་སློབ་མ་རེ་ཟུང་སྐད་བཏང་སྟེ་ཁྱེད་རང་ཚོས་སློབ་གཉེར་ཡག་པོ་གྱིས། མིག་ལ་གཅེས་སྤྲས་བྱེད་དགོས། རྫེས་མ་གསོ་རིག་གི་འགན་དེ་སོ་སོའི་ཐུག་པར་འབབ་ཀྱི་རེད་ཅེས་གསུངས་ནས་སོ་སོར་སྐུ་རྟེན་དང་། ན་བཟའ་ཆོས་གོས་སྣམ་སྦྱར་སོགས་གནང་། ཡང་ང་ཤི་རྗེས་སུ་རབ་ཡར་ལུང་ཤེལ་བྲག །དེ་མིན་བྲག་ཡེར་པའམ་ཡེར་པ་ལྷ་རིའི་དུར་ཁྲོད་དུ་སྐྱེལ་མདོག་ཁ་པོ་རེད་ཅེས་ཀྱང་གསུངས། རབ་རྒྱལ་ཚུ་སྟག་༡༩༨༡ལོའི་བོད་ཟླ་བཅུ་པའི་ཚེས་ཉེར་ལྔ་ཉིན་དགའ་ལྡན་ལྔ་མཆོད་ཀྱི་ཚོགས་འཁོར་མ་འབུལ་གོང་དེ་རིང་མཆོད་པ་བཟང་པོ་བཤམ་དགོས་པ་དང་། བཀྲ་ཤིས་ཡག་པོ་གྱིས། ད་རེས་ལྷ་མཆོད་འདི་

རྗེས་མ་ཡིན་ཞེས་གསུངས་ཤིང་མགུལ་ཆམ་ཕྲན་བུ་བཞེས་པའི་ངང་ནས་ཟླ་བ་དེའི་ཚེས་ཉི་ཤུ་བརྒྱད་རེས་གཟའ་ཟླ་བའི་ཉིན་གྱི་ཐོ་རངས་སུ་སེང་གེ་ཉལ་སྟབས་ཀྱིས་ཞལ་ཤར་ཕྱོགས་བཻ་ཊླཙྭའི་ཞིང་ཁམས་སུ་གཟིགས་ཏེ་གཟིགས་སྐུ་བསྡུས་ཤིང་། སྟོང་པ་གསུམ་གྱིས་ཐེམ་པའི་མཐར་ཐམས་ཅད་སྟོང་པ་འོད་གསལ་ཆོས་ཀྱི་སྐུ་མངོན་དུ་མཛད་དོ། །སྐུའི་ཞལ་མདངས་སོགས་མ་འགྱུར་བར་ཐུགས་དམ་ལ་བཞུགས་ཤུས་ཐོག་ཉིན་ཞག་ལྔ་སོང་མཚམས་སྤྲ་དྲོ་སེར་སྨད་གཞུང་པ་ལྷ་བཙུན་རིན་པོ་ཆེ་ངག་དབང་ཐུབ་བསྟན་དགེ་ལེགས་རབ་རྒྱས་དཔལ་བཟང་པོ་མཆོག་ཆེད་དུ་གདན་ཞུས་ཀྱིས་ཐུགས་དམ་གྲོལ་བའི་གསལ་འདེབས་ཞུས་རྗེས་སུ་ཕྱི་དྲོར་ཤངས་ནས་བྱང་སེམས་དཀར་དམར་མངོན་སུམ་གསོན་རྗེན་དུ་བབས་པ་སོགས་ཞབས་ཞུ་བ་རྣམས་ཀྱིས་མཐོང་ཆོས་སུ་གྱུར་པས་སྐྱེས་བུ་དམ་པའི་རང་རྟགས་གསལ་པོར་བསྟན། སྐུ་གདུང་ཞལ་ཆེམས་ལྟར་ཡར་ལུང་ཤེལ་བྲག་ཏུ་སྤུར་སྦྱངས་ཞུས་པའོ། །ཤྲཱི་ཕངས་པ་ཞིག་ལ་དབུ་ཐོད་དུམ་བུ་གཅིག་པ་དུང་ལྟར་དཀར་ཞིང་ལྷ་སྐུ་དང་ཨ་ཡིག་ལྷ་བུའི་རྣམ་པ་གསལ་ལ་མི་གསལ་བ་ཞིག་མངོན་པས་གཞན་དང་མ་གཅིག་པའི་ངོ་མཚར་ཆེ་བ་ཞིག་ཡོད་རུང་བར་མ་དོར་ཐོར་གྱུར་སོང་འདུག །དེ་ལྟར་འདིའི་མཛད་རྗེས་ཧ་ཅང་མང་ཞིང་རྒྱ་ཆེ་བ་རྣམས་གོང་གསལ་གསན་ཡིག་ལ་གཞིར་བཞག་གིས་ལོ་རྒྱུས་སོགས་རྣམ་ཐར་གསལ་བསྒྲིག་བྱ་རྒྱུར། གམ་བཅར་བ་བསྟན་འཛིན་བཀྲ་ཤིས་ནས་ཞུ་བསྐུལ་རྩེས་པའི་དགེ་རྒན་ཡེ་ཤེས་ཆོས་འཕེལ་ལགས་ནས་རྩོམ་སྒྲིག་མཛད་ཤུས་པོ་ཏི་གཅིག་ཙམ་ཡོད་ཚོད་ཀྱང་རྩོམ་འགྲོར་རིག་གནས་གསར་བརྗེ་དང་ཐུགས་པས་ཨཙྪེ་ཧྥ་ལ་རཾ་མོ། །དེར་བརྟེན་ད་ལམ་ལོ་རྒྱུས་ཞིབ་གསལ་སྒྲིག་གཞི་མ་རྙེད་པས། རགས་བསྡུས་ཙམ་ཞིག་ད་ལྟ་འཚོ་བཞུགས་ཞལ་སློབ་རྣམས་ནས་གོ་བསྡུར་ཐོ་ཡིག་ལ་གཞིར་བཟུང་བསྒྲེ་ལྷད་མེད་པར་གྱུང་བསྒྲིགས་ཏེ་བྲིས་པའོ། །སློབ་མའི་གཙོ་བོ་རྩེས་པའི་དགེ་རྒན་བདེ་ཆེན་ཆོས་འཁོར་བ་འཇམ་དཔལ་མཐུ་སྟོབས་དང་། ལྷུགས་རི་ལྷོ་བྲག་པ་ངག་དབང་ཡེ་ཤེས། ལྷུགས་རི་བ་ངག་དབང་ཆོས་གྲགས་དང་། ངག་དབང་ཡེ་ཤེས། འབྲུག་པ་འཆི་མེད་རྒྱལ་མཚན། བསམ་ཡས་པ་ཀུན་དགའ་ཕུན་ཚོགས། ལྷོ་ཁ་དགའ་ཆོས་དཔལ་ལྡན། ཀ་ཡུ་ལགས། ངག་

དབང་རྒྱལ་མཚན། ལྷུགས་རི་བ་ཐུབ་བསྟན་ཚེ་རིང་། ལྷོ་ཁ་བ་འགྱུར་མེད་ཆོས་དབང་། ལྷོ་ཁ་བ་ཡོན་ཏན་ཚུལ་ཁྲིམས། ལྷོ་ཁ་བ་དབང་ཕྱུག་རྡོ་རྗེ། སྟེ་མོ་བ་བློ་བཟང་མཁས་མཆོག །ལྷོ་ཁ་བ་ཚུལ་ཁྲིམས་བསྟན་འཛིན། ཡངས་པ་ཅན་དཔལ་ལྡན་རྒྱལ་མཚན། སྐུ་ཚ་ཐུབ་བསྟན་ལྷུན་གྲུབ། ཀོང་པོ་བ་བློ་ལྡན་ཆོས་གྲགས། སྟེ་མོ་བ་བསྟན་འཛིན་ཆོས་གྲགས། ཁྲི་མས་ཏྭ་སྤྲེང་རྒྱལ་ཐོག་གི་བླ་སྨན་མཛད། རྩིས་པ་དགེ་རྒན་ཡེ་ཤེས་ཆོས་འཕེལ། ཁོང་ལ་རྩིས་སྐར་ནག་སྐོར་རྩོམ་ཡིག་མང་ཙམ་ཡོད། མཚོ་སྣ་བ་འཇམ་དབྱངས་བཀྲ་ཤིས། གཙང་དམ་རིང་པ་བློ་བཟང་ཚུལ་ཁྲིམས། ཐོབ་རྒྱལ་བ་ཇེ་དྲུང་དཔལ་ལྡན་བསྟན་འཛིན་གཉིས་ཀས་ཀུན་གཟིགས་པཎ་ཆེན་རིན་པོ་ཆེའི་བླ་སྨན་མཛད། རྩིས་པའི་དགེ་རྒན་ཡར་ལུང་པ་བྱམས་པ་ཆོས་གྲགས། ཁོང་ལ་རྩིས་རིག་རྩོམ་ཡིག་འགའ་ཞིག་ཡོད། འོན་ཆོས་སྡིངས་རྩིས་པ་ཟླ་གྲགས། རྩིས་པའི་རྒན་བདག་ཚུལ་ཁྲིམས་ཆོས་འཕྱོར། དྭགས་པོ་བ་ཆོས་བློ་བཟང་བསྟན་འཛིན། ལྷོ་ཁ་བ་དབང་རྒྱལ། ཚ་ཤུར་འཇམ་དབྱངས་མཁྱེན་བརྩེ། ལྷོ་ཁ་བན་ཚང་བསམ་གཏན་བསྟན་འཛིན། འབྲི་གུང་པ་དཀོན་མཆོག་ལྷུན་གྲུབ། གཙང་ལྷ་རྩེ་བ་ཡེ་ཤེས་རྒྱལ་མཚན། མིག་འབྱེད་མཁས་པ་དབྱངས་དགའ། གཙང་ལྷ་རྩེ་བ་བསྟན་འཛིན་བཀྲ་ཤིས། སྟེ་མོ་བ་ཀརྨ་ཆོས་འཕེལ། སྨན་དགེ་བློ་བཟང་བསྟན་པ། ཐང་སྐྱ་བ་བྱམས་པ་དངོས་གྲུབ། འཕན་པོ་བ་བསྟན་ཆོས་སོགས་དང་། གཞན་ཡང་རྒྱ་གར་རྩིས་པ་དེ་ཕ་རམ་དང་བསོད་ནམས་འབྲུག་རྒྱལ་སོགས་ཁུ་ནུ་དང་། ལ་དྭགས། འབྲས་ལྗོངས། འབྲུག་པ། ཨ་མདོ་ཇ་བ་སོགས་མདོ་དབུས་ཁམས་གསུམ་གྱི་སློབ་མ་སྟོང་ཕྲག་བརྒལ་བ་བྱུང་ཞིང་རེ་རེ་ནས་སྨོས་ཀྱིས་མི་ལང་ངོ་། །

མཁྱེན་རབ་རབ་དཀར་ཟླ་ཤེལ་ནོར་བུའི་ངོས། །

ལྷ་རིག་རིག་གནས་ངོ་མཚར་རི་དྭགས་གཟུགས། །

རྣམ་བཀྲ་བཀྲ་ཤིས་ལེགས་བརྗོད་རྣམ་ཐར་རིས། །

མཐོང་ཀུན་ཀུན་ཤེས་རིག་གནས་མཐར་སོན་ཤོག །

༄༅། །དཔལ་ལྡན་རྒྱུད་བཞིའི་ས་བཅད་སྟག་མོའི་རྗེས་ཐབས་ལས་ཉུང་བསྡུས་སུ་ཕྱུང་བ་བཞུགས་སོ། །

༄༅། །སྨྲུལ་པའི་སྟོན་པ་དྲང་སྲོང་རིག་པའི་ཡེ་ཤེས་མཆེད་བཞི་དང་། དྲང་སྲོང་ཡིད་ལས་སྐྱེས་ཀྱིས་ཞུ་བ་ཞུ་ལན་དུ་མཛད་པ། གསོ་དཔྱད་ཀུན་གྱི་རྒྱལ་པོ་བདུད་རྩི་སྙིང་པོ་ཡན་ལག་བརྒྱད་པ་གསང་བ་མན་ངག་གི་རྒྱུད་འདི་ལ། བཤད་ཐབས་ཡན་ལག་གསུམ་གྱི་སྒོ་ནས་བསྟན་ཏེ། ༈ཐོག་མར་དགེ་བ་གླད་ཀྱི་དོན། བར་དུ་དགེ་བ་གཞུང་གི་དོན། མཐའ་མར་དགེ་བ་མཇུག་གི་དོན་དང་གསུམ་མོ། །ཐོག་མར་དགེ་བ་གླད་ཀྱི་དོན་ལ་གཉིས། སྐད་ཉིས་འགྱུར་གྱི་སྒོ་ནས་རྒྱུད་ཀྱི་མཚན་བསྟན་པ་དང་། མཆོད་པར་བརྗོད་དེ་ཕྱག་འཚལ་བའོ། །རྒྱུད་ཀྱི་མཚན་བསྟན་པ་ལ་བཞི། མཚན་རྒྱ་སྐད་དུ་བཤད་པ་དང་། མཚན་བོད་སྐད་དུ་བཤད་པ་དང་། མཚན་སྐད་གཉིས་ཤན་སྦྱར་གྱི་སྒོ་ནས་བཤད་པ་དང་། མཚན་དོན་འབྲེལ་གྱི་སྒོ་ནས་བཤད་པའོ། །གཉིས་པ་མཆོད་པར་བརྗོད་དེ་ཕྱག་འཚལ་བ་ལའང་གཉིས། འགྱུར་བྱེད་ལོ་པཎ་གྱི་ཕྱག་དང་། སྡུད་པ་པོའི་ཕྱག་གོ །བར་དུ་དགེ་བ་གཞུང་གི་དོན་ལ་གསུམ་སྟེ། གླེང་གཞི་དང་། གླེང་སློང་། རྒྱུད་ཀྱི་དོན་གསུམ་མོ། ། ༈གླེང་གཞི་ནི་ལེ་ཚན་དང་པོས་བསྟན་ཏེ། དེ་ལའང་གཉིས་ཏེ། ལེ་ཚན་གཞུང་དང་ལེ་ཚན་མཚན་བསྟན་པའོ། །གཞུང་ལ་ལྔ་སྟེ། ཕུན་སུམ་ཚོགས་པ་ལྔ་ལྡན་ནོ། །དེ་ལ་མདོར་བསྟན་པ་དང་། རྒྱས་པར་བཤད་པ་གཉིས་ལས། དང་པོ་ནི། འདི་སྐད་ཅེས་པ་ཆོས་ཕུན་སུམ་ཚོགས་པ། བདག་གིས་ཞེས་པ་སྟོན་པ་ཕུན་སུམ་ཚོགས་པ། བཤད་པའི་ཞེས་པ་འཁོར་ཕུན་སུམ་ཚོགས་པ། དུས་གཅིག་ཅེས་

པ་དུས་ཕུན་སུམ་ཚོགས་པ། ན་ཞེས་པ་གླེང་གཞིའི་དོན་ཡིན་པས་གནས་ཕུན་སུམ་ཚོགས་པ་བསྟན་པ་དང་ལྔའོ། །དང་པོ་གནས་ཕུན་སུམ་ཚོགས་པ་ལ་གཉིས་སྟེ། གཞལ་ཡས་ཁང་དང་། དེའི་རྒྱན་གཉིས་སོ། །རྒྱན་ལ་འང་གཉིས་ཏེ། ནང་གི་རྒྱན་དང་ཕྱིའི་རྒྱན། གཉིས་པ་སྟོན་པ་ཕུན་སུམ་ཚོགས་པ་རྒྱས་པར་བཤད་པའོ། །གསུམ་པ་འཁོར་ཕུན་སུམ་ཚོགས་པ་ལ་མདོར་བསྟན་པ་དང་། རྒྱས་པར་བཤད་པའོ། །རྒྱས་པར་བཤད་པ་ལ་འང་ལྷ་དང་དྲང་སྲོང་ཕྱི་ནང་གི་འཁོར་བཞིའོ། །བཞི་པ་དུས་ཕུན་སུམ་ཚོགས་པ་རྒྱས་པར་བཤད་པ་དང་། ཤུགས་སུ་འཁོར་གྱིས་གོ་ཚུལ་ལས་ལུགས་སྡེ་བཞིར་འབྱུང་བའི་ཚུལ། གཞུང་འདི་དྲང་སྲོང་གི་ལུགས་སུ་ངེས་བཟུང་བའོ། །

༈གླེང་སློང་ནི་ལེའུ་གཉིས་པས་བསྟན་ཏེ། དེ་ལ་ལེའུའི་གཞུང་དང་། ལེའུའི་མཚན། གཞུང་ལ་ལྔ་སྟེ། སངས་རྒྱས་སྨན་བླའི་བྱིན་རླབས་ལས། རྩ་རྒྱུད་འཆད་པའི་སྟོན་པ་ཇི་ལྟར་སྤྲུལ་པའི་ཚུལ་དང་། སྟོན་པས་འཁོར་ལ་མདུན་བསུ་བའི་ཚུལ་དང་། རྒྱུད་བཞིའི་ཞུ་བ་པོ་ཇི་ལྟར་སྤྲུལ་པའི་ཚུལ་དང་། དེས་གུས་པས་བཏུད་དེ་དྲི་བ་དྲིས་པ་དང་། སྟོན་པས་ལན་བཏབ་པའི་སྐབས་ལས་གླེང་བསླང་བའོ། །དེ་ལ་གསུམ་སྟེ་ལན་མདོར་བསྟན་པ་དང་། ཞུས་ལན་རྒྱས་པར་བཤད་པ་དང་། ཡན་ལག་བརྒྱད་དུ་མཇུག་བསྡུ་བའོ། །

༈རྒྱུད་དོན་བསྟན་པ་ལ་བཞི་སྟེ། རྩ་རྒྱུད་ཀྱི་དོན་བསྟན་པ་དང་། བཤད་རྒྱུད་ཀྱི་དོན་བསྟན་པ་དང་། མན་ངག་རྒྱུད་ཀྱི་དོན་བསྟན་པ་དང་། རྒྱུད་ཕྱི་མའི་དོན་བསྟན་པའོ། །

༈དང་པོ་རྩ་རྒྱུད་ཀྱི་དོན་བསྟན་པ་ལ་གསུམ། རྩ་རྒྱུད་ལ་བསླབ་པར་ཞུས་པ་དང་། དེའི་ལན་བཤད་པ་དང་། རྩ་རྒྱུད་རྫོགས་པར་བསྟན་པའོ། །ལན་ལ་གསུམ། ལན་མདོར་བསྟན་པ་དང་། རྒྱས་པར་བཤད་པ་དང་། མཇུག་བསྡུ་བའོ། །རྒྱས་པར་བཤད་པ་ལ་གསུམ་སྟེ། ལེའུ་གསུམ་པས་གནས་ལུགས་ནད་གཞིའི་རྩ་བ་དང་། ལེའུ་བཞི་པས་ངོས་འཛིན་རྟགས་ཀྱི་རྩ་བ། ལེའུ་ལྔ་པས་གསོ་བྱེད་ཐབས་ཀྱི་རྩ་བ་བསྟན་པའོ། །དང་པོ་གནས་ལུགས་ནད་གཞིའི་རྩ་བ་ལ་ལེའུའི་གཞུང་དང་། ལེའུ་མཚན་ནོ། །གཉིས་པ་ངོས་འཛིན་རྟགས་ཀྱི་རྩ་བ་ལ་སྙན་གསན་དབབ་པ་དང་། ལེའུའི་གཞུང་དང་། ལེའུའི་མཚན་ནོ། །གསུམ་པ་གསོ་བྱེད་ཐབས་ཀྱི་རྩ་བ་ལ་སྙན་གསན་དབབ་པ་དང་། ལེའུའི་གཞུང་དང་། ལེའུའི་

མཚན་ནོ། །མཇུག་བསྡུ་བ་ནི། ལེའུ་དྲུག་པས་བསྟན་ཏེ། དེ་ལ་སྟན་གསན་དབབ་པ་དང་། ལེའུའི་གཞུང་དང་། སྤྲུལ་པ་བསྡུ་བ་དང་། ལེའུའི་མཚན་ནོ། །གཉིས་པ་བཤད་རྒྱུད་ཀྱི་དོན་བསྟན་པ་ལ་གསུམ། བཤད་རྒྱུད་འཆད་པའི་སྟོན་པ་ཇི་ལྟར་སྤྲུལ་པ་དང་། ཞུས་ལན་མདོར་བསྟན་པ་དང་། རྒྱས་པར་བཤད་པའོ། ། ༈དེ་ལ་ཞུས་ལན་མདོར་བསྟན་པ་ནི། ལེའུ་དང་པོས་བསྟན་ཏེ་འདི་ལ་གསུམ། །སྟོན་པ་ལ་འཁོར་གྱིས་གུས་པས་བཀུར་བ་དང་། ལེའུའི་གཞུང་། ལེའུའི་མཚན་ནོ། །ལེའུའི་གཞུང་ལའང་གཉིས། བཤད་རྒྱུད་ལ་བསླབ་པར་ཞུས་པ་དང་། དེའི་ལན་ནོ། །ལན་ལའང་ལྔ་སྟེ། བཤད་རྒྱུད་ལ་བསླབ་པར་གདམས་པ་དང་། བསླབ་པའི་དགོས་འབྲེལ། རྩ་བ་བཞི་མདོར་བསྟན་པ། ཡན་ལག་བཅུ་གཅིག་རྒྱས་པར་བཤད་པ། གྲངས་ཀྱིས་མཇུག་བསྡུ་བའོ། ། ༈གསུམ་པ་ཞུས་ལན་རྒྱས་པར་བཤད་པ་གནས་བཅུ་ལེའུ་སུམ་ཅུས་སྟོན་ཏེ། དང་པོ་གྲུབ་པ་ལུས་ཀྱི་གནས་ལ་བསླབ་པར་ཞུས་པ་དང་། དེའི་ལན་གཉིས། ལན་ལའང་མདོར་བསྟན་པ་དང་། རྒྱས་པར་བཤད་པ་གཉིས་སོ། །གཉིས་པ་རྒྱས་པར་བཤད་པ་ནི། ས་བཅད་བདུན་ལེའུ་དྲུག་གིས་བསྟན་པའོ། ། ༈དེ་ལ་དང་པོ་ཆགས་ཚུལ་ལ་གཉིས། ལེའུའི་གཞུང་། ལེའུའི་མཚན་ནོ། ། ༈གཉིས་པ་འདྲ་དཔེ་ལ་གསུམ། སྟན་གསན་དབབ་པ་དང་། ལེའུའི་གཞུང་། ལེའུ་མཚན་ནོ། ། ༈གསུམ་པ་གནས་ལུགས་ལ་གསུམ། སྟན་གསན་དབབ་པ་དང་། ལེའུའི་གཞུང་། ལེའུའི་མཚན་ནོ། ། ༈བཞི་པ་མཚན་ཉིད་ལ་གསུམ། སྟན་གསན་དབབ་པ་དང་། ལེའུའི་གཞུང་། ལེའུའི་མཚན་ནོ། ། ༈ལྔ་པ་ལས་དང་། ༈དྲུག་པ་དབྱེ་བ་ལ་གསུམ། སྟན་གསན་དབབ་པ་དང་། ལེའུའི་གཞུང་། ལེའུའི་མཚན་ནོ། །གཞུང་ལ་ལས་དང་དབྱེ་བ་གཉིས། ༈བདུན་པ་འཇིག་ལྟས་ལ་གསུམ། སྟན་གསན་དབབ་པ་དང་། ལེའུའི་གཞུང་། ལེའུའི་མཚན་ནོ། ། ༈གཉིས་པ་འཕེལ་འགྲིབ་ནད་ཀྱི་གནས་ལ་བསླབ་པར་ཞུས་པ་དང་། དེའི་ལན་བསྟན་པའོ། །ལན་ལ་མདོར་བསྟན་པ་དང་། རྒྱས་པར་བཤད་པ་གཉིས། རྒྱས་པར་བཤད་པ་ནི་ས་བཅད་བདུན་ལེའུ་ལྔས་བསྟན་པའོ། ། ༈དེ་ལ་དང་པོ་ལེའུ་བརྒྱད་པས་ནད་ཀྱི་རྒྱུ་བསྟན་པ་ལ་གཉིས། ལེའུའི་གཞུང་། ལེའུའི་མཚན་ནོ། ། ༈གཉིས་

པ་རྐྱེན་ལ་གསུམ། སྐན་གསན་དབབ་པ་དང་། ལེའུའི་གཞུང་། ལེའུའི་མཚན་ནོ། ། ༈གསུམ་པ་ནད་ཞུགས་ཚུལ་དང་། ༈བཞི་པ་གནས་བསྟན་པ་ལ་གསུམ། སྐན་གསན་དབབ་པ་དང་། ལེའུའི་གཞུང་། ལེའུའི་མཚན་ནོ། །གཞུང་ལ་གཉིས། འཇུག་ཚུལ་དང་གནས་སོ། ། ༈ལྔ་པ་མཚན་ཉིད་ལ་གསུམ། སྐན་གསན་དབབ་པ་དང་། ལེའུའི་གཞུང་། ལེའུའི་མཚན་ནོ། ། ༈དྲུག་པ་དབྱེ་བ་དང་། ༈བདུན་པ་སོ་སོའི་དོན་ལ་གསུམ། སྐན་གསན་དབབས་པ་དང་། ལེའུའི་གཞུང་། ལེའུའི་མཚན་ནོ། །གཞུང་ལ་གཉིས། དབྱེ་བ་དང་། སོ་སོའི་དོན་ནོ། ། ༈གསུམ་པ་བྱ་བ་སྤྱོད་ལམ་གྱི་གནས་ལ་བསླབ་པར་ཞུས་པ་དང་། དེའི་ལན་གཉིས། ལན་མདོར་བསྟན་པ་དང་། རྒྱས་པར་བཤད་པ་གཉིས། རྒྱས་པར་བཤད་པ་ལ་ས་བཅད་གསུམ། ལེའུ་གསུམ་གྱིས་བསྟན་པའོ། ། ༈དེ་ལ་དང་པོ་རྒྱུན་སྤྱོད། གཉིས་པ་དུས་སྤྱོད། ༈གསུམ་པ་གནས་སྐབས་སྤྱོད་ལམ་བཅས་ལ་གསུམ་སྟེ། སྐན་གསན་དབབ་པ་དང་། ལེའུའི་གཞུང་། ལེའུའི་མཚན་ནོ། ། ༈བཞི་པ་འཚོ་བ་ཟས་ཀྱི་གནས་ལ་བསླབ་པར་ཞུས་པ་དང་། དེའི་ལན་གཉིས། ལན་ལ་མདོར་བསྟན་པ་དང་། རྒྱས་པར་བཤད་པ་གཉིས། རྒྱས་པར་བཤད་པ་ལ་ས་བཅད་གསུམ་ལེའུ་གསུམ་གྱིས་བསྟན་པའོ། ། ༈དེ་ལ་དང་པོ་ཟས་ཀྱི་ཚུལ་ཤེས་པར་བྱ་བ་ལ་གཉིས། ལེའུའི་གཞུང་། ལེའུའི་མཚན་ནོ། ། ༈གཉིས་པ་ཟས་བསྡམ་པར་བྱ་བ་དང་། ༈གསུམ་པ་ཟས་ཚོད་རན་པར་བཟའ་བ་ལ་གསུམ་རེ་སྟེ། སྐན་གསན་དབབ་པ་དང་། ལེའུའི་གཞུང་། ལེའུའི་མཚན་ནོ། ། ༈ལྔ་པ་སྦྱོར་བ་སྨན་གྱི་གནས་ལ་བསླབ་པར་ཞུས་པ་དང་། དེའི་ལན་གཉིས། ལན་ལ་མདོར་བསྟན་པ་དང་། རྒྱས་པར་བཤད་པ་གཉིས། རྒྱས་པར་བཤད་པ་ནི་ས་བཅད་བཞི་ལེའུ་གསུམ་གྱིས་སྟོན་པའོ། ། ༈དེ་ལ་དང་པོ་རོ་དང་། ༈གཉིས་པ་ཞུ་རྗེས་བསྟན་པ་ལ་གཉིས། ལེའུའི་གཞུང་། ལེའུའི་མཚན་ནོ། །གཞུང་ལ་གཉིས། རོ་དང་། ཞུ་རྗེས་སོ། ། ༈གསུམ་པ་ནུས་པ་དང་། ༈བཞི་པ་སྦྱར་ཐབས་བསྟན་པ་ལ་གསུམ་རེ་སྟེ། སྐན་གསན་དབབ་པ་དང་། ལེའུའི་གཞུང་། ལེའུའི་མཚན་ནོ། ། ༈དྲུག་པ་ཆ་བྱད་ཀྱི་གནས་ལ། ལེའུའི་གཞུང་། ལེའུའི་མཚན་ནོ། །གཞུང་ལ་གཉིས། བསླབ་པར་ཞུས་པ་དང་། དེའི་ལན་གཉིས། ལན་ལ་གསུམ། སྐན་གསན་དབབ་པ་དང་། ལན་

མདོར་བསྟན། རྒྱས་བཤད་དོ། །༄བདུན་པ་ནད་མེད་ཐམལ་གྱི་གནས་ལ་གཉིས། ལེའུའི་གཞུང་། ལེའུའི་མཚན་ནོ། །གཞུང་ལ་བསླབ་པར་ཞུས་པ་དང་། དེའི་ལན་གཉིས། ལན་ལ་གསུམ། སྙན་གསན་དབབ་པ་དང་། ལན་མདོར་བསྟན། རྒྱས་བཤད་དོ། །༄བརྒྱད་པ་ངོས་འཛིན་རྟགས་ཀྱི་གནས་ལ་བསླབ་པར་ཞུས་པ་དང་། དེའི་ལན་གཉིས། ལན་མདོར་བསྟན་པ་དང་། རྒྱས་པར་བཤད་པ་གཉིས། མདོར་བསྟན་པ་ལ་གཉིས། གཅེས་པར་གདམས་པ་དང་། སྡོམ་ཚིག་གོ །རྒྱས་པར་བཤད་པ་ནི། ས་བཅད་གསུམ་ལེའུ་གསུམ་གྱིས་སྟོན་པའོ། །༄དང་པོ་ཉེས་པ་དངོས་སུ་སྟོན་པའི་བརྟག་པ་ལ་གཉིས། ལེའུའི་གཞུང་། ལེའུའི་མཚན་ནོ། །༄གཉིས་པ་ངན་གཡོ་སྐྱོན་བརྟག་དང་། ༄གསུམ་པ་སྤང་བླང་ཐུ་བཞིར་བརྟག་པ་ལ་གསུམ་རེ་སྟེ། སྙན་གསན་དབབ་པ་དང་། ལེའུའི་གཞུང་། ལེའུའི་མཚན་ནོ། །༄དགུ་པ་གསོ་བྱེད་ཐབས་ཀྱི་གནས་ལ་བསླབ་པར་ཞུས་པ་དང་། དེའི་ལན་གཉིས། ལན་ལ་མདོར་བསྟན་དང་། རྒྱས་བཤད་གཉིས། རྒྱས་པར་བཤད་པ་ནི། ས་བཅད་གཉིས་ལེའུ་བཞིས་སྟོན་པའོ། །༄དེ་ལ་དང་པོ་སྤྱིའི་གསོ་ཚུལ་ལ་གཉིས། ལེའུའི་གཞུང་དང་། ལེའུའི་མཚན་ནོ། །གཞུང་ལ་མདོར་བསྟན་དང་། རྒྱས་བཤད་གཉིས། རྒྱས་པར་བཤད་པ་ལ་གསུམ། སྤྱིའི་གསོ་ཚུལ་དང་། བྱེ་བྲག་གི་གསོ་ཚུལ། ཁྱད་པར་གྱི་གསོ་ཚུལ་ལོ། །ཁྱད་པར་གསོ་ཚུལ་ལའང་མདོར་བསྟན། རྒྱས་བཤད་གཉིས། རྒྱས་པ་ལ་གསུམ། ཁྱད་པར་གྱི་གསོ་ཚུལ་རྒྱས་པར་བསླབ་པར་ཞུས་པ་དང་། དེའི་ལན། ལེའུའི་མཚན་ནོ། །༄གཉིས་པ་གསོ་ཐབས་གཉིས་བསྟན་པ་ལ་གསུམ། སྙན་གནས་དབབ་པ་དང་། ལེའུའི་གཞུང་། ལེའུའི་མཚན་ནོ། །གཞུང་ལ་མདོར་བསྟན། རྒྱས་བཤད་གཉིས། རྒྱས་བཤད་ལའང་གཉིས། ༄དང་པོ་ཐུན་མོང་བ་དང་། གཉིས་པ་ཁྱད་པར་གྱི་གསོ་ཐབས་དངོས་སོ། །གསོ་ཐབས་དངོས་ལའང་གསུམ། སྙན་གསན་དབབ་པ་དང་། ལེའུའི་གཞུང་། ལེའུའི་མཚན་ནོ། །བཅུ་པ་བྲ་བྱེད་སྨན་པའི་གནས་ལ་གསུམ། ལེའུའི་གཞུང་དང་། སྤྲུལ་པ་བསྡུས་པ། ལེའུ་མཚན་དང་བཤད་རྒྱུད་རྫོགས་པར་བསྟན་པའོ། །གཞུང་ལ་བསླབ་པར་ཞུས་པ་དང་། དེའི་ལན་གཉིས། ལན་ལ་མདོར་བསྟན་དང་རྒྱས་པར་བཤད་པ་གཉིས་སོ། །

གསུམ་པ་མན་ངག་ཡོན་ཏན་གྱི་རྒྱུད་སྤྱི་དོན་གསུམ་གྱི་སྒོ་ནས་བསྟན་པ་ཡིན་ཏེ། སངས་རྒྱས་སྨན་བླའི་བྱིན་རླབས་ལས་མན་ངག་རྒྱུད་འཆད་པའི་སྟོན་པ་ཇི་ལྟར་སྤྲུལ་པའི་ཚུལ་བསྟན་པ་དང་། འཁོར་གྱིས་མན་ངག་རྒྱུད་ལ་བསླབ་པར་ཞུས་པའི་ལན་མདོར་བསྟན་པ་དང་། ཞུས་ལན་རྒྱས་པར་བཤད་པའོ། །ཞུས་ལན་མདོར་བསྟན་པ་ལའང་ཞུས་པ་དང་ལན་གཉིས། ལན་ལའང་བཞི། འཁོར་ལ་སྟན་གསན་དབབ་པ་དང་། ནད་སྣ་ཚོགས་འབྱུང་བའི་རྒྱུ་བསྟན་པ་དང་། དེ་གསོ་ཐབས་ཀྱི་རྣམ་གྲངས་མདོར་བསྟན་ཏེ་གདམས་པ་དང་། རྒྱས་པར་ཞུས་ཤིག་པའི་སྐབས་ཕྱེ་བའོ། །ཞུས་ལན་རྒྱས་པར་བཤད་པ་ལ་སྐབས་བཅོ་ལྔ། གཅིག་གཅིག་གཉིས་གཉིས་གསུམ་གསུམ་བཞི་གཅིག་དང་། །ལྔ་དང་དྲུག་དང་བརྒྱད་གཉིས་བཅུ་དྲུག་གཅིག །བཅུ་དགུ་གཅིག་དང་ཞུས་པས་དགུ་བཅུ་གཉིས། །ཞེས་པ་ལྟར། ལེའུ་གོ་གཉིས་ཀྱིས་རིམ་པར་སྟོན་ཏེ། དེ་ཡང་ལེའུ་དང་པོར་སྐབས་དང་པོ་ལ་བསླབ་པར་ཞུས་པ་ནི། ལེའུ་གཉིས་པ་གསུམ་པ་བཞི་པ་ལྔ་པས་བསྟན་པའོ། །དེ་བཞིན་སྐབས་ཐམས་ཅད་ལ་བསླབ་པར་ཞུས་ལན་དང་། ལེའུ་ཡང་ཐམས་ཅད་ལ་དབབ་བསྟན་བཤད་མཚམས་སྦྱར་བའོ། །ཞར་བྱུང་སྤྲུལ་པ་བསྡུས་ཤིང་མན་ངག་རྒྱུད་རྫོགས་པར་བསྟན་པའོ། །

བཞི་པ་ཕྱི་མ་རྒྱུད་ཀྱི་དོན་བསྟན་པ་ལ་གསུམ། སངས་རྒྱས་སྨན་བླའི་བྱིན་རླབས་ལས་ཕྱི་རྒྱུད་འཆད་པའི་སྟོན་པ་ཇི་ལྟར་སྤྲུལ་པའི་ཚུལ་དང་། ཞུས་ལན་མདོར་བསྟན་པ་དང་། རྒྱས་པར་བཤད་པའོ། །དེ་ལ་མདོ་བཞི་ལེའུ་ཉི་ཤུ་རྩ་ལྔས་རྫོགས་པར་བསྟན་པའོ། ། ༈མཐའ་མར་དགེ་བ་མཇུག་གི་དོན་ལ། རྒྱུད་དོན་བསྡུས་པའི་ལེའུ་དང་། རྒྱུད་ཡོངས་སུ་གཏད་པའི་ལེའུ་གཉིས། དང་པོ་ལེའུ་ཉི་ཤུ་རྩ་དྲུག་པས་བསྟན་པ་ལ་ལྔ། རྒྱུད་བཞིའི་མདོ་དོན་གཅིག་ཏུ་དྲིལ་བའི་སྟོན་པའི་ཞུས་ལན་དང་། སྨན་གྱི་མཆོག་བསྟན་པའི་ཞུས་ལན་དང་། སྨན་པའི་གོ་ཆ་བསྟན་པའི་ཞུས་ལན་དང་། རྒྱུད་འདིར་ལུགས་སྡེ་བཞི་ཐམས་ཅད་འདུས་པར་བསྟན་པའི་ཞུས་ལན་དང་། ལེའུའི་མཚན་བསྟན་པའོ། །གཉིས་པ་ལེའུ་ཉི་ཤུ་བདུན་པས་བསྟན་ཏེ། དེ་ལ་བརྒྱད། ཐེ་ཚོམ་གེགས་སེལ་གྱི་ཞུས་ལན་དང་། འཕྲེལ་བ་དགོས་ཆེད་ཀྱི་ཞུས་ལན་དང་། འཁོར་གྱིས་དྲིན་ལན་དུ་བསྟོད་པ་ཕུལ་བ་དང་། སྟོན་

པས་རྒྱུད་ཀྱི་ཆེ་བ་བརྗོད་དེ་གཅེས་པར་གདམས་པ་དང༌། སྣོད་བཟང་ངན་ལ་གཏད་རྒྱུ་བསྟན་པའི་ཞུ་ལན་དང༌། སྨོན་པས་འགྲོ་དོན་ཕུན་སུམ་ཚོགས་པར་བསྔོས་ཤིང་སྨོན་ལམ་བཏབ་པ་དང༌། སྤྱིལ་བ་བསྡུས་ཤིང་ལེ་ཚུའི་མཚན་དང༌། རྒྱུད་བཞི་ལ་ལྷག་ཆད་མ་ལུས་པའི་དོན་བསྟན་པའོ།། །།ཞེས་པ་འདི་ཡང་རབ་བྱུང་བཅོ་ལྔ་པའི་ནང་ཚན་མེ་དམར་ཞེས་པ་ཤིང་པོ་བྱི་བའི་སྟོན་འབྲིང་དབྱུག་པ་ཟླ་བའི་དཀར་པོ་རྣམ་པར་འཕེལ་བའི་ཚེས་ཀྱི་ཆར་སློབ་འབངས་རྣམས་ལ་དཔལ་ལྡན་རྒྱུད་བཞི་རྫོགས་པར་འཁྲིད་སྦྱོང་བགྱིད་སྐབས་ས་བཅད་སྟག་མོའི་ཧྲམ་ཐབས་ལས་ཁོལ་དུ་ཕྱུང་སྟེ་སློབ་དཔོན་གྱི་ཞལ་རྒྱུན་ཐུན་ཡུས་ཟུར་བརྒྱན་དང་བཅས་བོད་གཞུང་སྨན་རྩིས་འགོ་འཛིན་བླ་སྨན་བྲཧྨ་མ་ཧེ་ས་སོ།། །།སརྦ་མངྒ་ལཾ། །

༄༅། །དཔལ་ལྡན་རྩ་བའི་རྒྱུད་ཀྱི་སྟོང་འགྲེམས་གསོ་རིག་རྒྱ་མཚོའི་སྙིང་པོ་ཞེས་བྱ་བ་བཞུགས་སོ། །

༄༅། །མཚན་དཔེའི་དཀྱིལ་འཁོར་ཡོངས་སུ་གང་བའི་སྐུ། །སྐད་ཅིག་ཡིད་ལ་དྲན་པ་ཙམ་གྱིས་ཀྱང་། །རྒྱ་འབྲས་ཉེས་པའི་ཤུན་པ་དྲུངས་འབྱིན་མཛད། །བླ་མ་སྨན་པའི་རྒྱལ་པོར་སྙིང་ནས་འདུད། །རྣམ་ཤེས་སྒྲིབ་པ་བྲལ་བའི་རང་བཞིན་ནི། །མེ་ལོང་ཡེ་ཤེས་བཻ་ཌཱུར་མཐིང་གའི་སྐུ། །འགྲོ་བའི་ཞེ་སྡང་འཇོམས་པའི་དཔའ་བོ་ཆེ། །སྟོན་པ་མི་བསྐྱོད་པ་ལ་གུས་ཕྱག་འཚལ། །ཇོ་མཚར་གསོ་དཔྱད་རྒྱ་མཚོའི་ཡང་སྙིང་མཆོག །དྲང་སྲོང་གཞུང་ལུགས་རྒྱུད་ཆེན་ཡིད་བཞིན་ནོར། །དེ་དོན་གྱིས་གཞིའི་རྩ་བ་ས་བོན་གྱི། །ཚུལ་དུ་འཕགས་པའི་རྣམ་བཤད་བརྗོད་པར་བྱ། །དེ་ཡང་གསོ་བ་རིག་པའི་དོན་ཐམས་ཅད་མདོར་བསྡུས་པའི་གནས། རྒྱུད་བཞིའི་དང་པོ་དཔལ་ལྡན་རྩ་བའི་རྒྱུད་ཀྱི་དོན་མ་ལུས་པ། དཔེ་དོན་སྦྱ་ངན་མེད་པའི་ལྗོན་ཤིང་གི་ཚུལ་དུ་སྦྱར་ཏེ་བཤད་པ་ལ། གནས་

ལུགས་ནད་གཞིའི་རྩ་བ། མི་ནད་མེད་ཀྱི་བྱ་བའི་རིགས་དང་ནད་ཅན་སོགས། ངོས་འཛིན་རྟགས་ཀྱི་རྩ་བ། ལྟ་རྗེས་ནད་ངོས་བཟུང་བ། གསོ་བྱེད་ཐབས་ཀྱི་རྩ་བ། སྨན་པས་སྨན་བཟོ་བ་ལྟ་བུ་སྟེ་གསུམ་མོ། །གནས་ལུགས་ནད་གཞིའི་རྩ་བ་ལས་སྐྱེས་རྣམ་པར་མ་གྱུར་པ་ལུས་ཐ་མལ་ནད་མེད་ཀྱི་སྡོང་པོ། རྣམ་པར་གྱུར་པ་ལུས་ནད་ཅན་གྱི་སྡོང་པོ་དང་གཉིས་སོ། །ངོས་འཛིན་རྟགས་ཀྱི་རྩ་བ་ལས་སྐྱེས། མིག་གིས་བལྟ་བའི་སྡོང་པོ། སོར་མོས་རེག་པའི་སྡོང་པོ། ངག་གིས་དྲི་བའི་སྡོང་པོ་དང་གསུམ་མོ། །གསོ་བྱེད་ཐབས་ཀྱི་རྩ་བ་ལས་སྐྱེས། འཚོ་བ་ཟས་ཀྱི་སྡོང་པོ། བྱ་བ་སྤྱོད་ལམ་གྱི་སྡོང་པོ། སྦྱོར་བ་སྨན་གྱི་སྡོང་པོ། འཇམ་རྩུབ་དཔྱད་ཀྱི་སྡོང་པོ་དང་བཞི་སྟེ་དྲིལ་བས་དགུའོ། །རྣམ་པར་མ་གྱུར་པ་ལུས་ཀྱི་སྡོང་པོ་ལས་སྐྱེས་ནད་ཀྱི་ཡལ་ག །ལུས་ཟུངས་ཀྱི་ཡལ་ག །དྲི་མའི་ཡལ་ག་དང་གསུམ། རྣམ་པར་གྱུར་པ་ནད་ཀྱི་སྡོང་པོ་ལས་སྐྱེས། རྒྱུའི་ཡལ་ག །རྐྱེན་གྱི་ཡལ་ག །འཇུག་སྒོའི་ཡལ་ག །གནས་ཀྱི་ཡལ་ག །རྒྱུ་ལམ་གྱི་ཡལ་ག །ལྡང་དུས་ཀྱི་ཡལ་ག །འབྲས་བུའི་ཡལ་ག །ལྡོག་རྒྱུའི་ཡལ་ག །མདོ་དོན་གྱི་ཡལ་ག་དང་དགུ་སྟེ་རྩ་བ་དང་པོར་ཡལ་ག་བཅུ་གཉིས་སོ། །བལྟ་བའི་སྡོང་པོ་ལས་སྐྱེས། ལྕེར་བལྟ་བའི་ཡལ་ག་དང་། ཆུར་བལྟ་བའི་ཡལ་ག་སྟེ་གཉིས། རེག་པའི་སྡོང་པོ་ལས་སྐྱེས། རླུང་རྩའི་ཡལ་ག །མཁྲིས་པ་རྩའི་ཡལ་ག །བད་ཀན་རྩའི་ཡལ་ག་དང་གསུམ། དྲི་བའི་སྡོང་པོ་ལས་སྐྱེས། རླུང་དྲི་བའི་ཡལ་ག །མཁྲིས་པ་དྲི་བའི་ཡལ་ག །བད་ཀན་དྲི་བའི་ཡལ་ག་དང་གསུམ་སྟེ་རྩ་བ་གཉིས་པར་ཡལ་ག་བརྒྱད་དོ། །ཟས་ཀྱི་སྡོང་པོ་ལས་སྐྱེས། དང་པོ་རླུང་ཟས་ཀྱི་ཡལ་ག །རླུང་སྐོམ་གྱི་ཡལ་ག །མཁྲིས་པའི་ཟས་ཀྱི་ཡལ་ག །མཁྲིས་པའི་སྐོམ་གྱི་ཡལ་ག །བད་ཀན་ཟས་ཀྱི་ཡལ་ག །བད་ཀན་སྐོམ་གྱི་ཡལ་ག་སྟེ་དྲུག །སྤྱོད་ལམ་གྱི་སྡོང་པོ་ལས་སྐྱེས། རླུང་སྤྱོད་ལམ་གྱི་ཡལ་ག །མཁྲིས་པའི་སྤྱོད་ལམ་གྱི་ཡལ་ག །བད་ཀན་སྤྱོད་ལམ་གྱི་ཡལ་ག་དང་གསུམ། སྨན་གྱི་སྡོང་པོ་ལས་སྐྱེས། རླུང་སྨན་རོའི་ཡལ་ག །རླུང་སྨན་ནུས་པའི་ཡལ་ག །མཁྲིས་སྨན་རོའི་ཡལ་ག །མཁྲིས་སྨན་ནུས་པའི་ཡལ་ག །བད་སྨན་རོའི་ཡལ་ག །བད་སྨན་ནུས་པའི་ཡལ་ག །ཞི་བྱེད་རླུང་སེལ་བ་ཁུ་བའི་ཡལ་ག །ཞི་བྱེད་རླུང་

སེལ་བ་སྨན་མར་གྱི་ཡལ་ག །ཞི་བྱེད་མཁྲིས་པ་སེལ་བ་ཐང་གི་ཡལ་ག །ཞི་བྱེད་མཁྲིས་པ་སེལ་བ་ཙུར་ནིའི་ཡལ་ག །ཞི་བྱེད་བད་ཀན་སེལ་བ་རིལ་བུའི་ཡལ་ག །ཞི་བྱེད་བད་ཀན་སེལ་བ་ཐེས་སམ་གྱི་ཡལ་ག །སྦྱོང་བྱེད་རླུང་སེལ་བ་འཇམ་རྩིའི་ཡལ་ག །སྦྱོང་བྱེད་མཁྲིས་པ་སེལ་བ་བཤལ་གྱི་ཡལ་ག །སྦྱོང་བྱེད་བད་ཀན་སེལ་བ་སྐྱུགས་ཀྱི་ཡལ་ག་སྟེ་བཅོ་ལྔ། དཔྱད་ཀྱི་སྡོང་པོ་ལས་སྐྱེས། རླུང་དཔྱད་ཀྱི་ཡལ་ག །མཁྲིས་པའི་དཔྱད་ཀྱི་ཡལ་ག །བད་ཀན་དཔྱད་ཀྱི་ཡལ་ག་དང་གསུམ་གྱིས་རྩ་བ་གསུམ་པར་ཡལ་ག་ཉེར་བདུན་ཏེ་བསྡོམ་པས་ཡལ་ག་བཞི་བཅུ་རྩ་བདུན་དུ་གྱེས་པ་ཡིན་ནོ། །

ནད་ཀྱི་ཡལ་ག་ལས་སྐྱེས་པའི་ལོ་མ་བཅོ་ལྔ་ནི། རླུང་སྲོག་འཛིན་སྤྱི་བོ་བདེ་ཆེན་འཁོར་ལོར་གནས་པའི་ལོ་མ། གྱེན་རྒྱུ་བྲང་ལ་གནས་པའི་ལོ་མ། ཁྱབ་བྱེད་སྙིང་ལ་གནས་པའི་ལོ་མ། མེ་མཉམ་ཕོ་བའི་ཟས་ཞུ་བའི་ཚར་གནས་པའི་ལོ་མ། ཐུར་སེལ་གཞང་ལ་གནས་པའི་ལོ་མ་སྟེ་རླུང་ལ་ལྔ། མཁྲིས་པ་འཇུ་བྱེད་ཕོ་བའི་ཟས་ཞུ་མ་ཞུའི་བར་ན་གནས་པའི་ལོ་མ། མདངས་སྒྱུར་མཆིན་པར་གནས་པའི་ལོ་མ། སྒྲུབ་བྱེད་སྙིང་ལ་གནས་པའི་ལོ་མ། མཐོང་བྱེད་མིག་ལ་གནས་པའི་ལོ་མ། མདོག་གསལ་པགས་པར་གནས་པའི་ལོ་མ་སྟེ་མཁྲིས་པར་ལྔ། བད་ཀན་རྟེན་བྱེད་བྲང་ལ་གནས་པའི་ལོ་མ། མྱག་བྱེད་ཕོ་བའི་ཟས་མ་ཞུ་བར་གནས་པའི་ལོ་མ། མྱོང་བྱེད་ལྕེར་གནས་པའི་ལོ་མ། ཚིམ་བྱེད་མགོ་བོར་གནས་པའི་ལོ་མ། འབྱོར་བྱེད་ཚིགས་མིག་ཀུན་ལ་གནས་པའི་ལོ་མ་སྟེ་བད་ཀན་ལྔ་བཅས་ནད་ཀྱི་ལོ་མ་བཅོ་ལྔའོ། །ལུས་ཟུངས་ཀྱི་ཡལ་ག་ལས་སྐྱེས་པའི་ལོ་མ་བདུན་ནི། ཐོག་མར་ཕོ་བའི་མེ་དྲོད་ཀྱིས་ཞུ་བའི་དྭངས་མའི་ལོ་མ། དེའི་དྭངས་མ་ཁྲག་གི་ལོ་མ། དེའི་དྭངས་མ་ཤའི་ལོ་མ། དེའི་དྭངས་མ་ཚིལ་གྱི་ལོ་མ། དེའི་དྭངས་མ་རུས་པའི་ལོ་མ། དེའི་དྭངས་མ་རྐང་གི་ལོ་མ། དེའི་དྭངས་མ་ཁུ་བ་དཀར་དམར་གྱི་ལོ་མ་སྟེ་ལུས་ཟུངས་ཀྱི་ལོ་མ་བདུན་ནོ། །དྲི་མའི་ཡལ་ག་ལས་སྐྱེས་པའི་ལོ་མ་གསུམ་ནི། དྲི་མ་བཤང་བ་གཏོང་ཚུལ་གྱི་ལོ་མ། དྲི་མ་གཅིན་གཏོང་ཚུལ་གྱི་ལོ་མ། དྲི་མ་རྔུལ་འདོན་ཚུལ་གྱི་ལོ་མ་སྟེ་དྲི་མའི་ལོ་མ་གསུམ་མོ། །དེ་ལྟར་ལོ་མའི་

རྣམ་གྲངས་ནི་ཤུ་ཙ་ལྭ་པོ་དེ་ཀུན་ཁ་ཟས་ཀྱི་རོ་ནུས་སྤྱོད་ལམ་གསུམ་པོས་ཆ་མཉམ་པའི་དུས་ན་ནད་མེད་ཅིང་ཚེ་སྟོབས་སོགས་འཕེལ་ལ། འཕེལ་ཟད་འཁྲུགས་པར་གྱུར་ན་ནད་ཅན་ཏེ་ལུས་དང་ཚེ་ལ་གནོད་པར་འགྱུར་བ་ཡིན་ནོ། །༈རྒྱུའི་ཡལ་ག་ལས་སྐྱེས་པའི་ལོ་མ་གསུམ་ནི། འདོད་ཆགས་ལ་བརྟེན་ནས་རླུང་སྐྱེད་པར་བྱེད་པའི་ལོ་མ། ཞེ་སྡང་ལ་བརྟེན་ནས་མཁྲིས་པ་སྐྱེད་པར་བྱེད་པའི་ལོ་མ། གཏི་མུག་ལ་བརྟེན་ནས་བད་ཀན་སྐྱེད་པར་བྱེད་པའི་ལོ་མ་སྟེ་གསུམ་མོ། །རྐྱེན་གྱི་ཡལ་ག་ལས་སྐྱེས་པའི་ལོ་མ་བཞི་ནི། རྒྱུ་དེ་ལ། དུས་དམན་ལྷག་ལོག་པ་དགུན་གཅེར་བུར་བསྡད་པའི་ལོ་མ། གདོན་གློ་བུར་བ་བདུད་དང་རྒྱལ་པོས་འཚེ་བའི་ལོ་མ། ཟས་མི་མཁས་པ་ཉི་མར་ཤ་ཆང་བཟའ་བའི་ལོ་མ། སྤྱོད་ལམ་མི་མཁས་པ་སོས་ཀ་ལྷགས་པོས་གྱོན་ནས་ཉི་མར་སྡོད་པའི་ལོ་མ་སྟེ་བཞིའོ། །འཇུག་སྒོའི་ཡལ་ག་ལས་སྐྱེས་པའི་ལོ་མ་དྲུག་ནི། དམན་ལྷག་ལོག་པའི་རྐྱེན་བཞིས་བསླང་བའི་ནད་དེ་རིམ་བཞིན་ཐོག་མར་ལྤགས་ལ་གྲམ་པའི་ལོ་མ་དང་། ཤ་ལ་རྒྱས་པའི་ལོ་མ། བར་དུ་རྩར་རྒྱུ་བའི་ལོ་མ་དང་། རུས་ལ་ཞེན་པའི་ལོ་མ། ཐ་མར་དོན་ལྔ་ལ་བབས་པའི་ལོ་མ་དང་། སྣོད་དྲུག་ལ་ལྷུང་བའི་ལོ་མ་སྟེ་དྲུག་གོ །གནས་ཀྱི་ཡལ་ག་ལས་སྐྱེས་པའི་ལོ་མ་གསུམ་ནི། བད་ཀན་ཀླད་པ་ལ་བརྟེན་སྟོད་ན་གནས་པའི་ལོ་མ། མཁྲིས་པ་མཆིན་མཁྲིས་ལ་བརྟེན་བར་ན་གནས་པའི་ལོ་མ། རླུང་ནི་དཔྱི་རྐེད་ལ་བརྟེན་སྨད་ན་གནས་པའི་ལོ་མ་སྟེ་གསུམ་མོ། །རྒྱུ་ལམ་གྱི་ཡལ་ག་ལས་སྐྱེས་པའི་ལོ་མ་བཅོ་ལྔ་ནི། རླུང་ལུས་ཟུངས་བདུན་གྱི་ནང་ནས་རུས་པར་རྒྱུ་བའི་ལོ་མ། དབང་པོ་ལྔའི་ནང་ནས་རྣ་བར་རྒྱུ་བའི་ལོ་མ། དྲི་མའམ་སྙིགས་མ་རྣམས་ཀྱི་ནང་ནས་རེག་བྱར་རྒྱུ་བའི་ལོ་མ། དོན་ལྔའི་ནང་ནས་སྙིང་དང་སྲོག་རྩར་རྒྱུ་བའི་ལོ་མ། སྣོད་དྲུག་གི་ནང་ནས་ལོང་དུ་རྒྱུ་བའི་ལོ་མ་སྟེ་ལྔ། མཁྲིས་པ་དུས་ཟུངས་བདུན་གྱི་ནང་ནས་ཁྲག་ཏུ་རྒྱུ་བའི་ལོ་མ། དྲི་མ་གསུམ་གྱི་ནང་ནས་རྔུལ་དུ་རྒྱུ་བའི་ལོ་མ། དབང་པོ་ལྔའི་ནང་ནས་མིག་ཏུ་རྒྱུ་བའི་ལོ་མ། དོན་ལྔའི་ནང་ནས་མཆིན་པར་རྒྱུ་བའི་ལོ་མ། སྣོད་དྲུག་གི་ནང་ནས་མཁྲིས་པ་རྒྱུ་མར་རྒྱུ་བའི་ལོ་མ་སྟེ་ལྔ། བད་ཀན་ལུས་ཟུངས་བདུན་གྱི་ནང་ནས་དྭངས་མ་ཤ་ཚིལ་རྐང་ཁུ་བར་རྒྱུ་བའི་ལོ་མ། དྲི་མ་གསུམ་གྱི་

ནང་ནས་བཤང་གཅིར་རྒྱུ་བའི་ལོ་མ། དབང་པོའི་ནང་ནས་སྣ་ལྕེར་རྒྱུ་བའི་ལོ་མ། དོན་ལྔའི་ནང་ནས་གློ་མཆེར་མཁལ་མར་རྒྱུ་བའི་ལོ་མ། སྣོད་དྲུག་གི་ནང་ནས་ཕོ་བ་ལྒང་པར་རྒྱུ་བའི་ལོ་མ་སྟེ་ལྔ་གསུམ་བཅོ་ལྔའོ། །ལྡང་དུས་ཀྱི་ཡལ་ག་ལས་སྐྱེས་པའི་ལོ་མ་དགུ་ནི། ལུས་སྟོབས་ཉམས་པས་རྒས་པ་རླུང་གི་མི་ཡིན་པའི་ལོ་མ། ཁེངས་ཤིང་ཁྲི་བས་དར་མ་མཁྲིས་པའི་མི་ཡིན་པའི་ལོ་མ། ཀུན་ཏུ་ཉལ་བས་བྱིས་པ་བད་ཀན་གྱི་མི་ཡིན་པའི་ལོ་མ་སྟེ་ན་སོའི་གསུམ། དད་ཅན་གྲང་བ་རླུང་འཕེལ་ཡུལ་ཡིན་པའི་ལོ་མ། སྐམ་ས་ཚ་གདུང་ཆེ་བ་མཁྲིས་པ་འཕེལ་ཡུལ་ཡིན་པའི་ལོ་མ། རླན་ཅན་སྣུམ་བག་བད་ཀན་འཕེལ་ཡུལ་ཡིན་པའི་ལོ་མ་སྟེ་ཡུལ་གྱི་གསུམ། རླུང་ནད་དབྱར་དུས་དགོང་དང་ཐོ་རངས་ལྡང་བའི་ལོ་མ། མཁྲིས་པ་སྟོན་དུས་ཉིན་དགུང་མཚན་དགུང་ལྡང་བའི་ལོ་མ། བད་ཀན་དཔྱིད་དུས་སོས་དང་སྔ་དྲོ་ལྡང་བའི་ལོ་མ་སྟེ་དུས་ཀྱི་གསུམ་བཅས་དགུའོ། །འབྲས་བུའི་ཡལ་ག་ལས་སྐྱེས་པའི་ལོ་མ་དགུ་ནི། འཚོ་བའི་རྒྱུ་ཆེ་ལས་བསོད་ནམས་གསུམ་ཟད་པའི་ལོ་མ། གཉེན་པོ་མི་ལེན་པ་འདུ་བ་གཤེད་དུ་བབས་པའི་ལོ་མ། གྲོགས་ཀྱི་ཟས་སྤྱོད་སྨན་དཔྱད་བསྟེན་པ་སྦྱོར་བ་མཐུངས་པའི་ལོ་མ། མདའ་རྡོ་གྲི་སོགས་གཉན་པའི་གནད་དུ་བབས་པའི་ལོ་མ། དུས་འདས་རླུང་ནད་སྲོག་རྟེན་དབུ་མའི་རླུང་རྒྱུན་ཆད་པའི་ལོ་མ། ཚ་བ་བཅོས་དུས་འདས་པས་ཚ་བ་ལ་འདས་པའི་ལོ་མ། གྲང་བ་བཅོས་དུས་ཡོལ་བས་གྲང་བ་གཏིང་འཁར་བའི་ལོ་མ། རང་གི་ལུས་ཟུངས་ཀྱིས་སྨན་དཔྱད་མི་ཐུབ་པའི་ལོ་མ། རྣམ་པར་འཆི་བ་གདོན་གྱིས་བླ་ཚེ་ཕྲོགས་པའི་ལོ་མ་སྟེ་རྣམ་གྱུར་ནད་ཀྱི་འབྲས་བུ་སྲོག་གཅོད་ནད་དགུའོ། །ལྡོག་རྒྱུའི་ཡལ་ག་ལས་སྐྱེས་པའི་ལོ་མ་བཅུ་གཉིས་ནི། རླུང་བཅོས་རླུང་ཞི་ནས་མཁྲིས་པར་ལྡོག་པའི་ལོ་མ། བད་ཀན་དུ་ལྡོག་པའི་ལོ་མ། རླུང་བཅོས་ཀྱང་རླུང་མ་ཞི་བར་མཁྲིས་པར་ལྡོག་པའི་ལོ་མ། བད་ཀན་དུ་ལྡོག་པའི་ལོ་མ། མཁྲིས་ནད་བཅོས་མཁྲིས་ནད་ཞི་ནས་རླུང་དུ་ལྡོག་པའི་ལོ་མ། བད་ཀན་དུ་ལྡོག་པའི་ལོ་མ། མཁྲིས་ནད་བཅོས་ཀྱང་མཁྲིས་ནད་མ་ཞི་བར་རླུང་དུ་ལྡོག་པའི་ལོ་མ། བད་ཀན་དུ་ལྡོག་པའི་ལོ་མ། བད་ཀན་བཅོས་བད་ཀན་ཞི་ནས་རླུང་དུ་ལྡོག་པའི་ལོ་མ། མཁྲིས་པར་ལྡོག་པའི་ལོ་མ། བད་ཀན་བཅོས་ཀྱང་བད་ཀན་མ་ཞི་བར་རླུང་དུ་

ལྡོག་པའི་ལོ་མ། མཁྲིས་པར་ལྡོག་པའི་ལོ་མ་སྟེ་བཅུ་གཉིས་སོ། །མདོར་དོན་གྱི་ཡལ་ག་ལས་སྐྱེས་
པའི་ལོ་མ་གཉིས་ནི། རླུང་དང་བད་ཀན་གྲང་བས་ཆུ་ལྟར་ཡིན་ཏེ། བསིལ་བར་མཚུངས་པའི་ལོ་
མ། ཁྲག་དང་མཁྲིས་པ་ཚ་བས་མེ་ལྟར་འདོད་དེ་ཚ་བར་མཚུངས་པའི་ལོ་མ་སྟེ་གཉིས་སོ། །ཕྲིན་
དང་ཆུ་སེར་ནི་རང་གི་ངོ་བོ་ཚ་གྲང་གང་ཡིན་དེའི་རྗེས་འབྲང་གཤིས་འཕྲུལ་ཚ་གྲང་ཐུན་མོང་བར་
གནས་སོ། །དེ་ལྟར་ནད་ཀྱི་སྡོང་པོར་ལོ་མ་དྲུག་ཅུ་རེ་གསུམ་སྟེ་བསྡོམས་པས་ལོ་འདབ་བརྒྱད་ཅུ་རྩ་
བརྒྱད་པོ་འདིས་ནི་གང་གི་དོན་དུ་གསོ་བ་ལུས་དང་གང་གསོ་བའི་ནད་གཞིའི་རྣམ་པ་མ་ལུས་ཤེས་
ཤིང་ཁོང་དུ་ཆུད་པར་འགྱུར་བ་ཡིན་ནོ། ། ༈ལྟེའི་ཡལ་ག་ལས་སྐྱེས་པའི་ལོ་མ་གསུམ་ནི། རླུང་གི་
ལྟེ་ནི་དམར་ཞིང་རེག་བྱ་སྐམ་ལ་རྟུབ་པའི་ལོ་མ། མཁྲིས་ལྟེ་བད་ཀན་སྐྱ་སེར་མ་ཐུག་པོས་གཡོགས་
པའི་ལོ་མ། བད་ཀན་ལྟེ་ནི་སྐྱ་གློག་མདངས་མེད་འཇམ་ལ་རློན་པའི་ལོ་མ་སྟེ་གསུམ་མོ། ། ༈ཆུའི་
ཡལ་ག་ལས་སྐྱེས་པའི་ལོ་མ་གསུམ་ནི། རླུང་གི་ཆུ་ནི་ཆུ་འདྲ་ལྦུ་བ་ཆེ་བའི་ལོ་མ། མཁྲིས་ཆུ་དམར་
སེར་རླངས་ཆེ་དྲི་མ་དུགས་པའི་ལོ་མ། བད་ཀན་ཆུ་ནི་དཀར་ལ་དྲི་རླངས་ཆུང་བའི་ལོ་མ་དང་
གསུམ་སྟེ་བལྟ་བའི་སྡོང་པོར་ལོ་མ་དྲུག་གོ། ༈རླུང་རྩའི་ཡལ་ག་ལས་སྐྱེས་པའི་ལོ་མ་ནི། རླུང་གི་རྩ་
ནི་རྒྱལ་སྟོང་སྐབས་སུ་སྟོད་པའི་ལོ་མ་གཅིག །མཁྲིས་པ་རྩའི་ཡལ་ག་ལས་སྐྱེས་པའི་ལོ་མ་
ནི། མཁྲིས་པའི་རྩ་ནི་མགྱོགས་རྒྱས་གྲིམས་པར་འཕར་བའི་ལོ་མ་གཅིག །བད་ཀན་རྩའི་ཡལ་ག་
ལས་སྐྱེས་པའི་ལོ་མ་ནི། བད་ཀན་རྩ་ནི་བྱིང་གྱད་དལ་བར་འཕར་བའི་ལོ་མ་གཅིག་སྟེ་རེག་པའི་སྡོང་
པོར་ལོ་མ་གསུམ་མོ། ། ༈རླུང་དྲི་བའི་ཡལ་ག་ལས་སྐྱེས་པའི་ལོ་མ་བཅུ་གཅིག་ནི། ཇ་ར་ཕག་གི་
ཤ་དང་སྨྱུང་བར་གནས་པ་སོགས་ཡང་ལ་རྟུབ་པའི་ཟས་སྤྱོད་ཀྱི་རྐྱེན་གཉིས་ཀྱི་ལོ་མ་གཅིག །རྐྱེན་
དེ་ཉིད་ཀྱིས་བསླང་བའི་ན་ལུགས། གཡལ་ཞིང་འདར་བའི་ལོ་མ། བྱ་རྨྱང་ཡང་ཡང་བྱེད་པའི་ལོ་
མ། གྲང་ཤུམ་བྱེད་པའི་ལོ་མ། དབྱི་དང་རྐེད་པ་རྟུས་ཚིགས་མ་ལུས་ན་བའི་ལོ་མ། གཟེར་བ་ངེས་
མེད་དུ་འཕོ་བའི་ལོ་མ། སྟོང་སྐྱུགས་བྱེད་པའི་ལོ་མ། མིག་སོགས་དབང་པོ་མི་གསལ་བའི་ལོ་
མ། ཤེས་པ་འཚུབ་པའི་ལོ་མ། བཀྲེས་དུས་ན་བའི་ལོ་མ་སྟེ་ན་ལུགས་དགུ། སྨུམ་བཅུད་ཀྱི་ཟས་

སྤྱོད་ཕན་པར་ངེས་པའི་ལོ་མ་སྟེ་གོམས་པ་གཅིག །དེ་ལྟར་རླུང་དྲི་བའི་ལོ་མ་སློང་རྐྱེན་གཉིས་ལ་གཅིག །ན་ལུགས་དགུ། གོམས་པ་གཅིག་སྟེ་བཅུ་གཅིག་གོ ། ༄མཁྲིས་པ་དྲི་བའི་ཡལ་ག་ལས་སྐྱེས་པའི་ལོ་མ་བདུན་ནི། གར་ཚང་ནར་སོན་དང་མེ་ཉེར་བསྒོ་བ་སོགས་རྩེ་ཞིང་ཚ་བའི་ཟས་སྤྱོད་ཀྱི་རྐྱེན་གཉིས་ཀྱི་ལོ་མ་གཅིག །རྐྱེན་དེ་ཉིད་ཀྱིས་བསླང་བའི་ན་ལུགས་ཁ་ལ་རོ་ཁ་བ་དྲོ་བའི་ལོ་མ། མགོ་ན་བའི་ལོ་མ། ཤ་དྲོད་ཚ་བའི་ལོ་མ། ལུས་སྟོད་ལྟག་པར་གཟེར་བའི་ལོ་མ། ཟས་ཞུ་རྗེས་དུས་སུ་ཁྱད་པར་ན་བའི་ལོ་མ་སྟེ་ན་ལུགས་ལྔ། བསིལ་བའི་ཟས་སྤྱོད་ཀྱི་ཕན་པར་ངེས་པའི་ལོ་མ་སྟེ་གོམས་པ་གཅིག །མཁྲིས་པ་སློང་རྐྱེན་གཉིས་ལ་གཅིག །ན་ལུགས་ལྔ། གོམས་པ་གཅིག་བཅས་བདུན་ནོ། ། ༄བད་ཀན་དྲི་བའི་ཡལ་ག་ལས་སྐྱེས་པའི་ལོ་མ་བཅུ་གཅིག་ནི། འབྲི་ཤ་ལོ་ཤུར་དང་རྣན་སྙིང་ཉལ་བ་སོགས། ལྕི་ལ་སྣུམ་པའི་ཟས་སྤྱོད་ཀྱི་རྐྱེན་གཉིས་ཀྱི་ལོ་མ་གཅིག །རྐྱེན་དེ་ཉིད་ཀྱིས་བསླང་བའི་ན་ལུགས་དང་ག་མི་བདེ་བའི་ལོ་མ། ཕོ་བ་འཚིང་སྟེ་བརྒྱངས་པ་ལྟར་གྱི་ལོ་མ། སྐྱིག་པ་ཡང་ཡང་འབྱུང་བའི་ལོ་མ། ལུས་སེམས་ལྷན་ཅིག་ཏུ་ལྡི་བའི་ལོ་མ། ཁ་ཟས་གང་ཟོས་ཀྱང་འཇུ་དཀའ་བའི་ལོ་མ། ཡང་ཡང་སྐྱུག་ཅིང་ཟས་མི་གནས་པའི་ལོ་མ། ཁ་མངལ་བ་སྟེ་ལྕེར་རོ་མི་གསལ་བའི་ལོ་མ། ལུས་ཕྱི་ནང་གཉིས་ཀ་གྲང་བར་གནས་པའི་ལོ་མ། ཟས་ཟོས་རྗེས་མི་བདེ་བའི་ལོ་མ་སྟེ་ན་ལུགས་དགུ། ཟས་སྤྱོད་དྲོན་འཕྲོད་པར་ངེས་པའི་ལོ་མ་སྟེ་གོམས་པ་གཅིག །དེ་ལྟར་བད་ཀན་སློང་རྐྱེན་གཉིས་ལ་གཅིག །ན་ལུགས་དགུ། གོམས་པ་གཅིག་བཅས་བཅུ་གཅིག་སྟེ་དྲི་བའི་སྡོང་པོར་ལོ་མ་ཉེར་དགུའོ། །དེ་ལྟར་བལྟ་བའི་སྒོ་ནས་བརྟག་པ་དྲུག །རེག་པའི་སྒོ་ནས་བརྟག་པ་གསུམ། དྲི་བའི་སྒོ་ནས་བརྟག་པ་ཉེར་དགུ་སྟེ། དྲིལ་བས་བརྟག་ཐབས་སུམ་ཅུ་རྩ་བརྒྱད་ཡོད་པ་འདི་ཉིད་ཀྱིས་ནད་དང་ནད་མེད་ཀྱི་ཁྱད་པར་ཤེས་ཤིང་། ནད་རིགས་བྱེ་བྲག་ཀུན་སོ་སོར་འཁྲུལ་མེད་དུ་གཏན་ལ་འབེབས་ནུས་པ་ཡིན་ནོ། ། ༄རླུང་ཟས་ཀྱི་ཡལ་ག་ལས་སྐྱེས་པའི་ལོ་མ་བཅུ་ནི། རྩ་ཤའི་ལོ་མ། བོང་ཤའི་ལོ་མ། འབྲི་བའི་ཤའི་ལོ་མ། ལོ་ལོན་པའི་ཤའི་ལོ་མ། ཤ་ཆེན་གྱི་ལོ་མ། འབྲུ་མར་སྣོད་དུ་བླུགས་པའི་ལོ་མ། ལོ་ལོན་པའི་རྒྱ་མར་རྙིང་པའི་ལོ་མ། བུ་རམ་སླུག

པོའི་ལོ་མ། སྙོག་སྐྲའི་ལོ་མ། བཙོང་ནག་གི་ལོ་མ་སྟེ་བཅུ། རླུང་སྨོམ་གྱི་ཡལ་ག་ལས་སྐྱེས་པའི་ལོ་མ་བཞི་ནི། ངོ་མ་དྲོན་མོ་སྟོད་དུ་ལྷུགས་པའི་ལོ་མ། ལྟེ་བ་ར་མཉེའི་ཟན་ཆང་སྟོད་དུ་བཞག་པའི་ལོ་མ། བུར་ཆང་སྟོད་དུ་བཞག་པའི་ལོ་མ། རུས་ཆང་སྟོད་དུ་བཞག་པའི་ལོ་མ་དང་བཞི་སྟེ་ཁྲོན་རླུང་ལ་ཟས་སྨོམ་གྱི་ལོ་མ་བཅུ་བཞིའོ། །༈མཁྲིས་པ་ཟས་ཀྱི་ཡལ་ག་ལས་སྐྱེས་པའི་ལོ་མ་དགུ་ནི། བ་རའི་ཞོ་སྟོད་བཅས་ཀྱི་ལོ་མ། བ་རའི་དར་བ་སྟོད་དུ་ལྷུགས་པའི་ལོ་མ། མར་གསར་གྱི་ལོ་མ། རི་དྭགས་ཀྱི་ཤའི་ལོ་མ། ར་ཤའི་ལོ་མ། སྨོམ་པོ་སྟེ་རྟོལ་གྱི་ཤ་གསར་པའི་ལོ་མ། ནས་གསར་པའི་ཆག་ཚེའི་ལོ་མ། སྐྱབས་ཏེ་ཁུར་སྐྱའི་ཚོད་མའི་ལོ་མ། ཁུར་ཚོད་ཀྱི་ལོ་མ་སྟེ་དགུ། ༈མཁྲིས་པ་སྨོམ་ཀྱི་ཡལ་ག་ལས་སྐྱེས་པའི་ལོ་མ་གསུམ་ནི། ཆབ་ཚ་སྟེ་ཛ་མར་འོ་ཐུ་བཅས་མེད་པ་སྟོད་དུ་ལྷུགས་པའི་ལོ་མ། གངས་དང་ཟྭ་ལས་བྱུང་བའི་ཆུ་བསིལ་སྟོད་དུ་ལྷུགས་པའི་ལོ་མ། ཆུ་བསྐོལ་གྲང་སྟོད་དུ་ལྷུགས་པའི་ལོ་མ་དང་གསུམ་སྟེ་ཁྲོན་མཁྲིས་པར་ཟས་སྨོམ་གྱི་ལོ་མ་བཅུ་གཉིས་སོ། །༈བད་ཀན་ཟས་ཀྱི་ཡལ་ག་ལས་སྐྱེས་པའི་ལོ་མ་དྲུག་ནི། ལུག་གི་ཤའི་ལོ་མ། གཡག་རྒོད་ཤའི་ལོ་མ། གཅན་གཟན་ཤའི་ལོ་མ། ཉ་ཤའི་ལོ་མ། སྦྲང་རྩིའི་ལོ་མ། སྐམ་སའི་འབྲུ་རྙིང་གི་ཟན་དྲོན་སྤོར་ལྡན་གྱི་ལོ་མ་སྟེ་དྲུག །༈བད་ཀན་སྨོམ་གྱི་ཡལ་ག་ལས་སྐྱེས་པའི་ལོ་མ་གསུམ་ནི། འབྲིའི་ཞོ་དང་བཟོ་ཐུལ་གྱི་ལོ་མ། གར་ཆང་ནར་ལོན་པའི་ལོ་མ། ཆུ་སྐོལ་བསྐོལ་ཐུལ་གྱི་ལོ་མ་དང་གསུམ་སྟེ་ཁྲོན་བད་ཀན་ཟས་སྨོམ་གྱི་ལོ་མ་དགུ་སྟེ། བསྒྲིལ་བས་ཟས་ཀྱི་སྡོང་པོར་ལོ་མ་སོ་ལྔའོ། །༈རླུང་སྤྱོད་ལམ་གྱི་ཡལ་ག་ལས་སྐྱེས་པའི་ལོ་མ་གཉིས་ནི། རླུང་གི་ནད་ལ་གནས་མུན་ཁུང་དྲོ་སར་སྡོད་པའི་ལོ་མ། རང་གི་ཡིད་འོང་གྲོགས་བསྟེན་ཞིང་བག་ཡེབ་པར་གནས་པའི་ལོ་མ་དང་གཉིས་སོ། །༈མཁྲིས་པ་སྤྱོད་ལམ་གྱི་ཡལ་ག་ལས་སྐྱེས་པའི་ལོ་མ་གཉིས་ནི། མཁྲིས་པའི་ནད་ལ་ཆུ་འགྲམ་བསིལ་སར་བསྡད་པའི་ལོ་མ། སྤྱོད་ལམ་དལ་བར་བསྡད་པའི་ལོ་མ་དང་གཉིས་སོ། །༈བད་ཀན་སྤྱོད་ལམ་གྱི་ཡལ་ག་ལས་སྐྱེས་པའི་ལོ་མ་གཉིས་ནི། བད་ཀན་ནད་ལ་རྩོལ་བ་ཅག་ཉེ་མར་འགྲོ་བའི་ལོ་མ། གནས་དྲོ་ས་བསྟེན་པའི་ལོ་མ་གཉིས་ཏེ་སྤྱོད་ལམ་གྱི་སྡོང་པོར་ལོ་མ་དྲུག་གོ། ༈རླུང་སྨན་རོའི་

ཡལ་ག་ལས་སྐྱེས་པའི་ལོ་མ་གསུམ་ནི། རོ་མངར་བའི་ལོ་མ་བུ་རམ་ལྟ་བུ། སྐྱུར་བའི་ལོ་མ་ཆང་ཀན་ལྟ་བུ། ལན་ཚྭ་བའི་ལོ་མ་རྒྱམ་ཚ་ལྟ་བུ་སྟེ་གསུམ་མོ། །རླུང་སྨན་ནུས་པའི་ཡལ་ག་ལས་སྐྱེས་པའི་ལོ་མ་གསུམ་ནི། ནུས་པ་སྣུམ་པའི་ལོ་མ་ཨར་ནག་ལྟ་བུ། ལྕི་བའི་ལོ་མ་ཁ་རུ་ཚྭ་ལྟ་བུ། འཇམ་པའི་ལོ་མ་གཙྪ་ག་རི་ལྟ་བུ་སྟེ་གསུམ་མོ། །༄མཁྲིས་སྨན་རོའི་ཡལ་ག་ལས་སྐྱེས་པའི་ལོ་མ་གསུམ་ནི། རོ་མངར་བའི་ལོ་མ་རྒྱུན་འབྲུམ་ལྟ་བུ། ཁ་བའི་ལོ་མ་གསེར་མེ་ལྟ་བུ། བསྐ་བའི་ལོ་མ་ཙན་དཀར་ལྟ་བུ་སྟེ་གསུམ་མོ། །༄མཁྲིས་སྨན་ནུས་པའི་ཡལ་ག་ལས་སྐྱེས་པའི་ལོ་མ་གསུམ་ནི། ནུས་པ་བསིལ་བའི་ལོ་མ་ག་བུར་ལྟ་བུ། སླ་བའི་ལོ་མ་དོང་ག་ལྟ་བུ། རྟུལ་བའི་ལོ་མ་ཙུ་གང་ལྟ་བུ་སྟེ་གསུམ་མོ། །༄བད་ཀན་སྨན་རོའི་ཡལ་ག་ལས་སྐྱེས་པའི་ལོ་མ་གསུམ་ནི། རོ་ཚ་བའི་ལོ་མ་ན་ལེ་ཤམ་ལྟ་བུ། སྐྱུར་བའི་ལོ་མ་སེ་འབྲུ་ལྟ་བུ། བསྐ་བའི་ལོ་མ་བ་རུ་ལྟ་བུ་སྟེ་གསུམ་མོ། །༄བད་ཀན་སྨན་ནུས་པའི་ཡལ་ག་ལས་སྐྱེས་པའི་ལོ་མ་གསུམ་ནི། རྣོ་བའི་ལོ་མ་རྒྱ་ཚྭ་ལྟ་བུ། རྩུབ་པའི་ལོ་མ་ཕྲར་བུ་ལྟ་བུ། ཡང་བའི་ལོ་མ་ཙི་ཏྲ་ཀ་ལྟ་བུ་གསུམ་སྟེ་རོ་ནུས་ལོ་མ་བཅོ་བརྒྱད། རོ་ནུས་དེ་ལ་སྦྱོར་བ་ཞི་སྦྱོང་གཉིས་ཀྱི་དང་པོ། ༄ཞི་བྱེད་རླུང་སེལ་བ་ཁུ་བའི་ཡལ་ག་ལས་སྐྱེས་པའི་ལོ་མ་གསུམ་ནི། ཤ་ལོང་སོགས་བསྐུས་པའི་རུས་ཁུ་སྣོད་དུ་བཞག་པའི་ལོ་མ། ཤ་མར་བུ་རམ་ཆང་སྐྱེང་ཁུ་བ་སྟེ་བཅུད་བཞི་སྣོད་རེར་བཞག་པའི་ལོ་མ། ལུག་མགོ་སྐྱེང་པར་བྱས་པའི་མགོ་ཁྲོལ་གྱི་ཁུ་བ་སྣོད་དུ་བཞག་པའི་ལོ་མ་སྟེ་གསུམ་མོ། །༄ཞི་བྱེད་རླུང་སེལ་བ་སྨན་མར་གྱི་ཡལ་ག་ལས་སྐྱེས་པའི་ལོ་མ་ལྔ་ནི། ཛཱ་ཏིས་གཙོ་བྱས་སྨན་མར་བཟོ་བའི་ལོ་མ། སྒོག་སྐྱུས་གཙོ་བྱས་སྨན་མར་བཟོ་བའི་ལོ་མ། འབྲས་བུ་གསུམ་གྱིས་གཙོ་བྱས་སྨན་མར་བཟོ་བའི་ལོ་མ། རྩ་བ་ལྔས་གཙོ་བྱས་སྨན་མར་བཟོ་བའི་ལོ་མ། སྨན་ཆེན་གྱིས་གཙོ་བྱས་སྨན་མར་བཟོ་བའི་ལོ་མ་སྟེ་ལྔའོ། །༄ཞི་བྱེད་མཁྲིས་པ་སེལ་བ་ཐང་གི་ཡལ་ག་ལས་སྐྱེས་པའི་ལོ་མ་བཞི་ནི། མ་ནུས་གཙོ་བྱས་ཐང་བཏུང་བའི་ལོ་མ། སླེ་ཏྲེས་ཀྱིས་གཙོ་བྱས་ཐང་བཏུང་བའི་ལོ་མ། ཏིག་ཏས་གཙོ་བྱས་ཐང་བཏུང་བའི་ལོ་མ། འབྲས་བུ་གསུམ་གྱིས་གཙོ་བྱས་ཐང་བཏུང་བའི་ལོ་མ་སྟེ་བཞིའོ། །ཕྱེ་མའམ་ཙུར་ནིའི་ཡལ་ག་ལས་སྐྱེས་པའི་ལོ་མ་

བཞི་ནི། ག་བུར་གྱིས་གསོ་བྱས་ཕྱེ་མ་བཟོ་བའི་ལོ་མ། ཙན་དན་དཀར་པོས་གསོ་བྱས་ཕྱེ་མ་བཟོ་བའི་ལོ་མ། གུར་གུམ་གྱིས་གསོ་བྱས་ཕྱེ་མ་བཟོ་བའི་ལོ་མ། ཅུ་གང་གིས་གསོ་བྱས་ཕྱེ་མ་བཟོ་བའི་ལོ་མ་སྟེ་བཞིའོ། །༈ཞི་བྱེད་བད་ཀན་སེལ་བ་རིལ་བུའི་ཡལ་ག་ལས་སྐྱེས་པའི་ལོ་མ་གཉིས་ནི། བཙན་དུག་གིས་གསོ་བྱས་རིལ་བུ་བཟོ་ཚགས་བྱེད་པའི་ལོ་མ། ཚྭ་སྣ་རྣམས་ཀྱིས་གསོ་བྱས་རིལ་བུ་བཟོ་ཚགས་བྱེད་པའི་ལོ་མ་སྟེ་གཉིས་སོ། །༈ཧིས་སམ་གྱི་ཡལ་ག་ལས་སྐྱེས་པའི་ལོ་མ་ལྔ་ནི། སེ་འབྲུས་གསོ་བྱས་པའི་ལོ་མ། དྭ་ལིས་ཀྱིས་གསོ་བྱས་པའི་ལོ་མ། རྒོད་མ་ཁའི་སྦྱོར་བའི་ལོ་མ། ཚྭ་བསྲེགས་ཀྱི་སྦྱོར་བའི་ལོ་མ། ཅོང་ཞི་བསྲེགས་པའི་ཐལ་སྨན་བཟོ་བའི་ལོ་མ་ལྔ་སྟེ་ཞི་བྱེད་ཀྱི་ལོ་མ་ཉེར་གསུམ། ༈སྦྱོང་བྱེད་རླུང་སེལ་བ་འཇམ་རྩིའི་ཡལ་ག་ལས་སྐྱེས་པའི་ལོ་མ་གསུམ་ནི། སླི་འཇམ་གྱི་ལོ་མ་འཕོངས་ལ་སྨན་ལྷུགས་ཚུལ། བཀྲུ་འཇམ་གྱི་ལོ་མ་ཉལ་ནས་རྐང་མཐིལ་བརྡུང་བ། བཀྲུ་མ་སླེན་གྱི་ལོ་མ་རྐང་གཉིས་མཁར་བསྡད་གསིག་པ་སྟེ་གསུམ་མོ། །༈སྦྱོང་བྱེད་མཁྲིས་པ་སེལ་བ་བཤལ་གྱི་ཡལ་ག་ལས་སྐྱེས་པའི་ལོ་མ་བཞི་ནི། སྤྱི་བཤལ་གྱི་ལོ་མ་སྔོན་འགྲོ་བྱ་ཚུལ། སྙོས་བཤལ་གྱི་ལོ་མ་སྨན་འཐུང་ཁ་བཤལ་ཚུལ། དྲག་བཤལ་གྱི་ལོ་མ་སྐྱུགས་པ་བཀག་ཚུལ། འཇམ་བཤལ་གྱི་ལོ་མ་ཕོ་བར་དུགས་རྒྱག་ཚུལ་སྟེ་བཞིའོ། །༈སྦྱོང་བྱེད་བད་ཀན་སེལ་བ་སྐྱུགས་ཀྱི་ཡལ་ག་ལས་སྐྱེས་པའི་ལོ་མ་གཉིས་ནི། དྲག་སྐྱུགས་ཀྱི་ལོ་མ། ཕྱུས་མོ་ཕོ་གསང་དུ་བཙུགས་ཙོག་པུར་བསྡད་པ། འཇམ་སྐྱུགས་ཀྱི་ལོ་མ་གོས་ཀྱིས་བྱིབས་ཙོག་པུར་བསྡད་པ་གཉིས་ཏེ་སྦྱོང་བྱེད་ཀྱི་ལོ་མ་དགུ་སྟེ་བསྡིལ་བས་སྨན་གྱི་སྡོང་པོར་ལོ་མ་ལྔ་བཅུའོ། །༈རླུང་དཔྱད་ཀྱི་ཡལ་ག་ལས་སྐྱེས་པའི་ལོ་མ་གཉིས་ནི། དཔྱད་དུ་ཏིལ་མར་ལ་སོགས་པའི་བསྐུ་མཉེ་བའི་ལོ་མ། གོ་སྙོད་སྨུམ་ལྡན་ཕྱིང་པས་གྲིལ་ཏེ་ཧོར་གྱི་མེ་བཙའི་ལོ་མ་དང་གཉིས་སོ། །༈མཁྲིས་པ་དཔྱད་ཀྱི་ཡལ་ག་ལས་སྐྱེས་པའི་ལོ་མ་གསུམ་ནི། རྔུལ་དབྱུང་བའི་ལོ་མ་གོས་ཀྱིས་བྱིབས་རྔུལ་དབྱུང་བ། གཏར་ཁའི་ལོ་མ་གཏར་ཁ་རྒྱག་པ། ཆུ་ཡི་འཕྲུལ་འཁོར་གྱི་ལོ་མ་ཆུ་བསིལ་བཟེད་དམ་དུ་བླུགས་པ་སྟེ་གསུམ་མོ། །༈བད་ཀན་དཔྱད་ཀྱི་ཡལ་ག་ལས་སྐྱེས་པའི་ལོ་མ་གཉིས་ནི། དུགས་ཀྱི་ལོ་མ་གྲང་

དུགས་ཆུ་མེར་བསྲོས་པོ་བར་དུགས་བྱེད་པ། མི་བཙའི་ལོ་མ་ཚིགས་སུ་མི་བཙའ་འཇོག་པ་གཉིས་ཏེ་དཔྱད་ཀྱི་སྟོང་པོར་ལོ་མ་བདུན་ནོ། །དེ་ལྟར་ཟས་ལ་སོ་ལྔ། སྤྱོད་ལམ་ལ་དྲུག །སྨན་ལ་ལྔ་བཅུ། དཔྱད་ལ་བདུན་བསྡོམས་པས་གསོ་ཐབས་ཀྱི་ལོ་མ་དགུ་བཅུ་རྩ་བརྒྱད་པོ་འདི་ཉིད་བར་བར་དུ་ཡེངས་མེད་པར་སྨན་པས་སྦྱར་ཞིང་། ནད་པས་གུས་པ་དང་བཅས་ཏེ་བརྟེན་པས་བསྟེན་ན། ནད་རིགས་ཀྱི་འདམ་ལས་མྱུར་དུ་གྲོལ་བར་འགྱུར་རོ། །དེ་ལྟར་རྩ་བ་གསུམ་སྤྱིར་བསྡོམས་པས་ལོ་འདབ་ཉིས་བརྒྱ་དང་ཉི་ཤུ་རྩ་བཞིར་རྒྱས་པ་ཡིན་ཞིང་དོན་དུ་གསལ་བའི་མེ་ཏོག་གཉིས་ནི་རྣམ་པར་མ་གྱུར་པའི་ལུས་མི་ན་བར་གནས་ཤིང་། ཟས་སྤྱོད་སོགས་ཚུལ་བཞིན་དུ་བསྟེན་པས་མི་ན་བ་ཡུན་རིང་དུ་གནས་པར་བྱ་བས། ལུས་སྟོང་པོ་དང་འདྲ་བའི་རྟེར་མེ་ཏོག་ནད་མེད་པར་སྨྲ་རྩལ་དང་རིགས་ལུང་སོགས་བྱེད་ཚུལ་གྱི་མེ་ཏོག་གཅིག་དང་། ཚེ་རིང་བ་རྒད་བུ་འཁར་བ་ཁྱེར་ལ་ཐུག་པའི་མེ་ཏོག་གཅིག་སྟེ་གཉིས། དེ་ཡང་གསར་དུ་ཁ་བྱེས་པ་བཞིན་མ་རྙིངས་ལ་ཟེའུ་འབྲུ་འདབ་མ་ཡོངས་སུ་རྒྱས་ཤིང་མདངས་ཀྱང་རབ་ཏུ་གསལ་ལ་ཆགས་པའོ། །མེ་ཏོག་དེ་ལྟར་རྒྱས་པའི་འབྲས་བུ་གསུམ་ནི། གནས་སྐབས་ལྷ་མིའི་ཆོས་ལུགས་སོགས་ཀུན་ཤེས་པའི་འབྲས་བུ། ཟང་ཟིང་འཕགས་ནོར་གྱིས་ཕྱུག་པ་སོགས་ཚེ་འདིར་སྐྱིད་པའི་འབྲས་བུ། མཐར་ཐུག་བླ་མེད་ཀྱི་གོ་འཕང་ཐོབ་པ་འདི་དང་། གཏན་གྱི་བདེ་བ་ཕུན་ཚོགས་དང་གིས་འབྱུང་བ། ལུས་སྐྱིལ་ཀྲུང་འོད་སྐུར་གྲོལ་བ་རྣམ་ཤེས་དག་ཞིང་དུ་འགྲོ་ཚུལ་ཏེ་བདེ་བའི་འབྲས་བུ། འདི་ནི་མཐོ་རིས་དང་ཐར་པ་ཐམས་ཅད་མཁྱེན་པའི་གོ་འཕང་བདེ་བླག་ཏུ་ཐོབ་འགྱུར་གྱི་དོན་ཡིན་པས། འབྲས་བུའི་ཡང་འབྲས་བུ་ཡིན་ནོ། །དེ་ལྟར་གསུམ་དུ་སློབ་ཚུལ་འདི། །དངོས་སུ་ནད་མེད་རྣམས་ལ་གསུངས། །ཤུགས་བསྟན་གསོ་བར་བྱེད་པ་པོའི། །རང་རེ་སྨན་པ་རྣམས་ལ་གྲུབ། །ལྡོན་ཤིང་གི་ནི་དཔེ་སྦྱར་ཏེ། །རྩ་བ་སྡོང་པོ་ལ་སོགས་པའི། །རྣམ་གྲངས་ངེས་པ་ཅན་དག་ཏུ། །བཀོད་འདི་ཟློ་ལ་མེད་ཐབས་མེད། །འདི་ལྟར་རང་ལུགས་རྒྱུད་འགྲེལ་ནས། །བཏུས་པའི་དགེ་ལེགས་མཆིས་སྲིད་ན། །འགྲོ་ཕན་བྲྭ་ཚང་འདུས་ཚོགས་ཀྱིས། །དྲང་སྲོང་རིང་ལུགས་རྒྱས་ཕྱིར་བསྔོ། །དེ་སྐད་འབྲས་སྨན་མཁྱེན་ནོར་པས། །ལྟུགས་ཐག་

སྨིན་ བླའི་ དཀར་ ཕྱོགས་ ཀྱི། །ཊཱི་ཀཱ་ འདུ་ བའི་ ཚེས་ བཟང་ པོར། །འཕྲུལ་ མར་ བྲིས་ སོ་ མངྒ་ ལཾ། །ཞེས་ པ་ འདི་ ཡང་ བླ་ སྨན་ བྲཱཧྨ་ ན་ སྭ་ སོར་ ཆོས་ སྡེ་ ཆེན་ པོ་ བཀྲ་ ཤིས་ འབྲས་ སྤུངས་ པའི་ སྨན་ སྦྱིན་ སྐབས་ བགྱིས་ པར་ སྨར་ རང་ ཉིད་ ནས་ དཔྱད་ པ་ ཞིབ་ མོས་ སྐྱོན་ འཕྲི་ ཅུང་ ཟད་ དང་ བཅས་ ཞུས་ ལེགས་ པར་ དག་ པའོ། །

༄༅། །བཤད་རྒྱུད་ཀྱི་སྟོམ་ཚིག་རྒྱས་བཤད་སྟོང་འགྲེམས་སུ་བཀོད་པ་བླ་ཤེལ་ནོར་བུའི་མེ་ལོང་ཞེས་བྱ་བ་བཞུགས་སོ། །

༄༅། །བླ་ཤེལ་ལྷུན་པོར་ཉི་འོད་ཀྱིས། །ལན་བརྒྱར་བྱུགས་འདྲའི་སྐུ་མདངས་བ། །ཆོས་ཀྱི་ དབྱིངས་ཉིད་རིག་པ་ཡི། །སྟོན་པ་དེ་ལ་གུས་བཏུད་ནས། །གསོ་དཔྱད་དོན་རྣམས་བཤད་ཐོག་ ནས། །གཏན་ལ་འབེབས་པའི་རྒྱུད་འདི་ཡི། །སྟོང་འགྲེམས་མདོར་བསྟན་རྒྱས་བཤད་ཀྱི། །རྣམ་ བཤད་ཅུང་ཟད་གླེང་བར་བྱ། །དེ་ཡང་བརྗོད་དོན་རྒྱ་ཆེ་ཞིང་བར་སྣང་དུ་ཉི་བླ་ཤར་བ་དང་འདྲ་བའི་ བཤད་པ་སྐུའི་རྒྱུད་ལ་བསླབ་པ་ནི། འགྲོ་དྲུག་གཙོ་བོར་གྱུར་པ་མིའི་ལུས་མི་ན་བར་ཡུན་རིང་དུ་ གནས་པ་དང་། ན་བ་སྨྱུར་དུ་གསོ་ཞིང་། ཚེ་རིང་། ཆོས་ནོར་བདེ་བ་བསྒྲུབ་པར་བྱ་བའི་ཕྱིར་གསོ་ བ་རིག་པ་ལ་བསླབ་དགོས་པ་ཡིན་ཞིང་། དེ་ལྟར་སྲིད་ཞིའི་ཕུན་ཚོགས་ཐམས་ཅད་སྒྲུབ་པའི་རྒྱུའི་ གཙོ་བོ་གསོ་བ་རིག་པའི་དོན་རྣམས་མདོར་བསྡུས་ཏེ་རྩ་བ་ཡན་ལག་གམ། སྟོང་འགྲེམས་ཀྱི་ཚུལ་ དུ་བརྗོད་པ་ལ། གསོ་བྱ་ཡུལ་གྱི་རྩ་བ། གསོ་བྱེད་གཉེན་པོའི་རྩ་བ། ཇི་ལྟར་གསོ་བའི་རྩ་བ། གསོ་ བ་པོ་སྨན་པའི་རྩ་བ་དང་རྣམ་པ་བཞི་རུ་བཤད། དེ་ལས་བྱུང་བའི་ཡན་ལག་ནི། རྩ་བ་དང་པོ་གསོ་ བར་བྱ་བའི་ཡུལ་ལ། གང་གི་དོན་དུ་གསོ་བ་ལུས་ཀྱི་ཡན་ལག་དང་། གང་གསོ་དེ་ལས་བྱུང་བའི་ ནད་ཀྱི་ཡན་ལག་གཉིས། རྩ་བ་གཉིས་པ་ནད་ལ་གསོ་བར་བྱེད་པའི་གཉེན་པོ་ལ། སྤྱོད་ལམ་གྱི་

ལན་ལག་དང་། ཟས་ཀྱི་ཡན་ལག །སྨན་གྱི་ཡན་ལག །དཔྱད་ཀྱི་ཡན་ལག་བཅས་བཞི། རྩ་བ་གསུམ་པ་ནད་དེ་གཉེན་པོས་ཇི་ལྟར་གསོ་བ་ལ། ནད་མེད་གནས་ཤིང་རིང་དུ་འཚོ་བར་བྱ་བ་དང་། རྣམ་གྱུར་ན་བ་གསོ་བར་བྱ་བའི་ཡན་ལག་གཅིག །ནད་ལ་ངོས་བཟུང་བརྟག་ཐབས་ཀྱི་ཡན་ལག་དང་། རྟོགས་ནས་ཇི་ལྟར་གསོ་བའི་ཚུལ་གྱི་ཡན་ལག་གཉེན་པོ་གང་གིས་གསོ་བའི་ཡན་ལག་སྟེ་གསོ་ཐབས་གསུམ་བཅས་བཞི། རྩ་བ་བཞི་པ་གསོ་བ་པོ་ལ། དེ་ལྟར་གསོ་བར་བྱེད་པ་པོ་སྨན་པའི་ཡན་ལག་གཅིག་ཁོ་ན་བཅས་བཅུ་གཅིག་གོ། ༈དེ་ལྟར་རྩ་བ་ཡན་ལག་མདོར་བསྟན་པ་དེ་ལས་ཅུང་ཟད་ཙམ་རྒྱས་པ་སྡོང་འགྲེམས་སུ་བྱེད་ན། ༈དང་པོ་ལུས་ཀྱི་སྡོང་པོ་ལས་སྐྱེས། ལུས་ཆགས་ཚུལ་གྱི་ཡལ་ག །ལུས་ཀྱི་འདྲ་དཔེའི་ཡལ་ག །ལུས་ཀྱི་གནས་ལུགས་ཀྱི་ཡལ་ག །ལུས་ཀྱི་མཚན་ཉིད་ཀྱི་ཡལ་ག ལུས་ཀྱི་དབྱེ་བའི་ཡང་ག །ལུས་ཀྱི་ལས་ཀྱི་ཡལ་ག །ལུས་འཇིག་ལྟས་ཀྱི་ཡལ་ག་དང་བདུན། ༈གཉིས་པ་ནད་ཀྱི་སྡོང་པོ་ལས་སྐྱེས། ནད་ཀྱི་རྒྱུའི་ཡལ་ག །ནད་ཀྱི་རྐྱེན་གྱི་ཡལ་ག །ནད་ཞུགས་ཚུལ་གྱི་ཡལ་ག །ནད་ཀྱི་གནས་ཀྱི་ཡལ་ག །ནད་ཀྱི་མཚན་ཉིད་ཀྱི་ཡལ་ག །ནད་ཀྱི་དབྱེ་བའི་ཡལ་ག །ནད་སོ་སོའི་དོན་གྱི་ཡལ་ག་དང་བདུན། ༈གསུམ་པ་སྤྱོད་ལམ་གྱི་སྡོང་པོ་ལས་སྐྱེས། རྒྱུན་སྤྱོད་ཀྱི་ཡལ་ག །དུས་སྤྱོད་ཀྱི་ཡལ་ག །གནས་སྐབས་སྤྱོད་ལམ་གྱི་ཡལ་ག་དང་གསུམ། ༈བཞི་པ་ཟས་ཀྱི་སྡོང་པོ་ལས་སྐྱེས། ཟས་ཀྱི་ཚུལ་ཤེས་པར་བྱ་བའི་ཡལ་ག །ཟས་བསྡམ་པའི་ཡལ་ག །ཟས་ཚོད་རན་པར་བཟའ་བའི་ཡལ་ག་དང་གསུམ། ༈ལྔ་པ་སྨན་གྱི་སྡོང་པོ་ལས་སྐྱེས། སྨན་གྱི་རོའི་ཡལ་ག །སྨན་གྱི་ཞུ་རྗེས་ཀྱི་ཡལ་ག །སྨན་གྱི་ནུས་པའི་ཡལ་ག །སྨན་སྦྱོར་ཐབས་ཀྱི་ཡལ་ག་དང་བཞི། ༈དྲུག་པ་དཔྱད་ཀྱི་སྡོང་པོ་ལས་སྐྱེས། །དཔྱད་དངོས་ཀྱི་ཡལ་ག་དང་། །དཔྱད་ཀྱི་ཆ་དཔྱད་ཀྱི་ཡལ་ག་གཉིས། ༈བདུན་པ་གསོ་བའི་སྡོང་པོ་ལས་སྐྱེས། རྣམ་པར་མ་གྱུར་ཐ་མལ་ལུས་པོ་གསོ་བའི་ཡལ་ག །རྣམ་གྱུར་ན་བ་གསོ་བའི་ཡལ་ག་དང་གཉིས། ༈བརྒྱད་པ་ནད་ལ་ངོས་བཟུང་རྟགས་ཀྱི་སྡོང་པོ་ལས་སྐྱེས། ཉེས་པ་དངོས་སྟོན་གྱི་ཡལ་ག །ངན་གཡོ་སྐྱོན་བརྟག་གི་ཡལ་ག །སྤང་བླང་མུ་བཞིའི་ཡལ་ག་དང་གསུམ། ༈དགུ་པ་རྟོགས་ནས་ཇི་ལྟར་གསོ་ཚུལ་གྱི་སྡོང་པོ་

ལས་སྐྱེས། སྤྱི་ཡི་གསོ་ཚུལ་གྱི་ཡལ་ག །བྱེ་བྲག་གསོ་ཚུལ་གྱི་ཡལ་ག །ཁྱད་པར་གསོ་ཚུལ་གྱི་ཡལ་ག་དང་གསུམ། ༄བཅུ་པ་གཉེན་པོ་གང་གིས་གསོ་བའི་གསོ་ཐབས་ཀྱི་སྡོང་པོ་ལས་སྐྱེས། ཐུན་མོང་གསོ་བའི་ཡལ་ག་དང་། ཁྱད་པར་གསོ་བའི་ཡལ་ག་གཉིས། བཅུ་གཅིག་པ་གསོ་བ་པོ་སྨན་པའི་སྡོང་པོ་ལས་སྐྱེས། སྨན་པའི་རྒྱུའི་ཡལ་ག །སྨན་པའི་ངོ་བོའི་ཡལ་ག །སྨན་པའི་ངེས་ཚིག་གི་ཡལ་ག །སྨན་པའི་དབྱེ་བའི་ཡལ་ག །སྨན་པའི་ལས་ཀྱི་ཡལ་ག །སྨན་པའི་འབྲས་བུའི་ཡལ་ག་དང་དྲུག་བསྡོམས་པས་ཡལ་ག་བཞི་བཅུའོ། ། ༄ལུས་ཀྱི་སྡོང་པོ་ལས་གྱེས་དང་པོ་ཆགས་ཚུལ་གྱི་ཡལ་ག་ལས་སྐྱེས་པའི་ལོ་མ་ནི། ལུས་ཆགས་པའི་རྒྱུ་བཞིའི་ལོ་མ། འཕེལ་བའི་རྐྱེན་མདོར་བསྟན་རྒྱས་བཤད་གཉིས་ཀྱི་ལོ་མ། བཙའ་བའི་རྟགས་གསུམ་གྱི་ལོ་མ་དང་གསུམ་མོ། ། ༄གཉིས་པ་འདྲ་དཔེའི་ཡལ་ག་ལས་སྐྱེས་པའི་ལོ་མ་ནི། །ཕུང་པོ་འདྲ་བའི་དཔེ་བསྟན་པའི་ལོ་མ་དང་། གཉན་པའི་གནད་ཀྱི་དཔེ་བསྟན་པའི་ལོ་མ་དང་གཉིས་སོ། ། ༄གསུམ་པ་གནས་ལུགས་ཀྱི་ཡལ་ག་ལས་སྐྱེས་པའི་ལོ་མ་ནི། ལྷང་ཚད་ལུས་ཟུངས་ཀྱི་གནས་ལུགས་སྤྱི་བྱེ་བྲག་ཉེས་པ་ཁམས་ཀྱི་ཚད་བསྟན་པའི་ལོ་མ། འབྲེལ་བ་རྩ་ཡི་གནས་ལུགས་ཆགས་སྲིད་འབྲེལ་བ་ཚོའི་རྩ་བཞིར་བསྟན་པའི་ལོ་མ། གཉན་པ་གནད་ཀྱི་གནས་ལུགས་ངོ་བོ་མདོར་བསྟན་སོགས་ལྔའི་སྒོ་ནས་བསྟན་པའི་ལོ་མ། རྒྱུ་ལམ་བུ་གའི་གནས་ལུགས་གྲངས་སོགས་དྲུག་གིས་བསྟན་པའི་ལོ་མ་དང་བཞིའོ། །འདིའི་དོན་ཞིབ་པ་ལོ་འདབ་བཞི་སྡོང་པོའི་གྲངས་སུ་བཀོད་དེ་ཡལ་ག་ལྔ་བཅུ་ལ་ལོ་མ་རྒྱས་སྤྲོས་སུ་ས་ཡ་ཆིག་འབུམ་ཉིས་ཁྲི་བདུན་སྟོང་ཉིས་བརྒྱ་ལྔ་བཅུ་ང་དྲུག་ཙམ་ཡོད་ཀྱང་། མདོར་བསྡུས་ལོ་མ་བཞི་བརྒྱ་གོ་གསུམ་བྱས་པའི་རྗེལ་འགྲེམས་ལོགས་སུ་ཡོད་པ་ཉིད་ལ་བལྟ་བར་རིགས་སོ། ། ༄བཞི་པ་མཚན་ཉིད་ཀྱི་ཡལ་ག་ལས་སྐྱེས་པའི་ལོ་མ་ནི། གནོད་བྱ་ཁམས་ཀྱི་རྣམ་པར་བཞག་པ་ལྔའི་ལོ་མ་དང་། གནོད་བྱེད་ཉེས་པའི་རྣམ་པར་བཞག་པ་བརྒྱད་ཀྱི་ལོ་མ་དང་གཉིས་སོ། ། ༄ལྔ་པ་དབྱེ་བའི་ཡལ་ག་ལས་སྐྱེས་པའི་ལོ་མ་ནི། རྟེན་གྱི་དབྱེ་བ་ཕོ་མོ་མ་ནིང་གསུམ་གྱི་ལོ་མ། ན་ཚོད་ཀྱི་དབྱེ་བ་བྱིས་དར་རྒན་གསུམ་གྱི་ལོ་མ། རང་བཞིན་གྱི་དབྱེ་བ་རྐྱང་པ་ལྡན་འདུས་བདུན་གྱི་ལོ་མ། ནད་ཀྱི་དབྱེ་བ་རྣམ་པར་གྱུར་མ་གྱུར་གྱི་ལོ་མ་དང་བཞིའོ། ། ༄དྲུག་པ་ལས་ཀྱི་

ཡལ་ག་ལས་སྐྱེས་པའི་ལོ་མ་ནི། སྤྱིའི་ལས་ལུས་ངག་ཡིད་གསུམ་དགེ་མི་དགེ་ལུང་མ་བསྟན་གང་རིགས་སུ་སྤྱད་པའི་ལོ་མ། བྱེ་བྲག་གི་ལས་དབང་པོ་ལྔ་ཡིས་རང་ཡུལ་འཛིན་པའི་ལོ་མ་དང་གཉིས་སོ། །༈བདུན་པ་འཇིག་ལྟས་ཀྱི་ཡལ་ག་ལས་སྐྱེས་པའི་ལོ་མ་ནི། རིང་ལྟས་ཕོ་ཉ་རྨི་ལམ་རྣམ་གྱུར་གསུམ་གྱི་ལོ་མ། ཉེ་བའི་ལྟས་རྣམ་པ་གཉིས་ཀྱི་ལོ་མ། འཆི་བར་མ་ངེས་པའི་ལྟས་ཀྱི་ལོ་མ། འཆི་བར་ངེས་པའི་ལྟས་ཀྱི་ལོ་མ་བཞི་བཅས་ལུས་ཀྱི་སྡོང་པོར་ལོ་མ་ཉི་ཤུ་རྩ་གཅིག །༈ནད་ཀྱི་སྡོང་པོ་ལས་གྱེས། དང་པོ་རྒྱུའི་ཡལ་ག་ལས་སྐྱེས་པའི་ལོ་མ་ནི། རིང་རྒྱུ་སྤྱི་རྒྱུ་དང་ཁྱད་པར་རྒྱུ་གསུམ་གྱི་ལོ་མ་དང་། ཉེ་རྒྱུ་རྣམ་པར་མ་གྱུར་ནད་ཀྱི་རྒྱུ་དང་རྣམ་གྱུར་ནད་ཀྱི་ངོ་བོ་ཡིན་པའི་ལོ་མ་གཉིས་སོ། །༈གཉིས་པ་རྐྱེན་གྱི་ཡལ་ག་ལས་སྐྱེས་པའི་ལོ་མ་ནི། སྐྱེ་མཆེད་དུས་དང་དབང་པོ་སྤྱོད་ལམ་གསུམ་གྱི་ལོ་མ། གསོག་ལྡང་ཞི་གསུམ་རྒྱུ་དང་ངོ་བོ་དུས་གསུམ་གྱི་ལོ་མ། སློང་རྐྱེན་ཐུན་མོང་ཁྱད་པར་གཉིས་ཀྱི་ལོ་མ་དང་གསུམ་མོ། །༈གསུམ་པ་ནད་ཞུགས་ཚུལ་གྱི་ཡལ་ག་ལས་སྐྱེས་པའི་ལོ་མ་ནི། འཇུག་ཚུལ་བྱ་བྱེད་ལས་གསུམ་མདོར་བསྟན་རྒྱས་བཤད། དེའི་དོན་དཔེ་དང་སྦྱར་ཏེ་བཤད་པའི་ལོ་མ་དང་། འཇུག་པའི་སྒོ་དྲུག་ཏུ་བསྟན་པའི་ལོ་མ་གཉིས་སོ། །༈བཞི་པ་གནས་ཀྱི་ཡལ་ག་ལས་སྐྱེས་པའི་ལོ་མ་ནི། རླུང་གི་གནས་སྤྱི་དང་ཁྱད་པར་བའི་ལོ་མ། མཁྲིས་པའི་གནས་སྤྱི་དང་ཁྱད་པར་བའི་ལོ་མ། བད་ཀན་གྱི་གནས་སྤྱི་དང་ཁྱད་པར་བའི་ལོ་མ་དང་གསུམ་མོ། །༈ལྔ་པ་ཉེས་པའི་མཚན་ཉིད་ཀྱི་ཡལ་ག་ལས་སྐྱེས་པའི་ལོ་མ་ནི། ནད་ཟུངས་དྲི་མ་གསུམ་འཕེལ་ཟད་ཀྱི་རྒྱུ་བསྟན་པའི་ལོ་མ། ནད་ཟུངས་དྲི་མ་གསུམ་འཕེལ་ཟད་ཀྱི་རྟགས་བསྟན་པའི་ལོ་མ། ཉེས་གསུམ་འཁྲུགས་པའི་རྟགས་སོ་སོར་བསྟན་པའི་ལོ་མ་དང་གསུམ་མོ། །༈དྲུག་པ་ནད་ཀྱི་དབྱེ་བའི་ཡལ་ག་ལས་སྐྱེས་པའི་ལོ་མ་ནི། རྒྱུའི་དབྱེ་བ་གསུམ་གྱི་ལོ་མ། རྟེན་གྱི་དབྱེ་བ་ནད་རིགས་བཞིར་བདུན་ཅུ་དོན་བཞི་དང་ཀུན་ཁྱབ་ཐུན་མོང་གི་ནད་བཞི་བརྒྱ་རྩ་བཞིར་དབྱེ་བའི་ལོ་མ། རྣམ་པའི་སྒོ་ནས་དཔག་མེད་དུ་དབྱེ་བའི་ལོ་མ་དང་གསུམ་མོ། །༈བདུན་པ་སོ་སོའི་དོན་གྱི་ཡལ་ག་ལས་སྐྱེས་པའི་ལོ་མ་ནི། རྒྱུའི་ལོ་མ། ཕྱར་ཚུལ་གྱི་ལོ་མ། ཚུལ་བྱེད་པའི་ལོ་མ། དཀྱིལ་དུ་གྱུར་པའི་ལོ་མ་བཞི་བཅས་

ནད་ཀྱི་སྟོང་པོར་ལོ་མ་ཉི་ཤུ། ༈སྤྱོད་ལམ་གྱི་སྟོང་པོ་ལས་གྱེས། དང་པོ་རྒྱུན་སྤྱོད་ཀྱི་ཡལ་ག་ལས་སྐྱེས་པའི་ལོ་མ་ནི། ཚེ་བསྲུང་བའི་སྤྱོད་ལམ་བཅུ་བཞིར་བསྟན་པའི་ལོ་མ། འཛིག་རྟེན་མི་ཆོས་སྤྱོད་པ་གསུམ་གྱི་ལོ་མ། དམ་པ་ལྷ་ཆོས་སྤྱོད་པ་གཉིས་ཀྱི་ལོ་མ་དང་གསུམ་མོ། ། ༈གཉིས་པ་དུས་སྤྱོད་ཀྱི་ཡལ་ག་ལས་སྐྱེས་པའི་ལོ་མ་ནི། དུས་དྲུག་གྲངས་དང་དེའི་ཚད་བཟུང་ཐབས་ཀྱི་ལོ་མ། དབྱར་དགུན་ཉི་ལྡོག་དང་སྟོན་དཔྱིད་ཉིན་མཚན་ཆ་མཉམ་གྱི་ལོ་མ། ལྷོ་བྱང་བགྲོད་པ་གཉིས་ཀྱི་མཚན་ཉིད་སྤྱིར་བསྟན་པའི་ལོ་མ། ནམ་ཟླ་དུས་དྲུག་སོ་སོའི་སྤྱོད་ལམ་རྒྱས་པར་བཤད་པའི་ལོ་མ་དང་བཞིའོ། ། ༈གསུམ་པ་གནས་སྐབས་སྤྱོད་ལམ་གྱི་ཡལ་ག་ལས་སྐྱེས་པའི་ལོ་མ་ནི། བཀྲེས་སྐོམ་སོགས་བཅུ་གསུམ་མ་དགག་པ་གདམས་ངག་ཏུ་བསྟན་པའི་ལོ་མ། དེ་རྣམས་བཀག་པའི་སྐྱོན་དང་སེལ་བའི་ཆོ་ག་བསྟན་པའི་ལོ་མ། ནད་རིགས་མི་ལྡང་བ་སྲུང་བའི་དུས་སོགས་བསྟན་པའི་ལོ་མ་གསུམ་བཅས་སྤྱོད་ལམ་གྱི་སྟོང་པོར་ལོ་འདབ་བཅུ། ༈ཟས་ཀྱི་སྟོང་པོ་ལས་གྱེས་དང་པོ་ཟས་ཚུལ་ཟས་སྐོམ་གྱི་ཡལ་ག་ལས་སྐྱེས་པའི་ལོ་མ་ནི། ཟས་ལ་འབྲུའི་སྡེ་ལ་སྤྱི་དང་བྱེ་བྲག་བཅུ་བཞི་ཡོད་པའི་ལོ་མ། སྡེ་བརྒྱད་ཤ་སྤྱི་དང་བྱེ་བྲག་བཅོ་ལྔ་དང་ཉུས་པའི་ཁྱད་པར་བཤད་པའི་ལོ་མ། སྣུམ་སྡེར་སྤྱི་དང་བྱེ་བྲག་བཅུ་གཉིས་ཡོད་པའི་ལོ་མ། སྔོ་དད་སྡེ་ལ་སྤྱི་དང་བྱེ་བྲག་བདུན་གྱི་ལོ་མ། གཡོས་སྦྱོར་སྡེར་ཉེར་བརྒྱད་དང་། སྦྱོད་བཞིའི་ལོ་མ། བཏུང་བ་འོ་མའི་སྡེར་སྤྱི་དང་བྱེ་བྲག་བཅུ་བཞིའི་ལོ་མ། ཆུའི་སྡེར་སྤྱི་དང་བྱེ་བྲག་བཅུ་གཅིག་ཡོད་པའི་ལོ་མ། ཆང་སྡེར་སྤྱི་དང་བྱེ་བྲག་ལྔ་ཡོད་པའི་ལོ་མ་དང་བརྒྱད་དོ། ། ༈གཉིས་པ་ཁ་ཟས་བསྡམ་པའི་ཡལ་ག་ལས་སྐྱེས་པའི་ལོ་མ་ནི། དུག་ཅན་བསྡམ་པར་བཞི་ཡོད་པའི་ལོ་མ། མི་འཕྲོད་པ་བསྡམ་པར་བཞི་ཡོད་པའི་ལོ་མ་དང་གཉིས་སོ། ། ༈གསུམ་པ་ཟས་ཚོད་རན་པར་བཟའ་བའི་ཡལ་ག་ལས་སྐྱེས་པའི་ལོ་མ་ནི། ཚོད་ཟིན་པ་རྒྱུ་མཚན་གྱི་ལོ་མ། ཚོད་མ་ཟིན་པའི་རྐྱེན་གྱི་ལོ་མ། ཚོད་བཟུང་ཚད་ཀྱི་ལོ་མ། སྐོམ་འཐུང་ཐབས་ཀྱི་ལོ་མ། ཚོད་ཟིན་པའི་ཡོན་ཏན་གྱི་ལོ་མ་ལྔ་བཅས་ཟས་ཀྱི་སྟོང་པོར་ལོ་འདབ་བཅོ་ལྔ། ༈སྦྱོར་བ་སྨན་གྱི་སྟོང་པོ་ལས་གྱེས། དང་པོ་རོའི་ཡལ་ག་ལས་སྐྱེས་པའི་ལོ་མ་ནི། རོའི་རྟེན་

གྱི་ལོ་མ། རོའི་དབྱེ་བའི་ལོ་མ། རོའི་ངོ་བོའི་ལོ་མ། རོའི་སྨེ་ཚན་གྱི་ལོ་མ། རོའི་ལས་ཀྱི་ལོ་མ་དང་ལྔའོ། །༄གཉིས་པ་ཞུ་རྗེས་ཀྱི་ཡལ་ག་ལས་སྐྱེས་པའི་ལོ་མ་ནི། ཞུ་རྗེས་ཀྱི་དུས་ཀྱི་ལོ་མ། ཞུ་རྗེས་ཀྱི་རོའི་ལོ་མ། ཞུ་རྗེས་ཀྱི་ལས་ཀྱི་ལོ་མ་དང་གསུམ་མོ། །༄གསུམ་པ་ནུས་པའི་ཡལ་ག་ལས་སྐྱེས་པའི་ལོ་མ་ནི། སྤྱིར་རོའི་ནུས་པ་བཤད་པའི་ལོ་མ། མཐུ་སྟོབས་བཤད་པའི་ལོ་མ། ཡོན་ཏན་བཤད་པའི་ལོ་མ། བྱེ་བྲག་ངོ་བོའི་ནུས་པ་བཤད་པར་རིན་པོ་ཆེའི་སྨན་རིགས་གཉིས་ལ་བཞུ་༤དང་མི་བཞུ་༨བཅུ་ཡོད་པའི་ལོ་མ། རྡོའི་སྨན་སོ་བརྒྱད་ཀྱི་ལོ་མ། ས་སྨན་བཅུ་གཅིག་གི་ལོ་མ། ཤིང་སྨན་རིགས་ལ་སོ་བདུན་གྱི་ལོ་མ། རྩི་ཤིང་ཐང་གསུམ་གོ་རིམ་མ་ངེས། རྩི་སྨན་རིགས་གསུམ་ལ་སོ་གཅིག་དང་ཆུ་སྨ་བཅུའི་ལོ་མ། ཐང་སྨན་རིགས་ལྔ་ལ་ཉེར་ལྔ་ཡོད་པའི་ལོ་མ། སྔོ་སྨན་བརྒྱ་དང་བཅོ་བརྒྱད་ཀྱི་ལོ་མ། སྲོག་ཆགས་སྨན་རིགས་བཅུ་གསུམ་ལ་བརྒྱ་དང་བཅུའི་ལོ་མ་བཅས་བཅུ་གཅིག་གོ། །༄བཞི་པ་སྦྱོར་ཐབས་ཀྱི་ཡལ་ག་ལས་སྐྱེས་པའི་ལོ་མ་ནི། སྨེ་ཚན་དུ་སྦྱར་བ་བཅུ་བདུན་གྱི་ལོ་མ། རོ་སྦྱོར་ལྔ་བཅུ་རྩ་བདུན་གྱི་ལོ་མ། ནུས་སྦྱོར་ཞི་སྦྱང་གཉིས་ཀྱི་ལོ་མ་དང་གསུམ་བཅས་སྨན་གྱི་སྡོང་པོར་ལོ་འདབ་ཉི་ཤུ་རྩ་གཉིས། ༄དཔྱད་ཀྱི་སྡོང་པོ་ལས་གྱེས། དང་པོ་དཔྱད་དངོས་ཀྱི་ཡལ་ག་ལས་སྐྱེས་པའི་ལོ་མ་ནི། དཔྱད་ཀྱི་རྒྱུ་མཚན་གྱི་ལོ་མ། འཇམ་དཔྱད་དུགས་ལུམས་བྱུག་པ་གསུམ་གྱི་ལོ་མ། རྩུབ་དཔྱད་གཏར་བསྲེག་དབུག་པ་གསུམ་གྱི་ལོ་མ། དྲག་པོ་འདྲུལ་གཙོད་འདྲུད་འབྱིན་བཞིའི་ལོ་མ་དང་བཞིའོ། །༄གཉིས་པ་ཆ་དཔྱད་ཀྱི་ཡལ་ག་ལས་སྐྱེས་པའི་ལོ་མ་ནི། རྒྱུག་རྫུ་བཏགས་པའི་ཆ་དཔྱད་བཅུ་བཞིའི་ལོ་མ། སྐམ་པ་དྲུག་གི་ལོ་མ། གཙགས་བུ་དྲུག་གི་ལོ་མ། ཐུར་མ་དགུའི་ལོ་མ། ཐུན་བུའི་ཆ་དཔྱད་ཉི་ཤུ་རྩ་གཅིག་གི་ལོ་མ་ལྔ་བཅས་དཔྱད་ཀྱི་སྡོང་པོར་ལོ་འདབ་དགུ། ༄གསོ་བའི་སྡོང་པོ་ལས་གྱེས། དང་པོ་རྣམ་པར་མ་གྱུར་ཐ་མལ་ལུས་པོ་གསོ་བའི་ཡལ་ག་ལས་སྐྱེས་པའི་ལོ་མ་ནི། མི་ན་བ་གནས་པར་བྱ་བའི་ལོ་མ་དང་། རིང་དུ་འཚོ་ཐབས་བཅུད་ལེན་བསྟེན་ཚུལ་གྱི་ལོ་མ་གཉིས་སོ། །༄གཉིས་པ་རྣམ་གྱུར་ན་བ་གསོ་བའི་ཡལ་ག་ལས་སྐྱེས་པའི་ལོ་མ་ནི། ནད་ལ་བརྟག་ཐབས་གསོ་ཚུལ་གཉེན་པོ་གསུམ་སྡོང་པོ་ཕྱི་མར་རྒྱས་པར་བཀོད་པའི་ལོ་མ་

གཅིག་བཅས་གསོ་བའི་སྡོང་པོར་ལོ་འདབ་གསུམ། ༈དེ་ལྟར་རྣམ་གྱུར་ནད་ལ་ངོས་བཟུང་བརྟག་པའི་སྡོང་པོ་ལས་གྱེས། དང་པོ་ཉེས་པ་དངོས་སྟོན་གྱི་ཡལ་ག་ལས་སྐྱེས་པའི་ལོ་མ་ནི། སློང་བ་རྒྱུའི་སྒོ་ནས་བརྟག་པའི་ལོ་མ། མཚན་ཉིད་རྟགས་ཀྱི་སྒོ་ནས་བརྟག་པའི་ལོ་མ། ཕན་གནོད་གོམས་པའི་སྒོ་ནས་བརྟག་པའི་ལོ་མ་དང་གསུམ་མོ། །༈གཉིས་པ་ངན་གཡོ་སྐྱོན་བརྟག་གི་ཡལ་ག་ལས་སྐྱེས་པའི་ལོ་མ་ནི། མཚན་ཉིད་ཤེས་པར་བྱ་བའི་ལོ་མ། མཚང་འདྲུ་བའི་ལོ་མ། དེ་དུས་བསྲིང་བའི་ལོ་མ། སྤར་རྗེས་དཔྱད་པའི་ལོ་མ། བཙུད་ལ་བོར་བའི་ལོ་མ། ཁ་བཅིང་བའི་ལོ་མ། སྤྱོ་ལ་གདོན་པའི་ལོ་མ། ཐབས་འོག་གཞུག་པའི་ལོ་མ་དང་བརྒྱད་དོ། །༈གསུམ་པ་སྤྱང་བླང་ཐུ་བཞིའི་ཡལ་ག་ལས་སྐྱེས་པའི་ལོ་མ་ནི། གསོ་སླ་བའི་ལོ་མ། གསོ་དཀའ་བའི་ལོ་མ། གསོ་ཅམ་པའི་ལོ་མ། སྤང་བའི་ལོ་མ་དང་བཞི་བཅས་ངོས་བཟུང་བརྟག་པའི་སྡོང་པོར་ལོ་འདབ་བཅོ་ལྔ། ༈གསོ་ཚུལ་གྱི་སྡོང་པོ་ལས་གྱེས་དང་པོ་སྤྱིའི་གསོ་ཚུལ་གྱི་ཡལ་ག་ལས་སྐྱེས་པའི་ལོ་མ་ནི། ཇི་ལྟར་གསོ་བའི་ལོ་མ། གང་གིས་གསོ་བའི་ལོ་མ། སོས་པའི་ཚད་བསྟན་པའི་ལོ་མ་དང་གསུམ་མོ། །༈གཉིས་པ་བྱེ་བྲག་གསོ་བའི་ཡལ་ག་ལས་སྐྱེས་པའི་ལོ་མ་ནི། མ་ཞུར་བཅས་པའི་ནད་གསོ་བའི་ལོ་མ། རྐྱང་པ་རང་རྒྱུད་པའི་ནད་གསོ་བའི་ལོ་མ ། གཞན་དབང་ཟླ་གཉན་ནད་གསུམ་གསོ་བའི་ལོ་མ་དང་གསུམ་མོ། །༈གསུམ་པ་ཁྱད་པར་གསོ་ཚུལ་གྱི་ཡལ་ག་ལས་སྐྱེས་པའི་ལོ་མ་ནི། ནད་གང་ཡིན་མ་རྟོགས་དོགས་བཅས་གདེང་མ་ཐོབ་པར་བྱི་ལ་འཛབ་པ་ལྟ་བུའི་སད་མདས་བཅོས་པའི་ལོ་མ། ནད་ངོས་ཟིན་ཅིང་གདེང་ཐོབ་ནས་སྤྱོ་ལ་དར་འཕྱུར་ལྟ་བུར་དངོས་སུ་བཅོས་པའི་ལོ་མ། གཉེན་པོ་ཐོག་ཏུ་མི་འཕེལ་ནད་ལམ་གཟུང་བ་རྟ་རྒོད་དཀྱུས་འཛུད་ལྟར་བཅོས་པའི་ལོ་མ། སྨན་པ་གཞན་གྱིས་ནོར་བཅོས་པའི་ནད་ལ་དམན་ལྷག་ལོག་གསུམ་གང་བྱུང་བརྟགས་ཏེ་སྐྱུར་མོ་ཉ་ལེན་ལྟར་བཅོས་པའི་ལོ་མ། སྟོབས་ཆེན་ནད་ལ་སྨན་དཔྱད་ཟས་སྤྱོད་བཞིའི་དཔུང་བསྐྱེད་དེ་མི་ཤ་འཕྲང་ཕྲད་ལྟར་བཅོས་པའི་ལོ་མ། སྟོབས་ཆུང་ནད་ལ་སྐམས་གདང་མས་འཛེག་ལྟར་བཅོས་པའི་ལོ་མ། རྐྱང་པའི་ནད་ལ་དཔའ་བོ་དགྲ་འདུལ་ལྟར་བཅོས་པའི་ལོ་མ། ལྡན་འདུས་ཀྱི་ནད་ལ་དམེ་ཤོར་འབྲུག་

འདུམས་ལྷར་བཅོས་པའི་ལོ་མ། ཀུན་ལ་མཛེ་ཁལ་ལུག་ཁལ་ལྷ་བུར་འཚམ་པར་བཅས་པའི་ལོ་མ་དང་དགུ་བཅས་གསོ་ཚུལ་གྱི་སྡོང་པོར་ལོ་འདབ་བཅོ་ལྔ། ༈གཉེན་པོ་གང་གིས་གསོ་བའི་གསོ་ཐབས་ཀྱི་སྡོང་པོ་ལས་གྱེས། དང་པོ་ཐུན་མོང་གསོ་བའི་ཡལ་ག་ལས་སྐྱེས་པའི་ལོ་མ་ནི། ལུས་དུབ་པ་སྟོབས་སྐྱེད་བརྟ་ལ་བྱ་བའི་ལོ་མ། འཚོ་ཆེས་པ་ཉམས་དམད་སྨྱུང་བར་བྱ་བའི་ལོ་མ་དང་གཉིས་སོ། །༈གཉིས་པ་ཁྱད་པར་གསོ་བའི་ཡལ་ག་ལས་སྐྱེས་པའི་ལོ་མ་ནི། རླུང་གི་ནད་ལ་ཟས་སྤྱོད་སྨན་དཔྱད་བཞིས་བཅོས་པའི་ལོ་མ། མཁྲིས་པའི་ནད་ལ་ཟས་སྤྱོད་སྨན་དཔྱད་བཞིས་བཅོས་པའི་ལོ་མ། བད་ཀན་ནད་ལ་ཟས་སྤྱོད་སྨན་དཔྱད་བཞིས་བཅོས་པའི་ལོ་མ་གསུམ་བཅས་གསོ་བྱེད་ཀྱི་སྡོང་པོར་ལོ་འདབ་ལྔའོ། །༈བྱ་བྱེད་སྨན་པའི་སྡོང་པོ་ལས་གྱེས། ༈དང་པོ་སྨན་པའི་རྒྱུའི་ཡལ་ག་ལས་སྐྱེས་པའི་ལོ་མ་ནི། རྒྱུ་བློ་ལྡན་པའི་ལོ་མ། བསམ་པ་དཀར་བའི་ལོ་མ། དམ་ཚིག་ལྡན་པའི་ལོ་མ། རྣམ་པར་བཟོ་བའི་ལོ་མ། བྱ་བ་ལ་བརྩོན་པའི་ལོ་མ། མི་ཆོས་ལ་མཁས་པའི་ལོ་མ་དང་དྲུག་གོ །གཉིས་པ་སྨན་པའི་ངོ་བོའི་ཡལ་ག་ལས་སྐྱེས་ཉེས་པ་གནོད་བྱ་གཉེན་པོའི་མཚན་ཉིད་ཅི་རིགས་ཁོང་དུ་ཆུད་པ་སྨན་པའི་ངོ་བོ་ཡིན་པའི་ལོ་མ་གཅིག་གོ། ༈གསུམ་པ་སྨན་པའི་ངེས་ཚིག་གི་ཡལ་ག་ལས་སྐྱེས་པའི་ལོ་མ་ནི། ནད་གསོ་ལུས་ལ་ཕན་ཕྱིར་སྨན་པ་ཡིན་པའི་ལོ་མ་དང་། འགྲོ་ལ་ཕ་ལྟར་སྐྱོབ་ཅིང་རྒྱལ་པོའི་རྗེ་རུ་འཁུར་བས་ལྷ་རྗེ་ཡིན་པའི་ལོ་མ་དང་གཉིས་སོ། །༈བཞི་པ་སྨན་པའི་དབྱེ་བའི་ཡལ་ག་ལས་སྐྱེས་པའི་ལོ་མ་ནི། སྨན་པ་བླ་ན་མེད་པའི་ལོ་མ། །སྨན་པ་ཁྱད་པར་ཅན་གྱི་ལོ་མ། སྨན་པ་ཐ་མ་སྐྱོན་བཅུ་གསུམ་དང་ལྡན་པའི་ལོ་མ་བཅས་གསུམ་མོ། །༈ལྔ་པ་སྨན་པའི་ལས་ཀྱི་ཡལ་ག་ལས་སྐྱེས་པའི་ལོ་མ་ནི། ལས་ཐུན་མོང་བ་ལུས་ཀྱིས་སྨན་དང་ཆ་དཔྱད་ཚོགས་པར་བསགས་ཤིང་ནད་པའི་བྱ་བ་དོན་དུ་གཉེར་བའི་ལོ་མ་དང་། ངག་གི་ལས་ཁ་དམར་གཉིས་སམ་གསུམ་དུ་གདགས་པའི་ལོ་མ། ཡིད་ཀྱི་ལས་མ་འཁྲུལ་པ་བརྩོན་པས་བསམ་ཞིང་གཞིག་པའི་ལོ་མ། ལས་ཁྱད་པར་བ་དམན་ལྷག་ལོག་པའི་མཐའ་སྤང་ཆོས་ཀུན་དབུ་མར་བལྟ་བའི་ལོ་མ། སྒོམ་པ་ཚད་མེད་བཞིའི་ངང་དུ་གནས་པའི་ལོ་མ། སྤྱོད་པ་མི་དགེ་ངན་སྤྱོད་དོར་ཏེ་སྦྱིན་སོགས་བཞི་ལ་སྤྱོད་པའི་ལོ་

མ་བཅས་དྲུག་གོ ། ༈དྲུག་པ་སྨྲན་པའི་འབྲས་བུའི་ཡལ་ག་ལས་སྐྱེས་པ་ནི། གནས་སྐབས་ཚེ་འདིར་སྐྱིད་ཅིང་དབང་དང་ལོངས་སྤྱོད་དགའ་བདེ་ཕུན་སུམ་ཚོགས་པའི་འབྲས་བུ་དང་། མཐར་ཐུག་བླ་མེད་སངས་རྒྱས་ས་ལ་བགྲོད་པར་འགྱུར་བའི་འབྲས་བུ་གཉིས། དེ་དག་བསྒྲུབ་ཐབས་ཀྱི་ལོ་མ་དང་བཅས་སྨྲན་པའི་སྡོང་པོར་ལོ་འདབ་བཅུ་དགུ་དང་། འབྲས་སུ་གཉིས་སོ། །དེ་ལྟར་རྩ་བ་བཞི་ལ་སྡོང་པོ་བཅུ་གཅིག །ཡལ་ག་བཞི་བཅུ། ལོ་འདབ་བརྒྱ་དང་ང་བཞི། འབྲས་བུ་གཉིས་བཅས་བཤད་པ་སྐྱུའི་རྒྱུད་ཀྱི་བསྡུས་དོན་ས་བཅད་སྡོང་འགྲེམས་སྙིང་པོའི་ཚུལ་དུ་བཀོད་པ་ཡིན་ཞིང་། བློ་གསལ་གསུང་དོན་རྒྱ་ཆེར་རྟོགས་པར་འདོད་པ་རྣམས་འདི་ལ་ནན་ཏན་དུ་འབད་དེ་བསམ་པར་རིགས་སོ། །གཞན་ཡང་ནང་གསེས་དབྱེ་བ་ཕྲ་ཞིབ་ཡལ་འདབ་ཚུལ་དུ་བཀོད་ན་ལོ་མའི་རྣམ་གྲངས་མཐའ་ཡས་པ་མཆིས་ཀྱང་འདིར་སྤྲོས་པ་མ་བྱས་སོ། །སྨྲས་པ། རྒྱུད་བཞིའི་ཡ་གྱལ་བཤད་རྒྱུད་ཀྱི། །ས་བཅད་བསྡུས་དོན་ཉིང་ཁུ་ནི། །རྩ་བ་ཡན་ལག་ལོ་འབྲས་ཀྱི། །དཔེ་དོན་རྣམ་གྲངས་རབ་བཀོད་པའི། །སྡོང་འགྲེམས་རྒྱས་བསྡུས་མཐའ་སྤྲངས་ནས། །ཡང་དག་དོན་གྱི་གནས་ལྷོངས་པ། །བློ་གསལ་བློ་ཡི་མཛེས་རྒྱན་དུ། །གཅེས་པར་འཛིན་འོས་འདི་སྤེལ་དགེས། །འགྲོ་སྲོག་དུས་མིན་འཇིག་པ་ལ། །འཆི་མེད་བདུད་རྩིའི་དཔལ་འཛོམ་བ། །གསོ་རིག་བསྟན་དར་བསྟན་འཛིན་ཀུན། །སྐུ་ཚེ་རབ་བརྟན་དཔལ་འབར་ཤོག །ཅེས་བཤད་པ་སྐྱུའི་རྒྱུད་ཀྱི་དོན་སྡོམས་མ་ལུས་པ་ཚང་བའི་སྡོང་འགྲེམས་ཏ་ཅང་སྤྲོས་པ་མེད་པའི་མདོ་དོན་སྙིང་པོར་བསྒྲིལ་བ་འདི་ཡང་༧རྒྱལ་དབང་པད་དཀར་འཛིན་པའི་བླ་སྨན་པ་བོད་གཞུང་སྨན་རྩིས་ཀྱི་འགོ་འཛིན་ཁྲ་ཧྲཱུ་མ་ཧཱིས་རབ་ཚེས་ཚུ་ཐག་ནག་པ་ཟླ་བའི་ཡར་ཚེས་ལ་རྒྱུད་འདི་ཉིད་ཞིབ་ཏུ་འཁྲིད་སྐབས་སྤེལ་བ་ཤུབྷཾ།། །།མངྒ་ལཾ། །

༄༅། །བཤད་པ་སྐུའི་རྒྱུད་ལས་གསོ་ཚུལ་དང་གསོ་ཐབས་ཀྱི་སྟོང་འགྲེམས་ནོར་བུ་བཻ་ཌཱུརྻའི་ཕྲེང་བ་ཞེས་བྱ་བ་བཞུགས་སོ། །

སངས་རྒྱས་སྨན་གྱི་བླ་བཻ་ཌཱུརྻ་འོད་ཀྱི་རྒྱལ་པོའི་དབུའི་གཙུག་ཏོར་མཆོག་ཏུ་མཐོ་ཞིང་ཟླུམ་པའི་དབུས། ཆོས་ཀྱི་དབྱིངས་རྣམ་པར་དག་པའི་ཡེ་ཤེས་རྣམ་པར་སྣང་མཛད་ཀྱི་ངོ་བོ། སྐུ་ལས་སྤྲུལ་པའི་སྟོན་པ་རིག་པའི་ཡེ་ཤེས་ལ། གསུང་སྤྲུལ་ཡིད་ལས་སྐྱེས་ཀྱིས་བཤད་པའི་རྒྱུད་ཇི་ལྟར་ཞུས་པའི་ལན་མདོར་བསྟན་དུ་གསུངས་པ་ལ་བཞི། །བཤད་པའི་རྒྱུད་ལ་བསླབ་པའི་དགོས་འབྲེལ་དང་། རྩ་བ་བཞི་མདོར་བསྟན་པ། ཡན་ལག་བཅུ་གཅིག་རྒྱས་པར་བཤད་པ། གྲངས་ཀྱི་སྒོ་ནས་མཇུག་བསྡུ་བ་དང་བཞི་ལས། རྩ་བ་གསུམ་པ་ཇི་ལྟར་གསོ་བ་ལས་འཕྲོས་པ། ནད་དེ་རྟོགས་ནས་ཇི་ལྟར་གསོ་བའི་ཕྱིར། །གསོ་བར་བྱེད་པའི་ཐབས་ཀྱི་གནས་བསྟན་པ། །ཞེས་གསུངས་པས། གནས་བཅུ་པ་གསོ་བྱེད་ཐབས་ཀྱི་རྩ་བ། དེ་ལ་གསོ་བའི་ཚུལ་དང་གསོ་ཐབས་གཉིས། །ཞེས་པས། ནད་སྤྱིར་གསོ་ཚུལ་གྱི་སྟོང་པོ་དང་། གང་གིས་གསོ་བའི་གསོ་ཐབས་མང་ཡོད་ཀྱང་། །ཐུན་མོང་བ་དང་ཁྱད་པར་གཉིས་ཀྱིས་གསོ། །ཞེས་གསུངས་ཕྱིར། ཀུན་ཁྱབ་ཐུན་མོང་དུ་གསོ་བའི་སྟོང་པོ། ཁྱད་པར་ཉེས་གསུམ་སོ་སོར་གསོ་བའི་སྟོང་པོ་དང་གསུམ་མོ། །དང་པོ་ནད་ཀྱི་གསོ་ཚུལ་བསྟན་པ་ནི། །ནད་ལ་གསོ་ཐབས་དཔག་ཏུ་མེད་མོད་ཀྱང་། །གསོ་ཚུལ་མེད་ན་མུན་པར་མདའ་འཕེན་འདྲ། །དེ་ལ་གསུམ་སྟེ་སྤྱི་ཡི་གསོ་ཚུལ་དང་། །ཞེས་སོགས་ཀྱིས། དང་པོ་གསོ་ཚུལ་གྱི་སྟོང་པོ་ལས་སྐྱེས། སྤྱིའི་གསོ་ཚུལ་གྱི་ཡལ་ག་དང་། བྱེ་བྲག་གསོ་ཚུལ་གྱི་ཡལ་ག །ཁྱད་པར་གསོ་ཚུལ་

གྱི་ཡལ་ག་དང་དགུ་སྟེ་བཅུ་གཅིག ། སྤྱིའི་གསོ་ཚུལ་གྱི་ཡལ་ག་ལས་སྐྱེས་པའི་ལོ་མ་ནི། དང་པོ་རླུང་སོགས་ཉེ་སྐྱེད་ནད་གང་རང་གནས་གསོག་དུས་བསལ་བར་བྱ་བའི་ལོ་མ། ལངས་ཤིང་རྒྱས་ནས་གཞན་ལ་གནོད་མེད་སྦྱོར་བས་བཅོས་པའི་ལོ་མ། ནད་གཞན་སྐྱེས་ན་ནད་སྟོབས་གང་ཆེར་བཅོས་པའི་ལོ་མ། གང་གིས་གསོ་བ་བསག་དུས་ཞི་བྱེད་ཀྱིས་བཅོས་པའི་ལོ་མ། ལངས་ན་སྦྱང་བས་བཅོས་པའི་ལོ་མ། ཞི་དུས་ཟས་སྤྱོད་གཟབ་ཅིང་མི་འཁྲུགས་པར་བྱ་བའི་ལོ་མ། དུས་མིན་གསོག་ལྡང་ནད་འཕྲལ་དུ་བསལ་བའི་ལོ་མ། འཕྲོས་དོན་ནི། སྨན་ཡང་ཉིན་ཞག་ཟས་དུས་དང་རིག་པས། ནད་དང་སྦྱར་ཏེ་བཏང་ཚུལ་བཅུ་རུ་བཤད་དེ། བད་ཀན་ནད་ལ་ཟས་མ་ཞོས་པའི་ལྟོ་སྟོང་དང་གཅིག །བད་ཀན་ནད་ལ་ཟས་མ་ཞོས་པའི་ལྟོ་སྟོང་དང་གཅིག །ཐུར་སེལ་རླུང་ལ་ཟས་ཟ་བའི་སྔོན་དང་གཉིས། མེ་མཉམ་རླུང་ལ་ཟས་ཀྱི་དབུས་དང་གསུམ། ཁྱབ་བྱེད་རླུང་ལ་ནང་པར་ཟས་ཞོས་པ་དང་། གྱེན་རྒྱུའི་རླུང་ལ་དགོང་མོ་ཟས་ཞོས་པའི་མཐར་དང་བཞི། ཡི་ག་འཆུས་པར་སྨན་དང་ཟས་ཁམ་རེ་སྤེལ་ནས་དང་ལྔ། ནད་ཕལ་ཆེར་ལ་ཟས་ཞུ་མཚམས་དང་དྲུག །འབྲུ་སྐྱུགས་དང་། ལུད་པ་གློ་ནད། དབུགས་མི་བདེ་བར་དུས་མིན་ཅི་གྱུར་དང་བདུན། སྨན་གྱིས་སུན་པར་ཟས་བཅས་དང་བརྒྱད། སྐྱིགས་བུ་དང་འདར་བ་ལ་ཟས་ཀྱི་སྔོན་རྗེས་གཉིས་སྨན་གྱིས་མནན་པའི་ཚུལ་གྱིས་དང་དགུ། ནམ་ཐོང་ཡན་ཆད་ཀྱི་ནད་ལ་མཚན་མོ་གཏོང་བ་བཅས་ཀྱིས་བཅུའོ། །དེ་ལྟར་ནད་དང་མི་སྦྱོར་ཀུན་ལ་ཞུ་དུས་གཏོང་བ་ནི། རྫོངས་པའི་ལུགས་ཡིན་པས་ནད་ཐོག་འབབ་པར་དཀའ་བ་དང་། དུས་ལས་མ་འདས་པའི་ཡོན་ཏན་ནི་རྡེའུ་ངོས་འཛིན་པ་ལྟར་ནད་ཐོག་ཡེར་གྱིས་འགྲོ་བ་ཡིན་ནོ། །སོས་པའི་ཚད་ནད་གང་གསོ་དཔྱད་སྦྱར་ཡང་མཆིལ་སྣབས་མང་སོགས་ནད་རྩེ་མ་ཞི་བའི་ལོ་མ། ནད་གང་ཞི་དུས་གོང་ལས་ལྡོག་རྟགས་འབྱུང་བའི་ལོ་མ། མ་ཞི་བཅོས་ཤིང་ཞི་ནས་ལྷག་པ་མི་སྦྱར་བའི་ལོ་མ་སྟེ་བཅུ། བྱེ་བྲག་གསོ་ཚུལ་གྱི་ཡལ་ག་ལས་སྐྱེས་པའི་ལོ་མ་ནི། དང་པོ་རྫིད་ཆུང་ཟས་སྐོམ་མ་ཞུ་བ་དེ་ཉིད་རླུང་སོགས་གནོད་བྱར་འདྲེས་པ་སྨིན་དང་རྫིད་སྐྱེད་སྨན་གྱིས་རྩེ་བཅིལ་རྟགས་ཐོབ་གང་ཉེའི་ལམ་ནས་སྦྱང་བའི་ལོ་མ། སྙིང་འོག་རང་བྱུང་སྨན་གྱིས་དགག་པར་མི་བྱ་བའི་ལོ་

མ། མ་ཞུ་མེད་པའི་རང་རྒྱུད་ནད་ཀྲུང་པར་ནད་འཕོར་རླུང་དེ་ཚར་གཅོད་ཁོང་པར་བསྡུ་བའི་ལོ་མ། དེ་ནས་གང་དང་ཉེ་བའི་ལམ་ནས་སྦྱུང་བའི་ལོ་མ། ཡན་ལག་ཕྱིར་གནས་ཁོང་དུ་མ་འདུས་པར་རྩ་སྙོ་ཕྱི་དང་ནང་ནས་སྦྱུང་བས་དབྱུང་བའི་ལོ་མ། གཞན་དབང་ལྷ་གཉན་གྱི་ནད་ཐོག་ཏུ་བྱུང་བས་སྔར་ཡོད་ནད་རང་གི་གནས་ནས་ལངས་ནས་གནས་གཞན་འཕྲོག་རེས་ལྷ་བུར་ཕྱིན་ནས་རང་གནས་སྔ་མར་གནོད་ཅིང་འཁྲུགས་པས་ལྷ་གཉན་སྟོབས་ཆུང་ན་སྔ་མ་དེ་ཉིད་དང་། སྟོབས་ཆེ་ན་དེ་རང་བཅོས་པས་རང་གནས་གནས་པ་བཅོས་མི་དགོས་པར་འཚོ་བའི་ལོ་མ་དང་དྲུག །ཛེ་ཀླི་ན་ཏྲ་རས། དཔེར་ན། མ་ཞུས་མཁྲིས་ཡུལ་ཕྲོགས་ཏེ་བད་མཁྲིས་གཉིས་ཀར་གནོད་ཅིང་འཁྲུག །སྔ་མའི་མཁྲིས་པ་སྟོབས་ཆེན་དེ་བཅོས། ཕྱི་མའི་ལྷ་གཉན་སྟོབས་ཆེན་པོ་རང་ཞི་བར་བྱས་པས་མཁྲིས་པ་ཤུགས་ཀྱིས་འཚོ་ཞེས་གསུངས་པ་བཞི་སྟོན་དང་འགྲེལ་ལུགས་ཅུང་མི་འདྲའོ། ། ཁྱད་པར་གསོ་ཚུལ་གྱི་སྟོང་པོ་ལས་གྲེས། དང་པོ་ནད་གང་ཡིན་མ་རྟོགས་རྟོགས་བཅས་གདེང་མ་ཐོབ་པར་བྱི་ལ་འཇབ་པ་ལྟ་བུའི་སད་མདའ་གཏོང་བའི་ཡལ་ག །གཉིས་པ་ངོས་ཟིན་ངེས་པ་རྙེད་ཅིང་གདེང་ཐོབ་ན་སྤྱོ་ལ་དར་འཕྱུར་ལྟ་བུར་དངོས་སུ་བཅོས་པའི་ཡལ་ག །གསུམ་པ་གཉེན་པོ་ཐོག་ཏུ་མི་འབབ་ནད་ལམ་གཟུང་བ་ཧ་གོད་དཀྲུས་འཛུད་ལྟར་བཅོས་པའི་ཡལ་ག །བཞི་པ་སྔར་བཅོས་ནད་ལ་དམན་ལྷག་ལོག་གསུམ་བརྟགས་ལ་སྐྱུར་མོ་ཉ་ལེན་ལྟར་བཅོས་པའི་ཡལ་ག །ལྔ་པ་སྟོབས་ཆེ་ནད་ལ་ཟས་སྤྱོད་སྨན་དཔྱད་བཞི་ལག་གཏོད་མི་ཤ་འཕྲང་ཐྲད་ལྟ་བུར་བཅོས་པའི་ཡལ་ག །དྲུག་པ་སྟོབས་ཆུང་ནད་ལ་སྤྱོད་ལམ་ཟས་སྨན་དཔྱད་སྐམས་གདང་མས་འཛེག་ལྟར་བཅོས་པའི་ཡལ་ག །བདུན་པ་ཀྲུང་པའི་ནད་ལ་དཔའ་བོ་དགྲ་འདུལ་བཞིན་བཅོས་པའི་ཡལ་ག །བརྒྱད་པ་ལྡན་འདུས་ནད་ལ་འདུ་བ་ཆ་སྙོམས་པ་གཙོ་བོས་དམེ་ཤོར་འཁྲུགས་འདུམས་ལྟར་བཅོས་པའི་ཡལ་ག །དགུ་པ་ཀུན་ལ་གནོད་བྱ་ལ་སོགས་ཆོས་བཙུར་སྦྱར་ཏེ་མཐེ་ཁལ་ལུག་ཁལ་ལྟ་བུར་འཚམ་པར་བཅོས་པའི་ཡལ་ག་དང་བཅས་སོ། །ཁྱད་པར་གྱི་གསོ་ཚུལ་རྒྱས་པར་བཤད་པར་བྱི་ལ་འཇབ་པ་ལྟ་བུའི་སད་མདའི་ཡལ་ག་ལས་སྐྱེས་པའི་ལོ་མ་ནི། དང་པོ་ནད་རྟགས་དཔྱད་ལ་ཐེ་ཚོམ་པར་རླུང་སོགས་ཀྱི་སད་མདའ་བསྙེན་པར་བྱ་བའི་ལོ་

མ། དེ་ཡང་། རླུང་གི་ནད་ལ་སད་མདའ་སྲེ་ལྕོང་ཐང་། མཁྲིས་པའི་ནད་ལ་སད་མདའ་ཏིག་ཏའི་ཐང་། །བད་ཀན་ནད་ལ་སད་མདའ་རྒྱམ་ཚྭ་གསུམ། །ཕོ་ལྕོང་གཉན་སྲིན་སད་མདའ་བྲ་ཁྲུང་ལྷ། །ཁྲག་འཁྲུགས་རླུང་གཟེར་སད་མདའ་མ་ནུ་བཞི། །སྦྱར་བའི་དུག་ལ་སད་མདའ་སྤུད་སྨན་བཏང་། །ཚ་གྲང་འདྲེས་པའི་སད་མདའ་གོམས་པ་བསྙེན། །བ་ཤལ་གྱི་སད་མདའ་སྣ་སེལ་འཁྲིག་ཐང་བཏང་། །མེ་བཙའི་སད་མདའ་སྨུམ་ལྡན་རྡོར་དུགས་དང་། །གཏར་གའི་སད་མདའ་རྗེ་གྲང་ཆུ་ལྷུག་བྱ། །རྣག་གི་སད་མདའ་མེ་ཐུར་མིག་ཅན་བརྡེག །གཞན་ཡང་ནད་དེ་འདི་ཡིན་སྙམ་པ་ཡི། །གཉེན་པོའི་སྦྱོར་བ་ཆུང་ངུའི་སད་མདའ་བསྙེན། །ཞེས་སོ། །ཡིད་ཁུ་འཁྲིག་ལྡན་པའི་ལྟར་སྣང་བསྟུར་ལ་གཉེན་པོ་གང་ལེན་དེ་ཉིད་བཅོས་པའི་ལོ་མ། འདི་དུས་ཁ་དམར་གསལ་བར་མི་སྨྲོག་བྱིངས་པོར་སླུ་བའི་ལོ་མ་དང་གསུམ། སྤོ་ལ་དར་འཕྲུར་གྱི་ཡལ་ག་ལས་སྐྱེས་པའི་ལོ་མ་ནི། ནད་ལ་ངེས་པ་རྙེད་ཅིང་གདེངས་ཐོབ་ན་ནད་དེ་འདི་ཡིན་རྒྱུ་རྐྱེན་འདིས་སྐྱེད་པའི་ལོ་མ། ད་ལྟ་འདི་ན་མཐའ་གཞུག་འདི་རུ་འགྱུར་བའི་ལོ་མ། བཅོས་ཀ་འདི་བྱེད་དུས་ཚོད་འདི་ནས་སོས་པའི་ལོ་མ། ཡང་ན་མི་ཐུབ་འཆི་བའི་དུས་ཚིགས་བོར་བའི་ལོ་མ་དང་བཞི་སྟེ་ཀུན་གྱིས་གོ་བར་སླ་བའོ། ། རྟ་རྒོད་དཀྲུས་འཛུད་ཀྱི་ཡལ་ག་ལས་སྐྱེས་པའི་ལོ་མ་ནི། གཉེན་པོ་ཐོག་ཏུ་མི་འབབ་མ་སླེན་ཚ་བའི་གཉེན་པོའི་གྲོགས་བད་རླུང་ཐང་གིས་དབྱེ་བའི་ལོ་མ། ནད་ཁྲག་ཟུངས་ཁྲག་འོ་མ་ཆུ་འདྲེས་འདྲ་བ་འབྲས་གསུམ་གྱིས་ཁྲག་ངན་ཕྱེ་ལ་གཏར་བའི་ལོ་མ། བད་ཀན་དང་དུག་ཚད་བྱེར་བ་བསྡུས་ལ་བསད་པའི་ལོ་མ། གབ་ཚད་གྲང་བའི་མགོ་ཕྱུར་རྡོད་ཀྱིས་བཤུ་བའི་ལོ་མ། མ་ཞུའི་ནད་ཀུན་རྡོད་སྨན་གྱིས་རྩེ་བཅིལ་རྟགས་ཐོབ་གང་ཉེའི་ལམ་ནས་སྦྱང་བའི་ལོ་མ། བ་ཤལ་གྱི་སྔོན་འགྲོ་སྨན་གྱིས་ནད་ཀུན་སློང་བའི་ལོ་མ་དང་དྲུག །སྐྱུར་མོ་ཉ་ལེན་གྱི་ཡལ་ག་ལས་སྐྱེས་པའི་ལོ་མ་ནི། སྨན་པ་གཞན་གྱིས་ལྟར་བཅོས་ནད་དེར་གཉེན་པོ་དམན་ན་བསྐྱེད་པའི་ལོ་མ། ལོག་ནས་ནད་སྟོབས་སྐྱེས་ན་སྦྱོར་བ་བསྒྱུར་བའི་ལོ་མ། ལྷག་ནས་ནད་གཞན་ལངས་ན་གང་ལངས་མནན་པའི་ལོ་མ་དང་གསུམ། ལག་གཏོད་མི་ཤ་འཕྲང་ཐྲད་ཀྱི་ཡལ་ག་ལས་སྐྱེས་པའི་ལོ་མ་ནི། ཚ་བ་སྟོབས་ཆེ་ན་ནད་ལ་སྨན་དཔྱད་ཟས་སྤྱོད་ཀྱི་ཆ་བཞི་དབབ་

པའི་ལོ་མ། གྲང་བ་སྟོབས་ཆེན་ན་ནད་ལ་སྨན་དཔྱད་ཟས་སྤྱོད་ཀྱི་མེ་བཞི་སྦྱོར་བའི་ལོ་མ་དང་གཉིས། སྐམས་གདང་མས་འཇོག་གི་ཡལ་ག་ལས་སྐྱེས་པའི་ལོ་མ་ནི། སྟོབས་ཆུང་ནད་ལ་དང་པོ་སྤྱོད་ལམ་གཟབ་པའི་ལོ་མ། དེས་མ་ཞི་ན་ཟས་ཀྱིས་བཅོས་པའི་ལོ་མ། དེས་མ་ཞི་ན་བསིལ་ཟྲོད་སྨན་ཀྱིས་བཅོས་པའི་ལོ་མ། གསུམ་གས་མ་མཐོང་ན་དཔྱད་ཀྱིས་ནད་ཡུལ་དབྱུང་བའི་ལོ་མ་དང་བཞི། དཔལ་བོས་དགྲ་འདུལ་གྱི་ཡལ་ག་ལས་སྐྱེས་པའི་ལོ་མ་ནི། རླུང་དང་མཁྲིས་པ་བད་ཀན་ནད་རྒྱུད་དེ་ཉིད་ཞི་བར་བྱ་ཞིང་གཞན་མ་ལྡངས་པར་བཅོས་པའི་ལོ་མ། དེ་མ་ཤེས་ན་ལྡོག་རྒྱུ་བཅུ་གཉིས་སུ་འགྱུར་བའི་ལོ་མ་དང་གཉིས། ལྡོག་རྒྱུ་བཅུ་གཉིས་སུ་ཇི་ལྟར་འགྱུར་བའི་ཚུལ་ཡང་། ལོག་པས་རང་མ་ཞི་བར་གཞན་སྐྱེད་དེ། །རླུང་གི་ནད་ལ་ཁ་ཚའི་རོ་བསྟེན་ན། རླུང་མ་ཞི་བར་བད་ཀན་མཁྲིས་པར་ལྡོག །མཁྲིས་པའི་ནད་ལ་ལན་ཚ་ཚ་བ་བསྟེན། །མཁྲིས་པ་མ་ཞི་བད་རླུང་གཉིས་སུ་ལྡོག །བད་ཀན་ནད་ལ་ཁ་དང་ལན་ཚ་བསྟེན། །བད་ཀན་མ་ཞི་རླུང་མཁྲིས་གཉིས་སུ་ལྡོག །མི་འཕྲོད་རྐྱེན་གྱིས་འདུས་པར་ལྡོག་པ་ཡོད། །ལྷག་པས་ནད་དེ་ཞི་ནས་གཞན་སློང་སྟེ། །མངར་དང་ལན་ཚས་རླུང་ཞི་བད་མཁྲིས་སྐྱེད། །ཚ་སྐྱུར་བད་ཀན་ཞི་ནས་རླུང་མཁྲིས་སྐྱེད། །མངར་ཁས་མཁྲིས་པ་ཞི་ནས་བད་རླུང་སྐྱེད། །ཅེས་གསུངས་སོ། །གསོ་བོས་དམེ་ཤོར་འབྲུགས་འདུམས་ཀྱི་ཡལ་ག་ལས་སྐྱེས་པའི་ལོ་མ་ནི། ལྷན་འདུས་ནད་ལ་འདུ་བ་སྤྱི་ར་སྙོམས་གནས་དང་ནད་གཞི་སོ་སོའི་ཁ་འཛིན་གང་དང་གང་དགོས་རྟགས་དང་སྦྱར་བའི་ལོ་མ། ཐམས་ཅད་འདུས་ན་ཀུན་ལ་ཁ་གནོན་གཏོང་བའི་ལོ་མ། ལྷན་འདུས་ཆ་མཉམ་གང་ཤས་ཆེ་བར་གཉེན་པོའང་དེ་དང་བསྟུན་ནས་གང་མཐོ་མནན་པའམ། ཡང་ན་སྔ་ཕྱི་རེ་མོས་བཅོས་པ་དང་། ཡང་ན་ལྷག་པ་སྐྱུད་ལ་དུས་ཅིག་གཞོམ་པ་སོགས་མདོར་ན་འདུ་བ་ལྷག་ཆད་མེད་པར་མཉམ་པའི་ལོ་མ་དང་གསུམ། འཕྲོས་དོན་ནི། ལུས་ཟུངས་བཟོ་རྒྱུ་འདྲ་བས་ཆུད་མི་གསན། །ཕོ་བ་ཞིང་ས་འདྲ་བས་མེ་དྲོད་གསོ། །དེ་ལྟར་ཤེས་ན་འཚོ་བྱེད་སྨན་པར་འགྱུར་ཞེས་སོ། །མཛོ་ཁལ་ལུག་ཁལ་གྱི་ཡལ་ག་ལས་སྐྱེས་པའི་ལོ་མ་ནི། གནོད་བྱ་ཡུལ་དུས་སོགས་ཐམས་ཅད་མཚུངས་ན་གཉེན་པོས་ནོན་པར་གཏོང་བའི་ལོ་མ། དེ་མ་ཡིན་ན་འཚམ་ཚད་བསྟེན་པར་བྱ་བའི་

ལོ་མ་དང་གཉིས་ཀྱིས་ཁྱད་པར་གསོ་ཚུལ་དགུ་ལ་ལོ་མ་སོ་གཅིག་སྟེ་བསྡོམས་གསོ་ཚུལ་གྱི་སྡོང་པོར་ལོ་འདབ་བཞི་བཅུ་རྩ་བདུན་ནོ། ། ༄གཉིས་པ་ཐུན་མོང་གསོ་བའི་སྡོང་པོ་ལས་སྐྱེས་པའི་ཡལ་ག་ནི། སྟོབས་སྐྱེད་བརྟ་བར་བྱ་བའི་ཡལ་ལ་ག །ཉམས་དམད་སྨྱུང་བར་བྱ་བའི་ཡལ་ག་དང་གཉིས། བརྟ་བར་བྱ་བའི་ཡལ་ག་ལས་སྐྱེས་པའི་ལོ་མ་ནི། བརྟ་ཡུལ་རླུང་ཆེ་ཟུངས་ཟད་ཁྲིམ་གསར་དུབ་སོགས་སོ་ཀའི་དུས་རྣམས་ཕལ་ཆེར་བརྟ་བས་གསོ་བའི་ལོ་མ། གང་གིས་བརྟ་བའི་གཉེན་པོ་ཟས་དང་སྨན་དཔྱད་སྤྱོད་ལམ་བཞིའི་ལོ་མ། དེའི་ཕན་ཡོན་སྟོབས་འཕེལ་ནད་ཀུན་ཟིལ་གྱིས་གནོན་པའི་ལོ་མ། ཧ་ཙང་ཐལ་དྭགས་འཚོ་ཆེས་འབྲས་དང་རྨེན་བུ་སོགས་འཕེལ་བའི་ལོ་མ། དེའི་བཅོས་ཐབས་བད་ཚིལ་ཟད་བྱེད་ཀྱི་ཟས་སྨན་བསྟེན་པའི་ལོ་མ་དང་ལྔ། ཉམས་དམད་སྨྱུང་བའི་ཡལ་ག་ལས་སྐྱེས་པའི་ལོ་མ་ནི། སྨྱུང་ཡུལ་མ་ཞུ་སྐྱུམ་ཟོས་བརླ་རེངས་སོགས་དང་འཚོ་ཆེས་ཆུ་སེར་བད་མཁྲིས་རྒྱས་པ་སྟོབས་ལྡན་དར་བབ་དགུན་དུས་སྨྱུང་བས་བཅོས་པའི་ལོ་མ། གང་གིས་དམད་པའི་གཉེན་པོ་ཟས་སྤྱོད་དང་། སྨན་དཔྱད་ཞི་སྦྱང་འཇམ་རྩུབ་ཉམས་སྟོབས་ཆུང་འབྲིང་ཆེ་གསུམ་ལ་གང་དགོས་བསྟེན་པའི་ལོ་མ། དེའི་ཕན་ཡོན་དབང་གསལ་ལུས་ཡང་བྱ་བྱེད་བརྩོན་པ་སོགས་ཀྱི་ལོ་མ། ཧ་ཙང་ཐལ་དྭགས་ཟུངས་འཛད་ཁ་སྐེམ་མགོ་བོ་འཁོར་བ་སོགས་ཀྱི་ལོ་མ། དེའི་བཅོས་ཐབས་བརྟས་པར་བྱེད་དང་། ཁྱད་པར་ཁ་ཟའི་ཁ་སོགས་བསྟེན་པའི་ལོ་མ་ལྔ་བཅས་ཐུན་མོང་གསོ་བའི་སྡོང་པོར་ལོ་འདབ་བཅུའོ། །མདུག་དོན་ནི། མདོར་ན་བརྟ་བྱའི་ཡུལ་ལ་ཉམས་མི་དམད། །གལ་ཏེ་སྦྱང་བ་དགོས་ལ་འཇམ་པོས་བྱ། །ཉམས་དམད་དགོས་ལ་བརྟས་པར་བྱེད་པ་སྤང་། །རླུང་འཕེལ་ནད་གང་ཟད་པ་བརྟ་བས་གསོ། །རླུང་ཟད་བད་མཁྲིས་འཕེལ་བ་སྨྱུང་བས་བཅོས། །རྟེན་དང་བརྟེན་པ་འཕེལ་ཟད་བཅོས་ཐབས་གཅིག །ཅེས་གསུངས་སོ། །གསུམ་པ་ཉེས་གསུམ་གསོ་བའི་སྡོང་པོ་ལས་སྐྱེས། །རླུང་གསོ་བའི་ཡལ་ག །མཁྲིས་པ་གསོ་བའི་ཡལ་ག བད་ཀན་གསོ་བའི་ཡལ་ག །རླུང་མཁྲིས་ལྡན་པ་གསོ་བའི་ཡལ་ག །བད་མཁྲིས་ལྡན་པ་གསོ་བའི་ཡལ་ག །བད་རླུང་ལྡན་པ་གསོ་བའི་ཡལ་ག །འདུས་ནད་གསོ་བའི་ཡལ་ག །མདོ་དོན་གྱི་ཡལ་ག་དང་བརྒྱད། །རླུང་གསོ་བའི་ཡལ་ག་ལས་སྐྱེས་པའི་ལོ་མ་

ནི། ཟུང་འཇུག་རླུང་ལ་ཏིལ་མར་བུར་ཚང་ཤ་སོགས་ལྡི་སྨུམ་འཇམ་རྫའི་ཟས་ཀྱིས་བཅོས་པའི་ལོ་མ། སྤྱོད་ལམ་སྲུན་ཁྲུང་རྫོ་བའི་གནས་སུ་སྡོད་པ་སོགས་ཀྱི་ལོ་མ། སྨན་དུ་ཁྲུ་ཐང་ཕྱེ་འདོན་སྨན་མར་དང་ཁྱད་པར་མར་རྙིང་རྫོད་ཀྱི་འཇམ་རྩི་བསྟུགས་པའི་ལོ་མ། དཔྱད་དུ་བསྐུ་མཉེ་སྨུམ་དུགས་རླུང་གསང་མེ་ཡིས་མནན་པའི་ལོ་མ། མདོར་ན་མངར་སྣུར་ལན་ཚ་སྨུམ་རྫོ་དང་འཇམ་རྩི་བཅུད་ཀྱིས་བཅོས་པའི་ལོ་མ་དང་ལྔ། མཁྲིས་པ་གསོ་བའི་ཡལ་ག་ལས་སྐྱེས་པའི་ལོ་མ་ནི། མར་གསར་བ་ལང་ཤ་སོགས་བསིལ་ཟས་བསྟེན་པའི་ལོ་མ། སྤྱོད་ལམ་བསིལ་གནས་དལ་སྡོད་དྲི་བཟང་བྱུག་པའི་ལོ་མ། སྨན་དུ་སྤོ་ཐང་ལ་སྨན་ཐུན་མོང་གསུམ་དང་གུར་ཅན་དན་ཕྱི་ཕང་ཚ་སྦྱོར་བས་སྦྱར་ཞིང་ཁྱད་པར་མངར་བའི་བཤལ་གྱིས་སྦྱང་བའི་ལོ་མ། དཔྱད་དུ་རྩལ་དབྱུང་ཆུའི་འཕྲུལ་འཁོར་དང་གཏར་ག་བྱ་ཞིང་བསིལ་གྱིས་བདུག་པའི་ལོ་མ། མདོར་ན་མངར་ཁ་བསྐ་བསིལ་བཤལ་གྱིས་བཅོས་པའི་ལོ་མ་དང་ལྔ། བད་ཀན་གསོ་བའི་ཡལ་ག་ལས་སྐྱེས་པའི་ལོ་མ་ནི། སྦྲང་རྩི་ཉ་ལུག་ཤ་སོགས་རྣོ་ལ་ཚུང་བའི་ཟས་ཀྱིས་བཅོས་པའི་ལོ་མ། སྤྱོད་ལམ་མེ་ཉིས་བསྲོ་བ་སོགས་ལུས་སེམས་རྩོལ་བཅག་གཉིད་མི་ལོག་པའི་ལོ་མ། སྨན་དུ་ལན་ཚྭ་ཚ་བའི་བསྡུས་ཐང་དང་ཕྱེ་མ་ཐལ་སྨན་སྦྱར་ཞིང་ཁྱད་པར་རྨེ་རུབ་སྐུགས་སྨན་བསྟུགས་པའི་ལོ་མ། དཔྱད་དུ་ཚ་དང་བོང་བ་སྦུ་དུགས་བསྟེན་ལ་མེ་བཙའ་ཐུར་མ་བྱ་བའི་ལོ་མ། མདོར་ན་ཚ་སྐྱུར་ཡང་རྩུབ་རྣོ་བ་དང་སྐྱུགས་དང་རྫོད་ཀྱིས་བཅོས་པའི་ལོ་མ་དང་ལྔ། བཞི་པ་རླུང་མཁྲིས་ལྡན་པ་གསོ་བའི་ཡལ་ག་ལས་སྐྱེས་པའི་ལོ་མ་ནི། རླུང་མཁྲིས་ནད་ལ་བསིལ་བཅུད་ལྡན་པའི་ཟས་སྤྱོད་སྨན་དཔྱད་བཞི་བསྟེན་པའི་ལོ་མ། བད་མཁྲིས་ལྡན་པའི་ཡལ་ག་ལས་སྐྱེས་པའི་ལོ་མ། བད་མཁྲིས་ནད་ལ་བསིལ་ལ་ཡང་བའི་ཟས་སྤྱོད་སྨན་དཔྱད་བཞི་བསྟེན་པའི་ལོ་མ། བད་རླུང་ལྡན་པའི་ཡལ་ག་ལས་སྐྱེས་པའི་ལོ་མ་ནི། བད་རླུང་ནད་ལ་དྲོད་དང་བཅུད་པའི་ཟས་སྤྱོད་སྨན་དཔྱད་བཞིས་བཅོས་པའི་ལོ་མ། འདུས་ནད་གསོ་བའི་ཡལ་ག་ལས་སྐྱེས་པའི་ལོ་མ་ནི། འདུས་པའི་ནད་ལ་བསིལ་བཅུད་ཡང་བའི་ཟས་སྤྱོད་སྨན་དཔྱད་བཞིས་བཅོས་པའི་ལོ་མ། མདོ་དོན་གྱི་ཡལ་ག་ལས་སྐྱེས་པའི་ལོ་མ་ནི། མདོར་བསྡུས་ཚ་བ་ཐམས་ཅད་བསིལ་གྱིས་བཅོས་པའི་ལོ་

མ། གྲང་བའི་ནད་གཞི་གང་ཡིན་བད་ཀན་ལྟར་བཅོས་པའི་ལོ་མ། རླུང་ནི་ཚ་གྲང་གང་འབྲེལ་སྙུམ་རྫས་བཅོས་པའི་ལོ་མ་སྟེ་ཉེས་གསུམ་གསོ་བའི་སྡོང་པོར་ལོ་འདབ་ཉེར་གཉིས་སོ། །དེ་ལྟར་བྱང་ཆུབ་ཤིང་གི་ཚུལ་དུ་བཀོད་དེ་རྩ་བ་གཅིག་ལ་སྡོང་པོ་གསུམ། ཡལ་ག་ཉི་ཤུ་རྩ་གཅིག །ལོ་འདབ་ཕྲེན་བདུན་ཅུ་རྩ་དགུར་རྒྱས་པ་ཡིན་ནོ། །དེ་ཡང་གྲུབ་པ་ལུས་ལས་བྱུང་བའི་ནད་གཞི་མཐའ་དག་འཕེལ་འགྲིབ་ནད་ཀྱི་གནས་ཀྱིས་སྤྱི་ཕོག་ཁྲོལ་ཞིང་། གཉེན་པོ་བཞིའི་ཚུལ་མཐའ་དག་ཟས་སྤྱོད་སྨན་དཔྱད་གནས་ཀྱིས་རྒྱ་ཆེར་ཤེས་པས་ནད་མེད་དུ་རིང་པོར་གནས་པར་བྱེད་པ་དང་། རྣམ་གྲངས་ནད་ཀྱི་དབྱེ་བ་མཐའ་དག་ངོས་འཛིན་རྟགས་ཀྱིས་འཁྲུལ་མེད་དུ་རྟོགས་ནས། ཇི་ལྟར་གསོ་བར་བྱེད་པའི་ཚུལ་མཐའ་དག་ལ་གསོ་ཚུལ་གྱི་སྡོང་པོའི་ལོ་འདབ་བཞི་བཅུ་རྩ་བདུན་གྱིས་ཡངས་པའི་བློ་གྲོས་རྒྱས་ཏེ། ཐུན་མོང་གསོ་བའི་སྡོང་པོའི་ལོ་འདབ་བཅུ་དང་། གསོ་ཐབས་དངོས་ཀྱི་སྡོང་པོའི་ལོ་འདབ་ཉི་ཤུ་རྩ་གཉིས་ཀྱིས་ནད་རིགས་མཐའ་དག་གསོ་ཐབས་ལག་ལེན་དང་བཅས་ལེགས་པར་ཕྱིད་དུ་ཆུབ་སྟེ་གསོ་དཔྱད་ཀུན་ལ་རྨོངས་པ་མེད་པ་བྱམས་པའི་སེམས་ལྡན་འགྲོ་བ་ནད་པ་རྣམས་ཀྱི་མགོན་སྐྱབས་དཔུང་གཉེན་དུ་ཆེ་བའི་སྨན་པ་མཆོག་གི་གོ་འཕང་དོན་དུ་གཉེར་བ་དེ་ལ་མདོ་དོན་ཆེ་བས་ཡུན་གྱི་སྙིང་ཧླེད་པར་འགྱུར་རོ། །ཡང་གསོ་ཚུལ་གྱི་ལག་ལེན་འདི་དག་རྒྱུད་ཕྱི་མ་ལྟར་ན། མདོར་བསྡུས་བརྟག་ཐབས་དང་། གསོ་ཚུལ། བཅོས་ཐབས་གསུམ་ལས། བརྟག་ཐབས་རིག་མཐོང་གཉིས་ཀྱི་ལག་ལེན་ཞེ་བརྒྱད་ཀྱིས་ནད་ངོས་བཟུང་། འཁྲུལ་གཞི་གལ་འགག་བཞིའི་ལག་ལེན་སུམ་ཅུ་རྩ་བཞིས་དཔྱད་འཕྲེང་བསལ། གསོ་ཚུལ་སྤྱི་དང་ཁྱད་པར་ལ་ལག་ལེན་བཞི་བཅུ་རྩ་བདུན་གྱིས་ནད་གང་དང་གང་ལ་གཉེན་པོ་སྤྱོད་ཅིང་། ལག་ལེན་ཉིས་བརྒྱ་སོ་བདུན་གྱིས་མཛེས་པའི་གསོ་ཐབས་བཅོ་བརྒྱད་ཀྱིས་ནད་ཀྱི་དགྲ་དཔུང་གཞོམ་པར་བྱ་བ་སྟེ་སུམ་ཅུ་རྩ་གསུམ་ལག་ལེན་སྙིང་པོར་དྲིལ་བར་རྒྱས་བཤད་ལག་ལེན་སུམ་བརྒྱ་དྲུག་ཅུ་རྩ་དྲུག་འདྲེན་པའི་ཚུལ་ཡང་དེ་ལྟར་ལགས་སོ། །སླར་འཕྲོས་དོན་ཅུང་ཟད་སྨྲས་པ། ལུས་ཀྱི་གནས་ལུགས་མ་ཤེས་ན། །གནས་ཁང་རྒྱུས་མེད་ཁང་གཉེར་འདྲ། །ལུས་ཀྱི་མཚན་ཉིད་མ་ཤེས་ན། །འཁོར་ལོའི་གནད་གསང་མི་ཤེས་འདྲ། །ནད་ཀྱི་རྒྱུ་རྐྱེན་མ་

ཤེས་ན། །ནད་རིགས་དབྱེ་བ་ཤན་མི་ཕྱེད། །སྨན་གྱི་བསིལ་དྲོད་མ་ཤེས་ན། །ཕན་དང་གནོད་པ་ཕྱེད་ཕྱིར་ཡིན། །ཁྱད་པར་ནུས་སྟོབས་མ་ཤེས་ན། །རང་སྲིད་དགྲ་རུ་ལྡང་བ་འདྲ། །གསོ་ཚུལ་ལག་ལེན་མ་ཤེས་ན། །སྨུན་ཁུངས་ཁུ་ཚུར་བརྡེག་པ་འདྲ། །དེ་ཕྱིར་ལུས་ནད་གཉེན་པོ་དང་། ། གསོ་ཐབས་ཀུན་ལ་མ་རྨོངས་པ། །རྒྱལ་བའི་བཀའ་བཞིན་ཉམས་ལེན་པའི། །སྨན་པ་དེ་ལ་ཕྱག་བྱར་འོས། །དུས་བབ་ཀུན་ལ་དར་ཁྱབ་ཀྱི། །སྨན་བཅུད་དྭངས་མས་སྨན་ཐབས་དང་། །དཔྱད་དང་དཔྱད་ཀྱི་ཆ་དཔྱད་ལ། །ངོ་མཚར་མཐོང་བས་རྗེས་ཡི་རངས། །རྨ་རིགས་འདྲལ་གཅོད་ལ་སོགས་པར། །རྣམ་དཔྱོད་དཔའ་ལྡན་ཡིད་འཕྲོག་ཀྱང་། །གནད་ལ་འཁེལ་ན་འཕྲུལ་ཕྱུགས་སུ། །གནོད་ཕན་དབང་པོ་གཉིས་སུ་ཚོར། །གཉན་པའི་གནད་རིགས་ལ་སོགས་པ། །དཔལ་ལྡན་རྒྱུད་དུ་ཆེས་གསལ་ཡང་། །དགོས་རྒྱུ་མཐུན་རྐྱེན་ལ་བལྟོས་ནས། །ཕྱར་ཕན་དར་ཁྱབ་ཆུང་བར་འཁྲུམས། །ནད་རྩ་རླུང་མཁྲིས་བད་ཀན་གསུམ། །ནང་ན་ཡོད་པ་རྐྱེན་གྱིས་སློང་། །ཐམས་ཅད་ཕྱི་རྐྱེན་རྨ་ཤ་རུས། །ཆད་ལྷག་སྐྲངས་འབུར་ཁོ་ན་མིན། །ནད་རིགས་བཞི་བརྒྱའི་བརྒྱ་ཆ་ཙམ། །དེ་ལྟར་ཡིན་པ་སྲིད་མོད་ཀྱང་། །དེ་གཞན་ནད་རིགས་མཐའ་དག་གི །ངོས་འཛིན་གསོ་ཐབས་མ་འཚོལ་དགོས། །དེ་རྣམས་ཁོང་དུ་ཚུད་པའི་ཐོག །རྒྱལ་ཁབ་ཆེན་པོའི་ལུགས་སྲོལ་ལྟར། །དཔྱད་རིགས་ངེས་པར་མཁས་ལོབས་ན། །སྡུག་བསྔལ་ནད་སེལ་སྨན་བླ་དངོས། །དེ་ཕྱིར་གསོ་ཡུལ་ནད་རིགས་དང་། །གསོ་བྱེད་གཉེན་པོའི་བྱེ་བྲག་དང་། །གསོ་ཐབས་ལག་ལེན་སྙིང་པོའི་གནད། །བརྟག་ཐབས་ངོས་འཛིན་མན་ངག་གཅེས། །དེ་ནས་གསོ་ཚུལ་བྱང་ཆུབ་སླད། །སྔོན་མེད་སྟོང་འགྲེམས་མཚར་མཚར་འདི། །སྨན་པར་རློམས་པས་རྟོགས་གྱུར་ནས། ནད་ཐོག་དཔའ་མཛངས་བློ་འཐོབ་ཤོག །ཉེས་ཀུན་རྩ་བ་ཉོན་མོངས་ཆེས་ཆེར་འཕེལ། །འབྱུང་པོ་སྡེ་བརྒྱད་རཀྵའི་མཚོ་ལྟར་འཁྲུགས། །སྙིགས་བདོའི་རྒྱུད་ཚོགས་ཆར་སྨུན་ལྟར་གཏིབས་ཏེ། །ནད་མང་རྒྱུ་རྐྱེན་ཚོགས་པའི་བསྐལ་པ་འདིར། །རབ་འབྱམས་རྒྱལ་བའི་ཐུགས་རྗེ་ཅིག་ཅར་དུ། །མཚན་དཔེའི་མཛེས་སྐུར་ཤར་བ་བཻ་ཌཱུརྱའི། །སྐུ་གསུང་ཐུགས་ཡོན་འཕྲིན་ལས་སྤྲུལ་འཕྲུལ་གྱི། །འཚོ་མཛད་སྨན་པ་བཟང་པོས་

ཕྱོགས་ཀུན་ཁྱབ། །གཅིག་ཏུ་སྨན་པའི་རྣམ་དཀར་འཕྲིན་ལས་ཀྱིས། །འགྲོ་བའི་ནད་རིགས་མིང་གི་ལྷག་མར་བཅོམ། །ནད་མེད་ཡུན་གནས་ལང་ཚོའི་དཔལ་འཐོབ་ནས། །དགེ་བརྒྱུད་ཀྱིས་བསྟན་འདུས་བྱས་མི་རྟག་སོགས། །འཁོར་བ་ཆུ་ཤིང་སྙིང་པོར་ངེས་འབྱུང་གིས། །བསྟན་པའི་སྒོར་ཞུགས་རྒྱུ་འབྲས་ལམ་ལས་བརྩམས། །ས་ལམ་མཐར་ཕྱིན་བྱང་ཆུབ་མཆོག་བརྙེས་ནས། །འགྲོ་དོན་རྒྱུན་མི་ཆད་པ་འབྱུང་བར་ཤོག །ཅེས་པའང་༸བོད་གཞུང་སྨན་རྩིས་མཁན་སློབ་པྲཛྙཱ་མ་ཏི་བགྲང་བྱ་བདུན་ཅུ་བགྲལ་བ་རྣམ་རྒྱལ་ཆུ་སྤྲུལ་ལོར་དབུས་གཙང་སྨན་གྲྭ་དྲུག་ཅུ་སྐོར་ལ་དཔལ་ལྡན་རྒྱུད་བཞི་ཟབ་འཁྲིད་སྐབས་བབ་སྟོན་བསླབ་བྱ་ལྟ་བུར་གསོ་རིག་བསྟན་པའི་སྤྱི་ཞུར་དམིགས་ནས་སྨུག་ཁྲིམས་སུ་བསྒྲར་བའོ། ། ༄འདོད་འཇོ་ཡིད་བཞིན་ནོར་བུའི་ཕྱར། །བསྐྱུན་པའི་ལེགས་བྱས་འདི་ཡིས་མཚོན། །བདག་གཞན་དུས་གསུམ་བསྒྲིགས་པ་དང་། །བགྱིད་འགྱུར་རབ་དཀར་དགེ་ཚོགས་མཐུས། །སྨན་རྩིས་བསྟན་དང་དེ་འཛིན་དར། །དུས་མིན་འཆི་བའི་འཇིགས་ལས་གྲོལ། །ལྷང་དོར་མིག་རྐྱེན་ཚོས་བཞིན་དུ། །སྤྱོད་པའི་འབྲས་བུ་མངོན་གྱུར་ཤོག །ཅེས་སྨན་རྩིས་སློབ་གྲྭ་སྤྱི་ནས་སྤར་དུ་བསྒྲུབས་པའི་སྨོན་ཚིག་ཤུ་བྷཾ། །

༄༅། །ཉམས་ཡིག་བསྡུས་འབྲིང་དང་མན་ངག་ལྷན་ཐབས་ནས་བཤད་པའི་ནད་མིང་ཚིགས་སུ་བཅད་པ་རིན་ཆེན་ཕྲེང་བ་ཞེས་བགྱི་བ་བཞུགས་སོ། །

༄༅། །ཚོར་བ་ཡོངས་དག་མཉམ་ཉིད་ཡེ་ཤེས་ནི། །སྤྲུལ་སྐུའི་གར་བསྒྱུར་གསེར་གྱི་མདངས་འཕྲོག་སྐུ། །དྲན་པ་ཡིས་ཀྱང་ང་རྒྱལ་རྩད་འབྱིན་མཛད། །ཡོན་ཏན་རིན་འབྱུང་རིགས་པའི་ཡེ་ཤེས་རྒྱལ། །སྨན་བླའི་གསུང་སྤྲུལ་ཡོན་ཏན་མགོན་པོ་དང་། །དབྱེར་མེད་གནས་ལྔ་རིག་པའི་པཎྜི

ཏ། །བུདྡྷའི་མཚན་སོགས་ཚུལ་འདིར་དྲིན་ཅན་རྗེ། །བྱོན་དང་འབྱོན་འགྱུར་རྣམས་ལ་སྙིང་ནས་འདུད། །གཞུང་ལུགས་རྒྱ་མཚོར་འཇུག་པའི་རྣམ་དབྱོད་ཅན། །འདི་འདྲའི་སྤྱོད་ཡུལ་ག་ལ་ཡིན་མོད་དེ། །བདག་ལྟའི་བློ་དམན་ཤེས་འདོད་ཅན་འགའི་ངོར། །སྤྱི་དོན་ནད་མིང་བརྗོད་བྱང་བརྗོད་པར་བྱ། །བློ་རབ་དོན་དུ་ཙ་རྒྱུད་མདོར་བསྟན་པས། །གླེང་གཞི་གླེང་སློང་རྒྱུད་དོན་སྤྱི་གཞི་དང་། །རྣམ་པར་མ་གྱུར་ལུས་ཀྱི་གནས་སྐབས་དང་། །རྣམ་པར་གྱུར་པ་རླུང་མཁྲིས་བད་ཀན་གྱི། །རྒྱུ་རྐྱེན་གཞུག་ཚུལ་བལྟ་རེག་དྲི་བ་ཡིས། །ནད་ངོས་བཟུང་སྟེ་ཟས་སྤྱོད་སྨན་དཔྱད་ཀྱི། །སྤྱི་ཆིངས་འགྲོ་ཚུལ་ལེགས་པར་ཤེས་ངེས་ཞིང་། ། ༈བློ་འབྲིང་དོན་དུ་བཤད་རྒྱུད་རྒྱས་བཤད་ཀྱིས། །གསོ་ཡུལ་ལུས་དང་ནད་དུ་ངེས་པ་ལས། །ལུས་ཀྱི་ཆགས་ཚུལ་འདྲ་གནས་མཚན་ཉིད་དང་། །དབྱེ་བ་ལས་དང་འཇིག་པའི་ལྟས་དང་ནི། །ནད་ཀྱི་རྒྱུ་རྐྱེན་གཞུག་ཚུལ་བསྟན་པའི་གནས། །ཁྱད་པར་གནོད་བྱེད་ཉེས་པ་རྣམ་གསུམ་དང་། །གནོད་དུ་ལུས་ཟུངས་དྲི་མའི་འཕེལ་ཟད་དང་། །ཉེས་གསུམ་འཁྲུགས་རྟགས་ནད་ཀྱི་རྣམ་གྲངས་དང་། །སྤྱོད་ལམ་ཟས་སྨན་དཔྱད་དང་གསོ་ཚུལ་སྐོར། །གསོ་བར་བྱེད་པ་སྨན་པའི་ཚུལ་ཤེས་དགོས། ། ༈བློ་དམན་དོན་དུ་མན་ངག་ཡོན་ཏན་རྒྱུད། །ནད་རིགས་འདི་ལ་གསོ་ཐབས་འདི་ཡིས་ཞེས། །མཛུབ་ཚུགས་བསྟན་པ་སྐབས་ཀྱི་དོན་བཅོ་ལྔ། །གཅིག་གཅིག་གཉིས་གཉིས་གསུམ་གསུམ་བཞི་གཅིག་དང་། །ལྔ་དང་དྲུག་དང་བརྒྱད་གཉིས་བཅུ་དྲུག་གཅིག །བཅུ་དགུ་གཅིག་དང་ཞུས་པས་གོ་གཉིས་ཀྱི། །ལེའུའི་གྲངས་ཀྱིས་རིམ་པར་བསྟན་དེ་ཡང་། །ཉེས་གསུམ་ལ་མཚོན་རླུང་མཁྲིས་བད་ཀན་གྱི། །ནད་ཀྱི་རྒྱུ་རྐྱེན་དབྱེ་བ་རྟགས་བཅོས་ལྔ། །དབྱེ་བ་རླུང་ལ་དྲུག་ཅུ་རེ་གསུམ་དང་། །མཁྲིས་པར་ཞེ་བདུན་བད་ཀན་བཞི་བཅུ་གཅིག །རྟགས་ལ་སྤྱི་དང་བྱེ་བྲག་རྣམ་པ་གཉིས། །བཅོས་ལའང་ཟས་སྤྱོད་སྨན་དཔྱད་ལ་སོགས་པ། །རང་རང་ལེའུར་ཤིན་ཏུ་རྒྱས་བཤད་ཀྱི། །སྤྲོས་པ་རྒྱ་མཚོར་བསྟན་པ་རྒྱུད་ཆེན་ཉིད། །ལྟ་རྟོག་འཐེམས་པ་ཤིན་ཏུ་གལ་ཆེ་ཡང་། །གསར་བུའི་བློ་ལ་མ་འཚམས་མགོ་འཁོར་རྒྱུ། །དེ་ཕྱིར་བཤེས་གཉེན་ཆོས་གྲགས་རྒྱ་མཚོ་ཡིས། །ཉམས་ཡིག་ཡན་ལག་བརྒྱད་ཀྱི་དོན་མདོ་ཙམ། །གོ་བདེ་ཆུང་

ཏྲའི་ངག་གིས་བསྡུས་པ་ལ། །རླུང་དང་ཁྲག་རླུང་ཆམ་པ་གདོན་གྲིབ་བསྔོངས། །དེ་ཉིད་སྨད་དུ་བབས་པའི་འབམ་ནད་དང་། །ཆམ་པ་སྲིན་གྱིས་འབམ་དཀྲུག་དངོས་གཞིའི་བཅོས། །འབམ་ལ་མཁྲིས་པ་བད་ཀན་གྲུམ་བུ་དང་། །རྩ་དཀར་ཆུ་ཡི་བསྔོང་ཟླ་ཡོད་པ་དང་། །སྙིང་སྲོག་རླུང་མཁྲིས་གྲང་མཁྲིས་བད་སྨུག་དང་། །བད་ཀན་གྲེ་ཐོག་ཕོ་ཐོག་མ་ཞུ་སྐྲན། །སྐྱ་ནབ་འོར་དང་དམུ་ཆུ་ཚ་བ་རིམས། །མགོ་དང་སྟོད་ཚད་རི་ཐང་གཉན་རིམས་དང་། །མགོ་བོའི་བད་མཁྲིས་ཡ་སྲིན་མིག་ནད་བ། །གློ་མཆིན་མཆེར་མཁལ་འཁྲམས་དང་སྟོད་ཀྱི་ནད། །གཅིན་འགགས་གཅིན་སྙི་དྲེག་དང་ཆུ་སེར་དང་། །པགས་ནད་རྩ་དཀར་སྐྲོམ་དང་ཨིག་གེ་དང་། །སྣང་ཐབས་རིགས་གསུམ་འབྲུ་སྐྱུགས་བྲིས་པའི་ནད། །བརྡབས་ཆག་སྦྱུར་དུག་བཅོས་དང་རྨས་པ་དང་། །རོ་ཙའི་གླེང་བཅས་གསལ་བར་བསྟན་དེ་ཉིད། །ཞེས་ཀྱང་ལག་ལེན་ཕྱོགས་འགོ་དོད་པ་ཙམ། །དེ་ནས་རྒྱས་པ་འཇམ་མགོན་ཀོང་སྤྲུལ་གྱི། །སྦྱོང་བཅོས་ཟིན་ཏིག་བདུད་རྩིའི་ཐིགས་པ་ནི། །རླུང་སྤྱི་ཁྲག་རླུང་སྙིང་རླུང་གློ་རླུང་དང་། །བད་རླུང་ལྟེ་སྤྲུང་རླུང་དང་མཁྲིས་པ་དང་། །བད་མཁྲིས་གྲང་མཁྲིས་བད་ཀན་བད་སེར་དང་། །བད་སྨུག་སྤྱི་དང་ཚ་རྐྱེན་གྲང་རྐྱེན་དང་། །མགུལ་འགགས་ཕོ་ཐོག་མ་ཞུ་སྐྲན་བད་སྐྱ། །སྐྱ་འོར་དམུ་ཆུ་ཚ་གྲང་ལྡན་གསུམ་དང་། །ཚ་བ་སྤྱི་དང་རྒྱས་སྟོངས་གབ་ཚད་དང་། །ཚ་བ་དོན་སྣོད་བབས་དང་ཁྱད་པར་དུ། །མཆིན་མཆེར་མཁལ་ཚད་ཕོ་ཚད་མཁྲིས་རིམས་དང་། །རྒྱུ་རིམས་གཉན་རིམས་མགོ་གཟེར་ལ་སོགས་དང་། །འབྲུམ་བུ་སིབ་བུ་གག་ལྷོག་ཆམ་རྐང་དང་། །མགོ་མིག་རྣ་བ་སྣ་ནད་ཁ་གྲེའི་ནད། །མཆུ་གློ་ལྟ་ནད་སྙིང་གློ་མཆིན་མཆེར་མཁལ། །གྲང་ཁྲག་གྲང་འཁྲམས་སོགས་དང་སྐྱད་འགགས་དང་། །ཡིག་འཆུས་སྐྲོམ་དང་སྐྱིགས་བུ་དབུགས་མི་བདེ། །སྣང་ཐབས་སྲིན་དང་སྐྱུགས་འབྲུ་དྲི་གཅིན་འགགས། །གཅིན་སྙི་ཚད་འབྲུ་དྲེག་གྲུམ་ཆུ་སེར་དང་། །རྩ་དཀར་ལྷགས་ནད་ཐན་བུ་ལྷན་སྐྱེས་རྨ། །རྐང་འབམ་འབམ་ཆུ་འབམ་གྲུམ་ལ་སོགས་དང་། །བྲིས་པ་མོ་ནད་རླུང་ཚབས་བཅས་རྗེས་ཚད། །ནུ་སྐྲངས་གདོན་སྤྱི་གཟའ་དང་རྨ་སྤྱི་དང་། །མགོ་དང་རྐང་ལག་ཆག་དང་བུད་པ་དང་། །རྨ་ཡི་ཁྲག་ཤོར་སྦྱུར་དུག་གཟུར་དུག་དང་། །དུག་ཐབས་ཤ་དུག་ཤ་ནད་དེས་གྲེ་འགགས། །དཀར་དུག

དཧུལ་དུག་བཙན་དུག་ཏ་སྨྱུའི་དུག ། ཁྲི་དུག་སྦྲུལ་དུག་རེག་དུག་ཞར་བྱུང་དུ། །ཏ་ལྡུགས་ནད་དང་ཚེ་བསྲིང་བཅུད་ལེན་དང་། །རོ་ཙ་བསྐྱེད་ཚུལ་དེ་ལྟར་མན་རྒྱུད་ཀྱི། །ནད་རིགས་རྟགས་དང་བཅོས་ཐབས་ཐལ་ཆེར་ཚང་། །གཞན་ཡང་སྨན་རིགས་དུག་འདོན་འདུལ་ཐབས་དང་། །ཕྱི་རྒྱུད་ཞི་སྦྱོར་དཔྱད་ཀྱི་ལག་ལེན་སྐོར། །དབང་རིལ་སྦྱོར་ཐབས་དང་བཅས་གསུངས་པ་ཉིད། །ཡིད་ལ་འབྱོངས་ཏེ་ཉམས་ཡིག་རྒྱས་བསྡུས་ཀྱི། །སྨན་སྦྱོར་ཡང་ཏིག་ཟུར་རྒྱན་ནང་དུ་ཕྱོགས། །དེ་ནས་བློ་སྐྱེད་སྦྱོར་བའི་རྒྱུས་སྤྲོས་ནི། །རྒྱུད་ཆེན་པོ་ནའི་དགོངས་དོན་གཞིར་བཞག་ཐོག །ཁྱད་པར་དུས་ངན་སྙིགས་མའི་རང་མདངས་ཀྱིས། །དར་བའི་གཉན་རིམས་བཅོ་བརྒྱད་ལ་སོགས་པ། །ནད་རིགས་རྟགས་དང་བཅོས་ཐབས་ཀུན་ཚང་བ། །སྨན་རྒྱལ་མི་རྗེའི་ཐོལ་འཛིན་སྣ་ར་ཆེའི། །གསུང་བཅུད་འཆི་ཞགས་གཅོད་པའི་རལ་གྲི་ནི། །ནད་སྤྱིའི་རྒྱུ་དང་ལེའུ་བརྒྱ་སོ་གསུམ་གྱི། །མིང་ཨང་རླུང་ལ་མགོ་རླུང་སྙིང་རླུང་དང་། །གློ་རླུང་མཆིན་རླུང་ཕོ་རླུང་ལོང་རླུང་དང་། །མཁལ་རླུང་རྫུས་རླུང་རླུང་མཁྲིས་བད་ལྡན་རླུང་། །སྲོག་རླུང་ཅེ་སྤྱང་རླུང་དང་ཁྲག་རླུང་གཉིས། །མཁྲིས་པར་ཚ་མཁྲིས་གྲང་མཁྲིས་ཤ་སེར་དང་། །མིག་སེར་ཀླ་ཡ་ནག་པོ་བད་ཀན་ལ། །ལྐེན་དང་མགུལ་འགགས་བད་སེར་སྨུག་པོ་ལ། །གནས་དུས་རིགས་ཀྱི་དབྱེ་བ་རྣམ་གསུམ་ལས། །གནས་ཀྱི་དབྱེ་བར་ཕོ་མཆིན་རྒྱུ་ལོང་བཞི། །དུས་ཀྱིས་དབྱེ་ན་དང་པོ་ཚ་བའི་དུས། །བར་དུ་འཐབ་དང་ཐ་མ་གྲང་བའི་དུས། །རིགས་ཀྱི་དབྱེ་བར་བྱེར་རྒྱས་འཁྲིགས་འདྲིལ་བཞི། །མ་ཞུར་དྭངས་སྙིགས་མ་ཞུ་རླུང་ལྡན་དང་། །མཁྲིས་ལྡན་བད་ལྡན་ལྡུ་སྙེ་སྐྲན་ལ་འང་། །མ་ཞུའི་ཟས་སྐྲན་སྙོད་ཀྱི་མཁྲིས་སྐྲན་དང་། །རྒྱུ་མའི་མཁྲིས་སྐྲན་ལོང་གི་རླུང་སྐྲན་དང་། །མངལ་སྐྲན་གནས་ས་ཕྱི་ནང་བར་གསུམ་དང་། །བསྡུ་ན་ཚ་གྲང་གཉིས་ཏེ་སྐྱ་རབ་དང་། །འོར་ལ་ཚ་འོར་གྲང་འོར་གཉིས་སུ་བསྡུས། །དམུ་ཆུར་གནས་ས་ཕྱི་ནང་བར་གསུམ་དང་། །དབྱེ་བ་རླུང་མཁྲིས་བད་ཀན་ཁྲག་བྱེར་བཞི། །བསྡུ་ན་ཚ་གྲང་ལྡན་ཚུ་གསུམ་དུ་འདུས། །གཅོང་ཆེན་ཟད་བྱེད་རླུང་མཁྲིས་བད་ཀན་གསུམ། །ཚ་བར་རྗེན་དུས་ཉེས་པ་གནས་ས་དང་། །རྒྱུད་དང་གནས་སྐབས་རིགས་ཀྱིས་དབྱེ་བ་བདུན། །རྟེན་གྱིས་དབྱེ་བ་བྱིས་དར་རྒན་གསུམ་དང་། །དུས་ཀྱིས་དབྱེ་

ན་གསར་དང་རྙིང་པ་གཉིས། །ཉེས་པས་དབྱེ་ན་རླུང་མཁྲིས་བད་ཀན་ཁྲག །ཆུ་སེར་ཚ་བ་གནས་ཀྱི་དབྱེ་བ་ལ། །ཕྱི་ནང་བར་གསུམ་རྒྱུད་ཀྱི་དབྱེ་བ་ལའང་། །རང་རྒྱུད་གཞན་རྒྱུད་རྣམ་གཉིས་གནས་སྐབས་དང་། །རིགས་ཀྱི་དབྱེ་བ་གཞམ་དུ་རྒྱས་པར་བཤད། །ཚ་གྲང་གལ་མདོར་རྟགས་དང་ངོ་བོ་ནི། །གཉིས་ཀ་ཚ་བ་གཉིས་ཀ་གྲང་བ་དང་། །ཕྱི་རྟགས་ཚ་ལ་ངོ་བོ་གྲང་བ་དང་། །ངོ་བོ་ཚ་ཡང་ཕྱི་རྟགས་གྲང་བ་བཞི། །རི་ཐང་མཚམས་ལ་རླུང་མཁྲིས་བད་ཀན་གྱི། །ཞུ་འཁྲུགས་རྣམ་གསུམ་མ་སྨིན་ཚ་བ་དང་། །རྒྱས་པའི་ཚ་བར་སྟོབས་ཆེན་སྟོབས་ཆུང་གཉིས། །སྟོངས་ཚད་གབ་ཚད་ཚ་གྲང་སྟོབས་ཅན་གཉིས། །བྱེ་བྲག་སྙིང་དང་པོ་མཁལ་ལ་གབ་པ། །རྙིང་ཚད་རླུང་ལྡན་རླུང་མེད་རྣམ་པ་གཉིས། །རྙོགས་ཚད་ཚ་རྙོགས་གྲང་རྙོགས་གཉིས་སུ་འདུས། །འགྲམས་ཚད་ནང་དུ་དོན་སྣོད་ཕྱི་ཡུལ་བཞིར། །འགྲམས་དང་གཉིས་ཏེ་འཁྲུགས་པའི་ཚ་བ་ལ། །རྒྱས་འཁྲུགས་སྟོངས་འཁྲུགས་འཛམ་འཁྲུགས་རྣམ་པ་གསུམ། །རིམས་རྐྱང་བཞི་ལས་དང་པོ་བལ་ནད་དམ། །སྔོ་ཡོར་སྨྲི་ལ་མ་སྨིན་རྒྱས་སྟོངས་གསུམ། །བྱེ་བྲག་རླུང་ལ་འདར་བུ་གཉིད་ཡེར་གཉིས། །མཁྲིས་རིམས་ལེ་བརྒན་བད་རིམས་སྐོངས་བུ་དང་། །ལྷུགས་པ་འདུས་རིམས་གཅིག་སྟེ་དྲུག་ཡིན་ནོ། །འབྲུམ་པ་ནག་པོར་སྐྲངས་པ་གླང་གཉའ་དང་། །ཁྲག་སྐམ་ཅེམ་དང་ཟངས་གཟེར་སྤྲུ་གུ་ཅན། །དཀར་པོར་ཤ་ར་སྐྱ་ཤར་རྨོག་མགོ་དང་། །སིལ་བུ་གོབ་ཆེ་རྣམ་པ་དྲུག་ཡོད་དོ། །བེ་གེར་དཀར་ནག་ཁྲ་གསུམ་ཆམ་པ་ལ། །རླུང་མཁྲིས་བད་ཀན་འདུས་པ་ལས་གྱུར་བཞིར། །གྲོ་ཆམ་གློ་ཆམ་རིམས་ཆམ་སྣ་ཆམ་བརྒྱད། །གཉན་རིམས་བཅོ་བརྒྱད་ནང་ཚན་དང་པོ་ནི། །ཡ་མ་གླུད་གཟེར་གག་པར་ཕོ་མོ་བུ། །གཉན་གག་རྣམ་བཞི་གློ་ཚད་གཟེར་ཐུང་དང་། །གཉན་གླང་རྒྱུ་གཟེར་དོན་འབྲུ་སྣོད་འབྲུ་དང་། །སྟོབས་ཆེན་སྟོབས་ཆུང་མེ་དབལ་རྨེན་བུ་དང་། །ཙྭ་ལོག་ལྕོག་པར་ས་ཆུ་མེ་རླུང་བཞི། །དཀར་ནག་ཁྲ་དང་རྐོད་དང་ཡང་རྐོད་དང་། །ཡམ་བུ་ཡུ་མོ་བཙྭ་གཅིག་གཉན་འབྲས་ལ། །ཕྱི་ནང་གཉིས་ལས་ཕྱི་རུ་ཤ་རུས་རྩ། །ཁོང་འབྲས་དང་བཞི་འཛམ་བུ་ལྷག་དགུ་དང་། །མཁྲིས་པ་རྩར་རྒྱུག(ནག་པོ་གསུམ་འབྲེལ་)ནང་ལྷོག་གཉན་ཁ་མེད། །འབྲུམ་པོ་འབར་འབུར་རྣ་ཙ་ཕྱུས་འདེབས་དང་། །ངམ་

ཏུར་རླུང་མཁྲིས་བད་ཀན་ཁྲག་ཆུ་སེར། །འདུས་པ་བཅས་དྲུག་གཉན་རིགས་བཅོ་བརྒྱད་དོ། །མགོ་ནད་རླུང་མཁྲིས་ཁྲག་དང་བད་རླུང་དང་། །བད་མཁྲིས་རླུང་མཁྲིས་ལྷན་དང་ཕལ་པ་བདུན། །ཡ་མ་མགོ་སྲིན་ཁྲག་མཁྲིས་བད་རླུང་ཅན། །མིག་ནད་སྐམ་ཚག་གཡེར་ཚག་མིག་རིམས་དང་། །ཡིང་རྟོག་རབ་རིབ་ཞ་མཛེར་འགྲིབ་བཅས་བདུན། །རྣ་བར་རྣ་ནད་རླུང་ཁྲག་རྣག་སྦྲུང་དང་། །ཡ་མ་འོན་སྦྲ་ཡོད་མེད་སྲོག་ཆགས་ཤོར། །སྣ་ཡི་ནད་ལ་སྣ་སྲུབ་སྣ་ཤུ་དང་། །ཞ་ལུ་རྣག་དང་ཁྲག་འཛག་ཁའི་ནད་ལ། །བད་མཆུ་ཤྭ་རེ་ལྕེ་སྐྲངས་གྲེ་བར་དང་། །ལྕེ་ཆུང་བབས་དང་ཁ་ནད་དྲུག་དང་ནི། །སོ་ནད་རླུང་ཁྲག་སྲིན་ལས་གྱུར་པ་དང་། །གདོན་དང་སྦྲུར་ཆགས་སོ་རྨིལ་ནད་བཅས་དྲུག །མགུལ་ནད་ལྦ་བར་རླུང་མཁྲིས་ཁྲག་བད་ཀན། །ཚིལ་འདུས་གཡང་ལྦ་སྦྲུར་ལྦ་བརྒྱད་དུ་འདོད། །སྙིང་ནད་སྨྱོ་དང་སྙིང་འཕྱོས་གློ་ནད་ལ། །ཐང་པོ་རྒྱས་དང་ཐེམས་པོ་གློ་གཙོང་བཞི། །གློ་རྣག་མཆིན་པར་མཆིན་ཚད་ལྕེམ་བུ་དང་། །དྲུག་ཐབས་འོར་ལྷུངས་མཆིན་ནད་གྲང་བ་དང་། །མཆེར་ནད་ཚ་གྲང་གཉིས་དང་མཁལ་མ་ལ། །མཁལ་ཚད་འགྲམས་ལྷུངས་མཁལ་གྲུམ་རྣམ་པ་བཞི། །ས་བོན་འཛག་ལ་ཚ་འཛག་གྲང་འཛག་དང་། །སྦྲུར་གདོན་བཞིའོ་ཕོ་ནད་ཚ་གྲང་གཉིས། །རྒྱུ་ནད་ཚ་གྲང་གཉིས་དང་འཁྲིལ་ལུག་བཞི། །རྒྱུ་གན་བསྔོང་ཟླ་བདུན་འདོད་ཡོང་གི་ནད། །ཚ་གྲང་གཉིས་སོ་ཕོ་མོའི་མཚན་མ་ལ། །རླུང་མཁྲིས་བད་ཀན་ནད་གཞི་གསུམ་རེ་དང་། །ཕོར་ནད་ཉེར་གཅིག་དང་པོ་སྐྲད་འགགས་དང་། །ཡི་ག་འཆུས་ནད་ལ་ཚ་གྲང་གཉིས་རེའོ། །སྐོམ་དང་སྐྱིགས་བུར་ཟས་སྦྲུང་སྨན་ཚེགས་དང་། །ཟུང་འབྱུང་ཆེན་པོ་ཟབ་མོ་ལྷ་དང་ནི། །དབུགས་མི་བདེ་བར་སྨན་ཚེགས་སྲུན་ཅན་དང་། །དབུགས་ཆད་ཆེན་པོ་གྲེན་འབྱུང་རྣམ་ལྔའོ། །སྐྲང་ཐབས་ལའང་སྐྲུག་པོ་སྐྲང་ཐབས་དང་། །སྲིན་སྐྲང་མཁྲིས་སྐྲང་སྲིན་བུའི་ནད་ལ་ནི། །ཕྱི་སྲིན་པགས་སྲིན་གཞང་སྲིན་མཚན་མའི་སྲིན། །འབྲུ་ནད་ཚ་གྲང་གཉིས་དང་སྐྱུགས་པའི་ནད། །དྲི་གཅིན་འགགས་དང་གཅིན་སྙིའི་ནད་ལ་ནི། །བད་མཁྲིས་རླུང་གསུམ་རྒྱ་ནད་ཚད་འབྲུ་ལ། །རླུང་མཁྲིས་ཁྲག་དང་བད་ཀན་རྣམ་བཞིའོ། །དྲེག་ལ་རླུང་མཁྲིས་ཁྲག་དང་བད་ཀན་བཞི། །གྲུམ་བུ་གྲུམ་གསར་ཆུ་སེར་དཀར་ནག་གཉིས། །རྫ་དཀར་མཁལ་རྫ་བྲལ་བར་ཚ་གྲང་གཉིས། །པགས་པའི་ནད་ལ་ཞ་

བཀྲ་སྐྲང་ཤུ་དང་། །མཛེར་པ་ཟ་རྐོང་ཤུ་བ་སྲིན་ཐོར་དང་། །ངོ་ཞིག་ཁེབས་དང་ཁྲེ་མ་མཛེར་པ་ལ། །ར་མཛེར་ལུག་མཛེར་ཐན་བུའི་ནད་ལ་འང་། །མདེའུ་ཁོང་ཤོར་བརྟངས་པ་གྲེ་བ་ལ། །གྲ་མ་རྨུས་དང་ཉ་རྨུས་ཟུག་པ་དང་། །ཕྱོམ་སྡིག་ཁོང་སོང་ཆང་ནད་སྐྱེའུ་ལྷགས། །གཉའ་རེངས་རྐང་ལག་ཁ་བས་ཕྱིད་པ་དང་། །མིག་ཕྱིད་རྣ་བར་སྲོག་ཆགས་ཤོར་བ་དང་། །བཙན་ཐབས་ཤ་མདོག་ལོག་དང་གཉིད་བསྲུང་འགྱུགས། །མིག་ལ་རྫོ་དབྱུག་སོགས་ཐོག་ཁྲག་སྐྱུགས་དང་། །མཆུ་གས་མ་ལེ་བུད་དང་མེས་ཚིག་རྨ། །ཉུ་སྐྲངས་སེ་དྲེར་རིགས་ལ་ཡོད་མེད་གཉིས། །ཚེར་ལྡོག་ལྷན་སྐྱེས་རྨ་ལས་འབྲས་ནད་ལ། །ཕྱི་འབྲས་ནང་འབྲས་རྣམ་གཉིས་ཕྱི་འབྲས་ལའང་། །སྐྲངས་ཡོད་རྨ་ཅན་རྨུས་འབྲས་ནང་འབྲས་གཅིག །གཞང་འབྲུམ་སྐམ་གཤེར་མེ་དབལ་རླུང་མཁྲིས་དང་། །བད་ཀན་ལས་གྱུར་གནས་ས་ཕྱི་ནང་གཉིས། །སུཙྪ་གློ་མཆིན་མཁལ་མ་ཕོ་ལོང་ལྷུ། །མེན་བུ་རླིག་རླུགས་ཚ་གྲང་རྐང་འབམ་ལ། །དཀར་ནག་ཁྲ་གསུམ་མཚན་བར་རྫོལ་བ་ལ། །གཉན་ཡོད་གཉན་མེད་གཉིས་བཅས་ལྷན་རྨ་འོ། །བྱིས་པ་བཅའ་ཐབས་ཐོག་མཐའ་བར་གསུམ་དང་། །ཉེར་སྤྱོད་སྤྱི་དོན་བཅུ་དགུ་བྱིས་ནད་ལ། །ཚ་སུབས་འབྲུ་སྐྱུག་ཚ་གྲང་རིམས་ལྟེ་ནད། །མཁྲིས་ནད་ཕོ་བ་ཁ་ཡི་ནད་དང་བཅུ། །བྱིས་གདོན་ལས་བྱེད་རྒྱལ་པོ་བསེན་མོ་གཉིས། །སྤྱུལ་གཞི་བཅས་པར་གདོན་ཆེན་བཅོ་ལྔར་གྲགས། །བྱིས་གདོན་ནང་ཚན་བྱ་འདྲེའི་ནད་ལ་ནི། །གློ་མཆིན་ཕོ་བར་བབས་དང་ཕ་མ་བུས། །ཟིན་པ་དྲུག་གོ་མོ་ནད་ཁྲག་ཚབས་སྤྱི། །བྱེ་བྲག་སྙིང་གློ་མཆིན་མཆེར་མཁྲིས་མཁལ་རྒྱུ། །འོ་ཚབས་ཉུ་ཚབས་ཁྲག་ཚབས་གོར་བའོ། །རླུང་ཚབས་སྤྱི་དང་བྱེ་བྲག་མགོ་རྨུས་ག། །སྙིང་མཁལ་ཕོ་བ་རྒྱུ་མ་ལ་སོགས་དང་། །མོ་ནད་ཁ་འཁོར་ཁམས་དཀར་འཛག་སྐྲན་འདྲིལ། །སྲིན་བུ་ལངས་ཁྲོས་བཞིའོ་ཐལ་པ་ལ། །འཁྲི་ནད་བུ་མ་ཕྱིན་དང་བུ་སྟོད་ལུག །ཤ་མ་ཐོན་དང་ཁྲག་མ་ཆོད་པ་དང་། །ནད་གཞུག་ལུས་དང་དུག་ཐབས་བདུན་དུ་ངེས། །སྐྱེ་རྒྱུན་གཅོད་པར་དུས་གཅོད་གཏན་གཅོད་དང་། །བསྲུང་བ་གསུམ་མོ་འབྱུང་གདོན་རིགས་བཅོ་བརྒྱད། །པེ་ཏ་ར་དམ་སྲི་བཙན་གྲོའོ་སྨྱོ་བྱེད་ལ། །ཉེས་གསུམ་རྐྱང་དང་འདུས་པ་ཡིད་གདུངས་དང་། །དུག་དང་གདོན་ལས་གྱུར་དང་བརྗེད་བྱེད་ལའང་། །རླུང་མཁྲིས་བད་

ཀན་དུག་དང་གདོན་ལྷོག། །སྲིན་བུ་མེར་ཁི་(བརྒྱལ་གཟེར་གྲགས་པ་)གཟའ་ལ་མེ་ཚུ་རླུང་། །ས་དང་ནམ་
མཁའ་ལྷོའི་ཀླུ་གདོན་ལ། །མདོན་ཚུལ་ཞུགས་པའི་རྟགས་དང་ཐ་མ་གསུམ། །རྨ་སྐྱིར་བཤུས་དང་
གཤགས་དང་བཅད་པ་དང་། །རྣམ་པར་བཅད་པ་རབ་ཏུ་འཕྱང་བ་དང་། །ལྷུང་དང་གྲུམས་པ་ཕྱུག་པ་བརྒྱད་
དུ་ངེས། །མགོ་སྙི་བྱང་ཁོག་སྟོད་སྨད་ཡན་ལག་རྨ། །སྦྱར་དུག་གྱུར་དུག་ཤ་དུག་ཤ་ནད་དང་། །དངོས་
དུག་མི་རྒྱུ་བ་ལ་བོང་ནག་དང་། །ཐང་ཕྲོམ་ཏ་སྤྲུ་རྒྱུ་བར་སྦྲུལ་སྲིན་བུ། །སྦྲང་དུག་རེག་དུག་རྒྱུ་བ་ཁྲི་དུག་
ལ། །ཁྲི་ཡི་མཚན་ཉིད་རོ་ཙའི་གདམས་པ་དང་། །བུད་མེད་བཙའ་བའི་ཐབས་ལ་འདུ་བ་དང་། །བུ་རོ་
ལུས་མིན་ཚངས་དབྱངས་སྐད་འཚོས་ལ། །ཉེས་གཞི་བརྟག་དང་རྒྱས་པ་གསོ་བ་བཅས། །དེ་ལྟར་
ནད་རིགས་བྱེ་བྲག་མ་འདྲེས་པའི། །ནད་རྟགས་ན་ལུགས་བློ་ལ་བྱང་ཆུབ་ནས། །ནད་ངོས་བཟུང་སྟེ་
ཟས་སྤྱོད་སྨན་དཔྱད་ཀྱི། །གཉེན་པོ་སྦྱོད་ལུགས་རང་རང་ལེའུར་ལྟོས། །ནད་ངོས་མ་ཟིན་གཉེན་པོ་
གནད་འཕེལ་དཀའ། །ནད་ངོ་འཛིན་པའང་ཐོག་མར་ཉེས་གསུམ་ནས། །བརྩམ་སྟེ་ནད་མིང་ནད་
རྟགས་ཤེས་དགོས་ལས། །ནད་མིང་མ་ཤེས་ནད་ཀྱི་བྱེ་བྲག་ནི། །ཡོད་པ་ཙམ་ཡང་རྟོག་པར་སྐྱེ་མི་
སྲིད། །དེ་ཕྱིར་ནད་ཤེས་གཉེན་པོ་བསྟེན་དགོས་ལས། །ནད་ངོས་ཁྱད་པར་འདི་ཡིན་མེད་པ་
ལ། །སྤྱི་སྨན་ནད་བརྒྱ་སྨན་གཅིག་འོལ་ཚོད་ཀྱིས། །ཨེ་ཕན་སྙམ་པའི་རེ་བ་ཨ་འཐས་པོས། །ཉམ་
ཆུང་ནད་པ་བསླུ་བ་ཀྱེ་མ་ལྷུན། །ད་དུང་ནད་ཀྱི་བྱེ་བྲག་ཟབ་ཞིབ་ཀྱི། །རྒྱུ་རྐྱེན་དབྱེ་བ་རྟགས་དང་
བཅོས་ལ་སོགས། །ཤིན་ཏུ་རྒྱས་པ་མན་ངག་ཡོན་ཏན་རྒྱུད། །རིམ་བཞིན་ཉམས་སུ་ལེན་པ་མཁས་
པའི་ལུགས། །བློ་ནི་ཤིན་ཏུ་རྨོངས་པའི་དོན་ཉིད་དུ། །འཕྲིན་ལས་རྒྱུད་འདི་རྒྱས་བསྡུས་འཚམས་
པར་གསུངས། །རྩ་ཆུས་ནད་ཀྱི་ངོས་འཛིན་གལ་འགག་བཞིས། །འབྲུལ་སོ་རབ་གསལ་གསོ་བའི་
ཚུལ་དགུ་ཡིས། །གཉེན་པོའི་སྦྱོད་ལུགས་ཤེས་ཤིང་གསོ་ཐབས་དངོས། །ཞི་སྦྱོང་དཔྱད་ཀྱི་ལེའུ་
ཉེར་གསུམ་གྱིས། །ནད་རིགས་སོ་སོར་གཉེན་པོ་གང་དགོས་པ། །ལག་ལེན་ཐོག་ཏུ་འབེབས་པ་ཕྱི་
རྒྱུད་དོ། །སླས་པ། །ངོ་མཚར་སྤྲུལ་ཞིང་ལྟ་ན་སྡུག་པ་ནས། །མ་རྒན་ནད་པར་རྗེས་ཆགས་ཐུགས་
རྗེ་ཡིས། །རིག་པའི་ཡེ་ཤེས་མི་ཡི་ཚུལ་བཟུང་བ། །བསིལ་ལྡན་སྨན་གྱི་སྟོན་པ་རིམ་བྱོན་

གྱི། །སྦྱོང་བཙོས་མན་ངག་རྒྱས་བསྡུས་བར་གསུམ་གྱི། །ནད་རིགས་བྱེ་བྲག་མིང་གི་སྡོམས་ཚིག་ཙམ། །བློ་འཛིན་ཆེད་དུ་ཚིགས་སུ་བཅད་པའི་དགེས། །འགྲོ་ཕན་སྨན་བླ་དངོས་དང་མཚུངས་པར་ཤོག། ॥ ཅེས་པའང་ལྕགས་རི་འགྲོ་ཕན་གླིང་པ་དང་། རྒྱ་ཁྲབ་རྫོང་གཞིས་ཁག་ནས་འབྱོར་བའི་སྨན་སློབ་རྣམས་ལ། རྩ་བཤད་ཕྱི་རྒྱུད་གསུམ་གྱི་ཁྲིད་ཟིན་རྗེས། ཉམས་ཡིག་རྒྱས་བསྡུས་དང་། མན་ངག་ལྷན་ཐབས་ནས་བཤད་པའི་ནད་རྟགས་རྣམས། རྒྱུད་ལས། འདི་ན་ཙམ་ལས་འདིར་འོང་རྟོགས་པར་འགྱུར། །ཞེས་གསུངས་པ་ལྟར། ཚང་མས་ཁ་བྱང་ལག་བྱང་ཞིག་རང་འབྱུང་བའི་ཕྱིར། བློ་ཐོག་ནས་འཁྲིད་སྦྱོང་བྱེད་སྐབས་རྩ་ཚིག་ཏུ། བོད་གཞུང་སྨན་རྩིས་འགོ་འཛིན་བླ་སྨན་བཟློ་བས་རབ་བྱུང་བཅོ་ལྔ་པའི་ནང་ཚན་མིག་དམར་ཞེས་ཤིང་ཕོ་བྱི་བའི་སྟོན་འབྲིང་ཁྲུམས་སྟོད་འབྲིང་ཁྲུམས་སྟོད་ཟླ་བའི་དཀར་ཕྱོགས་ཀྱི་དགའ་བ་དང་པོའི་ཚེས་ལ་བསྡུས་པ་བི་ཛ་ཡནྟཱ། ॥

༄༅། །ཕྱི་མ་འཕྲིན་ལས་རྒྱུད་ཀྱི་སྤྱི་དོན་སྡོམ་ཚིག་གཞུང་དོན་སྒོ་བརྒྱ་འབྱེད་པའི་རིན་ཆེན་ལྡེའུ་མིག་ཅེས་བྱ་བ་བཞུགས་སོ། །

༄༅། །མར་གད་གསར་པའི་ས་འཛིན་ལ། །མཚན་དཔེའི་འོད་ཟེར་འབར་བའི་སྐུ། །དོན་གྲུབ་རིག་པའི་ཡེ་ཤེས་ཀྱིས། །ཕྲག་དོག་ཟུག་རྒྱུ་ཞི་བར་མཛད། །འདོད་ཆགས་སྤྲིན་ལས་རྣམ་གྲོལ་བ། །སོ་སོར་རྟོག་པའི་ཡེ་ཤེས་ཉིས། །ཡིད་ལས་སྐྱེས་ཀྱི་ཚུལ་བཟུང་སྟེ། །རྒྱུད་ཀྱི་ཞུ་ཆེན་མཛད་ལ་འདུད། །ཕྱི་མ་འཕྲིན་ལས་རྒྱུད་འདི་ཡི། །གསོ་ཡུལ་གསོ་བྱེད་གསོ་ཐབས་ཀྱི། །ལག་ལེན་རྒྱས་འབྲིང་བསྡུས་གསུམ་གྱི། །སྡོམ་ཚིག་རྣམ་བཤད་བརྗོད་པར་བྱ། །དེ་ཡང་། རྒྱུད་ཕྱི་མའི་དོན་བསྟན་པ་ལ་གསུམ། སངས་རྒྱས་སྨན་བླའི་བྱིན་རླབས་ལས་ཕྱི་རྒྱུད་འཆད་པའི་སྟོན་པ་ཇི་ལྟར་སྤྲུལ་པའི་

ཚུལ་དང་། ཞུས་ལན་མདོར་བསྟན་པ་དང་། རྒྱས་པར་བཤད་པའོ། །ཞུས་ལན་མདོར་བསྟན་པ་ལའང་། གསོ་ཡུལ་གྱི་ནད་དང་། གསོ་བྱེད་ཀྱི་གཉེན་པོ་དང་། ཇི་ལྟར་གསོ་བའི་ཐབས་དང་གསུམ། དང་པོ་གསོ་ཡུལ་གྱི་ནད་ལ། འཕྲིང་རྒྱས་བསྡུས་གསུམ་དུ་ཡོད་པ་ལས། འབྲིང་དུ་དབྱེ་ན། ཡོངས་གྲུབ་ལས་གྱུར་པའི་ཉེས་པའི་སྒོ་ནས་བརྒྱ་རྩ་གཅིག །གཙོ་བོའི་སྒོ་ནས་བརྒྱ་རྩ་གཅིག །གནས་ཀྱི་སྒོ་ནས་བརྒྱ་རྩ་གཅིག །རིགས་ཀྱི་སྒོ་ནས་བརྒྱ་རྩ་གཅིག་སྟེ་བཞི་བརྒྱ་རྩ་བཞིར་གསུངས་ལ། རྒྱས་པར་ཕྱེ་ན། ཉེས་པ་གཙོ་བོ་རིགས་གནས་ཏེ་བརྒྱ་རྩ་རེ་རེ་ལའང་། གཞན་དབང་སྔོན་དང་། ལྟར་སྣང་འཕྲལ་ནད། ཡོངས་གྲུབ་ཚེ་ནད། ཀུན་བརྟགས་གདོན་ཏེ་བཞི་བརྒྱ་རྩ་བཞིར་སྒྱུར་བའི་སྟོང་དང་དྲུག་བརྒྱ་བཅུ་དྲུག་འབྱུང་ཡང་། གཞན་དབང་སྔོན་ལས་ཅན་བཞི་བརྒྱ་རྩ་བཞི་པོ་ཟུར་དུ་བཞག་པའི་ལྷག །སྟོང་དང་ཉིས་བརྒྱ་བཅུ་གཉིས་ནི། སྐབས་འདིའི་གསོ་ཡུལ་རྒྱས་པ་ཡིན་ཞིང་། བཅུ་གཉིས་ནི་ཚིག་བཅད་དབང་གིས་བརྗོད་མ་བདེ་བས་ཤུགས་ལས་ཐོན་པར་དགོངས་སོ། །མདོར་བསྡུས་ན། ཡོངས་གྲུབ་ལས་གྱུར་པའི་རླུང་ནད་བཞི་བཅུ་རྩ་གཉིས། མཁྲིས་ནད་ཉི་ཤུ་རྩ་དྲུག །བད་ནད་སུམ་ཅུ་རྩ་གསུམ་སྟེ་དྲིལ་བས། ཉེས་པའི་སྒོ་ནས་བརྒྱ་དང་རྩ་གཅིག་པོ་ནི། སྐབས་འདིའི་བཅོས་དགོས་བརྒྱ་རྩ་གཅིག་ཡིན་ནོ། །

གཉིས་པ་གསོ་བྱེད་ཀྱི་གཉེན་པོར་རྒྱས་བསྡུས་འབྲིང་གསུམ་སྟེ། རྒྱས་པར་དབྱེ་ན། ཞི་བྱེད་དང་པོ་ཐང་ལ་ཚ་སེལ་གྲང་སེལ་གཉིས་ལས། ཚ་སེལ་ལའང་བཞི་སྟེ་གནས་ཀྱི་ཚ་སེལ་བཅོ་བརྒྱད། རིགས་ཀྱི་ཚ་སེལ་བརྒྱད། ཁ་འཐོར་བཅུ་གཅིག །ཆིག་ཐང་བཅུ་བདུན་བཅས་ཕྲེན་ལྔ་བཅུ་རྩ་བཞི། གྲང་སེལ་ལ་གཉིས་ཏེ། སྦྱོར་བ་བཅུ་གཉིས་དང་། ཆིག་ཐང་བཅུ་གཅིག་བསྡོམས་པས་ཉེར་གསུམ་སྟེ། ཐང་སྦྱོར་ལ་ཕྲེན་བདུན་ཅུ་དོན་བདུན། ཞི་བྱེད་གཉིས་པ་ཕྱེ་མ་ལ་ཚ་སེལ་གྲང་སེལ་གཉིས། ཚ་སེལ་ལ་བཞི་སྟེ། ག་བུར་རྒྱལ་པོའི་སྦྱོར་བ་དང་། ཙནྡན་པོ་གུར་གུམ་གྱི་སྦྱོར་བ། རྗེའུ་གཙོ་བརྒྱད་ཀྱི་སྦྱོར་བ། སྣ་ཚོགས་ཁ་འཐོར་དམངས་ཀྱི་སྦྱོར་བའོ། །ག་བུར་རྒྱལ་པོ་ལ་སྦྱོར་སྡེ་བཅུ་གསུམ་ཡོད་པའི་དང་པོ། མི་རྒོད་ལྔ་བུར་གཅིག་ཕུར་རྒྱང་རྒྱུགས་སྦྱོར་བ་

གཅིག །གཉིས་དཔའ་བོ་ལྷ་བུར་མཚོན་ཆ་བསྐུར་བ་ལ་སྦྱོར་བ་གཉིས། གསུམ་པ་བཙུན་མོ་ལྷ་བུར་འཛམ་བསྡེབས་བཅལ་བ་ལ་སྦྱོར་བ་བཞི། བཞི་པ་སྐྱེལ་མ་ལྷ་བུར་དགྲ་ཟུན་སྤྲགས་པའི་སྦྱོར་བ་གཅིག །ལྔ་པ་དམག་དཔོན་ལྷ་བུ་འཁོར་གྱིས་བསྐོར་བའི་སྦྱོར་བ་གསུམ། དྲུག་པ་རྒྱལ་པོ་ལྷ་བུར་ཚོགས་སུ་འདོན་པའི་སྦྱོར་བ་གཉིས་ཏེ་ཁྱོན་བཅུ་གསུམ། སློན་པོ་གྱུར་གྱུམ་གྱི་སྦྱོར་བ་ལ། ཚ་བ་ཐ་མ་སེལ་བ་གྱུར་གྱུམ་བདུན་པའི་སྦྱོར་བ་བཅུ་བཞི། ཚ་བ་འཁྲིད་སེལ་བར་དེ་སྟེང་ཙནྡ་བསྣན་པའི་ཙནྡ་བརྒྱད་པའི་སྦྱོར་བ་བཅུ་བཞི། ཚ་བ་རབ་སེལ་བར་དེ་སྟེང་གབུར་བསྣན་པའི་གབུར་དགུ་པའི་སྦྱོར་བཅུ་བཞི། ཁྱོན་བཞི་བཅུ་ཞེ་གཉིས། ཛེ་ཝུའི་སྦྱོར་བ་གཙོ་བོ་བརྒྱད་ལ་ཁ་བསྣུར་ཏེ་བཅུ། སྣ་ཚོགས་ཁ་འཛོར་དམངས་ཀྱི་སྦྱོར་བ་ལ་སུམ་ཅུ་སོ་གཅིག་སྟེ་ཁྱོན་ཚ་སེལ་གོ་དྲུག ། ༈གྲང་སེལ་ལ་བཞི་སྟེ། རྒྱལ་པོ་སེ་འབྲུའི་སྦྱོར་བ། སློན་པོ་ད་ལིས་ཀྱི་སྦྱོར་བ། ཛེ་ཝུ་རྐོད་མ་ཁའི་སྦྱོར་བ། སྣ་ཚོགས་ཁ་འཛོར་དམངས་སོ། །རྒྱལ་པོ་སེ་འབྲུའི་སྦྱོར་བ་ལ། སེ་འབྲུ་གསུམ་པ་སོགས་བདུན། སེ་འབྲུ་བརྒྱད་པ་ཁ་བསྣུར་བཅུ་བཞི། ཉུར་ཉེས་གཅིག །ཡང་སེ་འབྲུ་ཚ་བ་གསུམ་ལ་ཁ་བསྣུར་བའི་སེ་འབྲུ་བརྒྱད་པའི་སྦྱོར་བ་ལྔ། སེ་འབྲུ་དགུ་པ། བཅུ་པ། ཉུར་ཉེས་ཏེ་ཁྱོན་སུམ་ཅུ། སློན་པོ་དྭ་ལིས་ཀྱི་སྦྱོར་བ་ལ། དྭ་ལིས་དྲུག་པ་གཅིག །ཁ་བསྣུར་བདུན་པ་ལྔ། དྭ་ལིས་བདུན་པ་གཅིག །དྭ་ལིས་བརྒྱད་པ་དྲུག །ད་ལིས་ཉུར་ཉེས་ཏེ་བཅུ་བཞི། ཛེ་ཝུ་རྐོད་མ་ཁའི་སྦྱོར་བ་བདུན། སྣ་ཚོགས་ཁ་འཛོར་དམངས་ལ་སྦྱོར་བ་བཅོ་བརྒྱད་དེ་གྲང་སེལ་རེ་དགུ་བསྡོམས་པས་ཕྱེ་མ་ལ་བརྒྱ་དང་རེ་ལྔ། ༈ཞི་བྱེད་གསུམ་པ་རིལ་བུ་ལ་ཚ་སེལ་གཞན་དུ་ཁ་འཕངས་ཀྱི་སྒོ་ནས་གསུངས་པ་དང་། གྲང་སེལ་ཁྱུང་ལྔ་ལ་ཁ་བསྣུར་དང་དགུ། ཁ་འཛོར་སྦྱོར་བ་བཅུ་གསུམ་སྟེ་ཉེར་གཉིས། ༈ཞི་བྱེད་བཞི་པ་ལྡེ་གུ་ལ། ཚ་སེལ་བཅོ་ལྔ། གྲང་སེལ་ལྔ་སྟེ་ཁྱོན་ཉི་ཤུ། ༈ཞི་བྱེད་ལྔ་པ་སྨན་མར་ལ། ཚ་སེལ་བཅུ་བཞི། གྲང་སེལ་དགུ་བཅས་ཉེར་གསུམ། ༈ཞི་བྱེད་དྲུག་པ་ཐལ་སྨན་ལ། སྲིར་རྡོ་འཛམ་བར་མ་གསུམ། བྱེ་བྲག་ཅོང་ཞི་འབྲུལ་ཐལ་ཆེ་འཁྲིད་ཚུང་གསུམ། ཁ་འཛོར་བདུན་ཏེ་བཅུ་གསུམ། ༈ཞི་བྱེད་བདུན་པ་ཁཊྭ་ལ་གྲང་སེལ་མ་གསུངས། ཚ་སེལ་འབའ་སམ་སོགས་གྲོགས་བསྡེབས་ཀྱི་སྦྱོར་

པ་བདུན། ཐག་ཞུན་སོགས་ཁ་འཐོར་དགུ། སྲིན་སྨན་མང་སྦྱོར་གཅིག་བཅས་བཅུ་བདུན། ༈ཞི་བྱེད་བརྒྱད་པ་སྨན་ཆང་ལ་ཚ་གྲང་གི་དབྱེ་བ་མེད་ཀྱང་། རླུང་ཚབས་སེལ་བ་སྦྲང་ཆང་སོགས་སྦྱོར་བ་དགུ། ཚ་བ་རླུང་ལྡན་སེལ་བའི་སྦྱོར་བ་དགུ་དང་། གྲང་རླུང་འཇོམས་པའི་ཟན་ཆང་སྦྱོར་བ་གཅིག་སྟེ་ཁྲིན་བཅུ་དགུ། ༈ཞི་བྱེད་དགུ་པ་རིན་པོ་ཆེ་ལ། གྲང་སེལ་ཚ་སྦྱོར་གཅིག །ཚ་སེལ་གྲང་སྦྱོར་ཆིག་ཐུབ་བཅུ་གཅིག །ཀུན་རྒྱུག་བརྒྱད་དེ་ཉི་ཤུ་དང་། གསོ་བྱེད་སྦྱོང་དང་རྩ་གཉིས་གྲས་སུ་མ་བགྲངས་པའི་སྐྱེ་རྒྱུན་གཙོད་པའི་སྦྱོར་བ་གཅིག་གོ། ཞི་བྱེད་བཅུ་པ་སྤོ་སྦྱོར་ལ། ཚ་སེལ་ཐུན་མོང་བ་གཅིག །གཙོ་བོ་བཞི་ལ་ཁ་བསྐྱུར་སྤོ་སྦྱོར་བདུན་པའི་སྦྱོར་བ་ཉེར་བདུན་ཏེ་ཁྲིན་ཉེར་བརྒྱད། གྲང་སེལ་དབྱེ་མོང་བཞི་པར་ཁ་བསྐྱུར་བའི་སྦྱོར་བ་བཅུ་གསུམ། ཀུན་འདུས་ཀྱི་སྦྱོར་བ་གཅིག་སྟེ་བཅུ་བཞི། ཁྲིན་ཞེ་གཉིས་རྣམས་བསྡོམས་བས་ཞི་བྱེད་སྨན་གྱི་སྦྱོར་བ་ལ་བཞི་བརྒྱ་དང་བཅོ་བརྒྱད། ༈སྦྱོང་བྱེད་ལས་ལྔའི་དང་པོ་བཤལ་གྱི་སྨན་ལ། སྤྱི་བཤལ་དེད་དཔོན་བཞི་སྦྱོར་དང་བཅུ་སྦྱོར་གཉིས། དྲག་པོ་དེད་དཔོན་བཞི་སྦྱོར་ལ་ཁ་བསྐྱུར་སུམ་ཅུ། འཇམ་པོ་དེད་དཔོན་བཅུ་སྦྱོར་ལ་ཁ་བསྐྱུར་སུམ་ཅུ་སྟེ་རེ་གཉིས། གནད་ཀྱི་མན་ངག་བདུན། འཐོར་བུའི་ནད་ཀྱི་སྐོམ་བཤལ་བཅུ་གསུམ་སྟེ་བཤལ་སྨན་བརྒྱད་ཅུ་རྩ་གཉིས། ༈སྦྱོང་བྱེད་གཉིས་པ་སྐྱུགས་ཀྱི་སྨན་ལ་གཙོ་བོ་རི་ཤོ་དྲུག་པར་ཁ་འཛིན་དང་། བཅས་དྲག་པོ་རིལ་བུ་དང་། འཇམ་པོ་ཁུ་བར་བྱས་པ་བརྒྱད་དེ་ཁྲིན་བཅུ་དྲུག ། ༈སྦྱོང་བྱེད་གསུམ་པ་སྣ་སྨན་ལ་ཞི་བྱེད་འཇམ་པོ་ལྔ་དང་། སྣ་སྦྱོང་དྲག་པོ་འགྲོན་བུ་དྲུག་པ་དང་། འཇམ་པ་ས་འཛིན་ལྔ་པ་གཉིས་ཏེ་བདུན། ༈སྦྱོང་བྱེད་བཞི་པ་འཇམ་རྩི་སླེ་འཇམ་སོགས་གཙོ་བོ་གསུམ་དང་། ཁ་བསྐྱུར་དྲུག་སྟེ་དགུ། ༈སྦྱོང་བྱེད་ལྔ་པ། ནི་རུ་ཧ་ལ་རྙེ་འཇམ་བར་མ་གསུམ་སྟེ། བར་མ་དུར་བྱེད་དྲུག་པ། ཁ་བསྐྱུར་དྲུག །དེ་སྟེང་རེ་ལྷུག་བསྟན་པའི་རྙེན་པོ་དྲུག །འཇམ་པོ་གཅིག་བཅས་བཅུ་བཞི། སྦྱོངས་ཀྱི་ལོག་གནོན་རྩ་སྦྱོངས་ལ། བྱང་པ་བདུན་པ་དང་། རྒྱ་རུ་དགུ་པ་གཉིས་ཏེ་ཁྲིན་སྦྱོང་བྱེད་ཀུན་དྲིལ་བས་བརྒྱ་དང་སུམ་ཅུ། ༈དཔྱད་ལ་འཇམ་རྩུབ་གཉིས་ལས། འཇམ་དཔྱད་དང་པོ་དུགས་ལ་བསིལ་དུགས་བཅུ་གཅིག །ཚོད་དུགས་བཅུ་དགུ་

སྐྱེ་ཕྲེན་སུམ་ཅུ། འཇམ་དཔྱད་གཉིས་པ་ལུམས་ལ། ཆུ་ལུམས་བཞི་དང་། བཅིངས་ལུམས་ལ་ཚ་གྲང་གཉིས་ལས། ཚ་སེལ་བརྒྱད་བཅས་བཅུ་གཉིས། གྲང་སེལ་བཅུ་གཉིས་ཏེ་ཕྲེན་ཉེར་བཞི། ༈འཇམ་དཔྱད་གསུམ་པ་བྱུག་པ་ལ་ཚ་གྲང་མེད་ཅིང་། སྨུམ་བྱུག་བཅུ་བཞི་དང་། ལྡེ་གུའི་བྱུག་པ་བཅུ་བཞི་སྟེ་ཕྲེན་ཉི་ཤུ་རྩ་བརྒྱད་དེ་འཇམ་དཔྱད་བསྡོམས་བརྒྱད་ཅུ་རྩ་གཉིས། ༈གཉིས་པ་རྩུབ་དཔྱད་དང་པོ་གཏར་གར་མགོ་ལ་གཏར་དམིགས་ཉེར་གཅིག །ལག་པར་སོ་བཞི། རྐང་པར་བཅོ་བརྒྱད། སྤུབས་རྩ་བཞི་བཅས་དོན་བདུན། ༈རྩུབ་དཔྱད་གཉིས་པ་མེ་དམིགས་ལ། རྒྱབ་གསང་ཉི་ཤུ། མདུན་གསང་ཉེར་གཉིས། མཛུབ་ཚུགས་ཀྱི་གསང་ཉེར་དགུ་བསྡོམས་བདུན་ཅུ་དོན་གཅིག ། ༈དཔྱད་ལྷུའི་ལོག་གནོན་ཐུར་མའི་གསང་ལ། སྙིང་གསང་བཅུ་གཅིག །སྲོག་རྩའི་གསང་གཅིག །གློ་སྙིང་མཆིན་གསང་ལྔ། །གློ་གསང་ཉེར་གཉིས། མཆིན་དྲིའི་གསང་གཅིག །མཆིན་མཆེར་གསང་བརྒྱད། མཁལ་གསང་ཉེར་གཅིག །ཕོ་གསང་བཅུ་གཉིས། བུ་སྣོད་གསང་གཉིས། ལོང་གསང་ལྔ། རྒྱུ་གསང་བདུན། སྨད་ཀྱི་དབྱེ་གསང་གཉིས། འབྲས་སྐྲངས་གསང་གཅིག །ཡན་ལག་ཚིགས་ཆེན་གསང་བཅུ་གཉིས་ཏེ་ཕྲེན་ཐུར་མའི་འཕང་ཡུལ་བརྒྱ་དང་བཅུ་སྐྱེ་རྩུབ་དཔྱད་བསྡོམས་ཉིས་བརྒྱ་དང་ང་བརྒྱད།

ཟས་སྤྱོད་བཤད་རྒྱུད་ནས་བཤད་པའི་ཟས་དེ་ལ་ཡང་། ཕན་ཟས་གཙོ་བོ་འབྲུའི་སྡེ་ཚན་བཅུ་གསུམ། ཤའི་སྡེ་ཚན་བཅོ་ལྔ། མར་སོགས་སྣུམ་པའི་རིགས་བཅུ་གཉིས། སྔོ་དད་སྡེ་ཚན་དྲུག །འབྲས་ཐུག་སོགས་ཁ་ཟོར་ཉེར་དགུ། བཏུང་བ་འོ་མ་སོགས་བཅུ་གཅིག །ཆུ་རིགས་བཅུ། ཆང་ལྔ་སྐྱེ་ཕན་ཟས་ཕྲེན་བསྡོམས་བརྒྱ་དང་གཅིག །ནད་པ་གསོ་བྱེད་ལ་དགོས་པ་གནས་སྐབས་ཀྱི་སྤྱོད་ལམ། བགྲེས་པ། སྐོམ་པ། སྐྱུགས་པ། གཡལ་བ། སྦྲིད་པ། དབུགས། གཉིད། ལུད་པ། བཤང་བ། ཕྱེན། གཅིན། ཁུ་བ་བཅས་བཅུ་གསུམ་སྐྱེ་ངེས་པར་སྟོང་དང་རྩ་གཉིས་འབྱུང་བ་ཡིན་ནོ། །མདོར་ཏུ་བསྡུས་ན་སྨན་དཔྱད་ཟས་སྤྱོད་བཞིར་མ་འདུས་པ་མེད་ཀྱང་། འབྲིང་དུ་དབྱེ་ན། སྨན་ལ་ཞི་བྱེད་དང་། སྦྱོང་བྱེད་གཉིས་ཡོད་པའི་ཞི་བྱེད་ལ་འང་བསིལ་སྦྱོར་དང་དྲོད་སྦྱོར

གཉིས། སྦྱོང་བྱེད་ཀུན་ལ་དྲུག་པོ་དང་། འཇམ་པོར་སྦྱོར་བ་གཉིས་ཏེ་སྨན་ལ་བཞི། དཔྱད་ལ་འཇམ་རྩུབ་གཉིས། ཟས་ལའང་ཕན་ཟས་དང་། གནོད་ཟས་གཉིས། སྤྱོད་ལམ་ལའང་དྲག་དལ་གཉིས་ཏེ། དེའི་ནང་ནས་ཟས་དང་། སྨན་གཉིས་ནད་དང་ནད་མེད་གཉིས་ཀར་སྤྱིར་འགྲོ་ཞིང་། དེ་ལྟར་གཉེན་པོ་བཅུ་པོ་རྒྱས་པར་ཕྱེ་བའི་སྡོང་རྩ་གཉིས་པོ་འདིས་ཕྱི་རྒྱུད་འདི་ནས་བཤད་པའི་ནད་ཀུན་འཇོམས་པར་གདོན་མི་ཟའོ། །

གསུམ་པ་ཇི་ལྟར་གསོ་བའི་ཐབས་དེ་ལ་ཡང་། རྒྱས་བསྡུས་འབྲིང་གསུམ་ལས། རྒྱས་པར་ཕྱེ་ན། བརྟག་ཐབས་རྩ་ཆུ་གཡལ་འགག་གསུམ་གྱི་ཐོག་མར་རྩ་ལ་སྤྱི་དོན་བཅུ་གསུམ་ཡོད་པའི་སྔོན་འགྲོ་ལྔ་ལ་ལག་ལེན་རེ་རེ། དངོས་གཞི་བརྒྱད་ཀྱི་དང་པོ་ཐ་མལ་པ་ལ་བརྟག་པའི་རྩ་རྒྱུད་གསུམ། གཉིས་པ་ལ་དུས་དོན་ཁམས་སྦྱོར་བ་དང་། སྐོར་འགོ་དགྲ་གྲོགས་བརྩི་བ་གཉིས། གསུམ་པ་ལ་ངོ་མཚར་གྱི་རྩ་བདུན། བཞི་པ་ལ་ནད་མེད་ཀྱི་རྩ་གཅིག །ལྔ་པ་ལ་སྤྱི་བྱེ་བྲག་གསུམ། དྲུག་པ་ལ་འཆི་རྩ་གསུམ། བདུན་པ་ལ་གདོན་རྩ་བརྟག་པ་དང་། རིམ་གྲོ་འདོགས་པ་གཉིས། བརྒྱད་པ་ལ་ཚེ་རྩ་བརྟག་པ་གཅིག་སྟེ་ཉེར་བདུན། ༈གཉིས་པ་ཆུ་ལ་སྤྱི་དོན་བརྒྱད་ཡོད་པའི་དང་པོ་སྔོན་འགྲོ་ལྔ་ལ་ལག་ལེན་རེ་རེ། དྲུག་པ་བརྟག་པའི་དུས་གསུམ། བརྟག་ཚུལ་དགུ། སྤྱི་བྱེ་བྲག་གཉིས་ཏེ་བཅུ་བཞི། བདུན་པ། བརྒྱད་པ་གཉིས་ལ་རེ་རེ་སྟེ་ཉེར་གཅིག ། ༈གསུམ་པ་འཕྲུལ་སོ་རྩ་བའི་བཞི་ལ་ནད་གཞི་ལྟར་སྣང་འཕྲུལ་སོ་རྟགས་ཀྱིས་གསལ་བ་སོགས་དྲུག་སྦྲུར་བ་ཉེར་བཞི། རྒྱུ་རྐྱེན་ཡུལ་དུས་སོགས་བརྟག་པར་ཐབས་བཅུ་སྟེ་སོ་བཞི། ༈གཉིས་པ་གསོ་ཚུལ་གྱིས་ཇི་ལྟར་གསོ་བ་ལ་གསུམ། གང་གིས་གསོ་བ་ལ་བཞི། སོས་པའི་ཚད་ལ་གསུམ་སྟེ། སྤྱིའི་གསོ་ཚུལ་བཅུ། མ་ཞུ་བ་ལ་གཉིས། རང་རྒྱུད་པའི་གསུམ། གཞན་རྒྱུད་པའི་གཅིག་སྟེ། བྱེ་བྲག་གསོ་ཚུལ་དྲུག །ཁྱད་པར་གྱི་གསོ་ཚུལ་དགུའི་དང་པོ་ལ། སད་མདའ་གཉེན་པོ་ཁ་དམར་གསུམ། གཉིས་པ་ལ་བཞི། གསུམ་པ་ལ་དྲུག །བཞི་པ་ལ་གསུམ། ལྔ་པ་ལ་གཉིས། དྲུག་པ་ལ་བཞི། བདུན་པ་ལ་གཉིས། བརྒྱད་པ་ལ་ལྔ། དགུ་པ་ལ་གཉིས་ཏེ་གསོ་ཚུལ་ཀུན་བསྡོམས་པས་ལག་ལེན་ཞེ་བདུན། ༈གསུམ་པ་གསོ་

ཐབས་ལག་ལེན་བཅོ་བརྒྱད་ཡོད་པའི་དང་པོ་སྔེ་ཚན་ལྔ་ལས། ཐང་ལ་གདུས་ཐང་གྲུངས་ཐང་གཉིས། ཚ་གྲང་རྡོ་འཇམ་གྱི་ལག་ལེན་གསུམ་སྟེ་ལྔ། ཕྱེ་མ་ལ་ཐུན་ཚད་ཡོད་མེད་གཉིས། བཏུང་ཚུལ་བཞི། སྨན་རྟ་གཉིས། འབྱུལ་བྱེད་གཉིས། གཏོང་དུས་བཅས་བཅུ་གཅིག ། ༈རིལ་བུ་ལ། འཐག་ལུགས་གཉིས། བསྐྲིལ་ལུགས་གཉིས། གཏོང་དུས་དང་ལྔ། ༈ལྡེ་གུ་ལ་སྦྱོར་ལུགས་གཏོང་ལུགས་གཉིས། ༈སྨན་མར་ལ་སྦྱོར་ལུགས་གཏོང་ལུགས་གཉིས། ༈ཐལ་སྨན་ལ་སྤྱིའི་ལག་ལེན་གཅིག་དང་། བྱེ་བྲག་ཅོང་ཞི་སོགས་བསྲེག་ལུགས་མི་འདྲ་བ་བརྒྱད། ༈ཁཎྜ་ལ་འཚོད་ལུགས་གཅིག ། ༈སྨན་ཆང་ལ་སྦྲང་ཆང་སོགས་འཚོས་ལུགས་མི་འདྲ་བ་ལྔ། ༈རིན་པོ་ཆེ་ལ། སྦྱོར་ལུགས་གཅིག །བསྙེན་ཐབས་དགུ་དང་། ཡོག་གནོན་གཅིག་སྟེ་བཅུ་གཅིག ། ༈སྔོ་སྦྱོར་ལ་ཡན་ལག་བདུན་ཏེ་ཞི་བྱེད་ཀུན་བསྡོམས་པའི་ལག་ལེན་ལ་ལྔ་བཅུ་རྩ་བདུན། དེ་ཡང་སྡེ་ཚན་ལྔ་རུ་མ་འདུས་མེད། །ཅེས་པའི་བསྡུ་ལུགས་ནི། ཐལ་སྨན་ནི་ཕྱེ་མ། ཁཎྜ་ནི་ལྡེ་གུ། སྨན་ཆང་ནི་ཐང་། རིན་པོ་ཆེ་ནི་རིལ་བུ། སྔོ་སྦྱོར་དུ་ཐང་ཕྱེ་སོགས་གང་བཤད་ཀྱང་དེ་དང་དེར་བསྡུ་དགོས་ཏེ་སྡེ་ཚན་ཇི་ཙམ་ཕྱེ་ཡང་། ལག་ལེན་དུ་ཐང་ཕྱེ་རིལ་བུ་ལྡེ་གུ་སྨན་མར་ལྔར་མ་འདུས་པའི་སྦྱོར་བ་མེད་དོ། ། ༈གཉིས་པ་སྦྱོང་བྱེད་ལ་བདུན་གྱི་སྔུམ་འཚོས་ལ་རུང་མི་རུང་གཉིས། བསྙེན་ཐབས་གཉིས། ལེགས་ཉེས་ཡོག་གནོན་གསུམ་སྟེ་བདུན། ༈བཤལ་ལ་རུང་མི་རུང་གཉིས། རན་མི་རན་གཉིས། ཐུབ་མི་ཐུབ་གཉིས་དང་དྲུག །སྟོན་འགྲོ་གསུམ། སྣ་སེལ། དེད་དཔོན། ཁཎྜ། ཁ་འཛིན། གནད་ཀྱི་མན་ངག །གཏོང་ཚུལ། གཏོང་དུས། ལྟུག །རླུང་གནོན་རྣམས་ལ་རེ་རེ་སྟེ་དགུ། འདོན་ཚད་གསུམ། ཡོག་གནོན་བཞི། བྱུར་བ་ལྔ། རྗེས་གཅོད་སྤྱི་བྱེ་བྲག་གསུམ། སྐྱོན་གཉིས། ཡོན་ཏན་གཅིག་སྟེ་སོ་དྲུག ། ༈སྐྱུགས་ལ་རུང་མི་རུང་གཉིས། སྦྱོར་བའི་སྟོན་འགྲོ་ཉི་རིང་གསུམ། སྟོན་འགྲོ་མི་དགོས་པ་གཅིག སྦྱར་ཐབས་ལ་དངོས་གཞི་ཁ་འཛིན་གཉིས། གཏོང་ཚུལ། ལྟུག །འདོན་ཚད་རྣམས་རེ་རེ་ཡོག་གནོན་ལྔ། རྗེས་གཅོད་གསུམ། ཕན་ཡོན་གཅིག་སྟེ་ཉི་ཤུ། ༈སྣ་སྨན་ལ་རུང་མི་རུང་གཉིས། སྦྱར་ཐབས་ཕན་ཡོན་བཏང་ཐབས་རེ་རེ་སྟེ་ལྔ། ༈སྣ་སྦྱོང་

རྟུང་མི་རྟུང་གཉིས། སྦྱར་ཐབས་ཕན་ཡོན་བཏང་ཐབས་ལོག་གནོན་ཏེ་དྲུག ། ༈འཇམ་རྩི་རྟུང་མི་རྟུང་གཉིས། སྦྱོར་བ་གསུམ། བཏང་ཐབས་དང་། གཏོང་ལུགས་ཕན་ཡོན་ཉེས་དམིགས་རྣམས་རེ་རེ་སྟེ་དགུ། ༈ནི་རུ་ཧ་ལ་རྟུང་མི་རྟུང་གཉིས། སྦྱོར་བ་གསུམ། ཕན་ཡོན་གཉིས། བཏང་ཐབས་གཅིག །ཐེབས་མ་ཐེབས་གཉིས། ལྷག་གཅིག་སྟེ་བཅུ་གཅིག ། ༈རྩ་སྦྱོངས་ལ་སྔོན་འགྲོ་ཉེ་རིང་གཉིས། སྣ་སེལ། མདུང་སྨན། བྱང་བ། སྦྱར་ཚད། སྣ་ཁྲིད། བཏང་ཐབས། ཐེབས་རྟགས། ལྷག་རྣམས་ལ་རེ་རེ། ལོག་གནོན་དྲུག །རྗེས་གཅོད་ཕན་ཡོན་རེ་དང་བཅས་བཅོ་བརྒྱད་དེ། དེ་ལྟར་སྦྱོང་བྱེད་དྲུག །སྤྱིའི་སྔོན་འགྲོ་སྣུམ་འཚོས་དང་བདུན་ཀ་བསྐྱིལ་བའི་ལག་ལེན་ལ་བརྒྱ་དང་བཅུ་གཉིས། ༈གསུམ་པ་དཔྱད་ལ་དྲུག་ཡོད་པའི་གཏར་ག་ལ། ཚ་དཔྱད་བརྟག་པ་གཅིག །རྟུང་མི་རྟུང་གཉིས། སྔོན་འགྲོ་རྣམས་གཉིས་གཉིས། དུས་ཚོད་ལ་གསུམ། དངོས་གཞི་བསྣལ་ཐབས་དང་། གདབ་ཐབས་ལ་རེ་རེ། གདབ་དམིགས་ལ་རྒྱས་བསྡུས་གཉིས། དམིགས་བསལ་ཁྲག་ཕྲ། དབྱུང་ཚད་རྣམས་ལ་རེ་རེ། ལོག་གནོན་དྲུག །སྐྱོན་བཞི། ཡོན་ཏན་གཅིག་སྟེ་ཉེར་བརྒྱད། ༈བསྲེག་པ་ལ་སྦྲ་བའི་ཚོ་ག་གཉིས། རྟུང་མི་རྟུང་གཉིས། གདབ་ཐབས་བཞི། རྗེས་དང་ཕན་ཡོན་གཉིས་ཏེ་བཅུ། ༈དུགས་ལ་རྟུང་མི་རྟུང་གཉིས། བྱ་ཐབས་ལ་བསིལ་དྲོད་གཉིས། ཕན་ཡོན་གཅིག་སྟེ་ལྔ། ༈ལུམས་ལ་རྟུང་མི་རྟུང་གཉིས། བྱ་ཐབས་ལ་བསིལ་དྲོད་གཉིས། ཕན་ཡོན་གཅིག་སྟེ་ལྔ། ༈ལུམས་ལ་རྟུང་མི་རྟུང་གཉིས། བྱ་ཐབས་གཉིས། ཕན་ཡོན་གཅིག་སྟེ་ལྔ། ༈བྱུག་པ་ལ་རྟུང་མི་རྟུང་གཉིས། བྱ་ཐབས་དང་ཕན་ཡོན་གཉིས་རེ་བཞི། ༈ཐུར་མ་ལ་རྟུང་མི་རྟུང་གཉིས། ཚ་དཔྱད་གཅིག །གསང་ལ་སྤྱི་བྱེ་བྲག་གཉིས། །དབྱེ་བ་གཉིས། ཚོ་ག་གཅིག །བརྡེག་ཐབས་གཉིས། ལག་ཚོད་གཉིས། འཆི་ལྟས་གཅིག །ལོག་པ་གཉིས། ཕན་ཡོན་གཅིག་སྟེ་བཅུ་དྲུག །དཔྱད་ཀུན་བསྡོམས་པ་ལ་དྲུག་ཅུ་རེ་བརྒྱད་དེ་ཁྱོན་གསོ་ཐབས་ཀྱི་ལག་ལེན་སུམ་བརྒྱ་དང་དྲུག་ཅུ་རེ་དྲུག་ཡོད་དེ། ཞག་མ་དྲུག་པོ་ཚིག་བཅད་དབང་གིས་ཤུགས་སུ་གོ་དགོས་སོ། ། ༈མདོར་བསྡུས་ན་བརྟག་ཐབས་དང་། གསོ་བའི་ཚུལ། བཅོས་པའི་ཐབས་རྣམ་པ་གསུམ་མོ། །འབྲིང་དུ་ཕྱེ་ན་བརྟག་པའི་

ཐབས་དེ་ལ་ཡང་རིག་པ་རྩ་དང་། མཐོང་བ་ཚུ་གཉིས་ཀྱིས་ནད་ངོས་བཟུང་། རྟགས་དང་ངོ་བོ་གཉིས་ཀ་ཚ་བ། གཉིས་ཀ་གྲང་བ། ཕྱི་རྟགས་ཚ་ལ་ནང་རྟགས་གྲང་བ། ཕྱི་རྟགས་གྲང་ལ་ནང་རྟགས་ཚ་བ་སྟེ་འཁྲུལ་གཞིའི་གལ་འགག་བཞིས་དཔྱད་འཕྲང་གསལ། ༈གསོ་ཚུལ་ལ་མ་རྟོགས་རྟོགས་བཅས་གདེང་མཐོབ་པར་བྱ། ལ་འཇབ་པ་ལྷ་བུའི་སད་མདས་བཅོས་པ་དང་གཅིག །ངོས་ཟིན་ངེས་པ་རྙེད་ནས་སྤྱི་ལ་དར་འཕྱུར་བ་ལྟར་བཅོས་པ་དང་གཉིས། གཉེན་པོ་ཐོག་ཏུ་མི་འབབ་ན་རྟ་རྒོད་དཀྲུས་འཇུད་ལྟར་བཅོས་པ་དང་གསུམ། དམན་ལྷག་ལོག་པའི་ནད་ལ་སྐྱུར་མོ་ཉ་ལེན་ལྟར་བཅོས་པ་དང་བཞི། སྟོབས་ཆེན་ནད་ལ་མི་ཤ་འཕྲང་ཐྲད་ལྟར་བཅོས་པ་དང་ལྔ། སྟོབས་ཆུང་ནད་ལ་སྐམས་གདང་མས་འཛེག་ལྟར་བཅོས་པ་དང་དྲུག །རྒྱུང་པའི་ནད་ལ་དཔའ་བོ་དགྲ་འདུལ་ལྟར་བཅོས་པ་དང་བདུན། ལྡན་འདུས་ནད་ལ་གཙོ་བོ་དམེ་ཤོར་བའི་འཁྲུག་འདུམས་ལྟར་བཅོས་པ་དང་བརྒྱད། ཀུན་ལ་མཛེ་ཁལ་ལུག་ཁལ་ལྟར་བཅོས་པ་དང་དགུ་ཡིས་ནད་གང་ཡིན་པ་དེ་དང་གཉེན་པོ་སྦྱོར་ཅིང་། ༈གསོ་ཐབས་ལག་ལན་གྱི་རིམ་པར། ཞི་བྱེད་ཐང་། ཕྱེ། རིལ་བུ། ལྡེ་གུ། སྨན་མར་ཏེ་ལྔ། སྦྱོང་བྱེད་སྣུམ་འཚོས། བཤལ། སྐྱུགས། སྣ་སྨན། འཇམ་རྩི། ནི་རུ་ཧ། རྩ་སྦྱོངས་དང་བདུན། དཔྱད་ལ་གཏར། བསྲེག །དུགས། ལུམས། བྱུག་པ། ཐུར་མ་བཅས་དྲུག་བསྡོམས་པའི་བཅོ་བརྒྱད་པོས་ནད་ཀྱི་དགྲ་དཔུང་གཞོམ་ལ། དེ་ལྟར་རིག་མཐོང་གཉིས། གལ་འགག་བཞི། གསོ་ཚུལ་དགུ། ལག་ལེན་བཅོ་བརྒྱད་པོ་བསྒྲིལ་བའི་སུམ་ཅུ་རྩ་གསུམ་པོ་དེ་ནི་དོན་དམ་ལག་ལེན་སྙིང་པོར་དྲིལ་བ་ཡིན་ལ། དེ་དག་རྣམས་ཕྱི་མའི་རྒྱུད་འདི་ཉིད་ཀྱི་སྡོམས་ཚིག་ཡིན་ཏེ་དྲང་སྲོང་རྣམས་ཀྱི་སེམས་ལ་དེ་ལྟར་ཚོངས་ཞེས་གསུངས་པའོ། །༈ཞུས་ལན་རྒྱས་པར་བཤད་པ་ལའང་། བརྟག་ཐབས་དྲུག་དང་། གསོ་ཚུལ་དགུ། ལག་ལེན་བཅོ་བརྒྱད་དང་། དེའི་ནང་ཚན་སྤོ་སྦྱོར་ཐེ་ཚོམ་རྟོགས་སེལ་གྱིས་ཞུས་པ་དང་། དེའི་ལན་གཉིས། ལན་ལའང་མདོར་བསྟན་དང་རྒྱས་བཤད་གཉིས། རྒྱས་པར་བཤད་པ་ནི་ལེའུ་སོ་སོར་སྟོན་ཏེ། དེ་ལའང་སྟན་གསན་དབབ་པ་དང་། ལེའུའི་གཞུང་། ལེའུའི་མཚན་ནོ། །ལེའུའི་གཞུང་ལའང་ནང་གསེས་ཀྱི་ས་བཅད་དང་བཅས་སློབ་དཔོན་

མཁས་པ་ཆེན་པོས་རྒྱས་བཤད་འབྲུ་འགྲེལ་བཻ་ཌཱུར་སྔོན་པོ་ཟབ་ཁྲིད་སྟེལ་བ་ལྟར་ལགས་སོ། །སླས་པ། རྒྱལ་ཀུན་འཕྲིན་ལས་རང་བཞིན་ནེ། །ཕྱི་རྒྱུད་རྡོ་རྗེ་ཕ་ལམ་ལྟར། །བློ་གྲོས་ཤིན་ཏུ་རྨོངས་རྣམས་ལ། །རྒྱས་བསྡུས་མཐའ་བྲལ་འདི་ཉིད་གཅེས། །དེ་ཕྱིར་རྒྱུད་འདིའི་དགོངས་དོན་རྣམས། །བདེ་བླག་ཁོང་དུ་ཆུད་པའི་སླད། །སྤྱི་དོན་སྡོམས་ཚིག་སྤེལ་འདིའི་དགེས། །གཞན་ཕན་ཕ་མཐའ་ཡས་པར་ཤོག །ཅེས་པའང་ཀུན་མཁྱེན་༧རྒྱལ་བའི་བླ་སྨན་པ་བོད་གཞུང་སྨན་རྩིས་འགོ་འཛིན་ཁྲཱུའི་མིང་ཅན་གྱིས་ལྟུགས་རི་འགྲོ་ཕན་གླིང་པའི་འཚོ་བྱེད་བློ་གསལ་རྣམས་དང་། རྒྱ་ཁྲབ་རྫོང་གཞིས་ཁག་ནས་ཆེད་འབྱུགས་མཛད་པའི་སྨན་སློབ་བཅས་པར་ཕྱི་རྒྱུད་འདི་ཉིད་ཞིབ་ཏུ་འཁྲིད་སྐབས་རང་ལུགས་རྒྱུད་འགྲེལ་ཆེན་མོ་ནས་བསྡུས་དོན་ཚུལ་དུ་དག་བསྒྲུབས་ཀྱིས་ཚང་མས་རྒྱུགས་སྤྲོད་ཞུ་དང་ཞུ་སྒྲུས་ཀྱང་། སྙད་བསྟན་རྒྱུན་ལ་སྨན་རེས་ཡིག་ལམ་དུ་སྤེལ་ཏེ་ཤིང་ཕྱི་ཟ་སྐར་ཟླ་བའི་ཡར་ཚེས་ལ་པར་དུ་བསྒྲུབས་པ་དགེ་ལེགས་འཕེལ།། ༎

༄༅། །གསོ་བ་རིག་པའི་རྒྱུད་ལས་བཤད་པའི་ལུས་ཐིག་བློ་བ་ཇོར་བུའི་མེ་ལོང་ཞེས་བྱ་བ་བཞུགས་སོ། །

ན་མོ་ལྷ་གེ་ཧྲཱ་བུདྡྷ་བཛྲ་ཡ། །རྒྱལ་བའི་ཆོས་ཉིད་འགྱུར་མེད་བཻ་ཌཱུར་ཡའི། །རང་བཞིན་འཆི་བ་མེད་པའི་ལམ་ཆེན་ནས། །ཡན་ལག་བརྒྱད་དུ་འབབ་པའི་དག་བྱེད་རྒྱུན། །སྟོལ་མཁས་སྟོན་པ་སྨན་གྱི་བླ་མར་འདུད། ། ༡ སྲིད་པས་བྲུས་པའི་གདུང་བ་འཕྲོག་པ་ལ། །མཁས་པ་བྱང་ཆུབ་སེམས་ཀྱི་འོད་དཀར་ཅན། །གནས་ལྔའི་དཀྱིལ་འཁོར་ཡོངས་རྫོགས་གཡུ་ཐོག་པ། །ཡོན་ཏན་མགོན་པོར་གྲགས་པ་གསལ་དེར་འདུད། ། ༢ གསོ་རིག་རྒྱུད་རྒྱལ་བདུད་རྩི་སྙིང་པོ་ལས། །མགོ་དང་ཡན་ལག་བྱང་ཁོག་སྟོད་སྨད་ཀྱི། །ཡུལ་གནད་གསང་བ་ཐིག་གིས་འཚོལ་དགོས་རྣམས། །མདོ་བར་བསྡུས་ནས་སྙིང་པོར་དྲིལ་འདི་འོ། ། ༣ ལྟག་ཁུང་ས་ནས་མཛོད་སྤུར་ཐིག་གཅིག་འཐེན། །རྣ་བ་

གཡས་གཡོན་གཉིས་སུ་ཐིག་རེ་འཐེན། །གཙུག་གི་རྒྱ་ཁྲམ་ཚངས་པའི་བུ་གར་འདོད། །གཙུག་
ནས་མཛོད་སྤུའི་དཀྱིལ་དེ་མཆོག་སྤུད་སྒོ། ། ༤ མཆོག་མའི་གཞུང་ཐིག་ཕྱིས་ནས་གཡས་
གཡོན་དང་། །གཙུག་དང་ལྟག་པའི་བར་དེ་འདུས་སོའི་སྤུབས། །ལྟག་པ་སྙིན་དཀྱིལ་སོར་བཞི་ཞུར་
པོ་སྣང་། །རུས་པ་མཐུག་མཁྲིགས་སྐྲོན་ལ་ལྷ་བ་ཆེ། ། ༥ དེ་ཡི་གཡས་གཡོན་སོར་བཞི་རུས་
པའི་རྩིབ། །གོང་བས་སྲབ་ལ་ལྷ་གདུང་སྙོམས་པ་ཡིན། །དེ་ཡི་མཐའ་མ་རྣ་ལྟག་ལྟག་མ་རྣམས། །ལྷ་
བ་ཆུང་ཞིང་སྲབ་ལ་སྐྲོན་པར་བཤད། ། ༦ བྲང་ཁོག་སྟོད་སྨད་ཡུལ་གྱི་ཐིག་བསྟན་པར། །ཁོང་
སྙོམས་གདན་ལ་ལེགས་པར་སྐྱིལ་ཀྲུང་བཅས། །སྤྲལ་ཚིགས་བསྒྲངས་ལ་མགྲིན་པ་ཡིད་ཙམ་
བསྒྲུར། །དཔུང་པ་ཕྱིར་གདེངས་ལག་གཉིས་པུས་མོར་བཀབ། ། ༧ མདུན་རྒྱབ་དཔུང་འཛོམ་
གཉིས་སུ་གནམ་ཐིག་གདབ། །ཚིགས་པ་གཉིས་དང་སྟོང་རུས་ཁ་ལ་ཡོང་། །ཨན་སྟོང་གཞུག་ཆུང་
སྐྲ་སྟོང་མཚན་མའི་སྟེང་། །མདུན་རྒྱབ་གཉིས་སུ་མ་འདྲུས་གཞུང་ཐིག་གདབ། ། ༨ དེ་རྗེས་བྲང་
ཁོག་སྟོད་སྨད་མཆིན་དྲིས་དབྱེ། །ལྟེན་རུས་འབྲེལ་མཚམས་རྩིབ་རིང་གྱེན་མཆོན་གང་། །དེ་ནས་
ཚིགས་པ་བརྒྱད་པར་ཆུ་བབས་སུ། །ཐིག་གདབ་མཆིན་དྲི་དཀར་པོའི་ཡུལ་ཡིན་ནོ། ། ༩ རྩིབ་
རིང་ཐུར་མཆོན་གང་ནས་བཅུ་གསུམ་བར། །གོང་བཞིན་ཐིག་གདབ་མཆིན་དྲི་ནག་པོ་སྟེ། །མཆིན་
དྲི་ཁྲུག་པ་བརྒྱད་དང་བཅུ་གསུམ་བར། །རྩིབ་སྟེང་དཀར་ནག་མཚམས་ཏེ་ཁྲ་བོར་
འདོད། ། ༡༠ ནུ་མ་གཉིས་ནས་སྐྲ་སྟོང་སོར་བཞིའི་འོག །གྲུ་གསུམ་ཐིག་གདབ་ནང་དུ་མཆོན་རེ་
བསྐྱུམ། །གོང་བཞིན་བཏབ་པའི་དབུས་དེ་སྙིང་གི་ཡུལ། །དེ་རྩེ་གྲུ་གསུམ་གློ་བུ་མཛོ་སྣ་དང་། །
༡༡ གཡས་གཡོན་བཞིར་བགོས་རིམ་བཞིན་བྲེ་སྣབ་དང་། །ཐུགས་ཁབ་ཏེ་མིག་དགྲ་ལྟེ་བུ་ལྡུ་
འོ། །ནུ་གཉིས་ཕྱིར་མཆོན་རེ་ནས་སྐྲ་སྟོང་དུ། །གྲུ་གསུམ་ཐིག་གདབ་གློ་བ་མ་ལྡུའི་
མཐའ། ། ༡༢ དེ་ཡི་ཟུར་ནས་གྱེན་དྲང་སྒྲོག་རུས་སུ། །ཐིག་གདབ་ཡུལ་དེ་སྟོང་པ་ཕུག་རོན་
གསང་། །ནུ་མ་བྲང་དཀྱིལ་ཐིག་ཚད་ལྟེན་སྣ་ནས། །ཕོ་ཟུར་རྩིབ་མཚམས་འཐེན་ལ་ལྟེ་བར་
གདབ། ། ༡༣ དཔངས་སུ་སོར་བརྒྱད་ཞེང་སོར་བཅུ་གཉིས་ཏེ། །ཟས་སྣོད་ཕོ་བའི་ཡུལ་དུ་

བཤད་པ་ཡིན། །རྣ་ཤལ་ལག་གཡས་བཟུང་བའི་གྲུ་མོ་ཡིས། །ཕོ་དཀྱིལ་རྒྱབ་ཏུ་གར་སླེབ་མཆིན་
པའི་ཞེང་། ། ༡༤ གཤམ་ཡང་གྲུ་མོའི་རྩེ་དང་མཉམ་ཞེས་ཟེར། །ཕོ་གསང་དབུས་ནས་གཡས་སུ་
སོར་བདུན་ན། །དཀྱུས་སུ་སོར་དྲུག་ཞེང་གསུམ་མཁྲིས་པའི་ཡུལ། །རྩིབ་ཕྲུང་གཡོན་ནས་ཕོ་ཟུར་
མཛུབ་གང་ཞེང་། ། ༡༥ དཔངས་སུ་སོར་ལྔ་མཆེར་པའི་ཡུལ་དུ་འདོད། །ལྟེ་བའི་གོང་འོག་མཆོན་
རེ་དཀྱུས་མཆོན་བརྒྱད། །ཐིག་གདབ་ལོང་གི་ཡུལ་ཡིན་ཁྲག་ལོང་གཡས། །སྒྲིན་ལོང་གཡོན་ལ་
ཅམ་ལོང་དབུས་ན་གནས། ། ༡༦ དེ་འོག་མཆོན་དོ་གཡས་གཡོན་ལོང་དང་མཉམ། །རྒྱུ་སྟོད་རྒྱུ་
སྨད་ཡུལ་ཡིན་དེའི་ཟུར་ནས། །མཚན་མའི་སྟེང་གདབ་གྲུ་གསུམ་ལྒང་པའི་ཡུལ། །དེ་དག་མདུན་
ཡིན་རྒྱབ་ཀྱི་ཡུལ་ཐིག་ནི། ། ༡༧ ཚིགས་པ་བཞི་ནས་གྲིན་གསེགས་ཆག་གང་པ། །བརྒྱད་ནས་
དགུ་ཐད་ཕུར་གསེགས་མཛུབ་གང་སར། །ཐིག་གདབ་དེ་མཐའ་སྤྲེལ་ལ་བཞི་བརྒྱད་སྟེང་། །ཐིག་རེ་
གདབ་ལ་གྲྭ་བཞིར་བཅད་པར་བྱ། ། ༡༨ དེ་དཀྱིལ་དབུས་མ་སུམ་ཆ་མཐའ་སུམ་གཉིས། །གྲིན་
ཕུར་ཐིག་གདབ་འཕྲེད་དཀྱིལ་དབུས་བཅལ་བ། །སྟག་མགོ་སྣང་རྩིབ་གཤམ་དང་ཟགས་སྣ་ལྔ། །གློ་
བ་མ་ལྔའི་ཡུལ་དུ་འདོད་པ་ཡིན། ། ༡༩ རྣ་བའི་མཐའ་ལ་འཁོར་བའི་སྲད་བུ་དེས། །བཅུ་བཞིའི་
ཐད་ནས་བསྐོར་བ་སོར་བདུན་ཞེང་། །དཔངས་སུ་སོར་ལྔ་མཁལ་མའི་ཡུལ་ཡིན་ཏེ། །དེ་ཡང་བཅུ་
བཞི་པ་ནས་མཆོན་དོའི་ས། །མཁལ་འབྲས་ངོ་བོ་དེ་ནས་མཁལ་ཚིལ་ལོ། ། ༢༠ བསམ་སེ་
ཚིགས་པ་བཅུ་གསུམ་འོག་ན་གནས། །ཚིགས་པ་བཅོ་བརྒྱད་གཡས་གཡོན་དཀྱུས་སོར་
བརྒྱད། །ཐིག་གདབ་དེ་མཐའ་ནས་བཟུང་གཞུག་ཆུང་སྟེང་། །གྲུ་གསུམ་ཡུལ་དེ་སྨད་ཀྱི་གཞང་
གསང་ངོ་། ། ༈༢༡ ད་ནི་གནད་ལ་ཤ་ཚིལ་རུས་པ་དང་། །ཆུ་རྒྱུས་དོན་སྣོད་རྩ་གཉན་ཐིག་དང་
བཅས། །རྒྱུད་དོན་འགྲེལ་མེད་ཟུར་མཁར་མཁས་པའི་ལུགས། །ཇི་བཞིན་རང་བཟོ་སྤངས་ནས་
འདིར་བཤད་དོ། ། ༢༢ སྤྱི་གཙུག་བཞག་སྐོར་འཕྲིལ་འདྲ་སྙིང་ལྟར་གཉན། །མཚོགས་མ་གཞུ་
ཤུལ་བཏང་འདྲ་གློ་ལྟར་འབྲེར། །ལྟག་པ་ཉ་ལྟང་གཞིབས་འདྲ་མཆེར་ལྟར་སྦོ། །སྨུར་གོང་ལུག་
མཁལ་བརྩེགས་འདྲ་མཁལ་ལྟར་སྐྲངས། ། ༢༣ དེ་ལྟར་མགོ་ལ་ཤ་གནད་རྣམ་པ་ལྔ། །གྲི་བའི་

གཡས་གཡོན་རྒྱང་ཤ་ལས་བྱེད་གཉིས། །ཨོལ་གོང་མིད་པར་གནད་དེ་སྐེ་ལ་བཞི། །སྐྲལ་འདབས་བཞུལ་ཤ་ནག་པོ་ཕྱི་ནང་བཞི། ། ༢༤ དཔྱི་ཡི་སྦ་ཟུར་གཡས་གཡོན་རྟ་ཤ་གཉིས། །བྲང་གི་ངོས་ན་ཀྲུ་ཤ་གཡས་གཡོན་གཉིས། །མཆན་ཁུང་བཞག་ཤ་དཀར་ནག་ཕྱི་ནང་བཞི། །དཔུང་པའི་ཐལ་གོང་གཉའ་ཤ་ནག་པོ་གཉིས། ། ༢༥ སོག་པའི་ཁ་འཁོར་འདར་ཤ་ཁུག་པ་གཉིས། །མེ་ལོང་དབུས་ན་འགྲོས་ཤ་ཁྲ་བོ་གཉིས། །དེ་ལྟར་བྲང་ཁོག་ཤ་གནད་བཅོ་བརྒྱད་ཡོད། །དཔུང་ཚིགས་མཚམས་ནས་སོར་བཞི་ལུག་གཞུག་གཉིས། ། ༢༦ མཁྲིག་མའི་མཚམས་ནས་གྲུ་མོའི་གཞུ་མཆོག་བར། །མཁྲིད་གང་སོར་དྲུག་བཅལ་བར་ཉ་སྙིང་བཞི། །ལག་མགོའི་མཐེབ་མཛུབ་བར་ན་གར་ཤ་གཉིས། །འཆང་བཟུང་སྙིང་གི་ཤ་རྒོད་རྣམ་པ་གཉིས། ། ༢༧ བརྐྱ་སྐྲང་སོར་གཉིས་སྐྲང་ཤ་དཀར་མོ་གཉིས། །པུས་མོའི་གཉན་གོང་སོར་བཞིར་སྦྲལ་ནག་གཉིས། །སྤྲེ་ལོང་མཚམས་ནས་མཁྲིད་གང་ཉྭ་མགོ་གཉིས། །དེ་ནས་སོར་དྲུག་བཅལ་བར་བྱིན་སྙིང་གཉིས། ། ༢༨ དེ་ལྟར་ཡན་ལག་བཞི་ལ་བཅོ་བརྒྱད་དེ། །དྲིལ་བས་ཤ་གནད་བཞི་བཅུ་རྩ་ལྔར་འདོད། །རྐེན་བུའི་གནད་ནི་སྐྱོགས་རའི་ཚིགས་མཚམས་ནས། །ཐྲག་གོང་སོར་བཞི་རྐེན་བུ་མགོ་ཕྱོན་གཉིས། ། ༢༩ ཕྱི་ཁྲོས་སྨ་ནས་གྱེན་དུ་སོར་ལྔ་ན། །དཔུང་པའི་རྐེན་བུ་སྨྱུག་པོ་ཞེས་བྱ་གཉིས། །པུས་མོའི་ཕྱི་ཟུར་ཚིགས་ཀྱི་མཚམས་ན་ཡར། །མཐེ་གང་བཅལ་བར་རྐེན་བུ་དཀར་པོ་གཉིས། ། ༣༠ དེ་ནས་སོར་གསུམ་སྦྲུལ་མགོ་གདེངས་པ་གཉིས། །ལྔ་མ་གཉིས་ནི་བྲང་ཁོག་ཕྱི་མ་དྲུག །ཡན་ལག་ལ་གནས་ཚིལ་གནད་བརྒྱད་ཡིན་ནོ། །རུས་གནད་རྣ་བའི་རྩེ་མོ་དྲང་ཐད་དབུས། ། ༣༡ གྱེན་མཆོན་གང་བཅལ་དེ་ནས་སླར་ཡང་ནི། །གཡས་གཡོན་མཆོན་རེ་བཅལ་བའི་རྣམ་གཉིས་དང་། །སྐྲ་མཚམས་གྱེན་དུ་སོར་བཞི་མཚོགས་མ་དང་། །སྤྱི་བོ་བཅས་པའི་སྤུད་སྒོ་རྣམ་པ་བཞི། ། ༣༢ རྣ་ལྟེན་མིག་འཁོར་མཁུར་ཚོས་ཟ་འགྲམ་རྣམས། །གཉིས་གཉིས་བརྒྱད་དང་སྤུབས་སྟེང་ལྟག་ལྟེན་ཏེ། །བཅུ་བཞི་མགོ་བོའི་རུས་གནད་ཡིན་ཞེས་བྱ། །བྱ་འདབས་མཁར་མཚམས་གཉིས་གཉིས་མཁར་དང་ལྟེ། ། ༣༣ སྐེ་ལ་ཡིན་ཏེ་དེ་བཞིན་བྲང་ཁོག་ལ། །སོག་པ་སྐོག་རུས་གཉིས་གཉིས་བྲང་རུས

དང་། །སྐལ་ཚིགས་གཞུག་ཐུང་དང་བཅས་རྟུས་གནད་བདུན། །བུས་མོའི་ལྷ་ང་ལོང་བུ་སྲི་ལོང་
རྣམས། ། ༣༤ གཉིས་གཉིས་འདི་དྲུག་ཡན་ལག་རྟུས་གནད་ཡིན། །དྲིལ་བས་རྟུས་པའི་གནད་
ནི་སུམ་ཅུ་གཉིས། །རྒྱུས་གནད་སྐྲེ་ལ་མཛིང་པའི་ཆུ་ལེབ་གཉིས། །བྲང་ཁོག་ཐུག་པའི་གོང་གི་ཆུ་བ་
གཉིས། ། ༣༥ ཡན་ལག་རྟིང་ཆུ་སྒྲིད་ཆུ་སྦལ་མགོ་དང་། ། གྲུ་མོ་མཁྲིག་མའི་ཆུ་བ་གཉིས་
གཉིས་བཅུ། །དེ་དག་དྲིལ་བས་བཅུ་བཞི་ཆུ་རྒྱུས་གནད། །དོན་སྣོད་ཚིལ་ཤུབས་དཀར་ནག་བཅས་
བཅུ་གསུམ། ། ༣༦ སྲོག་གི་རྩ་བར་གྱུར་པའི་རྩ་རིགས་གཉིས། །སྲོག་རྩ་ལས་བྱུང་རྩ་ནག་གྱེན་
དུ་གྱེས། །ཀླད་པ་ལས་བྱུང་རྩ་དཀར་ཐུར་དུ་ཟུག །ནང་རྩ་དོན་འབྲེལ་ཕྱི་རྩ་ཡན་ལག་
འབྲེལ། ། ༣༧ མགོ་ལ་ཀླད་པ་རྟུས་པ་ཤ་རྩ་གསུམ། །ཀླད་པའི་དར་རྩ་རྣ་བའི་ཕྱི་ནང་ན། །ཅེ་
ནག་གཉིད་ལོག་གཉིས་ལས་གྱེས་པ་ཡི། །དར་སྙེང་ཁྲབ་པར་འབྲེལ་བའི་རེ་ཐག་བཞི། ། ༣༨ ཕྱི་
ནང་རྒྱུག་གཉིས་ལྷག་རྟུས་འབུར་པོ་ནས། །མཁུར་ཚོས་ཐུང་སྙེ་སླར་ལོག་ཀླད་པ་བླངས། །འདུས་
སོ་གསུམ་འབྲེལ་སྦུབས་ལ་ཕྱི་ནང་བཅེམས། །དེ་དྲུག་མཆོ་བྱེད་དར་རྩ་ཞེས་སུ་
གྲགས། ། ༀ ༣༩ ཕྱི་རྩ་ལྷག་པའི་ཆུ་ལེབ་གཡས་གཡོན་ན། །ཆུ་རྩ་སྦྲུ་གུ་ཅན་གཉིས་དེ་ནས་
ཕྱིར། །མཆོན་རེའི་སྦྲུ་འཁྱིལ་ས་ན་འཛའ་བྱེད་གཉིས། །རྣ་ཤལ་འོག་གཤོངས་རཀྟ་གཉིས་ཏེ་
དྲུག ། ༤༠ ཁང་ལག་རྟུས་ཚིགས་ཆུ་རྒྱུས་འབྲེལ་ཚུལ་ནི། །སྦྲུ་གུ་ཅན་དེ་ལྷག་པའི་སྤུད་སྒོར་
འཐོན། །ཨན་སྟོང་གཡས་གཡས་མཆོན་རེ་ཐད་ཀར་འགྲིམས། །ཚིགས་པ་ལྔ་ནས་གཞུང་པའི་རྩ་
དང་འབྲེལ། ། ༤༡ བཅུ་བཞི་པ་ནས་བསམ་སེ་མཁལ་མར་འབྲེལ། །གཞུག་ཆུང་སྒྲི་ལེབ་
མཚམས་བརྒྱུད་དབྱི་མིག་དོན། །བྱིན་བརླའི་ཕྱི་སུལ་ཕྱི་ལོང་གྲུང་མཐེབ་བརྒྱུད། །གཉིས་ནི་བཅུ་
བཞི་ནས་གྱེས་དབྱི་སྙེང་དོན། ། ༤༢བརླ་སྐྲང་བུས་ཚིགས་ངར་གདོང་ཐུར་བར་འགྲིམས། །པིར་
མགོར་འབྲེལ་ནས་གོང་དང་ཁང་མཐིལ་འདུས། །འཛའ་བྱེད་ལྷག་ཟུར་སྦྱུ་འཁྱིལ་གཉིས་སུ་
དོན། །ཨན་སྟོང་འགྲམ་ནས་ཐུག་བརྒྱུད་དབུང་སོགས་མཚམས། ། ༤༣ དབུང་འཛུམ་ཚིགས་
མིག་ལུག་གཞུག་ཕྱི་མཆན་འགྲིམས། །གྲུ་མོའི་ཚིགས་བསྐོར་ལག་པའི་མཐེབ་མོར་འབྲེལ། །རཀྟ་

རྩེ་མགོ་རྣ་ཤལ་འོག་ཏུ་འཁོར། །སྒྲོག་རུས་ནང་ནུབ་གྲུ་མོ་གཞུ་མཆོག་བར། ། ༤༤ ཕྱུར་བར་
འགྲིམས་ནས་ལག་པའི་སྲིན་མཐེབ་འབྲེལ། །རྩ་རྒྱུད་དེ་དྲུག་མགོ་བོའི་ཕྱུར་བཤད་སྟེང་། །ཟ་འགྲམ་
སྟེང་ན་སོ་རྩ་ལྷུང་བྱེད་གཉིས། །ཁན་གྱི་དཀྱིལ་ན་འཛོམ་རྩ་སུམ་མདོ་རིས། ། ༤༥ དེ་དགུ་གཞན་
འབྲེལ་ཚུ་རྩ་ཞེས་བྱ་སྟེ། །བཅོ་ལྔ་པོ་དེ་གླད་པའི་རྩ་ཡིན་ནོ། །མདུང་ཚུགས་གཟེར་རྩ་གཙུག་དང་
མཚོགས་མའི་སྣོ། །ལྟག་པའི་སྟུད་སྣོ་གཡས་གཡོན་གཉིས་ཏེ་གསུམ། ། ༤༦ སྙིན་དཀྱིལ་མཁུར་
ཚོས་གཉིས་གཉིས་གཟེར་རྩ་དགུ ། འཕྲེད་ཉལ་རྣ་ལྟག་སྟེང་ནས་སོར་བཞི་ན། །བོན་པོའི་ཁོད་ཅེས་
བྱ་བའི་ལྷ་རྩ་གཉིས། །དེ་ལྟར་བཅུ་གཅིག་རུས་པའི་རྩ་རུ་འདོད། ། ༤༧ ཤ་རྩ་ལྟག་ཟུར་ལྟག་རྩ་
ནག་པོ་གཉིས། །རྣ་བའི་ཕྱི་ནང་མཆོན་རེར་ལྷོན་ཤིང་བཞི། །མུར་གོང་ཟུར་ན་ལྟག་རལ་འབྲུག་རྩ་
གཉིས། །དབྲལ་བའི་དཀྱིལ་ན་གསེར་མདུང་དངུལ་མདུང་གཉིས། ། ༤༨ མཚུལ་པའི་འགྲམ་ན་
མཚུལ་རྩ་ནག་པོ་གཉིས། །སྙིན་མཇུག་གཤོངས་ན་མཐོང་བྱེད་མིག་རྩ་གཉིས། །མུར་འགྲམ་སྟེང་ན་
སོ་རྩ་འཕར་བ་གཉིས། །དེ་ལྟར་ངེས་པའི་ཤ་རྩ་བཅུ་དྲུག་གོ། ། ༤༩ ཚངས་པའི་སྐུད་པ་ཤ་རུས་
གླད་པ་ཡི། །རྩ་གསུམ་འདུས་ཏེ་སྤྱི་བོའི་གཙུག་ན་གནས། །དྲིལ་བས་བཞི་བཅུ་རྩ་གསུམ་མགོ་བོའི་
རྩ། །ནང་རྩ་དར་གྱི་དཔྱང་ཐག་བཅུ་གསུམ་སྟེ། ། ༥༠ རྗེ་ཞབས་ལས་བྱུང་སྐྲ་ཡི་ནང་ན་
མར། །རླུང་གི་རྩ་བཞི་སྙིང་དང་རྒྱུ་མར་འབྲེལ། །མཁྲིས་པའི་རྩ་བཞི་གློ་ལོང་མཆིན་མཁྲིས་
འབྲེལ། །བད་ཀན་རྩ་བཞི་པོ་མཆེར་མཁལ་ལྒང་འབྲེལ། ། ༥༡ འདུས་པའི་རྩ་གཅིག་བསམ་སེར་
འབྲེལ་བ་ཡིན། །ཕྱི་རྩ་ཨོལ་གོང་མེད་པའི་བར་ན་ཡར། །གློ་བུ་སྙིང་རྩ་གསེར་གྱི་སྐུད་པ་
གཅིག །ཨོལ་གོང་པ་ཡི་གཡས་གཡོན་མཚོན་རེ་ན། ། ༥༢ སྙིང་རྩ་གཉིད་ལོག་རྩེ་འདྲ་གཉིས་
གཉིས་བཞི། །དེ་ནས་ཕྱིར་ལ་ཕུན་རེ་བཅལ་བའི་སར། །སྙིང་རྩ་རྩེ་ནག་ཅེས་བྱ་རྣམ་པ་གཉིས། །དེ་
ནས་སྐར་ཡང་ཕྱིར་ལ་ཕུན་རེའི་སར། ། ༥༣ གློ་སྙིང་བསྡོངས་པའི་ཁྲག་རྩ་རྩེ་ཚུང་གཉིས། །དེ་
ལྟར་སྐེ་ལ་རྩ་གཉན་ཉེར་གཉིས་ཡོད། ། ༈སྐལ་པའི་ནང་གཞུང་སྲོག་རྩ་ནག་པོ་སྟེ། །དེ་ལས་ཡལ་
གའི་རྩ་ཐན་ཀུན་ཏུ་གྲེས། ། ༥༤ ཚིགས་པ་གསུམ་ནས་རྩ་གསུམ་མདུན་དུ་བྱུང་། །དབུས་ཀྱི་རྩ

ལས་སྙིང་ནི་འབྲས་བུའི་ཚུལ། །གཡས་གཡོན་རྩ་ནི་གློ་བུ་གཉིས་ལ་ཐུག །ཚིགས་པ་བརྒྱད་ནས་རྩ་
གཅིག་མཆིན་པར་ཐུག ། ༥༥ མཆིན་པའི་ལུང་ཆེན་མཆིན་དྲི་ནག་པོར་འབྲེལ། །བཅུ་གཅིག་པ་
ནས་རྩ་གཅིག་མཆེར་པ་དང་། །བཅུ་གསུམ་པ་ནས་རྩ་གཅིག་བསམ་སེར་འབྲེལ། །བཅུ་བཞི་པ་
ནས་རྩ་གཉིས་གཡས་གཡོན་གྱི། ། ༥༦ མཁལ་མར་འབྲེལ་ཏེ་སྦྲས་པའི་རྩ་ཆེན་བརྒྱད། །ཕྱི་རྩ་
བྱང་ཁོག་སྟོད་ལ་སྙིང་རྩ་དྲུག །བྲང་རུས་གཡས་གཡོན་ནུ་མདུན་མཚོན་དོ་ནས། །སྙིང་རྩ་ཕྲ་ཁབ་
ཐོང་གར་ཁབ་འདྲ་གཉིས། ། ༥༧ སྒྲོག་རུས་དཀྱིལ་ནས་ཐུར་དུ་མཚོན་གང་ན། །སྙིང་རྩ་དངུལ་
གྱི་འབུ་རུ་གཟེར་འདྲ་གཉིས། །ནུ་མཐའ་མཚོན་རེར་ནུ་རྩ་ཨ་ཡོང་འདྲར། །བསྐོར་བ་གཉིས་ཏེ་སྙིང་
གི་རྩ་གནད་དྲུག ། ༥༨ གློ་མ་རྩིབ་ལས་བྱུང་བའི་ཚིགས་འགྲམ་གཉིས། །ཚིགས་པའི་གཡས་
གཡོན་མཚོན་རེ་ཕྱུན་རེ་ན། ཀུན་ཏུ་རྒྱུ་སྟེ་བཞི་པའི་ཐད་ཀར་གཉན། །དེ་ལ་བཞིར་གྱེས་གཉིས་ནི་
བྲང་དུ་འཁྲིམས། ། ༥༩ གཉིས་ནི་ལྟག་ཚུའི་འདབས་ནས་མགོ་ལ་འགྲོ ། རྩ་དེ་མཆིན་དྲི་ཡན་
ཆད་གློ་བ་དབང་། །མན་ཆད་མཁལ་མའི་རྩ་ཡིན་བཅུ་བཞི་པའི། །ཐད་ཀར་མཁལ་མའི་རྩ་ནག་ཅེས་
སུ་གྲགས། ། ༦༠ དེ་ནས་བཞིར་གྱེས་གཉིས་ནི་དཔྱི་སྟེང་དོན། །བཙྷ་སྐང་སྟེ་ས་བརྒྱུད་ནས་ལྐང་
པར་འབྲེལ། །རྩ་གཉིས་མཐུག་ཐུར་བཙྷ་ཡི་ཕྱི་སུལ་རྒྱུ། །གློ་མ་སྐང་ལས་བྱུང་བའི་ནང་རྒྱུག་
གཉིས། ། ༦༡ ཚིགས་པ་དྲུག་པའི་སོར་ལྔའི་ས་ན་གནས། །གློ་མ་སྟག་མགོ་ལས་བྱུང་གྲོག་རྐེད་
གཉིས། །ཚིགས་པ་བརྒྱད་པའི་སོར་བདུན་ས་ན་གནས། །གློ་མ་ཟགས་སྣ་ལས་བྱུང་སྣེ་དོར་
གཉིས། ། ༦༢ ཚིགས་པ་བཅུ་པའི་ཆག་གང་ས་ན་གནས། །གློ་མ་གཤམ་ལས་བྱུང་བའི་འཁྲེང་བུ་
གཉིས། །ནུ་མའི་ཐད་དྲང་སྒྲོག་རུས་འོག་ཏུ་འགྲོ། །གློ་བུ་ཐུགས་ཁབ་ལས་བྱུང་ཕྱིར་རྒྱུག་
གཉིས། ། ༦༣ ནུ་མདུན་མཚོན་རེའི་ས་ནས་སྒྲོག་ཆར་འགྲོ། །གློ་བུ་མཛེ་སྣ་ལས་བྱུང་བསྣོལ་མ་
གཉིས། །ཕྱིར་རྒྱུག་ས་ནས་སྒྲོག་ཆར་གཡས་གཡོན་བསྣོལ། །གློ་བུ་བྱ་སྐབ་ལས་བྱུང་གཟེར་མགོ་
གཉིས། ། ༦༤ མཆན་འོག་ཕྱི་ནང་གྱེན་ཐུར་ཆག་གང་སར། །གློ་བུ་དགྲ་ལྷེ་ལས་བྱུང་ཟངས་མ་
གཉིས། །མཆན་ཁུང་འོག་ནས་རྩིབ་རིང་སྟེང་དུ་འགྲོ ། གློ་བུ་ཏེ་མིག་ལས་བྱུང་སྦོན་བུ་

གཉིས། ། ༦༥ སོག་པ་མེ་ལོང་དཀྱིལ་གྱི་འོག་ན་གནས། །མ་བུ་སྦྲོག་པ་ལུང་འཛིན་ཁུག་པ་གཉིས། །དཔུང་ཚིགས་ཆག་གང་ཤུ་ཟུར་ཁ་ལ་བཀལ། །དེ་ལྟར་ཉེ་ཤུ་རྩ་གཉིས་གློ་བའི་རྩ། ། ༦༦ མཆིན་རྩ་ཤ་ཏུ་མོན་ཏུ་རྣམ་པ་གཉིས། །ལྐེན་སྣ་ལས་བྱུང་ཉུ་མདུན་མཆོན་དོའི་སར། །ཡར་ལ་ཆག་གང་ས་ནས་གཉིས་སུ་གྱེས། །རྩ་གཉིས་དཔུང་པ་རྩ་གཉིས་རྣ་རྒྱབ་རྒྱུ། ། ༦༧ སོག་གཞུག་ཧ་ཤར་མཆེར་རྩ་བྲ་རྐང་གཉིས། །ལྐེན་སྣའི་གཡས་གཡོན་མཆོན་རེར་སྦྲུལ་མིག་གཉིས། །ཕོ་དབུས་གཡས་གཡོན་སོར་གསུམ་ཀ་བ་གཉིས། །ལྟེ་བའི་གྱེན་མཆོན་གང་ན་བོང་རྨེད་གནས། ། ༦༨ དེ་དག་ཕོ་བའི་རྩ་གནད་རྣམ་པ་ལྔ། །ལྟེ་ཟུར་གཡས་གཡོན་མཆོན་རེར་ལོང་རྩ་གཉིས། །རྒྱུ་རྩ་དེའི་མཛུག་སྣེ་ཁུད་གཉིས་སུ་འཁྲིམས། །བསམ་སེའི་རྩ་ནི་དབྱི་ནས་སྣེ་སར་རྒྱུ། ། ༦༩ ལྷང་བའི་ཆུ་རྩ་སྲོག་རྩ་སྲིད་རྩ་གསུམ། །མཚན་དབྲག་བར་གྱི་དབུས་དང་གཡས་གཡོན་གནས། །དེ་ལྟར་ལྔ་བཅུ་རྩ་གསུམ་བྱུང་ཚོག་ལའོ། །དཔུང་པའི་ལུག་གཞུག་ཁྱི་མཚན་ཆུ་རྩ་གཉིས། ། ༧༠ གྲུ་མོའི་ཚིགས་བར་ཀླུང་རྩ་རལྔ་གཉིས། །ཕྱུས་མོའི་གཉན་གོང་ཏུས་རྩ་སྙེད་བུ་གཉིས། །སྲི་ལོང་ཕྱི་ལོང་བར་ན་རྒྱུངས་རྩ་གཉིས། །རྐང་མཐེབ་སྤྱི་སྐྱེས་རྒྱུས་རྩ་པིར་མགོ་གཉིས། ། ༧༡ སྐྱོགས་རའི་ཚིགས་མཚམས་གསེར་གྱི་ཀ་བ་གཉིས། །སྟག་ཆེན་གཉེར་རིང་མཁྲིས་རྩ་སྐྲ་རེངས་གཉིས། །དཔུང་སོག་བར་གྱི་མཁྲིས་རྩ་ཀ་བ་གཉིས། །དཔུང་ནང་ཆག་གང་གློ་རྩ་དུང་འབུད་གཉིས། ། ༧༢ ཨ་སོའི་མཚམས་ན་གཏར་རྩ་སྟོད་ཀ་གཉིས། །གྲུ་མོའི་འགོ་ན་ཏུ་ཐུང་རྣམ་པ་གཉིས། །བརླ་ཡི་ནང་ངོས་རྩ་བོ་ཆེ་གཉིས་དང་། །མཆིན་རྩ་སྐྱད་གཉིས་ཞེས་བྱའི་བྱིན་གཞུག་གཉིས། ། ༧༣ དབྱི་ཡི་ཁ་གཟར་མཁལ་རྩ་ན་གྲུ་གཉིས། །བརླ་སྐང་སྟེང་གི་མཁལ་རྩ་ཏུས་ཞེན་གཉིས། །བརླ་ཡི་ཕྱི་སུལ་མཁལ་རྩ་རྐང་འདེགས་གཉིས། །བརླ་ཡི་ཕྱི་ཟུར་མཆེར་བའི་རྩ་ནག་གཉིས། ། ༧༤ ཀྲ་ཚིགས་སྟེང་ན་གཏར་རྩ་ཡོབ་གོང་གཉིས། །ལུག་གཞུག་འོག་གི་དཔུང་རྩ་རྣམ་པ་གཉིས། །གྲུ་མོའི་སྣང་ན་སྣང་རྩ་ཞེས་བྱ་གཉིས། །དེ་ཡི་ནང་ཁུད་ཧྲུག་འགོ་རྣམ་པ་གཉིས། ། ༧༥ ཁྲོར་གང་འཁྲིད་གང་གྲུ་མོའི་གཉེར་མ་ནས། །མཛུབ་གང་བཅལ་བར་གློ་སྙིང་

འདོམ་རྩ་གཉིས། །ལག་པའི་སྲན་རྩེ་རྒྱབ་ན་རྩ་གསུམ་གྱི། །ཆེ་བ་གློ་མཆིན་འདོམ་རྩ་ཞེས་བྱ་
གཉིས། ། ༧༦ རྡུ་ཐུང་རྩེ་ནང་མཆིན་མཁྲིས་འདོམ་རྩ་གཉིས། །རྐང་པའི་མཐིལ་ན་བཞག་འདྲ་
མཐིལ་འཁྲོག་གཉིས། །བོལ་གོང་སྟེང་ན་འགྲུལ་རྩ་ནག་པོ་གཉིས། །ནང་ལོང་ནང་ཁྲུད་ལྟུགས་ཀྱི་
སྲན་མ་གཉིས། ། ༧༧ ངར་གདོང་ཐུར་བར་གསེར་རྩ་ཀ་མདུང་གཉིས། །སྐབ་ཁྲུང་ནང་ན་སྐབ་རྩ་
ནག་པོ་གཉིས། །སྟེ་ས་ཁྲུད་ན་སྟིང་རྩ་མིག་དམར་གཉིས། །ལག་མཐིལ་སྲིན་ལག་དབུས་ན་སྤུར་བ་
གཉིས། ། ༧༨ མཛུབ་མོ་ཆུང་གི་འོག་ན་འགྲུལ་རྩ་གཉིས། །མཁྲིག་མའི་ཡར་ཐུར་གཉིས་ན་བལྟ་
རྩ་གཉིས། །མར་ཟུར་ཚུ་བའི་གསེབ་ན་ཟླ་རྩ་གཉིས། །གྲུ་མོའི་ནང་ཁྲུད་ཨ་སོ་ལི་ཀ་
གཉིས། ། ༧༩ མཆན་ཁྲུང་ནང་ན་སྟིང་རྩ་རྫུལ་འདུ་གཉིས། །ཡན་ལག་རྩ་གནད་བདུན་ཅུ་རྩ་
གཉིས་འདོད། །དྲིལ་བས་རྩ་གནད་བརྒྱ་དང་དགུ་བཅུར་འགྱུར། །གནད་ཀུན་བསྡོམས་པས་སུམ་
བརྒྱ་རྩ་གཉིས་ལགས། ། ༨༠ གནས་དང་རིགས་སུ་བསྡུན་ན་མགོ་བོ་ལ། །ཤ་གནད་ལྔ་སྟེ་རུས་
པའི་གནད་བཅུ་བཞི། །རྩ་གནད་ཞེ་གསུམ་བསྡོམས་པས་དྲུག་ཅུ་གཉིས། །སྐེ་ལ་ཤ་ཡི་གནད་བཞི་
རུས་གནད་ལྔ། ། ༨༡ རྒྱུས་གནད་གཉིས་དང་རྩ་གནད་ཉི་ཤུ་གཉིས། །བསྡོམས་པས་སུམ་ཅུ་རྩ་
གསུམ་བྱུང་ཚོག་ལ། །ཤ་གནད་བཅོ་བརྒྱད་ཚིལ་གཉིས་རུས་གནད་བདུན། །རྒྱུས་གནད་གཉིས་
དང་དོན་སྣོད་གནད་བཅུ་གསུམ། ། ༨༢ རྩ་གནད་ང་གསུམ་བསྡོམས་པས་དགུ་བཅུ་ལྔ། །ཡན་
ལག་ཤ་གནད་བཅོ་བརྒྱད་ཚིལ་གནད་དང་། །རུས་གནད་དྲུག་དང་རྒྱུས་པའི་གནད་ནི་བཅུ། །རྩ་
གནད་བདུན་ཅུ་རྩ་གཉིས་བཅས་བསྡོམས་པས། ། ༨༣ བརྒྱད་དང་བཅུ་གཉིས་ཡོད་དེ་དེའི་ནང་
ནས། །རབ་ཏུ་གཞན་པ་ཨོལ་གོང་མེད་པ་གཉིས། །ཐྲལ་ནག་བྲིན་སྟིང་གཉིས་གཉིས་རྨེན་བུ་
བརྒྱད། །མགོ་བོའི་སྤུད་སྒྲོ་རྣམ་བཞི་སྤུབས་སྙེང་དང་། ། ༨༤ དོན་སྣོད་དར་དཔྱང་བཅུ་གསུམ་
གསེར་གྱི་སྐུད། །གཉིད་ལོག་གཉིས་དང་རྩ་ཆེན་རྣམ་པ་བརྒྱད། །ཁབ་འདྲ་གཟེར་འདྲ་ཉུ་རྩ་གཉིས་
གཉིས་དྲུག །ཕྱི་རྒྱུག་བསྒོལ་མ་གཟེར་མགོ་ཟངས་མ་དང་། ། ༨༥ སྦོན་བུ་གཉིས་གཉིས་བཅུ་སྟེ་
མཐིལ་འཁྲོག་དང་། །མགུལ་རྩ་ནག་པོ་ཀ་གདུང་ལྟུགས་ཀྱི་སྲན། །སྐབ་རྩ་མིག་དམར་སྤུར་བ་

མགུལ་ཆ་དང་། །བལྟ་ཆ་ཟླ་ཆ་ཨ་སོ་རྒྱལ་འདུ་རྣམས། ། ༨༦ གཉིས་གཉིས་ཉེར་བཞི་བསྡོམས་
པས་དགུ་བཅུ་དྲུག །འབྲིང་དུ་གཉན་པ་ཧུ་ཤ་ཀ་ལྷན་དང་། །མིག་འཁོར་མཁུར་ཚོས་ཟ་འགྲམ་
གཉིས་གཉིས་བཅུ། །སྣལ་ཚིགས་རྟུས་ལྷག་དྲུག་དང་གྲུ་མོ་དང་། ། ༨༧ གཉའ་བའི་རྩ་བ་
གཉིས་གཉིས་རྩ་ཆ་དྲུག །རྩེ་འདྲ་རྩེ་ནག་རྩེ་རྩུང་གཉིས་གཉིས་དྲུག །ཚིགས་འགྲམ་ནང་རྒྱུག་
གྲོག་རྐེད་སྣེ་དོར་དང་། །འགྲེང་བུར་བཅས་ལ་གཉིས་གཉིས་བཅུ་དང་ནི། ། ༨༨ རྡུ་ཀ་བ་སྐྱི་
རེངས་གཉིས་གཉིས་དྲུག །བསྡོམས་པས་འཕྲུལ་མེད་བཞི་བཅུ་ཆ་དགུར་འདོད། །དེ་ལྷག་བརྒྱ་དང་དང་
བདུན་ཐ་མར་གཉན། ། ༈གསང་ལ་རང་གསང་མདའ་གསང་ཐོག་གསང་དང་། ། ༨༩ དབྱེ་བའི་
གསང་དང་མེ་བཙའི་སྲེག་གསང་དང་། །རང་གསང་ཁ་ནི་གློ་སྦུབས་པོ་སྟོད་གསང་། །འཕོངས་
ནི་རྒྱུ་ལོང་ལྷང་མཁལ་རང་གསང་ཡིན། །མདའ་གསང་སྟོང་གསང་བྲུལ་མོ་ཚུར་འབྱིན་
ཐུབ། ། ༩༠ མཆིན་དྲི་ཁུག་པ་ཁྲ་བོས་མཛུབ་རེ་ཐུབ། །སྣལ་འདབས་གཡས་གཡོན་ཉུ་མཆོན་
གང་གི་འོག །རྩེ་སོར་བཞི་བཞི་སོང་ཡང་དོན་མི་སླེབ། །སྟོད་དུ་གང་ཡང་སོར་གསུམ་དོན་མི་
སླེབ། ། ༩༡ སྨད་དུ་གང་ཡང་སོར་གཉིས་སྟོད་མི་སླེབ། །ཐོད་ལུགས་ཐོག་ལུགས་དབང་གིས་
ངེས་མེད་སྲིད། །ཐོག་གསང་དབྱེ་གསང་རྣམས་སུ་མཆོན་ཐོག་པས། །མཆོན་ཕྱིར་ཁྲག་ཐོན་གསང་
དབྱེ་མི་དགོས་སོ། ། ༩༢ དབྱེ་གསང་རྣག་ཁྲག་ཆུ་སེར་འབྱིན་གསང་དང་། །སྐྲན་དང་བད་རླུང་ལ་
སོགས་ཐུར་གསང་གཉིས། །དང་པོ་སྟོད་ལ་བྲང་གི་སྙིང་གསང་དྲུག །དཀར་ནག་མཚམས་ནས་
གྱེན་དུ་མཆོན་གང་བཅལ། ། ༩༣ དེ་ནས་གཡས་གཡོན་གཉིས་སུ་མཆོན་རེ་དང་། །ཐུན་རེ་
བཅལ་བ་དཔལ་ཁབ་གསང་ས་ཡིན། །དེ་སྟེང་མཆོན་གང་བཅལ་བ་ཐུགས་ཁབ་གསང་། །དེ་སྟེང་མཆོན་
གང་བཅལ་བ་བྲུ་རོག་མིག ། ༩༤ རྒྱབ་ཀྱི་གློ་བའི་མ་གསང་ཙ་བཞི་ནི། །ཚིགས་པ་བཞི་པའི་
གཡས་གཡོན་སོར་བཞིའི་ས། །གློ་བ་བྲུངས་ཁུད་རྣག་གི་འབབ་ས་ཡིན། །ཚིགས་པ་བརྒྱད་དང་
དགུ་པའི་ཐད་ཀ་རུ། ། ༩༥ མཛུབ་གང་བཅལ་བ་སོག་པ་སོར་གཉིས་འོག །རྒྱབ་གསང་རིང་མོ་
གློ་ཡུལ་རྣག་འབབ་ས། །བུ་གསང་ཉུ་མ་གཉིས་ནས་མཆན་ཁུང་དོས། །སོར་བཞི་དེ་ནས་ཐུར་དུ་

སོར་བཞི་བཅལ། ། ༩༦ ཉུ་མ་ཆག་གང་བུ་ཡི་ཟུར་གསང་ཡིན། །མ་བུ་གཉིས་རྒྱུག་བཅུ་གཉིས་
བཅུ་གསུམ་མཚམས། །ཆག་གང་མཁྲིད་གང་མཛུབ་གང་བཅལ་བའི་ས། །རྩིབ་མ་བཅུ་གཅིག་བཅུ་
གཉིས་བཅུ་གསུམ་བར། ། ༩༧ ཐེམ་ཁ་དང་པོ་བར་པ་ཐམ་གསུམ། །གློ་བ་མ་བུ་གཉིས་ཀའི་རྣག་འབབ་
ས། །སྙད་ཀྱི་དབྱེ་གསང་ཚིགས་པ་བཅུ་བཞི་ནས། །གཡས་གཡོན་སོར་དྲུག་མཁལ་མའི་རྣག་
འབབ་གསང་། ། ༩༨ ལྟེ་བ་སྟེ་དཀྱིལ་དབྱི་ཟུར་མཚན་མའི་སྟེང་། །ཐིག་གདབ་རྒྱ་གྲམ་ལྟོ་བའི་སྤྱི་
གསང་ཡིན། །ཨ་ལོང་ཁ་ནས་རྒྱབ་ཏུ་སོར་བཞི་ན། །གཞང་གསང་ཞེས་བྱ་ནང་གི་རྣག་འབབ་
སའོ། ། ༩༩ གཉིས་པ་ཐུར་གསང་སྙིང་ལ་བཅུ་གཅིག་སྟེ། །སྐྱེས་པའི་གཡོན་དང་བུད་མེད་
གཡས་ཕྱོགས་ཀྱི། །ཉུ་སྟེང་མཆོན་གང་བཅལ་བ་སྙིང་གི་སྟོད། །སྙིང་སྲོག་འཛིམ་པའི་གསང་སྟེ་
སྙིང་རླུང་སེལ། ། ༡༠༠ ཉུ་རྒྱབ་མཆོན་གང་སྲོག་རྩ་སྲོས་བྱེད་གསང་། །སྲོག་རྩ་རླུང་དང་ཆུ་
སེར་ཞུགས་ལ་ཕན། །ཐུར་དུ་མཆོན་གང་སྙིང་རྩེ་སྙིང་ཆུ་གཅག །བྲང་ངོས་མཆོན་གང་བཅལ་བ་
སྙིང་གི་ཞོགས། ། ༡༠༡ ཆུ་སེར་བད་རླུང་རླངས་པ་འཁྲིམས་པའི་གསང་། །དེ་ནས་དཀར་ནག་
མཚམས་སུ་མཆོན་གང་བཅལ། །གློ་སྙིང་འདོམ་པའི་གསང་སྟེ་གྲང་རླུང་སེལ། །ཚིགས་པ་བདུན་པ་
ཁ་གསུམ་དེ་དང་འདྲ། ། ༡༠༢ དྲུག་པ་ཁ་གསུམ་སྲོག་རྩའི་གསང་ཡིན་སྟེ། །འབྲེལ་བ་ཉེ་ཕྱིར་སྙིང་
གསང་ཁོངས་སུ་བསྡུས། །བྲོ་རོག་མིག་ནས་ཕྱིར་མཆོན་གང་བཅལ་བའི། །རྩིབ་བར་གོང་འོག་གོ་
ཆེན་གོ་ཆུང་གསང་། ། ༡༠༣ སྐྲ་སྟོང་ཙ་ར་ཁྲུང་དང་རྣམ་པ་ལྔ། །གློ་སྙིང་མཆིན་གསང་སྟོད་དུ་
རླངས་པ་འཁྲིམས། །སྙིང་ཆུས་སྟོད་ཁེངས་དབུགས་བསྟེགས་ནད་ལ་དབྱེ། །གློ་ལ་གསང་ས་ཉི་ཤུ་
ཙ་གཉིས་སྟེ། ། ༡༠༤ སོག་འདབས་རྩིབ་མའི་གོ་བར་རྣམ་པ་གསུམ། །གློ་བའི་སྣང་ལ་སྐྲན་
ཞུགས་གསང་དྲུག་ཡིན། །མཆན་འོག་རྩིབ་མའི་གོ་བར་རྣམ་པ་གསུམ། །གློ་བ་བྲེ་འདབས་སྐྲན་
ཞུགས་གསང་དྲུག་ཡིན། ། ༡༠༥ བྲང་གི་རྩིབ་མའི་གོ་བར་གཡས་གཡོན་བཞི། །གློ་བ་བུ་ལ་སྐྲན་
ཞུགས་གསང་བརྒྱད་ཡིན། །གློ་བའི་རྒྱབ་གསང་ཚིགས་པ་བཞི་ལྔ་ཡིན། །ཁ་གསུམ་རླུང་དང་བད་ཀན་ནར་
ཞུགས་གསང་། ། ༡༠༦ སྟོད་ཀྱི་རྣག་རྟགས་གཞལ་བ་ཐིག་གིས་བརྟག །མདུན་རྒྱབ་ཚངས་ཐིག་

གནམ་ཐིག་འདྲུས་མེད་གདབ། །ཟླུར་ཐིག་གཉིས་གདབ་ཕྱེད་མར་ལན་གཉིས་གདབ། །བཅུ་གསུམ་
པ་ནས་ལྟེ་བར་འཁྱེད་ཐིག་གདབ། ། ༡༠༧ དེ་སྟེང་འཁྱེད་ལ་གཉིས་གདབ་ཕྱེ་མར་བཅལ། །འདྲེན་
ཐིག་བཅུ་དྲུག་འཁྱེད་ཐིག་རྣམ་བདུན་གྱི། །བྲེ་རྗེས་ཐིག་བར་གར་ཉམས་རྣག་ཡོད་རྟགས། །མཆེན་
མཆེར་གཉིས་ལ་ཐུར་གསང་བཞི་བཞི་བརྒྱད། ། ༡༠༨ ཉུ་གཡས་ཐུར་མཆོན་དོ་བཅལ་མཆེན་
དྲིའི་མཚམས། །དེ་འོག་རྟེབ་མའི་གོ་བར་རྣམ་པ་གསུམ། །གཡས་ཀྱི་དང་པོ་ཕོ་མཆིན་བར་གྱི་
སྐྲན། །བར་པ་མཆིན་ཐེར་ཐ་མ་མཆིན་གཤམ་སྐྲན། ། ༡༠༩ ཚིགས་པ་དགུ་པ་དང་བཅས་གསང་
བཞིའོ། །ཉུ་གཡོན་ཐུར་མཆོན་དོ་བཅལ་མཆེན་དྲིའི་མཚམས། །དེ་འོག་རྟེབ་མའི་གོ་བར་རྣམ་པ་
གསུམ། །གཡོན་གྱི་དང་པོ་ཕོ་མཆེར་བར་གྱི་སྐྲན། ། ༡༡༠ བར་པ་མཆེར་ཐེར་ཐ་མ་མཆེར་
གཤམ་སྐྲན། །ཚིགས་པ་བཅུ་གཅིག་པ་དང་གསང་བཞིའོ། །མཁལ་མའི་ཐུར་གསང་ཉི་ཤུ་རྩ་གཅིག་
སྟེ། །ཚིགས་པ་བཅུ་བཞི་པ་དང་གཡས་གཡོན་དུ། ། ༡༡༡ མཆོན་གང་བཅལ་བ་མཁལ་མའི་རྩ་ནག་
སྟེ། །དེ་ནས་མཆོན་གང་བཅལ་བ་མཁལ་འབྲས་གསང་། །དེ་ནས་མཆོན་གང་བཅལ་བ་མཁལ་ཚིལ་
ལོ། །གཞུག་གྲུ་ཆུང་ནས་སྟག་པོ་ཆེ་ཡི་སྟེང་། ། ༡༡༢ མཛུབ་གང་བཅལ་བ་དབྱི་ཡི་འཁོར་མིག་
ཡིན། །མཁལ་འབྲས་སྟེང་ནས་བཅལ་བ་སོར་བཅུ་དྲུག །དེ་ནས་ཕྱོགས་བཞིར་མཆོན་རེ་དབུས་
དང་ལྔ། །བྱིན་བརླའི་ཕྱི་སུལ་ཆུ་སེར་འབབ་གསང་ཡིན། ། ༡༡༣ དེ་རྣམས་ཀུན་གྱིས་མཁལ་
མའི་གྲང་རླུང་སེལ། །མཁལ་ཚིལ་མཁལ་འབྲས་སྟེང་དུ་མཁལ་སྐྲན་འབབ། །གསང་དང་ནད་
དམིགས་མཐུན་ན་ཐུར་མ་འཕང་། །ཕོ་བ་མི་འགྱུར་གསང་དགུ་ཅུར་འབྱིན་གཉིས། ། ༡༡༤ ཚིགས་པ་
བཅུ་གཉིས་པ་དང་གསང་བཅུ་གཉིས། །ལྟེན་སྣའི་སྣ་ནས་ཐུར་དུ་མཆོན་གང་བཅལ། །གཡས་གཡོན་
མཆོན་གང་ཁ་གསུམ་ལྟེན་གསང་ཡིན། །དེ་འོག་མཆོན་གང་ཁ་གསུམ་སྐྲན་གསང་
ཡིན། ། ༡༡༥ དེ་འོག་མཆོན་གང་ཁ་གསུམ་མེ་ཉམས་གསང་། །ཕོ་དབུས་གཡས་གཡོན་མཆོན་དོ་
ཅུར་འབྱིན་ནས། །མཆིན་རྒྱས་ཕོ་བའི་ཡུལ་ཕོགས་ཐུར་མ་འཕང་། །སྐྲན་དང་ནོར་ཕྱིར་ལག་ཚོད་རན་
པར་བྱ། ། ༡༡༦ ཚིགས་པ་བཅུ་གསུམ་བཙོ་ལྦུ་བུ་སྟོད་གསང་། །སྐྲན་ཞུགས་གྲང་བས་བུ་མི་ཆགས་

ལ་ཕན། །ལྷེ་བའི་གཡས་གཡོན་མཆོན་རེ་ལོང་གི་ཐེར། །ལོང་དུ་བད་རླུང་གྲང་བ་ཞུགས་ལ་
ཕན། ། ༡༡༧ དེ་ནས་གཡས་གཡོན་མཆོན་རེ་ལོང་སྐྲན་གསང་། །ཚིགས་པ་བཅུ་དྲུག་པ་དང་
གསང་ས་ལྔ། །ལྷེ་འོག་མཆོན་གང་ཁ་གསུམ་རྒྱུ་སྟོད་གསང་། །དེ་འོག་མཆོན་གང་ཁ་གསུམ་རྒྱུ་
སྨད་གསང་། ། ༡༡༨ ཚིགས་པ་བཅུ་བདུན་པ་དང་བདུན་དུ་བཤད། །རྒྱུ་ཞབས་ཐེར་དུ་དབྱི་ཡི་ཁ་
གཟར་ནས། །ཆག་གང་བཅལ་བ་སྨད་ཀྱི་དབྱེ་གསང་སྟེ། །དེ་དང་ཚིགས་པ་བཅོ་བརྒྱད་འབྲས་བུ་
སྐྲངས། ། ༡༡༩ གྲང་བས་ཆུ་ཁ་སྲ་སྙི་སེལ་བར་བྱེད། ཡན་ལག་ཚིགས་ཆེན་བཅུ་གཉིས་ཆུ་སེར་
རྒྱས། །ཚིགས་མིག་ཆུ་བའི་བར་ན་གསང་དམིགས་ཡོད། །རུས་ལ་གཏུག་དང་ཅུར་འཁྱིན་གང་འོས་
དཔྱད། ། ༡༢༠ མེ་གསང་རྒྱབ་ཏུ་ཉེར་གཅིག་མདུན་ཉེར་གཉིས། །ཡན་ལག་མཛུབ་ཚུགས་ཉེར་
དགུ་ཀུན་བསྡོམས་པར། །བདུན་ཅུ་རྩ་གཅིག་མེ་བཙའི་འབྲུ་བཞག་གནད། །གཞན་ཡང་ཆུ་འགགས་
རྗེའུ་འཁྱིན་སྐབས་ཀྱི་གསང་། ། ༡༢༡ མདོ་མོ་རུས་པའི་སྣེ་ནས་གཡས་གཡོན་མར། །མཆོན་གང་
ཕྱུན་རེ་གཞལ་བ་གསང་གོང་མ། །དེ་ནས་མཆོན་གང་བར་གསང་ཨ་ལོང་ཁ། །གྲིན་ནས་མཆོན་
གང་སྨད་གསང་ཕོ་ཡི་གཡོན། ། ༡༢༢ མོ་ཡི་གཡས་ཀྱི་གཉན་ཅིང་རླིག་སྦུབས་དཀྱིལ། །དྲང་པོ་
ནས་ཡར་འབྲུ་ནས་ཤ་སྦུབས་ཐེར། །དེ་ལ་གཞང་ལྷང་གསང་ཤའི་ཐེར་གསུམ་ཡོད། །མཐའ་དག་
རྒྱུད་ཆེན་ལེའུ་སོ་སོར་གསལ། ། ༡༢༣ དམར་བྱང་རོ་བཀྲ་མཆོན་ཆ་འཕོར་ལོ་སོགས། །ཐ་དང་
གཞུང་གི་དགོངས་པ་གཅིག་བསྡུས་ཏེ། །མན་ངག་རྒྱུད་ཀྱི་མགོ་སྐྱེ་བྱང་ཕོག་དང་། །ཡན་ལག་
རྣམས་ཀྱི་གནས་ལུགས་འཁྲིགས་སུ་བསྡེབས། ། ༡༢༤ ཟུར་མཁར་མཉམ་ཉིད་རྡོ་རྗེ་ཁུ་དབོན་
གྱི། །བཞེད་དགོངས་ཇི་བཞིན་སྟོན་པའི་ཐིག་འགྲེམས་འདི། །རྟེད་དང་བཀུར་བསྟི་མཁས་གྲགས་
བསྒྲུབ་ཕྱིར་མིན། །གཞན་ལ་ཕན་འདོད་ལྷག་པའི་བསམ་པས་བཀོད། ། ༡༢༥ དགེ་བ་སྟོན་ཟླ་
ལྟར་དཀར་གང་ཐོབ་དེས། །མར་གྱུར་འགྲོ་བའི་རྒྱུ་དང་བཅས་པའི་ནད། །གསོ་བའི་སྨན་པ་ཐབས་ལ་
མཁས་པར་ནི། །འདི་བཟུང་ཚེ་རབས་ཀུན་ཏུ་བདག་གྱུར་ཅིག ། ༡༢༦ རླབས་ཆེན་བྱང་ཆུབ་སྤྱོད་
མཆོག་གཏྣའི་ཀླུང་། །ཡན་ལག་བརྒྱད་དུ་འབབ་པའི་སྨྲ་སྨན་པོས། །ཉེས་པའི་དྲི་མ་བཀྲུས་མཐར་

སྨན་པའི་མཆོག །ཇོ་གས་སངས་རྒྱས་ཀྱི་གོ་འཕང་མྱུར་ཐོབ་ཤོག ། ༡༣༢ དེ་ལྟར་གསོ་དཔྱད་ཀྱི་ལུས་
ཐིག་འདི་ནི། ཐོག་མར་ཕུལ་དུ་བྱུང་བའི་མཁྱེན་སྤྱན་ཡངས་པ་རྗེ་དྭང་བྱམས་པ་གྲགས་པས་བསྐྲུན་ཞིང་། རྗེས་སུ་གསོ་དཔྱད་
འཛིན་པ་དུ་མས་རེ་མོས་ཀྱིས་གསལ་བཏབ་པའི་རྐྱེན་ལས་ལོད་མཁས་པ་མི་ཕམ་དགེ་ལེགས་རྣམ་པར་རྒྱལ་བའི་ལྷས་བྱི་རབས་
པ་རྣམས་རང་གི་བློ་གྲོས་དེར་བབས་ཤིང་། གཞན་ལ་ཡིད་ཆེས་འཆར་དཀའ་བར་མཐོང་ནས་རྒྱུད་ཀྱི་ཚིག་རིས་རྩ་བར་
བྱས། ཚིག་ཟུར་རྟོགས་དཀའ་བ་རྣམས་ཟུར་མཁར་ཁུ་དབོན་གྱི་ལེགས་པར་བཤད་པས་བཀྲལ་ཏེ་གསལ་ཞིང་བཟུང་བདེ་
བར་བཀོད་པའོ།། ॥ ༀསྭསྟི་ཧཱུྃ། རྡོ་རྗེའི་ལུས་ཀྱི་གནས་ལུགས་ཀུན། །མཚོ་ནང་ཟླ་གཟུགས་ཇི་ལྟ་
བར། །གསལ་བར་སྟོན་པའི་ལུས་ཐིག་འདི། །ཅི་འདོད་སྤྲར་གྱི་སྒོ་འཕར་ཕྱེས། །འདིས་མཚོན་
བདག་གཞན་དུས་གསུམ་དུ། །དགེ་བའི་དངོས་པོ་ཅི་བགྱིས་མཐུས། །ཐུབ་བསྟན་སྤྱི་དང་ཡང་སྒོས་
སུ། །གསེར་མདོག་རིང་ལུགས་དར་ཞིང་རྒྱས། །ཚེ་ཡི་མཆོག་སྦྱིན་གསོ་དཔྱད་ཀྱི། །བསྟན་པ་དེ་
འཛིན་སྐྱེ་བཅས་འཕེལ། །ལུས་ཅན་ཟུག་རྔུ་འཁྲོག་པ་ལ། །དྲང་སྲོང་དངོས་དང་མཚུངས་པར་
ཤོག །དེ་ལྟར་འཆི་མེད་ཚེའི་རིག་བྱེད་ཀྱི་ལུས་གནད་ཟབ་མོའི་ཐིག་གི་ལག་ལེན་ཀུན་གྱི་བཅུད་སྤྱངས་པ་ཟླ་བ་ནོར་བུའི་མེ་
ལོང་ཞེས་ཡོངས་སུ་གྲགས་པ་འདིར་དཀའ་གནད་ཀྱི་མཆན་བུ་རྣམས་ཧ་ལམ་མཁས་པའི་དབང་པོ་མི་ཕམ་དགེ་ལེགས་རྣམ་
པར་རྒྱལ་བ་ཉིད་རང་ནས་བསྐྱལ་བ་དང་། སླད་དུ་པོ་བྲང་པོ་ཏ་ལར་དར་མོ་སྨན་རམས་པ་བློ་བཟང་ཆོས་གྲགས་ཀྱིས་དམར་
མཆན་གནང་ཚུལ་སོགས་སྔ་ཚོགས་ཞིག་སྣང་བ་ལས། ལག་ཁྲིད་ཐོག་ནས་ཀྱང་དོགས་སེལ་གྱི་མཆན་བུ་འགའ་ཡང་གསར་
བཀོད་སོགས་བགྱིས་པའི་ཁུངས་ཐུབ་ཀྱི་ཕྱི་མོ་ལས་དག་པར་ཞུས་ཞེས་པའི་མ་དཔེ་ཁག་གསུམ་བཞི་ཙམ་སོན་ཀྱང་མཇུག
ཚང་བ་ད་ལམ་བར་མ་རྙེད་ཅིང་། དེར་ཡང་ནག་མཆན་ཐར་ཐོར་ལས་མི་སྣང་ཡང་། ལུས་ཐིག་དཔེ་ཁུངས་མ་གཞན་ཡོད་
རིགས་ཀྱང་མ་ལོན་པས་སྤྱ་འཕྲོས་སློབ་བུ་རྣམས་བློ་འཛིན་བདེ་ཆེད་འདིའི་རྩ་ཚིག་རྣམས་སྔོན་ནས་སྤྲར་བཀོས་ཟིན་པ་
ལྟར། དེ་སྟོན་རབ་ཆེས་ལྷུགས་ཁྱི་ལོར་རང་ཉིད་བགྲང་བྱ་ཉེར་དགུ་པ་དཔལ་ལྡན་འབྲས་སྤུངས་སྨན་སྦྱིན་ལས་ཐོག་མིང་
འཛིན་སྐབས་རྩེད་ཐང་ཁང་ཚན་མའི་ལྷོ་རྒྱུད་ནང་གི་སྨན་གྲོང་གཉིས་པར་རྒྱུད་འགྲེལ་བ་སྟོན་སོགས་དང་། བྲིས་ཆ་སོགས་
སྒོ་དུ་མར་ཟླ་གཉིས་ཙམ་ཞིབ་རྟོག་ནན་ཏན་གྱིས་ལག་ལེན་དུ་ཐེབས་པར་བྱས་ཏེ་འགའ་ཞིག་སར་རྒྱུད་ཚིག་གསར་ལེན་གྱིས
མཚལ་དང་། མཆན་བུ་རྒྱ་སྐྱག་གིས་ལེགས་པར་བཏབ་སྟེ་སློབ་དཔོན་བཀའ་དྲིན་ཟླ་མེད་རྡོ་རྗེ་རྒྱལ་མཚན་ཞལ་སྔ་ནས

ལའང་གཟིགས་ཞིབ་ཕུལ་བས་དགྱེས་ཚོར་ཆེན་པོས་བཀའ་སློབ་སྩལ་རིགས་ཀྱང་མནོས་ཏེ་བཙོས་བསྒྱུར་གདེང་འཕེལ་བྱས་ཤིང་། དེ་སྐབས་རབ་གསལ་མདུན་གྱི་ཐོག་ཡངས་སུ་དབྱར་སྟོད་སྨན་སྦྱོར་མང་དུ་བགྱིས་པས་ཡིན་ཤས་ཀྱང་། རི་མཐོར་སྐྱེ་བའི་སྤོ་སྨན་སྤྲོ་ལོ་དཀར་པོ་དང་། ཧོང་ལེན། ཚེར་སྔོན། ཕྲད་སྔོན། སུམ་ཏིག །ཀླུང་སྨན་སྤྲད་ནག །མཁན་དཀར་བདུད་རྩི་ཟིལ་པ་སོགས་ཕྱོན་སྨན་སྣ་སོ་བདུན་སྐོར་སྐྱེས་པས་རྟགས་རྟེན་གྱི་ལ་ཉེ་བཟང་པོར་ངོས་བཟུང་བ་བཞིན། དེ་རྗེས་མི་འབྲུག་ལོ་ནས་བཟུང་ཚོས་ལྡན་གཞུང་ནས་མངའ་རིས་ཀྱི་བདེ་ཇང་སྨན་རྩིས་ལ་བདག་རྐྱེན་ཚད་མེད་ཀྱིས་སློབ་གྲྭ་ཚུགས་ནས་ད་བར་ལོ་སུམ་ཅུ་སྐོར་སོང་བས་དངོས་སློབ་ཡང་སློབ་སུམ་བརྒྱ་སྐོར་ལ་ཉེ་བར་འཆད་སྤེལ་འཕེལ་རྒྱས་ཀྱིས་བསྟན་རྒྱུན་ལ་ཕུང་ཟད་སྨན་སོང་བའི་དགེ་མཚན་དུ་མངོན། འདིར་བི་ཤོན་དུ་ཟུར་ཟ་ཐུན་བུ་མཛད་རུང་དགོངས་གཞི་དགོས་པ་ཞིག་ཡོད་ཤག་ལས། ལུས་ཐིག་ལ་རྒྱུད་ཚིག་དགོངས་པ་བཞེས་ཕྱོགས་བྱང་ཟུར་གཉིས་དེ་ཙམ་ཁྱད་ཆེར་སྣང་བས་ཡིད་ཆེས་སུ་གཟུང་སྟེ། རྩ་མཚན་མཉམ་བསྒྲགས་སྤྱར་བཀོས་ཚེ་སྦྲོས་མི་གཙང་བས་མཚན་བུ་ཟུར་འདེབས་བྱ་དགོས་དང་བཅས་ད་ལམ་མཇུག་གཙང་བའི་སྤྱར་དང་ཆབས་ཅིག་བོད་ལྗོངས་སྨན་རྩིས་འགོ་འཛིན་སློབ་དཔོན་མཁན་ཆུང་མཁྱེན་རབ་ནོར་བུས་རང་རྒྱལ་ས་སྐྱོང་གནམ་ལོའི་ཚེ་འཕྲུལ་ཟླ་བའི་ཡར་ཚེས་དགེ་བར་བྲིས་པ་བི་ཛ་ཡནྟུ།། ༎

༄༅། །ཁྲི་རྒྱུད་རྩ་ཚུའི་ལྷན་ཐབས་མེད་དུ་མི་རུང་བ་བློ་འཛིན་བདེ་ཆེད་ཟུར་དུ་བཀོད་པ་བཞུགས་སོ། །

རྒྱུ་འབྲས་ནད་སེལ་སྨན་པའི་གཙོ། །ལྷ་ན་མེད་ལ་གུས་བཏུད་ནས། །ཁྲི་རྒྱུད་རྩ་ཚུའི་ལྷན་ཐབས་ཀྱི། །ཚུལ་དུ་སྨྲང་གི་མདོ་རྩ་ལས། །ལུས་ཀྱི་ཁ་དོག་བལྟ་བ་ནི། །སྣ་ཚེར་དྲེག་ཆགས་པོ་བའི་ནད། །དབྲལ་བར་དྲེག་ཆགས་མཁྲིས་ནད་རྟགས། །དྲེག་པ་སྨུག་ནག་བད་ཀུན་ཁྱབ། །སྙིང་དང་སྲོག་རྩར་དྲག་པོའི་ནད། །མཁུར་སྨད་དྲེག་པ་སྙིང་ལ་བད་ཀན་རྟགས། །བྱད་ནི་སྨུག་ནག་སྤྲབ་སྤྲབ་

བོ། །སྙིང་ལ་བད་ཀན་སྨུག་པོ་ཞུགས། །སྣ་གོང་རྒྱུད་འབྲུམ་དཀར་པོ་འོང་། །གློ་ལ་བད་ཀན་སྨུག་པོ་ཞུགས། །རོ་སྟོད་ན་ཞིང་ཁྲག་ཏུ་འོང་། །མཇུག་ཏུ་རྣག་ཏུ་འོང་ཉེན་ཡོད། །རྒྱུ་ནི་བད་ཀན་སྨུག་པོ་ལ། །རྐྱེན་ནི་དྲག་ཤུལ་བྱས་པར་ངེས། །བྱད་ནི་སྐྱ་བོ་མིག་མཆུ་སྐྲངས། །གློ་ལ་བད་ཀན་དཀར་པོ་ཞུགས། །སྣ་རྩེ་དམར་ལ་སྣ་ཆུ་མང་། །གློ་ལ་ཆུ་སེར་ཞུགས་པའི་རྟགས། །བྱད་ལ་རྗེ་སྐྲན་ལག་པས་འཕྱུག །གློ་ལ་མཁྲིས་པ་ཞུགས་པའི་རྟགས། །བྱད་ཀྱི་ཤ་མདོག་དམར་པོ་ལ། །སྐྲ་མཚམས་རྩུལ་དང་དྲི་མ་འདྲེས། །ལག་ཏུ་ རྗས་ བླང་མི་ ཐུབ་ལྡང་(འཁྱོར་བའམ)། །སྙིང་ལ་ཆུ་སེར་ཡོད་པའི་རྟགས། །ཁ་གདོང་རྡོ་ཞིང་ཁབས་བྱུང་ན། །མཆེར་པ་ན་བའི་མཚན་མ་ཡིན། །མདོག་དམར་དབུགས་ཐུང་ཁེབས་བྱུང་ན། །མཆེར་པར་ཚ་བ་ཞུགས་པའི་རྟགས། །ཁ་མཆུ་སྐྱོ་ཞིང་སྐམ་པ་ནི། །ཕོ་བ་ན་བའི་རྟགས་ཡིན་ནོ། །ཤིན་ཏུ་གས་ཚབས་ཆེ་བ་ན། །ཕོ་བར་ཚ་བ་ཞུགས་པའི་རྟགས། །གས་ཤིང་རླན་དང་ལྡན་པ་ནི། །བད་ཀན་སྐྱ་བོའི་རྟགས་ཡིན་ནོ། །སྣ་གཉེར་མ་མཆུ་སློག་ཅིང་ཐུང་། །ཕོ་བར་རླུང་ནད་ཞུགས་པའི་རྟགས། །བསྐྱུ་མཉེ་དྲག་པོ་མ་གཏོགས་པའི། །དམར་ཐིག་དྭངས་མ་མ་ཞུའི་རྟགས། །གྲང་དུང་ཆུར་ཞུགས་མ་གཏོགས་པ། །ཉ་བཞི་ཕོ་བར་འབྲུམ་ཆུང་ཡོད། །སྙིགས་མ་མ་ཞུའི་རྟགས་ཡིན་ནོ། །མ་མཆུ་ཐང་ཞིང་སྐྱ་བོར་འདུག །མཆེར་པའི་ནད་ཀྱི་རྟགས་ཡིན་ནོ། །མཆུ་གཉིས་སྐམ་ཤིང་འབྲུམ་ཆུང་འོང་། །མཆིན་པར་ཁྲག་མཁྲིས་ཞུགས་པའི་རྟགས། །ཁ་གཉེར་ཆུ་སྐྱོན་ཁ་ནས་སྐྱུག །དེ་ནི་མཆིན་པ་གྲང་བའི་རྟགས། །ལྗེན་སྣ་མན་ཆད་ལྗེ་གོང་དུ། །རྩུལ་འབྲུམ་མང་པོས་འཐམ་པ་ནི། །མཆིན་པར་ཁྲག་མཁྲིས་ཞུགས་པའི་རྟགས། ། ༄མིག་གི་སྒོ་ནས་ནད་བརྟག་པ། །ཡར་གྱི་མིག་སྤྲིན་དཀར་པོ་ལ། །ཁྲག་ཐིག་གློ་དང་ཤེའུ་རྡུལ་ཡོད། །མར་གྱི་མིག་སྤྲིན་ཁྲག་ཐིག་ནི། །མཆིན་པ་ལ་ནི་ཁྲག་རེག་ཡོད། །སྣ་རྫོས་སྤྲིན་ལ་སེར་ནག་ཐིག་ལེ་བྱུང་། །མཁལ་མར་ཤེའུ་རྡུལ་ཆུ་སེར་ཡོད། །མིག་ནི་ཏ་རེ་རླུང་ནད་དྲག་པོས་ཐེབས། །མིག་ནི་གྲེན་ལ་ལྡོག་པ་སྙིང་ནད་ཡན་ལག་རེངས། །མིག་ནི་འོ་མ་ལྟ་བུ་བད་ཀན་དཀར། །ཁྱུག་སྣ་ལྟ་བུ་བད་ཀན་སྨུག །མིག་སྤྲིན་སེར་ལྡང་བད་ཀན་སེར། །མིག་ལ་ཆེ་ཆུང་མགོ་ཡིས་རྫུས་པ་ཉེན། །མིག་གི་ཨ་

འབྲས་གྲེན་ལ་ལྡོག །དེ་ཡི་སྡོག་ནི་སྨུར་དུ་འདོར། ། ༈མིག་ནི་འབུར་ཚུགས་ལྟ་བ་ན། །དེ་ཡི་སྡོག་ཀྱང་སྨུར་དུ་འདོར། །སྣ་དང་ལྕེ་ལ་བརྟག་པ་ནི། །སྣ་སྒོ་སྐམ་ལ་དོག་པ་གློ་ལ་ཚད་པ་ཡོད། །སྣ་ཆུ་མང་ཞིང་འགགས་པ་བད་ཀན་ཁོང་དུ་རྒྱས། །སྲིན་བུ་ཁྲག་སྐམ་གམ་འབྲུགས་རྟགས། །སྣ་རྣག་སྲིད་འབྱུང་གཙོང་གི་རྟགས། ལྕེ་ལ་ཚིལ་ཡོད་འདྲ་བ་སྐྱ་བོ་ཐོ་མཆིན་རྒྱས་པའི་རྟགས། །ལྕེ་ཕྱུག་གཡོན་ན་འབྲུམ་ཆུང་གཉིས། །སྙིང་ནད་ཅན་གྱི་མཚན་ཉིད་ཡིན། །ལྕེ་ནི་སྨུག་པོ་སེར་ཁ་ཅན། །བད་ཀན་སྨུག་པོ་ཐོ་མཆིན་རྒྱས། །ལྕེ་ཟུར་གཉིས་ནག་མཁལ་མ་གཉིས་ལ་ནད་ཡོད་རྟགས། ལྕེ་རྩེ་ནག་པོ་སྙིང་ལ་ཚ་བ་ཞུགས་པའི་རྟགས། །ལྕེ་སྐྱེང་དཀར་བ་སྙིང་མི་བདེ། །ཚ་གྲང་སྐམ་རློན་གཉིས་ལས་ཤེས། །ལྕེ་རྩ་འབྲུམ་པ་དཀར་པོས་ཁེངས། །རྐང་ལག་རྡུས་པ་ཀུན་ཏུ་ཁོལ། །གཉན་གྱི་འབྲུམ་པ་ཞེས་བྱའོ། །སྨུག་པོ་བྱུང་ན་བཅོས་པ་དཀའ། །བཅོས་པ་འདྲ་ན་ལྡོག་ཐབས་མེད། ། ༈ཉོར་བུ་ལྟ་བུའི་རྒྱུད་ཆེན་ལས། །ལྕེ་སྐམ་ཕན་ཚད་རླུང་འབུད་ཡོད་པ་ཡིན། །སྐམ་ལ་རིད་ན་རླུང་ལས་ཚད་ཁ་མཐོ། །སྐམ་ལ་ནག་ན་རླུང་ཚད་ཐེད་མར་ཡོད། །དམར་ལ་སྐམ་རྒྱབ་རླུང་ཉིད་ཟད་མ་ཡིན། །སེར་ལ་སྐམ་ཁོག་རླུང་དང་མཁྲིས་པར་ལྡན། །སྐྱ་ལ་སྐམ་ཁོག་བད་རླུང་ཚ་བ་ཡིན། སྐྱ་གློག་མདོག་སེར་ཚ་བ་བྲེར་ཞིང་རྙོགས། །དམར་འཇམ་རློན་ཞིང་གཉེན་ན་ནད་དང་བྲལ། །ནག་སྐམ་སྨྲ་མི་ཤེས་པ་འཆི་བའི་ལྕེ། ། ༈གཡུ་ཐོག་མགོན་པོའི་ཤོག་དྲིལ་ལས། །འཆི་དུས་རྟགས་ལ་རྩ་ཆུ་བྱི་ཡུལ་གསུམ། །སོར་མོ་གསུམ་ནི་རེས་འཇོག་ཚུལ་དུ་མནན། །འཆི་རྩའི་གྲངས་ནི་ངེས་པ་ཅན་དུ་སྟོད། །ལེགས་པར་བརྟགས་ན་བདུན་གྱི་སྟེང་ཉིད་དུ། །ལན་གསུམ་འཕར་ན་འཆི་རྩ་གཅིག་ཏུ་འདོད། །སླར་ཡང་མནན་པས་བཅུ་གསུམ་ལན་གསུམ་སྟོད། །དེ་ཡང་མོད་ལ་འཆི་རྩ་བར་མར་བཤད། །ཚད་པའི་འཆི་རྩ་འོག་ཤ་ཆད་པ་འདྲ། །རླུང་གི་འཆི་རྩ་དུ་ཐིགས་ཁ་བུན་འདྲ། །ཁྲག་གི་འཆི་རྩ་གླང་པོའི་ཁ་ཆུ་འདྲ། །བད་ཀན་འཆི་རྩ་རེ་བ་ཆུར་བཏུག་འདྲ། །དམུ་ཆུའི་འཆི་རྩ་རེ་བ་ཆུར་བཏུག་འདྲ། །སྐྲན་གྱི་འཆི་རྩ་དར་པོ་རླུང་བསྐྱོད་འདྲ། །ལྡོག་པའི་འཆི་རྩ་སྡོར་བ་ལྟ་བུའོ། །མཆིལ་པ་གྲུམ་བུ་འཕྲུ་བ་འདྲ་བ་དང་། །དགེ་བ་གྲེན་ལ་འཛེག་པ་ལྟ་བུ་དང་། །རེ་བ་ཆུར་བཏུག་ལྟམ་ལ་བཏང་བ

འདྲ། །སྲིན་མོ་དུས་པའི་མཆི་མ་འདྲ་བ་དང་། །ཁང་རུལ་ཞིག་པའི་ཐིགས་པ་འདྲ་བ་དང་། །དེ་དག་སྲི་ཡི་འཆི་ལྟས་རྩ་རུ་བརྟག །ཁྱད་པར་མི་ནོར་རྩ་ལ་འདི་ལྟར་བརྟག །ལྷ་རྩ་མེད་ན་ནད་མེད་ཡིན་ཀྱང་འཆི། །སྟོད་གསུམ་བྱུང་ན་ནོར་ལ་གོད་ཁ་འོང་། །རེས་འཛོག་བྱེད་ན་བུ་དང་ཚུང་མ་འཆི། །སྙིང་རྩ་མེད་ན་ཞག་བཞི་དག་ན་འཆི། །གློ་རྩ་མེད་ན་བཅུ་གསུམ་དག་ན་ངན། །མཁལ་རྩ་མེད་ན་ཁང་པ་མེ་ཡིས་འཚིག །མཆེར་རྩ་མེད་ན་ཉེ་དུ་བརླག་ཏེ་འགྲོ། །གདོན་གྱིས་བསྒྲིབས་པའི་རྩ་ནི་ངོ་མི་རྟག །དེ་རྣམས་བྱེ་བྲག་ནད་ཅན་ནད་མེད་དང་། །གང་ལས་གྱུར་པའི་ཚུལ་ནི་ཞལ་ལས་དྲིས། །མི་ཡི་ཚེ་རྩ་མཁལ་མ་ཁྲག་འདྲེས་རྩ། །ལོ་གསུམ་དག་ན་འཆི་བའི་རྟགས་སུ་འདོད། །མཁལ་རྩ་དལ་ནས་སྙིང་རྩ་ལན་གསུམ་འཕར། །གླིང་བཞིའི་ཕ་རོལ་དག་ཏུ་འདོད་པའོ། །སྙིང་རྩ་སྟོངས་ནས་རླུང་རྩ་སྟོད་བཞིན་དུ། །ངེས་མེད་འཛོམས་ནས་ཡང་ཡང་འཕར་བ་ནི། །ཡུལ་ལ་འཕོ་འགྱུག་འབྱུང་བའི་རྩ་རུ་འདོད། །རླུང་དང་ཆུ་བའི་འོག་ཏུ་ཏལ་ཏེ་འཚོར། །དཔྱད་རྗེས་སོགས་ལ་གྲངས་ལ་ངེས་མེད་འཐྲུལ། །ཞང་པོ་ཞང་ཉེ་ལོ་གཅིག་ཚུན་ལ་འཕྱུང་། །དེ་དག་རྩ་མདོ་མེ་ལོང་འཕྲུལ་དུ་བལྟ། །གློ་ནད་པ་ལ་མཆེར་རྩ་མེད་ན་འཆི། །བད་ཀན་ནད་ལ་རླུང་རྩ་སྟོད་ན་འཆི། །རྒྱལ་པོའི་པོ་བྲང་གནས་ནས་བསྐྱོད་ན་འཆི། ། ༈ནད་མ་གྲོལ་བར་རྩ་གྲོལ་དེ་ནི་འཆི། །གདགས་སྲིབས་ལོག་ན་ཉི་མ་གསུམ་ན་འཆི། །ཆད་ནས་འབྲིད་ན་ཉི་མ་གསུམ་ན་འཆི། །འཁྲིགས་ནས་སྟོད་ན་ཞག་གཅིག་དག་ནས་འཆི། །རྩ་འོག་སེངས་ནས་ནད་མེད་རྩ་འདྲ་ལ། །སྐབས་སུ་རེས་འཛོག་བྱེད་ན་གཉན་དང་བསྟོངས། །སྙིང་རྩ་མི་བདེ་གཞན་རྣམས་སེངས་པ་ན། །ནོར་ལ་ཆགས་པའི་རྟགས་སུ་ཤེས་པར་བྱ། ། ༈འཆི་ཆུའི་འགྱུར་རྟགས་རྣམས་ནི་འདི་ལྟར་འདོད། །རླུང་ཅན་ཆུ་ལ་མེ་འོད་ཆགས་ན་འཆི། །བད་ཀན་ཆུ་ལ་ཁྲག་ཏུ་བྱུང་ན་འཆི། །ཁྲག་ཅན་ཆུ་ནི་སོལ་ཁུ་འདྲ་ན་འཆི། །དམུ་ཆུའི་ཆུ་ནི་སྣུན་ཁུ་འདྲ་ན་འཆི། །ཚ་བ་གྲང་བར་སྒྱུར་དུ་ལོག་ན་འཆི། །རྩ་ཆུ་གཉིས་པོ་གདགས་སྲིབས་ལོག་ན་འཆི། །ལོ་འདབ་དམར་ནག་ལྷ་བུ་དེ་བྱུང་ན། །ནད་རིགས་གང་ལ་བྱུང་ཡང་འཆི་བར་འགྱུར། །འབྲུགས་པའི་ཆུ་ནི་དྲི་མ་ཡལ་ནས་འཆི། །གསལ་དང་

མདངས་ལྡན་རླངས་མེད་དོན་དང་སྟོད། །ཡོངས་འགྱུར་མི་འགྱུར་ཁྲག་གི་འཆི་ལྟས་ཡིན། ། ༈ཕྱི་ཡུལ་མིག་ཉམས་དང་ག་ཡོང་མི་ཡོང་། །སྐྲོམ་དད་དབང་པོ་འཁྲིབ་སྟེ་སྤྲི་ཏུ་འདོད། །ཚད་པའི་རྟགས་སུ་སོ་དམར་མགོ་མི་ཁྲོག །ཁ་སྐྲོམ་ཕྱི་ལྟས་རླུང་རྒོད་ཡང་ཡང་སྐྱེ། །མིག་དམར་མཆུ་དང་གདོང་རྟུལ་ཟྀིག་པ་ཆགས། །རླུང་ལ་འཆི་རྐྱེན་གསོན་རྐྱེན་བརྟག་པ་མེད། །མི་ནོར་རྟགས་སུ་རྐང་ལག་བརྐྱངས་པ་འདྲ། །མཁྲིས་པའི་འཆི་ལྟས་དང་ག་འགག་པ་དང་། །སུར་ཡར་གྱུར་ནས་ལུད་པ་དབུགས་མི་བདེ། །ཁྲག་དང་གཉན་ནི་བཙོས་མ་ཆུད་ན་འཆི། །ཚད་སྙིང་སྟེང་དུ་བྱིང་དང་ཐིབས་པ་དང་། །བྱང་ཁོག་ནང་དུ་བྱེ་སྐད་འདོན་ན་འཆི། །སྐྲན་ལ་ཟུག་གཟེར་སྐྱེས་ན་འཆི། །དསུ་ཆུ་རྫོང་དྲུག་ཤོར་ན་འཆི། །བད་ཀན་ཁྲག་མཚོ་རྫོལ་ན་འཆི། །མཁྲིས་ཆུ་ཁྲག་ཁུ་སོང་དང་མཁྲིས་ཁུ་འདྲ། །སྐྲན་ནི་གཏར་ག་མི་ཐེབས་སླན་མི་ལེན། །འགྲུལ་གྱིས་བསླངས་ནས་འཆི་བར་འགྱུར་བའོ། །ཙ་ཆུ་ཕྱི་ཡུལ་ཁྲག་དང་རྣམ་བཞི་ལ། །མི་འདོད་རྟགས་རྣམས་ཤར་བར་གྱུར་པའི་ཚེ། །འཆི་དུས་བཏབ་ལ་ནད་དེ་བོར་བ་གཅེས། །གཞན་ཡང་ཚ་བའི་འཆི་རྟགས་ནི། །ཙ་ཆུ་ལུད་པ་ཁྲག་དང་དབུགས། །ནད་སྟོབས་གཟེར་བ་ལུས་ཤེད་དང་། །དབང་པོ་དགུ་ལ་འདི་ལྟར་བརྟག །ཙ་རྒྱུད་འདར་སྨྱན་སྟོད་དང་འཚུབ་པ་འཆི། །ལུད་པ་དུད་ཁུ་ཤ་སྐྱོ་འདྲ་བ་ལ། །མང་དུ་འབྱུང་ཞིང་གྲེ་བར་གསོག་ན་འཆི། །ཁྲག་མེད་མཚལ་འདྲེ་ནག་ཅིང་ཆད་ན་འཆི། །དབུགས་ནི་མ་བསྐྱོད་གཉིད་དུ་སོང་གྱུར་ཡང་། །རྔམ་པ་མི་བདེ་ཐུང་ལ་རྩེག་ན་འཆི། །ནད་སྟོབས་ཁོང་འཐེམས་གཉེན་པོ་མི་ལེན་ལ། །ལྡོག་འགྱུར་མང་ལ་འདྲེ་ཁ་རྒོད་ན་འཆི། །གཟེར་ས་ཐོག་མར་ཁོ་ནར་སྙིང་ཁ་གཟེར། །གཞན་དུ་མི་འཕོ་ཕུར་པ་བཙུགས་འདྲ་འཆི། །ལུས་ཤེད་ཆད་ངལ་སྨན་ལ་འབྱུར་འདྲ་འཆི། །དབང་པོ་མིག་ལྡོག་ཁོང་དུ་བྲོས་པ་དང་། །རྣ་བ་སྙི་ལ་རྣ་སྐམ་བ་སྐྲ་ཆགས། །ཆུ་བཙེམས་སོ་ནག་ལྕེ་སྐམས་ཕུགས་སུ་བྲོས། །གདོང་ལ་ས་ཆགས་སྨྲ་མང་གསལ་ཆ་ཆུང་། །ཟས་དང་སྐོམ་གྱིས་བོར་ན་ངེས་པར་འཆི། །ཞེས་བྱུང་ངོ་། །འདིས་ཀྱང་འགྲོ་ལ་ཕན་འདོད་པའི། །བློ་གསལ་བློ་ཡི་རྒྱན་གྱུར་ནས། །ནད་རིགས་བྱེ་བྲག་མ་འདྲེས་པ། །དམ་པ་རྣམས་བཞིན་རྟོགས་གྱུར་ཅིག། ། ཅེས་སྨན་བསྡུས་སུ་བཤད་པའི་ཙ་ཆུའི་ལྡན་ཐབས་ལ་ཁ་འགོངས་ཚུང་ཟད་བརྒྱན་

ཏེ་བོད་གཞུང་སྨན་རྩིས་འགོ་འཛིན་བླ་སྨན་པདྨ་བས་རབ་ཆེས་མིག་དམར་གནམ་ལོའི་ཐ་སྐར་ཟླ་བའི་ཚེས་ལ་བཏུས་པའོ། །

༄༅། །གདར་ཚའི་སྦྱོམས་ཚིགས་སུ་བཅད་པ་གཞོན་ནུའི་ངག་རྒྱན་བཞུགས་སོ། །

ན་མོ་གུ་ཧ་ཛྙཱ་ཐ་ཡ། འགྲོ་བའི་ཟུག་རྔུ་ཞི་མཛད་པ། །བཻ་ཌཱུརྻ་ལ་གུས་པས་འདུད། །དཔལ་ལྡན་རྒྱུད་ལས་གསུངས་པ་ཡི། །གདར་ཚའི་སྦྱོམས་ཚིག་ཟུར་མཁར་བས། །བྲིས་ཆ་དང་དེ་སྦྱོད་མཚལ་ཨང་༣། ཟུར་ལུགས་གདར་ཚ༢༢། སྐག་ཨང་༡ལག་ལེན་ཕྱི་རྒྱུད་གདར་ཚ༢༤། སྐག་ཨང་༠རྣམས་གདར་ཚ་དགུ་བཅུ་ཐོ། །མཆོག་གསང་སྣ་རྩེ་ཐོང་ཚ་གསུམ། །རྣ་བའི་ཕྱི་ནང་ལྗོན་ཤིང་བཞི། །ལྷག་ཚ་ལྷག་རལ་གསེར་མདུད་དྲུག །ལྟེ་མིག་སོ་ཚ་རྩེ་ཚུང་བརྒྱད། །དེ་ལྟར་ཉེར་གཅིག་མགོ་སྐྱེ་ལའོ། །དཔུང་ཚ་སྙིང་ཚ་དྲུག་མགོ་དང་། །སྟོད་ཀ་རུ་ཐུང་གློ་སྙིང་འདོམས། །གློ་མཆིན་མཆིན་(གྲུ་མོའི་འགོ་ནས་སོར་བརྒྱད་ན་)མཁྲིས་འདོམས་ཚ་དང་། །བད་མཁྲིས་(བད་ཀན་བཤལ་རིང་ནས་ཐུར་དུ་སོར་དྲུག་ན། རུ་ཐུང་དང་མཁྲིས་པ་བཤལ་རིང་འཛོམས་སར་མཆིན་པ་བཤལ་རིངས་སམ་)ཆུ་སེར་བཤལ་རིངས་དང་། །དྲུག་འདུས་སྐྱོར་གོང་སྲིན་ལག་གི ། རྒྱབ་ཚ་གཉིས་གཉིས་ཐུན་བུ་དྲུག་(ཉེ་གློ་སྙིང་འབྲེལ་མཚམས་ནས་སོར་བཅོ་བརྒྱད་སྐྱོར་གོང་ཐུན་བུ། མཆིན་ནད་ཀུབ་བུ་ལ་ཕན་པའི་རྒྱབ་ཚ་ཐུན་བུ། གྲུ་མོའི་འགོ་ནས་སོར་བཅུ་གཉིས་ན་མཁྲིས་ཚ་ཐུན་བུ་བཅས།) སུམ་ཅུ་ཚ་བཞི་ལག་པར་རོ། །རྐང་པར་ཚ་ཆེན་སྐབ་ཚ་དང་། །ཧ་མཐུར་བྱིན་གཞུག་བྱིན་སྐོག་དང་། །གདོང་ཚ་ལོང་ཚ་ཡོབ་གོང་དང་། །རྐུ་ཚ་གཉིས་གཉིས་བཅོ་བརྒྱད་དོ། །སྦུབས་ལ་ཕོ་བའི་རྣ་གཉིས་དང་། །ཕོ་མཚན་འགྲམ་ཚ་གཉིས་ཏེ་བཞི། །བསྡོམས་པས་བདུན་ཅུ་ཚ་བདུན་བཤད། །མགོ་ལ་ཉི་ཤུ་སྦུབས་ཚ་ལྔ། །འཛིན་པ་མཁས་དབང་བྱང་པའི་ལུགས། ། ༈རང་ལུགས་དངོས་སུ་ལག་ལེན་ནི། །མགོ་ནས

ལྡོན་ཤིང་བཞི་དོར་ཚབ། །སྨུར་གོང་འཕར་རྩ་རྣ་རྩ་གཉིས། །བསྣུན་པས་མགོ་སྙིར་ཉེར་གཅིག་དང་། །གློ་མཆིན་འདོམས་རྩ་གཉིས་དང་ནི། །མཁྲིས་རྩ་ཕྲན་བུ་རྣམ་པ་བཞི། །ཆུ་སེར་གཤའ་རིངས་གཉིས་བཞག་ནས། །མཛུབ་མོའི་བར་རྩ་བརྒྱད་བགྲངས་པས། །གཙོ་ཆེའི་གཏར་རྩ་དོན་བདུན་དང་། །གཞུ་མཆོག་སྣ་ནས་སོར་བདུན་ན་གློ་མཆིན་ཞེས་སྐད་རྩའི་སྟེ་དང་། རུ་ཐུང་འཛོམ་པར་བཤད་ཀྱང་འདིར་མཆིན་མཁྲིས་འདོམས་རྩ་འདྲ་བས་སོར་བཅུ་གཉིས་མཐིག་མའི་ཕྱི་རྒྱབ་ན་ངེས་པར་འདུག །གློ་མཆིན་འདོམས་རྩ་གཉིས་བསྣུན་པས། །ཕྱི་རྒྱུད་གཏར་རྩ་དོན་དགུ་འགྲིག །དེ་རྣམས་ཀུན་དང་གཞུག་རྩེ་བཅས། །བསྡོམས་པས་གཏར་རྩ་དགུ་བཅུའོ། །གཞན་ཡང་མཆིན་པ་སྐྲད་དང་ནི། །མིག་མཆིན་མཁལ་ནད་ལ་ཕན་པའི། །གྲུང་མོའི་སྟེང་ན་ཡོ་མདུང་སྟེ་མཆིན་རྩ། མཛུབ་སྐྱོར་ནི་གློ་བུའི་རྩའོ། །གྲུང་སྐྱོར་ནི་གྲུང་མོ་ལ་ཡོ་མདུང་དང་བསྡོངས་ནས་སོང་བ་དང་། །མཁལ་རྩ་མཐེ་འུ་ཆུང་སྐྱོར་ཞེས་བྱ་བ་འང་ཡོད། །སྐྱེས་པར་ལག་གཡོན་མཐེབ་མཛུབ་ཀྱི། །རྒྱབ་རྩ་རྣམས་ནི་རིམ་གཏར་བས། །སྙིང་མཆེར་མཁལ་གཡོན་ནད་དང་ནི། །གཡས་ཀྱི་དེ་རྣམས་རིམ་གཏར་བས། །གློ་མཆིན་མཁལ་མ་གཡས་བཅས་ཀྱི། །ནད་ལ་ཕན་ཆེ་བྱུད་མེད་ལྡོག །དེ་སོགས་གཏར་རྩའི་རྣམ་གྲངས་ནི། །བསམ་མི་ཁྱབ་ཀྱང་མ་སྤྲོས་ཞེས། །ལམ་འདིར་བཀའ་དྲིན་མཚུངས་མེད་མགོན། །༸མི་དབང་སྨྲ་ར་ཆེན་པོས་གསུངས། །དེ་ལྟར་འགྲོ་ལ་སེམས་དཀར་བའི། །སྨན་པ་རྣམས་ཀྱིས་བློར་བླངས་ནས། །མཐོང་བརྒྱུད་ཞལ་ཤེས་མན་ངག་གིས། །འཁྲུལ་མེད་ཉམས་སུ་བསྟར་བའི་མཐུས། །བདག་མེད་མ་རིག་དུག་གསུམ་གྱི། །རྒྱུ་དང་འབྲས་བུའི་ནད་སྤྱི་དང་། །ཁྱད་པར་ཞེ་སྡང་ལས་བསྐྱེད་པའི། །ཁྲག་མཁྲིས་ཟུག་རྫུ་འཛོམས་གྱུར་ཅིག །ཨེ་མ་སྲུས་བཅས་རྒྱལ་རྣམས་ཀྱི། །ཐུགས་རྗེའི་རང་སྣང་སྨན་གྱི་ལྷའི། །འཕྲིན་ལས་རྒྱུད་ཆེན་རྣམ་པ་བཞིའི། །དགོངས་དོན་འགྲེལ་ལ་ཐོགས་མེད་ཤོག །འདི་ཡང་ཚེ་ཡི་རིག་བྱེད་ལ། །ཐོས་དང་བསམ་པས་ལྷུར་ལེན་པའི། །བློ་གསལ་གཞོན་ནུ་རྣམས་ཀྱི་དོར། །༸རྒྱལ་བའི་བླ་སྨན་བྲཛྙ་ས་སྤེལ། །ཅེས་རབ་ཆོས་ལུགས་བྱ་དགོ་ཟླ་བར་རྒྱུད་ཕྱི་མ་འཕྲིད་སྐབས་ལེགས་པར་བཏུས་པའོ། །ཛཡནྟུ། །

༄། །བྱིས་པའི་ནད་རིགས་མ་ལུས་པ་བཅོས་པའི་ཉམས་ཡིག་བཞུགས་སོ། །

བྱིས་ནད་བཅོས་པའི་ཉམས་ཡིག་འདིའི། །ནད་རིགས་བརྟག་ཐབས་སྤྱི་དང་ནི། །བྱེ་བྲག་རྟགས་བཅོས་སྨན་སྦྱོར་བཅས། །ཨང་ཐོའི་གོ་རིམ་བསྟར་བ་ལ། །ཐོག་མར་རྣ་རྩ་ཧུ་ཞོ་སྐད། །འཚོ་འཆི་དབྱེབས་སོགས་བརྟག་པའོ། ། ༈གཉིས་པ་ཚ་གྲང་སྤྱི་བཅོས་དང་། །བྱེ་བྲག་གློ་ནད་ཚ་གཟེར་དང་། །ཚ་སུབ་རླུང་གློ་སྙིང་པ་དང་། །མཆིན་པ་ཚ་བབ་གྲང་བབས་དང་། །མཆེར་ནད་ཕོ་ལོང་ཚད་འབྲུ་དང་། །གྲང་འབྲུ་ཚ་གྲང་སྐྱུག་པ་དང་། །མཁྲིས་པ་མགོ་བོ་མིག་རྣ་ནད། །གྲི་ནད་ལྟེ་མཐྲང་འཛིང་པོ་དང་། །ལྟེ་འཁོར་ལྟེ་མཁྲེགས་བྲང་རྒོད་གཡུང་། །བྱིས་རིམས་གློ་རྒྱུན་རྡེལ་ནད་ནི། །ཞུགས་རྡེ་ཟུག་རྡེ་ལམ་རྡེ་དང་། །ཁ་ནད་བཅའ་ཐོར་ཁ་ཚ་དང་། །ས་ཐེམས་ཞོ་རས་རླུང་མཁྲིས་བད། །རྨེན་སྲོག་སྲིན་ཤ་ཐོལ་ནད་དེ། །བྱིས་ནད་ཉེར་བཞི་ནང་གསེས་བཅས། ། ༈གསུམ་པ་སྨན་སྦྱོར་ཨང་རིམ་བཞིན། །སྦྱོར་ཚོག་ཡོད་དོ་གསལ་ཚོགས། །ཡང་ཡང་གཟིགས་དང་རང་གཞན་ལ། །ཕན་པ་བླ་མེད་འབྱུང་ངེས་སོ། །

སྨན་བླ་དྲང་སྲོང་རིག་འཛིན་ལ། །མི་ཕྱེད་སྙིང་ནས་རབ་བཏུད་ནས། །བྱིས་པའི་ནད་རིགས་གསོ་འདོད་འགར། །ཉམས་ཀྱི་ཡིག་ཆུང་འདི་ན་སྦྱོ། །དེ་ལ་རྟགས་དང་བཅོས་ཐབས་གཉིས། །སྤྱི་དང་བྱེ་བྲག་སྒོ་ནས་བསྟན། །ཐོག་མར་རྣ་རྩ་བརྟག་པ་ནི། །རྣ་མདུན་ཉི་མ་ལ་བསྟན་ནས། །རྒྱབ་ནས་བལྟས་ཏེ་བྱིས་པ་ཡི། །རྣ་བ་གཡོན་ལ་རྩ་གསུམ་སྐྱེ། །དང་པོ་བར་དང་ཐ་མ་གསུམ། །རིམ་པས་སྙིང་མཆེར་མཁལ་གཡོན་ནོ། །རྣ་བ་གཡས་ལ་རྩ་གསུམ་སྐྱེ། །གློ་མཆིན་མཁལ་གཡས་གོང་བཞིན་སྦྱར། །མོ་ལ་གློ་སྙིང་གཉིས་པོ་ལྡོག །གློ་སྙིང་མཆིན་གསུམ་འཛིངས་པ་ནི། །རྒྱལ་པོ་དང་ནི་འགོང་

པོའི་རྩ། །རྩ་གསུམ་སྐམ་ནས་མི་གསལ་ན། །འཆི་རྩ་ཡིན་པས་ཆེ་དབང་དང་། །བླ་བསླུ་ཆེ་ཚོག་སྒྲིན་གཏོང་བྱ། ། ༈གཞན་ཡང་རྣ་བ་ལག་པ་ཡི། །རྩ་ནི་དམར་ལ་བཤན་པ་དང་། །མདོག་དམར་ཤིང་ལོ་རྒྱས་པ་ན། །ནད་མེད་པ་ཡི་རྟགས་སུ་འདོད། །དམར་ནག་རྒྱས་ན་ཚ་བ་དང་། ། སེར་སྐྱ་སྟོང་ན་གྲང་བར་ངེས། །བད་བྱུན་འཛིངས་ན་གདོན་རྩ་ཡིན། །རྣ་བ་ལག་རྩ་དང་པོ་དང་། །བར་པ་མཐའ་མ་གཉིས་རིམ་བཞིན། །གྲུག་ན་འཆི་དང་གསོ་དཀའ་ཞིང་། །ནད་གཞི་ཡོད་པའི་རྟགས་སུ་འདོད། །རྩ་ཆད་འཆི་ཞིང་ཁྲིད་པར་དུ། །སྙིང་རྩ་དག་ལ་ངེས་པ་ཡིན། ། ༈མཁར་གཞོང་ཆུ་ཡིས་བཀང་བའི་ཁར། །མ་ཡི་ནུ་ཞོ་བཞོས་པ་ལ། །སྨུག་པོ་ཁྲག་ཡིན་སེར་པོ་མཁྲིས། །དཀར་པོ་ལྦུ་བ་རླུང་དུ་ཤེས། །སྤོ་ཞིང་སྣལ་ན་བད་ཀན་ཡིན། །སྤྲལ་སྒོང་འདྲ་ན་ས་བདག་གདོན། །སྙིང་དུ་བྱུང་ན་བཅོས་མི་དགོས། །གཏིང་དུ་སོང་ན་འཆི་བར་ངེས། །བར་དུ་ཆགས་ན་བཅོས་སུ་བཏུབ། །ཀ་བ་རྩུགས་ན་མི་འཆི་ཅམ། །ཚོམ་བུར་ཆད་ན་གདོན་ངོ་ཡིན། ། ༈གཞན་ཡང་བུས་མ་ནུས་པ་ཡི། །ཕྱོན་དུ་སྣོད་གཙང་གཉིས་སུ་ནི། །ཆུ་བླུགས་ནུ་ཞོ་ཙུང་དུ་རེ། །བཞོས་པས་ཁ་ལ་ལྡིང་བའམ། །ཆུ་དང་འོ་མ་འདྲེས་ན་འཚོ། །མ་འདྲེས་ཐྲོམ་ཐྲོམ་འདུག་ན་འཆི། །གཏིང་དུ་ཐིལ་གྱིས་སོང་ན་ན། །ཀ་བ་བརྩུགས་ན་འདྲེ་གདོན་ཡིན། །དེ་ཡང་གཡས་ལ་ཕོ་གདོན་དང་། །གཡོན་ལ་མོ་གདོན་ངོས་བཟུང་བྱ། །གཉིས་ཀ་མ་འདྲེས་གཏིང་སོང་ན། །བྲིས་པ་མི་འཚོ་སྤྱང་བར་བྱ། །གཅིག་འདྲེས་གཅིག་མ་འདྲེས་པའམ། །གཅིག་ཁ་གཅིག་ཞབས་སོང་ནའང་། །བྲིས་པ་དེ་ནི་གསོ་དཀའ་ཞིང་། །ནུ་ཞོ་ཁ་གཏིང་བར་གསུམ་དུ། །ལྡིང་ནས་སོང་ན་རིམ་པ་བཞིན། །རླུང་དང་ཚ་བ་གྲང་བ་ཡིན། །མིག་མང་རིས་སུ་བྱུང་བ་ན། །ཤི་གསོན་ཕྱེད་མ་ཆུ་མདོག་ཏུ། །འགྱུར་ན་མི་འཚོ་འདྲེས་ན་འཚོ། ། ༈སྐད་ལ་བརྟག་པ་འདི་ལྟ་སྟེ། །ཕྲ་ལ་རིང་བ་མཆིན་པའི་སྐད། །སྦྲོམ་ལ་རིང་བ་གྲང་བའི་སྐད། །འགགས་ལ་འཛེར་བ་གློ་བའི་སྐད། །ཆེ་ཆུང་བྱེད་པ་གདོན་གྱི་སྐད། །ངང་སྐད་འབྲུ་སྐྱུག་མཆིན་པའི་སྐད། ཞིབ་བརྟག་རང་རང་སྐབས་སུ་འཆད། ། ༈པགས་པ་སྦྲོས་དང་གསེར་མདོག་དང་། །རྣ་བ་སྐམ་དང་སྣ་བུག་ཞོམ། །ལྟེ་ནི་ཐུང་དང་སྐམ་པ་དང་། །ལྟེ་གཞུང་ནག་པོར་སོང་བ་དང་། །མིག་གི་མདངས་ཤོར་ཁུང་

དུ་འཁྲོས། །གྲིན་ལ་བལྟ་ཞིང་ལྡོག་པ་དང་། །གཉིད་དུ་སོང་ཡང་ཧད་དེ་འདུག །དེ་རྣམས་བྱུང་ན་འཆི་བ་ཡིན། ། ༈ཕོ་བ་རྡོ་ལྟར་སྲ་བ་དང་། །སྙིང་ན་སོག་ཅེ་ངར་བ་དང་། །འཁྲུ་ནད་ཆུ་ལྟར་འབྱུབ་པ་དང་། །སྟོད་དུ་ཐེར་ཚད་སྐྱུགས་པ་དང་། །སྣ་ཁྲག་ཧྲུལ་ཆགས་དེ་རྣམས་འཆི། །ལག་པ་མགོ་དང་སྣ་ཁུང་དུ། །ཡུལ་ཡུལ་བྱེད་ན་འཆི་བ་ཡིན། །མཐིལ་བཞི་དུང་ལྟར་དཀར་ན་འཆི། ། ༈ནུ་མ་ཟམ་ལ་རྫམས་པ་དང་། །ཤ་མདངས་མ་ཤོར་དབང་པོ་གསལ། །དབུགས་བདེ་འཕྲལ་ལ་དལ་བ་དང་། །མཚན་མོ་མི་ཉ་བཙོས་པས་བདེ། །མཐིལ་བཞི་ལེ་བརྒན་དམར་པོ་འདྲ། །དེ་རྣམས་འཚོ་བ་ཉུས་པ་ཡིན། ། ༈གཉིས་པ་བྱེ་བྲག་སོ་སོའི་རྟགས་བཅོས་ནི། དང་པོ་ཚ་བ་སྤྱི་ལ་གཙོ་བརྒྱུད་འཇམ་པོར་བསྡེབས་པ་དང་། ཡང་ན་ཕྱི་རྒྱུད་གུར་གུམ་བདུན་པ་ཁ་བསྐྱུར་གང་དགོས་དང་བསྟུན་པ་བཏང་། གླིང་སྟོད་ཆོས་རྗེའི་སྔོན་པོ་བཞི་སྦྱོར་ཀར་སྦྱར་བ་ཟབ། དེ་ཡང་གློ་ལ་རྒྱུན་འབུམ་དང་ཤ་སེར་ལ་སྐྱུ་རུའི་ཐང་། གླ་རྡོམ་ཞད་ཙམ་བསྣན་ཏེ་གུང་གཉིས་བསྐྱེན་པས་ཚ་འཁྲུ་གཅོད། ༈གཉིས་པ་གྲང་བ་སྤྱི་ཙམ་ལ། གླིང་སྟོད་ཆོས་རྗེའི་དྭ་ལིས་བརྒྱད་པ། དྭངས་གནས། གོ་ཐལ་བདུན་པ། །སེ་འབྲུ་བཞི་སྦྱོར་རྣམས་ཟབ། ༈གསུམ་པ་བྱེ་བྲག་ལས་གློ་ནད་ཚ་གཟེར་ནི། ལྕེ་འཐིབས་གཉིད་ནས་འཁྲུན་ཞིང་རྩ་ལ་ཕྲ་གྲིམས། ཁ་སྣའི་དབུགས་ཐུང་། གློ་ཁ་མིག་འཚུབས་ནས་ལུ། ལུད་པ་འགོག་ལ་བསྐྱུར་མི་ཤེས་ཤིང་། སྙིང་བརྟུང་བཞིན་མདངས་ཉམས། དེ་ལ་ཧོང་ལེན་བརྒྱད་པ་དང་། དུར་བྱེད་ལྷ་ཐང་བཏང་བས་ཁྲག་ཏུ་འཁྱེན་འཚོ། ༈བཞི་པ་གློ་ནད་ཚ་སུབས་ནི་གློ་འགོག་ཏུ་མི་འདོད་དྲག་ཏུ་ལུ། ལུས་ཆེ། རྩ་འཕར་སྔོ་དྲག །གློ་བསྟུད་ནས་བྱུང་ཙ་ན། མ་ལ་འབྲད་ཅིང་སྐྲ་ནས་འཛེན། རང་གི་སྐྲ་དང་བྲང་ལ་འབྲད། རྗེས་སུ་ལུས་ཧྲུལ་དུ་འགྲོ། དེང་ནས་འཁྲུན་ནས་སྐྱུག་ཚུལ་སྟོན། དེ་ལ་གུར་གུམ་གསུམ་པ་ཀར་སྦྱར་ལ་བཏང་། ཤིང་སྡོང་སྲོ་ལོའི་ཆུའི་སྨྱིམ་མ་བུ་གཉིས་ལ་གཏོང་། སྨོད་འཁྲུགས་ནད་ལ་ཕན་པའི་རྩི་ཤང་བདུན་པ། འཁྲུགས་ཚད་སེལ་བའི་ག་བུར་རྒྱལ་སྔོན་ལྔ་པ་ཟབ། དྲག་འགོ་སྨོད་ཀ་ཏུ་ཐུང་ཁྲག་མདོག་བལྟས་ལ་ཅི་རན་དབྱུང་། ༈ལྔ་པ་རླུང་གློ་སྟོང་པ་ཞེས་བྱ་གློ་ནད་ཡུན་རིང་གཞུག་ལ་འབྱུང་ཞིང་། དྲག་ཏུ་ལུ། འགོག་ཏུ་མེད། ལྕེ་སྐྱེལ་སྐྱ་ལ་མིག་མཆུ་སྐྲངས། དེ་ལ་སྨན་ད

ཏྲིག་གསུམ་པ་མར་གསར་དང་སྦྲང་ལ་སྦྱར་བ་གཏོང་། ཡང་ན་ཙ་གང་བཞི་པ་ཀ་ར་དང་། དྭ་ལིས་བཞི་པ་བུ་རམ་སྦྱར་བ་ལྡུག་སྦྱོད། དབྱིད་དུ་ཚིགས་པ་བཞི་ལྡ་བསྲེག །ཟས་སུ་མར་དཀར། བུ་རམ། ཚང་འཛམ། ལུག་ཤའི་ཆོ་ཁུ་བཏང་། ༈དྲུག་པ་མཆིན་པ་ཚ་བབས་ནི་ཕོ་སྟོད་སྲ། མཆིན་པའི་སྣ་འང་སྲ་ཞིང་འཕར། འཕར་རྩ་ཀུན་དྲག །རྒྱ་ཡང་ཚ། དབུགས་རྔོད། རྐེད་པ་སྒོར་ཞིང་འདྲེན། སྙིང་འདར། ལུས་མེ་ལྟར་ཚ། གཡལ་མང་འདོན་པ་གཡལ་མི་ཡེབས་ཤིང་། མཆུ་དང་རྐེལ་ལ་དྲེག་པ་ཆགས། སྣ་སྒོ་སྐམ། ལྕེ་གཞུང་སེར། རྐང་ལག་སྦུད་དཀལ། མིག་སྤྲིན་དམར། རྣ་བའི་ཕྱི་རྩ་ནག་ལ་སྦྱོམ། དེ་ལ་ག་བུར་བདུན་པ་དང་། ཧྲི་ཤང་གསུམ་པ། གྲིན་ཏན་བཙུ་གསུམ་ཀ་ར་སྦྱར་ལ་བཏང་། སྐྱེད་ཆུང་ན་དུར་བྱིད་གསུམ་ཐང་གཟེར་སྐབས་ཀྱི་ཁ་ཚར་མེད་པ་ཀ་ར་བཏབ་ལ་བཏང་། སྐྱུགས་ན་ཏོ་ལ་ཁ་སྦྲ་བཏབ། འཁྲིངས་ན་རེང་བུས་བསྲུ། འབྲུ་བ་དམར་སེར་བྲི་ཆེ་ན་སྨན་གཞུག་བསྲིང་། དཀར་སྦོ་རྩམ་པ་ཉུ་ཞོའི་མདོག་ཏུ་འདུག་ན། ཟུངས་འཚོར་བས་སྦུར་དུ་བཅད། ༈བདུན་པ་གྲང་བབས་ནི་འཕར་རྩ་དལ། རྒྱ་ཡང་གྲང་། ལྕེ་སྐྱུར་ཞིང་སྟོང་ལྡད་བྱེད། མཆུ་དང་ལག་པ་འཛིབ། རྐང་པ་བསྐུམ་ཞིང་ཉལ་བདེ། མཆིན་སྣ་མི་འཕར་ལུས་དྲོད་ཆུང་། ལྡན་ཤིག་འབྲད་པའི་ཚུལ་ཡང་སྟོན་ཅིང་། ངུ་སྐད་ཐྲ་ལ་འཛེར། མཆིན་སྣ་ཡང་སྲ་ལ་རིང་། མདུན་རྒྱབ་ཟུར་དང་བཞི་ཆར་འབབ། ཐོ་རངས་རྒྱུན་དུ་ངུ་ན་ངན། སྨན་འབྲས་གསུམ་གདུས་ཁུས་ཙ་གྲུར་བསིངས་པ་དང་། སྣ་སྐྱུ་གསུམ་ཐང་ཁུ་བ་མཆོག་ཏུ་ཤིས། རྒྱམ་ཚྭ་གསུམ་པ་དང་། གླ་སྒང་གསུམ་པ་ལྡུག་སྦྱོད། ཛཱ་ཏི་བཞི་པ་བུ་རམ་སྦྱར་བ་དང་། གྲི་ཏན་བཙུ་པ་སྦྲང་བུ་རམ་ཏ་བོང་འོ་མ་ཆ་མཉམ་པའི་མར་དང་སྦྱར་ནས་གཏོང་། ཡང་ན་ལྕུམ་རྩ་གསུམ་པའི་ཁ་བས་ཅི་རན་སྦྱང་། རྗེས་ལ་འབྲས་དང་ཕྱེ་ཐུག་ཙུང་ཟད་བྲིད་ལ་བཏང་། ༈བརྒྱད་པ་མཆེར་ནད་ནི། རྩལ་བག་རེ་ཡོད། ཁོང་ལྟི་ལྡང་དུབ་བྱེད། ནུ་མར་སོ་ཡང་འདེབས། བཙོས་སུ་གཡོན་ཕྱོགས་རྩིབ་གཉིས་ཀྱི་བོང་དུ་བསྲེག །ཀོ་ལ་གཉིས་ཐང་གཏོང་། ༈དགུ་པ་ཕོ་ནད་ནི་ཕོ་བ་སྐྱེ་འབྲི་བྱེད་ཤ་ཆུང་དྲེག་པ་ཆགས། དེ་ལ་སེ་བཞི་དང་། གླུམ་ཉེ་ལ་ལ་ཕུད་བཏབ་པ་བཏང་། ཟས་ནི་དཀར་དང་གྲང་གྲོང་བསྲུང་། ༈བཅུ་པ་ལོང་ནད་ནི་ཕོ་བ་འཁྲིག་

ཅིང་ཟུར། སྐྲངས་ཤིང་འཁྲུན་ལ་འཕེལ་འགྲིབ་བྱེད་པས། ཕྱི་རྒྱུད་སེ་འབྲུ་དྲུག་པ་བུ་རམ་སྦྱར་ལ་བཏང་བས་ཞི། ། ༄བཅུ་གཅིག་པ་ཚད་འབྲུ་ནི་སྙིང་རྩ་འཕར་དྲག །དབུགས་མི་བདེ། ཕྱི་ཚད་ཆེ་ཤེས་པ་འཚུབས། རྐང་ལག་རྗིང་། བཞིན་མདངས་སྐྱུམ། འབྲུ་མདོག་དམར་སེར་རམ་སྨུག་ལྡང་དུད་ཁ་སྐྱ། དེ་ལ་ནས་རྙིང་ཚོས་པར་བཙོས་ནས་ཞིབ་བཏགས་ཕྱེ་ཐུག་ལ་མར་གསར་རྒྱམ་ཚྭ་བཏབ་ལ་བཏང་བས་རྒྱུ་མ་འཇམ་ཞིང་འབྲེད་པའི་མཆོག །ཙན་བ་ཆེན་ག་བུར་གསུམ་པ་ཀ་ར་སྦྱར་བ་དང་། ཙན་དན་དཀར་པོ་ཆུ་ལ་གུར་གུམ་གླ་རྩི་སྦྱར་བ་དང་། ཡང་ན་ཨ་རུ་བཞི་ཐང་མ་བུ་གཉིས་ལ་བཏང་། དམར་པོ་འབྲུན་ཐག་ཞུན། ཐུངས་ཁྲག་བྱུང་ན་དོམ་མཁྲིས། སེར་ན་ཐྱི་ཤང་། སྨུག་ན་རེ་རལ་དུད་ཁུ་གླ་གུལ་བསྣན་པ་དང་། ལྡང་ན་སྐྱེར་ཤུན་གསུམ་པ། སེན་རྒྱ་སྐྱེགས། ཁུ་བར་དོམ་མཁྲིས་བཏབ་པ་བཏང་། རྒྱུན་ཆད་མེད་པར་འབྲུན་འཆི། འགོར་ཞིང་དམར་སེར་དང་། །ཐུངས་ཁྲག་རྩེ་གུར་འབྲུན་འབྲས་གསུམ་མམ་ཨ་རུའི་གདུས་ཁུར་ཀ་ར་བཏབ་པས་ཅི་རན་སྦྱང་། ཡང་ན་དུར་བྱེད་གདུས་ཁུས་སྦྱང་། རུ་ཐུང་། སྣོད་ཀ །གློ་རྩ་གང་ལ་བབས་པ་གཏར། ཚད་ཆེན་དྲག་ཏུ་འབྲུན་ན་བཞི་ཆུ་ཡིས་བཤན། ཁོང་དུ་སྐར་ཆུ་གྲང་མོ། ཕྱེ་ཐུག་ཚན་མོ་དང་། འབྲས་ཐུག་སླ་བ་རྩེ་གུར་གཏང་། རྗེས་ལ་ཞ་གསར་ཚོ་ཁུ་དང་། མར་གསར་ལྡན་པའི་འོ་ཟན་གཏོང་། ཚ་སྐྱུར་རྫིད་བཅུད་རིགས་ཤིན་ཏུ་གནོད། ༄བཅུ་གཉིས་གྲང་འབྲུ་ནི་དབང་པོ་གསལ་འཕར་སྒོ་དལ། ཁ་སྣ་སྐམ། འབྲུ་བ་དཀར་པོ་བེ་སྣབས། སྤོ་སྐྱ་སེར་སྐྱ་ཁུ་ཙི་ཅན་དང་། ནུ་ཞོ་རྩམ་མདོག་ཏུ་འབྲུ། དེ་ལ་བཟང་པོ་བཞིའི་ཕྱེ་མ་དང་། སྦྲང་རྩིས་མར་ལ་སྦྱར་བ། ཐག་སྐྱུ་བཞི་པ། ཡང་ན་རྡོ་ཏི་བཞི་པ། སེ་འབྲུ་བཞི་པ། གླུམ་ཉེ་སྤོད་དང་ལྡན་བཏང་བས་ཆད། ཅེས་ཀྱང་མ་ཆོད་ན་ཚིགས་པ་བཅུ་གཉིས་ལྟོ་བར་བསྲེག །འབྲུ་ནད་ཕལ་ཆེར་མ་མོའི་ཡམས་ཡིན་པས་ནམ་གྲུ་ནག་མོའི་མདོས་ཀྱིས་བསྐྱང་། ༄བཅུ་གསུམ་པ་ཚ་སྐྱུག་ཁྲག་སྐྱུག་པ་ལ་འདམ་དཀར་བདུན་པ་སྨྲང་སྦྱར་བཏང་། མཁྲིས་པ་སྐྱུག་པར་ལྕུགས་ཁུ་གཏོང་། ༄བཅུ་བཞི་པ་གྲང་སྐྱུག་དཀར་པོ་ལྦུ་བ་ཅན། ནུ་ཞོ་རྩམ་པ་སྐྱུག་པ་དེ་ཡིན། སྨན་ཐག་སྐྱུ་བཞི་པ་དང་། གྲ་འབྲས་བཞི་པ་བུ་རམ་སྦྱར་བས་ཆད། ཤ་གསར་ཚོ་ཁུ་ལ་ལ་ཕུད་བཏབ་པ་བཏང་། མ་ཆོད་ལྕེན་སྣ་

བསྲེག །ཟས་སུ་ཆང་འཇམ་ཤ་གསར་བཏང་། ༈བཅོ་ལྔ་པ་མཁྲིས་ནད་ནི་རྣ་བ་སེར་ལ་གྱོང་། ངོ་མདངས་སེར་ལ་གསལ། ཁ་ལྕེ་སྐྱ་བོར་འགྲོ། སེར་མོ་ནག་རིང་རྩ་གསལ་ལ་སྒོ་ཞིང་། ཁ་ཟས་འདོད་ཅིང་མི་ཟ་རྒྱམ་ཚྭ་གསུམ་པ་ཀ་ར་སྦྱར་བ་དང་། ཚད་ཆེ་ཏིག་ཏའི་ཐང་ལ་ཀ་ར་བཏབ་པ་བཏང་། ཨན་སྐྱོང་བསྲེག །མཁྲིས་རྩ་གཏར། ༈བཅུ་དྲུག་པ་མགོ་བོ་བརྡབས་སམ་དོན་མེད་རྒྱུ་ཞིག་པའམ་སྐྲངས་ན་རྣག་ཡོད་བཞིན་ན། དེ་ལ་ལྤོན་ཤིང་ལྷག་རྩ་སྤྱི་བོར་བསྲེག །རྒྱུ་ཚིགས་ལེགས་པར་བྱས་ནས་གུར་གུམ་བདུན་པ་ཀ་ར་སྦྱར་བ་བཏང་། ཚ་བ་ཆེ་ན་ག་བུར་ལྔ་པ་བཏང་བས་ཕལ་ཆེར་འཚོ། འཇམ་པོས་བཅོས། ༈བཅུ་བདུན་པ་མིག་ནད་ལ་སག་རྩེ་མར་གསར་སྦྱར་བས་བྱུག །ཡང་ན་སྐྱེར་ཁཎ་ཞུ་ཞོར་སྦྱར་བ་བླུག་པས་ཕན། ༈བཅོ་བརྒྱད་པ་སྣ་ནད་ནི་ལག་པ་དང་ལྡན་པར་གློན། མ་ལ་སྲིད་པ་ཆུང་། བརྒྱལ་བ་བཞིན་བྱེད། རྟེང་པ་འདེགས། མ་རླུང་བུ་ལ་ཤོར་བའི་རྟགས། མ་ལ་ཤ་གསར་ཤ་རྐྱེང་དང་། སྨན་མར་བཏང་། གསུར་གྱིས་བདུག ། ༈བཅུ་དགུ་པ་གྲེ་ནད་ཕྲོག་འགགས་ནི། གློ་ཚད་ནད་ཀྱི་རླངས་པ་ཡིན། །མདོང་པའི་ལོགས་ལ་ཐྲོ་ཆགས་བཞིན། །གྲེ་བ་རང་ཤིང་ངར་ངར་པོ། །ངར་ངར་པོ་དང་སོག་སོག་པོ། །དང་པོ་ཆམ་པའི་རྣམ་པ་འདྲ། །འདི་ནི་གཉན་ནད་མགུལ་འགགས་ཡིན། །གསང་བ་བདུན་སྦྱོར་མེད་པ་ན། །གཅེས་ཕྲུག་མགུལ་པ་འགགས་པ་རྣམས། །འཚོ་བའི་རེ་ཐག་ཆོད་པ་ཡིན། །གདམས་པ་དེ་མེད་སྨན་པ་མིན། ༈ཉི་ཤུ་པ་ལྕེ་ནད་ལས། ལྕེ་མཁྲང་འཇིང་པོ་ངོ་ནི། གྲང་ནད་རྟགས་ལྡན་ལྕེ་བ་འབུར། ཐང་ལག་སྤྱད་ལ་བཀྲུང་མི་ཤེས། ང་སྐད་གཅོད་སྤོམ་བྱེད། སླ་རྩེ་བདུན་པ་ཁྲེའུ་ལོ་བདུན་ཆུ་ལ་སྦྱར་ཏེ་གཏང་། ༈ཉེར་གཅིག་པ་ལྕེ་འཕོར་ནི། འཚིག་ཅིང་དུ་ལ་དགའ། ལྕེ་བ་སྐྲངས་ཏེ་སྨུག་ལ་འབུར་ཞིང་རེག་མི་བཟོད་ཀུ་ཅོ་འདོན། དེ་ནི་ཆུ་སེར་འདུས་པའི་ནད་ཡིན། སྤྲུ་མ་དགུ་པ་དྲོན་མོར་བསྲོས་ནས་ལུམས་སུ་གཞུག །ཡང་ན་གླད་རྡུལ་མཁན་རྩ་ཕབས་ཆང་སྦྱར་བའི་སྐྱོ་མ་བྱུག །རྣག་ཏུ་ཁྱུག་ན་ཕྱུག་པས་ཆོག ། ༈ཉེར་གཉིས་པ་ལྕེ་མཁྲིགས་ནི། ལྕེ་བའི་ཐོག་ཕྱི་ཚ། སྨུག་ཅིང་སྲ་ལ་རྡེབ་བེ་བ་མེ་ལོང་གང་ཙམ་ཡོད་པ་ཡིན། མའི་རྒྱབ་རྩ་དྲུག་འདུས་གཏར་བའི་ཁྲག་ལ་གར་ནག་ལྔ་པ་བཏབ་

པའི་སྐྱོ་མས་བྱུགས་ལ་བྱ་སྤྲུས་མནན། ༔ཉེར་གསུམ་བྲང་རྒོད་ཆ་བ་ནི། ཉུ་མ་མི་འབྱུང་རྩེམ་རྩེམ་མང་། བྲང་རྒྱབ་སྐྲངས། ཧུ་བ་དྲག །མགོ་དང་རོ་སྟོད་ཕྱིར་འདོན། ལྷག་པ་དགྱེ། འཕར་སྒོ་དྲག །ལུས་ཆ་མིག་འབྲས་ལྡོག །ཧྲིང་བ་འཛུགས་མེད་ཧྲིང་ཧྲིང་བྱེད་ཅིང་། ཁ་ལྕེ་སྐོམ་ལ་དྲེག་ལ་ཆགས། གློ་དང་བསྦྱོངས་ན་ལུད་པ་ལུ། ཕོ་བ་དང་བསྦྱོངས་ན་སྐྱོང་སྐྱུག་བྱེད། མིག་སྤྲིན་སེར། སྨན་ནི་ག་བུར་གསུམ་བཞི་ག་ར་སྦྱར་ལ་བཏང་། གློ་ནད་དང་བསྦྱོངས་ན་ཙུ་གང་དང་། ཕོ་བར་བསྦྱོངས་ན་སུག་སྨེལ་ཞིམ། ཟས་ནི་ཤ་མར་གསར་པ་དང་། དཀར་གསུམ་བསིལ་ཤ་བཏང་། རྡོད་བཙུད་རིགས་ཤིན་ཏུ་གནོད། ཆུ་མདའ་ཕུ་ལུ་གཅིག་གཉིས་གསུམ་བུམ་པ་ལྷ་བུས་ན་སར་བྲན། དྲུག་འགོ་གཏར། མེ་ནི་སྤྱི་གཙུག་བྱ་རོག་མིག །ཅ་ར་ཁྲུང་ནས་ཕྲུར་དུ་སོར་བཞིའི་འོག་བསྲེག །སྟོད་དུ་སྐྲངས་ན་ཤིན་ཏུ་ཞིམ། དཀར་ནག་མཚམས་ནས་སྙིང་རྩ་བསྲེག །སྨད་དུ་སྐྲངས་ན་ཞིམ་པ་ཡིན། གློ་དང་བསྦྱོངས་ན་ལྷུ་པ་བསྲེག །ཕོ་བར་བསྦྱོངས་ན་ལྕེན་སྨའི་ཚོན་གང་འོག་ཏུ་བསྲེག ། ༔ཉེར་བཞི་བྲང་གཡུང་གྲང་བ་ནི། ཉད་ཉོད་མང་ལ་དབུགས་མི་བདེ། ཁ་ནི་ཧ་རེ་འཛུམ་མི་ཤེས་ཤིང་། མཇིང་པ་རེངས་སམ་རོ་སྟོད་གྲོང་། དེ་ལ་ཛྙ་ཧྲི་གསུམ་ཐང་དང་། ཤིང་ཀུན་གསུམ་པ་བུ་རམ་སྦྱར་ལ་བཏང་། ཟས་ནི་བསིལ་རྡོད་ཁྲེ་ཝུར་བཏང་། སྨུམ་དུགས་བྱ། མེ་ནི་གོང་གི་མདུན་དམིགས་སམ། རྒྱབ་ཕྱོགས་སྐྲངས་ལ་ཨན་སྟོང་རུས། ཚིགས་པ་གསུམ་བཞི་ཁ་གསུམ་བསྲེག །འཛིངས་རེངས་ལ་ལྷག་པ་བསྲེག །དོན་བྲང་ནད་ཕལ་ཆེར་ལ་སྨན་དང་ཆུ་མདའ་བཏང་། ཚད་སྟོབས་ཞི་བར་བྱ། ཚད་པ་མེད་པའི་གྲང་ནད་ལ། དང་པོ་ལན་ཙྭ་ཆ་བ་གསུམ། རས་ལ་ཐུར་ལ་ཚན་དེ་བྱ། དེས་ཀྱང་ཆ་བ་མ་ཆོད་ན། གོང་བཤད་མེ་བཙའ་བྱ། འདི་རྩ་དང་ཆུ་སེར་ནད། ༔ཉེར་ལྔ་པ་བྲིས་རིམས་ནི། མེ་ལྟར་ཚ་ཞིང་འཕར་རྩ་རྒྱུག །ཧུ་འཆག་རྟུལ་འཐིབས་བ་སྤྲུ་ལོག །སྐོམ་འདོད་རྐྱོང་ཞིང་ཁ་སྨ་ལག་བས་སུབ། དེ་ལ་སླེ་ཏྲེས་བཞི་ཐང་། ཏིག་ཏ་གཉིས་ཐང་གྲང་མོ་མ་ལ་བྱིན། རྟུལ་དབྱུང་སྤྱི་ཞུར་ག་ར་ཆུར་སྦྲངས་ལ་བཏང་། གུར་ཀུམ་བཞི་པ་ག་ར་སྦྱར་ལ་བཏང་། ཚད་སྟོབས་ཆེ་ན་ག་བུར་བསྣན། གློ་མང་ལ་རྒྱུན་འབྲུམ་ཙུ་གང་ཆུར་བསངས་ལ་བཏང་། ཚད་རླིང་བུ་

གསུམ་ཁྲུ་བ་གསུམ་ཀ་རས་སྒྲུང་། དེ་རྗེས་ཙུ་གང་བདེ་བྱེད་ཆེན་མོ་དང་། ཁ་ཟས་བསིལ་བསྐྱེན་རྫོད་བཙུད་རིགས་དུག་ལྟར་སྤྱང་དགོས། རི་ཐང་མཚམས་སུ་ཁྲི་ཤུར་སད་ཅིང་བཏང་། གློན་པོ་གསུམ་སྦྱོར་དང་། གྲི་ཀ་ཏན། བཟི་སྨན་ཆེ་དགོས་ཆམ་པའི་སྐབས་གཉན་ཚད་བཅོས་ཀྱིས་འཐུས། ༀཉེར་དྲུག་ཆམ་པ་གློ་རྒྱུན་ནི། ཚ་སུབ་དྲག་ཏུ་ལུ་ལ་འགོག་རྒྱུ་མེད། །ལུས་པོ་ཚ་ལ་རྔ་ཡི་འཕར་སྒོ་དྲག །གློ་བསྣུད་ཡོང་ཞིང་བྲང་དང་མ་ལ་འབྲད། །རྗེས་ལ་སྐྱུག་ཉམས་བྱེད་ཅིང་ལྷུ་ལ་འཁུན། །འདི་ནི་བྱིས་པ་དག་ལ་ཐལ་ཆེར་འབྱུང་། །ལུད་མེད་གློ་ནི་ཐང་ཐང་པོ། །སྣ་ཁྲག་འཛག་ཅིང་ཚད་རྟགས་ཆེ། །འདི་ནི་མི་འགྱུར་རྟགས་སུ་འདོད། །འདི་མིང་ཆམ་པ་གློ་རྒྱུན་ཡིན། །གཡག་གློ་ཞེས་བྱའི་མིང་བཏགས་པ། །ངོ་བོ་གློ་ནད་མི་རྒྱུན་ཡིན། །ཚུ་སྐོལ་མ་ནུ་བཞི་ཐང་བཏང་། །བྱིས་པའི་གློ་ཚད་ཀུན་སེལ་དང་། །གཉན་ཚད་ཆེ་ན་འབྲུ་སྨན་བསྣན། །ཡང་ན་དཀར་པོ་བདུན་སྦྱོར་དང་། །ཟིན་ཏིག་གློ་འཁུན་ཙུ་གང་བརྒྱད། །བསྐོལ་གྲང་གིས་འཕྲུལ་ཞིན་ཏུ་ཟབ། །རི་ཐང་མཚམས་སུ་ཐེབས་པའི་དུས། །ཨར་ནག་སྐྱོག་ཐལ་བསྣན་ལ་བཏང་། །དྲུག་བདུན་དཀར་ནག་མཚམས་མེ་མནན། །ཁ་ཟས་བཙུད་མེད་ཡན་ལ་གཏད། །རྗེས་ལ་གསར་བཙུད་ཆ་ཡིས་སློད། །ཚབས་ཆེན་ཤིན་ཏུ་བཅོས་དཀའ་ན། །གུ་བྱུར་སྦྱོར་བའི་རིགས་སྔང་ཡང་དེང་སང་གཉན་ཡོད་སྐབས་ཆེ་ཆུང་གང་ལའང་སྦྱོར་སྤྲོལ་མི་འདུག་ཅེས་འཇམ་མགོན་ཀོང་སྤྲུལ་རིན་པོ་ཆེས་གསུངས། བཙུན་མོ་ལྷ་བུའི་གུ་བྱུར་ནི། །བདུན་སྦྱོར་ནད་འདིར་བདུད་རྩི་དངོས། །ཡང་ན་སེར་པོ་གློ་གཅོད་ནི། །གདུས་ཁུར་རྒྱུན་འབྲུམ་གསུམ་པ་བཏབ། །གློ་ནི་ནམ་བྱུང་དུས་སུ་ནི། །ཐུབ་རེ་ཐུབ་རེ་བཏང་བར་བྱ། གློ་བརྒྱལ་གསལ་བར་ཐེ་ཚོམ་མེད། ། ༀཉེར་བདུན་པ་རྗེལ་ནད་ལ་ཕུགས་རྗེ་དང་ལམ་རྗེ་གཉིས་ཀྱི་དང་པོ་ཕུགས་རྗེ་ལའང་འཕྱོ་རྗེ་དང་། ཟུག་རྗེ་གཉིས་ལས་འཕྱོ་རྗེ་ནི་ཆུ་འོང་བའི་འཕྲོ་ལ་འཕྲལ་དུ་འགག་ཅིང་ཆུའི་གསེབ་ཏུ་ཤའི་ནལ་དལ་པོ་ཡོང་། ༀཉེར་བརྒྱད་པ་ཟུག་རྗེ་ནི། ལྐང་པའི་ཁ་ལ་ཟུག་ན་ཆུ་སྲི་བ་དང་། ཕུགས་སུ་གཞུག་ན་ཆུ་མི་སྲི་ཞིང་ན་ལ་གཟེར། ༀཉེར་དགུ་པ་ལམ་རྗེ་ནི། ཆུ་ལམ་རྗེ་ཟུས་འགགས་པས་ཆུ་མི་ཐོན་ཞིང་མཚན་མ་ཆུས་བརྒྱངས་པའི་རྒྱལ་པ་འདྲ། སྤྱི་རྟགས་དྲི་ཆུ་སྲི་བའམ་

ཡང་ཡང་འཛག་ལ་ཐུག་ཆེ་ཁྲུ་ཚུར་འཆང་དམ་ཡང་ན་འབྲུད་ཅིང་དུ་བ་དང་། མགོ་འདར་ལ་སོ་སྟུམ་ལྷང་པ་རྒྱས། ཕྱུགས་ཐུག་དེ་ལ་གསར་དུས་རྒྱ་ཚ་གསུམ་པ་ཆང་སྦྱར་བཏང་། རྒྱས་ན་ཚ་སྦྱོར་ཆེན་མོས་བཞིག །ལམ་དེ་རྩ་དང་སྨུག་མིན་སར། དེའུ་རང་གིས་དྲས་སྐྱན་བྲུས་ནས་དྲས་ལ་དབྱུང་། ༈སྐྱུམ་ཚུ་པ་ཁ་ནད་རྩ་འཐོར་རམ་གཙུག་ནད་ནི། ཁའི་ནང་དུ་ཐུག་མེད། ཐོར་པ་སེར་པོར་འོང་བ་དེ་ལ་ཟིན་ཏིག་གུར་གུམ་བརྒྱད་པའི་ཕྱེ་མ་དང་། སླ་རྩེ་གཏོང་། ཤ་ཚིལ་གྱི་གསུར་བདུག །རང་ཉིད་ཀྱི་ལྟེ་བ་བུ་སྐོགས་ཁ་ལ་འཕྱུར་ཆུ་གྲང་མགོར་བླུགས་སམ། ཚུར་ལུས་བཙུག་ཀྱང་ཁ་ནད་ལ་ཕན་ངེས། ༈སོ་གཅིག་བསེན་ཐོར་རམ་ཁ་ཚ་ནི། ཁ་ལྕེར་འབྲུམ་བུ་དཀར་ཆུང་ཅུང་འབྲུ་ཙམ་གྱིས་གང་། གྲེ་བ་འགགས། རིམས་སྦྱིར་རྟགས་ལྡན། གཉན་ཚད་ཆེ། དེ་ལ་སྨན་བྱི་ཚེར་བདུན་པ་ཀ་ར་སྦྱར་བའི་མཁུར་བཀང་དང་། སྐྱུ་གའི་སྒྲོ་གཞོབ་ར་འོས་སྦྱངས་པ་དང་། རྡུག་པའི་ཁྲུ་བར་ར་ཁྲག་བསྲེས་པ་ཁར་བླུག །སེར་མཚུར་ཆུ་གྲང་ལ་སྦངས་པས་ཁ་བཀྲུས་ཀྱང་ཕན། སོང་དུ་སླ་རྩེ་རྒྱང་པ་དང་། སྤང་རྩེ་བཙུ་གཉིས། ཁྱུང་ལྔ། ཤུ་དག་གསུམ་པ་སྦྲང་ལ་སྦྱར་བ། ཟིན་ཏིག་གུ་གུལ་བདུན་པ། རུ་རྟ་ལྔ་པ། ཟེ་ཁྲག་བདུན་པ། རླུང་ཁྲག་སྨན་སོགས་གང་འོས་རིག་པས་དཔྱད། གསོན་འདྲེ་ལ་ཞི་དྲག་གིས་བཅོས་ཤིང་བསྲུང་བ་གདགས། ༈སོ་གཉིས་པ་ས་ཟོས་ནི། ཐོ་བ་སྐྲངས་ཤིང་དྲི་མ་འགགས། ཡང་ན་འབྲུ་སྐྱུག་བྱེད། དེ་ལ་སླ་སྐྱང་བཙུ་གཅིག་གི་སྨན་མར་བཏང་། ༈སོ་གསུམ་པ་ཞོ་རས་རླུང་ལས་གྱུར་པ་ནི། མའི་ནུ་ཞོ་ཆུ་སྙིང་ལྷུ་བ་བཅས་འཇོག་ན་དེའི་སྐྱོན་གྱིས་ཐོ་བ་སྦོ་ལ་སྐྱུག་ཅིང་བཤང་བ་དང་། དྲི་ཆུ་སྲི་བས་འབྲས་གསུམ་སྨན་མར་བྱིན། ཅི་ཏྲ་ཀ་དང་། རུ་རྟའི་གདུས་ཐང་བཏང་བས་ཞི། ༈སོ་བཞི་པ་མཁྲིས་པ་ལས་གྱུར་པ་ནི། ནུ་ཞོ་སེར་པོར་སྣང་བ་རོ་སྐྱུར་བ་དེས་ཚད་པ་སྐྱེ། དེ་ལ་རྩ་མཁྲིས་དུག་པ་བསྐོལ་པའི་ཁྲུ་བ་བླུད། ༈སོ་ལྔ་པ་བད་ཀན་ལས་གྱུར་པ་ནི། ནུ་ཞོ་སྔོ་ནག་ཆུར་འབྱིང་བ་དེ་མ་ཞུ་བས་བསྐྱེད་ཅིང་། དེ་ལ་སྨན་རྒྱ་ཚ་གསུམ་པའི་སྨན་མར་སྦྱར་བྱིན། རྩ་བ་བརྒྱད་པའི་བསྐོལ་ཁྲུ་བླུད། ༈སོ་དྲུག་པ་རྨེན་བུ་ནི། རྩ་ནད་ཡིན་ཏེ་རྐང་ལག་འཁུམས་ནས་རྒྱོང་བ་དང་། གཞོགས་གཡས་པས་ཉལ་མི་ཤེས། ལྗེན་སྣའི་གཡས་སྦྲུལ་མིག་དོས་བསྲེག །དོམ་མཁྲིས་བཏང་ན་

ཕན། ༈སོ་བདུན་པ་སྲོག་རྩའི་ནད་ནི། རྩ་སེར་ཁྲུག་པས་མིག་སྐྱ་ལ་ཤ་སེར་ཞིང་སྐམ་པ་དེ་ལ་ཚིགས་པ་གཅིག་དགུ་བདུན་བསྲེགས་པས་ཞི། ༈སོ་བརྒྱད་པ་སྙིན་ནད་ནི། ལྷང་དུབ་ཆེ་ལ་རྐང་ལག་བསྐུམ་བསྐུམ་བྱེད། མི་ཁྲིའི་སྐད་ཆེན་པོ་ལ་ངུ་ཞིང་ནད་ཟུག་ལྷང་བས་བྲི་ཧུང་བཞི་པ་འོ་མར་བཏབ་བཏང་། དུར་བྱེད་གསུམ་པས་སྦྱང་། དེས་མ་ཕན་ན་སྙིན་ཧ་ཁྲག་ཡིན་པས་དུག་འདུས་དང་པོ་བའི་ནྭ་རྩ་གཏང་། ༈སོ་དགུ་པ་ཤ་ནད་ནི། ལྟོ་ཤུར་ཞིང་ལག་མགོ་འཛིབ། ཤ་མོ་སེར་ཤའི་ཁུ་བ་འདྲ་བ་རྒྱུན་དུ་འཁྲུ། ཤ་དང་ཁྲག་ཆོད་བྱེད། བཞི་བཅུ་པ་ཕོལ་ནད་ནི། འཕོངས་ཀྱི་རྩར་སྐྲངས་ཤིང་རྣག་ཏུ་ཁྲུག་པར་འགྱུར་བ། དེ་ལ་ཙན་དན་དཀར་པོ་དང་། སྐྱེར་ཁཎ་སྦྲང་སྦྱར་བྱུག་ཅིང་ཙན་དཀར་ག་ར་སྦྱར་བ་ཞོང་དུ་བཏང་། མ་ཞི་ན་ཕྱུག་རོན་བྲུན་སེར་ཙམ་བཙོས་ལ་ཉུ་ཞོས་བྲན་པ་བྱུག་པས་རྣག་ཏུ་བཀུག་རུས་མཛེར་ལྟ་བུས་དབུག་ཅེས་གསུངས། སྤྱིར་བྱིས་པ་ལ་སྨན་སྣ་མང་པོ་དང་། ཚ་གྲང་ཤས་ཆེའི་རྩུབ་པའི་སྨན་སྦྱོར་བཏང་མི་རུང་ཞིང་། ཕལ་ཆེར་གདོན་ཤས་ཆེ་བས་བྱིས་གདོན་ལ་མདོས་ཆེ་ཆུང་གང་ཤེས་དང་། རྩ་གཏོར། ཆ་གསུམ་མང་དུ་བཏང་། གཟུངས་ཆེན་གྲྭ་ལྔ་ཀློག་པ་སོགས་ཕན་ཆེ། གསུམ་པ་གོང་གསལ་སྨན་རྣམས་ཀྱི་སྦྱོར་ཚད་བཀོད་པ་ལ། ཐོག་མར་ཚ་བའི་སྐབས་གླིང་སྟོད་ཆོས་རྗེའི་སྔོན་པོ་བཞི་སྦྱོར་ལ། ཅུ་གང་། གུར་གུམ། ཀླི་ཤང་། ཨ་རུ་གསེར་མདོག །ཀ་ར་རྣམས། ཕན་ཡོན་བྱིས་པའི་ཚད་རིགས་མཐའ་དག་སེལ། ༈གྲང་བའི་སྐབས། དྭ་ལིས་བརྒྱད་པ་ནི། ཅུ་གང་བདེ་བྱེད་རྩུར་དུའི་སྟེང་། །དྭ་ལིས་སྦྱར་བས་སྨོས་པ་དང་། །མ་ཞུ་སྐྱུ་རྦབ་རྩ་འགགས་སེལ། །གོ་ཐལ་བདུན་པ་ནི། གོ་བྲུན་བྱང་བུལ་གཉིས་ཆ་གསུམ། རྒྱམ་ཚྭ་ཆ་གཅིག །མ་ནུ་ཆ་ཕྱེད་གཉིས། སྣ་དང་ཚ་ལ་གཉིས་ཆ་རེ། སེ་འབྲུ་ཆ་གཉིས་བཅས་ཞིབ་བཏགས་ཆུ་སྐོལ་གྱིས་འཐུལ། ཕན་ཡོན་མ་ཞུ་འཇུ་ཞིང་འབྲུ་བ་གཅོད། །ཕོ་བའི་མེ་དྲོད་མཆོག་ཏུ་སྐྱེད་པར་བྱེད། ། ༈སེ་འབྲུ་བརྒྱད་པ་ལ། སེ་འབྲུ། ཚ་བ་གསུམ། དཀྱིག །ཤིང་ཀུན། དབྱི་མོང་། ཁ་རུ་ཚྭ་བཅས། སེ་འབྲུ་བརྒྱད་པས་གྲང་ནད་མ་ལུས་སེལ། ། ༈གློ་ནད་ཚ་གཞེར་སྐབས། ཏིང་ལེན་བརྒྱད་པ་ལ། ཏིང་ལེན། བོང་དཀར། གདུས་ཁྲུར། ཀླི་ཤང་། གུར་གུམ། ཀླུ་རྩི། སྦྲུལ་ཤ །ཤུ་དག །རུ་

ཧ་རྣམས་བཏབ་ལ་བཏང་། ༈དུར་བྱི་ལྷ་ཐང་ནི། དུར་བྱིད། ཨ་རུ། ཧོང་ལེན། གདུས་ཁྲུར། ཤ་ཆེན། ལྕ་རྩི་བཏབ་ལ་བཏང་བས་ཁྲག་ཏུ་འབྲུན་འཚོ་བའི་རྟགས། ༈གློ་ནད་ཚ་སྲུབ་སྐབས། གུར་གུམ་གསུམ་པ་ལ། གུར་གུམ། ཙུ་གང་། ཤུ་དག་ག་ར་བཅས། ༈སྙི་ཕང་བདུན་པ་ལ། ཙན་དན། ཙུ་གང་། གུར་གུམ། སྙི་ཕང་། ལྕ་རྩི། གུ་གུལ། འཛིན་པ་རྣམས། སྦྱར་བའི་སྙི་ཕང་བདུན་པ་ནི། །སྟོད་འབྲུགས་ནད་ལ་བདུད་རྩི་འདྲ། ། ༈རླུང་གློ་སྟོང་པའི་སྐབས། ད་ཏིག་གསུམ་པ་ནི། ད་ཏིག །པི་ལིང་། སུག་སྨེལ། མར་གསར་སྦྲང་ལ་སྦྱར་བ་རྣམས། ༈ཙུ་གང་། ཤིང་མངར། རྒུན་འབྲུམ། ལྕ་སྒང་། ག་རས་སྦྱར་བའི་ཙུ་གང་བཞི་པ་དང་། དྭ་ལིས། ཤིང་ཚྭ། པི་ལིང་། སུག་སྨེལ། བུ་རམ་སྦྱར་བའི་དྭ་ལིས་བཞི་པ་གཉིས་ལྷག་སྦྱོད་གཏོང་དགོས། ༈མཆིན་པ་ཚ་བབ་སྐབས། ག་བུར་བདུན་པ་ལ། ག་བུར། ཙུ་གང་། གུར་གུམ། རུ་རྟ། ཤིང་མངར། རྡོ་ཏི། བྲི་ཡང་ཀུ། ག་ར་བཅས། ༈སྙི་ཕང་གསུམ་པ་ལ། སྙི་ཕང་། གུར་གུམ། ཨ་རུ་ག་ར་རྣམས། ༈ཁྲི་ཏན་བཅུ་གསུམ་ལ། མཚལ། ག་བུར། གུར་གུམ། ཙུ་གང་། ཤིང་མངར། སྙི་བའི་མེ་ཏོག །མཆེའི་ཁཏྲ། སྦྲུག་མའི་ཐབས། ལྕ་གོར་ཞོ་ཤ །ཤུཏྲལ། སྤང་རྒྱན་དཀར་པོ། རའི་མཆིན་པ་སྐམ་པོ། བྲག་ཞུན། ག་ར་བཅས། ༈ཁྲག་བབ་སྐབས། སྒ་སྐྱུ་གསུམ་ཐང་ལ། སྒ་སྐྱུ། རྡོ་ཏི། སུག་སྨེལ་རྣམས། ༈རྒྱམ་ཚྭ། ཨ་རུ། སྒ་བཅས་སྦྱར་བའི་རྒྱམ་ཚྭ་གསུམ་དང་། ལྕ་སྒང་། གུར་གུམ། སྙི་ཕང་རྣམས་སྦྱར་བའི་ལྕ་སྒང་གསུམ་པ་ལྷག་སྦྱོད། ༈རྡོ་ཏི་བཞི་པ་ལ། རྡོ་ཏི། སུག་སྨེལ། སྒ། ཤིང་ཚྭ། བུ་རམ་བཅས། ལྷུམ་རྩ་གསུམ་པ་ལ། ལྷུམ་རྩ། དུར་བྱིད། ཨ་རུ་རྣམས། ༈ཁྲི་ག་ཏན་བཅུ་པ་ནི། ཁ་རུ་ཚྭ། རྒྱ་ཚྭ། རྒྱམ་ཚྭ། ཤིང་ཚྭ། སུག་སྨེལ། ལི་ཤི། ཚ་བ་གསུམ་ཁཏྲ། འདམ་བུ་ག་རའི་ཁཏྲ། འོམ་བུའི་ཁཏྲ། སྦྲང་བུ་རམ་ཧ་བོང་གི་འོ་མ་ཚ་མཉམ་པའི་མར་དང་སྦྱར་རོ། ། ༈མཆེར་ནད་སྐབས། གོ་ལ་གཉིས་ཐང་ལ། ག་གོ་ལ། བ་རུ་ར། ༈ཚད་འབྲུའི་སྐབས། ག་བུར་གསུམ་པ་ལ། ག་བུར། ཙུ་གང་། གུར་གུམ་བཅས། ༈སྐྱེར་ཤུན་གསུམ་པ་ནི། སྐྱེར་ཤུན། ཨ་རུ། ག་བུར་རྣམས། ༈ཁྲག་འབྲུའི་སྐབས། བཟང་པོ་བཞི་སྦྱོར། རྡོ་ཏི། སུག་སྨེལ། ག་གོ་ལ། ལི་ཤི་

རྣམས། ༈ཚ་སྐྱུག་སྐབས། འདམ་བུ་ཀ་ར་བདུན་པ་ལ། འདམ་དཀར། ཙན་དན་དཀར་པོ། ཧླ་ཏི། མ་ནུ། ཕུཥྐ་ར། མཚལ། གླ་སྒང་། སྤྲང་བཅས། ༈གྲང་སྐྱུག་སྐབས། བྲག་སྐྱ་བཞི་པ་ལ། བྲག་སྐྱ་ཏ་པོ། གུར་གུམ། ཙོང་ཞི། འབྲས་ཕྲེ་བཅས། ༈གྲ་འབྲས་བཞི་པ་ལ། ཧླ་ཏི། སུག་སྨེལ། ད་ཏྲིག །གྲ་འབྲས། བུ་རམ་རྣམས། ༈མགོ་ནད་སྐབས། གུར་གུམ་བདུན་པ་ལ། གུར་གུམ། ཅུ་གང་། ལི་ཤི། གླ་རྩི། བ་ཤ་ཀ །ལི་ག་དུར། ཨུཏྤལ། ག་ར་བཅས། ག་བུར་ལྔ་པ་ལ། ག་བུར། ཅུ་གང་། གུར་གུམ། སུག་སྨེལ། བུ་ཤེལ་ཙེ་རྣམས། ༈གྲེ་ནད་སྐབས། གསང་བ་བདུན་སྦྱོར་ལ། ཤ་ཆེན། གླ་བ། གུ་གུལ། ཚུ་ཏྲ། ཐར་ནུ། རེ་ལྷག །ཏྲི་བྲེད་ར་རྣམས། ༈ལྷེ་ནད་འཛིང་པོའི་སྐབས། གླ་རྩི་བདུན་སྦྱོར་ལ། གླ་རྩི། བྲེ་ཏང་ཀ །མ་ནུ་ཙེ། སྨྱུག་མའི་རྩི། པི་ལིང་། ཕུར་མོའི་ཐལ་བ་རྣམས། ། ༈ལྷེ་འཁོར་སྐབས། སྨྱུ་མ་དགུ་པའི་ལུམས་ནི། སྨྱུ་མ། མཁན་པ། སྤང་མ་ལ། ལྕུམ་འབྲས། གོ་སྙོད། གཡེར་མ། གུ་གུལ། ཕག་རིལ། སྤྲུང་བྲུན་བཅས་དྲོན་མོར་བསྲེས་པའི་ལུམས་བྱ་དགོས། ༈ལྷེ་མཁྲིགས་སྐབས། གར་ནག་ལྔ་པ་ལ། ཕག་བྲུན། སྤྲུང་བྲུན། གླ་རྩི། ཤིང་ཀུན། སྣ་སྐྱ་བཅས་མའི་ཁྲག་ལ་སྦྱར་བའི་སྐྱོ་མས་བྱུགས་ལ་བྱ་སྤྱུས་མནན། ༈བྲང་རྒོད་སྐབས། ག་བུར་བཞི་པ་ལ། ག་བུར། ཙན་དཀར། མཚལ་དཀར། ཀྱི་ཤང་། ག་ར་རྣམས། ༈ཙན་དན་ལྔ་པ་ལ། ཙན་དན། ཀྱི་ཤང་། བསིལ་གསུམ་རྣམས། ༈བྲང་གཡུང་སྐབས། ཧླ་ཏི་གསུམ་ཐང་ལ། ཧླ་ཏི། སུག་སྨེལ། ལ་ལ་ཕུད་བཅས། ༈ཤིང་ཀུན་གསུམ་པ་ལ། ཤིང་ཀུན། དོང་གྲ། ཁ་རུ་ཚྭ། བུ་རམ་བཅས། ༈རིམས་ནད་སྐབས། སླེ་ཏྲེས་བཞི་ཐང་ནི། འབྲས་གསུམ། སླེ་ཏྲེས་གདུས་འཇམ་བཏང་། ༈ཏིག་ཏ་གཉིས་ནི། ཏིག་ཏ། ག་དུར་རོ། ༈གུར་གུམ་བཞི་པ་ལ། སྔོན་པོ་གསུམ་དང་། གླ་རྩི་བཅས། ༈ཆམ་པ་གློ་རྒྱུན་སྐབས། དཀར་པོ་བདུན་སྦྱོར་ལ། དཔའ་བོ་བཞི་དང་། ཤིང་མངར། ཅུ་གང་། གངས་ཐིག་བཅས། ༈ཟིན་ཏིག་ཅུ་གང་བརྒྱད་པ་ལ། བསིལ་གསུམ། ཏུ་ཏྲ། ཙན་དན་དཀར་དམར། གུ་གུལ། གླ་རྩི་རྣམས། ༈རྒྱུན་འབྲུམ་གསུམ་པ་ལ། རྒྱུན་འབྲུམ། ཅུ་གང་། སེ་འབྲུ་བཅས། ༈རྫེལ་ནད་སྐབས། རྒྱ་ཚྭ་གསུམ་པ་ལ། རྒྱ་ཚྭ། སུག་སྨེལ། ཐིག་ཐིན་

བཅས། ༈ཁ་ནད་བཅའ་འཐོར་སྐབས། གུར་གུམ་བརྒྱད་པ་ལ། གུར་གུམ། ཅུ་གང་། ཤྲི་ཁང་། གླ་རྩི། མོན་ལུག །ཨ་རུ། ལི་ཤི། ཤིང་མངར་བཅས། ༈བསེན་ཐོར་སྐབས། བྱི་ཚེར་བདུན་ཐང་ལ། བྱི་ཚེར། རྒྱ་ཚོས། སེང་ཕྲོམ། ཧོང་ལེན། ཀྱི་ལྕེ། གླ་དོམ། ག་ར་བཅས། ༈ཤུ་དག་གསུམ་པ་ལ། ཤུ་དག །རུ་རྟ། ཨ་རུ། སྤྲང་བཅས། ༈གུ་གུལ་བདུན་པ་ལ། གུ་གུལ། སྙིན་པོ་གསུམ་དང་། འབྲས་གསུམ་རྣམས། ༈རུ་རྟ་ལྔ་པ་ལ། རུ་རྟ། གླ་རྩི། ཨ་རུ། གུ་གུལ། ཤུ་དག་རྣམས། ༈ཟེ་ཁྲག་བདུན་པ་ལ། བྱ་ཕོའི་ཟེ་ཁྲག །གླ་རྩི། སྐྱུ་གའི་སྒྲོ་གཞོབ། ཤྲི་ཁང་། རུ་རྟ། སྤྲི་ཞུར། སྤྲལ་པའི་ཤ་རྣམས། ༈ས་ཐོས་སྐབས། གླ་སྒང་བཅུ་གཅིག་ལ། གླ་སྒང་། སེར་པོ་གཉིས། པ་ཏྲ། ལྕུ་བ། བ་སྦྱུ། བྱི་ཏང་ཀ །བིལ་བ། ཚ་བ་གསུམ་བཅས་ལ་སྨན་མར་བཟོ་དགོས། ༈ཞོ་རས་མཁྲིས་པའི་སྐབས། ཇ་མཁྲིས་དྲུག་པ་ནི། ཇ་མཁྲིས། འབྲས་གསུམ། གླ་སྒང་། ཧོང་ལེན་རྣམས་བསྐོལ་ཁུ་གཏོང་དགོས། ༈ཞོ་རས་བད་ཀན་སྐབས། རྒྱམ་ཚྭ་གསུམ་པའི་སྨན་མར་ལ། རྒྱམ་ཚྭ། ཤིང་མངར། པི་ལིང་བཅས། ༈ཇ་བ་བརྒྱད་པ་ལ། ཇ་བ་ལྔ། བོང་དཀར། གླ་སྒང་། ཤུ་དག་བཅས་བསྐོལ་ཁུ། ༈སྲིན་ནད་སྐབས། བྱི་ཏང་བཞི་པ་ལ། བྱི་ཏང་། ཤིང་ཀུན། གླ་རྩི། སྒོག་སྐྱའི་ཕྱེ་མ་འོ་མར་སྦྱར་དགོས། ༈དུར་བྱིད་གསུམ་པ་ལ། དུར་བྱིད། སྣ་སྐྱ། བྱི་ཏང་རྣམས་སོ། །སྨར་སྨྲས་པ། འཚོ་བའི་གཞུང་ལུགས་རིན་ཆེན་འབྱུང་གནས་ལས། །རྣམ་དཔྱོད་བློ་དབང་གཙུག་གིས་བསྟེན་བགྱིད་པའི། །ཟླུག་རྡུའི་དབྱུལ་སེལ་ལེགས་བཤད་དབང་གི་རྒྱལ། །འགྲོ་ཀུན་བསོད་ནམས་རྒྱན་དུ་བྱིན་འདི་རྨད། །གང་ཞིག་ཚུལ་འདིར་འབད་པས་བསྟེན་རྣམས་ཀྱི། །རིགས་སྨུག་ལང་ཚོ་གསར་པའི་ལྷུང་བུ་ལ། །འཚེ་བའི་འཇིགས་སྐྱོབ་ཕན་བདེར་དབུགས་འབྱིན་པའི། །ཆུ་འཛིན་སྤྲོན་མེད་དཔལ་དུ་དཀྱིགས་མིན་ནམ། །དེ་ལས་རྣམ་པར་སྨིན་པའི་དགེ་ཚོགས་རྒྱུན། །བདག་དང་ཁམས་གསུམ་འགྲོ་འདིས་དུས་གསུམ་དུ། །བསགས་པའི་སྡིག་ལྟུང་ཉེས་ཚོགས་གཡའ་དག་སྟེ། །སྐུ་གསུམ་ལྡན་པའི་གོ་འཕང་འཐོབ་ཕྱིར་བསྔོ། །ཞེས་པའང་རིགས་སྨུག་བྱིས་པ་ཆུང་ངུ་རྣམས་ནི་རང་གཅེས་འཛིན་གྱི་གླང་དོར་ལྟ་ཞོག །སྤྱི་དང་དམིགས་བསལ་གྱི་ནད་རིགས་སྣ་ཚོགས་པས་ཤིན་ཏུ་བཟོད་མེད་

བྲོ་ཚལ་བར་གྱུར་ནའང་འདི་འདུག་ཅེས་ཁ་སྨྲ་འབབ་བརྡ་ཙམ་མི་ཤེས་གཤིས་དེའི་གདུང་བ་བདག་གིར་ཉམས་སུ་མ་མྱོང་སྐབས་རང་གཞན་སྨན་པ་ཕལ་ཆེ་བས། སྤྱི་འགྲོ་ཟློན་པོ་གསུམ་སྦྱོར་ཙམ་ནད་བརྒྱ་སྨན་གཅིག་གིས་འཐུས་ཀྱང་སྣ་བཙོས་སྣང་ཆུང་ཁོ་ནར་བརྟེན་བྱིས་པ་ཕལ་ཆེར་ནད་ཐུབས་ཐེབས་ན་རྙེད་དཀའི་དལ་རྟེན་ཆུ་ལྦུར་ལྟར་ཚེགས་མེད་འཇིག་འགྲོ་བའི་དང་ཚུལ་མཐོང་ནས་སྙིང་རྗེས་རྒྱ་ཁྱབ་ཏུ་བྱིས་པ་ཉེར་སྤྱོད་ཀྱི་སྨན་སོགས་ལུགས་བཟང་རྣམ་པར་དག་པ་གསར་སྤེལ་བཀའ་དྲིན་ཆེ་བའི་ཆ་ལག་དང་ཆབས་ཅིག་ཏུ་གཡུ་ཐོག་བུ་སྟོན་མ་ནས་བྱུང་བའི་ཉམས་ཡིག་བསྟན་བཅོས་ཟླ་བ་གསར་པའི་ནང་དུ་བཞུགས་པ་སོར་བཞག་ལ་ཁ་གསལ་ཐོག་ཁ་འགེངས་འོས་རིགས་ལེགས་པར་བསྐངས་ཏེ་རྟེན་གྱི་དབྱེ་བའི་བྱིས་ནད་བཅོས་ཐབས་ཆ་ཚང་བར་སྨན་རྩིས་པཎྜི་མ་ཧེས་རབ་ཆོས་དུཿཁི་གནམ་ལོའི་ཁྲ་ཟླ་བའི་ཡར་ཚེས་བརྒྱད་ཉིན་རྫོགས་པར་བཀོད་པ་དགེ་ལེགས་འཕེལ། སྨྲས་པ། ཕྱར་དུ་བསྐྲུན་པའི་རྒྱུ་ལ་བརྟེན། །ཆོས་སྦྱིན་འཛད་པ་མེད་པའི་དགེས། །ཀུན་ལ་ཕན་འདོད་ལྷག་བསམ་གྱི། །ཟླ་བའི་ཆ་ཤས་ཡོངས་རྫོགས་ཤིང་། །སྐྱེ་བའི་ཕྲེང་བ་ཀུན་ཏུ་ཡང་། །སྨན་ཟླ་དྲང་སྲོང་འཁོར་བཅས་ཀྱིས། །རྗེས་བཟུང་མཐའ་ཡས་འགྲོ་འདི་ཀུན། །འདྲེན་པའི་དེད་དཔོན་མཆོག་འགྱུར་ཤོག །ཅེས་པའང་རབ་ཆེས་མིག་དམར་ལོའི་སྨིན་དྲུག་ཟླ་བའི་ཚེས་ལ་ཕྱར་དུ་བསྐྲུན་པའི་སྨོན་ཚིག་ཤུ་ཧཱུཾ། །

༄༅། །ཕྱིས་པ་བཙའ་ཐབས་ཀུན་ཕན་ཟླ་བའི་མེ་ལོང་ཞེས་བྱ་བ་བཞུགས་སོ། །

༄༅། །ན་མོ་གུ་རུ་བྷཻ་ཥ་ཛྱེ་ཡ། མ་ལུས་ཕྱོགས་དུས་རྒྱལ་བ་ཀུན་གྱི་མཁྱེན་བརྩེ་ནུས་པ་གཅིག་ཏུ་བསྡུས་པའི་བདག་ཉིད་ནི། །ཕུལ་བྱུང་མཚན་དང་དཔེ་བྱད་རབ་རྫོགས་བཻ་ཌཱུར་འོད་ཀྱི་བས་དྭ་བ་འཁྲིགས་པའི་ལྷེང་ཁང་ནས། །སྙིགས་མའི་འགྲོ་ལ་བརྩེ་བས་རྗེས་ཆགས་ཐུགས་རྗེའི་སྤྲིན་ལས་གདུང་སེལ་བདུད་རྩིའི་ཆར་རྒྱུན་གྱིས། །ནད་མེད་ཡུན་གནས་ལང་ཚོའི་དཔལ་སྟེར་སྨན་པའི་རྒྱལ་

པོར་མི་བྱེད་སྙིང་ནས་རབ་འདུད་དེ། སྐྱེ་རྒ་ན་འཆིའི་སྡུག་བསྔལ་གྱིས། །བཟོད་མེད་མནར་བའི་འགྲོ་རྣམས་ལ། །སྙིང་པའི་བསམ་པ་མི་ལྡོག་པས། །བྱིས་པ་བཙའ་ཐབས་བརྗོད་པར་བྱ། །དེ་ཡང་བཟོད་གླགས་བྲལ་བའི་སྡུག་བསྔལ་མུ་མཐའ་མེད་པས་ལུས་སེམས་དྲག་པོར་གདུངས་པའི་ཉམ་ཐག་ང་རོའི་འགྲོ་བ་རྣམས་ལ་ལྷག་པར་ཡང་། རྨད་བྱུང་ཐུགས་རྗེའི་མཐུ་སྟོབས་ཆེས་ཆེར་རྒྱས་པ་འགྲོ་མགོན་སྨན་གྱི་བླ་མའི་ཐུགས་བསྐྱེད་དང་། འཕྲིན་ལས་ཟབ་ཅིང་རྒྱ་ཆེ་བའི་གསོ་བ་རིག་པའི་གཞུང་ལུགས་མན་ངག་གི་རྒྱ་མཚོ་ཆེན་པོར་ཐོས་བསམ་འཇུག་པའི་བགོ་སྐལ་དུ་གྱུར་པ་ལས། འདིར་བུད་མེད་སྦྲུམ་མར་བྱིས་པ་བཙའ་བའི་ཐབས་ལ་གཅེས་པའི་བླང་དོར་ཚོག་རང་གིས་ཉུང་ཟད་ངེས་པ་རྣམས་གསན་བདེ་བར་འགོད་པ་ལ། ཐོག་མར་སྐྱ་གཟུགས་དེ་ཉིད་འཕོར་བ་ལ། མངོན་དུ་ཕྱོགས་པའི་སྤྱི་རོལ་ལམ་འཕོར་མཚམས་ནས་བཟུངས་ཉེས་པ་རླུང་མཁྲིས་བད་ཀན་གྱི་ཁམས་དང་སྦྱར་བའི་ཟས་སྤྱོད་སྤང་བླང་སོགས་འཚོ་བྱེད་མཁས་པའི་ངག་བཞིན་མཛད་དགོས་པ་ནི། རྒྱུད་ལས། སྐྱེས་པའི་དང་པོ་ཁུ་བ་ཁྲག་ལ་གནས། །དཔེར་ན་དུག་ཅན་སྲིན་བུའི་དུག་བསྐྱེད་མཚུངས། །ཁུ་ཁྲག་མངལ་གནས་ཟས་དང་སྤྱོད་ལམ་གྱིས། །ཉེས་པ་ལྷག་འགྱུར་རང་བཞིན་བདུན་དུ་འགྱུར། །རླུང་ཚུང་མཁྲིས་པ་འབྲིང་ལ་བད་ཀན་ཆེ། །འདུས་པ་མཆོག་ཡིན་ལྡན་གསུམ་བར་མར་འགྱུར། །དེ་བཞིན་ཕོ་བའི་མེ་དྲོད་བཞིར་འགྱུར་ཏེ། །རླུང་གིས་མི་སྙོམས་མཁྲིས་པས་རྣོ་བ་དང་། །བད་ཀན་ཚུང་ལ་འདུས་པ་མཉམ་པར་འགྱུར། །ལྟོ་བ་རླུང་གིས་སྲ་ལ་མཁྲིས་པ་སྙི། །བད་ཀན་གྱིས་ནི་ལྷོ་བ་བར་མར་འགྱུར། །ཞེས་གསུངས་པ་ལྟར། འཛོལ་མེད་ཚུལ་བཞིན་བསྟེན་ཁྲབ་བྱུང་ཆེ་ཁྲེའུ་གཟུགས་བཟང་ཕུན་སུམ་ཚོགས་པའི་རྒྱུ་བྱེད་ལ། དེ་ནས་ཉེ་བར་འབྱུངས་རྟགས་ལ་ཐོག་མཐའ་བར་གསུམ་ཡོད་པའི་དང་པོ་ནི། སྤྱིར་ཟླ་བ་དགུ་ལོན་ནས་འབྱུངས་པའི་དུས་ཡིན་པས་དེ་ཡང་ནུ་ཞོ་འཕབ་ཞིང་མནལ་ལམ་དུ་སྐྱེས་པ་གཟིགས་སམ་འཁྲིགས་འདོད་ཀྱི་ཐུགས་སྣང་དང་། ཡང་ན་གླུ་གར་དྲི་དང་ཕྲེང་བ་སོགས་རྒྱན་གོས་ལ་ཐུགས་དགའ་བའི་གནས་སྐབས་འོང་བས་དེའི་དུས་ནས་སྔོན་འགྲོ་འདི་ལྟར་བསྟེན་པ་གནང་དགོས་ཏེ། གསོལ་དཀྲུམ་བཟང་པོའི་ཁུ་བ་དང་། འབྲི་མར་

ཀླུག་པའི་བཞེས་ཐུག །འཇམ་ཐུག །འབྲས་ཐུག །ནས་ཐུག །ཡོས་ཐུག །འོ་མ་བསྐོལ་བ་སོགས་སྐྱུའི་ཉེས་ཁམས་དང་ཡི་གར་གང་འཕྲོད་ལེགས་པར་བཞེས་ནས་སྐྱུ་རླུང་འཇོམས་པར་མཛད་དེ། སྐྱུ་སྐད་ཚུ་ཁ་སོགས་ལ་སྨུམ་རྙིང་དང་། མར་རྙིང་པའི་མར་ཁུ་དྲོད་འཇམ་ཉུབ་བར་མ་ཆད་པ་བླུགས་ཏེ་དལ་བུས་མཉེད་འཕྱུར་འཕེམས་པར་མཛད་དགོས། ༄བར་གྱི་རྟགས་སུ་མཚན་མ་དང་སྤྱན་ལྷུག་ཅིང་། སྐྱུ་སྐད་ལྕི་ལ་འཁྲུག་ཅིང་འགྱུལ་བ་དང་། དོན་མེད་པར་སྐྱུ་ངལ་ཞིང་གསོལ་ཟས་མི་འདོད་པ་སྐྱུའི་བརྣ་རྐེད་པོ་རྒྱབ་སྙིང་ག་བརྣ་རྩ་སོགས་བསྣུང་ཞིང་། ཆབ་དང་མཆིལ་མ་མང་པོར་འབྱུང་བས་དེ་མཚམས་ནས་དབེན་པའི་ཁྱིམ་སྒྲོག་མཆོའི་ཕྱོགས་སུ་གནས་པ་ཐུགས་བག་ཡེབ་པ་ཞིག་ལ་རླུང་གསང་འགོགས་བྱེད་ལ་སོགས་པའི་ཡོ་བྱད་ཕུན་སུམ་ཚོགས་པའི་སྒོ་ནས་བསྲུང་བ་བདུག་རྫས་འབྲུངས་གཡོག་ཞུ་མི་དང་བཅས་ཐུགས་ལྷོད་ཀྱིས་བཞུགས་ཏེ་གསོལ་སྨན་ཨང་(༡)འབོད་པ་ཐུན་ཁ་ཤས་ཁ་བྱང་ལྷར་མཆོད་བཞེས་དགོས། ནངས་པར་འབྲུངས་རྟགས་སུ་སྐྱུ་གཟུགས་ཤིན་ཏུ་ངལ་དུབ་ཆེ་ཞིང་སྐྱུའི་རྒྱུ་སྐད་ཡུལ་དུ་སྨྱུན་ཟུག་གེར་ལངས་ཡང་ནས་ཡང་དུ་བསྣུད་དེ་ཡོང་བས་སྐབས་དེ་ནས་བཟུངས་གསོལ་སྨན་ཨང་(༢)འབོད་པ་ཁ་ཡིག་བཞིན་ཐུན་གཅིག །གཉིས། གསུམ་སོགས་སྨྱུན་ཟུག་ལ་བབ་གཟིགས་ཀྱིས་མཆོད་སྐྱོང་དང་འབྲེལ། བཞེས་ཤ་བཞེས་རྫས་ཀྱི་ཁུ་བ་དང་། གོས་ལ་མར་བརྒྱུན་པའི་བཞེས་ཐུག་ཀྱང་བསྙེན་བཞེས་ཐོག་ན་བཟས་དྲོ་བར་བྱིབས་ཏེ་འགྲུལ་འཇོམས་ཤིན་ཏུ་དམ་པོར་མཛད་ཅིང་ཐུགས་སྣབས་འགྲིགས་ན་བགེགས་དགྲོལ་བྱ་དགོས་ཀྱང་། ཐ་མ་སྣེ་བརྒྱུད་གསེར་སྐྱེམས་ཙམ་གནང་སྨིན་བཏང་བས་གནོད་འཚེ་ཞི་ཞིང་དགེ། ༄ཐ་མའི་རྟགས་སུ་ཚུ་ཁའི་སྒོ་འགྱུལ་ཞིང་བེ་སྣབས་ཁྲག་སོགས་འཛག་ཅིང་རང་དབང་མེད་པའི་སྨྱུན་ཟུག་འབྱུང་བས་དེ་འཕྲལ་གསོལ་སྨན་ཨང་(༣)འབོད་པ་སྨུམ་རྙིང་ལ་སྦྲུངས་ཏེ་མེར་བསྲོས་ནས་སྐྱུའི་རྒྱུ་སྐད་ཚུ་ཁ་སོགས་ལ་ཁྱབ་པར་བླུགས་ཏེ་ཕྲུག་མཐིལ་མེར་དྲོད་བཏགས་ནས་ལེགས་པར་མཉེད་ཐོག་སྐབས་འདིར་མཚན་ཁ་དབྱེ་བའི་སྟུགས་མར་ཟབ་ལྷན་གནང་རྒྱུ་ཡོད་པ་སྣབས་མ་འཕེལ་ཀྱང་སྟུགས་ཡིག་འདི་ལྟ་གནས་སོ་སོར་མཐོར་བ་འཇོགས་གནང་ངོས་འབྲུངས་ཁར་མགོ་ཚུ་ཅེར་དེ་ཐོན་ཡོང་བ་དང་། ཕྱོགས་མཚུངས་བདེ་

བའི་གཟིམ་མལ་དུ་ཞབས་སྲུས་བཙུགས་ནས་སྐྱུར་མོར་བཞུགས་ཏེ་བུ་ཐུག་སྐྱེས་སྒྱོང་བའི་བུད་མེད་ཀྱི་བསླབ་བྱ་བཟང་པོ་བཞིན་བཅའ་ཁར་དྲག་ཏུ་བཙིར་བས་མྱུར་དུ་ཡུམ་སྲས་བདེ་གྲོལ་འོང་ཞིང་། གལ་ཏེ་འབྲུངས་དཀའ་ན་གསོལ་སྨན་ཨང་(༨)འཁོད་པ་ཁ་མཚན་ལྟར་མཆོད་བཞེས་བསྐྱངས་ཚེ་ངེས་པར་འབྲུངས་ངེས་པས་དེ་མ་ཐག་ཏུ་སྔགས་ཡིག་རྣམས་འགྲོལ་གནང་ཐོག་ཡུམ་གྱི་ཞལ་ལ་ཆུ་ལྕུག་ཆུང་གཡོབ་སོགས་ཀྱིས་དགའ་བ་བསྐྱེད་ནས་ཅག་བཅད་མར་ཁུ་ཞལ་ཏུབ་གང་དོ་ཞིག་ཕུལ་ནས་རླུང་གསང་ལེགས་པར་བཀག་བསྡམ་དགོས་ཤིང་། དེ་ནས་ཉིན་བར་མནལ་མ་ཤོར་བ་བཞེས་ཤ་བཞེས་རུས་ཁུ་བ་ལྡན་པའི་བཞེས་ཐུག་སོགས་ཀྱིས་ཟུངས་གསོ་ལེགས་པར་མཛད་དགོས། འོན་ཏེ་ཟུངས་གསོ་ཆས་ཆེ་མཇུག་རྐྱེན་ཚ་བ་ཆུ་གཞི་སོགས་སུ་འགྱུར་ཉེན་ཆེ་བས་ཟས་སྤྱོད་གནད་དུ་གཟབ་གལ་ཆེ་བ་མ་ཟད་ལ་ལར་སྔོན་ལས་གདོན་རྐྱེན་དབང་གིས་ཤ་མ་ཐོན་པ་སོགས་ཉེས་སྐྱོན་སྣ་ཚོགས་འབྱུང་སྲིད་ཕྱིར་སྨན་པ་མཁས་ལྡན་སོགས་ལ་འཕྲལ་དུ་བསྟེན་མཛོད་ལ། ཁྲག་མ་ཆོད་ན་གསོལ་སྨན་ཨང་(༥)འཁོད་པ་ཁ་བྱང་ལྟར་ངེས་བཞེས་དང་། ཟླ་མ་དེ་ཉིད་ཟླ་བ་༢/༦/༡༠པ་བྱུང་། ཟླ་བ་༣/༧/༡༡པ་ནུབ། ཟླ་བ་༡/༥/༩-༡ར། ཟླ་བ་༨/༤/༡༢ཟློར་སྒྲ་དགོས་པ་བཅས་ཐུགས་ཀྱི་གཞུར་བཅངས་ཏེ་བླང་དོར་གནད་དུ་འཁེལ་བ་ཞིག་ཅི་ནས་མཛད་ཚེ་ཡུམ་སྲས་སྲོག་གི་འཇིགས་པ་ལས་བདེ་བླག་སྐྱོབ་པའི་ལེགས་ཚོགས་བསམ་གྱིས་མི་ཁྱབ་པ་འབྱུང་ངེས་རྣམས་དབྱིངས་སུ་བསྟེ་བ་ཞུ། སྨྲས་པ། འདི་ལྟར་སྤེལ་བའི་ལེགས་བྱས་ཀྱིས། །བུ་སྨད་ཕྱི་མ་ལ་སོགས་པའི། །སྡུག་བསྔལ་མྱུར་བ་ཉིད་ཞི་ནས། །བདེ་སྐྱིད་བཟློ་བཞད་གྱུར་ཅིག །བྱང་ཆུབ་མ་ཐོབ་དེ་སྲིད་དུ། །དཔལ་འབྱོར་ཡིད་བཞིན་ནོར་བུའི་ལུས། །ཨུ་ཏྤལ་ལྟར་མཛེས་བཞིན་རྟེད་ནས། །དུས་མིན་སྟོར་བའི་རྐྱེན་ལས་ཐར། །དམ་པས་རྗེས་བཟུང་མོས་གུས་ཀྱིས། །ཆོས་སྒྲོར་ལྟ་བས་རྒྱུད་སྨིན་ཏེ། །ལྷ་སྡུག་ཅིང་ལ་དབང་འབྱོར་ཞིང་། །སྤྲུལ་པས་འགྲོ་ཀུན་འདྲེན་ནུས་ཤོག །ཅེས་

པའང་ཤོད་དྲུང་ཤེལ་དཀར་གླིང་པའི་ལྕམ་ཆུང་རྣམ་རྒྱལ་སྒྲོལ་དཀར་ལགས་སྨྲམ་གསར་མངལ་ཆགས་དང་པོའི་སྐབས་སྐུའི་ཆུ་ལོ་ཁྱེས་པ་ཉིས་ལྡབ་ཡོད་པ་ལྷ་བུའི་ཆེ་བར་བརྟེན་ཡུམ་དང་བཅས་སྐྱེ་བའི་སྡུག་བསྔལ་ལ་བྲེད་དངངས་མི་བཟོད་པས། བུ་

སྨད་སྲོག་གི་ཉེན་ལས་གྲོལ་བའི་སྨན་དཔྱད་གཞུང་ནས་གསུངས་པའི་ཐབས་གཏོའི་རིགས་ཀྱིས་ཅི་ནས་དགོས་ཚུལ་རེ་སེམས་རྩེ་གཅིག་གིས་བསྐུལ་བའི་རྐྱེན་བྱས། སྨྲམ་མ་ཀུན་ལ་ཕན་ཆེད་བྲཀྵ་བ་སྤུ་སོར་དཔལ་ལྡན་འབྲས་དཀར་སྤུངས་པའི་སྨན་སྦྱིན་ལས་འཛིན་སྐབས་སྨན་སྤྱགས་དང་བཅས་སྤེལ་བ་འདི་བཞིན་བྱིས་པ་ཉེར་སྤྱོད་ཀྱི་སྲོལ་འབྱེད་རབ་ཆེས་མིག་དམར་ལོ་སྤར་དུ་བསྒྲུབ་པ་ཀུན་ལ་ཕན་པར་གྱུར་ཅིག་གྱུ། །།

༄༅། །ལག་ལེན་ཉེར་མཁོའི་སྨན་གྱི་སྦྱོར་དཔེ་འཆི་མེད་བདུད་རྩིའི་བུམ་བཟང་ཞེས་བྱ་བ་བཞུགས་སོ། །

༄༅། །སྭསྟི་པྲ་ཛྙ་བྷྱཿ རྣམ་འདྲེན་སྟོང་གི་ཐུགས་རྗེའི་སྟོབས་རྫོགས་པ། །སྨན་གྱི་བླ་ཞེས་མཚན་ཙམ་དྲན་པས་ཀྱང་། །རྒྱུ་འབྲས་ནད་ཀྱིར་གདུངས་པའི་འགྲོ་བ་ཀུན། །ཕན་བདེར་དབུགས་འབྱིན་བའི་ཎྜུརྻ་ལ་འདུད། །ཚེ་ཡི་རིག་བྱེད་དར་ཞིང་རྒྱས་པའི་ཆེད། །བསམས་བཞིན་སྲིད་བཟུང་ཡོན་ཏན་མགོན་པོ་དང་། །བྱང་ཟུར་རྣམ་གཉིས་མི་དབང་འཇམ་དཔལ་དབྱངས། །ཆོས་གྲགས་རྒྱ་མཚོ་ལ་སོགས་ཕྱག་གི་གནས། །ཁྱད་པར་བདག་བློ་མྱོངས་པའི་མུན་འཐིབས་པར། ཐུགས་རྗེའི་ཉི་མས་རྗེས་བཟུང་གཞུང་དོན་དང་། །མན་ངག་ཀུན་ལ་གཞན་དྲིང་མི་འཇོག་མགོན། །བྲམས་པ་བརྩེའི་མཚན་ཅན་ལ་ཕྱག་འཚལ། །བཀའ་གཏེར་མན་ངག་བདག་པོར་གཉེར་གཏད་པའི། །འདས་དང་མ་འདས་སྨན་སྤྱང་ཚོགས་རྣམས་ཀྱིས། །མི་མཐུན་སྤྱོངས་ལ་འགྲོ་ཕན་འཕྲིན་ལས་ཀྱི། །གཏོང་གྲོགས་གཡར་དམ་བཞིན་དུ་མ་གཡེལ་མཛོད། །

འདིར་རང་གི་སློབ་བརྒྱུད་འཛིན་པའི་འཚོ་བྱེད་བློ་གསལ་ལས་དང་པོ་བ་ཕན་སེམས་མི་དམན་པ་རྣམས་ནས་འཕྲལ་དུ་ལག་ལེན་བྱ་བདེའི་ཆེད། བཤེས་གཉེན་མཁས་པའི་དབང་པོ་གོང་སྨན་སྤྱི་

མཁན་དངོས་གཞི་བ་བྱམས་པ་ཐུབ་དབང་དང་། སྐྱབས་མཆོག་མཚུངས་མེད་རྡོ་རྗེ་རྒྱལ་མཚན་ཞལ་སྔ་ནས་ཀྱི་དྲིན་ལས་ཇི་ལྟར་བྱུང་བ་ཕྱག་བཞེས་སྦྱོང་གོམས་ཕན་སྨྱུར་གྱི་མན་ངག་བླ་ན་མེད་པའི་སྨན་སྦྱོར་རྣམ་གྲངས་ཇི་སྙེད་ཅིག་མཆིས་པ་ལས། ཉེ་བར་མེད་དུ་མི་རུང་བའི་ལག་གནད་མཁོ་གལ་ཆེ་བའི་སྨན་རིགས་རགས་བསྡུས་ཙམ་ཞིག་གི་སྦྱོར་ཚུལ་འདེགས་ཚད་དང་བཅས་ཕྱོགས་གཅིག་ཏུ་བཀོད་པ་ལ། ཐོག་མར་ངེས་པར་བྱ་བའི་གནད་ནི་གསོ་བྱེད་ཡན་ལག་བརྒྱད་དང་ལྡན་པའི་སྨན་སྦྱོར་གྱི་ཕན་ཡོན་རང་རང་གིས་བློ་འཛིན་ཇི་ལྟར་བགྱིས་པའི་གོ་རིམ་དང་མཐུན་པར།

༡ ཨ་གར་སོ་ལྔ་ལ། ཨར་ནག་སྙིང་༠༩༠ ཨར་སྐྱ་༠༩༠ ཨ་གར་གོ་སྙིད་༠༢༥ ཙན་དན་དཀར་༠༣༥ དམར་༠༥༠ རྣ་ཧེ་༠༡༠ ལི་ཤི་༠༡༠ ཙུ་གང་༠༧༠ གུར་གུམ་༠༣༠ སུག་སྨེལ་༠༣༠ ཀ་ཀོ་ལ་༠༣༠ ཨ་རུ་༠༣༥ བ་རུ་༠༣༥ སྐྱུ་རུ་༠༩༥ སླེ་ཏྲེས་༠༧༠ སྒ་སྐྱ་༠༡༥ གཎྜ་ཀ་རི་༠༣༡ མ་ནུ་༠༩༥ བ་ཤ་ཀ་༠༢༥ ཏིག་ཏ་༠༢༥ ཧོང་ལེན་༠༣༠ གུལ་དཀར་༠༣༥ ནག་༠༣༥ སྒ་ཙེ་༠༡༠ ཀོ་བྱི་ལ་༠༣༥ ནཱ་ག་གེ་སར་༠༢༥ རུ་རྟ་༠༢༥ ཨ་བྲག་༠༩༥ སེར་པོ་གཟེར་འཇོམས་འདྲ་བ་སོགས་སྐབས་བསྟུན་༠༩༥་ཤ་ཆེན་༠༡༥འཛིན་པ་༠༥༠ ཚེར་སྔོན་༠༩༥ སྙིང་ཞོ་༠༢༥ སེ་འབྲུ་༠༢༠ སྤྲ་ལོ་༠༣༠རྣམས་སོ། །

༢ ཨ་གར་བཅོ་ལྔ་ལ། ཨ་ག་རུ་སྙིང་༡༠༠ དང་སྙིང་ཞོ་༤༠༩༠། །ཙན་དན་དཀར་༠༩༠དམར་༠༦༠རྣ་ཧེ་༠༢༠དང་། །ཙུ་གང་༠༩༠གུར་གུམ་༠༩༠སྤྲ་ལོ་དཀར་༠༩༠། ག་ར་སྦྱར་བས་ཁྲག་རླུང་འཕབ། །མདུན་རྒྱབ་གཟེར་དང་གློ་སོགས་སེལ། །དྲང་སྲོང་ཨུ་ཚུད་འཛིན་གྱི་ལུགས། །གཞུང་གི་སྲོག་འཛིན་བརྒྱད་པ་དང་། །དྲང་སྲོང་ཨར་བརྒྱད་གང་རིགས་པའི། །ཨ་གར་བརྒྱད་སྙིང་འབྲས་གསུམ་(མ་ནུ་༠༦༠ སླེ་༠༦༠ ཀ་༡༢༠ སྒ་༠༢༠)བཞི། །བསྡེབས་པས་ཨ་གར་བཅོ་ལྔའི་སྦྱོར་བའོ། །

༣ གོ་བྱི་བཅུ་གསུམ་ལ། གོ་བྱི་(སྙིང་)༡༠༠ མ་ནུ་༠༦༠ སླེ་༠༦༠ ཀ་༠༩༠ སྒ་༠༡༠ བཞི་དང་ཨ་རུ་ར་༠༦༠། །ཨར་ནག་༠༦༠ རྣ་ཧེ་༠༢༠ རུ་རྟ་༠༢༠ སྙིང་ཞོ་༤༠༢༠། །གུ་གུལ་

༠༡༠ ཆེར་སྔོན་༠༤༠ བཙོད་ཀྱི་ཁུ་བས་འཕྲུལ། །

༤ ཏིག་ཏ་བརྒྱད་པ་ལ། ཏིག་ཏ་སྨན་༢༠༠ གསེར་མེ་༡༦༠ བོང་དཀར་༡༦༠ རུ་རྟ་༡༦༠ རྩ་མཁྲིས་༡༦༠ རྡོང་ལེན་༡༠༠ པཏྲ་ཏ་༠༥༠ སྐྱེར་ཤུན་༡༤༠དེ་སྙིང་མན་ངག་ཁ་ཚར་༡༦༠བཅས་སོ། །

༥ གསེར་མདོག་ལྔ་པ་ལ། གསེར་མདོག་སྨན་༢༦༦ གསེར་མེ་༠༥༦ སེ་འབྲུ་༠༦༠ བྲག་ཞུན་༠༦༠ ཕག་བྲུན་ནུས་བསྲེགས་༢༦༠བཅས་སོ། །

༦ གསེར་མདོག་བཅུ་གཅིག་ལ། ཨ་རུ་གསེར་མདོག་སྨན་༢༠༠ གར་ནག་༡༦༠ སེ་འབྲུ་༠༤༠ བྲག་ཞུན་༠༦༠ སླ་རྩེ་༠༤༠ བོང་དཀར་༡༢༠ གསེར་མེ་༠༥༠ པཏྲ་ཏ་༢༢༠ བྱི་ཏང་ག་༡༤༠ འཛིན་པ་༡༠༠ སེ་བའི་མེ་ཏོག་༢༠༠རྣམས་སོ། །ཀ་རའི་རྟ་སྦྱར་ཆུ་སྐོལ་འཕྲུལ་ལ་གཏོང་། །

༧ གར་ནག་བཅུ་པ་ལ། སེ་འབྲུ་སྨན་༠༦༢ ཤིང་ཚ་༠༡༥ སུག་སྨེལ་༠༦༠ པི་ལིང་༠༤༠ ཨ་རུ་༠༢༨ རྒྱམ་ཚྭ་༠༤༠ གསེར་མེ་༡༠༠ དུག་ཅུང་༠༢༢ དོམ་མཁྲིས་༡༠༠ ཕག་རིལ་༢༠༠བཅས་སོ། །

༨ ཀ་ཕོ་པ་ཡི་སྨན་དམར་ནི། འབྲི་མོག་སྨན་གཉིས་དང་ཅོང་ཞི་སྨན་གཅིག །ཁྲག་གི་ནད་ལ་བ་ཤ་ཀ་༡༠༠། །གཟེར་ལ་མ་ནུ་རུ་རྟ་སྨན་༡༠༠རེ་བསྡེབས། །བད་ཁྲག་ནད་ལ་མཆོག་ཏུ་བསྔགས། །

༩ བདེ་བྱེད་སྙོམས་ལྡན་ལ། ཅོང་ཞི་སྨན་༤༠༠ སེ་འབྲུ་༡༢༠ ཅུ་གང་༠༣༦ གུར་གུམ་༠༣༦ ལི་ཤི་༠༣༦ ཙནྡ་ཧི་༠༢༤ སུག་སྨེལ་༠༢༤ ཀ་ཀོ་ལ་༠༢༤ ཨ་རུ་༠༣༦ ཤིང་ཚ་༠༡༦ དྷ་ལིས་༡༢༠ གངས་ཐིགས་༡༢༠ སྨན་སྣ་༠༡༢ པི་ལིང་༠༡༢ ཕོ་རིས་༠༡༢ ཚ་ལ་རྩུ་བཅད་༠༢༠ ལ་ཕུག་གཞོན་ནུ་ནུས་བསྲེགས་ཐལ་བ་༠༢༠ མ་ནུ་པ་ཏྲ་༠༢༠རྣམས་སོ། །

༡༠ ཐང་ཆེན་ཉེར་ལྔ་ལ། ཁ་ཆེ་སྨན་༡༥༨ ཨ་༡༠༠ བར་༠༤༠ སྒྲུར་༠༦༠ མ་ནུ་༠༢༠ བྲུཀྵ་ལ་༠༢༠ རྒྱ་ཏིག་༠༤༠ རྡོང་ལེན་༠༤༠ ཀྱི་ལྕེ་༠༤༠ བོང་དཀར་༠༤༠ ཅུ་སུ་༠༤༠ པཏྲ་ཏ་༠༢༠ ལུག་མིག་༠༢༨ འབྲི་ཤིང་༠༤༠ གསེར་མེ་༠༦༠ རེ་རལ་༡༢༠ ཕག་ཁྲག་

༡༦༠ གང་ག་ཆུང་༠༤༠ ཨུ་ཏྤལ་༠༤༠ བ་ཤ་ཀ་༠༣༠ ཕྲིང་ཀུ་༠༤༠ བྲག་ཞུན་༡༠༠ སེ་འབྲུ་༡༣༠ སུག་སྨེལ་༠༦༠ བསེ་ཡབ་༡༤༠བཅས་སོ། །

༡༡ མན་ངག་བསིལ་སྦྱོར་ལ། ཙན་དན་དཀར་པོ་སྲང་ ༠༣༠ དམར་༠༣༠ ཀྲི་ཤང་༠༤༠ ཨ་གར་ནག་པོ་༠༣༠ ཨུ་ཏྤལ་༠༣༠ གསེར་མེ་༠༤༠ ཨ་རུ་༠༣༠ སུག་སྨེལ་༠༡༠ ཀ་ཀོ་ལ་༠༡༠ ལི་ཤི་༠༡༠ གུར་གུམ་༠༡༠ ཛཱ་ཏི་༠༡༠ ཅུ་གང་༠༡༠ བོང་དཀར་༠༣༠ གླ་རྩི་དྲི་ཐོན། དུག་ཙུང་༠༣༠ པི་ལིང་༠༤༠ ཤ་པོ་རུ་རྟ་༠༣༠ ཏིག་ཏ་༠༠༤ ཕྲིང་ཀུ་༠༣༠ བ་ཤ་ཀ་༠༣༠ སེ་འབྲུ་༠༣༠ སྐྱུ་རུ་༠༣༠ ཀུན་དང་བྱུངས་མཉམ་པའི་ཚོང་ཞི་༤༣༠གྲང་འདུལ་བཅས་ལ་བྱེ་མ་རིལ་བུ་གང་འོས་དེ་མན་ངག་བསིལ་སྦྱོར་དུ་གྲགས་སོ། །

༡༢ ཟླ་ཤེལ་ལ། ཚོང་ཞི་མཛོ་ཏོ་སྲང་༦༥༢ ཀྲི་ཤང་༠༢༨ བཟང་པོ་དྲུག་ནས་གུར་གུམ་༠༣༠ གཞན་རྣམས་༠༡༠རེ། ཨུ་ཏྤལ་༠༤༠ ཙན་དན་དཀར་༠༠༨ དམར་༠༡༤ གླ་རྩི་༠༠༤ གསེར་མེ་༠༣༠ དུག་ཙུང་༠༣༠ ཏིག་ཏ་༠༠༨ བོང་དཀར་རྩ་བ་༠༢༨ ཨ་རུ་༠༢༤ བ་ཤ་ཀ་༠༡༢ རུ་རྟ་༠༣༠ སྐྱུ་རུ་༠༣༠ སེ་འབྲུ་༡༠༠ པི་ལིང་༠༠༦ བྲག་ཞུན་༠༣༦ དོམ་མཁྲིས་༠༡༢ ལྕུགས་བྱེ་༠༦༨ ཕྲིང་ཀུ་༠༡༨ གདངས་ཐིགས་༠༦༨ གུ་གུལ་༠༣༠ ཁུར་རྩ་༠༢༦ ཆུ་རྩ་༠༤༦ མི་སོག་ཐལ་བ་༠༤༦ དངུལ་ཆུ་༠༨༨ མུ་ཟི་༠༨༢ འདི་གཉིས་གྲང་འདུལ་བྱས་པ་དགོས། རྣམ་སྣང་༠༠༨ གོ་བྱི་དུག་བཏོན་༠༢༢ ཏོང་ལེན་༠༣༦ མ་ནུ་༠༤༨ ལུག་རུ་སྨུག་པོ་༠༢༤བཅས་སོ། །

༡༣ སྨུག་པོ་གཡུལ་རྒྱལ་ལ། ཚོང་ཞི་མཛོ་ཏོ་སྲང་༢༨༠ སེ་འབྲུ་༢༠༠ སུག་སྨེལ་༡༠༠ པི་ལིང་༡༠༠ མ་ནུ་༠༦༠ ཕ་སུ་༠༨༠ ཨུ་ཏྤལ་༠༨༠ ཕྲིང་ཀུ་༠༦༠ བསེ་ཡབ་༡༦༠ སྤྲར་བུ་༢༠༠ སྐྱུ་རུ་༡༤༠ བ་ཤ་ཀ་༠༨༠ ཨ་རུ་༡༤༠ གསེར་མེ་༡༠༠ དུག་ཙུང་༠༦༠ བོང་དཀར་༠༤༠ ཀྲི་ཤང་༡༠༠ ཏིག་ཏ་༡༠༠ རུ་རྟ་༡༦༠ ཙན་དམར་༡༦༠ བྲག་ཞུན་༢༠༠རྣམས་སོ། །

༡༤ ཞི་བྱེད་དྲུག་པ་ལ། མ་ནུ་སྲང་༢༠༠ སྒ་སྐྱ་༤༠༠ ཨ་རུ་༦༠༠ ལྷུམ་རྩ་༨༠༠ དང་། །ཚོང་ཞི་

༡༠༠༠ བྲུལ་ཏོག་༡༢༠༠ རིམ་བཞིན་ཆ་རེ་བསྐྱེད། །

༡༥ སེ་འབྲུ་ཀུན་ཕན་བདེ་བྱེད་ལ། སེ་འབྲུ་སྨན་༠༥༨ ཤིང་ཚ་༠༡༠ སུག་སྨེལ་༠༡༠ པི་ལིང་༠༠༤ གུར་གུམ་༠༠༩ བྲེ་ག་༠༡༡ ཏིག་ཏ་༠༠༥ ཅུ་སུ་༠༠༢ ཧོང་ལེན་༠༠༢ བ་ཤ་ཀ་༠༠༩ བྲག་ཞུན་༠༠༥ སྤང་རྩི་༠༠༩ སྐྱུ་རུ་༠༠༩ བྲི་ཡང་ཀུ་༠༠༨ སྟིག་སྟིན་༠༠༨ འབུ་སུག་༠༠༢ ཀ་ར་༠༡༩བཅས་སོ། །

༡༦ ད་ལིས་བཅུ་དྲུག་ལ། སེ་འབྲུ་(སྨན་)༠༨༠ ཤིང་ཚ་༠༠༥ པི་པི་ལིང་༠༡༠། །སུག་སྨེལ་༠༠༥ གུར་གུམ་༠༩༠རྣམ་པ་ལྔ། །ལུས་སྤྱིའི་འདུ་བ་སྙོམས་པར་བྱེད། །ཤ་པོ་རུ་རྟ་༠༢༨ ལི་ཤི་༠༣༨དང་། །ཨར་ནག་༠༢༨ ཐྲ་ཏི་༠༢༨ སྙིང་ཞོ་ཤ་༡༠༢༨། །ཕོར་བུའི་རླུང་རྣམས་སེལ་བར་བྱེད། །རྒུན་འབྲུམ་༠༢༨ ཙ་གང་༠༢༨ ཤིང་མངར་༠༢༨དང་། །ག་དུར་༠༢༨གློ་བའི་ནད་རྣམས་སེལ། །ད་ལིས་༩༢༠ སྟིག་སྟིན་༠༢༨ སྦྱོར་བ་ཡིས། །ཆུ་སེར་སྐྲ་ཐབ་ནད་རིགས་འཇོམས། །

༡༧ ཨ་ཀྲི་དྲུག་སྦྱོར་ལ། ཤིང་མངར་(སྨན་)༡༠༠ ཅུ་སུ་༡༠༠ ལྕུམ་པ་༡༠༠ དང་། །སྨྲད་དཀར་༡༠༠ སྐྱུ་རུ་༥༠༠ གླང་སྣ་༠༥༠བཅས་སོ། །

༡༨ འབོལ་སྨན་བདུན་པར། གུར་གུམ་སྨན་༠༠༨ བྲིང་ཀུ་དུས་བཏུས་༠༡༦ ཨུཏྤལ་འབྲས་བུ་དང་མེ་ཏོག་ལོ་མ་གང་རིགས་༠༡༢གསེར་མེ་༠༠༨ བོང་དཀར་༠༡༩ བ་ཤ་ཀ་༠༠༥ སྐྱུ་རུ་༠༡༤བཅས་སོ། །

༡༩ ནོར་བུ་བདུན་ཐང་ལ། འབྲས་བུ་གསུམ་སོ་སོ་ནས་སྨན་༣༠༠ མ་ནུ་༣༠༠ སླེ་ཏྲེས་༣༠༠ གཏྲ་ཀ་རི་༦༠༠ སྒྲ་སྐྱ་༡༠༠བཅས་སོ། །

༢༠ བདུད་རྩི་སླེབ་ཚོག་ལ། ཕག་བྲུན་ནུས་བསྲེགས་སྨན་༡༦༠ རིམས་སྤྱིར་དེ་བ་༠༡༠ གསེར་མེ་༠༡༠ པཏྲ་ཏ་༠༡༠ ག་དུར་༠༡༠ ཨ་རུ་༠༡༠ མི་ཕོད་བསྲེགས་ཐལ་༠༡༠ འབྲུག་རྟུས་༠༡༠ ཏིག་ཏ་༠༡༠ གཡའ་ཀྱི་མ་༠༡༠ ཨ་བྲག་རྣམ་པ་གཉིས་༠༡༠ དུག་ཀྲུང་༡༠༠ བོང་དཀར་༡༠༠ སྣ་རྩའམ་ག་དུར་༡༩༠ བ་ལེ་ཀ་༡༠༠ བྲག་ཞུན་༠༧༠ སླ་རྩི་

༠༧༠ བདུད་རྩི་ལོ་མ་༠༩༠བཅས་སོ། །

༢༡ ཏ་ཟི་དམར་པོ་ལ། འཛིན་པ་སྲང་༠༦༠ ཙ་བ་ཡང་ཞེད་ཙམ་བཏང་། ཚོས་༠༣༠ བཙོད་༠༣༡ སྣག་ཤ་༠༣༠ ཚེར་སྔོན་༠༣༠ གླ་རྩི་༠༡༠ གུ་གུལ་༠༡༠ ཧོང་ལེན་༠༡༠ སྤང་རྩི་༠༡༠ ཨ་རུ་ར་༠༢༠ གཡའ་ཀྱི་༠༡༠ རུ་ཏ་༠༡༠ མ་ནུ་༠༡༠བོང་དཀར་༠༡༠ དུག་ཙུང་༠༡༠ གཞན་ཡང་མཁྲིས་ཤས་ལ་ཏིག་ཏ་༠༥༠ གསེར་མེ་༠༥༠ ཆུ་འགགས་ལ་རྒྱ་ཚྭ་༠༢༠ སྡིག་སྲིན་༠༢༠ ཆུ་སེར་ལ་སྤོས་དཀར་༠༢༠ བཅས། ཁ་ཆར་རྣམས་གང་བབ་ཐུན་རེ་༠༢༠ སྦྱོང་ན་ཐར་ནུ་ཐུན་བཞི་༠༥༠ རིལ་བུར་མཚལ་གསོལ། སྤྱི་ཚད་ལ་སྔོང་ཐོག་དང་། གྲི་འགགས་ལ་སྤང་རྩི། གཉིད་འཕེབས་ལ་བྲི་ཆེར་ཐང་གིས། འབྲུ་ནད་ལ་ཆུ་སྐོལ་ཚ་མོས། མཁྲིས་ཚད་ལ་བསྐོལ་གྲང་ཆུས། རི་ཐང་མཚམས་ཀྱི་ལྷེ་སེར་ནག་རླུང་ཚད་ཐལ་ལ་ཆང་གིས། རིམས་ཚད་ལ་གདངས་ཆུས་འཕུལ། གཞན་ཡང་རིགས་པས་རྒྱ་ཆེར་སྦྱོར། །

༢༢ སྤང་རྩི་བཅུ་གཉིས་ལ། སྤང་རྩི་སྲང་༠༡༩ བོང་དཀར་༠༡༣ སྣག་ཤ་༠༡༣ པདྨ་ཀ་༠༡༤ བདུད་རྩི་ལོ་མ་༠༤༠ ཅུ་གང་༠༡༠ གུར་གུམ་༠༢༠ ཀླེ་ཤང་༠༠༨ ཙན་དན་དཀར་པོ་༠༡༠ བྲག་ཞུན་༠༡༢ གླ་རྩི་༠༡༢ གུལ་ནག་༠༡༢བཅས་སོ། །

༢༣ གནམ་ལྕགས་ཐོག་མདའ་ལ། དངུལ་ཆུ་སྲང་༠༦༠ སུ་ཁྲི་༠༦༠ བཙན་དུག་༠༦༠ གླ་རྩི་༠༢༠ བྱི་ཏང་ག་༠༢༠ ཐང་ཕྲོམ་དཀར་པོ་༠༢༠ གུལ་ནག་༠༢༠ མ་རུ་ཙེ་༠༢༠ བཅས་ཕྱུར་མོའི་ཐང་གིས་དབུལ། །

༢༤ ཕན་པ་ཀུན་ལྡན་ལ། ཐང་ཕྲོམ་དཀར་པོ་ཙ་འབྲས་སྲང་༠༨༠ གླ་རྩི་༠༢༠ གུལ་ནག་༠༢༠ འཛིན་ལོ་༠༢༠ ཨ་རུ་༠༢༠ ཡུང་བ་༠༢༠ སྣག་ཤ་༠༢༠ ཤུ་དག་༠༢༠ རྒྱ་ཚྭ་༠༢༠ མ་རུ་ཙེ་༠༢༠ བྱི་ཏང་ག་༠༢༠ སྨན་ཆེན་༠༢༠ བཅས་སོ། །

༢༥ ཁྱུང་ལྔ་ཚད་ལྡན་ལ། གཙོ་བོ་བྱ་ཁྱུང་རྣམ་ལྔའི་སྦྱོར་བ་ནི། ཤ་ཨ་རུ་སྲང་༠༩༠ རུས་རུ་ཏ་༠༡༠ ཀྲུས་པ་ཤུ་དག་༠༠༦ སྙིང་བཙན་དུག་༠༢༠ ཁྲག་གླ་རྩི་༠༠༣ བྱ་ཁྱུང་ལྔ། །བཞི་གཅིག

སུམ་གཉིས་ཕྱེད་དང་སུམ་ཆ་སྦྱར། །ཞེས་པ་བཙན་དུག་རབ་ཀྱི་དབང་དང་། ཡང་ན་གཡུ་ཐོག་མན་ངག་ཏུ། །ཤ་སྙིང་བཟང་པོ་ཉོ་བཞིར་མཉམ། །རྡུལ་གཅིག་རྒྱས་པ་སུམ་ཆ་གཉིས། །ཁྲག་ནི་སུམ་ཆ་གཅིག་སྦྱར་བ། །མཉམ་སྦྱོར་ཁྱུང་རྒོད་དྲག་པོའོ། །ཞེས་གསུངས་པ་ལྟར་སྦྱར་ཏེ། །ཨ་རུ་བཙན་དུག་རིམ་བཞིན་ཞིབ་པར་བཏགས། །དེ་ནས་རིམ་བསྲེས་སྐམ་འཐག་འཐེམ་པའི་ཕྱིར། །ལོ་བརྒྱད་དྲི་ཆུས་འདམ་འཐག་ཉིན་གསུམ་བྱ། །བྱང་བའི་ཚད་ནི་སྨྱུག་ནག་འཚེར་བའོ། །ཀླུ་བདུད་གསང་སྔགས་ཚད་ལྡན་ཤ་སྙིང་མཉམ། །འབྲུ་ལྡས་དབང་བསྐུར་བྱིན་རླབས་ཚུལ་བཞིན་བྱ། །

༢༦ གསལ་བྱེད་ཨ་ཤ་བཅོ་ལྔ་ལ། ཙོང་ཞི་སྲང་༡༠༠ བསིལ་གསུམ་༠༩༠རེ་ཨུཏྤལ་༠༥༠ འབྲས་བུ་གསུམ་༠༥༠རེ། །གོ་སྙོད་༠༥༠ ཤིང་མངར་༠༥༠ བྲག་ཞུན་༠༥༠ སྤྲུལ་ཀྱི་ཤ༠༣༠། །ལྕགས་ཕྱེ་༠༨༠ ཨ་ཤ་རྣམ་གཉིས་(སྲང་རྗེ་ཨ་ཤ་༢༠༠རྒྱ་ཨ་ཤ༢༠༠)ཀ་ར་སྦྱར། །ཞིབ་བཏགས་རིལ་བུ་ཚད་ལྡན་ཡུན་དུ་བསྟེན། །

༢༧ གསལ་བྱེད་སྤོས་རིང་ཆུང་བར། ཨ་རུ་སྲང་༠༣༢ གུར་གུམ་༠༠༦ སྙི་ཤང་༠༡༩ ལི་ཤི་༠༠༩ དབང་ལག་༠༡༨ ཏ་ཤིག་༠༡༨ མདུང་རྩེ་༠༢༨ དོམ་མཁྲིས་༠༠༨ ལྕོག་ལ་༠༡༢ རྒྱ་ཐལ་༠༠༢ ཡུང་བ་༠༦༨བཅས་སོ། །

༢༨ མིག་སྨན་སྐྱེར་ཁཎྜ་ལ། དཔྱིད་དུས་གསེར་ཤིང་བར་ཤུན་ཁཎྜ་ནི། །ཚུལ་བཞིན་གདུས་ལ་ག་བུར་གུར་གུམ་དང་། །ཨ་རུ་གསེར་མདོག་སླ་རྩི་ཚད་ལྡན་སྦྱར། །སྲང་སུམ་ཙུ་ཟུར་ཙམ།

༢༩ སྙི་ཤང་དགུ་པ་ལ། སྙི་ཤང་སྲང་༠༣༠ གུར་གུམ་༠༥༠ ཨུཏྤལ་༠༡༠ བ་ལེ་ཀ་༠༥༠། །ཏིག་ཏ་༥༠ བྲག་ཞུན་༠༣༠ རུ་རྟ་༠༡༠ བ་ཤ་ཀ་༠༡༠། །གསེར་གྱི་མེ་ཏོག་༠༡༠ ཀ་ར་བཅས་པའོ། །

༣༠ གུར་གུམ་བཅུ་གསུམ་ལ། གུར་གུམ་སྲང་༠༥༠ ལི་ཤི་༠༢༠ སྙི་ཤང་༠༢༠ བསེ་རུ་༠༢༠ མཚལ༠༢༠། །ཙན་དན༠༩༠ སླ་རྩི་༠༠༥ འཇམ་འབྲས་༠༢༠ བོང་ང་དཀར༠༢༠། །རུ་རྟ༠༢༠ འབྲས་བུ་གསུམ་༠༢༠རེ་བཅས་སྦྱར་བའོ། །

༣༡ སྤང་རྒྱན་བཅོ་ལྔ་ལ། སྤང་རྒྱན་སྤྲང་༠༤༠ ཨར་ནག་༠༠༨ སྙིང་ཞོ་༠༡༠ ཙན་དན་དཀར་པོ་༠༠༥ རྡོ་དྲེ་༠༡༠ ཅུ་གང་༠༡༥ སྤོ་ལོ་དཀར་པོ་༠༡༠ རུ་རྟ་༠༡༢ ཨ་རུ་༠༡༢ བ་རུ་༠༡༢ སྐྱུ་རུ་༠༡༢ སླེ་ཏྲེས་༠༡༠ བ་ཤ་ཀ་༠༡༣ ལི་ཤི་༠༠༦ ཤིང་མངར་༠༠༨བཅས་སོ། །སྦྱོར་བ་འདི་ནས་རུ་རྟ་དང་བ་ཤ་ཀ་འཕེན་ཚབ་གུར་གུམ་དང་ཏིག་ཏ་སྦྲུར་བ་ནོར་འཕྲེང་ནས་བཤད་པའི་བད་ཀན་མིད་འཆུས་སེལ་བའི་སྤང་རྒྱན་བཅོ་ལྔ་འགྲིགས་སོ། །

༣༢ གློ་ཚད་ཀུན་སེལ་ལ། ཅུ་གང་སྤྲང་༠༥༨ཀླི་ཁྲང་༠༡༥ གུར་གུམ་ཁ་ཆེ་བལ་པོ་བསྲེས་པ་༠༡༤ ཙནྡ་དཀར་༠༡༥ དམར་༠༡༠ ག་དུར་༠༤༠༨ གླ་རྩི་༠༠༧ གུ་གུལ་༠༡༠ འཛིན་པ་༠༢༢ ཨ་རུ་༠༥༠ རུ་རྟ་༠༣༠ མཚལ་༠༥༥ ཤིང་མངར་༠༣༣ སྤོ་ལོ་༠༣༣ ལྕུང་ཚད་སྐབས་ཨར་ནག་༠༣༠ དང་། སླེ་ཏྲེས་༠༣༠ སྒོག་ཐལ་༠༣༠ རྡོ་མེ་༠༢༠ བསྣན་དགོས་བཅས་སོ། །

༣༣ འབྲུགས་གློ་ཀུན་སེལ་ལ། སྤང་རྩི་སྤྲང་༠༣༠ བ་ལེ་ཀ་༠༠༨ ཨ་རུ་༠༡༢ བ་རུ་༠༡༣ སྐྱུ་རུ་༠༡༦ མ་ནུ་༠༡༣ རུ་རྟ་༠༡༣ ཅུ་གང་༠༡༤ སྤོ་ལོ་དཀར་༠༡༠ ག་དུར་༠༢༡ ཚོས་༠༠༥ བཙོད་༠༠༤ འབྲི་མོག་༠༠༧ བཅས་སོ། །

༣༤ ཨ་རུ་བཅོ་བརྒྱད་ནི། གཙོ་བོ་ཨ་རུ་བཅུ་པའི་སྙེང་ཉིད་དུ། །འབྲས་སྣ་གསུམ་སྤྲང་༠༢༠ རེ་དང་གསེར་བྱེ་ཀ་ཀ་རུ༠༢༠། །ཨརྫ་ཀ་༠༢༠ དང་གླ་རྩི་༠༠༥སྨན་ཆེན་༠༢༠ རྣམས། །སྦྱར་བས་ཨ་རུ་བཅོ་བརྒྱད་ཅེས་བྱར་གྲགས། །

༣༥ གོ་ཡུ་ཉེར་བརྒྱད་ལ། སེ་འབྲུ་སྤྲང་༠༨༠ ཤིང་ཚ་༠༠༥ པི་ལིང་༠༡༠ སུག་སྨེལ་༠༡༠ དོང་གྲ་༠༤༠ གསེར་བྱེ་༠༠༥ བྲེ་ག་༠༡༠ ཨ་འབྲས་༠༠༥ སྲ་འབྲས་༠༠༥ འཇམ་འབྲས་༠༠༥ ཚོས་༠༠༥ བཙོད་༠༠༥ ཞུ་མཁན་༠༠༥ གླ་རྩི་༠༠༥ མཁལ་ཞོ་༠༡༠ ཨུཏྤལ་༠༠༥ ཤུག་ཚེར་༠༠༥ ཨ་རུ་༠༠༥ གསེར་མེ་༠༠༥ བ་ཤ་ཀ་༠༠༥ གཟེ་མ་༠༠༥ སྡིག་སྲིན་༠༠༥ བྲིང་ཀུ་༠༠༥ ལྕུམ་འབྲུ་༠༠༥ སྐྱེར་ཤུན་༠༠༥ བྲག་ཞུན་༠༠༥ ཡུང་བ་༠༠༥གོ་ཡུ་༠༤༠བཅས་སོ། །

༣༦ གསོ་བྱེད་ཉེ་དཀྱིལ་ལ། སེ་འབྲུ་སྣང་༡༦༠ ལྕུ་བ་༠༤༨ སུག་སྨེལ་༠༢༠ ཉེ་དགའ་བ༠༤༨། །ཤིང་ཚ་༠༢༠ ཉེ་ཤིང་༠༤༨ བ་སྤྲུ་༠༤༨ ཡི་ལིང་༠༢༠ གཟེ་མ་༠༤༨ གུར་གུམ་༠༤༠ སྣང་རྩེའི་རྟ་ལ་བསྐོར། །

༣༧ བྲེ་ག་བཅུ་གསུམ་ལ། བྲེ་འབྲུ་སྣང་༠༣༠ ཤ་འབྲས་༠༢༠ སྲ་འབྲས་༠༢༠ འཛམ་འབྲས་ ༠༢༠ ཚོས་༠༢༠ བཙོད་ ༠༢༠ ཀླུ་མཁན་༠༢༠ ཤུག་ཚེར་༠༡༠ ཨ་རུ་༠༣༠ གསེར་མེ་༠༡༠ སུག་སྨེལ་༠༢༠ མཁལ་ཞོ་དཀར་པོ་༠༢༠ བ་ཤ་ཀ་༠༢༠ བཅས་སོ། །

༣༨ སྐྱེར་ཤུན་བརྒྱད་པ་ལ། སྐྱེར་ཤུན་སྣང་༢༠༠ ཡི་ལིང་༠༨༠ སྐྱུ་རུ་༠༥༠ ཤིང་མངར་༠༨༠ སྒ་སྐྱེ་༠༨༠ ཁ་ཆེ་གུར་གུམ་༠༥༠ དོམ་མཁྲིས་༡༥༠ རྒྱ་སྤྲུག་༡༥༠བཅས་སོ། །

༣༩ སྣ་རིའི་ཁྲུང་ལྔ་ལ། ཨ་རུ་སྣང་༡༥༢ སྨན་ཆེན་༡༥༢ ཤུ་དག་༠༣༠ རུ་རྟ་༠༥༠ སྒ་སྐྱེ་༠༠༩ མདོག་ལྡན་༠༢༢ ཉ་ཕྱིས་༠༢༡ གུ་གུལ་༠༡༦ ཀླུ་མཁན་༠༢༤ ཚོས་༠༤༤ བཙོད་༠༡༥ ཁ་ཆེ་གུར་གུམ་༠༡༢ དོམ་མཁྲིས་༠༡༦ རྒྱ་སྤྲུག་༠༡༥ མཚལ་༠༤༦ སུག་སྨེལ་༠༢༥ མཁལ་ཞོ་དཀར་པོ་༠༣༥བཅས་སོ། །

༤༠ སེ་འབྲུ་དྭངས་མ་གནས་འཛོག་ལ། སེ་འབྲུ་སྣང་༠༨༠ ཤིང་ཚ་༠༠༥ སུག་སྨེལ་༠༠༥ ཡི་ཡི་ལིང་༠༧༠ གུར་གུམ་༠༤༠ བཅས་སོ། །

༤༡ སྤོས་ཁྲུང་བཅོ་ལྔ་ལ། སྤོས་དཀར་༠༧༠ ཐལ་རྫོར་༠༧༠ སོ་མ་ར་༠༧༠ རུ་རྟ་༠༡༠ བ་ཤ་ཀ་༠༦༠ ཨ་རུ་༢༠༠ བ་རུ་༠༠༨ སྐྱུ་རུ་༠༦༠ སླེ་ཏྲེས་༠༢༠ བྲག་ཞུན་༠༡༠ གུལ་ནག་༠༠༥ སྨན་ཆེན་༢༠༠ ཤུ་དག་༠༣༠ སྒ་སྐྱེ་༠༢༠ སྤོད་ཛ་༠༦༠ བཅས་སོ། །

༤༢ དངུལ་ཆུ་རིན་ཆེན་བཅོ་བརྒྱད་ལ། དངུལ་ཆུ་སུ་ཟེ་བཙོ་ཐལ་སྣང་༣༥༠ སེང་ལྡེང་ཁཎྜ་༡༥༠ བཟང་པོ་དྲུག ཙ་གང་༠༤༠ གུར་གུམ་༠༣༠ ལི་ཤི་༠༣༠ ཛཱ་ཏི་༠༣༠ སུག་སྨེལ་༠༤༠ ཀ་ཀོ་ལ་༠༣༢ ཆུ་སེར་སྨན་གསུམ་༡༥༠ རེ་གུ་གུལ་༠༣༠ བྱ་ཁྲུང་ལྔ། །ཨ་རུ་༢༠༠ སྨན་ཆེན་༢༠༠ རུ་རྟ་༡༠༠ ཤུ་དག་༠༧༠ སྒ་སྐྱེ་༠༥༠ ཚ་ན་སྐྱེ་ཕོ་༡༠༠ གྲང་ན་ཡི་ལིང་

༡༠༠བསྐུར། །ཞེས་སོ། །

༤༣ དངུལ་ཆུ་བཙོ་བཀྲུད་ལ། དངུལ་ཆུ་སུ་ཐེ་ཚ་འདུལ་བྱས་པ་སྲང་༢༠༠ སྨན་ཆེན་༢༠༠ ཞིང་ཀུན་༠༡༦ ཤུ་དག་༠༣༠ གུལ་ནག་༠༢༨ གུར་གུམ་༠༠༣ ཅུ་གང་༠༤༠ རྣ་ཏི་༠༠༣ ལི་ཤི་༠༠༣ སུག་སྨེལ་༠༤༠ ཀ་ཀོ་ལ་༠༣༠ སྟག་ཤ་ནག་པོ་༠༡༠ ཨ་རུ་༠༠༣ སླ་རྩི་༠༣༠ སྤོས་དཀར་༠༠༥ ཐལ་རྡོར་༠༡༧ སོ་མ་ར་༠༡༥ སྟོད་ཛ་༠༡༥རྣམས་སོ། །

༤༤ བྱུག་པ་བྱ་ཁྱུང་སྔོན་པོ་ལ། སྟག་ཤ་སྲང་༢༠༠ ཆུ་རྩ་༡༠༠ སྨན་ཆེན་༡༥༠ ཨ་རུ་ཤ་རུས་འདྲེས་པ་༢༠༠ བ་རུ་༢༠༠ སྐྱུ་རུ་༢༥༠ གུ་གུལ་༠༧༠ སླེ་ཏྲེས་༣༠༠ སླ་རྩི་༠༥༠ བཅས་སོ། །

༤༥ བསམ་འཕེལ་ནོར་བུ་ལ། ཅུ་གང་སྲང་༠༠༢ གུར་གུམ་༠༠༧ ལི་ཤི་༠༠༧ རྣ་ཏི་༠༡༢ སུག་སྨེལ་༠༠༧ ཀ་ཀོ་ལ་༠༠༢ ཙན་དན་དཀར་༠༠༦ དམར་༠༨༠ ཨ་གར་ནག་༠༠༦ སླ་རྩི་༠༠༦ ཀྱི་ཤྲཾ་༠༡༠ མུ་ཏིག་༠༢༠ བསེ་རུ་༠༡༠ ཨ་རུ་༠༠༧ བ་རུ་༠༠༧ སྐྱུ་རུ་༠༡༠ ཐེ་ར་དཀར་༠༠༧ ཐེ་ར་ནག་༠༠༧ པི་ལིང་༠༠༧ སྣ་དམར་༠༠༧ ཤིང་ཚ་༠༠༥ སྤོས་དཀར་༠༠༨ ཐལ་རྡོར་༠༠༨ སོ་ར་༠༠༨ མ་ནུ་༠༠༤ རུ་རྟ་༠༠༤ ཤིང་མངར་༠༠༨ ས་འཛིན་༠༠༨ གསེར་བྱེ་༠༠༧ སྲིག་པ་༠༠༧རྣམས་སོ། །

༤༦ རྩ་བྱུག་ལ། ཡུང་བ་སྲང་༡༠༠ གོ་སྣོད་༡༠༠ རྣ་ཏི་༠༥༠ སྣ་སྐྱུ་༠༣༠ སླ་རྩི་༠༡༠རྣམས་སོ། །

༤༧ ཀླུ་བདུད་བཙོ་བཀྲུད་ལ། ཀླུ་བདུད་སྲང་༣༠༠ བི་ཁྲ་༦༠༠ ཐལ་རྡོར་༡༦༠ སྟོང་ཟིལ་༠༢༠ བྲག་ཞུན་༠༢༠ ཤུ་དག་༠༤༠ སླེ་ཏྲེས་༡༤༠ ཨ་རུ་༠༡༤ དབང་ལག་༠༡༤ བ་རུ་༠༡༦ སྤོས་དཀར་༠༤༠ སླ་རྩི་༠༡༠ སོ་ར་༡༤༠ གུ་གུལ་༡༠༠ སེང་ལྡེང་༡༢༠ བ་ཤ་ཀ་༡༢༠ སྐྱུ་རུ་༡༢༠ རུ་རྟ་༡༤༠ རྣམས་སོ། །

༤༨ སྨན་བརྒྱུད་གསང་སྨན་ལ། ཆབ་འདྲེན་གཞོན་ནུ་དུས་བཏུས་སྲང་༠༡༠ ཞུ་སུ་ལོ་འབྲས་༠༥༠ རྒྱ་ཚ་༠༠༥ རྒྱམ་ཚ་༠༠༥ ཁ་ཆེ་གུར་གུམ་༠༠༥ ཁ་ཚར་ལ་ཀླུ་བདུད་རྡོ་རྗེ་༠༠༥ ཆུ་རུག

སྤྲལ་ལག་༠༠༥ སྤྱག་ཤ་༠༠༥ སྦྲང་སྦྲུས་མཆོག་དམན་གཉིས་ཕྲན་ཙམ་རེ་དང་། རང་ལུགས་སུ་ཁྲག་སྨན་གཞོན་ནུ་དུས་བཏུས་དང་། གྲུལ་ནག་གཉིས་ཕྲན་ཙམ་རེ་བསྣན་ན་ཟབ་པ་འདུག་ལགས། །

༤༩ འབྱུར་ཆེན་རིག་པ་བདེ་བྱེད་ལ། བག་ཕྱེ་སྲང་༡༦༠ བུལ་ཏོག་༡༦༠ ཆུ་རྩ་༡༦༠ དུད་པ༡༦༠་ སྤྲལ་རྒྱབ་༡༦༠ མདུང་རྩེ་ ༡༦༠ རག་རྡོ་༡༦༠ ཅོང་ཞི་༡༦༠ གསེར་རྡོ་༡༦༠ དངུལ་རྡོ་༡༦༠ རྡོ་རྒྱུས་༡༦༠ མཐིང་རྒྱུས་༡༦༠ རྡོ་སྨན་གང་འཛོམས་སོ་སོ་ནས་༠༤༠ རེ། སྨན་ཆེན་༠༤༠ ཐར་ནུ་༠༤༠ རེ་ལྕུག་༡༦༠ གྲི་ལྕེ་༠༤༠ སྤོས་དཀར་༡༦༠ ཐལ་རྡོར་༡༡༠ སོ་ར་༡༦༠ སྤྱག་ཤ་༠༢༠ སྣ་ཏིག་སྨུག་པོ་༠༢༠རྣམས་སོ། །

༥༠ ཞི་བྱེད་བཅུ་གཅིག་ལ། ཞི་བྱེད་དྲུག་མ་ནུ་༠༥༠ སྣ་༡༠༠ ཨ་༡༥༠ ལྕུམ་༢༠༠ ཅོང་༢༥༠ བུལ་༣༠༠སྙིང་སྤར་བུ་སྲང་༠༧༠ སྤྲུལ་ཤ་༠༤༠་ རྒྱ་ཚ་༠༣༠ སྡིག་སྲིན་༠༥༠ འོལ་སེའི་འབྲུ་༠༧༠ རྣམས་སོ། །

༥༡ འཆི་མེད་བཅད་འཁོར་ལ། ཡུང་བ་སྲང་༡༠༠ ཆུ་རྩ་༡༠༠ གུར་གུམ་༠༥༠ ལུག་མུར་༠༥༠ ཚ་ལ་༠༥༠ ཤིང་མངར་༠༥༠ རྒྱ་མཚལ་༠༥༠ དོམ་མཁྲིས་༠༥༠རྣམས་སོ། །

༥༢ གུར་གུམ་བརྒྱད་པ་ལ། ཁ་ཆེ་གུར་གུམ་སྲང་༡༠༠ དོམ་མཁྲིས་༡༠༠ སྲན་མེ་༠༨༠ ཙན་དན་དམར་༠༧༠ མཚལ་༠༥༠ གསེར་མེ་༠༥༠ འབྲི་ཏ་༠༧༠ བུ་ཤེལ་རྩེ་༠༥༠བཅས་སོ། །

༥༣ ཤུ་སླ་ལ། ཤུ་དག་སྲང་༡༠༠ གླ་རྩི་༠༡༠ དུ་རལ་༡༠༠ ཆུ་རྩ་༡༠༠ ལན་ཚྭ་༡༠༠ སྣག་གཅིག་༡༠༠བཅས་སོ། །

༥༤སྤུར་བྱུང་ནི། བྱང་བུལ་བཟང་པོ་ལྷད་མེད་སྲང་ལྔ་ལ། །སྤུར་བུ་སྲང་གཅིག་བསྲེས་ནས་ཞིབ་པར་བཏགས། །ཞེསསོ། །

༥༥ ཀུན་བྱེད་རྒྱལ་པོ་ལ། གངས་ཐིགས་སྲང་༠༡༣ སྤྲལ་རྒྱབ་པོ་མོ་འདྲེས་པ་༠༡༠ མདུང་

རྩེ་དཀར་སྨུག་༠༡༠ ཅོང་ཞི་༠༣༠ མཚལ་༠༡༠ གསེར་རྡོ་༠༡༠ རྡོ་རྒྱུས་༠༡༠ མཐིང་རྒྱུས་༠༡༠ ཁབ་ལེན་༠༡༠ འབྲུག་རྡུས་༠༡༠ ཨ་ཤ་༠༡༥ ཉ་ཕྱིས་༠༡༠ དུང་༠༡༠ གུར་གུམ་༠༡༠ མི་མཁྲིས་༠༡༠ དོམ་མཁྲིས་༠༡༠ ཨ་ཧྲི་ཀ་༠༢༠ ཙུ་གང་༠༡༠ ཆེར་སྔོན་༠༡༠ ཏཝུ་པ་བ་༠༡༠ ས་འཛིན། ༠༡༠ དར་ཡ་ཀན། ༠༡༠ འབུ་སུ་ཧང་། ༠༡༠ ཟེ་ཚ། ༠༡༠ ཚ་ལ། ༠༡༠རྣམས་སོ།། །།

དེ་ལྟར་སྨན་སྦྱོར་འདི་རྣམས་ལུགས་རི་གྲྭ་ཚང་དང་། འདི་གར་འགྲོ་ཕན་ཆེད་སྨན་ཞུར་སྦྱར་ཁུངས་དང་། གཞན་ཡང་། ༥༦ སེམས་ཀྱི་བདེ་སྐྱིད། ༥༧ སྒྲོག་འཛིན། ༣༥ ༥༨ ཨ་གར། ༣༠ ༥༩ ཏིག་ཏ། ༣༥ ༦༠ ཙན་དན། ༡༨ ༦༡ སེ་འབྲུ། ༡༣ ༦༢ ཐང་ཆེན། ༡༨ ༦༣ གཡུ་རིལ། ༡༣ ༦༤ བདེ་བའི་སྨུ་གུ། ༦༥ དཀར་པོ་དྲུག་སྦྱོར། ༦༦ བདུད་རྩི་རིལ་དཀར། ༦༧ དྭགས་སྨན། ༡༥ ༦༨ ཟུར་ལུགས་རྡོ་རྗེ་ཅན། ༦༩ ཙུ་གང་བདེ་བྱེད། ༧༠ ཆུ་རྩི། ༣༥ ༧༡ སྨན་སེར་ཆེན་མོ། ༧༢ ཤུག་ཆོས་ལྔ་པ། ༧༣ རྨེན་བུའི་སྦྱོར་བ། ༧༤ འབའ་སམ་ལྔ་ལུད། ༧༥ རྩ་ཐག། ༡༦ ༧༦ ཐང་ཐབས་རིལ་བུ་ཚོ་གྲང་། ༧༧ དབང་པོ་ཀུན་གསལ། ༧༨ སེང་ལྡེང་། ༣༣། ༧༩ བོང་ཁྲག ༣༥ ༨༠ ནྭ་ཞིས། ༡༨ ༨༡ གསེར་ཐང་། ༡༨ ༨༢ ཨ་གར། ༨ ༨༣ འབྲོང་རྩེ་ཨར། ༨ ༨༤ སྒྲོག་འཛིན། ༡༡ ༨༥ བི་མ་ལ། ༨༦ ཁྲག་རླུང་དུད་པ། ༨༧ བལ་ལྡན་རིལ་བུ། ༨༨ སྐྱུ་རུ། ༣༥ ༨༩ གྲུབ་ཐོབ་རིལ་དཀར། ༩༠ སེ་འབྲུ། ༥ ༩༡ ཐང་ཆེན་གནྡྷ་ཆུ་བསྐྱུར། ༩༢ བདེ་བྱེད་ཆུ་བསྐྱུར། ༩༣རྣམ་རྒྱལ་ཐང་ནག ། ༩༤ གཙོ་བོ། ༨ ༩༥ གཙོ་བོ། ༣༥ ༩༦ ག་བུར། ༣༥ ༩༧ སོའི་སྨུམ་དུགས། ༩༨ རྡོ་རྗེ་རབ་འཇོམས། ༩༩ ཙན་དན། ༨ ༡༠༠ རྒུན་འབྲུམ། ༧ ༡༠༡ ལུག་མུར། ༧ ༡༠༢ཨ་རུ། ༡༠ ༡༠༣ ཤུག་སྐྱེལ། ༡༠ ༡༠༤ པད་རག་མདོག་ལྡན། ༡༠༥ ཉི་ཟླ་ཟུང་སྦྱོར། ༡༠༦ ཐབ་ཁྱུང་། ༡༣ ༡༠༧ ལི་ཤི། ༦ /༡༡ ༡༠༨ འཆི་མེད་སྲིན་སེལ། ༡༠༩ ད་ཏིག ༡༥ ༡༡༠ སྤོས་དཀར། ༡༨ ༡༡༡ རྩ

དཀར་བསམ་འཕེལ། ༨ ༡༡༢ བྱུར་དམར། ༢༥ ༡༡༣ ཟེན་ཏིག་ཙུ་གང་། ༨ ༡༡༤ ཀྲུ་ཏུ། ༡༤ ༡༡༥ སྐར་བུ། ༡༩ ༡༡༦ རྫས་སྦྱུང་སྐོར། ༡༡༧གུར་ཁྱུང་ཕྱུག་རྡོར་ཅན། ༡༡༨ ཟབ་ལག༨ ༡༡༩ ཚ་སྨན་ཨ་ཤ་བརྒྱད་སྦྱོར། ༡༢༠ དུག་སྨན་དཔའ་བོ། ༢༥ ༡༢༡རིག་དུག་སྨན་སྐོར། ༡༢༢ ཁྲི་དུག་བཅོས་སྨན། ༡༢༣ བཅུད་ལེན་བདུད་རྩི་རྣམ་ལྔ། ༡༢༤ དྲི་ཞིམ་སྤོས་སྦྱོར། ༢༥ ༡༢༥སྨན་ཕྱེ་དང་། ཀླུ་སྨན་རྒྱས་པ། ༡༢༦བཀྲ་ཤིས་བུམ་རྫས་༢༥རྣམས་ལས།

༥༦ སེམས་ཀྱི་བདེ་སྐྱིད་ལ། མཁལ་མ་གོ་ཡུ་སྲང་༠༣༠ ཨར་ནག་༠༡༥ ལི་ཤི་༠༡༥ ཛཱ་ཏི་༠༡༥ རྩེ་བོ་ཆེ་༠༡༥ ཏུ་རུ་༠༡༥ སྙིང་ཞོ་༠༡༥ སྨན་ཆེན་འབྲི་ཅོལ་མ་༠༡༥ ཚ་བ་གསུམ་༠༡༥ ཁ་རུ་ཚ་༠༡༥རྣམས། ནད་ཚབས་ཆེ་ན་རི་བོང་ཙི་ཏྲ་དང་། །དར་མའི་གྲི་སྙིང་བྱང་གཡག་བྱ་རྒོད་སོགས། །སྙིང་སྡུ་གང་འཛོམས་ཁ་ཚར་གདབ་པ་ཤིས། །ལེགས་པར་ཞིབ་བཏགས་བུར་སྐྱུག་རིལ་བུ་བསྒྲིལ། །

༥༧ ཤིང་ཀུན་ཉེར་ལྔ་ལ། ཤིང་ཀུན། སྲང་༠༩༠ ཤ་ཆེན་༠༣༠ ཛཱ་ཏི། ༠༣༠ ལི་ཤི་དང་། །༠༣༠ ཤིང་ཚ་༠༣༠ སྣ་པི་ལི་༠༣༠རེ་དང་གུ་གུལ་གཉིས་༠༣༠རེ། །སེ་འབྲུ་༠༥༠ སྒོག་ཐལ་༠༣༠ སུག་སྨེལ་༠༣༠ ཨ་རུའི་མཛུག༠༣༠། །བི་ཏཾ་༠༣༠ གོ་སྙོད་༠༣༠ ཨར་ནག་༠༣༠ ཅོལ་ཆེན་༠༣༠དང་། །ཏུ་རུ་༠༣༠ མ་ནུ་༠༣༠ སླེ་ཏྲེས་༠༣༠ རྒྱ་སྐྱེགས་༠༣༠དང་། །དྲི་ཆེན་༠༣༠ ཤུ་དག་༠༣༠ རྒྱམ་ཚྭ་༠༣༠ བཅས་རྣམས་སོ། །ཤིང་ཀུན་གཙོར་བསྐྱེད་ཉེར་ལྔས་ཕྱི་རླུང་སེལ། །ཤ་ཆེན་༠༩༠གཙོར་བསྐྱེད་ཉེར་ལྔས་ནང་རླུང་སེལ། །ལི་ཤི་༠༩༠གཙོར་བསྐྱེད་ཉེར་ལྔས་གསང་རླུང་སེལ། །ཞེས་སོ། །

༥༨ ཨ་གར་ཉི་ཤུ་ལ། དྲང་སྲོང་ཨ་གར་བརྒྱད་སྟེང་ཨ་ག་རུ་སྲང་༠༣༠ གཞན་རྣམས་༠༡༠རེ་ཙན་དན་ཐི་ཤང་དང་། །ལི་ཤི་བསེ་ཡབ་གུར་གུམ་མ་ནུ་དང་། །བསེ་རུ་ཧ་ཕྱིས་གོ་བྱི་རི་བོང་སྙིང་། །ས་འཛིན་སྐྱུ་རུ་རྣམས་༠༡༠རེ་སྦྱར་བའི་ཉི་ཤུ་པོ། །

༥༩ ཏིག་ཏ་ཉེར་ལྔ་ལ། རྒྱ་ཏིག་སྲང་༠༣༠ བལ་ཏིག་༠༣༠ སུམ་ཅུ་ཏིག༠༣༠། །གསེར་མེ་

སྐྱེར་ཤུན་དུག་མོ་ཉུང་། །ཀྱི་ལྕེ་བོང་དཀར་ཨ་རུ་ར། །རྡོ་རྗེ་རུ་རྟ་རྒྱུན་འབྲུམ་དང་། །ཙུ་གང་ཤིང་མངར་ཨ་གྲོང་དཀར། །གུར་གུམ་ཁྲག་ཞུན་བ་ཤ་ཀ །ལི་ཤི་ཧོང་ལེན་སེ་འབྲུ་དང་། །སུག་སྨེལ་པི་ལིང་ཀ་ཀོ་ལ། །ཤུག་ཚེར་རྣམས་༠༡༠རེ་ཀ་ར་དཀར་པོ་སྦྱར། །ཞེས་སོ། །

༦༠ སྨན་མཆོག་ཙན་དན་བཅོ་བརྒྱད་ནི། །ཙནྡ(སྤང)༠༣༠ ཧི་ཤང་༠༡༠ བཟང་པོ་དྲུག་༠༠༥རེ། །ཨ་རུ་གསེར་མདོག་སུམ་ཅུ་ཏིག །རུ་རྟ་རྒྱ་སྐྱེགས་ཕྲི་ཡང་ཀུ། །ཧོང་ལེན་རེ་སྐོན་བ་ཤ་ཀ །བཙོད་དང་འབྲི་མོག་རྣམས་༠༡༠རེ་ཀ་ར་སྦྱར།

༦༡ བྲང་ལུགས་སེ་འབྲུ་བཅུ་གསུམ་ལ། སེ་འབྲུ་སྤང་༢༠༠ ཕོ་རིས་༠༡༠ སྨན་སྣ་༠༢༠ བྲི་ཏང་ག་༠༡༠ ཤིང་ཚ་༠༡༠ པི་ལིང་༠༡༠ རྒྱ་ཚྭ་༠༣༠ བྲ་གོད་ཐལ་བ་༠༢༠ གོ་ཐལ་༠༢༠ ལ་ལ་ཕུད་༠༣༠ དབྱི་མོང་༠༤༠ ཨོ་དྷུ་ཀ་༠༤༠ འཇམ་འབྲས་༠༣༠རྣམས་སོ། །

༦༢ གླང་ཆེན་མེ་ཏོག་བཅོ་བརྒྱད་ལ། ཧི་ཤང་སྤང་༠༤༠ ཙན་དན་དཀར་༠༡༠ དམར་༠༠༨ ཨར་ནག་༠༠༢ སུམ་ཏིག་༠༠༥ བལེ་ཀ་༠༠༥ རེ་སྐོན་༠༢༠ སྐྱུ་རུ་༠༡༧ ཨུཏྤལ་༠༡༠ བ་ཤ་ཀ་༠༡༦ གསེར་མེ་༠༠༡ མ་ནུ་༠༡༠ ཙ་སུ་༠༡༨ ཕྲིད་ཀུ་༠༡༠ ཁྲག་ཞུན་༠༣༧ རུ་རྟ་༠༢༠ ཙུ་གང་༠༢༩ གུར་གུམ་༠༥༠ བཅས་སོ། །

༦༣ གཡུ་རིལ་བཅུ་གསུམ་ལ། རུ་རྟ་སྤང་༠༧༠ སྐྱུ་རུ་༠༢༠ སེ་འབྲུ་༠༢༠ བ་ཤ་ཀ་༠༢༠ ཕྲི་ཡང་ཀུ་༠༢༠ ཨུཏྤལ་༠༢༠ རེ་སྐོན་༠༢༠ གོ་ཐལ་༠༢༠ བྲི་ཏང་ག་༠༢༠ སུག་སྨེལ་༠༣༤ པི་ལིང་༠༡༤ བཙའ་སྨ་༠༡༤ ཙ་སུ་༠༡༤རྣམས་སོ། །

༦༤ སྤྱི་འཛོམས་བདེ་བའི་སྨུ་གུ་ནི། །ཨ་རུ་གསེར་མདོག་ཁྲག་ཞུན་མཉམ་སྤང་༡༠༠རེ། །དེ་གཉིས་དང་ནི་སྟར་ཞུན་མཉམ༤༠༠། །པི་ལིང་གུར་གུམ་ཨུཏྤལ། །སེ་སུག་སྐྱུ་རུ་བ་ཤ་ཀ །རུ་རྟ་རྒྱམ་ཚྭ་མ་නུ་དང་། །ཅོང་ཞི་ལྕུགས་ཕྱེ་པཏྨ་ཏ། །སྤྲུལ་གྱི་ཤ་རྣམས་ཐུན་བཟང་༠༢༨རེ། །རིལ་བུ་སྲན་ཚད་ཆུ་སྐོལ་དབུལ། །

༦༥ དཀར་པོ་དྲུག་གི་སྦྱོར་བ་ལ། །བྲང་གི་བུལ་ཏོག་རྙིང་པ་ནི། །ཚད་ནི་བཞི་གསུམ་སྤང་

༣༠༠དག་དང་སྦྱར། །ཙོང་ཞི་ཆ་ནི་བཞི་ཆ་སྟེ༡༠༠། །བྱ་རྒོད་ཐལ་བ་ཙོང་ཞིའི་ཕྱེད༠༥༠། །མ་ནུ་ཚ་ལ་སྣ་སྐྱ་གསུམ། །གོ་ཐལ་ཕྱེད་ཕྱེད་༠༢༥རེ་བཏང་བས། །རྒྱམ་ཚྭ་ཟེ་ཚྭ་ཅི་འབྱོར་༠༥༠བཏང་། །རྒྱ་སྐྱོལ་ཚ་མོས་འཕྱུལ་བ་ཡིས། །སྐྱིགས་མ་མ་ཞུའི་ཕོ་ནད་དང་། །མིག་ལ་སྐྱ་རིབ་བྱུང་བ་དང་། །མེ་དྲོད་ཉམས་དང་སྐྱུག་པོ་ལ། །ཐེངས་པས་ཚོག་པའི་སྨན་མཆོག་གོ །

༦༦ བདུད་རྩི་རིལ་དཀར་ལ། རྡོ་ཞོ་སྲང་༣༠༠ སྣ་སྐྱ་༠༡༠ ཁ་རུ་ཚྭ་༠༡༠ སྐྱུར་བུ་༠༡༠ པི་ལིང་༠༡༠བཅས་སོ། །

༦༧ དྭགས་སྨན་བཅོ་ལྔ་ནི། མན་ངག་ལག་ཏུ་ལེན་པ་ལ། །ཙོང་ཞི་ལྷད་མེད་ཕྱོར་གང་དང་། །ལན་ཚ་ལྷད་མེད་དེ་དང་མཉམ། །སླ་ངའི་ནང་དུ་ལེགས་པར་བརྫི། །ཚོས་ཚད་ནས་འབྲུ་གསུམ་དང་སྦྱར། །ཆང་རྒན་ཉིང་ཁུས་ཁ་སྦྲུ་འདེབས། །རླངས་པ་མི་འཚོར་བཀབ་པར་བྱ། །སུར་དཀར་གཞོན་ནུ་ཕྲུགས་པ་དོ། །ཐྲག་སྐྱེས་དབྱི་མོང་སྤར་བ་གང་། །དེ་ཉིད་དུ་བ་མ་ཤོར་བསྲེགས། །འདི་བཞི་རྩ་བའི་སྨན་ནག་ཡིན། །དེ་སྟེང་དྲོད་སྨན་བདུན་དགུ་ནི། །ཚུང་དུར་ཛྙ་ཧི་ཙ་སུ་དང་། །ཟེ་ཚྭ་ཚ་སྲང་སྣ་གསུམ་དང་ནི། །དཔའ་བོ་བོང་དཀར་རམ། འཛིན་དཀར་སྲན་ཙམ་བསྣན་པའོ། །འབྲིང་ལ་མ་ནུ་པི་པི་ལིང་། །ཆེན་པོར་ཕོ་རིས་བཅའ་སྣ་བསྣན། །མང་སྦྱོར་བཅོ་ལྔའི་སྦྱོར་བའོ། །

༦༨ སྤྲི་འཛོམས་རྡོ་རྗེ་ཅན་ལ། སྨན་ཆེན་སྲང་༠༢༠ རྒྱ་ཚྭ་༠༢༠ ཤུག་ཚེར་༠༩༠ རེ་རལ་༠༩༠ སྤང་སྤོས་༠༩༠ གུར་གུམ་༠༩༠ སླ་རྩི་༠༠༦ སྙི་ཕང་༠༠༦ དོམ་མཁྲིས་༠༠༦རྣམས་བཏགས་ལ་མཚལ་རྒོད་ཀྱིས་༠༡༦མདོག་བསྒྱུར་བའོ། །

༦༩ ཙུ་གང་བདུན་པ་ལ། བསིལ་གསུམ་ཙུ་སྲང་༠༥༠ གུར་༠༡༥ ལི་༠༠༩ཨུཏྤལ་༠༢༠སེ་འབྲུ་༠༡༥པི་པི་ལིང་༠༡༥། །ཤིང་ཚ་༠༡༥ཀ་ར་བཞི་བསྒྱུར་ཙུ་གང་བདུན། །ཚ་གྲང་ཆ་སྙོམས་དང་ག་འབྱེད་པར་བྱེད། །རྒྱུན་འབྲུམ་༠༢༠ཤིང་མངར་༠༡༠གློ་ནད་སྙིང་པ་སེལ། །ཙན་དན་༠༡༠ སྙི་ཕང་༠༡༠ཚ་བ་གབ་སྙིང་སེལ། །

༧༠ ཆུ་རྩི་ཉེར་ལྔ་ལ། ཆུ་མ་རྩི་སྲང་༡༧༠ སྲད་ནག་༠༩༩ ཕྲི་ཡང་ཀུ་༠༩༩ སླང་སྣ་

༠༨༧ སྲད་དཀར་༠༨༧ ཨུཏྤལ་༠༨༧ ཉི་དགའ་༠༥༠ གུར་གུམ་༠༨༧ སྐྱུ་རུ་༠༨༧ སྟིག་སྲིན་༠༥༧ གསེར་བྱེ་༠༥༠ གཟེ་མ་༠༣༠ འབུ་སྐྱོགས་༠༨༠ ཅུ་སུ་༠༨༠ སེ་འབྲུ་༠༥༠ པི་ལིང་༠༧༠ འཇམ་འབྲས་༠༨༠ སུག་སྨེལ་༠༣༠ ལྕགས་བྱེ་༠༦༠ ཙུ་གང་༠༨༠ ཤིང་མངར་༠༣༠ སྦྲ་ལོ་༠༨༠ གསང་སྨན་ཚ་༠༣༠ གྲང་༠༨༠ འབྲིང་༠༥༠བཅས་སོ། །

༦༡ སྟོད་ལུགས་སྨན་སེར་ཆེན་མོ་ལ། ཙནྡ་དཀར་པོ་སྲང་༠༢༧ ཀླི་ཤང་༠༣༢ ཙུ་གང་༠༣༢ ཁ་ཆེ་གུར་གུམ་ ༠༧༢ བྲག་ཞུན་༠༣༤ བོང་དཀར་༠༢༢ སླ་རྟེ་༠༠༩ གུ་གུལ་༠༧༦ སྟག་ཤ་༠༧༩ འཛིན་པ་༠༧༧ འཛིན་པའི་མེ་ལོ་སྨན་ཆེན་༠༢༤ ཞི་བྱེད་སྨྱུ་ནག་གམ་༠༦༨ སྦྱོང་བྱེད་ཐར་ནུ་༠༦༨རྣམས་སོ།

༦༢ ཨུག་ཆོས་ལྔ་པ་ལ། ཨུག་ཆོས་འབྲུ་སྲང་༠༥༠ སླ་རྟེ་༠༣༠ ལ་ཕུག་༠༣༠ རུ་རྟ་༠༣༠ སྒོག་གཅིག་༠༨༠རྣམས་སོ། །

༦༣ ཆེན་བུའི་སྦྱོར་བ་ལྷ་བ་རྒྱུན་གཅོད་ནི། །ཙན་དན་སྨ་ག་ཤེར་དྷ་ལི་ཕོ་བ་རིས། །བད་ཀན་འཇོམས་ཤིང་དོད་སྐྱེད་མེ་སྟོབས་ལྡན། །རྒྱམ་ཚྭ་ཧྣ་ཧི་ལུག་ཆེན་ཏོག་པོ་བཞི། །རླུང་གཞིལ་མ་ཞུ་འཇུ་བའི་ཡོན་ཏན་ཅན། །དེ་དག་གྲང་བ་རླུང་ལྡན་གཉེན་པོ་སྟེ། །དབའ་བོ་བདུན་པའི་སྦྱོར་བ་ཞེས་སུ་གྲགས། །རྒྱམ་ཚྭ་ཁ་རུ་ཚྭ་སྦྱར་དགུ་བ་ཡིས། །ལྷ་བ་གྲང་རྒྱས་སྦོས་རྫིང་འཇོམས་པའི་མཆོག །སེ་འབྲུ་ཤིང་ཚ་ཨ་རུ་རྣམ་རྒྱལ་དང་། །དེ་ཝ་དྭ་རུ་སྦྱར་བའི་བཅུ་གསུམ་པས། །སྐྱུ་ཐབ་ཁོར་དང་མེ་ཉམས་བད་རླུང་རྒྱས། །ཁྲག་མིན་ལྷ་བ་དུངས་ནས་འབྱིན་པར་བྱེད། །མ་ནུ་ཤུ་དག་རུ་ཧྲ་ཅུ་སུ་བསྡེབས། །བཅུ་བདུན་སྦྱོར་བས་ལྷག་པར་བད་ཀན་རྒྱས། །སྟོད་རྫིང་རོ་རྒྱབ་གཟེར་བའི་བདུད་རྩི་ཡིན། །གཙོ་བོ་སྐྱུ་ཀའི་ཤ་དང་དྭ་ལིས་དང་། །ཚ་བ་གསུམ་དང་ལྷ་ཚ་དུང་བསྲེགས་བཅས། །ཐྲ་སྨད་ཉི་ཤུ་གཅིག་ནས་དགུ་ཡི་བར། །བསྟེན་ན་ལྷ་རྩད་ནས་འབྱིན་པར་བྱེད། །

༦༤ འབའ་སམ་ལྔ་ལུང་ནི། ཨ་རུ་བཅུ་སྟེང་རྩ་ལྔ་འབྲས་བུ་གསུམ། །འབྲས་སྣ་གསུམ་དང་གོ་ཡུ་བྲེ་ག་སྲང་དང་། །སླ་རྟེ་༠༠༥སྦྱར་བའི་ཨ་རུ་ཉེར་བཞི་པོ། །

༢༥ ཙ་ཐག་བཅུ་དྲུག་ལ། ཙ་ཐག་འབྲས་བུ་སྲང་༡༠༠ཐང་ཕྲོམ་འབྲས་བུ་༡༠༠དང་། །སུག་སྨེལ་༡༠༠སྡིག་སྲིན་༡༠༠བཞི་པོ་གཙོ་བོ་ལ། །བྲི་ག་༠༥༠ སྨྱུག་འབྲས་གསུམ་༠༥༠ དང་དམར་པོ་གསུམ་༠༥༠། །ཤུག་ཚེར་༠༥༠ཨ་རུ་༠༥༠གསེར་མདོག་གསེར་མེ་ཏོག །༠༥༠ མཁལ་ཞོ་༠༥༠ བ་ཤ་ཀ་༠༥༠རྣམས་ཚང་སྦྱར་གཏོང་། །

ཨོ། ༢༦ ཚ་བའི་རླུང་ཐབས་རིལ་བུ་ལ། ཙ་བ་དཀར་པོ་རིལ་མ་ཙམ། །འབྲས་བུ་གཏོང་ན་ཉི་ཤུ་གཅིག །སེ་འབྲུ་སུག་སྨེལ་རྒྱ་ཙྭ་དང་། །སླ་རྩི་ཤིང་ཀུན་བྲི་ཧྲང་ག །གཡའ་ཀྱི་མ་ནུ་ཤ་པོ་རུ། །ཁ་ཆེ་གུར་གུམ་པོ་བ་རིས། །སྡིག་སྲིན་རྒྱམ་ཚྭ་ཨ་རུ་ར། །བོང་དཀར་ཐར་ནུ་དུར་བྱིད་རྣམས། །སུ་ལུ་པན་ཙས་ངར་བཏགས་ལ། །ཞིབ་བཏགས་བུར་དཀར་རིལ་བུ་ནི། །ཚེ་ཆུང་སྲན་མ་ཙམ་དུ་དྲིལ། །གསུམ་བཞི་ལྔ་དང་དྲུག་བདུན་སོགས། །ནད་ཟུངས་ན་ཚོད་སྦྱར་ལ་གཏོང་། །མཆིན་མཆེར་ལས་བྱུང་དོན་རླུང་དང་། །ཕོ་ལོང་རྒྱུ་མའི་སྣོད་རླུང་དང་། །གཉན་རླུང་དང་ནི་སྲིན་རླུང་དང་། །ཕྱི་ནང་ཙ་ཡི་རླུང་ཐབས་སོགས། །ཀུན་ལ་ལྷོ་རུ་དྲོས་ཙམ་གྱིས། །ཟུག་གཟེར་གཅོག་པར་ཐེ་ཚོམ་མེད། །ཟ་ཟི་ཆལ་ཚོལ་སྨྲོན་ལངས་ན། །མར་གསར་སྟོར་ལྡན་ཐུག་པ་བླུད། །ཅེས་པ་འདི་རླུང་ཐབས་ཀུན་གྱི་སྤྱི་སྨན་ལྷོ་རུ་དྲོས་པ་ཙམ་ནས་ཟུག་གཟེར་གཅོག་ནུས་པའི་ཟབ་ཁྱད་ཅན་ཡིན། ཁྱད་པར་སྲིན་རླུང་དང་གཉན་རླུང་ལ་མཆོག་ཏུ་བསྔགས་པའོ། །

༢༦ མན་ངག་ཆིག་ཐུབ་རིལ་བུ་ལ། བྱ་ཁྱུང་ལྔ་ནས་ཤ་སྨིང་སྲང་༠༨༠རེ། གཞན་གོང་དང་འདྲ། རྒྱམ་ཚྭ་༠༨༠ པི་ལིང་༠༨༠ གསེར་མེ་༠༨༠ མ་རུ་རྩེ་༠༨༠ ཐང་ཕྲོམ་དཀར་པོའི་འབྲུ་༠༡༠ གར་ནག་༠༨༠ བྲི་ཧྲང་ག་༠༨༠ གསང་སྨན་ཁཊྭ་གཉིས་སམ་གཅིག་སྲང་གང་རེའམ་དོ། ཨ་རུ་༠༨༠ ལ་ཆ་བསྙེད། ལྷུམ་ཙ་གོ་ཐལ་དང་བུངས་མཉམ་པའི་མན་ངག་ཞི་བྱེད་དྲུག་དང་སྦྱར་ན། རླུང་ཐབས་མ་ལུས་འཇོམས་པའི་དཔའ་བོ་སྟེ། མན་ངག་བླ་ན་མེད་པའོ། །

༢༢ ཡ་སྨན་དབང་པོ་ཀུན་གསལ་ལ། རྒྱ་མཚལ་སྲང་༠༥༠ ཙན་དན་དཀར་༠༥༠ དམར་༡༠༠ ཨ་ག་རུ༠༢༠། །ལི་ཤི་༠༣༠ གུར་གུམ་༡༠༠ སྙི་ཕང་༠༡༠ ཀ་ཀོ་ལ༠༨༠། །བོང་དཀར་

༠༩༠ རུ་རྟ་༠༣༠ སུག་སྨེལ་༠༩༠ སྤང་སྤོས་༡༠༠དང་། །ཛཱ་ཏི་༠༡༠ཅུ་སུ་༠༥༠ འབྲས་བུ་གསུམ་སྤང་གང་། །སྣ་ཐ་སྤང་དོ་སྦྱར་བས་འདུས་ནད་རིགས། །ཞེས་སོགས་སོ། །

༧༨ སེང་ལྡེང་ཉེར་གསུམ་ལ། སེང་ལྡེང་སྤང་༠༥༠ ཨ་རུ་༠༠༧ བ་རུ་༠༠༧ སྐྱུ་རུ་༠༡༠ སྐྱེར་ཤུན་༠༡༠ གུ་གུལ་གཉིས་༠༥༠རེ། ཛཱ་ཏི་༠༠༥ ཧོང་ལེན་༠༧༠ ཀྱི་ལྕེ་༠༣༠ ཙན་དན་དཀར་༠༠༦ དམར་༠༡༠ བ་ལེ་ཀ་༠༡༠ བ་ཤ་ཀ་༠༡༠ གུར་གུམ་༠༠༧ ཅུ་གང་༠༠༧ ཟི་ར་དཀར་༠༠༥ ཟི་ར་ནག་༠༠༥ སྤོས་དཀར་༠༡༠ ཐལ་ཇོར་༠༡༠ སོ་ར་༠༡༠ བྲག་སྤོས་༠༢༠རྣམས་སོ། །

༧༩ བོང་ཁྲག་ཉེར་ལྔ་ལ། ཙན་དན་དཀར་སྤང་༠༡༣ དམར་༠༢༠ ཉི་ཤང་༠༡༩ ཅུ་གང་༠༠༩ ཁ་ཆེ་༠༡༩ ལི་ཤི་༠༡༦ ཟྡ་ཧི་༠༢༩ སུག་སྨེལ་༠༡༩ ཀ་ཀོ་ལ་༠༡༩ སྤོས་དཀར་༠༢༠ ཐལ་ཇོར་༠༣༠ སོ་ར་༠༣༠ གེ་སར་གཉིས་༠༡༦རེ་ ཏིག་ཏ་༠༡༩ སླེ་ཏྲེས་༠༡༠ སྤྱི་ཞུར་༠༡༦ ཨ་རུ་༠༡༩ བ་རུ་༠༡༩ སྐྱུ་རུ་༠༢༠ ཛཱ་ཏི་༠༡༩ སྤང་རྒྱན་༠༡༩ སྤང་རྩི་༠༡༩ བ་ཤ་ཀ་༠༢༠ བོང་ཁོར་ཁྲག་༡༠༠རྣམས་སོ། །

༨༠ དྭ་ལིས་བཅོ་བརྒྱད་ལ། དྭ་ལིས་ཀྱི་ལྕེ་ཤིང་མངར་ཁ་ཊ་སྤང་༠༥༠ལ། །བཟང་དྲུག་༠༥༠རེ་ཙན་དན་དཀར་༠༢༠ དམར་༠༣༠ ཨར་གར་ནག༠༩༠། །འབྲས་བུ་གསུམ་༠༣༠རེ་དང་ཚོས་གསུམ་༠༩༠རེ་ཀ་ར་༠༣༠སྦྱར། །ཞེས་སོ། །

༨༡ གསེར་ཐང་བཅོ་བརྒྱད་ལ། ཨ་བར་སྐྱུར་གསུམ་༠༥༠ རེ་སླེ་ཏྲེས་༠༥༠ སེང་ལྡེང་༠༥༠དང་། །གོ་བྱི་༠༥༠ ཨར་ནག་༠༥༠ ཟྡ་ཧི་༠༡༠ ཙན་དན་དམར་༡༠༠། །ལི་ཤི་༠༡༠ ཚེར་སྔོན་༠༣༠ རུ་རྟ་༠༥༠ མཛོ་མོ་ཤིང་༡༠༠། །གུ་གུལ་དཀར་ནག་༠༩༠རེ་སྐབས་སྦྱར་ཚོས་དང་བཙོད་༠༥༠རེ། །མ་ནུ་༠༥༠ ཀནྟ་ཀ་རི་༠༥༠ སྣ་སྐྱུ་༠༡༠དང་། །སྟོད་དུ་ཁ་ལྕེ་སྐམ་དུས་སོ་ཐག་ཟུ། །སྟབ་སེང་སྦྱར་ཞིང་སྨད་དུ་དྲི་ཆུ་སྲི། །གཟི་ལུམ་གསེར་བྱེ་ཕྱིག་སྲིན་༠༥༠ རེ་ཙམ་རིགས་མདངས་སྦྱར། །ཞེས་སོ། །

༨༢ ཨ་གར་བརྒྱད་པ་ལ། ཨ་ག་རུ་སྤང་༡༠༠དང་ཟྡ་ཧི་༠༥༠ སྙིང་ཞོ་ཤ༠༥༠། །ཅུ་གང་

༠༥༠ སྤོས་དཀར་༠༣༠ རུ་རྟ་༠༤༠ ཨ་རུ་ར་༠༥༠། །ནུ་ག་གེ་སར་༠༥༠ ཀ་ར་སུམ་འགྱུར་སྦྱར། །ཨ་གར་བརྒྱད་པས་སྙིང་ལ་མཆོན་ཐོག་དང་། །འགྲམས་འབྲུགས་སྨྱོ་ལྷུགས་ཉུ་མཆེན་གཟེར་བ་འཇོམས། །

༡༣ འབྲོང་རྩེ་ཨར་བརྒྱད་ལ། ཨ་ག་རུ་ལ་ཛཱ་ཏི་སྙིང་ཞོ་ཤ །རུ་རྟ་བསྣན་པས་རླུང་ཁྲག་སྤྱི་ལ་ཕན། །ཨ་བྲུག་བསྣན་པའི་ལྔ་པས་གཟེར་ལ་ཕན། །མི་ཤ་བསྣན་པའི་དྲུག་པས་རླུང་ལ་ཕན། །ལི་ཤི་བསྣན་པའི་བདུན་པས་སྲོག་རླུང་སེལ། །རི་བོང་སྙིང་བསྣན་བརྒྱད་པས་སྨྱོ་འབོག་སེལ། །

༡༤ སྲོག་འཛིན་བཅུ་གཅིག་ལ། ཨ་གར་བརྒྱད་སྙེང་ལི་ཤི། ཤ་ཆེན། ཤིང་ཀུན་སྲང་༠༥༠རེ་བསྣན་པས་སྨྱོ་ལྷུགས་སྙིང་སྲོག་ཉུ་མཆེན་གཟེར་ལ་བསྟུགས།

༡༥ རྒྱ་གར་བི་མ་མི་ཏྲ་ཡི། །གསོ་བྱེད་བརྒྱད་ཁྲི་བཞི་སྟོང་ལས། །ཁྱད་པར་སྙིང་རླུང་བཅོས་ཐབས་ནི། །འགོང་པོ་སྤུན་དགུ་དར་བའི་དུས། །ནད་འདི་མ་བཏབ་གཅིག་མི་འབྱུང་། །རྟགས་ནི་སྙིང་མི་དགའ་བ་དང་། །ཤེས་པ་འཕྱོ་ཞིང་བློ་འཚུབས་དང་། །རོ་སྟོད་རྒྱབ་མདུན་གཟེར་ཞིང་འཐམས། །དྲན་པ་མི་གསལ་བརྗེད་ངས་ཆེ། །ཡི་མུག་ག་ཆད་སྡོད་མི་ཚུགས། །ཞེ་སྡང་བྱེད་རྒོད་དབུགས་སྣ་ཐུང་། །ཚབས་ཆེན་བརྒྱལ་དང་སྣ་ཚོགས་ནད། །འབྱུང་ཕྱིར་སྨན་གྱི་གསོ་ཐབས་བསྟན། །རྒྱལ་པོ་ཛཱ་ཏི་ཨ་རུ་ར། །སྤོས་དཀར་ཨར་ནག་བཞི་པོ་ཡིན། །སྙི་ཤང་ཤིང་ཀུན་བཟང་དྲུག་དང་། །གོ་སྙོད་ཙན་དན་དཀར་དམར་གཉིས། །བ་རུ་སྐྱུ་རུ་སྙིང་ཞོ་ཤ །སེང་ལྡེང་སྲོག་སྐྱ་ནུས་ལྡན་བསྲེགས། །ལི་ག་དུར་རྣམས་སློན་པོ་སྦྱར། །རྒྱལ་སྲང་༠༤༠རེ་སློན་༠༣༠རེ་ཞིབ་བཏགས་ཕྱེ་མ་ནི། །དགོང་དང་ཐོ་རེངས་ནན་ཏན་བྱ། །

༡༦ ཁྲག་རླུང་དུད་པ་ལ། གུར་གུམ། བ་ཤ་ཀ །ཙན་དན་དཀར་དམར། གུ་གུལ། ཅུག་པ་ལག་པ། གཟེར་འཇོམས། ཨར་ནག །ཤླ་རྩེ་དྲི་ཐོན་བཅས། འཚངས་ཆེ་ན་དེ་སྙེང་གོ་བྲི་ལའི་སྦྱ་བསྡེབས།

༡༧ བད་རླུང་ཤིང་ཀུན་བརྒྱད་པ་ལ། ཤིང་ཀུན་སྲང་༠༣༠ ཏང་ཀུན་༠༡༠ ཨར་ནག་༠༣༠ ཛཱ་

ཏི་༠༣༠ དང་། །རུ་རྟ་༠༣༠ ལི་ཤི་༠༣༠ གོ་སྙོད་༠༡༦ གུ་གུལ་ནག་༡༦༠། །ལུག་གླད་རིལ་བུ་དྲིལ་བ་འབྲི་མར་བཙོས། །གར་ཆང་རྟ་བྲུས་རླུང་དུས་བསྙེན་ན་ཤིས། །ཡང་ན་ལུག་མགོ་གདུས་ཁུ་ལ། །ཨར་བརྒྱུད་བཏབ་པས་མགོ་རླུང་སེལ། །

༨༨ སྐྱུ་རུ་ཉེར་ལྔ་ལ། སྐྱུ་རུ་བ་ཤ་བ་ལེ་བྲི་ཡང་ཀུ། །ཙུ་སུ་ཧོང་ལེན་བྲག་ཞུན་ཨུཏྤལ་སྔོ། །སྤང་རྩི་གུར་གུམ་སྐྱེ་ཚང་ཙན་དན་དམར། །བཙོད་ཆོས་བུ་ཤེལ་འབྲི་མོག་ལི་ག་དུར། །ཏིག་ཏ་ཨ་བར་གསེར་མེ་རུ་རྟ་དང་། །མ་ནུ་ཀནྟ་ཀ་རི་ཏྲེས་སྦྱར་བུ་སྟེ། །ཀ་ར་སྦྱར་བའི་སྐྱུ་རུ་ཉེར་ལྔ་འདིས། །ཁྲག་ཤེད་མ་ལུས་གཅོག་པའི་སྤྱི་སྨན་ཡིན། །གཏར་དགོས་གཏར་མི་རུང་ལ་སྨན་འདི་བསྙེན། །གཏར་མི་དགོས་པ་དྲང་སྲོང་ཐུབ་ལེན་ཡིན། །ཕན་ཡོན་བརྗོད་འདས་བྱེ་བྲག་ཁ་བསྐྱུར་མཚུངས། །

༨༩ གྲུབ་ཐོབ་རིལ་དཀར་ལ། ཅོང་ཞི་སྤྲང་༦༠༠ གསེར་མདོག་༡༠༠ ཧོང་ལེན་༡༠༠དང་། །རེ་སྐོན་༡༠༠ ཁམས་རུས་༡༠༠ བྲག་གི་ཞུན་༦༠༠། །ཚད་སྦྱར་མེ་ཏོག་བཅུད་ཀྱིས་བྲུས། །ཕྱི་ནང་ཕལ་ཆེར་ནད་ཀུན་དང་། །ཁྱད་པར་བད་ཁྲག་ནད་ལ་བསྟགས། །དེ་སྟེང་སེ་མེ་སུམ་ཆ་བསྣན། །བད་མཁྲིས་མགོ་ནད་སྤྱི་ལ་ཕན། །རིལ་དཀར་བད་སྲོང་ཅན་ཞེས་གྲགས། །

༩༠ སེ་འབྲུ་ལྔ་པ་ལ། སེ་འབྲུ་སྤྲང་༠༨༠ ཤིང་ཚ་༠༠༥ སུག་སྨེལ་༠༠༥ པི་ལིང་༠༡༠ ཇོང་གྲ་༠༦༠ སེ་འབྲུ་ལྔ་པས་བད་ཀན་ཟས་མི་འཇུ། །ཕོ་བའི་གྲང་སྐྲན་སྐྱུགས་དང་ཡི་ག་འཆུས། །སྙིང་རླུང་མཁལ་རྐེད་ནད་ལ་མཆོག་ཏུ་ཕན། །

༩༡ གླང་ཆེན་གནྜ་ཆུ་བསྐྱུར་ལ། སྐྱེ་ཤེ་ཙ་གང་གུར་གུམ་གསུམ། །ཙནྡ་དཀར་དམར་བ་ལེ་གསུམ། །ཨུཏྤལ་ཙུ་སུ་བྲི་ཡང་གསུམ། །གསེར་མདོག་བ་རུ་སྐྱུ་རུ་གསུམ། །གསེར་མེ་བྲག་ཞུན་ཏིག་ཏ་གསུམ། །རྒྱ་མཚལ་རུ་རྟ་བ་ཤ་གསུམ། །གླང་སྣ་སྲད་དཀར་ལྕམ་པ་གསུམ། །དུག་ནད་རུས་ལ་ཞེན་དང་སྨུག་པོ་རྩ་ལ་བྱེར། །ཚ་ཆུ་ཚ་སྲོས་ཁྲུད་པར་རྐང་འབམ་དག་ལ་བཟང་། །

༩༢ བདེ་བྱེད་ཆུ་བསྐྱུར་ཆེ་འབྲིང་ཆུང་། །དང་པོ་ཙ་གང་བདུན་པའི་སྟེང་། །དེ་དང་བུངས་མཉམ་ཨ་

ཧཱི་སྦྱར། །རྩང་ཅུ་དེ་སྙིང་གསེར་བྱེ་དང་། །ཀླུ་སྒང་དཀར་པོ་ཉི་དགའ་མ། །ཀུན་དགའ་གཞོན་ནུ་ཤིང་མངར་དང་། །གཟེ་མ་དང་ནི་བྲིང་ཀུ་དང་། །བྲུངས་མཉམ་ཨ་ཧཱི་འབྲིང་པོ་ཡིན། །ཆེན་པོ་དེ་སྙིང་དུང་འབྲ་དང་། །འཕོར་བསྒྱུར་བསྣན་པ་ཨ་ཧཱི་སྦྱར། །ཕྱེ་མ་ཟླ་སྐྱུར་ལྷ་མོ་ཡིས། །ཐང་གིས་འཕྱུལ་བཏང་ཚ་གྲང་སྙོམས། །རྩ་སྦྲུབས་འགགས་སྦྱོང་བྱེར་ཟགས་དང་། །ལྷན་འདུས་ལ་སོགས་རྒྱུ་རིགས་ཀུན། །གསང་བའི་ལམ་དུ་འདྲེན་པའི་མཆོག །

༩༣ རྣམ་རྒྱལ་ཐང་ནག་ལ། རིམས་སྲིན་དང་པོར་རྣམ་རྒྱལ་དམར་པོ་གསུམ། །ཚ་ལ་ཕག་བྲུན་སྤང་རྩེ་སྟག་ཤ་དང་། །སླེ་ཏྲེས་གུ་གུལ་སྟག་ཚེར་ཞུ་མཁན་བསྡེབས། །སུམ་གཉིས་བསྡུས་པའི་ཐང་ནག་སྦྱོར་བ་འདིས། །མ་སྨིན་འབྱེད་པ་རྩ་སྦོམ་དོན་སྣོད་སྲུང་། །སྨིན་པ་སེལ་ཞིང་གློ་ཚད་གླད་གཟེར་འཇོམས། །ཚ་རིམས་བལ་ནད་རྒྱུ་གཟེར་མཐའ་དག་ལ། །ཀུན་གྱི་སྔོན་དུ་གཏོང་བ་མན་ངག་ཡིན། །

༩༤ རྡོ་ཟླ་གཙོ་བོ་བརྒྱད་པའི་སྦྱོར་བ་ནི། །བསིལ་གྱི་གཙོ་བོ་ཧྲི་ཤཾ་ཙནྡན་དཀར། །རྩི་ཡི་གཙོ་བོ་ཙུ་གང་གུར་གུམ་གཉིས། །ཐང་གི་གཙོ་བོ་ཏིག་ཏ་བ་ཤ་ཀ །སྔོ་ཡི་གཙོ་བོ་ཧོང་ལེན་བོང་ང་དཀར། །ཀ་ར་དཀར་པོ་བཞི་འགྱུར་རྡ་ལ་བསྐྱོན། །དོན་སྣོད་གློ་མཆིན་ཁྲག་མཁྲིས་འཁྲུགས་རིམས་ཀྱི། །ཚད་པ་གསར་རྙིང་མ་ལུས་འཇོམས་པར་ངེས། །

༩༥ རྡོ་ཟླ་གཙོ་བརྒྱད་བདུན་ཐང་ཚུལ་བཞིན་སྦྱར། །དེ་སྟེང་སྟར་བུ་རྒུན་འབྲུམ་ལི་ག་དུར། །ཤིང་མངར་སྤང་རྒྱན་དཀར་པོ་པ་ཡག་རྩ། །ཨ་གྲོང་ཤ་ཡི་གློ་བ་ཟེ་ར་དཀར། །བདུད་རྩི་ལོ་མ་སྦྱར་བས་ཉི་ཤུ་ལྔ། །ཚད་པ་ཆེ་ཆུང་གློ་དང་རྣུས་ལ་ཞེན། །གློ་ཆེན་འགོགས་དཀའ་དབུགས་ཐུང་གྲེན་མི་འཐེར། །གློ་ཡིས་བརྒྱལ་ཞིང་འཚངས་ནས་དབུགས་སྟུད་དཀའ། །མགུལ་ན་གློ་སྐྱུགས་བྱེད་ཅིང་ཉལ་མི་བདེ། །ལུད་པ་མང་དུ་ལུ་ཞིང་སྣ་མཚུལ་འགགས། །རོ་སྟོད་ཚ་ཞིང་ལྟེ་ལ་རྒྱངས་ཤིང་ཁེངས། །ཚ་གཟེར་ཚ་སུབ་གློ་བ་ཁྲག་རྒྱས་སོགས། །གློ་ནད་བརྒྱད་ལ་སྨན་འདི་སླེབ་པས་ཆོག །

༩༦ གབུར་ཉི་ཤུ་རྩ་ལྔའི་སྦྱོར་བ་ནི། །གབུར་སྲང་༠༠༦ བཟང་པོ་དྲུག་ཙུ་གང་༠༣༠ གུར་གུམ་ཁ

ཚེ་༠༠༧ ལི་ཤི་༠༠༨ ཟླ་ཧི་༠༡༣ སུག་སྨེལ་༠༡༧ ཀ་ཀོ་ལ་༠༡༧ དང་ཨ་ག་རུ་༠༡༠། །ཙན་དན་དཀར་༠༡༨ དམར་༠༡༣ ཨུཏྤལ་༠༡༡ གེ་སར་གཉིས་༠༢༢རེ། །རུ་རྟ་༠༡༨ ཟེ་ར་དཀར་པོ་༠༡༨ བ་ལེ་ཀ་༠༡༠། །ཤིང་ཚ་༠༡༨ ཆུ་སྲིན་སྡེར་མོ་༠༡༣ སུ་ཤེལ་ཙེ་༠༡༣། །སྤང་སྤོས་༠༡༦ རྡོ་དྲེག་དམར་པོ་༠༢༨ འབུ་སུ་ཧང་༠༡༠། །ཚ་གྲང་འབྲས་བུ་གསུམ་དང་༠༡༨ ༠༡༠ ༠༡༣ ཚ་བ་གསུམ༠༡༨ ༠༡༠ ༠༡༣། །དོན་སྙོད་ཤ་ཞུགས་རྒྱ་རུས་ཚད་པ་དང་། །འགྲམས་འབྲུགས་རིམས་དུག་ཚད་པ་གསར་རྙིང་དང་། །དྲེག་གྲུམ་མེ་དབལ་བྱང་ཕོག་ཐིགས་ཟགས་རྣག །ལུས་ལ་གནས་པའི་ཚད་པ་མ་ལུས་འཇོམས། །ཁྱད་པར་ཚད་རྙིང་བྱེར་བ་གཏིང་ནས་འདོན། །

༩༧ སོ་སྨུམ་ལ། ཟླ་ཅེ་ཤིང་ཀུན་བྱི་ཏང་ག །སྣ་པི་ཕོ་གསུམ་ལི་ཤི་རྣམས། །ཞིབ་བཏགས་རས་ཐུམ་མར་ཁུར་བཅོ། །མ་གྲངས་སོ་བར་བཟུང་བ་ཡིས། །སོ་སྲིན་སོ་རླུང་ལ་སོགས་འཇོམས། །རྙམ་སེང་གེས་ལག་བླངས་བྲིས། །

༩༨ ཡ་སྨན་རྡོ་རྗེ་རབ་འཇོམས་ལ། །ནད་ཀུན་འཇོམས་པའི་རྡོ་རྗེའི་མཚོན། །ཨ་རུ། རླུང་ཁྲག་འཇོམས་པའི་མཛེ་ཙན་དྲི། །རུ་རྟ། གཉན་ནད་འཇོམས་པའི་མ་གི་ཏ། །གདོན་ནད་འཇོམས་པའི་འདྲེ་འཇིགས་ཆུ། །གུ་གུལ། ཁྲག་ནད་འཇོམས་པའི་བསིལ་བྱེད་སྤོ། །བ་ཤ་ཀ་ཙ་ནད་འཇོམས་པའི་མེ་ཏོག་དམར། །གུར་གུམ་ཁྱད་པར་སྨན་མཆོག་དྲུག་པོ་ཡིན། །ཁ་ཚར་སྟག་ཤ་ཙེ་གསུམ་བསྣན། །ལིང་ཐོག་ཤ་མཛེར་ན་བ་འཇོམས། །ཁྲག་རླུང་འཁྲུགས་པའི་ནད་རྣམས་དང་། །ཡ་མ་དཀར་ནག་ཁྲ་གསུམ་ལ། །རྡོ་རྗེ་ཕ་ལམ་བཞིན་དུ་འཇོམས། །རིལ་བུ་བྱེ་མ་གང་ཡང་རུང་། །ཟུར་མཁར་མཁས་པའི་ཟབ་ཁྱད་ཡིན། །ཨེ་མ་འདི་འདྲ་ངོ་མཚར་ཅན། །

༩༩ ཙན་དན་བརྒྱད་པ་ལ། ཙནྡ་དཀར་པོ་སྲང་༠༣༠ བསིལ་གསུམ་༠༡༠རེ་ལི་ག་དུར་༠༡༠། །སྲོ་ལོ་༠༡༠ རྒྱུན་འབྲུམ་༠༡༠ ཤིང་མངར་༠༡༠ཙན་དན་བརྒྱད། །ཀ་ར་སྦྱར་བས་གློ་ཚད་རྣག་ཁྲག་སེལ། །

༡༠༠ རྒྱུན་འབྲུམ་བདུན་པ་ལ། རྒྱུན་འབྲུམ་སྲང་༠༣༠ ཐུ་གང་༠༢༥ ཁ་ཆེ་གུར་གུམ་

༠༡༥ ཤིང་མངར་༠༡༨དང་། །གླ་སྒང་༠༢༣ ཤིང་ཚ་༠༡༡ སེ་འབྲུ་༠༢༢ ཀ་ར་སྦྱར། །གློ་ཡི་ནད་དང་དབུགས་མི་བདེ་བ་སེལ། །

༡༠༡ ལུག་མུར་བདུན་གྱི་སྦྱོར་བ་ལ། །ལུག་མུར་ཨ་རུ་གསེར་མདོག་དང་། །རྒུ་གང་ཤིང་མངར་སྲོ་ལོ་དཀར། །ཙན་དན་དཀར་པོ་ལི་ཤི་སྦྱར། །ཆམ་པའི་གཞུག་གི་གློ་བརྒྱལ་ལ། །སྨན་ཐུན་གསུམ་ལས་མི་དགོས་སོ། །

༡༠༢ ཨ་རུ་བཅུ་པ་ལ། ཨ་རུ་ར་སྲང་༠༥༠ དང་གུར་གུམ་སུག་སྨེལ་དང་། །བྲག་ཞུན་ཧིག་ཏ་མཁལ་མ་ཞོ་ཤ་དང་། །སེང་ཐྲོམ་བཙོད་དང་རྒྱ་སྐྱེགས་ཤུག་ཚེར་ཙན་རྣམས་༠༢༠རེ། །ཀ་ར་སྦྱར་བའི་ཨ་རུ་བཅུ་པ་སྟེ། །མཁལ་མ་བསྣད་འགྲམས་ཆུ་སེར་རྐེད་པ་འཁོར། །བ་ཤལ་འབྱེས་མཁལ་ཚད་མ་ལུས་སེལ་བར་བྱེད། །

༡༠༣ སུག་སྨེལ་བཅུ་པ་ལ། སུག་སྨེལ་སྲང་༠༣༠ སྣ་༠༡༥དང་རྒྱམ་ཚྭ་པི་པི་ལིང་། །གླ་རྩི་སྡིག་སྲིན་ལྕུམ་པ་འབྲས་སྣ་གསུམ་རྣམས་༠༡༠རེ། བུར་དཀར་སྦྱར་བའི་སུག་སྨེལ་བཅུ་པ་སྟེ། །མཁལ་མའི་གྲང་བ་རྗེ་ནད་ཆུ་འགགས་སེལ། །

༡༠༤ པད་རག་མདོག་ལྡན་ལ། མདོག་ལྡན་ལེགས་པ། གུར་གུམ། གཟེ་མ། སུག་སྨེལ། སྐྱེར་ཤུན། སྒྲུ་རུ། དོམ་མཁྲིས། ཚོས་གསུམ། ཤུག་ཚེར། བྲག་ཞུན། མཁལ་ཞོ་རྣམས་ཞིབ་པར་བཏགས་ལ་གུང་གཉིས་གཏོང་། ཚ་འཛག་གྲང་འཛག་གྲང་འཐབ་དང་། །འགྲམས་འབྲུགས་སྨད་དུ་ལྷུང་བ་དང་། །གཅིན་ཁ་སྡི་དང་འཚེར་བ་སོགས། །མཁལ་མའི་འགྲམས་ལ་འདི་རང་ཟབ། །

༡༠༥ འཛག་གཅོད་ཉི་ཟླ་ཟུང་སྦྱོར་ནི། །ཨ་རུ་བཅུ་པ་བྲག་ཞུན་དགུ། །མཉམ་སྦྱོར་སྒྲུ་རུ་སྐྱེར་ཤུན་བསྣན། །ཉེར་གཅིག་སྦྱོར་བས་མཁལ་འགྲམས་ཀྱི། །དཀར་དམར་ཁམས་འཛག་མཐའ་དག་ལ། །ཕན་པ་མྱོང་གྲུབ་སྨན་འབུམ་ལུགས། །

༡༠༦ བྲག་ཞུང་བཅུ་གསུམ་པ་ལ། བྲག་ཞུན་སྲང་༠༢༣ གླ་རྩི་༠༠༣ གུར་གུམ་༠༠༦ སུག་སྨེལ་༠༠༩དང་། །དོམ་མཁྲིས་༠༠༥ བོང་དཀར་༠༣༠ འཇིབ་རྩི་༠༠༩ ཨ་རུ་ར༠༣༠། །ག་དུར་

༠༡༩ ཀ་ར་ཆ་མཉམ་བྲག་ཞུན་དགུ། །དེ་སྙེད་སྨན་ཆེན་༠༥༠རུ་རྟ་༠༡༠ཤུ་དག་༠༠༩དང་། །ག་བུར་ནག་པོ་༠༠༨བཅས་པའི་སྦྱོར་བ་འདིར། །བྲག་ཞུན་ཞེས་གྲགས་སྨོད་ཀྱི་ཁྲག་མཁྲིས་དང་། །ཕོ་ལོག་གཉན་སྲིན་གཟེར་རིགས་གང་ཡིན་ཡང་། །ཕོ་བར་བབས་ལ་བདུད་རྩིར་འགྱུར་བ་ཡིན། །

༡༠༧ ལི་ཤི་དྲུག་པ་ལ། ལི་ཤི་གཙོར་བསྐྱེད་སྲང་༠༥༠ ཅུ་གང་༠༢༥ ཤིང་མངར་༠༠༢ སྲང་རྒྱུན་དཀར་པོ་༠༢༠ རུ་རྟ་༠༡༠ ཨ་རུ་༠༡༠སྐྱེ་དྲུག །དེ་སྙེད་རྒྱུན་འབྲུམ་༠༣༠ ཁ་ཆེ་གུར་གུམ་༠༡༥ ཟླ་སྒང་༠༢༣ ཤིང་ཚ་༠༡༡ སེ་འབྲུ་༠༢༢བཅས་ལི་ཤི་བཅུ་གཅིག་པ། མ་ནུ་བཞི་པའི་ཐང་གིས་འཕྲུལ་གྱུར་ན། །གསོ་དཀའ་དབུགས་མི་བདེ་བའི་ནད་ཀུན་སེལ། །

༡༠༨ འཆི་མེད་སྲིན་སེལ་ལ། གཏུམ་པོ་ཁྱུང་ཀྲོད་ཆ་གཅིག་ལ། །ཨ་ཤྲི་ཏ་ནི་ཆ་ལྔ་སྟེ། །ཨ་ཡ་ལྷན་པ་ཆ་གསུམ་བསྡེབས། །ཙ་ཡ་ཞེས་བྱ་ཆ་གཉིས་དང་། །ཀསྟུ་རི་ནི་ཕྱེད་དུ་འདོད། །སྲིན་དགྲ་སྟོང་སེལ་འབུ་འཇོམས་ནི། །སྦྱོར་བ་འདི་དང་བུངས་མཉམ་སྦྱར། །མགོ་སྲིན་སོ་སྲིན་ཁོང་སྲིན་དང་། །གཞང་སྲིན་ལྤགས་སྲིན་ལ་སོགས་པ། །ཚ་སྲིན་གྲང་སྲིན་བརྟག་མི་དགོས། །སྲིན་གྱི་གྲོང་ཁྱེར་ཀུན་འཇོམས་ཤིང་། །མཆོག་ཏུ་གཉན་སྲིན་གླང་ཐབས་སེལ། །

༡༠༩ ད་ཊིག་ཉེར་ལྔ་ལ། ད་ཊིག་སྨག་དང་ག་པེད་གསུམ། །དུག་ཅུང་གསེར་མེ་བྲག་ཞུན་གསུམ། །བོང་དཀར་མོན་ཆ་བྱ་རྐང་གསུམ། །བྲག་སྤོས་སྤང་རྩི་ཨ་ཤ་གསུམ། །དོམ་མཁྲིས་གུར་གུམ་གླ་རྩི་གསུམ། །སྣ་ལོ་བ་ལེ་ག་དུར་གསུམ། །ཐ་རམ་བཙོད་དང་འབྲས་བུ་གསུམ། །སླེ་ཏྲེས་གཏྲམ་ནུ་གསུམ། །ཨ་རུ་སྦྱར་བའི་ཉི་ཤུ་ལྔ། །ཞིབ་བཏགས་གངས་ཆུས་འཕྲུལ་བ་བཏང་། །ཚད་པ་རྒྱུ་མར་བབས་པའི་རིགས། །དམར་བཤལ་རྒྱུ་རིམས་རྒྱུ་གཟན་དང་། །སྨུག་པོ་ཐུར་བབས་ཚ་འཁྲུ་དང་། །གཉན་ནད་རྒྱུ་གཟེར་ལ་སོགས་པ། །རྒྱུ་ལོང་ནད་གྱུར་ཁྲག་མཁྲིས་རིགས། །དམར་སེར་སྐྱུ་སོགས་འཁྲུ་བ་གཅོད། །

༡༡༠ སྤོས་དཀར་བཅོ་བརྒྱད་ཞེས་བྱའི་སྦྱོར་བ་ནི། །སྤོས་དཀར་བཅུ་སྙེང་གཏུམ་པོ་ཨ་རུ་ར། །ཁ་གཡེར་ཙན་དང་ཤུག་ཚེར་སྟག་ཤ་བ། །ཀསྟུ་རི་དང་ཤུ་དག་གུ་གུལ་རྣམས། །རྩི་བཞིན་བཏགས་ལ་

བསྐོལ་གྲང་སླ་ཆེས་ཕྱུལ། །ཆུ་སེར་གོ་ལེར་བབ་པ་དང་། །ཚ་འབྲས་ཚ་འཁྲུག་ཚ་འཁྲིག་སེལ། །ཁྲིད་པར་ཆུ་སེར་ནག་པོའི་རིགས། །མ་ལུས་ཡུལ་འབྱིན་འོག་གདོན་དང་། །དྲིག་གྲུམ་རྐང་འབམ་ནད་ལ་བསྔགས། །རིག་དུག་ཚ་ཤས་ཆེ་བ་ལ། །ར་ཁྲག་གིས་དབྱུལ་བདུད་རྩི་ཡིན། །

༡༡༡ རྩ་དཀར་བསམ་འཕེལ་བརྒྱད་པ་ནི། །ཉ་ཕྱིས་ཤིང་མངར་བཟང་དྲུག་བརྒྱད། །དེ་སྙེད་འབྲི་ཏ་ས་འཛིན་དང་། །སེ་འབྲུའི་ཁ་འཛིན་ཚ་གྲང་དབག །ཞིབ་བཏགས་ཕྱེ་མ་ཆུ་བསྐོལ་དབྱུལ། །རྩ་དཀར་ནད་ལ་བདུད་རྩི་འདྲ། །

༡༡༢ དིལ་དམར་རིན་ཆེན་བྱུར་དམར་ཉེར་ལྔ་ལ། ཨ་རུ་སྲང་༡༥༠ རུ་རྟ་༠༣༥ ཤུ་དག་༠༢༣བཙན་དུག་༠༧༥སླ་རྩི་༠༡༢༩ཕྱིས་༨༠༠བྱུ་རུ་༡༠༠མུ་ཏིག་༠༨༠མུ་མེན་༡༠༠ལི་ཤི་༠༥༠ཛཱ་ཏི་༠༥༠ཁབ་ལེན་༠༥༠ཨ་ག་རུ་༠༨༠ལུག་མིག་༠༨༠སྲིན་ཧྲུ་ར་༠༨༠ བིལ་བ་༠༨༠ཏིལ་འབྲས་༠༨༠ཏིག་ཏ་༠༨༠གངས་ཐིག་༡༠༠མཚལ་དཀར་༠༣༠འབྲུག་རུས་༠༨༠ཛོ་ཀླད་༠༨༠གུར་གུམ་༡༠༠ཤིང་མངར་༡༠༠ཨ་བྲག་༡༠༠ག་ར་བཅས། བྱུར་དམར་ཉེར་ལྔས་མགོ་ཡི་ནང་རྩའི་ནད། །རྩ་དཀར་ཀླད་གཟེར་མགོ་འཁོར་གཉའ་རེངས་དང་། །ལྷག་པ་དགྲེ་གུག་བརྒྱལ་འཐིབས་མ་ལུས་སེལ། །འདི་ནི་ཤུ་ས་རྣ་ར་ལཀྵི་མིའི། །བློ་མཆོག་ལས་ཐོན་འགྲོ་བའི་དཔལ་དུ་ཤར། །ཡང་ཡང་སྦྱོང་གྲུབ་རང་སྲོག་ལན་མང་བསླུས། །ཀུན་ལས་གཅེས་པའི་སྙིང་པོ་འདི་ཡིན་ནོ། །

༡༡༣ ཟེན་ཏིག་ཙུ་གང་བརྒྱད་པ་ལ། བསིལ་གསུམ་རུ་རྟ་ཙན་དན་གཉིས། །གུ་གུལ་ནག་པོ་སླ་རྩི་རྣམས། །བསྐོལ་གྲང་གིས་འཕྱུལ་བྱེས་པ་ཡི། །ཆམ་པ་གློ་འཁྲུན་ནད་ལ་བསྔགས། །

༡༡༤ རྒྱ་རུ་བཅུ་བཞི་ལ། རྒྱ་རུ་བསེ་རུ་ཤ་རུ་གསུམ། །གུར་གུམ་མཚལ་དཀར་དོམ་མཁྲིས་གསུམ། །ཙན་དན་ཛཱ་ཏི་སུག་སྨེལ་གསུམ། །རྒྱ་སྐྱེགས་བཙོད་དང་ཤུག་ཚེར་གསུམ། །སེ་འབྲུ་བ་སྤྲུ་བཅུ་བཞི་དང་། །འོལ་སེ་ཚ་ལ་བྱི་ཏང་ག །ཆུ་སྲིན་སྙེར་བསྣུན་བཙོ་བརྒྱད་ཀྱིས། །ཕྱེ་མ་སུ་རའི་རྟ་ལ་བསྐྱོན། །ཁྲག་ཞབས་རྐེད་རུས་རྒྱུ་ཞབས་གཟེར། །དབུགས་སྣ་བུང་ཞིང་སྟོད་གཟེར་སོགས། །མངལ་སྐྲན་ཁྲག་ཚབས་མ་ལུས་སེལ། །

༡༡༥ སྤར་བུ་བཅུ་དགུ་ལ། སྤར་བུ་ཏྲ་ཧ་མཛེ་ཙྪ་ཥྨ་སྐྱུ་དང་། །ཞིམ་ཤིང་ཚ་ལ་བྱང་བུལ་གཡེར་མ་དང་། །རྒྱམ་ཚྭ་གླ་བའི་མཇུག་ཏྲུས་མདའ་རྒྱུས་དང་། །རྒྱ་ཚྭ་མཚལ་དང་ཕང་འབྲས་མ་གི་ཧ། །མ་ནུ་ཨ་རུ་རྒྱུན་འབྲུམ་སྐྱེས་པའི་དྲེག །སྤར་བུ་བཅུ་དགུ་ཡོ་བརྒྱད་དྲི་ཆུས་དབུལ། །མ་ཞུ་བད་ཀན་དང་གཉི་བདེ་ཞིང་། །ཁ་ཟས་མི་འཇུ་ཕོ་བ་སྦོས་ཤིང་སྐྲེག །ཕྱིད་པར་མོ་ནད་ཁྲག་ཚབས་ཁྲག་སྐྲན་སེལ། །

༡༡༦ རྫས་སྦྱང་སྐོར་ལ། རྗེ་བཙུན་མཧཱ་གུ་རུའི་ཟླ་སྦྲུལ་རྒྱུན་ཕྲེང་གསང་བ་བར་ཆད་བདུད་ཀྱི་གེགས་སེལ་ལས་ཚོགས་ལས། སྦྱང་རྫས་ནད་གནོད་ཀུན་ཐུབ་ནི། ཟླ་རྩི། ལྷོང་རོས། སྒུ་ཟེ། བཙན་དུག །ཤིང་ཀུན། ཤུ་དག་ནག་པོ། མཚལ། སེང་ལྡེང་། ཤི་སྐྲའི་གཞོབ། ཡུངས་དཀར། ཡུངས་ནག་དེ་རྣམས་ཞིབ་བཏགས་ཚིལ་ཆེན་དང་སྦྱར་བ་བ་མེན་དྲ་འམ། སྤྱག་སྦྱུབས་སོགས་སུ་བླུག་ལ། དེ་ཉིད་ལས་གསུངས་པ་ཇི་བཞིན་སྔགས་ཀྱིས་ངར་བཏགས་པའི་རྫས་དེ་རྒྱུན་དུ་ལུས་ལ་བཅིང་། ནད་སོགས་ཉོགས་པའི་ཚེ། ནང་སྔར་སྔགས་སྟོང་བཟླས་ནས། རྫས་དང་སྣ་སྦྱུག་ཏུ་གདབ། རྫས་བྱུག་བདུག་འཕུང་བར་བྱས་ན་ནད་གནོད་བར་ཆད་ཡམས་རིམས་ཐམས་ཅད་ཐུབ་པར་ངེས་སོ། །

རིམས་སྲུང་དུད་སྦྱོར་ཆེ་དབང་ལུགས་ལ། ན་མོ་གུ་རུ་ཧྲཱུཾ༔ དུད་པས་རིམས་ནད་སྲུང་བ་ནི། གུ་གུལ་ཤིང་ཀུན་ཤུ་དག་ནག །སྨན་ཆེན་དུར་ཐོད་མི་སྐྲ་དང་། ཡུངས་ཀར་སྔོག་གཅིག་ཆ་མཉམ་ལ། །རིལ་བུ་སྲན་ཙམ་ནང་རེ་བདུག །འགོ་ནད་མ་ལུས་བསྲུང་བར་འགྱུར། །

༡༡༧ གུར་ཁྲུང་ཐུག་རྫོར་ཅན་ལ། གུར་གུམ་བཅུ་གསུམ་དངུལ་ཆུར་སྟག་ཤ་དང་། །ཆུ་སེར་སྨན་གསུམ་སེང་ལྡེང་ཁཎ་འཛིན་པ། །ཤུ་དག་གུ་གུལ་བཅས་པའི་སྦྱོར་བ་འདིས། །ཡ་མ་དཀར་ནག་ཁྲ་གསུམ་དྲེག་གྲུམ་དང་། །མཁལ་ནད་གསར་རྙིང་རྙོགས་པའི་ཚ་བ་དང་། །ཆུ་སེར་དཀར་ནག་རེག་དུག་གཉན་དང་ཁྲག །རྩ་དཀར་ནད་དང་གཟའ་ནད་མཛེ་ཀུན་སེལ། །གང་རྟགས་ཆེ་དེའི་གཉེན་པོ་གཙོ་བོར་བསྐྱེད། །

༡༡༨ ཟབ་ལག་བརྒྱད་པ་ལ། ཟབ་ལག་ཅན་གྱི་ཧ་ཕོ་ལ། །ས་བཅུད་ལྷད་མེད་ཆས་སུ་སྦྲས། །སྟག་ཤམ་ཅན་གྱི་དཔའ་བོ་བསྐྱོན། །དབུ་ལ་རྫོམ་ཏུ་མཆོག་མ་གསོལ། །ཤི་ལ་ཛྙཱ་ཏུའི་

མཆོན་ཆ་ཐོགས། །རི་དྭགས་ལྤགས་པ་རོལ་དུ་འཁྲིད། །ཁ་གཡེར་ཅན་གྱི་འཕངས་དང་བཅས། །ནི་ལ་ཐོ་ཁའི་དར་ལྡན་པ། །འབྲུག་སྒྲ་བྱུང་ན་བ་ཆུས་སྨྲན། །བྱུགས་པས་པགས་ནད་འབྲུམ་ཐོར་དང་། །ཤུ་བ་ཟ་རྐོང་མེ་དབལ་དང་། །གློ་བུར་རྨ་རྒན་ཤའུ་གསོ། །ཁྲིད་པར་རིག་དུག་ཚ་ཤས་ཀྱི། །ཟུག་གཟེར་ཕུར་པ་བཏབ་འདྲ་བའི། །མི་བཟོད་ཀུ་ཅོ་འདོན་པ་ལ། །གཉེན་པོ་འདི་འདྲ་ཡོད་མ་ཡིན། །རྣག་ཆོད་ཅན་ལ་སྐམ་འདེབས་བྱ། །པགས་ནད་ཀུན་ལ་ལྤེ་གུ་བྱུགས། །རིག་དུག་ར་ཁྲག་སྦྱར་བས་འཇོམས། །ཁོང་དུ་ར་ཁྲག་ག་བུར་བཏང་། །རིག་པ་བདེ་བྱེད་ཅེས་ཀྱང་བྱའོ། །

༡༡༩ རྨ་སྨན་ཨ་ཤ་བརྒྱད་སྦྱོར་ལ། སྟག་ཤ་ཧོང་ལེན་རྒྱ་དྲུས་སྤྱི་ཞུར་དང་། །ཁུར་མང་ཡུ་གུ་ཤིང་དང་བྲག་སྤོས་པ། །ཨ་ཤ་འབྲི་ཏ་ས་འཛིན་སྨན་སྣ་བརྒྱད། །འདི་རྣམས་ཐུན་ཚད་རེ་རེའི་ཚད་ཡིན་ནོ། །དེ་སྙིང་ཟླ་ཅི་དོམ་མཁྲིས་ཁ་ཚར་འདེབས། །ཡུ་ཁཊ་སྲན་མ་ཙམ་གྱིས་རིལ་བུ་དྲིལ། །རུས་ཆག་གསོ་ཞིང་ཤ་རོ་གཅོད་པའི་མཆོག །ཤའུ་གསོ་ཞིང་རྨ་རྣམས་རང་འགྲོར་བྱེད། །ཕྱི་ནས་འདེབས་ཤིང་ནང་དུ་གཏོང་བ་ཡིན། །རུས་ཆག་གསོ་ན་སྨན་ཧ་སྤྱི་ཞུར་ཁུ། །རྣག་ཚད་ཅན་ལ་སྨན་ཧ་ཆུ་གྲང་བྱ། །ཤ་རོ་གཅོད་པའི་མན་ངག་ཁྲིད་པར་སྨན། །དཀར་གོང་སྲིན་ཅན་ཐུན་གསུམ་གཙོ་བོ་ལ། །སྟག་ཤ་ལྡོང་རོས་དོམ་གྱི་མཁྲིས་པ་དང་། །ཚ་ལ་ཡུ་གུ་ཤིང་ལ་སོགས་པ་ཡི། །ཁུར་མང་ཆུ་རྩ་ཡུང་བ་རྣམ་པར་བཞི། །ཐུན་རེ་ཕྱེ་མ་ཅི་བཞིན་བཏགས་བྱས་ལ། །སྐམ་འདེབས་ཤ་རོ་གཅོད་པའི་མཆོག་ཡིན་ནོ། །

༡༢༠ དུག་སྨན་དཔའ་བོ་ཉེར་ལྔ་ལ། དཔའ་བོ་དཀར་སེར་ཡུང་བ་སེར། །གསེར་མདོག་སྐྱེར་ཤུན་སྐྱུ་རུ་ར། །སེ་འབྲུ་པི་ལིང་བ་ཤ་ཀ །རུ་རྟ་སུག་སྨེལ་སེར་རྐྱོད་ཤུན། །བྱི་ཏང་ལང་ཐང་མ་རུ་ཙེ། །ཏ་བོ་འོམ་བུ་རེ་རལ་པ། །བྱི་རུག་རྣམ་པར་གོ་བྱི་ལ། །ཐག་ཁྲག་ཧོང་ལེན་བོང་ང་དཀར། །བྱི་ཙུ་ལ་ཐུག་བཅས་ཉེར་ལྔ། །ཅུང་རྐྱིང་ཁུ་གར་ཞོ་ཙམ་གྱིས། །འདམ་བཏགས་རིལ་བུ་སྲན་མ་ཙམ། །གསུམ་ལྔ་བདུན་སོགས་ནད་ཚབས་བསྟུན། །ཚ་དུག་ལས་གྱུར་སྐྱུར་དུག་དང་། །ཤ་དུག་ཁྲག་གྱུར་གཡས་གཟེར་འཇོམས། །གྲང་དུག་ལས་གྱུར་མ་ཞུ་དང་། །བད་དུག་ལས་གྱུར་དབུགས་གཟེར་འཇོམས། །སྨིན་དུག་ལས་གྱུར་སྐྲང་ཐབས་དང་། །གཉན་དུག་སྨིན་པོལ་གཡོན་གཟེར་

འཇོམས། །མདོར་ན་སྦྱར་དུག་གྱུར་པའི་དུག །དངོས་དུག་ཟས་དུག་ཀུན་ལ་མཆོག །ཡུན་རིང་སྤྱོད་དུ་རྒྱས་པ་ན། །ཐར་ནུ་བ་ཆུ་ཚང་བསྲུས་པའི། །ཁཎྜ་ཆ་བདུན་སྨན་ཆ་གཉིས། །སྦྱར་བས་སྦྱངས་ན་ནད་གཉེར་ཐོན། །འུག་པ་ཆོས་སེང་ཁྱད་ཆོས་ཡིན། །གནམ་ལྕགས་འཁོར་ལོ་ཞེས་ཀྱང་ཟེར། །གཞིས་བྱེས་འགྲོ་སྡོད་དུས་ནམ་ཡང་། །རིལ་བུ་བཅུ་དང་མ་བྲལ་ན། །དུག་གིས་སྲོག་དང་བྲལ་དོགས་མེད། །

༡༢༡ རིག་དུག་སྨན་སྐོར་ལ། དཔལ་ལྡན་ཟུར་མཁར་བའི་ཁྱད་ཆོས་བསེ་མོག་བཙོས་རིག་པ་བདེ་སྟེར་ནི། གསོ་རིག་བརྒྱུད་འཛིན་དྲང་སྲོང་རྣམས་ལ་འདུད། །མི་ཕྱེད་དད་པས་སྤྱི་བོས་མཆོད། །མ་འོངས་སྙིགས་མའི་དུས་འདི་རུ། །རྒྱུད་གཞུང་ཀུན་ལས་མ་གྲགས་པར། །རིག་དུག་བསེ་མོག་ཞེས་བྱ་བ། །གསོ་བར་མཁས་རློམ་སྨན་པ་འགས། །ཅི་བཞིན་ཤེས་པར་མ་མཐོང་བར། །བརྟེ་བས་འདིར་བྲིས་གུས་པས་ཉོན། །རྒྱུ་ནི་བསེ་ལ་སྦྱོར་བའི་ནད། །ཕོ་མོ་འདུ་འཕྲད་སྦྱོད་པའི་དུས། །ངན་སེམས་བྱས་ནས་མཚན་མར་བླུགས། །དེ་ལ་རྟགས་དང་གསོ་ཐབས་གཉིས། །རྟགས་ནི་མཚན་མར་འབྲུམ་ཐོར་མང་། །རྨ་ནི་མེ་ལྟར་མཆེད་ཅིང་ཚ། །ཆུ་སེར་དྲི་ཅན་རྒྱུན་དུ་འཛག །སྐྲ་དང་སྨིན་མ་བྱི་བར་འགྱུར། །སྨན་པ་ལ་ལས་གཉན་ཡིན་ཟེར། །དུག་སྣའི་སྦྱོར་བ་བཏང་ན་འཚི། །དེ་ཉིད་གསོ་བའི་མན་ངག་ནི། །ཨ་རུ་གསེར་མདོག་རེ་ཚུ་རལ། །བོང་དཀར་དཔའ་སེར་ཡུང་བ་དང་། །བསེ་རུ་ར་ཁྲག་སྦྱར་བ་བཏང་། །ཕྱི་ནས་བྱུག་པའི་སྦྱོར་བ་ལ། །ཆུ་རྩ་དཔའ་ཡུང་ལྷ་མིན་ཁྲག །ལན་ཚ་ར་ཚིལ་ཁྲི་ལ་ཕ་རིལ་བྱུགས། །ཡོང་རྩ་བྱིན་གཞུག་མང་དུ་གཏར། །ཡང་ན་ཤུག་ཚེར་ར་ཚིལ་དང་། །ནར་སྐྱེར་ལུག་མིག་སྔོན་པོ་དྲི་དུགས་པ། །བ་ཚུར་སྦྱར་ལ་གོང་བཞིན་བྱུག་པར་བྱ། །ལྕུམ་རྩ་ཆུ་རྩ་སྔོན་བུ་བུལ་ཏོག་དང་། །ར་ཁྲག་བསེ་རུ་ཆུ་སེར་སྨན་གསུམ་སྦྱར། །ཆུ་སྐོལ་ལྕུག་གིས་བྲབས་ལ་དག་པར་སྦྱང་། །ཐར་ནུ་དུར་བྱིད་ཕྲི་ཁཊ་སྦྱང་བར་བྱ། །དེ་ལྟར་ཤེས་མཛོད་མཁས་མཆོག་སྨན་པ་རྣམས། །ཚུལ་འདི་འགྲོ་ལ་ཕན་ཕྱིར་རྟ་རྨུས་བྲིས། །དགེ་བས་རིག་དུག་ནད་ཀུན་སེལ་བར་ཤོག །

རྒྱ་སྦྱོར་བསྡུས་པའི་སྦྱོར་བ་ནི། དངུལ་ཆུ་སྲང་༡༠༠ རྒྱ་མཚུར་ཆུ་བཙད་༡༠༠ ཟེ་ཚྭ་

༡༠༠བཙས་མཐོང་བརྒྱུད་ལག་ལེན་ལྟར་བསྲེགས་ནས་ཡར་ཁེབས་ལ་ལེགས་པར་ཆགས་པའི་ཐྲེ་མ་དེར། ཕག་ཚིལ་༠༣༠དང་། རྩམ་ཞིབ་བསྲེས་ཏེ་རིལ་བུ་སྲན་ཆུང་ཙམ་དུ་བསྒྲིལ་ནས་ཐོ་རེངས་ཐང་ཚྭ་མེད་ཀྱིས་རིལ་བུ་༨༥སོགས་ནད་སྟོབས་ལ་དཔགས་ནས་ཉིན་རེ་༣༥༧སོགས་བར་མཚམས་ཞག་ནས་གོང་བཞིན་བཏང་ན་ཐེངས་༦༧ཙམ་ནས་ནད་རྟོ་ཆོད་ངེས་པའི་མཐུག་བཙོས་སྐྱི་ལྟར་བྱ་བ་དང་། ཡང་གཉན་བཤལ་གསུམ་པ་ནི། མཚལ་དཀར་སྲང་༠༣༠ཐོ་རིལ་༠༡༥ལི་ཤི་༠༡༥བཙས་ཞིབ་བཏགས་བུ་རམ་གྱིས་རིལ་བུ་སྲན་སྦོས་ཙམ་དུ་བསྒྲིལ་ཏེ་ཐོ་རེངས་རིལ་བུ་༣༨རེ་ཞག་༦༧ཙམ་ཚར་ཁ་ཤས་བཤལ་ངེས་བཏང་། རིག་དུག་ནད་ཚབས་ཅན་ལ་དེ་ནས་ཞག་བརྒྱའི་བར་ཚྭ་དང་། ལུག་ཤ །ཆང་། ཆགས་སྤྱོད། ཞག་བཅུ་གཉིས་ཚུན་བུལ་ཏོག་དང་། ཞག་ཚོའི་རིགས་ཀྱང་ངེས་པར་འཛེམས་ནས་འབྲུགས་རྐྱེན་སོགས་སྤྱོད་ལམ་གཟབ་ན། ཡ་མ་རྨ་རིགས་ཀུན་དང་། ཁྱད་པར་རིག་དུག་ལ་རྩད་ནས་ཕན་པ་མྱོང་གྲུབ་བོ། །

༡༣༢ ཁྲི་དུག་སྨན་མིང་ཅན་བདུན་པ་ལ། མིང་ཅན་ནག་པོ་ཚ་གསུམ། གཟའ་དུག་ནག་པོ། ཨ་བྲག་ཆེར་སྔོན། སྟོང་ཟིལ། སྤང་རྩི། ལྕགས་ཀྱུ་བ། ཀྱི་ལྕེ་དཀར་པོ་རྣམས་ཆ་རེ། དུག་ཚབས་ཤིན་ཏུ་ཆེ་བ་ལ། ལུག་ཤུར་གུར་གུམ། ཉ་ཁྲབ་ཅན་གསུམ་བསྣན་ལ། སྤགས་ཆུས་དེད་ནས་ནམ་གུང་བཏང་ན་ཤིན་ཏུ་ཕན་ནོ། །ཡང་ན་སྟོང་རི་ཟིལ་པའི་སྦྱོར་བ་ཁྱད་འཕགས་ལ། སྟོང་ཟིལ་ཐུན་གསུམ། གོ་ཡྲེ་ལ། དཔའ་བོ་སེར་པོ། བོང་དཀར། གངས་ཐིགས། ཨ་རུ་གསེར་མདོག གི་ཝང་། སླ་རྩི། རུ་རྟ། གུ་གུལ། ཙན་དན་དཀར་པོ། བཟང་དྲུག་རྣམས་ཐུན་རེ་རེ་ཞིབ་པར་བཏགས་ལ། འདིའི་གསང་སྨན་ཞལ་བཞེད་ལག་ལེན་སྙོར་ལྡེ་ཙ་མིག་ལས་ཤེས་པར་བྱ། ཁྲི་སྨྱོན་སྤུང་བ་ནི། ཀུན་ལ་སྐྱབས་རྗེ་གུ་ཏར་འདུད། །འདི་ན་ཁྲི་སྨྱོན་སྤུང་བ་ཡིས། །ཤུ་ཟེ་ སླ་བ་ཤུ་དག་བོང་ང་ནག །ལྕོང་རོས་ཧྲ་བོན་གུ་གུལ་རྣམས། །ཕྱེ་མ་སྦྱར་ཟླུགས་མགུལ་དུ་བཏགས། །དེ་ནི་བསླུ་མེད་གདམས་པ་ཡིན། །དགེ་བས་ལུས་ཅན་ནད་སེལ་ཤོག །

༡༣༣ བཙུད་ལེན་བདུད་རྩི་རྣམ་ལྔའི་སྦྱོར་བ་ལ། ལྔ་ཡི་བདུད་རྩི་འོད་ལྡན་རྟག་ཏུ་བྱ། །ཡོན་ཏན་བརྒྱ་

ལྡན་ཁྲག་མཁྲིས་ཚ་བ་འཇོམས། །གླུ་ཡི་བདུད་རྩི་དབང་པོ་ལག་པ་ནི། །སྨན་ཉུས་བཅུ་ལྡན་ལུས་སྟོབས་ཁུ་བ་བསྐྱེད། །དྲང་སྲོང་བདུད་རྩི་ཨ་རུ་གསེར་མདོག་ནི། །ཡོན་ཏན་བཅུ་ལྡན་འདུ་བ་སྤྱི་རུ་སྙོམས། །མཁའ་འགྲོའི་བདུད་རྩིའི་ཅོང་ཞི་རིགས་ལྔ་ནི། །ཉུས་པ་བཅུ་ལྡན་བད་ཀན་བཤིག་ཅིང་འདུལ། །མི་ཡི་བདུད་རྩི་བུ་རམ་རོ་མངར་ལྡན། །ལྡི་སྣུམ་ལྡན་པས་རླུང་ནད་ཞི་བའི་མཆོག །དེ་རྣམས་འདུ་བ་སྙོམས་ན་ཆ་སྙོམས་དང་། །མི་སྙོམས་རིགས་མདས་བསྣུན་དང་ཁ་ཚར་ཀྱང་། །གང་ལ་གང་དགོས་བཏབ་ཏེ་རྩི་བཞིན་བཏགས། །རིལ་བུ་ཞ་རིལ་ཙམ་དྲིལ་འབྲུ་གསུམ་གྱིས། །བྱིན་བརླབས་བསྟེན་པའི་ཚུལ་སོགས་གཞུང་བཞིན་བྱ། །

༡༢༩ དྲི་ཞིམ་སྤོས་སྦྱོར་ཉེར་ལྔ་པ། ན་མོ་གུ་རུ་རཏྣ་ཡེ། དྲི་ཞིམ་སྤོས་ཀྱི་སྦྱོར་བ་བླ་མེད་པ། །ཞིང་ཁམས་ཀུན་འགེངས་ཀོ་ལ་ཉེར་ལྔ་ནི། །ཀ་ཀོ་ལ་དང་ཙན་དན་ན་གི་དུལ། །ག་བུར་ཛཱ་ཏི་ལི་ཤི་ཨ་ག་རུ། །འདི་བདུན་རྒྱལ་པོ་ཡིན་པས་ཆ་ལྔ་སྟེ། །སྤོས་དཀར་གུ་གུལ་སི་ལ་སྦྲུར་ལེན་དང་། །བ་ལུ་ཕུར་མོང་རྒྱ་སྤོས་བྲི་ཡང་ཀུ། །ཏང་ཀུན་འདི་དགུ་བློན་ཡིན་ཆ་བཞི་རེ། །ཤུ་དག་ཤིང་ཚ་བྲག་སྤོས་མཁན་སྐྱ་དང་། །མ་ནུ་རུ་རྟ་ལ་ཆ་འདི་དག་བདུན། །བཙུན་མོ་ཡིན་པས་གསུམ་ཆ་རེ་རེ་སྦྱར། །སླ་རྩི་སྤང་སྤོས་བྲན་ཡིན་ཆ་རེ་སྟེ། །སྦྱོར་བ་ཉི་ཤུ་རྩ་ལྔའི་ཕྱེ་མ་འདི། །རྩི་བཞིན་བཏགས་པ་འདི་ཡི་ཁ་ཚར་ཡང་། །དྲི་ཞིམ་གང་འོས་ཆ་གཉིས་རེ་བཏབ་བམ། །མེད་ཀྱང་འདིས་གྲུབ་དེ་ཡང་མ་མ་ནི། །དྲི་ལྡན་ཤུག་སྤོང་དམར་པོ་ཆར་བཏར་བའི། །ལྡེ་གུ་ཆུས་བཙོས་རས་བཟང་ཁུག་མར་བླུགས། །ལེགས་བཙིར་ཁུ་བ་དོར་བའི་བསིགས་མ་དེ། །སྐམ་པོ་བྲེ་བཞིར་སྨན་སྦྱོར་བྲེ་རེ་སྦྱར། །ཆང་བཟང་གིས་བྲན་སྐ་སླ་ཞོ་ཙམ་བྱ། །བུ་རམ་ཅུང་ཟད་སྤོར་བཏབ་ཕོལ་གཅིག་བསྐོལ། །རྫ་སོགས་ཚང་དྲོད་ཙམ་དུས་གཡའ་མེད་ནང་དུ་ཞག་གསུམ་རིང་། །གཙང་མའི་གོས་བྱིབས་དྲོད་ལ་བསྙོར་ཏེ་བསྙལ། །དེ་ནས་རེང་བུ་ཕྱེ་མ་གང་འདོད་བྱེད། །རེང་བུ་བྱེད་ན་དབང་ལག་དམ་རྫས་སྦྱར། །གྲི་ཏྭ་ཅོ་ལ་བྱུ་སོར་གསུམ་ཙམ་དུ་ཐུག་པ་ཡི། །ཤིང་སོགས་སྦྲུབས་ལ་མར་ཐག་བཞིན་དུ་རྡོངས། །ཁ་དོག་དམར་འདོད་ཚ་ལ་སྦྱང་བ་ཡི། །རྒྱ་སྐྱག་ཁུས་སྦྲུས་དེ་བཞིན་ཁ་ཆེ་སེར། །རམ་གྱི་མཐིང་ལ་ཁ་ཆེ་རམ་སྦྱར་ལྡང་། །རང་སོགས་

ཡེ་ཤེས་ལྷ་ཡི་ཁ་དོག་བཟླ། །ཡོན་ཏན་ལྔ་མཉེས་བགེགས་སྤྱོད་ཟས་ནོར་དང་། །མི་ཕྱུགས་སྡེ་བརྒྱད་ལ་སོགས་པ་རོལ་རྣམས། །དབང་འདུ་སྒྲིབ་བྱང་བསོད་ནམས་ཚོགས་རྫོགས་ཤིང་། །ཚུལ་ཁྲིམས་རྣམ་དག་དྲི་ཞིམ་གཟུགས་མཛེས་འཕོབ། །ཚིག་སྙན་འགྲོ་ཡིད་འོང་ཞིང་མགོན་གྱུར་སྐྱེ། །ཐེ་རེངས་དྲི་གཞན་སྣ་ལ་མ་ཚོར་གོང་། །སྦྱོས་སྦྱོར་འདི་བསྒྲིགས་ཕུད་ཀྱིས་དཀོན་མཆོག་དང་། །རྩ་གསུམ་མཆོད་ཅིང་ལྷག་མ་དངོས་གྲུབ་ཐོབ། །དམིགས་ལ་སྐྱབས་ཡུལ་སྦྱོས་དུད་དབྱེར་མེད་དུས། །རང་ལ་བསྡིམ་ཞིང་མགོ་གཏུམས་ཁ་སྣ་སོགས། །བུ་ག་ཀུན་དང་ལུས་ལ་ཐིམ་པ་བདུག །ཉིན་རེའི་གདོན་བགེགས་གནོད་བྱེད་མཐའ་དག་དང་། །ཁྱད་པར་འགོས་ནད་ཀུན་བསྲུང་སྲོང་བས་གྲུབ། །ཟླ་གཅིག་མ་འཆག་ལོ་གཅིག་བསྲུང་བར་འགྱུར། །མཁས་མང་ཕྱག་ལེན་དཔེ་མང་བཅུད་རྣམས་ཀུན། །གཅིག་ཏུ་དྲིལ་བའི་སྦྱོས་སྦྱོར་རིན་ཆེན་འདི། །བི་ཛིའི་རིགས་གྱུར་དུས་མཐའི་གསོ་རིག་པ། །ཤཱ་ས་ཧྲ་ར་ལཀྵུས་སྦྲུར་བའི་དགེས། །དྲི་ཚོར་ལྷ་མིའི་དཔལ་ལ་སྤྱོད་གྱུར་ཅིག །

༡༢༥ བསང་དང་། གསུར། མཆོད་པ་སོགས་ལ་མེད་དུ་མི་རུང་བའི་སྨན་ཕྱེ་རྒྱས་པའི་སྦྱོར་སྡེ་ལ། གསེར། དངུལ། ཟངས། ལྕགས། བྱི་རུ། གཡུ། སྤུར་ལེན། དུང་། གཟི། མཆོང་། མུ་མེན། མུ་ཏིག །ཀ་བུར། ན་གི ། ཛཱ་ཏི། སུག་སྨེལ། ཀ་ཀོ་ལ། ཅུ་གང་། གུར་གུམ། ལི་ཤི ། ཙན་དན་དཀར་དམར། ཨར་ནག །ཨར་སྐྱ། ཨ་གར་གོ་སྙོད། ཨ་རུ། བ་རུ། སྐྱུ་རུ། སྲ་འབྲས། འཛམ་འབྲས། གེ་སར་གསུམ། གུ་གུལ་དཀར་ནག་གཉིས། བ་ལུ་དཀར་ནག་གཉིས། ཕུར་མོང་དཀར་ནག་གཉིས། རྩྭ་འཐབ་ལ། རུ་རྟ། མ་ནུ། སླ་ཏེ། སྤོད་ཀྱི་གདུར། སི་ལ། རྒྱ་སྤོས། སྤང་སྤོས། བྲག་སྤོས། མཁན་དཀར། མཁན་སྐྱ། བྱི་ཡང་ཀུ། གླང་སྣ། ལུག་རུ་སེར་པོ། རྩྭ་ཏོང་སྐྱུད། རྩྭ་སྦྲི་མདོངས། སྤྲ་ནག །ཙ་སྲུ། རྒྱ་ཡུང་། བསེ་ཡབ། སྤྲར་བུ། རྒྱུན་འབྲུམ་གཉིས། སེ་འབྲུ། ཉེ་ཤ་གསུམ། ཀུ་བ། ཧོ་རྒྱུས། ཨུཏྤལ། ཤུག་པོ། སྟག་པ། སྨྱུག་ལོ། སེ་བའི་མེ་ཏོག །གསེར་མེ། ཤིང་མངར། རྩ་བ་ལྔ། ལི་ཁྲི། མཚལ། སླེ་ཏྲེས། དབང་ལག །ཤུ་དག་དཀར་པོ། རྒྱ་མཚོའི་ལྦུ་བ། ཆུ་སྲིན་སྲེར་མོ། རྡོ་དྲེག་དཀར་པོ། འབྲས། སོ་

བ། ཏིལ་དཀར་ནག །ཟར་མ། ནས། གྲོ། སྲན་མ། ལན་ཚྭ། ཀ་ར། བུ་རམ། སྦྲང་རྩི། མར། ཞོ་སྤྲིས། འོ་མ། ཛ་ཆང་། དར་ཚོན་སྣ་ལྔ་བཅས་སྨན་སྣ་བརྒྱ་དང་བཅུ་གཅིག་པོ་འདི་ཐྲེ་མ་བྱས་ནས་བསངས་དང་བསུར་རྫས་གསེར་སྐྱེམས་མཆོད་པའི་རྫས་གང་ལ་བསྲེས་ཀྱང་ཚོགས་རྫོགས་པའི་རྒྱུ་ཚོགས་ཕན་ཡོན་གཞལ་དུ་མེད་ཅིང་། གླུ་སྨན་དང་། བུམ་རྫས་ཀྱི་སྐབས། སླ་རྩི། ཆང་། ནགི་གསུམ་འཕེན་དགོས་ཤིང་། སྨན་སྣ་བརྒྱ་དང་བརྒྱད་པོ་འདི་རྒྱུད་དང་། རྒྱ་གཞུང་། མན་ངག་ནས་བྱུང་བ་ཤིན་ཏུ་ཟབ་པ་ཁུངས་ལྡན་ཡིན། དཔལ་ལྡན་ཁྲི་འཛིན་མཁྱེན་རབ་མཚན་ཅན་གྱིས་མཛད་པའི་བུམ་སྒྲུབ་པར་མ་ལགས་སོ། །

ཡང་གླུ་སྨན་ཁེ་གཙང་བསྡུ་ཚུལ་ཁག་གཅིག་ལ། དེ་ཡང་གླུ་སྨན་རིལ་བུའི་སྦྱར་གཞི་ གྲོ་ནས་འབྲས་སོགས་འབྲུ་དཀར་ཕྱོགས་ཀྱི་ཕྱེ་ཞིབ་དང་། གླུ་གནས་ངེས་པའི་ཚུ་སྣ། བ་དཀར། ར་དཀར། འབྲི་ཟལ་མོ་གསུམ་གྱི་འོ་མ། ཀ་ར། བུ་རམ། སྦྲང་རྩི། ཨུཏྤལ་སྔོ་དམར། དྷ་ལིས། སྤེན་མ། འོམ་བུ། སེ་བ། ཉ་སྤྲིག་མ་རྣམས་ཀྱི་མེ་ཏོག །ཤང་དྲིལ་དཀར་དམར། སྤང་རྒྱན། ལུག་མིག །ལུག་རུ། ཏ་ལོ། ཏག་ཏུ་རིགས་གསུམ། དུང་ཏིག །སྤང་སྤོས། སྦྲུག་ལོ། ཐང་དཀར་ལོ་མ། རྩྭ་རྨ་བྱ། ཟེ་ར་དཀར་ནག །ཤིང་སྦྲུལ་ལྷགས། ཚུ་སྲིན་སྤེར་མོ། རྡླ་ཏི། རྒྱ་མཚོའི་ལྦུ་བ། མཚལ་དཀར། སྤོས་དཀར། ཞོ་ཤ་གསུམ། རྩྭ་སྤྱུ་ཤེལ་ཅེ། ཤུ་དག་དཀར་པོ། རྡོ་རྒྱུས་བྱེ་བལ་མ། བུཥྐ་གེ་སར། ནཱ་ག་གེ་སར། ག་བུར། གུར་གུམ། ཙན་དན་དཀར་དམར། ཏིལ་དཀར་ནག །རྒྱ་སྤོས་ཀྱི་རྩ་བ། སུག་སྨེལ། གསེར། དངུལ། དུང་སྲིན་མེད། བྱུ་རུ། ཟངས། ཤུ་ཏིག །ལི་བཙན་སོགས་དར་སྣ་གཙང་མ། གཟི། ལི་ཁྲི། འགྲོན་བུ། ཆག་ཚང་ཀུ་བ། སླེ་ཏྲེས། ཁྲིང་ཏང་ག །ཨ་རུ་ར། འདམ་བུ་ཀ་ར། དབང་པོ་ལག་པ། སོ་མ་ར་ཛའི་འབྲུ་བཅས་རྣམས་ལ་ཤ་ཆང་སྔོག་བཙོང་། སླ་རྩི། གྲུལ་ནག་སོགས་ཀྱི་དྲི་ཅམ་ཡང་མ་གོས་ཤིང་ཁྲེ་དང་བྱུད་མེད་ཀྱིས་མ་རེག་པ་ཤིན་ཏུ་གལ་ཆེ་བ་གནད་དོ། །

༡༢༨ བཀྲ་ཤིས་བུམ་རྫས་ཉེར་ལྔ་ལ་འདྲ་མིན་འགའ་ཤས་ཡོད་ཀྱང་། སྤྱི་ལ་ཁྱབ་ཆེ་བ་བྱ་རྒྱུད

བུམ་རྫས་ཉེར་ལྔ་ནི། གསེར་དང་། དངུལ། མུ་ཏིག མུ་མེན། བྱུ་རུ་སྟེ་རིན་ཆེན་ལྔ། ནས། འབྲས། གྲོ། སྲན་དཀར། ཏིལ་དཀར་ཏེ་འབྲུ་ལྔ། སྤྲང་། ཀ་ར། ཞོ། འོ་མ། མར་ཏེ་སྙིང་པོ་ལྔ། སླེ་ཏྲེས། ཀནྟ་ཀ་རི། དབང་ལག །རྒྱ་མཚོའི་ལྦུ་བ། ཤུ་དག་དཀར་པོ་བཅས་སྨན་ལྔ། ཙནྡན་དཀར་དམར། ཧྲི་ཏེ། གཡུང་ གུར་གུམ་སྟེ་དྲི་ལྔ་བཅས་སོ། །དེ་སྟེང་བསྣན། ཨ་རུ། བ་ར། བླང་ཆེན། མིའི་ཤ་སྟེ་ཤ་ལྔ། དྲི་ཆེན། རྐང་དམར། ར་ཀྟ། བྱང་སེམས་དཀར་པོ། དྲི་ཆུ་བཅས་བསྣན་པས་བླ་མེད་བུམ་རྫས་སོ་ལྔ་ཡིན་ཀྱང་དུག་འདོན་ཚད་ལྡན་མ་བྱུང་ཆེ་ཕན་ལས་གནོད་ཆེ་ཞེས་གསུངས་སོ། །

དེ་ལྟར་སྦྱོར་ཚད་གཞུང་དུ་དངོས་བསྟན་དང་། མེད་རིགས་འགའ་ལ་ཕན་ནུས་མྱོང་བས་བགོད་ཅིང་། དེ་ཡང་དམིགས་བསལ་གང་ཟག་ནད་པ་སོ་སོའི་རང་བཞིན་ནད་ཁམས་ཡུལ་དུས་སོགས་ཚོས་བཙུར་དཔགས་ནས་ཁ་འཛིན་བསྔོན་འཕྲི་གང་འོས་རིག་པས་འཕྲུལ་ཞེས་ན། འདི་ལ་མཐའ་གཅིག་ཏུ་ངེས་བཟུང་བྱ་དགོས་པའང་མ་ཡིན་ནོ། ཤིན་ཏུ་ཚད་ལྡན་དགོས་ཀྱང་སྨན་ཞུར་སྦྱོར་ཁུངས་ཨ་གར་སོ་ལྔ་ནས་ཀུན་བྱེད་རྒྱལ་པོ་བར་སྨན་སྣ་ལྔ་བཅུ་ང་ལྔ་སྦྱོར་རེ་སྦྱར་བར་ཆ་མཚོན་ན། བླ་རྩི། རྡོ་ཞོ། དྲི་བཟང་སོགས་རིན་གནས་ཆེ་རིགས་རེ་ཙམ་གསིག་ལྟར།

གནད་ཆེའི་སྨན་མིང་།	བླ་རྩི།	རྡོ་ཞང་།	ཁ་ཆེ།	དོམ་མཁྲིས།	སྤོག་ལ།	མུ་ཏིག	བཙོ་བཀྲུ།
འགྲོ་ཡུལ་སྨན་ཁག	༢༩	༡༠	༧	༦	༥	༡	༢
བསྡོམས་པའི་སྔོར་གྲངས།	༡༩/༢/༦	༡༢/༠/༥	༡༡/༢/༦	༡༩/༠/༧	༦/༠/༣	༠/༢	༡༧/༡
སྔོར་རེར་རིན་དངུལ་སྒང་།	༧༥	༡༥༠	༩༥	༩༥	༣/༥	༡༠༠	༠
བསྡོམས་གྲངས་སྒང་།	༡༡༡༥	༡༨༢༥	༥༣༩	༦༩༠/༥	༡༥/༢/༥	༦༦/༦/༧/༦/༡	རིན་ཐང་མེད།

སྔེ་དྲུག་ཙམ་ལའང་དེང་སྐབས་ལྷ་སའི་ཚོང་ཐང་དངུལ་ཏམ་རྫོ་༼༣/༩༦/༩/༣/༦/༡སྐོར་དགོས་གཤིས་འཕོས་འགྱོར་དམན་པས་ཚད་ཇི་བཞིན་སྦྱོར་ཐུབ་མིན་ཡོད་ཀྱང་། ཚ་བ་རིམས་ཚད་དང་། ཚ་རྒྱུ། མཆིན་ཁྲག །དུག་ནད་ལ་རྡོ་ཞང་། གཉན་རིགས་ལ་བླ་རྩི། ཁྲག་གཅོད་དང་། འཛག་

གཙོད་རིགས་ལ་ཁ་ཆེ་དང་། དོམ་མཁྲིས། རྒ་གྲིབ་ལ་མུ་ཏིག །ཚུ་སེར་མཛེ་ནད་སོགས་གསོ་དཀའ་བའི་རིགས་ལ་རིན་ཆེན་བཙོ་ཐལ་སོགས་སྦྱོར་གང་ཡོངས་དང་། མ་མཐར་ཡང་ནད་གཞི་ཆེ་བར་སྐབས་བསྟུན་ཁ་ཚར་བསྟན་འོས་དང་བཅས་ལྷག་བསམ་བཟང་པོའི་རྒྱལ་བསྐྱེད་དགོས་པ་ལས། གསོ་བྱ་འཕོས་འགྱུར་བཟང་བ་ལའང་རང་གི་སྨན་སྦྱོར་ཚད་ལྡན་མེད་པར་ཡོད་ཁྲུལ་ཐོལ་ཐོག་མཛེས་མཚོན་གྱིས་ནད་པ་བསླུས་ན་ཉེས་དམིགས་ཆེ་བའི་གནས་སོ། །

འདེགས་ཚད་གཤོར་ཚད་གཉིས་ལས་དང་པོ་ནི། །ས་ཤེད་བཟང་ངན་སྨོམས་པའི་ནུས་ཀྱི་འབྲུ། །ཆེ་བ་གསུམ་ལ་ར་ཏི་ཞེས་སུ་གྲགས། །ར་ཏི་གཉིས་ལ་སེ་བ་གང་ཡིན་ཞིང་། །སེ་བ་དོ་ལ་སྐར་གང་སྐར་མ་བཅུར། །ཞོ་གང་ཞོ་བཅུར་སྲང་གང་སྲོར་ཀྱང་ཟེར། །སྲང་བཞིར་ཉག་གང་ཉག་བཞིར་སྲང་བཅུ་དྲུག །ཐུར་མའི་རྒྱ་མ་གང་ཡིན་རྒྱ་ཕྱེད་དོ། །ཤེར་གང་ཐུར་སྲང་ཉེར་བཞི་ཤེར་བཞི་བཅུར། །མོན་དོ་གཅིག་ཡིན་གཉིས་པ་གཤོར་ཚད་ལ། །སྨན་ལུགས་སྤྱི་ལུགས་གཉིས་ལ་དང་པོ་ནི། །ལག་མཐིལ་གང་ལ་ཨ་ཤ་ཁོ་དོ་ཡིན། །ཨ་ཤ་གཉིས་ལ་སྲང་ཕྱེད་ཨ་མྲ་སྟེ། །སྲང་གཅིག་སྲང་གང་སྲང་གཉིས་ཁྱོར་གང་ཡིན། །སྲང་བཞིར་སྣོམ་པ་གང་དམ་ཕུལ་གང་ཡིན། །ཕུལ་བཞིར་བྲེ་གང་བྲེ་བཞིར་གཤེར་ཁོ་ཡིན། །གཤེར་ཁོ་ལྔ་ལ་གཤོར་ཁལ་གཅིག་ཏུ་འདོད། །གཉིས་པ་སྤྱི་ལུགས་ཕུལ་དྲུག་བྲེག་གང་ཡིན། །བྲེ་ལྔར་ཁོ་གཅིག་ཁོ་བཞིར་ཁལ་གཅིག་ཟེར། །གང་ཡང་སྨན་ནི་སྐམ་པོའི་གཞལ་ཚད་ཡིན། །རློན་པ་རྣམས་དང་ཁོ་ཆང་འོ་མ་སོགས། །ཉིས་འགྱུར་སྔུམ་དང་ཁྱུར་ཚད་དེའི་ཕྱེད། །བྱ་ཞེས་མཁས་མཆོག་རྣམས་ཀྱི་གསུང་ལས་གྲགས། །སྨན་སྦྱོར་དུས་ཀྱང་གཟའ་སྐར་སྦྱོར་དགེ་བའི། །ཡར་ཚེས་བརྒྱད་ནས་ཉི་ཤུ་གཉིས་ཚུན་བཟང་། །ཉི་ཤུ་གསུམ་ནས་བདུན་གཅིག་ཞག་དུས་ངན། །རིགས་ལྡན་འཆར་བའི་དུས་སུ་ངེས་པར་འཛེམ། །

སྨྲས་པ། རྒྱལ་བས་དངོས་དང་སྤྲུལ་འཕྲུལ་བཀོད་པ་ཡིས། །འགྲོ་ལ་ཆོས་ཚུལ་གྲངས་མེད་གསུངས་པ་ལས། །དུས་མིན་འཆི་བའི་འཇིགས་པ་མཐར་བྱེད་པའི། །སྨན་དཔྱད་བསྟན་པ་འཇིག་རྟེན་ཁམས་འདིའི་རྒྱན། །གཟོད་ནས་རྒྱས་སྤྲོས་ལག་ཏུ་ལེན་པར་དཀའ། །ཉུང་ཙམ་ཤེས་ན་རྒྱས་

པའི་ས་བོན་ཏེ། །དེ་ཕྱིར་ཉེར་མཁོའི་སྨན་སྦྱོར་རགས་བསྡུས་ཙམ། །ཕན་པའི་སེམས་ཀྱིས་བདེ་བླག་གསལ་བར་བྱས། །གང་ཞིག་འདི་ཙམ་ཉམས་སུ་བསྟར་བས་ཀྱང་། །བསིལ་དྲོད་སྨན་སྦྱོར་བསྡེབ་ལ་མཁས་གྱུར་ནས། །ལུས་ཅན་སྐལ་དམན་བདེ་བ་འཕྲོག་བྱེད་པའི། །ཟུག་རྔུའི་མཚོ་ལས་ཀུན་ནས་སྒྲོལ་བར་ནུས། །འདིས་མཚོན་བདག་གཞན་དུས་གསུམ་དགེ་ཚོགས་མཐུས། །འཇིག་རྟེན་ཀུན་ཏུ་སྡིགས་བདོའི་རྒྱུད་ཚོགས་ཞི། །རྒྱལ་བའི་བསྟན་དང་འདུས་སྡེ་དར་ཞིང་རྒྱས། །བསྟན་འཛིན་སྐྱེས་བུས་ས་སྟེང་ཁྱབ་པ་དང་། །ལྷག་པར་གངས་ཅན་ལྷ་གཅིག་ཐམས་ཅད་མཁྱེན། །ཞབས་པད་སྟོང་མཐའི་རྡོ་བོར་རྟག་བརྟན་ཅིང་། །ཐུགས་བསྐྱེད་བཞེད་དོན་འབད་མེད་ལྷུན་གྲུབ་ཀྱིས། །རྒྱལ་བ་དངོས་དང་མཛད་འཕྲིན་མཉམ་པར་ཤོག །ཐུགས་རྗེས་ཉེར་བཟུང་གནམ་བསྐོས་པོ་བྲང་ཆེའི། །ཆབ་སྲིད་མངའ་ཐང་དབུ་རྨོག་དགུང་ལ་སྙེགས། །མངའ་རིས་ཀུན་ཀྱང་ཆོས་འབྱོར་བདེ་དགས་འཚོ། །ཐར་པའི་ས་བོན་རྒྱུད་ལ་བསྐྲུན་པར་ཤོག །ཆོས་སྲིད་འཕྲིན་ལས་ཆ་ཤས་ཙམ་འཛིན་པའི། །སྨན་རྩིས་སྡེ་འདི་དར་ཞིང་ཡུན་གནས་ཀྱིས། །འགྲོ་ལ་ཕན་བདེའི་དངོས་པོ་མཆོག་སྟེར་བའི། །ལེགས་བྱས་འདི་འཕྲར་འཚེངས་པ་མེད་པར་ཤོག །ཅེས་པའང་སྦྱོར་དཔེ་བདུད་རྩིའི་བུམ་བཟང་འདི་ཉིད་སྤྱི་སོར་རྒྱལ་བའི་བླ་སྨན་ཞབས་ཞུའི་སྐབས་ཕྱོགས་སུ་བཏུས་པ་ཡིན་ཀྱང་བརྒྱུད་འཛིན་སློབ་མ་རྣམས་ནས་དཔེ་བཤུ་གང་ཐུབ་བྱས་རྗེན་སྨན་དང་སྦྱོར་ཚད་ནོར་འཁྲུལ་མ་དག་རྒྱུན་འཕེལ་ཆེ་བར་བརྟེན་ཉེ་ལམ་གཞུང་ས་མཆོག་ནས་སྨན་རྩིས་སློབ་གྲྭ་ཁང་རྒྱ་ཆེར་གསར་རྒྱག་བཀའ་དྲིན་སྨལ་བར་ཐོག་མའི་སྤྱི་ཞུར་འགྲོ་ཕན་བདུད་རྩིའི་དཔལ་དུ་དམིགས་ནས་ཙུང་ཟད་རྒྱས་སྤྲོས་ཀྱིས་སྨན་སྦྱོར་བརྒྱ་དང་ཉེར་ལྔ་པའི་གྲངས་ཅན་དུ་འགོ་འཛིན་སློབ་དཔོན་སྨན་རྩིས་མཁན་མཁྱེན་རབ་ནོར་བུའམ། དབྱངས་ཅན་དགའ་བའི་ལང་ཚོས་རང་ལོ་བདུན་ཅུར་ཉེ་བའི་རབ་རྒྱལ་ལྕགས་ཡོས་ནག་པ་ཟླ་བའི་དམར་ཕྱོགས་ཊཀྐི་འདུ་བའི་ཚེས་ལ་འཕྲུལ་སྣང་དང་བཅས་གྲུབ་པར་བགྱིས་པ་བི་ཛ་ཡནྟུ།། ||

སིདྡྷཾ། ཆོས་སྤྲིན་ཕྱར་གྱི་ཡིད་བཞིན་ནོར། །ལྷག་བསམ་རྒྱལ་མཚན་རྩེར་བཀོད་པས། །འགྲོ་ཕན་འདོད་རྒུར་སྨིན་པའི་དགེ །ཀུན་ཀྱང་བྱང་ཆུབ་འཐོབ་ཕྱིར་བསྔོ།། ||

༄༅། །སྨན་སྦྱོར་གྱི་ཉམས་པ་ཕྱོགས་བསྡུས་ཕན་བདེའི་ལེགས་བཤད་ཅེས་བྱ་བ་བཞུགས་སོ། །

ཨོཾ་ཨཱཿཧཱུྃ། སྤྲངས་རྟོགས་ཡོན་ཏན་དག་པའི་མཁའ་དབྱིངས་སུ། །ཚད་མེད་སྙིང་རྗེའི་ཆ་ཤས་ཡོང་གང་བ། །སྙིགས་འགྲོའི་མགོན་གཅིག་སྨན་བླ་ཉིན་མོར་བྱེད། །སྒོ་གསུམ་བརྙོར་རྟག་ཏུ་འགྲོགས་པར་མཛོད། །གཞོན་ནུ་འཇིགས་མེད་པདྨ་འོད་ལ་སོགས། །མཚན་དང་སྐུ་ཡི་རྣམ་རོལ་གྲངས་མེད་ཀྱིས། །འགྲོ་བའི་དོན་ལ་བརྩོན་པའི་སེམས་དཔའ་ཆེ། །གཡུ་ཐོག་པ་ཞེས་གྲགས་པའི་མགོན་དེས་སྐྱོངས། །གསོ་རིག་བཀའ་བསྟན་མན་ངག་ཟབ་བརྙིང་དོན། །མངོན་པར་བྱང་ཆུབ་ལུས་ཅན་ཉེར་འཚོའི་དཔྱིད། །དངོས་བརྒྱུད་དྲང་སྲོང་བཤེས་གཉེན་མཁས་རྣམས་ཀྱི། །བཀའ་དྲིན་བསྐལ་པ་རྒྱ་མཚོར་གཞལ་ནུས་མིན། །གསོ་ཡུལ་སྟོང་དང་ཉིས་བརྒྱའི་གྲངས་བགྲལ་བ། །གསོ་བྱེད་གཉེན་པོ་བསམ་མི་ཁྱབ་པ་ལས། །སྤྱི་སྨན་འགྲོ་ཁྱབ་ཆེ་བ་སྦྱོར་སྡེ་འགའི། །དཀར་ཆག་ཕན་ཡོན་དེང་འདིར་ཙུང་ཟད་སྤྲོ། །

༈ དེ་ཡང་རླུང་སྨན་ཨ་གར་སོ་ལྔ་དང་། །བཅོ་ལྔ་འབམ་རིགས་རླུང་ཁྲག་སྟོད་འཚངས་ཀྱི། །ནད་གཞིའི་སྤྱི་སྨན་ཀོ་བྱི་བཅུ་གསུམ་དང་། །མཁྲིས་པར་ཏིག་བརྒྱད་མཁྲིས་རླུང་གསེར་མདོག་ལྔ། ། མཁྲིས་སྲིན་གསེར་མདོག་བཅུ་གཅིག་གྲང་མཁྲིས་སྨན། །གར་ནག་བཅུ་པ་བད་ཀན་ཁྲག་ཤས་ལ། ། ཀྲ་ལོའི་སྨན་དམར་བད་ཀན་ནད་རིགས་སྤྱིར། །བདེ་བྱེད་སྨོམས་ལྡན་དྲུག་དང་སྨུག་པོ་ཡི། །བསྲུ་སྨན་ཐང་ཆེན་ཉེར་ལྔ་དངོས་གཞི་ལ། །མན་ངག་བསིལ་སྦྱོར་བླ་ཤེལ་ཆེན་མོ་དང་། །སྨུག་པོ་གཡུལ་རྒྱལ་མ་ཞུར་ཞི་བྱེད་དྲུག །སྐྱ་ཐབ་འོར་དང་དམུ་ཆུའི་ནད་རིགས་ལ། །ཀུན་

ཕན་བདེ་བྱེད་དྭ་ལིས་བཅུ་དྲུག་དང་། །ཨ་ཧྲི་དྲུག་ཐང་འབོལ་སྨན་བདུན་པ་དང་། །ཆ་བ་གཉན་
རིམས་སྨིན་འབྱེད་གསོད་པའི་སྨན། །ནོར་བུ་བདུན་ཐང་བདུད་རྩི་སླེབ་མཆོག་དང་། །ཧྲ་བཟི་དམར་
པོ་སྤྱང་རྩེ་བཅུ་གཉིས་དང་། །ཡ་མའི་ནད་ལ་གནམ་ལྕགས་ཐོག་མདའ་དང་། །ལྕེ་འབམ་གག་ལྷོག་
གཉན་སྲིན་མཐའ་དག་ལ། །ཕན་པ་ཀུན་ལྡན་ཁྱུང་ལྔ་རིལ་བུ་དང་། །མིག་ནད་ཕོང་སྨན་ཨ་ཤ་བཅོ་
ལྔ་དང་། །སྤོས་རེངས་སྐྱེར་ཁནྡ་མཆིན་ཁྲག་མཆིན་རྒྱུད་ལ། །ཧྲི་ཕཾ་དགུ་པ་གུར་གུམ་བཅུ་གསུམ་
དང་། །བད་རླུང་གློ་ནད་སྤྱང་རྒྱུན་བཅོ་ལྔ་དང་། །གློ་ཚད་ཀུན་སེལ་འཇུགས་གློ་ཀུན་སེལ་དང་། །
མཁལ་ཚད་ཨ་རུ་བཅོ་བརྒྱད་གྲང་བ་ལ། །གུ་ཡུ་ཉེར་བརྒྱད་ཉི་མའི་དཀྱིལ་འཁོར་དང་། །གྲང་འབམ་
འབྲས་སྐྲངས་བྲེ་ག་བཅུ་གསུམ་དང་། །ཆ་ཅག་སྐྱེར་ཤུན་བརྒྱད་པ་འཇོག་གཅོད་ལ། །སླ་རའི་ཁྱུང་
ལྔ་པོ་བའི་ཐོད་སྐྱེད་སྨན། །དྭངས་མ་གནས་འཇོག་དྲེག་གྲུམ་ཚུ་སེར་ལ། །སྤོས་ཁྱུང་བཅོ་ལྔ་དངུལ་
ཚུ་བཅོ་བརྒྱད་དང་། །བྲ་ཁྱུང་སྔོན་པོ་རྩ་ཡི་ནད་རིགས་ལ། །བསམ་འཕེལ་ནོར་བུ་རྩ་དཀར་བདུག་པ་
དང་། །འབམ་ལ་ཐོར་སྨན་གླུ་བདུད་བཅོ་བརྒྱད་དང་། །གསང་སྨན་འབྲུར་ཆེན་རེག་པ་བདེ་སྐྱེད་དང་། །མོ་
ནད་ཁྲག་སྨན་ཞི་བྱེད་བཅུ་གཅིག་དང་། །རྨ་ཁར་བཅད་སྦྱོར་ཁྲག་གཅོད་གུར་གུམ་བརྒྱད། །སྨྲང་ཤུར་ཤུ་
སླ་བརྟབ་འབྲམ་སྤར་བྱང་དང་། ཀུན་བྱེད་རྒྱལ་པོ་མཆོག་ཏུ་བསྔགས་པ་བཅས། །འགྲོ་ཕན་གྲྭ་ཚང་སྤྱི་ཡི་
སྦྱོར་ཁོངས་སྨན། །དེ་གོའི་ཕན་ཡོན་སྙིང་པོ་མདོར་བསྡུས་སུ། །གསལ་བར་བཤད་ཀྱི་བྲིས་རྣམས་རྣབ་
སློགས། ། ༡༽ཚད་ལྡན་ཨ་གར་སོ་ལྔའི་སྦྱོར་བ་འདི། །གཉན་ཚད་རླུང་གསུམ་འཐབ་དང་རི་ཐང་
མཚམས། །གློ་སྐམ་ཐེས་སྲུད་གྲུམ་བུ་བར་ཧ་དང་། །སྙིང་ཚད་རླུང་ལྡན་རྣམས་ལ་བསྔགས་པ་སྟེ། །སྨན་
བཏང་ལོག་པའི་ཉེས་པ་འདིར་མི་འབྱུང་། །དེ་ཕྱིར་སྟོད་འཚངས་ངོས་མ་ཟིན་པ་དང་། །ཉེས་མེད་ཡིན་ཡང་
ཕན་པ་ཉམས་སྨྱོང་གནས། ། ༢༽ཨ་གར་བཅོ་ལྔས་ཁྲག་རླུང་འཐབ་པ་དང་། །རྒྱབ་མདུན་གཟེར་དང་གློ་
གསོག་སེལ་བར་བྱེད། ། ༣༽གོ་བྱི་བཅུ་གསུམ་ཁྲག་རླུང་སྟོད་གཟེར་དང་། །འབམ་རིགས་གྱེན་
ལོག་སྟོད་འཇུགས་མ་ལུས་སེལ། ། ༤༽སྨན་མཆོག་ཧིག་ཏ་བརྒྱད་པར་གྲགས་པ་
འདིས། །མཁྲིས་ཚད་མིག་ཚུ་ཤ་མདངས་སེར་བ་འཇོམས། ། ༥༽གསེར་མདོག་ལྔ་པ་པོ་བ་རྒྱུ་

མའི་ཡུལ། །མཁྲིས་རླུང་མ་ཞུ་མིག་སེར་ཀུན་ལ་བསྔགས། ། ༦༽གསེར་མདོག་བཅུ་གཅིག་ཞེས་གྲགས་སྦྱོར་བ་འདིས། །མཁྲིས་སྲིན་དུག་ཐབས་བད་མཁྲིས་མགོ་ནད་དང་། །ཕོ་བ་རྒྱ་མར་ཁྲག་མཁྲིས་ལྷུང་བ་དང་། །སྣོད་ཀྱི་མཁྲིས་སྐྲན་མ་ཞུ་མིག་སེར་སེལ། །ཁྱད་པར་ཡ་མ་ནག་པོའི་ཚད་ནད་འཇོམས། །ཤ་ཡ་མིག་སེར་རླ་ཡ་ནག་པོ་ལ། །ཤིན་ཏུ་ཕན་པའི་སྦྱོར་གྲུབ་གདམས་པ་ཡིན། ། ༧༽གར་ནག་གཙོར་བསྐྱེད་གར་ནག་བཅུ་པ་འདི། །རླུང་དང་མ་ཞུ་བད་སྐྲན་ལ་སོགས་པ། །གཞན་དབང་ལྡན་པའི་མཁྲིས་ཀུན་འདི་ཡིས་སེལ། །མ་ཞུ་མཁྲིས་སྐྲན་ནད་ལ་ཤིན་ཏུ་བསྔགས། །ཁྱད་པར་གྲང་མཁྲིས་འཇོམས་པའི་སྨན་མཆོག་ཡིན། ། ༨༽ཀྲྀ་གློ་བ་ཡི་སྨན་མར་འདི། །བད་ཁྲག་ནད་ལ་མཆོག་ཏུ་བསྔགས། །ཁྱད་པར་མན་ངག་ཁ་ཚར་གྱིས། །གཏར་དགོས་གཏར་མི་ཐུབ་བ་དང་། །བད་ཁྲག་བྱེར་བའི་གློ་ནད་དང་། །སྨན་ཏྲ་ཚང་གིས་བྱས་གྱུར་ན། །རིམས་མཐུག་ལུད་པ་བཅོས་རྟགས་སེལ། ། ༩༽བདེ་བྱེད་སྟོམས་ལྡན་ཞེས་བྱ་སྨན་གྱི་མཆོག །བད་ཀན་ལྡན་འདུས་ནད་རིགས་མཐའ་དག་ལ། །ཕྱི་ཡི་ནད་ནི་སྦྲུལ་ཤུན་ལྟ་བུར་འབྱེད། །ནང་ནད་བ་མོ་ཉི་ཤར་ཉིད་དང་མཚུངས། ། ༡༠༽ཐང་ཆེན་ཉེར་ལྔ་ཞེས་སུ་གྲགས་པ་འདིས། །དུག་དང་སྨུག་པོ་ཚད་སྙིང་བྱེར་བ་སྟུད། །འདུ་བ་ཚ་གྲང་སྙོམས་ལ་དང་ག་འབྱེད། །རླུང་མི་སྐྱེ་ལ་བད་ཀན་མཁྲིས་པ་སེལ། །སྦྱོར་བའི་རྒྱལ་པོ་གདོང་ནག་མཁས་པའི་ལུགས། །ཐང་དུ་གསུངས་ཀྱང་ཕྱེ་རིལ་ཆུ་སྒྲོལ་དབུལ། །འདུས་རྟགས་ལུས་ལྕི་ཁ་སྐམ་དང་ག་འགག །ཕོ་བ་ན་ལ་ཛ་ཚུའི་ཚ་བ་སྐྱེ། །དེ་དུས་དངོས་གཞིའི་སྤྱི་སྨན་གང་འོས་བསྟེན། ། ༡༡༽མན་ངག་བསིལ་བའི་སྦྱོར་བ་འདིས། །དུག་སྨུག་མཁྲིས་པ་མཆིན་པ་རྒྱས། །ཁྲག་སྙིང་སྟོད་རྒྱངས་གབ་ཅིང་ཞེན། །མཆིན་མཆེར་བར་གྱིས་བར་ཁྲག་རྒྱས། །མཆིན་དྲི་ནང་གི་ནད་རྣམས་ལ། །སླེབ་པས་ཚོག་པ་ཁོ་བོས་མཐོང་། ། ༡༢༽བྲུར་ལུགས་ཟླ་ཤེལ་ཆེན་མོའི་སྦྱོར་བ་འདི། །ནད་གཞི་བསྡུན་ཏེ་རང་རང་སྨན་རྟས་འཕྲུལ། །དུག་དང་སྨུག་པོ་ཁྲག་ཏུ་འཁྲུ་སྨུག་དང་། །གབ་ཚད་ཚད་སྙིང་འགྲམ་འཁྲུགས་འཐབ་པ་དང་། །མ་ཞུ་སྐྲང་ཐབས་སྲིན་དང་ཆུ་སེར་སྐྲན། །ལྡན་འདུས་ནད་རྣམས་འཇོམས་པའི་རྡོ་རྗེ་ཡིན། ། ༡༣༽སྨུག་པོའི་གཡུལ་

ལས་རྒྱལ་བའི་སྨན་མཆོག་འདི། །ཞལ་ཤེས་བཞིན་དུ་མ་ནོར་བསྟེན་གྱུར་ན། །བྲང་ཚ་ཚུ་སྐྱུར་
མཁྲིས་པ་རྒྱ་བཤལ་སྐྱུག །ཕོ་མཆིན་རོ་རྒྱབ་སྦྲུགས་ཤིང་ཚིགས་པ་ན། །ཁྲག་མཁྲིས་ཕོ་བར་ལྷུང་
ངམ་སྟོད་དུ་གཟེར། །སྨུག་པོ་རྒྱས་དང་གབ་ཅིང་འབྲུགས་པ་དང་། །རང་གཞན་གནས་སུ་ཞེན་ཅིང་
རྙིངས་པ་སོགས། །འདུས་ནད་སྨུག་པོའི་རིགས་ཀྱི་སྨན་གཅིག་ཡིན། ། ༡༤༽ཞི་བྱེད་དྲུག་གི་
སྦྱོར་བ་འདིས། །མ་ཞུ་ཕོ་སྦོས་གླང་ཐབས་དང་། །ཐུར་སེལ་རྒྱ་བ་ལོག་པ་དང་། །སྐྱུ་དང་ཤ་མ་མ་
ཐོན་དང་། །བཤང་འགགས་སོགས་ལ་ཤིན་ཏུ་ཕན། ། ༡༥༽སེ་འབྲུའི་སྦྱོར་བ་ཀུན་ལྡན་བདེ་བྱེད་
ཅེས། །མེ་དྲོད་སྟོབས་འཕེལ་ཟས་ལེན་ཤེད་ཆེ་ཞིང་། །མ་ཞུ་འཇུ་ཞིང་ཤ་རྟབ་སྦོས་པ་དང་། །
མཆིན་ཚ་ཟགས་དང་ཆུ་འགགས་སྐྲན་ཀུན་སེལ། །བད་ཀན་མཁལ་མའི་ནད་ལ་བསྔགས་པ་
སྟེ། །སྨུག་པོ་རྒྱས་ལ་རྟ་རྟའི་རྟ་ལ་བསྐྱོན། །སྨུག་པོ་བྱེར་ལ་ཕག་པའི་བཅུད་ལེན་དང་། །སྟོབས་
འཕེལ་ནད་ལ་བྱང་སེམས་དཀར་པོ་མཆོག །ཁྲག་ནད་ཀུན་ལ་སྤར་བུ་ཐོར་གང་བསྟེབ། །སྤྱི་སྨན་
གཞན་ལ་མེད་པའི་མཁས་ཆོས་ལུགས། ། ༡༦༽དྭ་ལིས་བཅུ་དྲུག་སྦྱོར་བ་འདི། །སྦྲང་དང་བུ་རམ་
རྟར་བསྐྱོན་པས། །སྨན་ཉུས་སྤུར་དུ་འབྱིན་པར་བྱེད། །མ་ཞུ་གླང་ཐབས་ཕོ་བ་སྦོས། །ཚ་གྲང་
འཐབ་པའི་ནད་རྣམས་དང་། །སྟོད་འཚངས་བད་རླུང་མགོ་འཁོར་དང་། །གློ་ལུ་སྐད་འགགས་ལུས་
པོ་སྐྲངས། །རྒྱུ་ནབ་ས་ཆུ་མི་ཐུབ་པར། །སླེབ་པས་ཆོག་པ་སྤྱོད་བྱང་ཡིན། ། ༡༧༽ཚ་ཆུ་གྲང་
ཆུར་བསྒྱུར་པའི་མན་ངག་ལ། སྐྱུ་རུའི་ཚིག་ཐང་ལན་འགའ་བསྟེན་པའམ། །ཡང་ན་ཨ་ཧྲི་དྲུག་ཐང་
མང་འཐུངས་པས། །ཚ་ཆུའི་ཆུ་ལམ་འབྱེད་ཅིང་གྲང་ཆུར་བསྒྱུར། ། ༡༨༽ཕྱེ་མ་འབོལ་སྨན་བདུན་
པའི་སྙིང་དུ་ནི། །ཆུ་མདོག་ལྗང་དང་སེར་དང་བར་ཆུ་ཡི། །ཁ་ཚར་མན་ངག་ལྡན་པ་ཆུ་སྐྱོལ་
གྱིས། །འཕྲུལ་ལམ་ཡང་ན་གོང་བཤད་ཐང་གིས་དབྱུལ། །ཚ་ཆུའི་ནད་རྟགས་ཆེ་ན་ཨ་ཙང་ཆེ། །ཚ་
ཤས་ཆེ་ཙམ་ལ་ཡང་ཡུན་རིང་བསྟེན། །དེ་ཡིས་དྲི་ཆུའི་བུངས་ཆེ་པོ་བ་བདེ། །ཚ་བའི་ཆུ་དེ་ལྡན་
ནས་གྲང་ཆུར་བསྒྱུར། །མ་འགྱུར་སྲིད་ཀྱང་ཚ་ཆུའི་རླབས་འདིས་གཅོག །ལྡན་ནས་གྲང་ཆུ་ལའང་
ཞག་འགའི་བར། །མེ་དྲོད་གསོ་བྱེད་རྗེས་དང་སྨན་གཞན་གྱི། །ཐོག་མར་སྨན་འདི་གཏོང་བ་སྤྱོད་

བའི་གནད། ། ༡༩༽ནོར་བུ་བདུན་ཐང་བསྟུས་གྲང་བཏང་བ་ཡི། །ཕན་ཡོན་ཁྲག་དང་རླུང་དང་འཁྲུགས་
གསུམ་ལ། །རྒྱུ་དྭངས་ནོར་བུ་རྒྱ་སྙེང་བཞག་པ་བཞིན། །དེ་རྣམས་རིམ་བཞིན་དྭངས་པར་འགྱུར་བ་
ཡིན། །དེ་ཕྱིར་འདི་མིང་ནོར་བུ་རྒྱུ་དྭངས་ཟེར། །འདི་ལ་སྨིན་སྤྱད་གསོད་པ་གསུམ་ག་ཚང་། །དེ་ལྟར་ཐང་
ནི་ལན་འགའ་བསྟེན་པ་ཡིས། །ཚ་བ་ཆུང་ངུ་ལམ་ནས་ཟློག་ཀྱང་སྲིད། ། ༢༠༽སླེབ་ཚོག་བདུད་རྩི་
དངོས་དང་མཚུངས། །མཁྲིས་པ་ཚད་རིམས་མཐའ་དག་ལ། །སྨིན་སྤྱད་སྦྱར་དུ་སེལ་བའི་
མཆོག ། ༢༡༽རིལ་བུ་རྟ་ཟི་དམར་པོ་འདི། །རྟ་མགྲིན་བསྐྱེད་བཏང་གཉན་བསྒོངས་པའི། །བལ་
ནད་འབྲུམ་པ་རྒྱུག་འགྲེལ་དང་། །མིག་སེར་གག་ལྷོག་གདོན་ལ་སོགས། །ཚད་རིམས་བཞི་བརྒྱ་རྩ་
བཞིའི་ནད། །ཐམས་ཅད་སེལ་བར་ཐེ་ཚོམ་མེད། །སྐབས་མཚམས་ཐང་གིས་ཁ་བསྒྱུར་
བྱ། ། ༢༢༽སྤོད་ལུགས་སྤང་རྩི་བཅུ་གཉིས་ཁྱད་མཚར་ཅན། །གཉན་ཚད་མ་ལུས་གསོད་པར་
བྱེད་པའི་མཆོག །རིམས་ནད་སྟོབས་ཆེན་འཇོམས་པའི་གཉེན་པོ་ཡིན། ། ༢༣༽སྨན་མཆོག་
གནམ་ལྕགས་ཐོག་མདར་གྲགས་པ་འདིས། །ཡ་མ་དཀར་ནག་ཁྲ་གསུམ་སེལ་བའི་
མཆོག ། ༢༤༽ཕན་པ་ཀུན་ལྡན་ཞེས་པ་འདིས། །གག་ལྷོག་དང་ནི་འབྲུམས་པོ་དང་། །ལོག་
འཁྲེབས་སྐོང་ཤོར་ཕྱིའི་རྒྱུ་འཐབ། །ཡ་མ་ཁ་མེད་གཉན་དང་ནི། །ལྟེ་འབམ་འཇོམས་ཤིང་ཁྱད་པར་
དུ། །སྨན་བཏང་གཉིད་ལོག་རྣག་ཏུ་ཁུག ། ༢༥༽བྲ་ཁྱུང་རྣམ་པ་ལྔ་ཡི་རིལ་བུ་འདིས། །སྲོད་དུ་ལྔ་
བདུན་དགུ་རྣམས་རིམ་པས་བཏང་། །ཕོ་ལོག་སྲིན་ནད་གཉན་གཟེར་གག་ལྷོག་དང་། །ཁྱད་པར་རྒྱུ་
སེར་མཛེ་ནད་འཇོམས་པའི་མཆོག ། ༢༦༽གསལ་བྱེད་ཨ་ཤ་བཙོ་ལྔ་ཐོ་རེངས་དུས། །ཡུན་དུ་
བསྟེན་པས་མིག་གི་བདུད་རྩིར་འགྱུར། ། ༢༧༽སྤོས་རེང་རིགས་བཟང་ཉུ་ཞོའམ་ཆུ་ཡིས་
བཟན། །དྭངས་མ་མིག་ཏུ་བླུགས་པའི་ཕན་ཡོན་ནི། །མིག་འགྲིབ་རབ་རིབ་དམར་ཚག་སྐམ་ཚག་
སོགས། །མིག་ནད་ཅི་ལས་གྱུར་པ་སེལ་བར་བྱེད། ། ༢༨༽སྐྱེར་པའི་ཁཎྜ་རྒྱ་གཙང་སྦྱར་བླུགས་
པས། །མིག་ནད་ཚ་འགྲིབ་ཀུན་ལ་བདུད་རྩིར་འགྱུར། ། ༢༩༽གཞུང་བཞིན་ཚད་ལྡན་སྦྱར་བའི་སྐྱི་
ཤུ་དགུས། །མཆིན་པ་བསྣད་འགྲམས་མཆིན་ཁྲག་རྒྱས་པ་དང་། །མཆིན་ཚད་བད་ཀན་སླུག་པོ་

རྒྱས་པ་སེལ། ། ༣༠༽གུར་གུམ་བཅུ་གསུམ་མཆིན་རྒྱུད་སྦྱར་དུག་དང་། །མཁལ་མ་བསྣད་
འགྲམས་ཆུ་སྲི་ཚ་སྦྱོས་དང་། །ཡ་མ་ནག་པོའི་སྲིན་ནད་སེལ་བར་བྱེད། ། ༣༡༽སྤང་རྒྱན་བཅོ་ལྔ་
ཞེས་བྱ་སྨན་མཆོག་འདིས། །ཆམ་ཚད་གྲེ་བར་བབས་པ་དབུགས་མི་བདེ། །བད་རླུང་སྟོད་དུ་
འཁྲིམས་དང་གཟེར་ཆེན་དང་། །ཁྲིད་པར་བད་ཚད་སེལ་བ་འདི་རང་བསྔགས། ། ༣༢༽གློ་ཚད་
ཀུན་སེལ་གཉན་ཚད་གློ་ཚད་སེལ། །བྱིས་པའི་དུས་སུ་གསུངས་ཀྱང་ཀུན་ལ་བསྔགས། ། ༣༣༽
འབྲུགས་གློ་ཀུན་སེལ་འདི་ཡང་འགྲམས་ལ་བསྔགས། །གཞན་ཡང་འབྲུགས་རྒན་གློ་རྡུ་ལུད་པ་
ལྟ། །ཆམ་གཞུག་ལ་སོགས་ཀུན་ལ་མཆོག་ཏུ་འགྱུར། ། ༣༤༽ཨ་རུ་བཅོ་བརྒྱད་ཆུ་ཚན་འཕྱུལ་
བཏང་བས། །མཁལ་རྩ་འགྲམས་བྱེར་མཁལ་རྐེད་ན་བ་དང་། །ཚིགས་བྱེར་ལ་སོགས་མཁལ་ཚད་
མ་ལུས་སེལ། ། ༣༥༽གུ་ཡུ་ཉེར་བརྒྱད་འབྲས་བུ་སྐྱངས་པ་དང་། །དཀར་དམར་གྲང་བ་འཛག་
པའི་ནད་རིགས་དང་། །མཁལ་མའི་རྡོད་ཤོར་དབྱི་མིག་གཟེར་ལ་བསྔགས། ། ༣༦༽གསོ་བྱེད་ཉི་
མའི་དཀྱིལ་འཁོར་ཞེས་བྱ་འདི། །འཕྱུལ་བྱེད་ཆུ་སྐྱོལ་ཚན་མོ་སྐབས་འགར་ཆང་། །མ་ཞུ་སྐྲན་དང་
སྐྱ་རབ་འོར་དམུ་ཆུ། །མཁལ་མའི་རྡོད་ཤོར་ས་བོན་ཉམས་འཛག་དང་། །ཆུ་སྲི་མཁལ་རྐེད་ལྷང་པ་
ཆུ་སོར་ཟུག །ཚ་འབྲུ་གྲང་འབྲུ་གྲང་རྟོགས་གྲང་སྲིན་དང་། །ཆུ་སེར་གྲང་བབས་གྲང་བ་གྲུམ་བུ་
སོགས། །གྲང་ནད་ཀུན་ལ་དུས་མཐའི་མེ་ལྷ་བུ། །ཁྲིད་པར་ཕོ་བའི་མེ་དྲོད་སྐྱེད་པའི་མཆོག །དྭངས་
མ་གནས་འཛིན་ཆུ་སེར་རྩ་བ་སྐེམ། །ལུས་ཟུངས་རུས་བྱེད་ཚེ་ཡི་བཅུད་ལེན་འགྱུར། ། ༣༧༽བྲི་
ག་བཅུ་གསུམ་ལྷང་པའི་ནད་རིགས་དང་། །མཁལ་རྐེད་འགྲམས་དང་འོར་དུ་ལྷུངས་པ་དང་། །འབྲས་
བུ་ཚ་གྲང་གང་གིས་སྐྲངས་པ་འཇོམས། ། ༣༨༽སྔ་རའི་སྤྱོད་གྲུབ་སྐྱེར་ཤུན་བརྒྱད་པ་འདི། །ས་
བོན་ཁྲག་དང་བསྡོངས་ཏེ་འཛག་པ་དང་། །ཆུ་བཙགས་རྫེས་ལ་ཆུ་ཁ་ཚ་ཙག་བྱེད། །མདོར་ན་ཁྲག་
མཁྲིས་ལས་གྱུར་ཚ་འཛག་ཀུན། །སེལ་བར་སྨན་མཆོག་འདི་རང་ལྷག་པར་མཐོང་། ། ༣༩༽སྔ་
རའི་ཁྱུང་ལྔ་འཛག་སྡོམ་ཞེས་བྱ་འདི། །ཕུལ་བྱེད་ཆུ་སྐྱོལ་གྲང་རླུང་སྤྱོས་ཁུས་དབུལ། །མཁལ་མའི་
ཚ་གྲང་ནད་རིགས་ཡིན་ཙོག་དང་། །སྲིན་གླང་ལ་སོགས་གཉན་རིམས་ཀུན་ལ་བསྔགས། །སྨན་ནད་

སྦོན་དེས་ལན་འགའ་བསྟེན་པ་ཡིས། །དྭངས་མ་འཛག་གཙོད་མིན་ཀྱང་ནད་ཟུག་གཅོག ། ༩༠༽
སེ་འབྲུའི་སྦྱོར་བ་དྭངས་མ་གནས་འཛོག་འདིས། །ཚ་གྲང་འཐབ་པའི་ཁ་འཛིན་མེ་དྲོད་གསོ། །བད་
ཀན་བེ་སྣབས་རྩ་སྦུབས་འགགས་པ་སེལ། །དྭངས་མ་གནས་འཛོག་ལུས་ཟུངས་རང་སོར་
འཇུག ། ༩༡༽སྤོས་ཁྱུང་བཅོ་ལྔ་ཚད་ལྡན་འདི་བསྟེན་པས། །དྲེག་གྲུམ་ཆུ་སེར་གོ་ལེར་ཚ་འཁྲུག་
འཛོམས། ། ༩༢༽ དདུལ་ཆུ་རིན་ཆེན་བཅོ་བརྒྱད་སྦྱོར་བ་འདིས། །གླུ་ཡི་གདོན་འཛོམས་ཆུ་
སེར་རྩད་ནས་སྐེམས། ། ༩༢༽གཞན་ཡང་དདུལ་ཆུ་བཅོ་བརྒྱད་གྲགས་པ་ནི། །གླུ་བདུད་གཉན་
སོགས་ཀུན་དང་སྟེང་གདོན་བསྲུགས། ། ༩༣༽ཟླུག་སྨན་རྒྱལ་པོ་བྱ་ཁྱུང་སྔོན་པོ་ཞེས། །དྲེག་
གྲུམ་རྐང་འབམ་ཆུ་སེར་ཚ་འབབས་དང་། །ཤུ་ཐོར་གཉན་ནད་ཚ་བར་བསྲུགས་པ་ཡིན། ། ༩༤༽
བསམ་འཕེལ་ནོར་བུར་གྲགས་པའི་སྨན་མཆོག་འདིས། །རིམས་འཁྲུགས་ཚ་བ་གསར་དང་རྙིང་པ་
དང་། །དྲེག་གྲུམ་མཛེ་དང་རེངས་འཁུམས་མཁལ་རྩ་བསྣད། །འགྲམས་འཁྲུགས་རྩ་ལ་བྱེར་ཞིང་ཞེན་
པ་དང་། །བཙོས་མང་རྫུགས་པའི་ནད་གཞི་ཀུན་ལ་ཕན། །ཁྱད་པར་རྩ་དཀར་ནད་ཀྱི་གཉེན་པོ་
ཡིན། ། ༩༥༽རྩ་ཟླུག་མར་རྙིང་སྦྱར་ཧྲེ་ཟླུགས་པ་ཡིས། །རྩ་དཀར་ནད་ལ་ཤིན་ཏུ་ཕན་པ་མཐོང་། །
༩༦༽གླུ་བདུད་བཅོ་བརྒྱད་ཆུ་སྐྱོལ་ཚ་མོས་དབུལ། །མཛེ་དང་གཡན་པ་གླང་ཤུ་དྲེག་ནད་དང་། །ཟ་རྨོང་
ཐོལ་འབྲས་གཉན་སྲིན་ཡ་མ་སོགས། །ཆུ་སེར་ཚ་བའི་ནད་རིགས་ཡིན་ནོ་ཅོག །ཁྱད་པར་ཐིག་
ནག་འབམ་དང་གྲུམ་བུ་འཛོམས། ། ༩༧༽གསང་སྨན་མཐོང་བརྒྱུད་ཕྲུག་ལེན་བཞིན་བཏང་
བས། །འབམ་རིགས་ཀུན་ལ་བདུད་རྩི་ལྟ་བུར་བསྲུགས། །སྐབས་འགར་སེ་འབྲུ་ལྔ་པ་ཀུན་བདེ་
ཡི། །ཕོ་བའི་མེ་དྲོད་གསོ་བ་མན་ངག་ཡིན། ། ༩༨༽འབྱུར་ཆེན་རེག་པ་བདེ་སྐྱིད་སྐྲངས་པོར་
ཟླུགས། །དེ་སྟེང་སྤྱི་ནན་ཆིངས་བྲ་སོགས་ཚུལ་བཞིན། །ལེགས་བྱས་གཙོ་བོ་རྐང་འབམ་ནད་ལ་
བསྲུགས། །གཞན་ཡང་དྲེག་དང་གྲུམ་བུ་ཆུ་སེར་མཛེ། །གསར་རྙིང་རྨ་ཡི་སྐྲངས་དང་གཉན་དང་
འབྲས། །མ་ལུས་སེལ་བ་བྱང་སྨན་མཁས་པའི་ལུགས། ། ༩༩༽ཞི་བྱེད་བཙུ་གཅིག་སྐྱེ་ཟུག་
གཅོག་པ་དང་། །མོ་ནད་ཁྲག་སྐྲན་འདྲིལ་བ་བཤིག་པར་བྱེད། །ཁྱད་པར་བཙས་རྗེས་སྲིན་གླང་

འགྲིལ་རོ་ལ། །འདི་ལས་ལྷག་པ་གདམས་པ་གཞན་ན་མེད། ། ༥༠)བཅད་སྦྱོར་མར་ཁུར་བསྐོལ་ནས་རྩ་ཁ་རུ། །བཏབ་པས་རྩ་རིགས་འཕྲལ་དུ་གསོས་པར་འགྱུར། ། ༥༡)ཁྲག་གཅོད་གུར་གུམ་བརྒྱད་པ་ཚད་ལྡན་གྱིས། །སྨུག་པོ་གྱེན་དུ་རྡོལ་ལམ་ཐུར་དུ་རལ། །རྒྱ་ཆེན་མཚོན་གྱིས་བཅད་དམ་སྣ་ཁྲག་རྡོལ། །ཁྲག་ཤོར་མ་ལུས་གཅོད་པའི་མན་ངག་ཡིན། ། ༥༢)ཤུ་སླ་ཕག་ཚིལ་མར་རྙིང་གང་རིགས་ལ། །སྦྲངས་ཏེ་ཤུ་བར་བྲུགས་ནས་ཉི་མར་བསྲོ། །ཆུ་སེར་ལས་གྱུར་ཤུ་བའི་ནད་ལ་བསྟུགས། ། ༥༣)སྟར་བྱང་འདི་ནི་གཡང་ལྷང་རྡོ་དབྱུག་ཐོག །དབུགས་མ་ཐོན་དང་ཁྲག་རླུང་སྟོད་འཚངས་དང་། །ངན་ཁྲག་སྟོད་ལྷང་སྨུག་པོ་འཁྲིངས་འགྲིལ་དང་། །མ་ཞུ་སྐྲན་དང་ཤ་དུག་བཙན་དུག་སོགས། །མ་ལུས་སེལ་བྱེད་ནད་བརྒྱ་སྨན་གཅིག་ཡིན། ། ༥༤)ཀུན་བྱེད་རྒྱལ་པོ་ཚང་གིས་ཧ་བྲུས་གཏོང་། །ཤ་ལྤགས་ཙ་རྒྱུས་ཆུ་རྒྱུས་ལ་སོགས་པའི། །རྩ་ཀུན་གསོ་བར་བྱེད་པའི་བདུད་རྩི་སྟེ། །ཁྱད་པར་མགོ་ཡི་རུས་སྐྱོན་ཆེ་འཁྲིད་ཆུང་། །གླད་པ་རལ་དང་མཚོན་ཆ་ཐོག་པ་དང་། །ཙ་རུས་ཤ་དང་གླད་པའི་ཐིག་ཀུན་སྡོམ། །མཆོག་ཏུ་བྱང་ཤོག་སྟོད་སྨད་རྩ་ལ་བསྟུགས། ། ༥༥)གཞན་ཡང་སྨན་མཆོག་སེམས་ཀྱི་བདེ་སྐྱིད་འདི། །རིལ་བུ་གསུམ་ལྔ་བདུན་ལ་སོགས་པ་ནི། །ལུས་སྟོབས་སྦྲ་ར་ལ་དགོངས་དང་ཐོ་རེངས་དུས། །ཤ་མར་བུར་རྙིང་ཆང་ཐན་གདུས་པས་བསྲུལ། །ཕན་ཡོན་རླུང་ལས་གྱུར་པའི་ནད་རྣམས་ཀུན། །དུས་མཐའི་མེ་དང་ཉེ་བའི་བ་མོ་བཞིན། །ཐབས་འདིས་མི་འཛོམས་པ་ནི་ག་ལ་སྲིད། །ཁྱད་པར་སྲོག་རྩར་རླུང་ཞུགས་སེམས་མི་བདེ། །འཁྱོ་འདར་སྨྱོ་ལྷུགས་སྙིང་དཀྲིལ་ཆུ་བླུགས་འདྲ། །དེ་ལྟའི་ནད་ལ་ཚུལ་འདི་བདུད་རྩི་ཡིན། ། ༥༦)སྲོག་འཛིན་ཉེར་ལྔ་འདོན་བཞིའི་ཧར་བསྐྱོན་གཏོང་། །ཤ་ལྤགས་ཙ་རུས་ཞུགས་པ་ཕྱི་ཡི་རླུང་། །དོན་ལྔ་སྣོད་དྲུག་ལ་ཞུགས་ནང་གི་རླུང་། །སྲོག་འཛིན་ལ་སོགས་རྣམ་ལྔ་གསང་བའི་རླུང་། །སྟོད་སྨད་བར་གསུམ་ཞུགས་པའི་རླུང་ལ་སོགས། །རླུང་རིགས་སྨན་སྦྱོར་ཞིག་གི་འཛོམ་མོ་ཞེས། །སྨན་བླ་གཉིས་པ་ཡོན་ཏན་མགོན་པོས་གསུངས། ། ༥༧)ཨ་གར་ཉི་ཤུར་གྲགས་པའི་སྨན་མཆོག་འདིས། །རླུང་ཁྲག་འཐབ་དང་གཟའ་ནད་ཙ་དཀར་དང་། །སྲོག་རྩར་རླུང་ཞུགས་སྨྱོ་ལྷུགས་ཡན་ལག་སྲིད། །རླུང་

བུས་ཚ་བས་བྱེར་སོགས་ནད་རིགས་ལ། །མན་ངག་འདི་ནི་བདུད་རྩི་ལྷ་བུ་ཡིན། ། ༥༨༽ཏིག་ཏ་
ཉེར་ལྔའི་སྦྱོར་བ་ཡིས། །ནད་གཞི་སྨྱོད་མཁྲིས་ལས་སྐྱེས་པའི། །མཁྲིས་ནད་ཚ་གྲང་མ་ལུས་
སེལ། ། ༥༩༽སྨན་མཆོག་ཅན་དན་བཅོ་བརྒྱད་འདི། །ཐྲག་ཞུན་ཐང་གིས་འཕྲུལ་ལ་བཏང་། །
ཕན་ཡོ་འབྲུ་སྐྱུགས་འདྲིལ་བ་དང་། །རྩིབས་ལོགས་རོ་སྟོད་གཟེར་བ་དང་། །སྙིང་རླུང་རྒྱུ་བ་ངན་པ་
དང་། །རྩ་ཆད་རྩ་འདུལ་ཤ་འཁྲིག་དང་། །མགོ་བོ་ན་ཞིང་མིག་མི་གསལ། །ཁ་ལྕེ་སྐམ་ཞིང་གྲེ་བ་
ཚ། །མཆིན་མཁྲིས་ཐོ་བ་རྒྱུ་མ་ལ། །རྨུག་ཅིང་ཚ་བར་བྱེད་པ་དེ། །མེ་དབལ་ཆུ་ཡིས་གསོད་དང་
མཚུངས། ། ༦༠༽།བྱང་ལུགས་སེ་འབྲུ་བཅུ་གསུམ་ཞེས་པ་འདིས། །མ་ཞུ་བད་ཀན་ལྕེན་དང་
ལྷགས་དྲེག་དང་། །མི་ཉམས་ལ་སོགས་བད་ཀན་རང་རྒྱུད་ཅན། །མ་ལུས་ནད་ཀུན་འཇོམས་པའི་
སྨན་གཅིག་པོ། །ཁྲིད་པར་དང་ག་འབྱེད་ལ་མེ་དྲོད་སྐྱེད། ། ༦༡༽གླང་ཆེན་མེ་ཏོག་བཅོ་བརྒྱད་
ཅེས་གྲགས་པ། །མཆིན་ཁྲག་སྨུག་པོ་རྒྱས་པ་སེལ་བའི་མཆོག ། ༦༢༽གཡུ་རིལ་བཅུ་གསུམ་འདི་
ཡིས་སྨུག་པོ་དང་། །ཁྲག་མཁྲིས་བད་ཀན་ཐོ་བའི་ནད་ལ་བསྟགས། །གྲང་རླུང་ལ་ཡང་མི་གནོད་སྤྱི་སྨན་
ཡིན། ། ༦༣༽སྤྱི་འཇོམས་བདེ་བའི་སྨུ་གུ་ཡིས། །ཁྲག་མཁྲིས་ཐོ་བར་ལྡང་བ་དང་། །སྨུག་པོ་ཁྲག་སྐྲན་
འདྲིལ་བ་དང་། །མི་ཉམས་མ་ཞུ་གསར་རྙིང་སོགས། །ཐོ་ནད་ཚ་གྲང་མཐའ་དག་སེལ། ། ༦༤༽
དཀར་པོ་དྲུག་གི་སྦྱོར་བ་འདིས། །སྙིགས་མ་མ་ཞུའི་ཐོ་ནད་སེལ། ། ༦༥༽བདུད་རྩི་རིལ་དཀར་
ཞེས་པ་འདི་ཡིས་ནི། །མ་ཞུ་འཇུ་ཞིང་ཐོ་བའི་མེ་དྲོད་སྐྱེད། །ལྕེན་དང་སྐྲན་བཤིག་བད་ཀན་ལྷགས་
དྲེག་འགོག །སྐྱ་རྦབ་འཛིལ་ཞིང་འོར་དང་དམུ་ཆུ་སྐེམ། །གྲང་སྲིན་གླང་ཐབས་ནད་ལ་བདུད་རྩི་
འདྲ། ། ༦༦༽དྭགས་སྨན་བཅོ་ལྔའི་སྦྱོར་བ་འདིའི། །ཕན་ཡོན་བསམ་གྱིས་མི་ཁྱབ་སྟེ། །ཁྲིད་པར་
ཐོ་གཅོང་ནད་ལ་ཤེས། །བད་ཀན་སྨུག་པོ་ཁྲག་སྐྱུག་དང་། །རྒྱ་ནད་ཏག་ཏུ་འབྲུ་བ་དང་། །སྐྲེག་པ་
མང་ཞིང་ཟས་མི་འཇུ། །ཐོ་བ་སྟོང་འཁྲིག་བྱེད་པ་དང་། །ཐོ་ལོག་ཐོ་བ་སྦྱུ་བྱེ་དང་། །ཐོ་སྲུལ་ལྷགས་
ཀྱི་དྲེག་ཆགས་དང་། །ཐོ་བ་དུགས་ཐབས་མཆིན་ནད་དང་། །མཆིན་པ་སྐྲེས་དང་འཕྲུང་བ་དང་། །
མཆིན་ཚ་གླུགས་ཅིང་སྐྲོག་པར་བཅས། །རྒྱ་གཞེར་གྲོལ་མ་གླང་ཐབས་རིགས། །འདྲིལ་བཅས་དུ་བུ་

བསྲུང་བ་སོགས། །མདོར་ན་ཕོ་ལོང་རྒྱུ་གཅོང་ལ། །སྨན་མཆོག་འདི་ལས་ལྷག་པ་མེད། །རྡོ་བ་སྤྱི
གྲིས་གཙོད་དང་མཚུངས། །སྨན་ནག་ཐུགས་ཀྱི་དཀྱིལ་དུ་ཚོངས། ། ༨༧༽སྤྱི་འཇོམས་རྡོ་རྗེ་ཅན
ཞེས་ཟུར་མཁར་ལུགས། །མ་སྨིན་སྨིན་དང་བྱེར་སྟུད་ལ་སོགས་པ། །གྲངས་འདས་གསུངས་ཀྱང
རྩ་རྒྱུ་འགགས་པ་ལ། །ཁྱད་པར་དུ་ཡང་འདི་ཉིད་བསྟེན་པར་བྱ། ། ༨༨༽ཙུ་གང་བདེ་བྱེད་སྐབས
བསྟུན་སྨན་རྟས་ཐུལ། །ཕྱིདང་ཚ་གྲང་རྒྱུ་རིགས་ལྷན་ཚད་སེལ། ། ༨༩༽ཁྱད་པར་རྒྱུ་སྨན་རྒྱུ་རྟི
ཉེར་ལྔ་འདི། །ཚ་གྲང་རང་རང་གཙོར་སྦྱོས་སྐབས་བརྩིས་པས། །དམུ་རྒྱུའི་ནད་རིགས་ཚ་གྲང་གང
ཡིན་ཀྱང་། །ཐེམ་བྲལ་ཛྫ་མའི་རྒྱུ་ལ་འགྲན་པ་བཞིན། །རིམ་པས་གསང་བའི་ལམ་ནས་འཇྲོངས་པར
ངེས། ། ༩༠༽སྟོད་ལུགས་སྨན་སེར་ཆེན་མོ་ཞེས་གྲགས་པ། །གསུམ་འགྲིལ་བལ་ནད་མིག་སེར
ཅོག་འགྱེལ་དང་། །རིམས་རིགས་སྤྱོ་ཡོར་ཁྲག་མཁྲིས་རྩར་རྒྱུག་སོགས། །གཉན་ནད་མ་ལུས་ཀུན
ལ་འདི་རང་ལྷག །ཁྱད་པར་ཚད་པ་གཉན་བསྲོངས་སྨིན་མ་སྨིན། །མ་ཤེས་སྟོབས་ཆེན་ནད་ལ་ཞི
བྱེད་དུ། །བསྟེན་ན་སྦྱོང་བས་གྲུབ་པ་ཁྱད་པར་འཕགས། ། ༩༡༽ཨུག་ཆོས་ལྔ་སྙེང་ཤིང་ཀུན
བསྟན་པ་དེ། །འབྲུ་མར་སྦྱར་བ་ནྣ་བའི་ནང་དུ་གཏིག །སྤྲ་བཅས་འོན་པ་སེལ་བའི་མན་ངག
ཡིན། ། ༩༢༽རྨེན་བུའི་སྦྱོར་བ་ལྷ་བ་རྒྱུན་གཙོད་འདི། །ཟླ་སྨད་ཉི་ཤུ་གཅིག་ནས་དགུ་ཡི
བར། །བསྟེན་ན་ལྷ་བ་རྩད་ནས་འབྱིན་པར་བྱེད། ། ༩༣༽འབའ་སམ་ལྷ་ཡི་ལུང་བསྟན
འདིས། །མཁལ་གཅོང་མཁལ་ནད་མཐའ་དག་དང་། །མཁལ་འགྲམ་བྱེར་རྒྱས་ལྷུང་སོགས
སེལ། ། ༩༤༽ཙ་ཐག་བཙུ་དྲུག་སྦྱོས་ཁུས་བཏང་བ་ཡིས། །རླིག་པ་སྐྲངས་པ་རང་ཞི་དག་ལ
འགྲོ། །སྨད་ནད་མཁལ་རྩ་འགྲམས་དང་མཁལ་རླུང་སོགས། །མ་ལུས་སེལ་བྱེད་གདངས་དག་སྙིང
ནོར་རོ། ། ༩༥༽ཅིག་ཐུབ་རིལ་བུ་ཕོ་སྲིན་སླང་ཐབས་ལ། །མཆོག་གྱུར་རྣམ་སེང་གེའི་ཁྱད་ཆོས
སོ། ། ༩༦༽ཡ་སྨན་དབང་པོ་ཀུན་གསལ་འདི་འཛིན་པས། །འདུས་ནད་ཡ་མ་དཀར་ནག་ཚད
རིགས་དང་། །ངག་གི་གྲེ་འཇོར་ལ་སོགས་སེལ་བ་དང་། །མིག་ལ་སོགས་པ་དབང་པོ་གསལ་བར
གསུངས། ། ༩༧༽སེང་ལྡེང་ཉེར་གསུམ་ཕྱེ་མ་འདི་ཉིད་ནི། །དྲེག་གྲུམ་ནད་ལ་སླེ་ཏྲེས་བྲག་ཞུན

དང་། །མཁལ་རྐེད་གྲང་བ་འཛག་པའི་ནད་རིགས་ལ། །ནས་དཀར་སིངས་པོས་འཕྱུལ་བས་འཛག་
པ་གཅོད། ། ༧༨ ༽མཁྲིན་མཚལ་ཉེར་ལྔ་སེང་ལྡེང་ཁུ་བས་དབུལ། །སྐབས་སུ་སེ་འབྲུ་ལྔ་པ་བསྟེན་
པ་ཡིས། །དངས་མ་གནས་འཛིག་ཆུ་སེར་རང་སར་སྐེམ། །དྲེག་ནད་མ་ལུས་འཛོམས་ཞེས་བྱང་
པའི་ལུགས། ། ༧༩ ༽དྭ་ལིས་བཅོ་བརྒྱད་ཞེས་སུ་གྲགས་པ་འདིས། །སྤྲིར་དུ་རྩ་དཀར་ནད་དུ་
གྱུར་པ་དང་། །རྐོས་སུ་ཡན་ལག་ཞ་སྦྲིད་སྐམ་པ་སོགས། །ནད་ཀུན་སེལ་བྱེད་སྨན་གྱི་ནོར་བུ་
ཡིན། ། ༨༠ ༽གསེར་ཐང་བཅོ་བརྒྱད་ཁ་བསྒྱུར་རིག་མདངས་སྒྲུར། །འབམ་རིག་གྱེན་ལོག་ཁྲག་
མཁྲིས་འདུ་འཁྲུགས་ནད། །སྟོད་གཟེར་དབུགས་ཐུང་ཧམ་རྐོད་ཀུན་ལ་ཕན། ། ༨༡ ༽ཨ་གར་
བརྒྱད་པས་སྙིང་རླུང་དབུགས་མི་བདེ། །འགྲམས་འཁྲུགས་སྨྱོ་ལྷུགས་ཉ་མཆིན་གཟེར་བ་
འཛོམས། ། ༨༢ ༽ཀ་ར་སྦྱར་བའི་སྐྱུ་རུ་ཉེར་ལྔ་འདི། །ཁྲག་ཤེད་མ་ལུས་གཅོག་པའི་སྤྱི་སྨན་
ཡིན། །གཏར་དགོས་གཏར་མི་རུང་ལ་སྨན་འདི་བསྟེན། །སྟོད་གཟེར་ཁྲག་འཁྲུགས་ཚ་བ་སྟོད་རྒྱས་
དང་། །སྨུག་པོ་ཁྲག་རྒྱས་མཆིན་དྲི་རོ་སྟོད་གཟེར། །བྲང་ཚ་ཆུ་སྐྱུར་མཁྲིས་པ་རྒྱ་བཤལ་དང་། །
ཁྲག་རུལ་དུད་ཁུ་སྐྱུགས་དང་པོ་མཆིན་ན། །རོ་རྒྱབ་ཚིགས་གཟེར་ཁྲག་མཁྲིས་པོ་ལྷང་དང་། །སྨུག་
པོ་རྒྱས་གབ་འཁྲུགས་དང་གནས་ཞེན་དང་། །བྱེར་འཐབ་རྙིང་སོགས་འདུས་ནད་སྨུག་བསྒྱུར་
ནི། །སྨུག་པོ་གྱེན་ཐུར་རྫོལ་དང་སྨུག་ཚད་དང་། །འཕྲིངས་འཐབ་སྨུག་སྐྲན་བད་མཁྲིས་རླུང་སོགས་
ལ། །སྐྱུ་རུའི་འཕྲུལ་འཁོར་རིགས་པས་བསྐོར་ཤེས་ན། །ནད་དོ་ཅོག་གི་གཉེན་པོ་ཨ་ཙར་
ལུགས། ། ༨༣ ༽གཙོ་བོ་ཉེར་ལྔ་མན་ངག་ཁ་ཚར་ཅན། །ཚད་པ་ཆེ་ཆུང་གློ་དང་རུས་ལ་ཞེན། །གློ་
ཆེན་འགོག་དཀའ་དབུགས་ཐུང་གྱེན་མི་འཕེར། །གློ་ཡིས་བརྒྱལ་ཞིང་འཚངས་ནས་དབུགས་སྟུད་
དཀའ། །འགུལ་ན་གློ་སྐྱུགས་བྱེད་ཅིང་ཉལ་མི་བདེ། །ལུད་པ་མང་དུ་ལུ་ཞིང་སྣ་མཚུལ་
འགགས། །རོ་སྟོད་ཚ་ཞིང་བརྩེ་ལ་རྒྱངས་ཤིང་ཁེངས། །ཚ་གཟེར་ཚ་སྲུབ་གློ་བ་ཁྲག་རྒྱས་
སོགས། །གློ་ནད་བརྒྱད་ལ་སྨན་འདི་སྨིན་པས་ཆོག ། ༨༤ ༽ གུར་ཁྱུང་ཕྱག་རྡོར་རིལ་བུའི་སྦྱོར་
བ་འདིས། །ཡ་མ་དཀར་ནག་ཁྲ་གསུམ་དྲེག་གྲུམ་དང་། །མཁལ་ནད་གསར་རྙིང་རྙོགས་པའི་ཚ་བ་

དང་། །ཆུ་སེར་དཀར་ནག་རིག་དུག་གཉན་དང་ཁྲག །རྩ་དཀར་ནད་དང་གཟའ་ནད་མཛེ་ཀུན་སེལ། །

སྨྲས་པ། ངོ་མཚར་འཚོ་དཔྱད་གཞུང་གདམས་མཐའ་ཡས་ལས། །ལེགས་གསུངས་སྨན་གྱི་སྦྱོར་སྡེའི་རྣམ་གྲངས་ཙམ། །ཆུ་ལྷའི་རོ་བཞིན་ཇི་བཞིན་མངར་བས་ཀྱང་། །བསླལ་པར་བརྗོད་ཀྱང་འཇོད་པའི་མཐའ་མི་མངོན། །འོན་ཏེ་གཉེན་པོའི་འགྲོ་ཕྱོགས་འདི་ཙམ་ཞིག །ཤེས་ཀྱང་འགྲོ་ཕན་དཔག་མེད་འབྱུང་སྲིད་སྙམ། །སོ་སོའི་ཕན་ནུས་ཕྱོགས་བསྡེབས་འཕྲུལ་སྣར་གྱི། །ལེགས་བྱས་འདིས་མཚོན་བདག་གཞན་རྣམ་དཀར་མཐུས། །སྨན་རྩིས་བསྟན་པ་ཕྱོགས་དུས་ཀུན་ཏུ་རྒྱས། །གླང་དོར་མིག་རྐྱེན་ཟུག་རྔུའི་མཚོ་ལས་གྲོལ། །ནད་མེད་ལང་ཚོ་རིང་པོའི་ཚེ་དང་ནི། །བྱང་ཆུབ་དོན་དུ་གཉེར་ལ་མཐུ་ཐོབ་ཤོག །ཅེས་པའང་རབ་བྱུང་རྒྱལ་པོའི་ས་གླང་ཆུ་སྟོད་ཟླ་བའི་ནང་སྐྱར་ཡང་སྨན་ནུས་འགའ་ཞིག་ཁ་སྐོང་དང་བཅས་སྤྱར་དུ་བསྒྲུབས་པའི་སློབ་ཚིག་ཏུ་སྨན་རྩིས་མཁན་པོ་ཕྲཛྙ་མ་ཎིས་སོ། །

༄། །བདུད་རྩི་སྨན་གྱི་ཕན་ཡོན་སྙིང་པོ།

༡ ཨ་གར་སོ་ལྔ། སྔོམས་བཟི། གཉན་ཚད་རླུང་འཐབ་སྟོད་འཚངས་མཐའ་དག་སེལ། །

༢ ཨ་གར་བཅོ་ལྔ། བསིལ། ཁྲག་རླུང་རྒྱབ་མདུན་གཟེར་དང་སྙི་གསོག་སེལ། །

༣ གོ་བྲི་བཅུ་གསུམ། བསིལ། འབམ་རིགས་གྲིན་ལོག་ཁྲག་རླུང་སྟོད་གཟེར་སེལ། །

༤ ཏིག་ཏ་བརྒྱད་པ། བསིལ། ཚ་མཁྲིས་མིག་ཆུ་ཤ་མདངས་སེར་བ་འཇོམས། །

༥ གསེར་མདོག་ལྔ་པ། སྔོམས། གྲང་མཁྲིས་མ་ཞུ་མིག་སེར་ནད་ལ་བསྟེགས། །

༦ གསེར་མདོག་བཅུ་གཅིག །བསིལ་བཟི། མཁྲིས་སྲིན་བད་མཁྲིས་མགོ་ནད་མིག་སེར་སེལ། །

༧ གར་ནག་བཅུ་པ། ཉོད། མ་ཞུ་གྲང་མཁྲིས་གཞན་དབང་མཁྲིས་ཀུན་སེལ། །

༨ ཆ་ལོ་སྨན་དམར། བསིལ། བད་ཁྲག་བསྡོངས་དང་བྱེར་བའི་གློ་ལ་བསྟགས། །

༩ བདེ་བྱེད་སྙོམས་ལྡན། ཉོད། བད་ཀན་ལྡན་འདུས་ནད་རིགས་ཀུན་ལ་བསྟགས། །

༡༠ ཐང་ཆེན་ཉེར་ལྔ། སྙོམས། དུག་སྐྱུག་ཚད་སྙིང་བྱེར་སྦུད་འདུ་བ་སྙོམས། །

༡༡ མན་ངག་བསིལ་སྦྱོར། བསིལ་ཆེ། དུག་སྐྱུག་མཆིན་རྒྱས་ཁྲག་ཚད་གབ་ཞེན་སེལ། །

༡༢ ཟླ་ཤེལ་སོ་བདུན། བསིལ། ཕོ་ནད་དུག་སྐྱུག་ལྡན་འདུས་ནད་ལ་བསྟགས། །

༡༣ སྐྱུག་པོ་གཡུལ་རྒྱལ། བསིལ། འདུས་ནད་སྐྱུག་པོ་འཇོམས་པའི་སྨན་གཅིག་ལགས། །

༡༤ ཞི་བྱེད་དྲུག་པ། སྙོམས། མ་ཞུ་སྲིན་གླང་ཐུར་སེལ་ལོག་པ་སེལ། །

༡༥ ཀུན་ཕན་བདེ་བྱེད། ཉོད། མེ་ཉོད་སྟོབས་འཕེལ་ཆུ་འགགས་མཁལ་ནད་སེལ། །

༡༦ དྭ་ལིས་བཅུ་དྲུག །སྙོམས། བད་རླུང་སྐྲ་སྦྲོས་ས་ཆུ་མི་འགྲོད་སེལ། །

༡༧ ཨ་ཧྱི་དྲུག་ཐང་། བསིལ། ཚ་རྒྱུའི་ཆུ་ལམ་འབྱེད་ཅིང་གྲང་རྒྱུར་བསྐྱུར། །

༡༨ འབོལ་སྨན་བདུན་པ། བསིལ། ཚ་རྒྱུའི་ནད་ལ་མན་ངག་ཐང་གིས་བསྙེན། །

༡༩ ནོར་བུ་བདུན་ཐང་། བསིལ། ཆམ་རིམས་སྙིན་སྦུད་འབྱེད་གསོད་འབྲུགས་ལ་བསྟགས། །

༢༠ བདུད་རྩི་སླེབ་ཚོག །བསིལ་བཟི། མཁྲིས་པ་ཚད་རིམས་སྙིན་སྦུད་སེལ་བའི་མཆོག།

༢༡ ཏྲ་ཟི་དམར་པོ། བསིལ་བཟི། གག་ལྷོག་གཉན་རིམས་ཚ་བ་མཐའ་དག་སེལ། །

༢༢ སྤང་རྩི་བཅུ་གཉིས། བསིལ་བཟི། གཉན་ཚད་སྟོབས་ཆེན་འཇོམས་པའི་གཉེན་པོ་ཡིན། །

༢༣ གནམ་ལྕགས་ཐོག་མདའ། རྟུབ་བཟི། ཡ་མ་དཀར་ནག་ཁྲ་གསུམ་སེལ་བའི་མཆོག།

༢༤ ཕན་པ་ཀུན་ལྡན། རྟུབ་བཟི། ལྤྱི་འབམ་གག་ལྷོག་ཡ་མ་མཐའ་དག་སེལ། །

༢༥ བྱ་ཁྱུང་ལྔ་པ། སྙོམས་བཟི། ཕོ་ལོག་སྲིན་ནད་གཉན་རིགས་མ་ལུས་སེལ། །

༢༦ ཨ་ཤ་བཅོ་ལྔ། སྙོམས། ཡུན་དུ་བསྟེན་པས་མིག་གི་བདུད་རྩིར་འགྱུར། །

༢༧ སྤོས་རེངས་ཆེ་ཆུང་། བསིལ། མིག་འཁྲིབ་རབ་རིབ་དམར་ཚག་སོགས་ལ་ཕན། །

༢༨ སྐྱེར་ཁཎ་ལྔ་པ། བསིལ། མིག་ནད་ཚག་འཁྲིབ་ཀུན་ལ་བདུད་རྩིར་མཚུངས། །

༢༩ སྐྱེ་ཤུཾ་དགུ་པ། བསིལ། མཆིན་ཁྲག་མཆིན་ཚད་བད་སྨུག་སོགས་ལ་བསྔགས། །

༣༠ གུར་གུམ་བཅུ་གསུམ། བསིལ། མཆིན་རྒྱུད་སྦྱར་དུག་མཁལ་འགྲམས་ཡ་སྦྲིན་སེལ། །

༣༡ སྤང་རྒྱན་བཅོ་ལྔ། སྙོམས། ཆམ་ཚད་བད་ཚད་དབུགས་མི་བདེ་བར་བསྔགས། །

༣༢ གློ་ཚད་ཀུན་སེལ། བསིལ་བཟི། ཁྲིས་སོགས་གློ་ཚད་གཉན་ཚད་འཇོམས་པའི་མཆོག།

༣༣ འབྲུགས་གློ་ཀུན་སེལ། བསིལ། འབྲུགས་རྒན་གློ་རོ་ལུ་དང་ཆམ་གཞུག་སེལ། །

༣༤ ཨ་རུ་བཅོ་བརྒྱད། བསིལ་བཟི། མཁལ་རྩ་འགྲམས་ཁྲེར་མཁལ་ཚད་ནད་ལ་བསྔགས། །

༣༥ གུ་ཡུ་ཉེར་བརྒྱད། དྲོད། མཁལ་མའི་དྲོད་དང་གྲང་འཛག་འབྲས་སྐྲངས་སེལ། །

༣༦ ཉི་མའི་དཀྱིལ་འཁོར། དྲོད་ཆེ། མ་ཞུ་སྐྲ་རྦབ་མཁལ་གྲང་ནད་ལ་བསྔགས། །

༣༧ བྲེ་ག་བཅུ་གསུམ། སྙོམས། མཁལ་སྙིད་འགྲམས་དང་འོར་ལྷུང་འབྲས་སྐྲངས་སེལ། །

༣༨ སྐྱེར་ཤུན་བརྒྱད་པ། བསིལ། ས་བོན་ཁྲག་བསྒྱངས་འཛག་དང་ཚ་ཅག་སེལ། །

༣༩ ས་བྲུང་བཅུ་བདུན། སྙོམས་བཟི། མཁལ་ནད་སྦྲིན་གླང་གཉན་འཇོམས་པ་འཛག་གཅོད། །

༤༠ དྭངས་མ་གནས་འཇོག །དྲོད། ཚ་གྲང་འཕབ་པའི་ཁ་འཛིན་མེ་དྲོད་གསོ།

༤༡ སྤོས་བྲུང་བཅོ་ལྔ། བསིལ་བཟི། དྲེག་གྲུམ་ཆུ་སེར་གོ་ལེར་ཚ་འབྲུག་འཇོམས། །

༤༢ དངུལ་ཆུ་བཅོ་བརྒྱད། བསིལ་བཟི། གླུ་བདུད་གཉན་སོགས་ཀུན་དང་སྙེང་གདོན་བསྔགས། །

༤༣ བྱུགས་པ་བྱ་སྤོན། དུག་ཤས། དྲེག་གྲུམ་རྐང་འབམ་ཆུ་སེར་ཤུ་ཐོར་སེལ། །

༤༤ བསམ་འཕེལ་ནོར་བུ། བསིལ། ཚ་བ་དྲེག་གྲུམ་རེངས་འབུམས་རྩ་དཀར་སེལ། །

༤༥ རྩ་དཀར་ཀུན་སེལ། སྙོམས། མར་སྦྱར་བྱུགས་པས་རྩ་དཀར་ནད་ལ་ཟབ། །

༤༦ གླུ་བདུད་བཅོ་བརྒྱད། བསིལ་བཟི། མཛེ་དང་དྲེག་ནད་ཆུ་སེར་འབམ་གྱི་གཉེན། །

༤༧ འབམ་གྱི་གསང་སྨན། བསིལ། ཚུལ་བཞིན་བསྐོལ་བསྙེན་འབམ་ལ་བདུད་རྩིར་འགྱུར། །

༤༨ འབྲུ་ཆེན་རེག་པ་བདེ་བྱེད། དུག་ཤས། རྐང་འབམ་དྲེག་གྲུམ་ཆུ་སེར་གཉན་སྐྲངས་འཇོམས། །
༤༩ ཞི་བྱེད་བཅུ་གཅིག །སྙོམས། སྐྱེ་ཟུག་བུ་འབྱིན་འཁྲིལ་དང་ཁྲག་སྐྲན་བཤིག།
༥༠ འཆི་མེད་བཅུད་སྦྱོར། བསིལ། རྨ་ཁར་བཏབ་པས་རྨ་རིགས་འཕྲལ་དུ་སོས། །
༥༡ གུར་གུམ་བརྒྱད་པ། བསིལ། ཁྲག་ཤོར་མ་ལུས་གཅོད་པའི་མན་ངག་ཡིན། །
༥༢ ཤུ་སླ་ཤིའུ་སྦོན། སྙོམས། ཕག་ཚིལ་སྦྱར་བྱུགས་ཆུ་སེར་ཤུ་བ་སེལ། །
༥༣ སྤར་བྱང་ཟུང་སྦྱོར། སྙོམས། བརྡབས་འགྲམས་སྐྱོད་འཚངས་མ་ཞུ་འཁྱིངས་འདྲིལ་སེལ། །
༥༤ ཀུན་བྱེད་རྒྱལ་པོ། ཐོད། མགོ་སྐྱོན་རྩ་རྒྱུས་ཤ་ཁྱད་ཐིག་ཀུན་འཇོམས།
༥༥ སེམས་ཀྱི་བདེ་སྐྱིད། ཐོད་བཟི། སེམས་མི་བདེ་ལ་སྙིང་དཀྱིལ་ཆུ་ཐུག་འདྲ། །
༥༦ སྲོག་འཛིན་ཉེར་ལྔ། ཐོད་བཟི། ཕྱི་ནང་གསང་བའི་རླུང་རིགས་འཇོམས་པའི་མཆོག།
༥༧ ཨ་གར་ཉི་ཤུ། སྙོམས། གཟའ་ནད་རྩ་དཀར་གྲིབ་རླུང་ནད་ལ་བསྟེགས། །
༥༨ ཏིག་ཏ་ཉེར་ལྔ། མཁྲིས་ནད་ཚ་གྲང་ཀུན་གྱི་གཉེན་པོ་ཡིན། །
༥༩ ཙནྡན་བཅོ་བརྒྱད། བསིལ། ཁྲག་མཁྲིས་སྟོད་གཟེར་ཁ་ལྕེ་སྐམ་སོགས་སེལ། །
༦༠ སེ་འབྲུ་བཅུ་གསུམ། ཐོད། མ་ཞུ་བད་ཀན་ལྷེན་སྐྲན་ལྷུགས་དྲེག་འཇོམས། །
༦༡ གླང་ཆེན་བཅོ་བརྒྱད། བསིལ། མཆིན་ཁྲག་སྨུག་པོ་རྒྱས་པ་སེལ་བའི་མཆོག།
༦༢ གཡུ་དྲིལ་བཅུ་གསུམ། སྙོམས། སྨུག་པོ་གླང་ཐབས་ཁྲག་མཁྲིས་ཕོ་ནད་སེལ། །
༦༣ བདེ་བའི་སྦུ་གུ། བསིལ། ཁྲག་མཁྲིས་སྨུག་པོ་ཕོ་ནད་སེལ་བའི་མཆོག།
༦༤ དཀར་པོ་དྲུག་སྦྱོར། ཐོད། སྐྱིགས་མ་མ་ཞུའི་ཕོ་ནད་མ་ལུས་སེལ། །
༦༥ བདུད་རྩི་རིལ་དཀར། ཐོད། ལྷེན་སྐྲན་ལྷུགས་དྲེག་གྲང་ཆུ་སྲིན་གླང་འཇོམས། །
༦༦ དྭགས་སྨན་བཅོ་ལྔ། ཐོད། ཕོ་གཅོང་གྲང་སྐྲན་སེལ་བའི་སྨན་གཅིག་ཡིན། །
༦༧ ཟུར་ལུགས་རྡོ་རྗེ་ཅན། སྙོམས། སྲིན་གླང་རྩ་ཆུ་འགགས་པའི་སྨན་གྱི་མཆོག།
༦༨ ཙུ་གང་བདེ་བྱེད། བསིལ། ལྷན་ཅད་གློ་དང་ཆུ་གཞིའི་སྤྱི་སྨན་ཡིན།

༦༩ ཆུ་རྩེ་ཉེར་ལྔ། སྔོམས། དམུ་ཆུ་ཚ་གྲང་མ་ལུས་སེལ་བའི་མཆོག།

༧༠ སྨན་སེར་ཆེ་མོ། བསིལ་བཟི། བལ་ནད་གཉན་རིམས་ཀུན་ལ་བདུད་རྩིར་བསྔགས། །

༧༡ ཤུག་ཆོས་ལྔ་པ། དྲོད། ཚུལ་བཞིན་རྣ་ནང་བཏིགས་པས་འོན་པ་སེལ། །

༧༢ རྨེན་བུའི་སྦྱོར་བ། བསིལ། ཟླ་སྨད་བསྙེན་པས་ལྦ་བ་རྩད་ནས་འབྱིན། །

༧༣ འབའ་སམ་ལྷ་ལུང་། སྔོམས། མཁལ་གཅོང་འགྲམས་བྱེར་རྒྱུས་གསུམ་སེལ་བའི་མཆོག།

༧༤ རྩ་ཐག་བཅུ་དྲུག །སྔོམས། གསང་གནས་སྐྲངས་དང་མཁལ་རྩ་འགྲམས་སོགས་སེལ། །

༧༥ ཆིག་ཐུབ་རིལ་བུ། སྔོམས་བཟི། པོ་སྲིན་གླང་ཐབས་འཇོམས་པའི་རྡོ་རྗེ་ཡིན། །

༧༦ དབང་པོ་ཀུན་གསལ། བསིལ། ཡ་མ་དཀར་ནག་ངག་འཛེར་དབང་པོ་གསལ། །

༧༧ སེང་ལྡེང་ཉེར་གསུམ། སྔོམས་བཟི། མཁལ་སྙིད་གྲང་འཛག་དྲེག་གྲུམ་ནད་ལ་བསྔགས། །

༧༨ མགྲིན་མཚལ་ཉེར་ལྔ། བསིལ། དྲེག་གྲུམ་ཆུ་སེར་ནད་ཀྱི་གཉེན་པོ་ཡིན། །

༧༩ དྭ་ལིས་བཙོ་བརྒྱད། སྔོམས། རྩ་དཀར་ཡན་ལག་ཞ་རེངས་སྐམ་སོགས་སེལ། །

༨༠ གསེར་ཐང་བཅོ་བརྒྱད། བསིལ། འབམ་རིགས་སྐྱོད་འཚངས་འདུ་འཁྲུགས་སེལ་བའི་མཆོག །

སྨན་ཧྲ་ཞལ་ཤེས་སྨན་སྦྱོར་བརྒྱད་ཅུ་ཡི། །ཕན་ཡོན་སྤེལ་བའི་དགེ་བས་མཆོག་དམན་ཀུན། །ནད་མེད་ལང་ཚོ་བརྒྱད་ཅུའི་ཚེ་འཕོབ་ནས། །དོན་ལྡན་ཆོས་འཁོར་འཆི་མེད་སྐུ་བརྙེས་ཤོག །རབ་བྱུང་བཅུ་དྲུག །ལོ་ཀྲུང་ཉེར་གསུམ། ཆུ་སྟོད་ཟླ་བའི་ཉ་གང་ཚེས་ལ། སྨན་རྩིས་ཁང་ནས། ཤུ་ཛྙཱ་མཉྫུ་སཏ་ཛ་ག་ཏཾ།

༄༅། །སྨན་གྱི་རོ་ནུས་ཞུ་རྗེས་བཤད་པ་བཻ་ཌཱུརའི་མེ་ལོང་ཞེས་བྱ་བ་བཞུགས་སོ། །

༄༅། །མཆོག་གི་དངོས་པོ་ཡོངས་སུ་གྲུབ་པའི་ཞིང་། །ཐུགས་རྗེའི་ག་བུར་བསིལ་བ་རྟག་འབབ་པས། །སྲིད་པའི་གདུང་སེལ་དམ་པའི་ཙནྡན། །རྣམ་འདྲེན་སྨན་གྱི་བླ་མས་བདག་སྐྱོངས་ཤིག །འཕགས་གཞུང་སྙིང་པོ་བསྡུས་པ་རྒྱ་འགྲེལ་དང་། །སྒྲོན་གསལ་གདམས་པ་སུམ་ཅུ་པ་ལ་སོགས། །སྔ་རབས་གཞུང་མང་མཐོང་ཡང་དྲན་ལམ་དུ། །དེ་ཙམ་མི་གསལ་མཐའ་དག་བརྗོད་དཀའ་ཡང་། །ཡིད་ལ་གསལ་བ་ཉེར་མཁོའི་སྨན་འགའ་ཡི། །རོ་དང་ནུས་པ་ཡོན་ཏན་ཞུ་བའི་རྗེས། །ནད་དང་ཁམས་ལ་ཕན་གནོད་ལས་བྱེད་ཚུལ། །ཅུང་ཟད་ཙམ་ཞིག་ཟིན་ཐོར་འགོད་པར་བྱ། །སྨན་ཀུན་འབྱུང་ལྔས་བསྐྱེད་དེ་ས་ཡིས་བརྟེན། །ཆུས་བརླན་མེ་ཡིས་སྨིན་བྱས་རླུང་གིས་བསྐྱོད། །ནམ་མཁས་ཀུན་ལ་སྐྱེ་བའི་གོ་བྱེ་ཡང་། །ཤས་ཆེའི་དབང་ལས་རྒྱ་བའི་རོ་དྲུག་གྲུབ། །དེ་ལས་ས་ཆུ་ཤས་ཆེ་མངར་བའི་རོས། །རླུང་དང་མཁྲིས་སེལ་ནས་རྙིང་སྐམ་སའི་ཤ །མ་གཏོགས་བད་ཀན་བསྐྱེད་པའི་རོ་ཡིན་ཀྱང་། །ཉ་ཤ་སྦྲང་རྩི་ལ་སོགས་ཕན་པའང་ཡོད། །ས་མེ་ཤས་ཆེས་བསྐྱེད་པ་སྐྱུར་བའི་རོས། །བད་ཀན་སེལ་ཞིང་མཁྲིས་པ་སྐྱེད་བྱེད་ཀྱང་། །སྐྱུ་རུ་ར་ཡིས་ཁྲག་མཁྲིས་ཚ་བ་སེལ། །ཆུ་མེ་ཤས་ཆེས་བསྐྱེད་པའི་ལན་ཚྭ་དང་། །མེ་རླུང་ཤས་ཆེ་ཚ་བས་བད་རླུང་སེལ། །ལྕེ་སྨྱུང་རྒྱམ་ཚྭ་སྒོག་སྐྱ་པི་པི་ལིང་། །མ་གཏོགས་གཞན་གྱིས་མཁྲིས་པ་སྐྱེད་པར་འདོད། །བསྙེན་དྲགས་ལྤྱི་ཕྱིར་ལན་ཚྭས་བད་ཀན་བསྐྱེད། །ཡང་རྩུབ་ཉིད་ཕྱིར་ཚ་བས་རླུང་ཡང་བསྐྱེད། །ཆུ་རླུང་ཤས་ཆེ་ཁ་བས་མཁྲིས་པ་སེལ། བད་རླུང་གཉིས་ནི་མཆོག་ཏུ་སྐྱེད་བྱེད་ཀྱང་། །

ཨ་རུ་བ་རུ་ལ་སོགས་ཕན་པ་ཡོད། །ནུས་པ་སྣུམ་དང་ལྕི་བས་རླུང་ནད་སེལ། །བསིལ་དང་རྟུལ་བས་མཁྲིས་པ་སེལ་བ་སྟེ། །དེ་བཞིན་བད་ཀན་མཚན་ཉིད་བསྐྱེད་པར་བྱེད། །ཡང་རྩུབ་ཚ་རྣོ་བཞི་ཡིས་བད་ཀན་སེལ། །སྔ་མ་གཉིས་ཀྱིས་རླུང་སྐྱེད་ལྷག་མ་ཡིས། །མཁྲིས་བསྐྱེད་ཡོན་ཏན་ཀུན་གྱི་སྙིང་པོའི་ཕྱིར། །འདི་བརྒྱད་མཐུ་ཡི་ནུས་པ་ཞེས་བྱར་བརྗོད། །ས་སྨན་ལྕི་བརྟན་རྟུལ་འཇམ་སྣུམ་སྐམ་དྲུག །ཆུ་སྨན་སླ་བསིལ་ལྕི་རྟུལ་སྣུམ་འཇམ་མཉེན། །མེ་སྨན་ཚ་རྣོ་སྐམ་རྩུབ་ཡང་སྣུམ་གཡོ། །རླུང་སྨན་ཡང་རྩུབ་གྲང་གཡོ་སྐྱ་ལ་སྐམ། །ནམ་མཁའ་འབྱུང་བཞིའི་སྨན་ལ་སྤྱིར་ཁྱབ་སྟེ། །དེ་ལྟར་རྒྱུ་ཡི་ནུས་པ་ཉེར་དྲུག་ཀྱང་། །ཕན་ཚུན་འདུ་འཕྲོད་དབང་ལས་ནུས་པའི་དུས། །ཡོན་ཏན་འཇམ་དང་ལྕི་དྲོ་སྣུམ་དང་བརྟན། །གྲང་དང་རྟུལ་བ་བསིལ་མཉེན་སླ་དང་སྐམ། །སྐྱ་དང་ཚ་བ་ཡང་དང་རྣོ་རྩུབ་གཡོ། །བཅུ་དང་བདུན་གྱི་མཚན་ཉིད་ཉི་ཤུ་འཛོམས། །ཞུ་རྗེས་མངར་དང་ལན་ཚྭའི་ཞུ་རྗེས་མངར། །སྐྱུར་བ་རོ་མཚུངས་ཁ་ཚ་བསྐ་གསུམ་པོ། །ཕལ་ཆེར་ཁ་བ་དག་ཏུ་ཞུ་བར་བཤད། །རོ་ནུས་མཐུན་ན་རོ་ཡིས་ལས་བྱེད་དེ། །ཞུ་རྗེས་སོགས་ལ་མི་ལྟོས་སྟོབས་ཅན་ཡིན། །རོ་བཞིན་མི་གནོད་ཞུ་རྗེས་ལས་བྱེད་ཅིང་། །རོ་ནུས་གོ་ལྡོག་ནུས་པས་ལས་བྱེད་པས། །རོ་བསྡེབས་ནུས་བསྡེབས་ཞུ་རྗེས་བསྡེབས་བྱས་ནས། །ཚ་སེལ་གྲང་སེལ་སྦྱོར་བ་ཤེས་པར་བྱ། ། ༄བྱེ་བྲག་རྫས་རེའི་ནུས་པ་བསྟན་པ་ནི། །རིན་ཆེན་གསེར་གྱི་རོ་བསྐ་ཞུ་རྗེས་བསིལ། །ནུས་པས་ཚེ་རིང་རྒས་སྲུ་དབྱིག་དུག་སེལ། །དངུལ་ཡང་དེ་མཚུངས་ཆུ་སེར་རྣག་ཁྲག་སྐེམ། །ཟངས་ནི་རོ་མངར་ཞུ་རྗེས་བསིལ་ཡིན་ཏེ། །ནུས་པས་གློ་བའི་རྣག་དང་ཚ་ཆུ་སྐེམ། །ལྕགས་ཀྱི་རོ་སྐྱུར་ཞུ་རྗེས་བསིལ་ཁོ་ན། །མཆིན་ནད་མིག་ནད་དུག་ཚད་སྐྲ་ཐབ་སེལ། །གཡུ་ནི་རོ་བསྐ་ཞུ་བའི་རྗེས་ནི་བསིལ། །མཆིན་ཚད་དུག་ཚད་སེལ་ཞིང་མིག་ལ་ཕན། །མུ་ཏིག་ཉ་ཕྱིས་རོ་བསྐ་ཞུ་རྗེས་བསིལ། །ནུས་པས་ཀླད་པ་འཛག་གཅོད་དུག་ནད་སེལ། །དུང་ཡང་རོ་བསྐ་ཞུ་རྗེས་བསིལ་བ་སྟེ། །ནུས་པས་རྣག་སྐེམ་འཁྲིང་པ་འཚིགས་བྱེད་ཅིང་། །རུས་ཚད་འབྲས་འཛོམས་ཆུ་སེར་དགུ་ཆུ་སྐེམ། །བྲུ་རུ་རོ་བསྐ་ཞུ་རྗེས་བསིལ་དྲོད་སྐོམས། །མཆིན་ཚད་རྩ་ཚད་

དུག་ཚད་སེལ་བར་བྱེད། །དངུལ་ཆུ་རོ་བསྐ་ཞུ་རྗེས་ཤིན་ཏུ་བསིལ། །མགོ་དང་བྱང་ཁོག་ཡན་ལག་རྣག་ཆུ་སྐེམ། །འབྲས་དང་ཚད་གླང་ནད་དང་དུག་ནད་སེལ། །རྡོ་སྨན་མདོར་བསྡུས་སྨུག་པོ་ཆིག་ཐུབ་དང་། །སྨུག་པོ་སྤལ་རྒྱབ་རོ་བསྐ་ཞུ་རྗེས་བསིལ། །ནུས་པས་རུས་ཆག་སྦྱོར་ཞིང་གླད་པ་སྟོམ། །ཆུ་སེར་འཕྱུལ་འདྲེན་སྐེམ་ཞིང་ལྷ་བ་འཛིན། །སྤལ་རྒྱབ་དཀར་པོ་རོ་མངར་ཞུ་རྗེས་བསིལ། །དཀར་པོ་ཆིག་ཐུབ་རོ་ཁ་ཞུ་རྗེས་བསིལ། །འདི་གཉིས་བད་ཀན་སེལ་ཞིང་རུས་ཆག་གསོ། །གངས་ཐིགས་རོ་བསྐ་ཞུ་རྗེས་བསིལ་ཡིན་ཏེ། །ནུས་པས་རུས་ཆག་གསོ་ཞིང་མཆིན་ཚད་སེལ། །ཁབ་ལེན་རོ་ཁ་ཞུ་རྗེས་བསིལ་ལ་སྙོམས། །ནུས་པས་མདེའུ་འབྱིན་ཅིང་ལྤགས་གཡའ་འགོགས། །རུས་ཆག་གསོ་ཞིང་གླད་ནད་རྩ་ནད་སེལ། །བེ་སྣབས་རྡོ་ཡང་རོ་བསྐ་ཞུ་རྗེས་བསིལ། །ནུས་པས་རུས་སྦྱོར་རྨེན་གཅོད་ཤའུ་བསྐྱེད། །གསེར་རྡོ་རོ་བསྐ་ཞུ་རྗེས་བསིལ་དྲོད་སྙོམས། །ནུས་པས་རུས་ཆག་གསོ་ཞིང་མིག་ལ་ཕན། །སྤང་ཟིལ་རོ་བསྐ་ཞུ་རྗེས་མཆོག་ཏུ་བསིལ། །མགོ་ཆག་གསོ་ཞིང་ཁྲག་ཤོར་རྨུག་པ་གཅོད། །རྡོ་མཁྲིས་རོ་ཁ་ཞུ་རྗེས་བསིལ་དུ་འདོད། །རྨ་འདྲུབ་ཤའུ་སྐྱེད་ཅིང་ཆུ་སེར་འདྲེན། །མཚལ་ནི་རོ་བསྐ་ཞུ་རྗེས་ཙུང་ཟད་བསིལ། །ལྷ་བ་འཛིན་ཅིང་གློ་མཆིན་ཚད་པ་སེལ། །རྨ་འདྲུབ་རྩ་ནད་ཆུ་སེར་འདྲེན་ཅིང་སྦྱོངས། །མདུང་རྩེ་རོ་བསྐ་ཞུ་རྗེས་བསིལ་ལ་སྙོམས། །རྨ་འདྲུབ་ཆུ་སེར་སྐེམ་ཞིང་རུས་ཚད་སེལ། །ཁྱད་པར་མིག་གི་ནད་ལ་མཆོག་ཏུ་ཕན། །ཙོང་ཞི་རོ་མངར་ཞུ་རྗེས་བཙུད་ལ་དྲོད། །རུས་ཆག་གསོ་ཞིང་མཁལ་ནད་གྲང་བ་སེལ། །རོ་ཙ་བྱེད་ཅིང་ཤ་མདངས་རྒྱས་པར་བྱེད། །ཧ་ཤིག་རོ་མངར་ཞུ་རྗེས་བསིལ་ཡིན་ཏེ། །མིག་རིམས་སེལ་ཞིང་རྩ་ནད་སྦྱོང་བར་བྱེད། ། ༈ས་སྨན་གསེར་གྱི་བྱེ་མ་རོ་ནི་ཚ། །ཞུ་རྗེས་དྲོད་ཡིན་མཁལ་ནད་ཆུ་འགགས་སེལ། །མཆོག་ཏུ་མགོ་ཡི་རུས་པ་ཆག་པ་སྦྱོར། །ཟེ་ཚྭ་རོ་ནི་ལན་ཚྭ་ཞུ་རྗེས་དྲོད། །ནུས་པས་རྡོ་སྐྲན་དེའུ་མ་ཞུ་འཇུ། །ཡ་བཀྵཱ་ར་ལན་ཚྭ་ཞུ་རྗེས་དྲོད། །ནུས་པས་སྐྲན་ནད་བཤིག་སྦྱོང་དྲོད་སྐྱེད་བྱེད། །སུ་ཟེ་རོ་ཁ་ཞུ་རྗེས་བསིལ་ཡིན་ཏེ། །ནུས་པས་གདོན་འཛོམས་ཆུ་སེར་རྣག་ཁྲག་སྐེམ། །བྲག་ཞུན་རོ་ཁ་ཞུ་རྗེས་བསིལ་བ་སྟེ། །ནུས་པས་ཕོ་མཆིན་

མཁལ་ཚད་ཚ་འབྲུ་སེལ། ། ༄༅། སྨན་ལ་སོགས་རོ་ནུས་མདོ་ཙམ་བཤད། །ག་བུར་རོ་ནི་བསྐ་ཚ་ཁ་བ་སྟེ། །ཞུ་རྗེས་ཤིན་ཏུ་བསིལ་བའི་མཐར་ཐུག་པས། །རྒྱས་ཚད་ཐོག་བབས་གསོད་ཅིང་སྙིང་ཚད་འཇིན། །ཙནྡན་དཀར་པོ་ཁ་ཚ་ཞུ་རྗེས་བསིལ། །ནུས་པས་གློ་སྙིང་འཁྲུགས་ཚད་སེལ་བྱེད་ཅིང་། །ཤ་པགས་ཚ་བའི་ནད་ལ་བྱུགས་པས་སེལ། །ཙནྡན་དམར་པོ་དེ་འདྲ་ཁྲག་ཚད་སེལ། །བྱུགས་པས་ཡན་ལག་སྐྲངས་པ་འཇིག་པར་བྱེད། །ཨ་ག་རུ་ནི་ཁ་ཞིང་ཚ་བའི་རོ། །ཞུ་རྗེས་བསིལ་དྲོད་སྙོམས་ཏེ་སྲོག་རྩ་དང་། །སྙིང་ལ་ཞུགས་པའི་ཚ་བ་རླུང་ལྡན་སེལ། །གི་ཝང་རོ་ནི་ཁ་ལ་བསྐ་བ་སྟེ། །ཞུ་རྗེས་བསིལ་ཞིང་དུག་མཆིན་སྣོད་ཚད་སེལ། །ཅུ་གང་རོ་མངར་ཞུ་རྗེས་བསིལ་ལ་ལ་སྙོམས། །མིག་སེར་གློ་ནད་ཀུན་སེལ་རྨ་ཚད་གཅོག །ཚད་པ་རུས་ཞེན་རིམས་ནད་རྨོངས་བུ་སེལ། །གུར་གུམ་རོ་མངར་ཞུ་བའི་རྗེས་ལ་བསིལ། །མཆིན་ནད་ཀུན་སེལ་རྩ་སྡོམ་ཟུངས་འཕེལ་བྱེད། །ལས་ཀྱི་གོ་རིམ་གློ་མཆིན་བྱ་རབ། །སུག་སྨེལ་ཁ་ཚ་བསྐ་ཞིང་ཞུ་རྗེས་སྙོམས། །ཕོ་མཁལ་གྲང་བའི་ནད་རྣམས་སེལ་བར་བྱེད། །ཛཱ་ཏི་རོ་ཚ་ཞུ་རྗེས་དྲོ་བ་སྟེ། །དྲོད་སྐྱེད་ཟས་འཇུ་རླུང་འཇོམས་སྙིང་རླུང་སེལ། །ལི་ཤི་རོ་ནི་ཚ་ཁ་ཞུ་རྗེས་དྲོད། །དྲོད་སྐྱེད་ཟས་འཇུ་ཡི་ག་འབྱེད་པ་དང་། །སྲོག་རྩའི་ནད་དང་གྲང་རླུང་སེལ་བར་བྱེད། །ཀ་ཀོ་ལ་ཚ་ཞུ་རྗེས་ཤིན་ཏུ་དྲོད། །འཇུ་བའི་སྟོབས་ཆེ་ཕོ་མཆེར་གྲང་བ་སེལ། །ཟླ་ཅེ་རོ་ཁ་ཞུ་རྗེས་བསིལ་ཡིན་ཏེ། །ནུས་པས་དུག་སྲིན་མཁལ་མཆིན་གཉན་ནད་སེལ། །དོམ་མཁྲིས་དག་ཀྱང་རོ་ཁ་ཞུ་རྗེས་བསིལ། །རྩ་ཁ་སྡོམ་ཞིང་རུལ་གཅོད་ཤ་ཙུ་བསྐྱེད། །ཨུཏྤལ་རོ་བསྐ་ཞུ་རྗེས་བསིལ་ལ་སྙོམས། །གློ་མཆིན་ཚད་པ་མ་ལུས་སེལ་བར་བྱེད། །ཟི་རད་དཀར་ནག་རོ་ཚ་ཞུ་རྗེས་དྲོད། །དཀར་པོས་གློ་ཚད་ནག་པོས་མཆིན་གྲང་སེལ། །དྲོད་སྐྱེད་ཟས་འཇུ་ཡི་ག་འབྱེད་ཅེས་བཤད། །ལ་ལ་ཕུད་ཀྱང་རོ་ཚ་ཞུ་རྗེས་དྲོད། །ནུས་པས་ཕོ་ནད་གྲང་བ་མ་ལུས་སེལ། །སོ་མ་ར་ཛ་རོ་ནི་ཚ་ཞིང་ཁ། །ནུས་པས་སྲིན་དང་པགས་ནད་ཆུ་སེར་སེལ། ཐལ་ཀ་རྡོ་རྗེ་རོ་ནི་ཅུང་ཟད་མངར། །ནུས་པས་གོང་དང་མཚུངས་པར་འདོད་པ་ཡིན། །གསེར་གྱི་མེ་ཏོག་རོ་ཁ་ཞུ་རྗེས་བསིལ། །ནུས་པས་སྟོད་ཚད་མཁྲིས་པའི་ཚ་བ་སེལ། །གསེར་གྱི་ཕུད་བུ་རོ་ནི་ཁ་ལ་

རྟུལ། །ཞུ་རྗེས་བསིལ་བས་མཁྲིས་པའི་སྐྱུགས་སྨན་སྟེ། །དུག་དང་ཆུ་སེར་དག་ཀྱང་འདྲེན་པར་ནུས། །དུག་ཅུང་རོ་ཁ་ཞུ་རྗེས་བསིལ་བ་ཡིན། །ནུས་པས་མཁྲིས་པའི་ནད་སེལ་ཚ་འབྲུ་གཅོད། །རྒྱུན་འབྲུམ་རོ་མངར་ཞུ་རྗེས་བསིལ་ལྡི་སྣུམ། །ཅུང་ཟད་སྐམ་སྟེ་རླུང་དང་ཁྲག་མཁྲིས་སེལ། །སྐྱོམ་དང་ལུད་པ་ཆམ་རིམས་དབུགས་མི་བདེ། །ཁ་ནད་སྐད་འཛེར་གློ་རྗོལ་གློ་གཅོང་སེལ། །ཆང་ནད་མི་ཕན་རོ་ཙ་བཤང་གཅི་སྐྱ། །ཨུ་སུ་རོ་ནི་ཁ་མངར་ལན་ཚྭ་བཅས། །ཞུ་རྗེས་སྙོམས་པས་བད་ཀན་ཚ་བ་སེལ། །སྟར་བུ་རོ་སྐྱུར་ལྗི་འཁྱིགས་ཞུ་རྗེས་བསིལ། །ནུས་པས་གློ་བརྒོ་ཁྲག་འཛུ་བད་ཀན་གཅོད། །བསེ་ཡབ་རོ་ནི་སྐྱུར་ཞིང་ཅུང་ཟད་མངར། །ཞུ་བའི་རྗེས་བསིལ་བད་ཀན་ཚ་བ་སེལ། །ཁྲོད་པར་འདུས་ནད་སྨུག་པོ་འཛོམས་པར་བྱེད། །སེ་འབྲུ་རོ་སྐྱུར་ཞུ་རྗེས་དྲོད་དུ་འདོད། །ཕོ་བའི་མེ་དྲོད་སྐྱེད་ཅིང་བད་ཀན་སེལ། །དང་ག་འབྱེད་ཅིང་གྲང་ནད་མཐའ་དག་འཛོམས། །ན་ལེ་ཤམ་ནི་རོ་ཚ་ཞུ་རྗེས་དྲོད། །མེ་དྲོད་སྐྱེད་ཅིང་བད་ཀན་གྲང་བ་སེལ། །པི་པི་ལིང་ཡང་གོང་དང་མཚུངས་པ་ལ། །ཞུ་བའི་རྗེས་ནི་མངར་ཞིང་བསིལ་བས་ན། །ཁྲག་མཁྲིས་ནད་ལ་མི་གནོད་འདི་ཉིད་མཆོག །སྨན་སྣ་རོ་ཚ་ཞུ་རྗེས་དྲོད་ཡིན་ཏེ། །ནུས་པས་དྲོད་སྐྱེད་ཟས་ལེན་བད་རླུང་འཛོམས། །མདོར་ན་སྟོད་ཀྱི་གྲང་བ་མ་ལུས་སེལ། །སྒོ་སྐྱ་རོ་ཚ་ཞུ་རྗེས་ཅུང་ཟད་དྲོད། །ནུས་པས་ཁྲག་འཁྲུགས་འཛུ་ཞིང་བད་རླུང་སེལ། །ཅི་ཏྲ་ཀ་ནི་ཚ་མངར་ཞུ་རྗེས་དྲོད། །ནུས་སྟོབས་མེ་འདྲ་སྐྲན་འཛོམས་མེ་དྲོད་སྐྱེད། །འོར་ནད་གཞང་འབྲུམ་སྲིན་དང་མཛེ་ནད་སེལ། །ཤིང་ཚ་རོ་ཚ་ཞུ་རྗེས་དྲོ་བ་ཡིན། །ནུས་པས་མེ་དྲོད་གསོ་ཞིང་བད་མཁྲིས་སེལ། །སྙོམས་ཕྱིར་འབྲུ་གཅོད་ཕོ་མཆིན་གྲང་རླུང་སེལ། །ཀ་རཙྪ་ནི་རོ་ཁ་ཞུ་རྗེས་དྲོད། །ཕོ་བའི་མེ་དྲོད་སྐྱེད་པར་བྱེད་པ་ཡིན། །ཤིང་ཀུན་རོ་ཚ་ཞུ་རྗེས་དྲོད་དུ་འདོད། །དྲོད་འཕེལ་སྲིན་དང་གྲང་ནད་སྙིང་རླུང་སེལ། །བྱི་ཏང་ག་དང་སྲིན་བུ་དམར་ལེབ་ཀྱང་། །ཤིང་ཀུན་མཚུངས་པས་སྲིན་གསོད་མེ་དྲོད་སྐྱེད། །གོ་བྱི་རོ་ཙ་ཞུ་རྗེས་དྲོ་ཞིང་སྐེམ། །སྲིན་གསོད་རུས་གཅོད་རྨ་སེལ་ཆུ་སེར་སྐེམ། །གཡོ་བའི་རིམས་སེལ་བཅུད་ལེན་འབྲས་བུ་སྟེར། །ཤོས་དཀར་རོ་ཁ་ཞུ་རྗེས་དྲོ་ལ་སྐམ། །རྨ་འདུབ་ཆུ་སེར་འདྲེན་ཅིང་ཁྲག་རླུང་

གནོན། །རླུང་དང་ཆུ་སེར་རྣེགས་རླུགས་སྐྲངས་པ་སེལ། །གུ་གུལ་ནག་པོ་རོ་ཁ་ཞུ་རྗེས་བསིལ། །ལྷོག་པ་གཉན་གཟེར་གདོན་འཇོམས་རྨ་ཁ་འདུབ། །

༄ཙྭ་རིགས་རྒྱ་ཙྭ་རྒྱམ་ཙྭ་ཁ་རུ་ཙྭ། །མཛེ་ཙྭ་ཕ་ཙྭ་ད་ཆུ་ཅབས་རུ་ཙྭ། །དེ་ཀུན་རོ་ནི་ལན་ཙྭ་ཞུ་རྗེས་དྲོ། །ནུས་པ་རྒྱ་ཙྭས་སྐྲན་བཤིག་རྩ་ནད་སྦྱོང་། །གག་པ་འཇོམས་ཤིང་དག་སེལ་སྲིན་རྣམས་གསོད། །ཆུ་འགགས་འབིགས་ཤིང་ཤ་རོ་གཅོད་པར་བྱེད། །རྒྱམ་ཚས་ཚ་བ་མི་བསྐྱེད་བད་རླུང་སེལ། །ཁ་རུ་ཙྭ་ཡིས་དྲོད་སྐྱེད་བད་རླུང་སེལ། །སྲོ་སྒྲིག་འཁྱིངས་པ་སྦྱོང་བར་བྱེད་པ་ཡིན། །མཛེ་ཙྭས་ཤ་རོ་གཅོད་ཅིང་ཁྲག་འགགས་འཇུ། །རྨ་ཡི་ཆུ་སེར་དག་ཀྱང་འདྲེན་པར་བྱེད། །ཕྲ་ཙྭས་ཕྲ་བ་འཇོམས་ཤིང་མེ་དྲོད་གསོ། །ཅབས་རུ་ཙྭ་ཡིས་གྲང་རླུང་མ་ཞུ་སེལ། །ད་ཆུས་སྐྲན་བཤིག་རྨ་གསོ་འབྲུ་བར་བྱེད། །ཚ་ལ་རོ་ནི་ལན་ཙྭ་ཞུ་རྗེས་སྙོམས། །རྨ་འདུབ་རྙོ་དང་ཁྲག་ངན་འདྲུ་ཞིང་སྦྱོང་། །

༄ཨ་རུ་སྤྲི་ཁྲབ་རོ་བསྐ་ཞུ་རྗེས་མངར། །བྱེ་བྲག་རྣམ་པར་རྒྱལ་བ་རོ་ལྔ་ལྡན། །ཅུང་ཟད་ཙམ་ནི་ལན་ཙྭའི་བག་དང་བཅས། །བཀྲ་ཤིས་དོན་ལྡན་འདུ་བའི་ནད་རྣམས་སེལ། །བདུད་རྩི་སྐྱུར་ཞིང་དྲོད་སྐྱེད་གསེར་མདོག་འབྱིན། །འཆི་མེད་མངར་ཁ་མཁྲིས་སེལ་རིང་དུ་གནས། །ཤ་ཆེན་མངར་སྐྱུར་ལུས་ཀྱི་ཤ་ཚིལ་བསྐྱེད། །འཇིགས་མེད་ཚ་ཁ་དོན་དང་མིག་ནད་སེལ། །འཕེལ་བྱེད་མངར་བག་རྨ་རྣམས་འདུབ་ཅིང་བརྟས། །སྐེམ་པོ་ཁ་བསྐ་བྱིས་པའི་ནད་གདོན་འཇོམས། །མཆུ་རིང་མཆུ་ནི་མངར་ཁ་ནད་རྣམས་འབྲུ། །རྩ་བ་ཁ་ཚ་སྐྱུར་བས་འབྲུ་བ་གཅོད། །དེ་ལྟར་གཞན་ཀུན་ཞུ་རྗེས་ལས་བྱེད་ཀྱང་། །མཆུ་རིང་རྩ་རྩེའི་རོ་ཡི་ལས་བྱེད་དོ། །བ་རུ་ར་སྤྲི་ར་རོ་ནི་བསྐ་བ་སྟེ། །ཁ་མངར་ཚ་སྐྱུར་བཞི་ཡང་ཡོད་པར་འདོད། །ཞུ་རྗེས་ཚ་མངར་སྙོམས་པས་བད་མཁྲིས་དང་། །ཁྱད་པར་ཆུ་སེར་ནག་པོ་སྐེམ་པར་བྱེད། །སྐྱུ་རུ་ར་སྤྲི་ར་སྐྱུར་བ་ཡིན་མོད་ཀྱང་། ཞིབ་ཏུ་བྱེ་ན་མངར་སྐྱུར་ཁ་ཞིང་བསྐ། །ཞུ་བའི་རྗེས་བསིལ་བད་མཁྲིས་ཁྲག་ནད་སེལ། །རླུང་ཡང་མི་སྐྱེད་ཤིན་ཏུ་འཕྲོད་པ་སྟེ། །འབྲས་བུ་གསུམ་པོ་བཅུད་ལེན་སྨན་གྱི་མཆོག །ནད་ཀུན་ལ་ཕན་ཁྱད་པར་མིག་ནད་སེལ། །སྙིང་པོ་ཞོ་ཤ་མངར་སྐྱུར་ཞུ་རྗེས་བསིལ། །ནུས་པས་སྙིང་གི་ཚད་པ་སེལ་བར་བྱེད། །མཁལ་མ་ཞོ་ཤ་རོ་ནི་ཚ་མངར་

སྨུམ། །ཞུ་བའི་རྗེས་བསིལ་མཁལ་མའི་ཚད་པ་སེལ། །གླ་གོར་ཞོ་ཤ་མངར་ཞིང་སྨུམ་པ་སྐྱེ། །ཞུ་བའི་རྗེས་བསིལ་དྲོ་སྐམ་སྐྲངས་ལ་བྱུགས། །དེ་འཛིབ་ས་བོན་འཕེལ་བའི་མཆོག་ཡིན་ཏེ། །མཆེར་པའི་ཚ་བ་དག་ཀྱང་སེལ་བར་བྱེད། །ཨ་འབྲས་སྐྱ་འབྲས་འཛམ་འབྲས་རྣམ་པ་གསུམ། །རོ་ནི་ཚ་ཞིང་བསྐ་ལ་ཁ་བ་སྐྱེ། །ཞུ་རྗེས་དྲོ་བས་མཁལ་མའི་གྲང་བ་སེལ། །མ་ནུ་པ་ཏྲ་མངར་ཁ་ཚ་བའི་རོ། །ཞུ་རྗེས་མངར་སྐྱུར་སྙོམས་པས་རླུང་ཁྲག་དང་། །བད་ཀན་ཚ་བ་ལྷེན་དང་བད་མཁྲིས་སེལ། །རུ་རྟ་ཚ་མངར་ཁ་ཞིང་ཞུ་རྗེས་སྙོམས། །རྣོ་དྲོ་རླུང་ཁྲག་པོ་བ་སྦོས་པ་སེལ། །བད་ཀན་གློ་ནད་གག་པ་ཤ་རོ་གཅོད། །ཆུ་སྲི་ཀླ་མཚན་འཁྲིལ་བའང་སེལ་བར་བྱེད། །ཡུང་བ་ཡིད་ཙམ་ཁ་སྐྱེ་ཞུ་རྗེས་བསིལ། །མིག་ནད་དུག་སེལ་རུལ་གཅོད་གཉན་ནད་འཇོམས། །ག་ཤེར་དང་འཚོ་དཀའི་རྨ་ལ་སྐམ་ཕྱིར་གདབ། །དར་བར་སྦྱར་འཕྱུངས་པོ་མོའི་ཆགས་པ་འཇོམས། །ཤུ་དག་རོ་ཚ་ཁ་ལ་ཞུ་རྗེས་དྲོ། །གག་ལྷོག་རླུང་དང་གདོན་འཇོམས་པོ་དྲོད་བསྐྱེད། །ཁ་ཟས་འཛུ་ཞིང་རིམས་ནད་སྲུང་བར་བྱེད། །དཔའ་བོ་དཀར་སེར་རོ་ཁ་ཞུ་རྗེས་བསིལ། །ཚད་རིམས་གཟེར་དང་མཆོག་ཏུ་དུག་ནད་སེལ། །བོང་དཀར་པོ་རོ་ཁ་ཞུ་རྗེས་བསིལ། །རིམས་སྙིང་དུག་ཚད་མཁྲིས་ཚད་སེལ་བར་བྱེད། །བོང་དམར་སེར་རོ་ཁ་ཞུ་རྗེས་བསིལ། །ཤ་དུག་བཙན་དུག་མཁྲིས་རིམས་འཁྲུགས་ཚད་སེལ། །བཙན་དུག་རོ་མངར་ཚ་ཞིང་ཞུ་རྗེས་དྲོ། །གག་ལྷོག་གཉན་རིམས་སྲིན་དང་ཆུ་སེར་སེལ། །མཛེ་དང་སྙིང་གདོན་སྨྱོ་འབོག་སྙིང་རླུང་གནོན། །ཤིང་མངར་རོ་མངར་ཞུ་རྗེས་བསིལ་ལ་སྙོམས། །གློ་ནད་ལུད་པའི་ནད་དང་རྩ་ནད་དང་། །གྲི་བའི་ཐོར་པ་སྐམ་དད་སེལ་བར་བྱེད། །སླེ་ཏྲེས་མངར་ཁ་བསྐ་ཚའི་རོ་ལྡན་ཞིང་། །ཞུ་རྗེས་མངར་སྐྱུར་ནུས་པ་སྨུམ་བསིལ་དྲོ། །ཉེས་གསུམ་མི་འཕེལ་རླུང་ཚད་ལྡན་པ་སེལ། །རིམས་ཚད་སྨིན་སྨུད་འཇོམས་ཤིང་འདུ་བ་སྙོམས། །མཆོག་ཏུ་དྲིག་གྲུམ་ཚད་སྙིང་བྱེར་བ་དང་། །ཆུ་སེར་རླུང་ནད་འཇོམས་ལ་བདུད་རྩིར་མཚུངས། །གཏྲག་རི་མངར་ཁ་ཙུང་ཟད་ཚ། །ཞུ་རྗེས་མངར་སྐྱུར་འཇམ་བསིལ་དྲོ་བ་སྐྱེ། །རླུང་ཚད་ལྡན་ཚད་བད་ཀན་སྐྱ་བོ་དང་། །མཆོག་ཏུ་གློ་བའི་ནད་རིམས་ཀུན་ལ་བསྟགས། །ཏིག་ཏ་རོ་ཁ་ཞུ་རྗེས་བསིལ་ལ་སྙོམས། །ཁྲག་དང་མཁྲིས་

པའི་ཚད་པ་མ་ལུས་སེལ། །བ་ཤ་ཀ་ཡང་དེ་མཚུངས་ཁྲག་ཚད་སེལ། །བ་ལེ་ཀ་ནི་ཁ་ཚ་ཞུ་རྗེས་བསིལ། །གློ་མཆིན་སྣོད་ཀྱི་ཚ་བ་སེལ་བར་བྱེད། །ག་དུར་རོ་བསྐ་ཞུ་རྗེས་བསིལ་རྡོད་སྣོམས། །རིམས་དང་ཆམ་པ་གློ་ཚད་རྒྱ་ཚད་སེལ། །ཡན་ལག་སྐྲངས་པ་ཁོང་ནད་འཛིན་ཅིང་སྐྱེན། །སྤྲིན་ཤིང་རོ་མངར་ཞུ་རྗེས་རྡོ་ལ་སྐམ། །ནུས་པས་བད་རླུང་ཆུ་སེར་གྲང་བ་སེལ། །དེ་ཕྱིར་འོར་དང་སྐྲངས་པ་ཀུན་ལ་མཆོག །སྐྱེར་པ་རོ་ཁ་ཞུ་རྗེས་བསིལ་ཡིན་ཏེ། །དུག་སྤྱད་ཆུ་སེར་སེལ་ཞིང་མིག་ལ་ཕན། །སེ་རྒོད་དེ་མཚུངས་དུག་སྤྱད་ཆུ་སེར་སེལ། །སེང་ལྡེང་ཤིང་ནི་རོ་མངར་ཞུ་རྗེས་བསིལ། །ནུས་པས་ཁྲག་དང་ཆུ་སེར་སྐེམ་པར་བྱེད། །འོམ་བུ་རོ་བསྐ་ཞུ་རྗེས་བསིལ་བ་སྟེ། །དུག་སྤྱད་ཁྱད་པར་ཤ་དུག་ཤ་ནད་སེལ། །པོ་སོ་ཆ་ནི་ཚ་ཞིང་སྐྱུར་བའི་རོ། །ཞུ་བའི་རྗེས་རྡོ་མ་ཞུ་བད་ཀན་སོགས། །ནད་ཀུན་གྲེན་དུ་འདྲེན་ཕྱིར་སྐྱུག་སྨན་མཆོག །དན་རོག་རོ་ཚ་ཞུ་རྗེས་རྡོད་དུ་འདོད། །ནུས་པས་བད་ཀན་ནད་རྣམས་ཐུར་དུ་སྦྱོང་། །ཤྲི་ཁཎྜ་རོ་ཚ་ཅུང་ཟད་མངར། །ཞུ་རྗེས་བསིལ་ཡིན་རྨུས་ནད་ཆུ་སེར་སྦྱོང་། ། ཏོང་ག་རོ་མངར་འདི་ཡང་ཞུ་རྗེས་བསིལ། །ནུས་པས་ཚད་ནད་སྦྱོང་བར་བྱེད་པ་ཡིན། །ཀ་པེད་རོ་ནི་སྐྱུར་བར་ཁ་ཅིག་འདོད། །གཞན་དག་མངར་བསྐ་ཞུ་རྗེས་རྡོད་ཡིན་ཟེར། ནུས་པས་འབྲུ་བ་གཅོད་ཅིང་རྨ་པ་འཛིན། །ད་ཏིག་རོ་སྐྱུར་ཞུ་རྗེས་རྡོད་ཡིན་ཏེ། །ནུས་པས་འབྲུ་གཅོད་ཡན་ལག་ཁྲག་རྒྱས་འཛིན། །སྐྱུག་དང་ཡི་ག་འཆུས་པ་སེལ་བར་བྱེད། །སླག་དང་མོན་ཆ་རོ་བསྐ་ཞུ་རྗེས་རྡོད། །ནུས་པས་འབྲུ་བ་ཚ་གྲང་མེད་པར་གཅོད། ། སྤོ་སྨན་ཧོང་ལེན་རོ་ཁ་ཞུ་རྗེས་བསིལ། །ཁྲག་སྐེམ་འབྲུགས་དང་དོན་སྣོད་ཚ་བ་སེལ། །ཡན་ལག་ཆུ་འཕྲུང་ཅུང་ཟད་ཐུར་དུ་འབྲུ། །ཁྱད་པར་རྒྱ་གཟེར་ཚ་བའི་དུས་སུ་བསྟགས། །སྤང་རྩི་དོ་བོ་རོ་ཁ་ཞུ་རྗེས་བསིལ། །རིམས་དུག་ཚ་བ་གསར་རྙིང་འབྲིག་གྲུམ་དང་། །ཁྲག་ནད་རྒྱུ་གཟེར་འཛོམས་ཤིང་ཚ་འབྲུ་གཅོད། །རེ་སྐོན་རོ་ཁ་ཞུ་རྗེས་བསིལ་ཁོ་ན། །ནུས་པས་ཁྲག་སྐེམ་བད་ཀན་སྨུག་པོ་འཛོམས། །རྒྱ་ཚད་སེལ་ཞིང་ཚ་འབྲུ་གཅོད་པར་བྱེད། །ཀྱི་ལྕེ་རོ་ཁ་ཞུ་རྗེས་བསིལ་ཡིན་ཏེ། །ནུས་པས་སྨོད་ཚད་སྐྱི་དང་མཁྲིས་ཚད་སེལ། །སུམ་ཅུ་ཏིག་ཀྲུང་རོ་ཁ་ཞུ་རྗེས་བསིལ། །མཆིན་མཁྲིས་

ཚད་སེལ་ཁྲག་ནད་མགོ་གཟེར་གཅོག །བྲི་ཡང་ཀུ་ཡི་རོ་ནི་མངར་ལ་ཁ། །ཞུ་རྗེས་བསིལ་ཡིན་པོ་མཆིན་གློ་ཚད་སེལ། །སྲོ་ལོ་དཀར་པོ་རོ་མངར་ཞུ་རྗེས་བསིལ། །གློ་བའི་ཚད་པ་ཀུན་སེལ་རིམས་ལ་ཕན། །སླུག་པོ་རོ་ནི་ཅུང་ཚ་ནུས་པ་དམན། །གཡའ་ཀྱི་མ་ནི་རོ་ཁ་ཞུ་རྗེས་བསིལ། །མཁྲིས་པ་ཞི་ཞིང་སྦྱོང་བྱེད་ཚད་པ་འདྲེན། །གང་ག་ཆུང་ཡང་རོ་ཁ་ཞུ་རྗེས་བསིལ། །དུག་དང་རྨ་དང་ཚ་འབྲུ་ཚ་སྐྲངས་འཇོམས། །སྲོལ་གོང་པ་ནི་རོ་ཁ་ཞུ་རྗེས་བསིལ། །མགོ་ཆག་དུག་ཚད་སེལ་ཞིང་ལྷོག་པ་འདུལ། །ཡུ་མོ་མདེའུ་འབྱིན་ཁ་བསྐ་ཞུ་རྗེས་བསིལ། །བུ་དང་བུ་རོགས་ཟུག་རྫུ་འབྱིན་པར་བྱེད། །དར་ཡ་ཀན་ནི་རོ་ཁ་ཞུ་རྗེས་བསིལ། །མགོ་བོའི་རུས་ཆག་གསོ་ཞིང་རྨ་རྣམས་འདྲུབ། །ཡན་ལག་ཆུ་འཁྱུང་ཚ་བའི་འབྲུ་བ་གཅོད། །བྱང་ཁོག་རྣག་སྐེམ་ཚ་སྐྲངས་འཇོམས་པའི་མཆོག །རྟ་ལྤགས་མངར་ཁ་ཞུ་རྗེས་བསིལ་བ་སྟེ། །སྲིན་གསོད་ལྷ་བ་འཛིན་རིང་ཆུ་སེར་འདྲེན། །སྟག་ཤ་རོ་ཁ་ཞུ་རྗེས་བསིལ་དུ་འདོད། །ནུས་པས་རྨ་འདྲུབ་གཉན་གསོད་དུག་ཚད་སེལ། །ཚ་འབྲུ་གཅོད་ཅིང་རུས་ཆག་སྦྱོར་བར་བྱེད། །སིང་ཙན་ནག་པོ་རོ་བསྐ་ཞུ་རྗེས་བསིལ། །ནུས་པས་གཉན་སྲིན་སེལ་ཞིང་དུག་ཚད་འཇོམས། །དུག་སུས་རོ་མངར་ཞུ་རྗེས་བསིལ་བ་ཡིན། །ནུས་པས་གཉན་ནད་སྐྲངས་པ་འཇོམས་པར་བྱེད། །སྤང་རྒྱན་དཀར་པོ་མངར་ཁ་ཞུ་རྗེས་བསིལ། །གྲོ་བའི་དུག་ཚད་འཇོམས་ཤིང་སྐད་འགགས་སེལ། །ཡུ་གུ་ཤིང་ནི་རོ་ཁ་ཞུ་རྗེས་བསིལ། །རྨ་སྦྱོར་ཁྲག་དང་ཚད་དུག་སེལ་བར་བྱེད། །ཙད་དང་རྒྱ་ཕུབ་ལྷམ་སྟག་རོ་ཁ་བ། །ཞུ་བའི་རྗེས་བསིལ་དུག་ཚད་འཇོམས་ལ་བསྟུགས། །ཨ་བྱུག་རོ་ནི་ཁ་བསྐ་ཞུ་རྗེས་བསིལ། །མགོ་བོའི་རུས་ཆག་སྦྱོར་ཞིང་ཤའུ་བསྐྱེད། །གཟེར་འཇོམས་ཆུ་སེར་སྐེམ་པར་བཤད་པ་ཡིན། །ཚེར་སྔོན་དག་ཀྱང་དེ་མཚུངས་ལྷ་བ་འདེགས། །ལུག་རུ་དཀར་དམར་སེར་གསུམ་རོ་ནི་ཁ། །ཞུ་རྗེས་བསིལ་ཡིན་དཀར་པོས་བྱང་སེམས་སྡོམ། །དམར་པོས་ཚ་འབྲུ་གཅོད་ཅིང་བད་སླུག་སེལ། །རྨ་ལ་བཏབ་ན་ཤ་སྐྱེ་སྨུར་དུ་འདྲུབ། །སེར་པོས་བད་ཀན་ཆང་ནད་དུག་ནད་སེལ། །སེ་བའི་མེ་ཏོག་མངར་སྐྱུར་ཅུང་ཟད་ཁ། །ཞུ་རྗེས་སློམས་ཏེ་མཁྲིས་སེལ་རླུང་ཁ་གནོན། །སྔོང་ཐོག་པ་ནི་རོ་ཁ་ཞུ་རྗེས་

བསིལ། །རིམས་དང་ཤ་དུག་འཁྲུགས་ཚད་སྙིང་རླུང་སེལ། །ཨ་གྲོང་མངར་སྐྱུར་ཁ་སྐྱེ་ཞུ་རྗེས་
བསིལ། །ནུས་པས་གློ་བའི་ཚད་པ་སེལ་བའི་མཆོག །ཏང་ཀུན་རོ་ནི་མངར་ཚ་ཞུ་རྗེས་
བསིལ། །སྙིང་ཚད་ཤ་དུག་བད་ཀན་ཚ་རིམས་སེལ། །ཤུག་པ་ཚེར་ཅན་རོ་ཁ་ཞུ་རྗེས་
བསིལ། །མཁལ་ཚད་ཆུ་སེར་གཉན་ནད་ཀུན་ལ་ཕན། །ཕང་ཐྲོམ་པ་ནི་རོ་ཁ་བསྐ་ཞིང་ཚ། །ཞུ་རྗེས་
བསིལ་ཡིན་སྲིན་ནད་ཀུན་ལ་ཕན། །དཀར་པོ་ཆིག་ཐུབ་རོ་ནི་མངར་ཞིང་བསྐ། །ཞུ་རྗེས་བསིལ་
ཡིན་སྲིན་ནད་སེལ་བྱེད་ཅིང་། །དུག་སྦུད་གག་ལྷོག་པོ་སླང་འཇོམས་པར་བྱེད། །ཨ་ཤ་རོ་ཁ་ཞུ་
རྗེས་བསིལ་ཡིན་ཏེ། །མིག་ནད་དུག་སེལ་བྱང་ཁོག་རྣག་ཆུ་སྐེམ། །ཞིམ་ཐིག་ལེ་ནི་རོ་མངར་ཞུ་
རྗེས་སྨུམ། །མིག་གི་ལིང་ཏོག་འཇོམས་པར་བྱེད་པ་ཡིན། །པར་པ་ཏ་ནི་རོ་ཁ་ཞུ་རྗེས་
བསིལ། །རིམས་འཁྲུགས་དུག་ཚད་མ་ལུས་སེལ་བར་བྱེད། །དྷ་བའི་རྩ་བ་རོ་ཚ་ཞུ་རྗེས་
དྲོད། །ནུས་པས་འབྲས་དང་ཤ་རོ་འདུལ་བྱེད་ཅིང་། །སྲིན་གསོད་སྐྲངས་པ་འཇོམས་ཤིང་རྨུས་
མཛེར་འགོག །འདམ་བུ་ཀ་ར་རོ་མངར་ཞུ་རྗེས་སྨོམས། །གློ་མཆིན་རྩ་ཡི་ཚད་པ་སེལ་བར་
ནུས། །འབྲི་ཏ་ས་འཛིན་རོ་ཁ་ཞུ་རྗེས་བསིལ། །ནུས་པས་བྱང་ཁོག་རྣག་ཁྲག་ཆུ་སེར་སྐེམ། །ཤུ་
མོ་ཟ་ནི་རོ་ཁ་ཞུ་རྗེས་བསིལ། །ནུས་པས་གློ་བའི་རྣག་སྐེམ་འབྲུ་བ་གཅོད། །བྲག་སྐྱ་ཏ་པོ་རོ་ནི་ཁ་
མངར་ལྡན། །ཞུ་བའི་རྗེས་བསིལ་དུག་ཚད་ཚ་འཁྲུ་སེལ། །བྲེ་ག་གསེར་ཐིག་རོ་མངར་ཚུང་ཟད་
ཁ། །ཞུ་རྗེས་བསིལ་ཡིན་རྨ་འབྱུབ་རྣག་ཆུ་སྐེམ། །ལྷ་བ་འཛིན་ཅིང་དབྱིག་དུག་སེལ་བར་
ནུས། །སྤང་སྤོས་ཚུང་ཟད་ཁ་སྐྱེ་ཞུ་རྗེས་བསིལ། །དུག་དང་ཚད་སྙིང་གག་ལྷོག་སྲིན་ནད་
སེལ། །སྤྲུང་རྩེ་སྤྲུས་ནི་ཁ་བསྐ་ཞུ་རྗེས་བསིལ། །ཆུ་འཐུང་རིམས་དང་འཁྲུགས་ཚད་སེལ་བར་
བྱེད། །ཀྲུ་ཏྲུས་རོ་ནི་ཚ་ཁ་ཞུ་རྗེས་བསིལ། །རྨ་འདྲུབ་རྩ་མཐུད་རྒྱུ་གཟེར་རིམས་ནད་
འཇོམས། །ལུག་མིག་ཚུང་ཟད་ཁ་མངར་ཞུ་རྗེས་བསིལ། །དུག་དང་རིམས་ཀྱི་ནད་སེལ་བཅུད་ལེན་
འགྱུར། །དུགས་བྱས་ཆུ་བ་རེངས་འཁུམས་སྦྱོང་བར་བྱེད། །མཁན་པ་མངར་ཁ་ཞུ་རྗེས་བསིལ་བ་
སྟེ། །ཁྲག་གཅོད་ཡན་ལག་སྐྲངས་པ་འཇོམས་པར་བྱེད། །ཆུ་མ་རྩི་ནི་སྐྱུར་བསྐ་ཞུ་རྗེས་དྲོ། །བ་ཤལ་

སྣ་འཛིན་ཅིང་སྐྲུག་བསྲུང་དགུ་ཆུ་སྲོང་། །བྱི་ཚེར་རོ་ཚ་ཞུ་རྗེས་རྩུབ་པ་སྟེ། །རིམས་དུག་མཁལ་ཚད་ཆུ་འགགས་སེལ་བར་བྱེད། །དེ་བ་རོ་ཁ་ཞུ་རྗེས་བསིལ་བ་ཡིན། །ཞུས་པས་གློ་ཡི་རིམས་ནད་ཀུན་ལ་ཕན། །རྩ་མཁྲིས་རོ་ཁ་ཞུ་རྗེས་བསིལ་ཡིན་ཏེ། །ཞུས་པས་མཁྲིས་ནད་སེལ་བར་བཤད་པ་ཡིན། །རེ་རལ་རོ་ཁ་ཞུ་རྗེས་བསིལ་ཡིན་ཏེ། །ཤ་དུག་སྦོ་ལ་སྐྲ་བའི་དུག་ནད་འཛོམས། །ཞུ་མཁན་ཆོས་བཙོད་རོ་ནི་ཕལ་ཆེར་ཁ། །ཞུ་རྗེས་བསིལ་སྙོམས་གློ་མཁལ་འགྲམས་ཚད་སེལ། །ལྕུམ་པ་རོ་ནི་མངར་བསྐ་ཞུ་རྗེས་དྲོད། །མཁལ་ནད་ཆུ་འགགས་རྩ་ནད་སྐྲངས་པ་དང་། །སྐོམ་དང་འབྲུ་བ་སེལ་ཞིང་དགུ་ཆུ་སྲོང་། །གྲ་མའི་རྩ་བ་རོ་མངར་ཞུ་རྗེས་ཡང་། །ཤ་ཚད་རྩ་ཚད་འབྲས་དང་དུག་ནད་སེལ། །མཛོ་མོ་རོ་ཁ་ཞུ་རྗེས་བསིལ་དྲོད་སྙོམས། །ཁྲག་འཁྲུགས་འཇུ་ཞིང་ཁྲག་གི་ཚད་པ་སེལ། །སྲད་དཀར་རོ་མངར་ཞུ་རྗེས་དྲོ་ལ་བཙུད། །སྤོ་སྦྱོར་དུག་དང་དགུ་ཆུ་སྐྲ་ནབ་སྲོང་། །བྱི་ཏུག་རོ་ནི་བསྐ་ལ་ཡིད་ཙམ་ཁ། །རྨ་གསར་འབུ་བསྲུང་ཁྲག་ཚད་སྲིན་ཕོལ་སེལ། །ཚོད་མར་བྱུས་ན་བད་ཀན་སེལ་བར་བྱེད། །མཆེ་ལྕུམ་མངར་ཁ་ཞུ་རྗེས་བསིལ་དུ་འདོད། །ཞུས་པས་ཁྲག་གཙོད་མཆིན་པའི་ཚ་བ་སེལ། །བྲེ་ག་རོ་ཚ་ཞུ་རྗེས་སྨུམ་ལ་བཙུད། །གློ་དང་མཁལ་མའི་ཚ་བ་སེལ་བར་བྱེད། །ལུག་ངལ་བ་ནི་རོ་ཁ་ཞུ་རྗེས་བསིལ། །དུག་སེལ་ཡན་ལག་ཆ་སྐྲངས་འཛོམས་པར་བྱེད། །སྣ་ལོ་ཙུང་ཟད་ཁ་སྟེ་ཞུ་རྗེས་རྩུབ། །རྒྱུ་ལོང་སྣོད་ཀྱི་ཚ་བ་སེལ་བྱེད་དེ། །ལྷག་པར་བུ་བཙས་མཁལ་རྐེད་རྒྱུ་གཟེར་འཛོམས། །པ་ཡག་རྩ་བ་རོ་ནི་ཙུང་ཟད་ཁ། །ཞུ་རྗེས་བསིལ་ཏེ་གློ་གསོ་གློ་རྣག་འཛིན། །རྨ་འབྲུབ་ཆུ་སེར་འཛིན་ཅིང་རྩ་ཆད་མཐུད། །ཁྲག་སྐེམ་རྩ་ཁ་སྡོམ་པའི་མཆོག་ཡིན་ཏེ། །ཕྱི་རོལ་ཉ་སྐྲངས་འདུལ་ཞིང་ཆིལ་བུ་གསོ། །བྱེ་ཝ་ལ་ཕུག་རོ་ཚ་ཞུ་རྗེས་དྲོད། །ཞུས་པས་ཤ་དུག་ཤ་ནད་སེལ་བར་བྱེད། །ཨུག་ཆོས་དཀར་པོ་རོ་ཁ་ཆུ་སེར་སྐེམ། །ཨུག་ཆོས་དམར་པོ་ཁ་མངར་ཞུ་རྗེས་བསིལ། །ཞུས་པས་རྣ་བའི་ནད་སེལ་སྦྲོས་པ་སྲོང་། །གླང་ཐབས་རླུང་ལོག་རླུང་འཁྲིལ་འབྱིན་པའི་མཆོག །ས་རྡེ་ག་ནི་རོ་ཚ་ཞུ་རྗེས་དྲོད། །ཕོ་བའི་མེ་དྲོད་སྐྱེད་པར་བྱེད་པ་ཡིན། །སྲུབ་ག་རོ་ཚ་ཞུ་རྗེས་དྲོད་ཡིན་ཏེ། །རྡུལ་གཙོད་སྐྲན་བཞིག་མེ་གསོ་ཆུ་སེར་འཛིན། །ལྕེ་ཚ་

རོ་ཆ་ཞུ་རྗེས་དྲོ་བ་སྟེ། །ནུས་པས་རྨ་ཡི་རླུང་གཅོད་མེ་དྲོད་སྐྱེད། །ཆུ་སེར་འདྲེན་ཅིང་གག་པ་གཅོད་པར་བྱེད། །དབྱི་མོང་རོ་ཚ་ཞུ་རྗེས་དྲོ་བ་ཡིན། །ནུས་པས་ལྷེན་དང་སྐྲན་བཤིག་མེ་དྲོད་གསོ། །འདི་གསུམ་སྦྱོ་ཡི་ཆ་བ་གསུམ་ཞེས་བྱ། །བ་ལུ་རོ་བསྐ་ཞུ་རྗེས་དྲོད་དུ་འདོད། །བད་ཀན་ཚ་གྲང་འཐབ་སེལ་མེ་དྲོད་གསོ། །སློ་ནད་གཟེར་འཐབ་དང་ག་འགགས་ལ་ཕན། །ཁུར་མང་རོ་ཁ་ཞུ་རྗེས་བསིལ་ཡིན་ཏེ། །ཁྲག་སེལ་གློ་བུར་དུག་ཐབས་སེལ་བར་བྱེད། །ཕ་ཁུར་དེ་འདྲ་ཁྲག་སེལ་དང་ག་འབྱེད། །གོ་སྙོད་རོ་ཚ་ཞུ་རྗེས་དྲོད་དུ་འདོད། །རླུང་ཚད་དུག་དང་མིག་ལ་མཆོག་ཏུ་ཕན། །ཐ་རམ་རོ་ནི་མངར་བསྐ་ཞུ་རྗེས་བསིལ། །འབྲུ་གཅོད་འབྱུམ་ནག་མེས་འཚིག་རྨ་རྣམས་འདྲུབ། །ན་རམ་ཁ་མངར་འབྲུ་བ་གཅོད་པར་བྱེད། །བྱ་རྐང་རོ་ཁ་ཞུ་རྗེས་བསིལ་བའི་མཆོག །ནུས་པས་ཚད་འབྲུ་གཅོད་ཅིང་ཤིག་ནད་སེལ། །རྨ་ལ་བཏབ་ན་སྐམ་ཞིང་འདྲུབ་ཅེས་བཤད། །དབང་པོ་ལག་པ་རོ་མངར་ཞུ་རྗེས་དྲོ། །ལུས་སྟོབས་ཁུ་བ་བསྐྱེད་པའི་མཆོག་ཡིན་ནོ། །རི་ཤོ་རོ་ཁ་ཞུ་རྗེས་བསིལ་བ་ཡིན། །མཁྲིས་པ་ཕོ་ལྷུང་གྱེན་དུ་འདྲེན་པར་བྱེད། །སྤྲུང་ཚེར་རོ་མངར་བསྐ་ལ་ཞུ་རྗེས་དྲོད། །བད་ཀན་མ་ཞུ་ལ་སོགས་སྐྱུག་པར་བྱེད། །དུར་བྱིད་རོ་མངར་ཞུ་རྗེས་དྲོད་དུ་འདོད། །ནུས་པས་རྨ་ཡི་རླུང་གཅོད་ནད་རྣམས་སྦྱོང་། །ཐར་ནུ་རོ་ནི་ཚ་ཞིང་ཙུང་ཟད་མངར། །ཞུ་རྗེས་བསིལ་ཡིན་གཉན་ནད་ཚ་སྐྲངས་སྦྱོང་། །སྟོན་བུ་རོ་ནི་མངར་ཞིང་བསྐ་ལ་ཚ། །ཞུ་རྗེས་བསིལ་ཡིན་ཆུ་སེར་སྦྱོང་བར་བྱེད། །ཁྲོན་བུ་རོ་མངར་ཞུ་རྗེས་བསིལ་དྲོད་སྙོམས། །འདི་ལ་མཁྲིས་པ་སྦྱོང་བའི་ནུས་པ་ཡོད། །ལྕུམ་རྩ་རོ་སྐྱུར་ཞུ་རྗེས་བསིལ་དྲོད་སྙོམས། །སྦྱོངས་སྨན་ཀུན་གྱི་མཆོག་སྟེ་སྨད་ཀྱི་ནད། །དུག་ཚད་སྟོད་ཚད་བད་ཀན་མ་ལུས་སྦྱོང་། །ཆུ་རྩ་རོ་ནི་ཁ་ལ་བསྐ་དང་བཅས། །ཞུ་རྗེས་བསིལ་ཡིན་རྨ་འདྲུབ་གཉན་ནད་སྦྱོང་། །རེ་ལྕག་པ་ནི་རོ་ཚ་ཞུ་རྗེས་དྲོད། །རླུང་གཅོད་སྐྲན་བཤིག་འབྲས་འདུལ་གཉན་ནད་སྦྱོང་། །ལྕ་བ་རོ་ནི་ཚ་ཁ་མངར་བ་སྟེ། །ཞུ་རྗེས་དྲོ་བས་མཁལ་གྲང་ཆུ་སེར་སེལ། །ཉེ་ཤིང་ར་མཉེ་མངར་ཁ་བསྐ་བ་ཡིན། །ཞུ་རྗེས་དྲོ་ཞིང་སྙོམས་ཏེ་ཚེ་བསྲིང་ཞིང་། །བད་ཀན་མཁལ་མའི་གྲང་བ་ཆུ་སེར་སེལ། །ཨ་ཤོ་གནྡྷ་མངར་ཚ་ཞུ་རྗེས་དྲོད། །ཕོ་ལོང་རྒྱ་སྨད་དྲོད་

སྐྱེད་ཆུ་སེར་སེལ། །གཟེ་མ་རོ་མངར་ཞུ་རྗེས་དྲོ་ལ་སྨོམས། །གཅིན་སྲི་གྲུམ་བུ་མཁལ་ནད་སེལ་བར་བྱེད། །སྣ་ཧིག་རོ་ཁ་ཞུ་རྗེས་བསིལ་ལ་རྩུབ། །སྐྲན་ནད་འོར་དང་དམུ་ཆུ་ཆུ་སེར་འདྲེན། ། ༈སྲོག་ཆགས་སྨན་ནི་མདོར་བསྡུས་བཤད་བྱ་སྟེ། །སྲིག་སྲིན་རོ་ཚ་ཞུ་རྗེས་དྲོད་ཡིན་ཏེ། །ཉུས་པས་མཁལ་ནད་ཆུ་འགགས་སེལ་བར་བྱེད། །མི་ཤ་རོ་མངར་ཞུ་རྗེས་ཤིན་ཏུ་སྣུམ། །འབྲས་འདུལ་རླུང་དང་དུག་ནད་གཉན་ནད་འཇོམས། །སྤྱལ་ཤ་རོ་མངར་ཙུང་ཟད་ཁ་བ་སྟེ། །ཞུ་རྗེས་དྲོད་ཡིན་གཉན་དང་རླུང་ནད་འཇོམས། །འདྲིལ་བཞིག་འགགས་འབྱིན་མིག་ལ་མཆོག་ཏུ་ཕན། །ད་བྱིད་ཤ་ནི་རོ་མངར་ཙུང་ཟད་སྐྱུར། །ཞུ་རྗེས་དྲོད་ཡིན་རོ་ཅ་མཁལ་གྲང་གསོ། །སྤྲལ་ཤ་ཕལ་པ་རོ་མངར་ཞུ་རྗེས་དྲོད། །གག་ལྷོག་ནད་ལྟེ་སྐྲངས་རླུང་ནད་འཇོམས། །ཉ་ཤ་རོ་མངར་ཞུ་རྗེས་དྲོ་ལ་ལྷི། །སྐྲན་ནད་བད་ཀན་འབྲས་སེལ་ཟུངས་ལ་ཕན། །མཆིལ་པ་ནས་ཟན་ཤ་ནི་ཙུང་ཟད་མངར། །ཞུ་རྗེས་དྲོད་ཡིན་སྨིན་པས་བྱང་སེམས་འཕེལ། །རྨིག་བུ་དེ་དང་མཚུངས་ཏེ་རོ་ཅར་འགྱུར། །སྲིན་ནད་དུག་ནད་དག་ཀྱང་སེལ་ཞེས་ཐོས། །དེ་ལྟར་སྨན་གྱི་རོ་ནུས་ཞུ་བའི་རྗེས། །ཆ་ཙམ་ཡི་གེའི་ལམ་དུ་སྣང་བྱས་པའི། །དགེ་བས་རྒྱུ་བཅས་ནད་ཀྱི་གདུང་སེལ་བ། །སྨན་པ་ཆེ་མཆོག་ཉིད་དུ་བདག་གྱུར་ཅིག །ཅེས་འདི་གསོ་རིག་གཞུང་ལུགས་ལྟ་བ་ཡི། །མིག་འབྲས་ལྟ་བུར་མཐོང་ནས་བློ་གསལ་བ། །ཀུན་ལ་ཕན་པ་བསྒྲུབ་ཕྱིར་བོད་མཁས་པ། །མི་ཕམ་དགེ་ལེགས་རྣམ་པར་རྒྱལ་བས་བསྡེབས་པའོ། །

༄༅། །སྨན་མིང་བསྡུས་པ་བརྡའི་ཚོ་སྦྱོར་བཞུགས་སོ། །

༄༅། །ཇི་སྐད་དུ། ཙ་གང་གུར་གུམ་ལི་ཤི་གསུམ། །བསིལ་གསུམ་ཞེས་སུ་གྲགས་པ་ཡིན། །བསིལ་གསུམ་ནང་གི་དྲོད་གཅིག་ནི། །ལི་ཤི་ཡིན་པ་ཤེས་པར་བྱ། །བསིལ་གསུམ་ལ་ཡང་

ལི་སྨུག་གཉིས། །གང་བབ་སྐབས་དང་སྦྱར་བ་ཡོད། །གཉིས་ཀ་བསྡེབས་ལ་བསིལ་བཞི་ཟེར། །ཧླི་ཏི་སྨུག་སྨྱིལ་ཀ་ཀོ་ལ། །ཧྲོད་གསུམ་བཟང་པོ་གསུམ་ཞེས་བྱ། །ཧྲོད་གསུམ་ནང་གི་བསིལ་སྨུག་སྨྱིལ། །ལི་ཤི་བསྣན་པས་ཧྲོད་བཞི་འམ། །བཟང་པོ་བཞི་ཞེས་ཟེར་བ་ཡིན། །ཧྲོད་གསུམ་བསིལ་གསུམ་བཟང་པོ་དྲུག །པི་ལིང་པོ་རིས་སྨན་སྣ་གསུམ། །ཚ་བ་གསུམ་ཡིན་དེ་ཡི་སྟེང་། །དབྱི་མོང་ཙི་ཏྲ་ཀ་བསྣན་པར། །ཚ་བ་ལྔ་ཞེས་བྱ་བ་ཡིན། །ལྕེ་ཚ་དབྱི་མོང་སྣུབ་ཀ་གསུམ། །སྔོ་ཡི་ཚྭ་བ་གསུམ་ཞེས་བྱ། །གོང་ལྟར་བསྡེབས་པས་ཚ་བ་བརྒྱད། །ཨ་རུ་བ་རུ་སྐྱུ་རུ་ར། །ར་གསུམ་འབྲས་བུ་གསུམ་ཞེས་བྱ། །རྒྱ་ཚ་རྒྱམ་ཚ་ཁ་རུ་ཚ། །ཚྭ་སྣ་གསུམ་ཞེས་བྱ་བ་ཡིན། །དེ་སྟེང་ལྕེ་མྱང་ཅབས་རུ་ཚ། །བསྣན་ལ་ཚྭ་སྣ་ལྔ་ཟེར་རོ། །ཨ་འབྲས་སྲ་འབྲས་འཛམ་འབྲས་གསུམ། །འབྲས་སྣ་གསུམ་ཞེས་ཡོངས་ལ་གྲགས། །སྙིང་མཁལ་གླ་གོར་ཞོ་ཤ་གསུམ། །བ་མཁལ་བསྣན་པས་ཞོ་ཤ་བཞི། །པདྨ་ན་ག་གེ་སར་གཉིས། །ཕུཥྤ་ཕྱེ་བས་གེ་སར་གསུམ། །སྤོས་དཀར་ཐལ་ཀ་སོ་མ་ར། །ཆུ་སེར་སྨན་གསུམ་དེ་ཡི་སྟེང་། །སེང་ལྡེང་ཏིལ་གཉིས་ཟེ་ར་གཉིས། །བསྣན་ལ་ཆུ་སེར་སྨན་བརྒྱད་ཟེར། །རྒྱ་ཚ་གསེར་བྱེ་ཕྱིག་ཕྱིན་གསུམ། །ཆུ་སྨན་རྣོན་པོ་གསུམ་ཞེས་བརྗོད། །རེ་རལ་ཏ་པོ་བྲག་སྤོས་གསུམ། །རེ་རལ་གསུམ་ཞེས་བྱ་བ་ཡིན། །ཁ་གུར་བལ་གུར་བྲི་ཡང་ཀུ། བོད་གུར་ཟེར། གུར་ཀུམ་གསུམ་ཞེས་བྱ་བ་ཡིན། །རྒྱ་ཏིག་བོད་ཏིག་བལ་ཏིག་ལ། །ཏིག་ཏ་གསུམ་ཞེས་བརྗོད་པར་སྣང་། །བསེ་རུ་ཁ་ཤ་ཤ་རུ་གསུམ། །གཡུ་དོར་གསུམ་ཞེས་བཤད་པའོ། །ས་ལ་གྲིཥྚ་པཱཏྲ་དང་། །མ་ཤ་པཱཏྲ་པཱཏྲ་གསུམ། །སེ་རྒོད་གཡུ་ལྕུམ། སྐྱེར་པ་གསེར་ལྕུམ། འོམ་བུ་མཚོང་ལྕུམ། གསུམ། ལྕུམ་བུ་གསུམ་ཞེས་དེ་ལ་ཡང་། །དུག་གི་སྐབས་འགར་སྐྱེར་པ་དང་། །རེ་རལ་བརྗེ་བའི་ལུགས་ཀྱང་ཡོད། །མིང་ཅན་ལྕུགས་ཀྱི་སྟག་ཤ་ལ། །གཅན་ཐུབ་གསུམ་ཞེས་འབོད་པར་འདུག །བཙོད་དང་འབྲི་མོག་རྒྱ་སྐྱེགས་ལ། །དམར་པོ་གསུམ་ཟེར་འབྲི་མོག་དང་། །ཞུ་མཁན་བརྗེ་བ་སྐབས་བསྟུན་དང་། །དེ་ལ་ཚོས་གསུམ་ཞེས་ཀྱང་ཟེར། །གཉིས་ཀ་ལྡན་ལ་དམར་པོ་བཞི། །བོང་ང་དཀར་སེར་དམར་བ་ལ། །དུག་མེད་བོང་ངའམ་སྨན་གསུམ་ཟེར། །མི་རྟ་ཁྱི་གསུམ་སྐྱེས་མ་

ཐག །བུ་ཡི་མའི་ཁོང་ན་ཡོད་པ་ལས་ནུ་ཞོ་མ་ཞུ་བའི། བྱུན་ཕྱུ་ཚན་གསུམ། །སྐྱེས་འཕྲུལ་ཤི་རོ་བཤུས་པའི་
ཁོང་ནས་བཏོན་པ། བྱུན་རོ་ཚན་གསུམ། །ཙནྡན་དཀར་དམར་ཨ་གར་ལ། །ཤིང་མཆོག་གསུམ་ཞེས་
བྱ་བ་ཡིན། །ཨ་གར་ཁྲི་བས་ཙནྡན་གཉིས། །ཨར་སྐྱ་ཨར་ནག་ཨར་དམར་ལ། །ཨ་གར་རིགས་
གསུམ་བརྗོད་པའོ། །ཨ་བྲུག་སེར་སྔོ་མིང་ཅན་གསུམ། །གཟེར་སྨན་གསུམ་མམ་གཟེར་འཇོམས་
གསུམ། །ཁྲི་ཤ་ཀླུ་རྩེ་གུ་གུལ་དང་། །སྨན་ཆེན་གཞན་སྨན་བཞི་ཞེས་བརྗོད། །ཀྱི་ལྕེ་སྤང་རྩེ་སྤང་
རྒྱན་དཀར། །མེ་ཏོག་གསུམ་པ་ཞེས་བྱའོ། །སྤྲལ་རྒྱབ་ཆིག་ཐུབ་དཀར་སྨུག་ལ། །རྡོ་རྒྱལ་བཞི་
ཞེས་ལུགས་གཅིག་ཡིན། །སྤྲལ་རྒྱབ་མདུང་རྩེ་གངས་ཐིགས་དང་། །ཅོང་ཞི་རྡོ་རྒྱལ་བཞི་ཡང་
ཟེར། །ཀོ་ལ་ཤིང་ཚ་སུག་སྨེལ་དང་། །ག་སར་དྲི་བཟང་བཞི་ཞེས་ཟེར། །དུག་ཀྱུང་བོང་དཀར་ག་
དུར་དང་། །བ་ལེ་ཀ་ལ་ཨེ་ཀྲ་བཞི། །མི་དོམ་བྱ་རྒོད་ཉ་མཁྲིས་ལ། །མཁྲིས་ཆེན་བཞི་ཞེས་སྨྲ་བ་
ཡོད། །ཏིང་མཆིན་སྨན་རྩེ་ཙུ། ལི་ཁྲིད་དང་ཏིང་བྱ་རྡུག་སག་ཀྱུ། །ཏི་སུ་ལ་བྱ་ཆང་བ་དང་ལོ་བཙན་པ། དང་ཏི་
སུ་ས། །མེ་ཏོག་ཏིང་བཞི་བྱ་བར་བཤད། །སྤང་ཟེལ་འཛིན་པ་གང་ག་ཆུང་། སྤང་རྩེ་དོ་བོ་བཞི་པོ་
ལ། །གཡུ་ཐོག་ལྕུམ་བཞི་ཞེས་སུ་བཤད། །རྒྱམ་ཚ་བཅའ་སྐྲ་ཨ་རུ་ར། །པི་ལིང་བཞི་ལ་ཚ་མཉམ་
བཞི། །ཡང་ན་རྒྱམ་ཚ་བཞི་པ་ཟེར། །གུ་གུལ་སྤོས་དཀར་གུ་གུལ་གཉིས། །ཟི་ར་དཀར་ནག་ཟི་ར་
གཉིས། །ཤུ་དག་དཀར་ནག་ཤུ་དག་གཉིས། །དེ་བཞིན་ཏིལ་གཉིས་དཀར་ནག་གོ །ཁྱུང་སྡེར་
དཀར་སྨུག་སྡེར་མོ་གཉིས། །ཆུ་སྲིན་སྡེར་བསྣུན་སྡེར་མོ་གསུམ། །ཤུག་པ་བ་ལུ་མཁན་དཀར་
མཆེ། །འོམ་བུ་ལ་ནི་བདུད་རྩི་ལྔ། །ར་མཉེ་ཉེ་ཤིང་ལྕུ་བ་དང་། །བ་སྤྲུ་གཟེ་མ་ལྕུ་བ་ལྔ། །དངུལ་ཆུ་
རིན་ཆེན་བཅོ་བརྒྱའི་སྐབས། །ན་རཀྵ་ར་བྱེས་པའི་རྒྱུ། །ཨ་ཤྭ་ཀྵ་ར་རྟ་གསེབ་རྒྱུ། །གོ་བཀྵ་ར་བ་
ལང་རྒྱུ། །དེ་ལ་ཀྵ་ར་རྣམ་གསུམ་ཟེར། །ཆུ་སྐྱུར་སྐར་བུ་མཚུར་ནག་གསུམ། །དེ་ལ་སྐྱུར་ཁུ་གསུམ་
ཟེར་རོ། །ཆུ་སྐྱུར་རྡོ་དང་ལྕང་ཚར་དམར། །གསེར་རྡོ་བ་བླ་ཁབ་ལེན་དང་། །ཕ་ཝང་ལྡོང་རོས་
དངུལ་རྡོ་བརྒྱད། །ཟ་བྱེད་ཁམས་བརྒྱད་ཞེས་སུ་བཤད། །གསེར་དངུལ་ཟངས་ལྕགས་མཁར་བ་
དང་། །ར་གན་ཞ་ཉེ་གཤའ་དཀར་བརྒྱད། །དེ་ལ་འཆིང་བྱེད་ལྕགས་བརྒྱད་ཟེར། །གཡའ་ཀྱི་སྒོང་

ཟིལ་གང་ག་ཚུང་། །ཧོང་ལེན་ཏིག་ཏ་བོང་ང་དཀར། །སྤྲང་རྩི་དང་ནི་བདུན་པོ་ལ། །སྦྲོ་ཡི་བུ་མོ་སྦྱུན་བདུན་ཟེར། །ཞེས་བསྡུས་པའི་བརྡ་དོན་གསལ་བར་བཀྲོལ་བའོ། །

༄༅། །གངས་ལྗོངས་སྨན་པའི་གྲོང་ཁྱེར་ལྷུགས་རི་བོ་ཧྲུཏ་འགྲོ་ཕན་རིག་བྱེད་གླིང་གི་ཁྲིག་སྨན་གྱི་འབྱུངས་དཔེ་བསྡུས་པ་ཡིད་བཞིན་འདོད་འཇོའི་བུམ་བཟང་ཞེས་བགྱི་བ་བཞུགས་སོ། །

༄༅། །ཀཱུརྟ་ཧཱུྃཧྲིཀཡཾཛེནསྭཱབཱི། ཧྲུཏེ་བོཡ་ཤཧེཛནསྭཱབཱི། །དུས་གསུམ་རྒྱལ་བའི་ཐུགས་རྗེ་ལ། །བཻ་ཧྲུཏ་ཞེས་གྲགས་འབར་བའི། །སྭཱཧྲུཥཱཀྵཏཔཏྲཤུཀཱུགེཿ ཏེབློམིཀྲུཀྐཱཀྲ ཏྲཔསྭཱཧཱཏྲ།

གཞན་ཕན་ཕྲིན་ལས་གདུགས་དཀར་པོས། །ས་གསུམ་དགེར་མཛད་མགོན་དེ་རྒྱལ། །དཔལ་ལྡུག་ཀུན་གྱི་སྐུ་གསུང་ཐུགས་རྡོ་རྗེ། །གསང་གསུམ་ཟ་མ་ཏོག་ཏུ་ཡོངས་བསྡེ་བའི། །རིགས་གསུམ་རྣམ་ཐར་གཙང་མའི་འཕྲིན་ལས་ཀྱིས། །འགྲོ་འདི་སྨིན་མཛད་ཐུབ་བསྟན་རྒྱ་མཚོར་འདུད། །བསྐལ་མང་གོམས་པའི་ཐུགས་བསྐྱེད་ཀུན་གསལ་ངོས། །མཁྱེན་བརྩེའི་གཟི་བྱིན་འབར་བའི་འོད་ཟླ་བས་ཀྱིས། །རྒྱལ་བསྟན་ཉིན་མོའི་སྣང་བ་འབྱེད་མཛད་མགོན། །སངས་རྒྱས་རྒྱ་མཚོའི་བཀའ་དྲིན་སྲིད་འདིར་ལྷག །རྒྱུ་འབྲས་ཟུག་རྡུས་གཅེས་པའི་ཉམ་ཐག་འགྲོ། །ཕན་པས་སྐྱོང་ལ་མི་སྐྱོའི་སྙིང་སྟོབས་ཅན། །འཕགས་བོད་ལོ་པཎ་དངོས་བརྒྱུད་དྲང་སྲོང་གི །ཞབས་རྡུལ་ཆེ་རབས་སྤྱི་བོའི་རྒྱན་དུ་བསྟེན། །བུདྡྷས་བྱིན་བརླབས་སྟོད་བཅུད་དངོས་རྫས་ཀུན། །བདུད་རྩི་སྨན་གྱི་རང་བཞིན་འབབ་

ཞིག་པའི། །རྣམ་གྲངས་མཆོག་དམན་ཁྱད་པར་དབྱེ་བའི་ཚུལ། །བཞེད་གཞུང་ཉམས་མེད་སྙིང་པོར་བསྡུ་ལ་སྤྲོ། །དེ་ལྟར་མཆོད་པར་བརྗོད་དེ་དངོས་པོ་ངེས་བསྟན་གྱི་རིམ་པ་སྔོན་དུ་སོང་ནས། སྐབས་དོན་ནི། བསྐལ་བཟང་རྣམ་འདྲེན་མཆོག་གིས་༸རྒྱལ་དབང་པད་དཀར་འཛིན་པའི་གདུལ་བྱའི་ཞིང་དུ་ལུང་བསྟན་པ་ཡུལ་བྱང་ཕྱོགས་གངས་རིའི་སྨུ་ཁྲུད་ཀྱིས་ཡོངས་སུ་བསྐོར་བའི་ཞིང་ཁམས་འདིའི་བཀོད་པ་ནི་སྲིན་མོ་གན་རྐྱལ་དུ་ཡོད་པའི་སྙིང་གི་ཁྲག་འོ་ཐང་གི་མཚོའི་ཁར་དཔལ་ར་ས་འཕྲུལ་སྣང་གི་གཙུག་ལག་ཁང་ཆེན་པོ་ལྷུན་ཆགས་ཤིང་སྙིང་གི་རྡུས་པའི་ཚུལ་དུ་རིགས་གསུམ་མགོན་པོའི་བླ་རི་དམར་ལྕགས་བོང་གསུམ་དུ་གྲགས་པའི་ཡ་གྲུལ། གསང་བདག་བླ་རི་ལྕགས་ཁ་རི་འདི་གདོང་ལྔ་གནམ་དུ་མཆོངས་ལྟའི་དབྱིབས་སུ་སྣང་བ་སོགས་བཀོད་པ་ངོ་མཚར་ཞིང་ལྕགས་དང་གསེར་ལ་སོགས་པའི་གཏེར་ཁ་མང་། སྐྱེས་ཆེན་དུ་མས་ལུས་ཅན་ཕན་བདེའི་དཔལ་གསོ་དང་མཆོད་པའི་གནས་སུ་མཛད་ཅིང་ལྷག་པར་དུ་ཡང་། ལྔ་པ་ཆེན་པོས། གནམ་ལྕགས་ལྟ་བུར་སྲ་མཁྲེགས་བཙན་པོའི་རི། །རྒྱལ་དབང་པདྨས་རྗེས་བཟུང་ཐང་སྟོང་པས། །བཞེངས་པའི་སྐུ་དང་ནང་རྟེན་བྱིན་རླབས་ཀྱིས། །སྤྲིན་ཕུང་མཁའ་ལ་སྙེག་པའི་རང་བཞིན་ནོ། །ཞེས་གསུངས་པ་ལྟར། གྲུབ་པའི་དབང་ཕྱུག་ཆེན་པོ་ཐང་སྟོང་པས་བྱིན་གྱིས་བརླབས་པའི་རྟེན་དང་བརྟེན་པ་བཅས་པར་ཁྱད་དུ་འཕགས་པའི་གྲུབ་གནས་ལྟ་ན་སྡུག་འདི་ཉིད་དུ། སྨན་རྒྱལ་མི་རྗེའི་བློས་གར་བུདྡྷ་ཨཔྱིའམ་སངས་རྒྱས་རྒྱ་མཚོའི་དཔལ་གྱིས་ཞབས་བཅགས་ཏེ་སྨན་གྱི་རི་བོའི་གཟིགས་སྣང་བསམ་གྱིས་མི་ཁྱབ་པར་བརྟེན། ཕུ་རོལ་རྗེ་བླ་མ་ཕྱག་ན་པདྨོ་གང་གིས་འབྲས་སྤུངས་དགའ་ལྡན་ཕོ་བྲང་ནུབ་མར་འགྲོ་མང་སྲོག་གི་སྐྱབས་སྦྱིན་དུ་གསོ་རིག་འགྲོ་ཕན་གླིང་གསར་འཛུགས་བསྐྲུངས་པའི་དགོངས་བཞེད་སྐོང་སླད་གཞན་ཕན་གསོ་བ་རིག་པའི་ཕྱོགས་འདིར་ཡང་གསན་གཟིགས་བཀའ་དྲིན་གཞན་འགྲན་མ་མཆིས་པས། སྨན་པའི་གྲྭ་ཚང་ལྕགས་རི་བི་ཧུར་འགྲོ་ཕན་ལྟ་ན་ངོ་མཚར་རིག་བྱེད་གླིང་ཞེས་སུ་གྲགས་པ་འདི་ཉིད་ཕྱག་བཏབ་པ་ནས་ཉེ་བར་བཟུངས། ད་ལྟའི་བར་དཔལ་ལྡན་རྒྱུད་བཞིའི་ཆ་ལག་མན་ངག་དང་བཅས་པའི་འཆད་ཉན་དང་། མཐོང་བ་བརྒྱུད་པའི་ཕྱག་བཞེས་ཐུན་མོང་

མ་ཡིན་པ་ཇི་སྙེད་ཅིག་མཆིས་པ་རྣམས་སླར་ཡང་མི་ཉམས་གོང་དུ་འཕེལ་བའི་ནང་ཚན། དུག་གསུམ་རྒྱུ་ལས་འབྲས་བུའི་ཚུལ་སྨིན་ནད་རིགས་ཀྱི་གཉེན་པོར་འབྱུང་བའི་ནུས་པ་རོ་ནུས་ཞུ་རྗེས་གསུམ་དང་། ངོ་བོའི་ནུས་པ་དྲི་སྟོབས་ཆེན་འབྲེལ་སོགས་བྱེ་བྲག་བརྒྱ་དང་ལྡན་པའི་སྨན་མཆོག་སྡེ་ཚན་བརྒྱད་དུ་ཡོད་པ་ལས་འདིར། སྔོའི་སྨན་ཟུར་དུ་བཀོལ་བའི་འབྲས་རིན་པོ་ཆེ་སོགས་སྡེ་ཚན་བྱིངས་ཀྱི་སྨན་རྣམས་སོ་སོའི་ནང་གསེས་ངོ་བོ་ངོས་འཛིན་མ་འཁྲུལ་བ་འཚོ་བྱེད་བཤེས་གཉེན་མཁས་དབང་རྣམས་ཀྱི་ཞལ་གྱི་མན་ངག་ལས་བྱུང་ཆུབ་སྐྱེ་ད་ལམ་རྒྱུགས་འབུལ་བའི་རིམ་པར་མཆོག་དམན། དཀར་ནག །ཕོ་མོ་མ་ནིང་། ཐོད་གཡུང་། རིམ་འབྱེད་གང་ཡོད་ཐིགས་སྐད་ལ་དཔགས་ཏེ་ལེགས་པར་དབྱེ་དགོས་པ་ལ། དང་པོར་གྲོ་མ། རྒྱ་གྲོ། བོད་གྲོ། འབྱུང་བ་ལྔ་ལྡན་གྱི་ཟས། ཟུར་ལུགས་འབྲ་གོ། ཛམྦུ་ཆུ་བོའི་གསེར་དམར་པོ་དང་། རྫི་ཀླུ་མཆོག །གསེར་སྨུག་པོ། །དེ་འོག་མཆོག་ས་ལེ་སྦྲམ་དང་། ཕལ་པ་གསིལ་མ་ལའང་སེར་པོ་དམར་མདངས་ཅན་ཁམས་དང་། སེར་སྐྱ་ཨེ། སྔོ་མདངས་ཅན། སོག །དཀར་ཤས་ཆེ་བ་བཙས་མཆོག་ནས་རིམ་པས་དམན་པ། ཏོར་དངུལ་ཤིང་ཁ་མ། རྒྱ་དངུལ་འོ་མ་ཁ། རྒྱ་གར་བལ་མོན་གྱི་ཏམ་ཁ། རྒྱ་སེར་གྱི་འདྲ་མིན་སོགས་ར་དངུལ། ཁམས་དངུལ་ཞོ་ཁ་མ་སོགས་ལུག་དངུལ། གཉིས་ལས་མེད་ན་ར་དངུལ་དང་། ལུག་དངུལ་ཟེར་དགོས། རང་བྱུང་ཟངས་མཆོག །དམར་ནག་གྲོང་བ་ལྕགས་ཟངས། དམར་ལ་མཉེན་པ་གསེར་ཟངས། རྒྱ་གར་ནས་འོང་བའི་ལི་དཀར་དང་། ལི་དམར། བོད་ལི་དཀར་དམར། འཁར་བ་ལ། དཀར། སེར། དམར། སྔོ་ན་མཆོག །ནག་བཞི་ཡོད། ར་གན་ལ་རྒྱ་རག་དང་། བོད་རག་སོགས་ལའང་ཕོ་རག་སྐྱ་བོ་དང་། མོ་རག་ལྷང་སེར་གཉིས། ཏི་ཚ་དཀར་པོ། ཞ་ཉེ། ལྕགས་དཀར། ལྕགས་ནག །གནམ་ལྕགས། ཐོག་ལྕགས། དུར་ལྕགས། ཐང་ལྕགས། ཁྲོ་ནག །མཆོག་གི་ནོར་བུ་ནི། རྒྱལ་དང་ཉན་རང་བྱང་སེམས་རྣལ་འབྱོར་གདུང་། །རིང་བསྲེལ་མཆོད་འཆང་བསྟེན་པས་གདོན་སྲུང་ཞིང་། །སྒྲིབ་སྦྱོང་ནད་སེལ་སྐྱེ་བ་དྲན་པ་ཡི། །ལྷ་ལས་ལྷག་པའི་དཔལ་འབྱོར་ཆེན་བཟང་ཐོབ། །ཅེས་གསུངས་པ་ལྟར། དེ་བཞིན་གཤེགས་པའི་རིང་བསྲེལ་རྣམ་པ་ལྔ་དང་། དེའི་ནང་ནས་

ཅུང་འབྲུ་ལྷ་བུའི་རིང་བསྲེལ་རྣམས་ཡིན་ལ། འདི་ནི་མིའི་བསོད་ནམས་འབའ་ཞིག་ལས་ལྷ་སོགས་ཀྱིས་ཐོབ་པར་མི་ནུས་སོ། །རྡོ་རྗེ་ཕ་ལམ་ནི་མཆོག ཡོན་ཏན་བཞི་ལྡན། རྡོ་རྗེ་ཕ་ལམ་རབ་ཡོན་ཏན་གསུམ་ལྡན། རྡོ་རྗེ་ཕ་ལམ་འབྲིང་ཡོན་ཏན་གོང་དང་མཚུངས། རྡོ་རྗེ་ཕ་ལམ་དམན་པ་གོ་རཱུ། གཡུ་ནི། སྔོ་ཞིང་དཀར་མདངས་ཆེ་བ་དྭུག་དཀར། སྔོ་ཞིང་དམར་མདངས་ཆེ་ལ་སྨུམ་པ་དྭུག་དམར། །དེ་གཉིས་ཟེལ་གྱིས་གནོན་པའི་གཡུ་སྤྱང་། དེ་གསུམ་མཆོག །ཕལ་པ་ནི། དྭུག་དམར་འདྲ་བའི་བར་གཡུ། དྭུག་དཀར་འདྲ་བའི་གཡུ་སྔོན། ཕྱིས་བྱུང་བའི་རྒྱ་གཡུ། གཞན་ཡང་། གཡུ་སྤྱུག །གཡུ་རོ། གཡུ་དྭུག་སེ། ཨིནྡྲ་ནཱི་ལ་རབ། འདི་རྣམས་འོད་ཟེར་ཆེ་ཆུང་གིས་དབྱེ་དགོས། ནཱི་མ་ལ་འབྲིང་། ཀ་ཀ་ནཱི་ལ་ཐ། བཻ་ཌཱུརྱ་དཀར་པོ། བཻ་ཌཱུརྱ་སྔོན་པོ། མདོག་ལྗང་གུའང་བཤད་འདུག བཻ་ཌཱུརྱ་སེར་པོ། རིན་ཆེན་ཞི་མིག ནི་མདོག་དཀར་ལ་སེར་ཉམས་ཅན། པདྨ་རཱ་ག་མཆོག །སོག་པོ་པད་རག་དམན་པ། པུཥྤ་རཱ་ག །མཆུད། ནི་མར་ཁུའི་མདོག དམར་སྐྱ་དང་། སྔོ་དམར། དཀར་དམར་གྱི་མདངས་ཆགས་པ་སྟེ་ཤིན་ཏུ་དྭངས་པ་རིགས་གསུམ། རཀྟ་སུ་གཉྫི། ནཱི་ལ་སུ་གཉྫི། ནལ། ནི་དམར་དྭངས་ཤས་དང་སྨུག་ལ་ཏོག་ཤས་རིགས་གཉིས། རཀྟ་མུ་ཏིག་དམར་པོ་མཆོག །སངས་རྒྱས་འཁྲུངས་རབས་ཀྱི་སྲོག་ཆགས་ལས་བྱུང་བ། གཙྪ་མུ་ཏིག་དཀར་མདངས་ཅན་གླང་ཆེན་ལས་བྱུང་བ་དང་། ཤ་ལུ་མུ་ཏིག་སྔོ་མདངས་ཅན། རྒྱ་གར་ལྷོ་ཕྱོགས་ཤིང་འདབ་ལས་འབྱུང་། རམ་པ་མུ་ཏིག་ཅུང་ཟད་ལྗང་ཉམས་ཅན། ཤར་ཕྱོགས་གླིང་ཕྲན་ཞིག་གི་ཤིང་ཀེ་ལའི་ལོ་འདབ་ལས་འོང་། སྨད་མུ་ཏིག་དམར་མདངས་ཡོད་པ། ནུབ་ཕྱོགས་རྫོར་ཡུལ་སྤྱིལ་འགག་ཞིག་གི་སླད་པ་ལས་འོང་། ཤིང་པི་ཀ་མུ་ཏིག་གམ་སྤང་རྩེ་མུ་ཏིག་སེར་མདངས་ཅན། སིནྡྷ་ལའི་རྒྱ་མཚོའི་སྲོག་ཆགས་ཉ་ཕྱིས་ལས་འབྱུང་བའི་རིགས་དང་། རྒྱ་མུ་ཏིག་དཀར་ཉམས་ཅན། ཨ་མདོའི་འདོལ་ཁ་ཞེས། སྔོ་ཉམས་ཅན་དང་། སྲོ་མ་སྐྱེ་རྒྱ་དཀར་ནག་གིས་སྤྱར་ཏིག་ཅེས་པའི་ཆུ་མུ་ཏིག་བཅས་མཆོག་དམན་གོ་རིམ་བཞིན་དང་། མུ་ཏིག་མིག་མེད་པ་པོ། མིག་ལྡན་ཤུན་པ་མང་བ་མོ། ཉ་ཕྱིས་དུང་ལྟར་འཁྱིལ་བ་མཆོག །ལེབ་མོ་ཐལ་སྐྱ་དམན་པ། དུང་དཀར་གཡས་འཁྱིལ་དང་མདོག་དམར་གཟི་དུང་གཉིས་མཆོག །དུང་དཀར་གཡོན་འཁྱིལ་དང་། དུང་འབྲུམ་པ་དང་ཚེར་མ་ཅན་

དམན་པ། བྱུ་རུ་དམར་པོ། བྱུ་རུ་དཀར་པོ། བྱུ་རུ་ནག་པོ། གསེར་ལྔ་མེན། མཐིང་ལྔ་མེན། ཕྱོ་ནག གཡུ་ལྔ་མེན། ཕྱོ་སྐྱ་རྡོ་དཀར་འཛིན་པ། གཟི་རྙིང་མདོག་དབྱིབས་ནག་ཁྲ་སེར་ཁྲ་ཁམ་ཁྲ་དང་། ཟླུམ་པོ་སྐྱག་ལོག །རྐང་རིང་། ཁྲ་ཆུང་། དཀར་ཁྲ་མེན་ནི་རི་མོ་སྒོ། དཀར། དམར་སོགས་གཅིག་ཏུ་མ་ངེས། རང་ལུགས་གཟི་མིག་དགུ་པ། མ་ན་ཧོ། ཧོར་ཛུལ། གཡང་ཏི་ཙ། ལུ་ཙ་གཡང་། རིན་ཆེན་དབྱིག །ལྷང་ནག་འོད་སྣང་། སྤུར་ལེན་མཆོག །སྤོས་ཤེལ་དམན་པ། མེ་ཤེལ། ཆུ་ཤེལ། རྡོ་ཤེལ། གསེར་ཤེལ། ཀོ་ཤེལ། རྭ་ཤེལ། ནོར་བུ་ཁྱུང་སྐྱུགས་མཆོག །ཁྱུང་སྐྱུགས་ཕལ་པ། མཆོང་ནི་དྭངས་པ་དང་མི་དྭངས་པ་མཆོག་དམན་གཉིས། རྡོ་ཀོ་ལ་ཙྪེ། ཀྲ་སི་ནི་ཡི་རྡོ། ཆུ་ཚན་རིང་བསྲེལ། དབང་རིལ། སྨུག་པོ་སྤལ་རྒྱབ་ཕོ་མཆོག །ཕོ་དམན་པ། སྨུག་པོ་སྤལ་རྒྱབ་མོ་མཆོག །མོ་དམན་པ། དཀར་པོ་སྤལ་རྒྱབ་ཕོ་མཆོག །ཕོ་དམན་པ། དཀར་པོ་སྤལ་རྒྱབ་མོ་མཆོག །མོ་དམན་པ། མདུང་རྩེ་དཀར་པོ། མདུང་རྩེ་སྨུག་པོ། འདིར་རྡོ་ཨ་ཕའང་ཟེར། རྡོ་ག་བུར་རམ་དྲི་ལྡན་དུ་གྲགས་པར་དཀར་པོ་ཆིག་ཐུབ་དབྱིབས་གཡམ་པ་ལྟ་བུ་དང་སྨུག་པོ་ཆིག་ཐུབ་མདོག་གི་དབྱེ་བས་བཞེད་པའང་ཡོད། གངས་ཐིག་མཆོག །གངས་ཐིག་དམན་པ། རི་རབ་ཀྱི་ལྷོར་ཡོད། ཁབ་ལེན་མཆོག །ཁབ་ལེན་འབྲིང་། རྒྱ་ནག །ཁབ་ལེན་དམན་པ། བེ་སྣབས་སེར་སྐྱ། བེ་སྣབས་སེར་སྨུག །མཆི་ར་ཕོ། རྩིང་། རྭ་འདྲ་བ་ཟུར་ལུགས་མདུང་རྩེ་ནག་པོ། མཆི་ར་མོ། འཇམ། མཆི་ར་མ་ནིང་། རྡོ་དུང་འབྲུ། རྡོ་ཕག་མགོ། བྱི་མགོ་མཆོག །ཁྲ་མགོ་བྱི་མགོ་དམན་པ། གསེར། རྡོ། དངུལ་རྡོ། ཟངས་རྡོ། བཤའ་རྡོ། ཞ་རྡོ། ལྕགས་རྡོ། ཆུ་སྐྱུར་རྡོ། སྤང་ཟེལ། གསེར་ཟེལ། དངུལ་ཟེལ། རྡོ་གྲུ་བཞི་འམ་ཕ་ཤང་ལོང་བུ་གསེར་མདངས་ཅན། ཕ་ཤང་ཚོ་ལོང་སྨུག་མདངས་ཅན། ཕྱི་ནང་གྲུ་གཅིག་པ་ཞིག་ལ་ནག་པོ་གྲུ་བཞི་ཤེལ་ཕྲེང་ནས་བཤད། ཅོག་ལ་དཀར་པོ། ཅོག་ལ་ནག་པོ། རྡོ་གླད། རྡོ་ལི་ཁྲི་རྩབ། ས་ལི་ཁྲི་འཇམ། ཤིང་ལས་བྱུང་བའི་ལི་ཁྲི། ཞ་ཉེ་ལས་བཟོས་པའི་ལི་ཁྲི། བལ་ཡུལ། རྡོ་ཆུ། རྡོ་མཁྲིས་མཆོག །ལྷེ་འབྱུར་རོ་ཁ། རྡོ་མཁྲིས་དམན་པ། མདོག་མ་ངེས། བཤའ་དཀར། བཤའ་ནག །སྨད་ནས་ཡོང་བའི་དམ་པེ་སོགས། ཕྱོང་རོས། བ་ལ། རྡོ་སོལ། བ་ཏུ་པོ། རྩིང་། བ་ཏུ་

མོ། ཞིབ། བ་ནུ་མ་ཉིད་། སྨོམས། རྡོ་རྒྱུས་བྲེ་བལ་མ་མཆོག །རྡོ་རྒྱུས་དམན་པ། མཐིང་རྒྱུས། སྤང་རྒྱུས། ཧེ་ཚ་སེར་པོ་མཆོག །ཧེ་ཚ་དམར་པོ་དམན་པ། སྨུག་ཤས་ཆེ་བ་མཚལ་ནག་གམ་པོ་མཚལ། དམར་ལ་དཀར་ཤས་ཆེ་བ་མཚལ་དཀར་ཧེ་མོ་མཚལ། ལིག་བུ་མིག་མཆོག རྡོ་མིག་གི་རྣམ་པར་འབུར་རྟགས་སུ་ཡོད་པ་རྟེ་བཅག་ན་མཐྲིགས་ཤིང་འོད་ལྡན་ནག་པོ་མཆོག་དང་། སེར་པོ་དམན་པ། དེ་ཡང་ཇི་སྐད་དུ། ལིག་བུ་མིག་ནི་ངོ་བོ་རྡོ་ཡིན་ཅིང་། །དམར་པོ་འོད་ལྡང་འཛེས་པ་མིག་གི་རྒྱན། །འདི་ནི་ཆུ་ལས་བྱུང་བའི་རིན་པོ་ཆེ། །འདི་ཡི་ནུས་པས་རྒྱུ་སྐར་གནོད་པ་སྲུབ། །ཅེས་གསུང་སོ། །ལིག་བུ་མིག་དམན་པ། བཙག །ཞེལ་ཕྲེང་ནས་བཙག་རྡོ་དང་། སྤོ་ཡུག །གསེར་ཁ་ནས་ཐོན་པའི་ཡུགས་རྡོ་ཞེས་བཤད། པོ་ཅོང་། བུ་ཅོང་། མོ་ཅོང་། བུ་མོ་ཅོང་ཞི། མ་ཉིད་ཅོང་ཞི། ཅོང་ཞི་དམར་པོ། ཕོ་ཅོང་བྲེ་བྲག རྡོ་སྤོ་ནག་ཆར་སྤྲིན་སོགས་རིགས་ལྔ་འམ་དྲུག །དེ་ལས་བྱུས་པའི་རྡོ་ཐལ་ལམ་རྡོ་ཞོ། ཧ་ཤིག་དཀར་པོ་དང་། སྔོན་པོ། དམར་པོ། སེར་པོ། ནག་པོ་རྣམས་མདོག་གིས་དབྱེ་དགོས། ཕོ་རྡེལ། མོ་རྡེལ། ཆུ་རྡེལ། ཆུ་ཀླུང་ཁའི་རྡེལ་འཇམ། གསེར་བྲེ་མཆོག །སེར་པོ། གསེར་བྲེ་དམན་པ། དུ་ཁ་རོ་ཁ་ཞིང་ཚ་བ། སིན་ཧྲུ་ར་དམར་པོ་མཆོག །སེར་པོ་དམན་པ། ཟེ་ཚྭ། ཡ་བཀྲ་ར། སྨན་བྱུལ། ཚ་བྱུལ། ཞུ་ཟེ་སེར་པོ། སེར་པོ་སྦྱོར་ཤེལ་འདྲ་བ་མཆོག །ས་དང་འདྲེས་པའི་དཀར་པོ་དམན་པ། ཞུ་ཟེ་ནག་པོ་མཆོག ཙྭ་འདྲ་བ། ཞུ་ཟེ་ནག་པོ་དམན་པ། ཙྭ་མེས་ཚིག་འདྲ། ནག་མཚུར། སེར་མཚུར། དམར་མཚུར། རྒྱ་མཚུར་མཆོག །རྒྱ་མཚུར་དམན་པ། བེག་པན་དཀར་པོ། ཤེལ་ཕྲེང་ས་རམ་རྟེ། རྡོ་དྲེག་དམར་པོ་མཆོག །སེར་པོ་དང་། དཀར་པོ། ནག་པོ། ལྷང་གྱུ་རིམ་བཞིན་དམན་པ་བཅས་མདོག་གིས་དབྱེ་དགོས། བྲག་ཞུན་ལ་གསེར་ཞུན། དངུལ་ཞུན། ཟངས་ཞུན། ལྕགས་ཞུན། ཞ་ཉེའི་ཞུན་ཏེ་རིགས་ལྔ། སྟག་ཟིལ་ག་བུར། ཤིང་སྙིམ། མང་ག་བུར། ཀཱཙྪ། ཤེལ་ག་བུར། ཚིང་གིང་། ར་ཚ་ག་བུར། ཙན་དན་དཀར་པོ་མཆོག་གསུམ་དང་། ཕལ་པ་ལའང་བཟང་ངན་མང་། ཙན་དན་དམར་པོ། ཙན་དན་སྨུག་པོ། ཨ་ག་རུ་ནག་པོ་མཆོག །ཨ་སེར་རམ་ཨ་གར་གོ་སྙོད་དང་། ཨ་གར་འབའ་ཞིག །ཁ་དོག་སྨུག་ཉམས། ཤོག་ཤིང་ཐན་པོའི་རྩ་བ་ཨར་སྐྱ། སྐྱི་ཤང་སྨུག་པོ་མཆོག །སེར་པོ་དམན་པ། ས་སྐྱི་

ཕང་། རྡོ་སྙི་ཕང་། སྨྱུག་ཙུ་གང་མཆོག དམན་པ་ས་ཙུ་གང་ལའང་དཀར་ཞིང་རོ་མེད་མཆོག མཁྲེགས་ཤིང་རོ་ལྡན་དམན་པ། ཁ་ཆེ་གུར་གུམ་མཆོག །བལ་པོ་གུར་གུམ་དམན་པ། བོད་གུར་གུམ། རྒྱ་ཤུག་མཆོག །གློ་ཤུག་དམན་པ། རྒྱ་ནག་ཤུག་སྨེལ། ཏྭ་ཧི་ཕ་ལ་མཆོག །བཟང་པོ་ཡིན། ཏྭ་ཧི་དམན་པ། ཏྭ་རྫུས། ཏྭ་ཧིའི་མེ་ཏོག །ལི་ཤི་བུམ་པ་ཅན་མཆོག །ལི་ཤི་ཟངས་གཟེར་འདྲ་བ་དམན་པ། ལི་ཤིའི་མེ་ཏོག །ཀ་ཀོ་ལ་མཆོག །ཀ་ཀོ་ལ་དམན་པ། རྒྱ་ནག་ཀ་ཀོ་ལ། ཚའུ་ཀོ། སླ་རྩི་འབྲུམ་ཅན་མཆོག །འབྲུམ་པ་མེད་པ་དམན་པ། དོམ་མཁྲིས་དབྱར་དགུན་དབྱེ་བས་གསེར་མཁྲིས་དང་། གཡུ་མཁྲིས། ཨུཏྤལ་སྔོན་པོའི་འབྲུ། ཕྱི་གནྡྷ་སུཕྲ་དང་། ནང་ནཱ་གེ་སར། པར་པདྨ་གེ་སར། ཟེ་ར་དཀར་པོ་མཆོག །ཟེ་ར་ནག་པོ་དམན་པ། ཟེ་ར་སེར་པོ། ཟེ་ར་ནག་པོ། ལ་ལ་ཕུད་མཆོག །རྒྱ། ལ་ལ་ཕུད་དམན་པ། བོད། རྒྱ་གར་སོ་མ་ར་ཛ་མཆོག །བོད་སྔོ་མ་ར་ཛ་དམན་པ། རྟང་མཐུན་བོད་སྐྱེས། ཐལ་ཀར་རྡོ་རྗེ་མཆོག །ཐལ་ཀར་རྡོ་རྗེ་དམན་པ། ཀྲི་ཀ་ཅན། སོག་ཡུལ་གསེར་གྱི་མེ་ཏོག་མཆོག །བོད་གསེར་གྱི་མེ་ཏོག་དམན་པ། གསེར་གྱི་ཕུད་བུ་ནག་པོ་མཆོག །སེར་པོ་དམན་པ། དུག་མོ་ཉུང་པོ་དུང་ཆེ་བ་མཆོག །མོ་དུང་ཆུང་བ་དམན་པ། ཀྲུན་འབྲུམ་དམར་སེར་མཆུ་སྨུག་ཆེ་བ་དང་། མགོ་དཀར། ཀྲུན་འབྲུམ་སེར་པོ་ཆུང་བ། རྒྱ་གར། འབའ་ཤ་ཀྲུན་འབྲུམ། མདའ་རིས། ཁམས་བུ། ཀྲུན་འབྲུམ་དམར་པོ་དང་། ནག་པོ། དྭགས་པོ་ཀྲུན་འབྲུམ། ཨུ་སུ། སྟར་བུའི་ཁབྲ། བསེ་ཡབ་མཆོག །བསེ་ཡབ་དམན་པ། འབྲས་བུ་སྟར་གསྟོ་ཏོག་འདྲ། སེ་འབྲུ། ན་ལེ་ཤམ་ཞེས་པའི་ཕོ་བ་རིས་ནག་པོ་མཆོག །ཤི་ཀྱུ་ཞེས་པའི་ཕོ་བ་རིས་དཀར་པོ་དམན་པ། པི་པི་ལིང་ཕྲ་བ་མོ་རིགས་མཆོག །པི་པི་ལིང་སྦོམ་པ་ཕོ་རིགས་དམན་པ། གླང་ཆེན་པི་ལིང་། བཅག་པའི་ཁ་དོག་དཀར་ལ་སྦུམ་བག་ཆུང་བ་སྨན་སྣ། དམར་ཁམ་སྦུམ་བག་ཅན་ནི་དོང་གྲའམ་བཅའ་སྣ་དང་། ཤེལ་ཕྲེང་དུ་བཅའ་སྣ་དང་སྣའུ་གཤེར་ཆོན་པ་དང་། སྨན་སྣ་སྐམ་པོར་བཤད། སྣ་གོད། གཡུང་བ་སྣ་སྐྱུའམ་སྣའུ་གཤེར། མདོ་ནས་འོང་བའི་སྣ་དམར། ཙི་ཏྲ་ཀ །ཤིང་ཚ་མཆོག །ཤིང་ཚ་དམན་པ། ཤིང་ཚ་རྒྱས་པ་དྭ་ཚ། ཤིང་ཚའི་མེ་ཏོག ཏེཛ་ཏ། ཟུར་ལུགས་ཀ་

རཀྟ། བྱང་ལུགས་ཀ་རཀྟ། རང་ལུགས་རྡུང་མཐུན་དུ་བཞེད། སོག་ཡུལ་ཤིང་ཀུན་མཆོག །བལ་ཡུལ་ཤིང་ཀུན་དམན་པ། བྱི་ཏང་ཀ །མ་རུ་ཙེ། གོ་བྱེད་དམ་མ་ནུ་ཁྲག་ཅན། སེ་ཤིང་དཀར་པོའི་འབྲས་བུ། སྤོས་དཀར་ཧ་སོ་འདྲ་བ་མཆོག །ནག་པོ་དམན་པ། གློ་ནས་ཐོན་པ། གུ་གུལ་རྣ་ཤེལ་འདྲ་བ་དཀར་པོ། སྣ་ཐུང་ཉོག་པ་ནག་པོ། ཤེལ་ཏ། ནགས་མའི་ཐང་ཚུ། གསོམ་ཐང་ཤིང་དང་ཤུག་པའི་ཐང་ཚུ། རྒྱ་ཚྭ་མཆོག །རྒྱ་ཚྭ་དམན་པ། རྒྱམ་ཚྭ། ཚབ་ཚྭ་ལྷད་མེད་ཀྱི་ཚབ་རྡུང་། ལྕེ་མྱང་ཚྭ། ཁ་རུ་ཚྭ་རང་གྲུབ་དམར་ནག་གཉིས་མཆོག །བཙོས་པ་ནག་པོ་དམན་པ། ཅབས་རུ་ཚྭ་རང་གྲུབ་མཆོག །བཙོས་པ་དམན་པ། རྭ་ཚྭ། ཐལ་ཚྭ། མཛེ་ཚྭ། བྱང་ཚྭ་ལྷར་དཀར་བ། ལན་ཚྭ། མཚོ་ཚྭ། ཚ་ལ་ཤེལ་འདྲ་བ་མཆོག །བྱི་བྲུན་འདྲ་བ་དམན་པ། ལྷ་ཚྭ་ཀ་ར་གོང་བུ་འབྲིལ་འདྲ་མཆོག ཤེལ་ཕྲེང་ནས་འཛང་ཚྭ་དམར་ནག་ལའང་བཞེད། ས་ཕུག་བ་ཚྭ་དམན་པ། ཚབ་བཏུབ་པས་སོ། །བ་ཚྭ་མཆོག །ཟེ་ཚྭའི་རྒྱུ། བ་ཚྭ་དམན་པ། ན་ལ་ཆགས་པ། ཨ་རུ་རྣམ་པར་རྒྱལ་བ་དངོས་སམ་མཆོན་བྱེད་གསེར་མདོག་ཇོག་པོ་ཆེ་ལ་མཐུག་མ་ཅན་དང་། ཨ་རུ་འཇིགས་མེད་ཟུར་ལྔ། བདུད་རྩི་ཤ་མཐུག །འཕེལ་བྱེད་ཟླུམ་པོ་བུམ་འདྲ། སྐེམ་པོ་སྐྱུལ་མང་སྐེ་ཨ་རུ་རིགས་ལྔ། ཨ་རུ་མཆུ་སྟུང་། ཨ་རུ་ནག་ཆུང་། ཨ་རུ་གསེར་ཆུང་། བ་རུ་ཆུང་བ་ཐལ་མདོག་མཆོག །བ་རུ་ཆེ་བ་དམན་པ། སྐྱུ་རུ་དཀར་ཤས་ཆེ་བ་མཆོག །ནག་ཤས་ཆེ་བ་དམན་པ། སྙིང་ཞོ། མཁལ་ཞོ་དཀར་པོ་མཆོག །མཁལ་ཞོ་སེར་པོ་དང་། ནག་པོ། དམར་པོ་རིམ་པས་དམན་པ། གླ་གོར་ཞོ་ཤ །ཀློ་བ་ཞོ་ཤ །མཆིན་པ་ཞོ་ཤའམ་བ་མཁལ་སླུག་པོ། ཨ་འབྲས། ཤ་འབྲས། ཨ་འབྲས་དངོས་འདིར་ངེས། སྲ་འབྲས། འཇམ་འབྲས། མཁལ་མ་གོ་ཡུ། ཨ་མྲར་གྲགས་པ་འབྲ་གོ་མཆོག །རྒྱ་ནག །དམན་པ་མ་ནུ་ཧ་སྐམ་མམ་ཆེ་པ་ཁ། མ་ནུ་པ་ཏྲ། སུ་སྨྲར་སྨུ་ལ། ཤ་པོ་རུ་ཧ་དཀར་པོ། ཤ་པོ་རུ་ཧ་ནག་པོ། མ་ནུ་ཤུ་ཟུར། སྣ་རིགས། མ་ནུ་སེ་ཤིང་། སྨུག་མ་ཐང་ཤིང་སོགས་ལ་འཁྲིལ་ནས་སྐྱེ། ཡུང་བ་དམར་པོ། ཡུང་བ་སེར་པོ། ཤུ་དག་དཀར་པོ། ཤེལ་ཕྲེང་དུ་དཀར་ནག་པོ་སོ་སོར་མཆོག་དམན་བཤད། ཤུ་དག་ནག་པོ། རྩྭ་བུ་ཤེལ་ཅེ། སྨུག་བུ་ཤེལ་ཅེ། དཔའ་བཟང་། ཁྲུང་ཐེར་དཀར་པོ། ཁྲུང་ཐེར་སྨུག་པོ། དཔའ་བོ་དཀར་པོ། དཔའ་བོ་སེར་པོ། དཔའ་རྒོད། བོང་ང་

དཀར་པོ། སོང་ང་དམར་པོ། སོང་ང་སེར་པོ། སོད་ང་ནག་པོའམ་ཏ་ལ། བི་ཊཱ་ནག་པོའང་ཟེར། ཤིང་མངར་མཆོག །ལྕུམ་རྩར་སྐྱེ་བ། ཤིང་མངར་དམན་པ། སླེ་ཏྲེས། སོག་ཡུལ་སླེ་ཏྲེས། ཀཎྜ་ཀ་རི། ག་བྲའམ་ཀཎྜ་ཀ་རི་སླུག་པོར་སྨུག་ཚེར་ཡང་ཟེར། རྒྱ་ཏིག་མཆོག །བལ་ཏིག་དང་བོད་ཏིག་དམན་པ། རྒྱ་གར་བ་ཤ་ཀ །བ་ལེ་ཀ །སོག་ཡུལ་བ་ལེ་ཀ །གདུར་པོ། ཕོ་མོ་རྩ་བ་ཐ་སྒོམ་དང་སྐྱེ་གནས་དབང་གིས་མཆོག་དམན་ཡོད། གདུར་མོ་དམན་པ། འདིར་ཤེལ་ཕྲེང་ནས་ཧྲ་མོན་པ་ཟེར། སྟབ་སེང་། སྟབ་སེང་རྒས་པ་སྤྲི་ཤུར། གོ་ར་ཙན་དན་ནམ་ཐང་མ་སྦྲོན་ཤིང་། སྐྱེར་པའི་མེ་ཏོག །སྐྱེར་པའི་འབྲས་བུ། སྐྱེར་པའི་བར་ཤུན། སེ་རྒོད་བར་ཤུན། སེ་རྒོད་འབྲས་བུ། དམར་བ་ཙན་དན་སེང་ལྡེང་། སེར་བ་སྐྱེར་པ་སེང་ལྡེང་། སྐྱ་བོ་གསོ་མ་སེང་ལྡེང་། སེང་ལྡེང་ཁཎྜའམ་ཁྲི་ལ་ཕ་རི། པོ་སོ་ཆ། དངོས་ཚིག་གུ་དོང་གའི་འབྲུ་འདྲ་བ་དེ་ཡིན། རི་མིག་ལུང་ཐང་། དན་རོག་ཛ་ཡི་ཕ་ལ་མཆོག འབྲུ་ནག་ཆུང་། དཱུ་ཁྲ་པོ་འབྲིང་། དཱུ་ནག་པོ་དམན་པ། ཤྲི་ཁཎྜ་མཆོག ཤྲི་ཁཎྜ་དམན་པ། དོང་ག །ཀ་བེད་པོ། བིལ་བ་མོ། ད་ཏྲིག །མོན་སྐྱེས་ཛོག་ཆེ། སླུག་དམར་པོ། རོང་མཚམས་སུ་སྐྱེ་བ་ལོ་མ་མེད་པ། སླུག་དཀར་པོ། །མོན་ཚ་ར་མཆོག མོན་ཚ་ར་དམན་པ། རྒྱ་གར་སྟོང་ལེན། ཨ་ཛི་ཏཱ། ཡུག་ཤིང་ཁཎྜ། རྩད་མཆོག་གམ་རིན་ཆེན་སྨུག་ཅེས་པ་ཁ་ཅིག་རྒྱ་ཐུབ་དམན་པར་ཡང་འདོད། གླང་ཆེན་ཚིག་ཐུབ་གམ་དགུ་ཐུབ་མཆོག །དགུ་ཐུབ་དམན་པ། རྩ་བ་སེར་ཤས་ལ་ཕུག་དབྱིབས་ཅན་འདིར་ཡང་གླང་ཆེན་ཚིག་ཐུབ་ཟེར། ཤེལ་ཕྲེང་ནས་བེ་སྐྱེས་རེ་རལ་དང་ལོ་དགུ་ལོན་པའི་ཙུང་སོན་ཚར་ཙུང་ཁཎྜ་སོགས་ལ་མཛད། ལྕུམ་སྟག་པོའམ་ནི་མ་ལི། ལྕུམ་སྟག་མོའམ་ཀོ་བྲེ་ལ། ཤལ་མ་ལི། སྒོང་ཐོག་འབྲུ། ནག་ཚང་ཨ་གྲོང་ནག་པོ། ཐང་ཁྲིམ་དཀར་པོའི་འབྲུ། ནག་པོའི་འབྲུ། ལང་ཐང་ཙེའི་འབྲུ། སྲིན་ཤིང་འབྲས་བུ། དཀར་པོ་ཚིག་ཐུབ། རྒྱ་གར་ཞིམ་ཐིག་ལེའི་འབྲུ། དྷ་བོའི་རྩ་བ། ཤུ་མོ་ཟའི་འབྲུ། ལུག་མུར། གཡེར་ཤིང་པ་མཆོག །སྲུང་རྩི་སྤྲུས་མཆོག །རྒྱ་སྤྲུས་སེར་པོ་མཆོག །དམན་པ་སོ་སོ་སྤྲོ་སྨན་སྐབས་སོང་། ཟུར་ལུགས་ཆུ་མ་རྩི། ལྕུམ་བུ་རེ་རལ། སེང་ཕྲོམ། རྒྱ་སྐྱེགས། བཙོད་མདུད། ཐང་མའི་འབྲས་བུ། བྲེ་གའི་འབྲུ། སྣ་རྩ། བྲེ་ལབ་འབྲུ། ངང་པ་ཚིག་ཐུབ། གོ་སྙོད་འབྲུ། རི་སྐྱེས་དབང་ལག་

མཆོག །ནང་གསེས་མཛུབ་མོ་དྲུག་ཡན་ཚོགས་བདག །ལྷ་དབང་ལག་མཆོག བཞི་གནོད་སྦྱིན། གསུམ་གཉིས་དྲི་ཟ། གཅིག་ཐེའུ་རང་ལག་པར་བཤད་པ་རིམ་པས་དམན་པ། དུར་བྱིད་མཆོག །དུར་བྱིད་དམན་པ། ཐར་ནུ། ཁྲོན་བུ། སྔོན་བུ། ལྕུམ་རྩ། ཆུ་རྩ། རེ་ལྕག །ལྕ་རྩ། ཉེ་ཤིང་། ར་མཉེ། ཨ་ཤོ་གནྡྷ་དཀར་པོ་དང་། ཨ་ཤོ་གནྡྷ་ནག་པོ། སོག་ཡུལ་གཟེ་མ་ར་མགོ་མཆོག །བོད་གཟེ་མ་ར་མགོ་དམན་པ། བསེ་རུ་དཀར་པོ་མཆོག །ཁྲ་བོ་འབྲིང་། ནག་པོ་དམན་པ། ཁ་ཤའི་རུ། ཤྭ་བའི་རུ། ཤྭ་བའི་འབོག་རུ། གྱ་དོར། གཙོད་རུ། དགོ་རུ་དཀར་པོ། དགོ་རུ་ནག་པོ། རྒྱ་རུ། ལུག་ཐུག་རུ། ར་དཀར་རུ། རྐོད་གཡག་རུ། གཉན་གྱི་རུ། ས་ལའི་རུ། བ་མེན་རུ། གླང་རུ། མཛོ་རུ། མ་ཧེའི་རུ། གནའ་བའི་རུ། མིའི་དུར་ཁྲོད། མི་རུས་བཅའ་མ། མི་སོག །མིའི་དབྱི་རུས། འབྲུག་རུས། རྔ་རུས། སྟག་རུས། འཁྲོན་བུ་རྒྱ་འབྲུམ་མཆོག །ཀཀྐྲ་པ་ཊི་དམན་པ། འཁྲོན་བུ་བུ་ཅན། མཁའ་འགྲོ་འཁྲོན་བུ། ཐོག་བསད་རུས་པ། རྒྱུ་གཟེར་ཐོད་པ། ཕག་པའི་རུས་པ། ལུག་གི་རུས་པ། སེར་བ་རུས། སྲེ་ལོང་། ཟེ་མོའི་རུས་པ། སྦྲེའུའི་རུས་པ། ཕིར་གྱི་རུས་པ། ཉ་རུས། འབུ་སྐྱོགས་མཆོག །འབུ་སྐྱོགས་དམན་པ། བཤུལ་ཆགས་རུས་པ། རྟ་རྐྱང་བོང་སོགས། བྱི་ལའི་རུས་པ། ཤ་ཆེན། ལྕགས་སྦྲུལ་པོ། དངུལ་ཁབ་གཞིབས་འདྲ། ལྕགས་སྦྲུལ་མོ། ཁྲ གསེར་སྦྲུལ། གཡུ་སྦྲུལ། སྨན་སྦྲུལ། ཐག་སྦྲུལ། བྱ་རྒོད་ཤ །གོ་བོའི་ཤ །རྨ་བྱའི་ཤ །གངས་སྦལ་ཤ །ནག་སྦལ་ཤ །སྲམ་གྱི་མཆིན་པ། འཕྱི་བ་དང་། རའི་མཆིན་པ། ཉ་ཤ །ཟེར་མོའི་ཤ །སྐྱིམ་པོའི་ཤ །སྤྱང་ཀིའི་ཕོ་བ། གོ་བའི་ཕོ་བ། སྤྱང་གིའི་ལྕེ། ཕག་པའི་ལྕེ། བོང་བུའི་ལྕེ། ཁྱིའི་ལྕེ། ཁྱིའི་རྟིག་པ། རྭ་ཐུག་འབྲས། ལུག་ཐུག་འབྲས། ཤ་མོའི་གློ་བ། ཁྲ་ཧའི་གློ་བ། བྱ་ཕྲང་ཤ །རྒྱ་མཆིལ་ཤ །བོད་མཆིལ་ནས་ཟན་ཤ །རྩངས་པའི་ཤ །དུར་བའི་ཤ །ཁྲེང་ཁྲེང་ཤ །སྐྱ་ཀའི་ཤ །ཁྲ་ཤ །གུང་ཤ །ཤ་བའི་ཁྲག །རའི་ཁྲག །གཡག་རྐོད་ཁྲག །གཙོད་ཁྲག །ཕག་ཁྲག །བོང་ཁྲག །བྱའི་ཟེ་ཁྲག མངལ་ཁྲག །མི་མཁྲིས། འབྲོང་མཁྲིས། གཡག་མཁྲིས། དྲེད་མོའི་མཁྲིས་པ། བྱ་མཚལ་ལུའི་མཁྲིས་པ། གླང་ནག་མཁྲིས་པ། རི་

བོང་མཁྲིས་པ། རྨ་བྱའི་མཁྲིས་པ། ནེ་ཙོའི་མཁྲིས་པ། ཉ་མཁྲིས། ངུར་པའི་མཁྲིས་པ། འབྲི་མཁྲིས། ཕག་མཁྲིས། སྤྲེལ་ཚིལ། ཤ་ཚིལ། རྒྱ་ཚིལ། ཕག་ཚིལ། གྲི་ཚིལ། ར་གླད། ལུག་གླད། རི་དྭགས་གླད་པ། རི་བོང་གླད་པ། མི་གླད། ངུར་གླད། སྲིན་བྱའི་གླད་པ། སྤྲེལ་ལྤགས། བསེ་ཀོ། གླང་ཀོ། བྱེ་ཙུའི་པགས་པ། ཆུ་སྲིན་སྡེར་མོ་མཆོག །ན་གིའམ། ཆུ་སྲིན་སྡེར་མོ་དམན་པ། རྟའི་རྨིག་པ། དཀར་པོ། བོང་བུའི་རྨིག་པ། བོང་ནག་ལོ་གཅིག་སོང་བ། རྟ་བོན་པ། རྨ་བྱའི་མདོངས། སོ་བྱའི་སྒྲོ། བྱ་མ་བྱིའི་སྒྲོ། གཟུགས་མོ་བྱི་ཐུར་སྒྲོ། གོང་མོའི་སྒྲོ། སྐྱུར་མོའི་སྒྲོ། གནའ་བའི་སྤུ། ར་ཐུག་རྫོངས་སྤུ། སྐྱེས་པའི་རྫོངས་སྤུ། བུད་མེད་སྐྱེ་བོའི་སྐྲ། ལྷག་པའི་སྤུ། དམ་པ་ལའི་སྤུ། མི་ཆུ། དམར་ཟལ་བ་ཆུ་མཆོག །དེ་མིན་བ་ཆུ་དམན་པ། བོང་གསེབ་ཆུ། ར་ཐུག་ཆུ། ལུག་ཐུག་ཆུ། རྟ་གསེབ་ཆུ། རྐོད་བྲུན། གོ་བྲུན། ཕག་བྲུན། བསྔགས་པ་ཡོད་ཚེ་གར་ནག །མི་བྲུན། རྟ་སྦྲངས། བོང་ནག་སྦྲངས། དུད་འགྲོའི་སློ། རི་བོང་བྲུན། ཁྱི་བྲུན། སྦྲང་བྲུན། སྲམ་བྲུན། གོང་མོའི་བྲུན། བྱ་བྲུན། བྱི་བྲུན། ཕུག་རོན་བྲུན། བྱ་ཕང་བྲུན། བྱང་པ་དམར་ཁྲ་མཆོག །སེར་ཁྲ་དམན་པ། སྡིག་སྲིན། ཆུ་སྦྲུར། བསེ་སྦྲུར། ཞོ་སྦྲུར། བྱིང་བྱིང་བུ་ལོ་ཕོ་མོ། སྤྱི་མའི་འབུ། ན་བུན་བུ་མོ། ཆུ་བྱེའི་ཤ །རྨ་བྱའི་ཤ །རྨིག་པའི་ཤ །རྨ་བྱ་དང་། གླང་ཆེན། སྤྲེལ། སྤལ་པ། དོམ། བྱ་རྐོད། ངང་པ། ཕུག་རོན་སོགས་ལས་བྱུང་བའི་དབང་རིལ། དཀར་པོ་རྒྱལ་རིགས་དང་། དམར་པོ་རྗེ་ཙུ་རིགས། ལྗང་སྔོན་འབངས་རིགས་ཏེ། དཀར་སེར་དམར་ལྗང་སྔོ་དང་ལྔ། །རིན་ཆེན་ལྔ་ཡི་རྒྱུ་དང་མཐུན། །ཆུ་ས་མེ་རླུང་ནམ་མཁའ་ལྔའི། །འབྱུང་བ་ཤས་ཆེ་བ་ལས་འབྱུང་། །ཞེས་སོ། དངུལ་ཆུ་རྐོད་པོ། དངུལ་ཆུ་གཡུང་བ། དངུལ་ཆུ་བཙོ་བཀྲུ་དང་། དངུལ་ཆུ་ཚ་འདུལ། དངུལ་ཆུ་དཀར་འདུལ་ཟིན་པ། གསེར་ཐལ་དང་། དངུལ་ཐལ། ཟངས་ཐལ། ལྕགས་ཐལ། ཡཁར་ཐལ། རག་ཐལ། ཞ་ཐལ། བཤའ་ཐལ་ཏེ་ལྕགས་བརྒྱད། གསེར་རྡོའི་ཐལ་བ་དང་། དངུལ་རྡོས་མཆོན་པའི་ཁམས་བརྒྱད་སོགས་ཐལ་བའི་རིགས་དང་། ཚབ་འཛིན་ཁཎྜ། ཕུར་ནག་ཁཎྜ། ཐང་ཕྲོམ་སོགས་ཁཎྜ་སྣ་ཚོགས་ཀྱང་ངོ་སྤྲོད་དུ་བསྒྲིག་སྒྲོལ་ཡོད། ལྷང་ཚེར་དཀར་པོ། ལྷང་

ཚེར་དམར་པོ། ལྕང་ཚེར་ནག་པོ། སུ་མི་དཀར་པོ། སུ་མི་སེར་པོ། སུ་མི་དམར་པོ། སུ་མི་སྨུག་
པོ། ས་རྟེའམ་ས་རམ་རྟེ། སྤང་མ། མཐིང་། མཐིང་ཤུན། ཚོན་རམས་དང་། ཚོས་རམས་རྒྱགས་
རམས། དཀར་རྟེ། རྒྱ་མཚོའི་ལྦུ་བ་མཆོག །རྒྱ་མཚོའི་ལྦུ་བ་དམན་པ། མདའ་རྒྱུས་
མཆོག །དམན་པ་རྟ་མདའ་རྒྱུས། ཟླ་སྐྱང་མཆོག །ཤེལ་བྲེང་ནས་རྒོད་གཡུང་བཤད། ཟླ་སྐྱང་དམན་
པ། ཚན་དམར། རྒྱ་སྤྲག་མཆོག །རྒྱ་སྤྲག་དམན་པ། སྤྲིན་མཆོག །སྤྲིན་དམན་པ། རུ་རྐྟ་གདོང་
དྲུག །མིག་མེད་མཆོག །དེ་མིན་རྐྟ་དམན་པ། རྐྟ་མིག་མེད། རྡོ་ཧྲེ་ཅི་ཏ། རྟ་ཀུན་བཟང་། རྟ་
ཀུ་ཤ །ལྕུམ་སུ་བྱང་ཆུབ། རྟ་འབབ་ལ། རྟ་དུར་བ། རྒྱ་ནག་གི་རྟ་རམ་པ། དབྱར་རྟ་དགུན་འབུ། རྟ་
རྨ་མདོངས། རྒྱ་ནག་སྤོས་སེར། ཤིང་གྲོག །སྲིན་བལ། འཁར་གོང་སྲིན་ཅན་དང་། སྲིན་
མེད། འབབ་ཆ། ལ་ཆ། སོག་ཚིགས། ན་ག་སྤྲོན་ཤིང་། མེ་ལོང་གི་གཡའ། སྤྲ་ཚིལ། ཉ་ཕྱི། ཉ་
སྲིག་གསེར་མགོ །གོ་ལའི་བྱེ་མ། སིནྡྷུ། ཤིང་སྦྲུལ་ལྤགས། ཚར་འབྲུམ། སྤུ་འབྲུམ། འོལ་སེའི་
འབྲུ། ཁུར་རྩ། མེ་ཁང་དུད་པ། སོ་ཐོག །སོ་ཕག །ཕའུ། གྱོ་མོ། ཁྲེ་དྲེག །སླ་ངའི་དྲེག །ལྕགས་
དྲེག །ཟངས་དྲེག །ཆང་ཕབས། བྱེ་ས་ཤར་བལྟས། སེ་རུལ། ཁྲེ་གང་འོག་ས། ཞིང་ས་བོང་
བ། ས་རྨུག །ལྕམ་མཐིལ། བྲང་ཀྲད། ཀྲད་རུལ། མཆེ་སྐྱོང་། ཡུགས་སའི་དོར་ཏྲ། ཆུ་
ངན། དབྲེ། རྒྱ་ཚིལ། མི་ཏྲ་ཁྲི་གསུམ་གྱི་བྱི་ཚན་གསུམ། རོ་ཚན་གསུམ། ཟླ་རིལ། ར་
རིལ། ལུག་རིལ། རུས་སྦལ་ཁོག་པ། ཟེ་ལྡིར་ཆེ་བ། ལོ་བཞི་རེར་ཐོན་པ། ཟེ་ལྡིར་ཆུང་བ། ཚ་ག་
པ། ཐིག་ནག །སྦལ་ནག །སྲེ་མོང་ཤ །སྲེག་པའི་ཤ །སུ་ཤུད་ཤ །བྱེ་སྤྲག་གམ་བྱེ་མ་ལེབ་སེར་
ཁྲ། གམ་པ་ཕང་། སེངྒེའི་ཤ །སྨང་ཆེན་ཤ །སྟག་གི་ཤ །གཟིག་ཤ །མི་རྒོད་ཤ །བ་ཤུལ་ཚགས་
ཤ །མཛོ་དང་དྲེའུའི་རྒྱུངས་པ ། ར་རྒོད་ཤ །བྱ་མོ་ནག་པོའི་ཤ །བྱ་རྒབ་ཤ །འུག་པའི་ཤ །ཏེ་
ཝོའི་ཤ །ཛ་བྲན་ཤ །ཉ་སྲ་བའི་ཤ །ལུག་པོ་ཐོང་དང་། མོ་ཆེར་མོའི་མགོ ། ལུག་གི་རྨེན་བུ། སྐྱི་
དཀར། འབྲུག་གི་གྲེ་བ། རྐྱང་གི་གྲེ་བ། གཙོད་ཀྱི་གྲེ་བ། དགོ་བའི་གྲེ་བ། སྤྱང་ཀིའི་གྲེ་བ། གྲུམ་
པའི་གྲེ་བ། གཡིའི་གྲེ་བ། བྱ་རྒོད་གྲེ་བ། གོ་བའི་གྲེ་བ། སོ་བྱའི་གྲེ་བ། ཁུ་བྱུག་གྲེ་བ། འཇོལ་

མོའི་གྲེ་བ། ཅོ་ཀའི་གྲེ་བ། སྙོང་། ཕུ་ཤུད་སྙོང་། བྱ་ཕོའི་ངར་སྙོང་། བྱ་མོ་ནག་མོའི་སྙོང་། བྱ་རོག་གི་སྙིང་ཁྲག །ར་རོག་གི་གཉའ་ཁྲག །ར་སེར་གྱི་སྣ་ཁྲག །ཁྲག །གླང་དམར་གསོན་ཁྲག །ཀྲུའི་ཁྲག །བཤུལ་ཆགས་ཀྱི་ཚིལ། དོམ་གྱི་སྙིང་། རི་བོང་གི་སྙིང་། ནེ་ཙོའི་སྙིང་། རའི་ཕྲ་གདོང་། གདོང་མོ་ཧུས། སྟག་གི་སྨ་ར་དང་། ཕྱི་སྤྱིར། བ་སོ། ཕག་རྐོད་མཆེ་བ། ཁྱིའི་མཆེ་བ། ལོ་མར། ཐེ་མར། བ་ཧུའི་ཚི་གྲུའམ་འབྲི་རྐང་མར། ལོ་བདུན་མའི་མར། ཞོ་རྩབས། ཞོ་ཕྲུམ། ཞོ་བཙགས། ཞོ་བཙོས། ཞོ་སྐྱིས། ཞོ་ཁའི་ཆུ། སྐར་ཆུ། ཆུ་རྡོ། ཤག་མ། དེ་བ་དྭ་ཧུ། ཀྱུ་ཤུག་འབྲས་བུ། ཤིང་དཀར་རྩེ་མོ། སྲོ་མ་སེང་གེ། ཨ་ག་ག་ར། གུན་འདུར། ཏོ་རེ་པ་ཤི། ཀས་སྐབ་རྩེ། ལྷུ་སི་ལི། གར་ག་ར་ཤིང་གི །དགས་ལི། སེ་ཡོ་ཏ། བཙྭ། སེས་སྨྱལ། ར་སི། ཙེ་ཏ། ཀ་ཙུ་ར། སྐ་ལ། སྐ་རི་ཨ་ར། ལྕུམ་དཔལ། ཨ་རྫུ་མ་ཏེ། ཅི་ཅི་ཏྲ། རབ་ཏན་རྡུ་ལི། ཨི་ས་སྐྐའི་འབྲུ། ཏ་ཏུ་སྟེ་ར། ས་དེ་བི། གཀྲ་ཤུ་ཊི། སྤྱིན་ཏྲ་ཏ་ཧ། ཀས་པ་ལ། མོགས་ཙ་ར། སྟེ་རྡུ་རི་གཏྲ། སེ་ཏྲ་ཕ་རི། ཀེ་ལ་ཀན། མླ་ས། སྟེ་མ་ར་སི། ཨིནྡྲ་འཛིན། ཨ་སྨྲག །གསར་འགྱུར་སོགས་ཀྱི་སྨན་མིང་འདི་གྲས་ལ། ལེགས་སྦྱར་ཟུར་ཆག་དང་། བོད་སྐད་ལྷར་མགོ་ཅན་རྗེས་འཇུག་སྣང་བ་ཁུངས་ལ་སོར་བཞག་སྟེ་འགའ་ཤས་མིང་ཟློས་སྐྱོན་ཡོད་རུང་ཟླན་བསོར་བཀོད། ས་སྨུ་པ་ལ། འབྲས། ཁྲེ། ཁྲེ་རྐོད། ཁྲ་མ། ཟུར་ལུགས་ཁྲ་མ། ཅི་ཅི། ནས་དཀར། ནས་སྔོན། ནས་ནག །ནས་གཞན། སྨྱིག་མའི་ནས། ནས་རྐོད། སོ་བ། སྲེ་ད། བོད་སྨན་དཀར་པོ། སྨན་གཞན་དགུས་མ། སྨན་མ་རིལ་མོ། སྨན་ཆུང་། མོན་སྨན་ལེབ་དཀར། མོག་གྱི་སྨན་རིལ། མོན་སྨན་གྲེ་ཙུའི་མ་ཤ །བལ་སྨན། རྒྱ་སྨན་དཀར་པོ། རྒྱ་སྨན་ནག་པོ། ཏིལ་དཀར། ཏིལ་ནག །རྒྱལ་པོ་ཡུངས་ཀར། ཡུངས་ཀར་དགུས་མ། ཡུངས་ནག །ལབ་གཞི་ཙུང་གཞི། ཟར་མ་མཆོག །ཟར་མ་དམན་པ། རྒྱ་བྲ། བྲཙུ། ཨ་ཤིང་པ་ཏྲའམ་མ་རྫོས་པའི་ལོ་ཏོག །ཙན་ནད་འབྲུ། སྐྱེ་ཚེའི་འབྲུ། ཤང་ཚེའི་འབྲུ། མ་ཏང་མཚིང་བུ། ཤོ་མང་འབྲུ། སྐ་ཏི་ཏ། གཡེར་མ། སྐ་ཏད་ན། བེ་ཏ། རྒྱ་གར་སྟར་ག་སོགས་ཤིང་ཏོག་སྣ་ཚོགས་ཀྱང་བསྟན་སྲོལ་ཡོད། བྱང་སེམས་དཀར་པོ་དང་། པདྨ་རཀྟ་ཚད་ལྡན། ཨ་སྦྱི་ཏ། བུར་དཀར། བུར་

སྨུག །རྒྱལ་མོ་ཀ་ར། ཐོན་དང་པོ་རོ་མངར་བ། ཀ་ར་ཧྲ་སོ་མ། སྟོད་དང་སྨད་ནས་ཀྱང་འོང་། སྤྲང་དཀར། སྤྲང་དམར། སྤྲང་རྐོད། སྤྲང་སྔོན། ཏུག་སྤྲང་གི། གོས་ཟ་འོག །དར་ལེ་བརྒྱན། མེ་ཏོག་ཙམ་པ་ཀ །བཏུང་བ་ཆུ་ནི། ཆར་ཆུ། གངས་ཆུ། ཆུ་མྱུང་ཆུ། ཆུ་མིག་ཆུ། ཁྲོན་པའི་ཆུ། བ་ཚའི་ཆུ། ཤིང་ཆུ་བཅས་ཡས་རིམ་མཆོག་དང་། མས་རིམ་དམན་པ་ཡིན། དཀྲ་ཊ། ཕཊ། ཤཱི་ཁ། ཞེས་པ་དུང་དཀར་གཡས་འཁྱིལ་སྐྱེ་བ་ལྔ་པ་བཀྲ་ཤིས་པའི་རྫས་ཡིན་ནོ། །ལྷ་རྒྱལ་ལོ། །ཨཱོཾ་སྭསྟི། གང་ཞིག་རྒྱལ་བའི་སྙིང་རྗེའི་ཆུ་གཏེར་ཆེ། །བསོད་ནམས་ཟླ་འོད་འབུམ་གྱིས་རབ་བཏུས་པའི། འཚོ་བའི་གཞུང་བཟང་བདུད་རྩིའི་ཀླུང་རྒྱུན་གྱིས། །འགྲོ་བའི་ཁམས་ཀུན་ཁྱབ་འདི་ངོ་མཚར་རྨད། །དཀའ་འགྲེལ་མན་ངག་ལ་གྲགས་སྨན་རིགས་ཀུན། །གཅིག་ཏུ་སྡུད་པའི་ལེགས་བཤད་དབྱར་སྐྱེས་སྤྲས། །ཕན་སེམས་རྣམ་བཀྲའི་ལུས་འཆང་འཚོ་བྱེད་ཀྱི། །མདོངས་ལྡན་དགའ་བའི་ཟློས་གར་ཅིས་མི་བསྒྱུར། །དངོས་མིང་བསྡུས་ལས་སྤྲོས་པའི་ཉོག་མེད་ཀྱང་། །དབྱེ་ལུགས་ཞལ་ཤེས་ཀྱིས་རྒྱན་དམར་ཁྲིད་ལ། །འཇུག་པའི་མན་ངག་འདི་མེད་བློ་གསར་ཚོགས། །སྨྲ་འདོད་རོ་འཛིན་དབང་པོ་ཁྲལ་དང་མཚུངས། །འདིར་བཤད་ཟུག་རྫུའི་ཚོར་བ་འཕྲོག་བྱེད་པའི། །གཉེན་པོའི་བྱེ་བྲག་མ་འདྲེས་རྟོགས་པས་ཀྱང་། །ཕན་བདེའི་དགེ་མཚན་ཀུནྡ་ལྟར་དཀར་བས། །སྲིད་པའི་ཁྲོན་ཀུན་གཏམས་པར་མི་འགྱུར་གང་། །དགེ་ཚོགས་རྒྱ་མཚོས་བསྟན་འཛིན་ཞབས་བརྟན་ངོས། །མཛད་འཕྲིན་ས་ཕྱོགས་ཀུན་ཏུ་ཁྱབ་པ་དང་། །ཁྱད་པར་སྨན་དཔྱད་རིང་ལུགས་དར་རྒྱས་ཀྱིས། །འགྲོ་ལ་འཆི་མེད་བདུད་རྩིའི་དཔལ་ཐོབ་ཤོག །ཚེས་སྙིགས་རང་མདངས་འདུ་འཛུགས་འཕེལ་ཟད་ཀྱི། །ནད་ངན་རྣམ་མང་ཇི་བཞིན་རྟོགས་པ་དང་། །གསོ་ཚུལ་མ་ལོག་གཉེན་པོ་གནད་འབེབས་པའི། །རྣམ་དཔྱོད་བློ་དང་རྟག་ཏུ་མི་འབྲལ་ཤོག །བདག་ཀྱང་མ་འོངས་སྐྱེ་བའི་ཕྲེང་བ་ཀུན། །དམ་པའི་རྟེན་ཐོབ་གཞན་ཕན་རྩེ་གཅིག་ཏུ། །བསྒྲུབ་ལ་སྙིང་སྟོབས་ནུས་པ་ཕུལ་ཕྱིན་ཏེ། །རྒྱལ་སྲས་སྤྱོད་པ་ཕ་མཐར་སོན་པར་ཤོག །ཅེས་པའང་གསོ་རིག་འགྲོ་ཕན་གླ་ཚང་འདི་ཉིད་ཀྱི་སྤྱ་ཁྲུངས་ཁྲིག་སྟོའི་འཛུགས་དཔེ་ཐོར་ཁྱུར་གྱིས་ཁྲུངས་འདི་ཡིན་མེད་སྟབས། སྟོན་དུ་འདི་ནས་བསྟན་པའི་སྤྱི་ཞུར་སྦྱོ་སྨན་གྱི་འཁྲུངས་

དཔེ་རྒྱས་བསྡུས་གཉིས་ཕྱོགས་བསྡུས་བྱས་གཞིས། ཁྲིག་གི་འབྲུངས་དཔེའང་ཕུན་སུམ་ཚོགས་པའི་ཆ་ལག་ཏུ་ངེས་པར་དགོས་ཚུལ་འཚོ་བྱེད་དགེ་རྒན་རྣམས་ནས་གསལ་འདེབས་ཡང་ཡང་བྱུང་བར་བརྟེན་༧རྣམ་འདྲེན་ཐུབ་ན་པཎྜིའི་ཟླ་སྨན་པ་བོད་གཞུང་སྨན་རྩིས་འགོ་འདོམས་མཁྱེན་རབ་ནོར་བུར་འབོད་པས་རབ་ཆེས་ཚུ་ཐག་གནམ་ལོའི་སྟོན་འབྲིང་ཁྲིམས་སྟོད་གྱིས་ཉ་བའི་དམར་ཕྱོགས་དགའ་བ་གསུམ་པའི་ཚེས་ལ་རྫོགས་པར་བཏུས་པ་འདི་བཞིན་གསོ་བ་རིག་པའི་ལག་ལེན་ཚུ་འགོ་གངས་གཏུགས་ཀྱི་ཁུངས་རྒྱུད་བཞི་དང་། མན་ངག་ཉིང་ཁུ་ཇོ་ལག་སྦྱོད་ཀྱི་ཞལ་འཛིན་སློབ་དཔོན་མཁས་པའི་ངག་སྒྲོས་རྨ་མེད་ཅིང་། བྱིན་རླབས་ཀྱི་དྲོད་མ་ཡལ་བས་ཟུར་བརྒྱན་པ་ཞིག་ངེས་པར་ཡིན་ཙུང་། མཐའ་གཅིག་ཏུ་མཁས་པ་སོ་སོའི་བཞེད་པ་དང་། གྲུབ་མཐའ། ཕྱོགས་འཛིན་སོགས་ཆགས་སྡང་གིས་བཅིངས་པའི་སོ་སྐྱེའི་དན་རྟོག་ལ་མཐའ་དང་། སྒུ་མ་མཆིས་པས་གཅིག་ཏུ་འདི་ལ་ཚད་མར་རིགས་ཞེས་བདག་ལྷ་བུའི་རོ་འཛིན་གྱི་ཡུལ་ལས་འགོངས་པས། གཞུང་གནས་མཁས་པ་རྣམས་ཀྱིས་རིགས་པའི་རྣམ་གྲངས་མཐའ་ཡས་པའི་སྒོ་ནས་ལེགས་པར་གཏན་ལ་འབེབས་པར་རིགས་སོ། །སིདྡྷཾ། ཕུན་ཚོགས་བྱེ་བ་ཐྲག་བརྒྱས་ཀྱང་། །བསྐལ་བཟང་ནམ་ཡང་མི་འགྲོག་པ། །འཕྲུལ་སྤྲུར་ཡིད་བཞིན་འདོད་འཛོའི་ནོར། །གནམ་བསྐོས་རྒྱལ་པོའི་འཁྲིན་ལས་ཏེ། །རྣམ་དཀར་སྤྱོས་ངད་རིར་སྨིན་པའི། །དགེ་ཚོགས་ཨ་རུ་རྣམ་རྒྱལ་གྱིས། །ནད་རིགས་ཀུན་ཞི་བཀྲ་ཤིས་ཀྱི། །དོན་ཀུན་བདེ་ལྷག་འགྲུབ་གྱུར་ཅིག །ཅེས་རབ་ཆེས་མིག་དམར་ལོ་ཕྱར་དུ་བསྒྲུབ་པའི་སྨོན་ཚིག་ཤུབྷཾ། །

༄༅། །གངས་ལྗོངས་སྨན་པའི་གྲོང་ཁྱེར་ལྷུགས་རི་བོ་ཚུར་གླིང་གི་ཕྱོའི་སྨན་གྱི་འབྲུངས་དཔེ་བསྡུས་པ་ངོ་མཚར་གསེར་གྱི་སྙེ་མ་ཞེས་བྱ་བ་བཞུགས་སོ། །

ཨོཾ་སྭསྟི། ༧ ཡེ་ནས་སྤྲོས་ཀུན་རབ་ཞི་ཡང་། །བསམས་བཞིན་སྲིད་པའི་ཐོལ་གྱིས་ནི། །རྣམ་གྲོལ་ལམ་བཟང་སྟོན་མཛད་པ། །འདྲེན་མཆོག་ཐུབ་སྟན་རྒྱ་མཚོར་འདུད། ། ཨལྷ་ན་སྡུག་ནས་

བཻཌཱུརྱའི། །གསང་གསུམ་མཆོག་གི་སྒྲུ་འཕྲུལ་ལས། །ངོ་མཚར་སྤྲུལ་སྐུའི་གར་མཛེས་པ། །གཡུ་
ཐོག་མགོན་དེ་གཙུག་ན་རྒྱལ། ། ༣ ཐུགས་བསྐྱེད་དག་པ་བདུད་རྩིའི་སྤྲིན། །ཀུན་ཁྱབ་ཕན་བདེའི་
རིན་ཆེན་ཆར། །རྣམ་ཀུན་འབེབས་ལ་མཁས་པའི་མགོན། །བརྒྱུད་པར་བཅས་ལ་སྙིང་ནས་
འདུད། ། ༤ མཁྱེན་རབ་དཔལ་གྱི་བེ་ཙུ་ནི། །གསོ་དཔྱད་ནོར་བུའི་ཕྲ་ཚོམས་ཅན། །སློབ་དཔོན་
གོང་མ་རིམ་བྱོན་གྱི། །བཀའ་དྲིན་དྲན་པས་སྤྱི་བོར་གཡོ། ། ༥ མི་འགྱུར་ཆོས་ཀྱི་དབྱིངས་ཆེན་
ལས། །རིགས་འདུས་བསྟན་པ་བསྲུང་བའི་ཕྱིར། །མི་བཟད་དྲག་པོའི་སྐུར་སྟོན་པ། །ཆོས་སྲུང་དམ་
ཅན་རྒྱ་མཚོས་སྐྱོངས། །ཞེས་མཆོད་བརྗོད་རྐང་པ་དྲུག་པའི་གླུ་དབྱངས་ཀྱིས་ལམ་ཡངས་པར་ཕྱེ་
ནས། གླེང་བྱ་ནི། ཕྱོགས་དུས་རྒྱལ་བ་ཀུན་གྱི་སྙིང་རྗེའི་རང་ཞལ་མགོན་པོ་ཐུག་ན་བཟློའི་གདུལ་
ཞིང་ཐུན་མོང་མ་ཡིན་པ་བསིལ་ལྡན་སྣ་ལའི་སྨན་ལྗོངས་སུ་གྲགས་པའི་དབུས་གྱུར་སའི་ཐིག་
ལེར། གྲུ་འཛིན་གཉིས་པའི་གཞལ་མེད་ཁང་ཆེན་པོའི་ཉེ་འདབས། བདེན་བྲལ་གྱི་ཕྱོགས་སུ་མཛེས་
ཤིང་ལྡན་ཆགས་པ། འགྲོ་བ་ཀུན་གྱི་སྲོག་གི་དཔུང་གཉེན་དུ་མངོན་པར་མཐོ་ཞིང་། གངས་ཅན་
སྨན་པ་ཡོངས་ཀྱི་འབྱུང་གནས་དཔལ་ལྡན་གསོ་བ་རིག་པའི་འདུས་སྡེ་ཆེན་པོ་ལྷ་ན་ལྷུན་སྟུག་ངོ་
མཚར་འགྲོ་ཕན་གླིང་འདི་ཉིད་ཀྱི་མཐོང་བ་བརྒྱུད་པའི་ཕྱག་ལེན་རྣམ་པར་དག་པའི་ནང་ཚན་བདུད་རྩི་
སྦྱོའི་སྨན་རྣམས་ཀྱི་ངོ་བོ་ངོས་འཛིན་ནང་གསེས་དང་བཅས་པ། འཁྲུངས་དཔེ་རྒྱས་པ་འཚོ་བྱེད་
གཞོན་ནུའི་སྙིང་ནོར་དུ་ཞེབ་གསལ་ལྷར་མཁས་དབང་དགེ་རྒན་དྲང་སྲོང་རྣམས་ཀྱི་སྤྱན་
ལྟར། མཆོག་དམན། དཀར་ནག །ཕོ་མོ་མ་ནིང་། རྐྱད་གཡུང་། སྔོ་བཟང་སྔོ་ངན། རིམ་འབྱེད་
སོགས་ཀྱི་གོ་རིམ་གང་ཡོད་ཐིགས་སྐད་ཀྱི་བརྡའ་ལས་ལེགས་པར་མཉན་སྟེ་སྨན་རྣམས་སོ་སོ་སྐམ་
སྐྱེས་སྤྱིབས་སྐྱེས་ཀྱི་ཁྱད་པར་དང་། རྩ་བ། སྡོང་པོ། ཡལ་ག །ལོ་མ། མེ་ཏོག །འབྲས་བུ། རོ་
ནུས་སོགས་ལ་ཞིབ་མོའི་དཔྱད་པ་གསུམ་གྱི་སྒོ་ནས་མ་འདྲེས་པ་རིམ་བཞིན་དབྱེ་དགོས་པ་
ལ། ༈ རྒྱ་གྲོ། བོད་གྲོ། གྲོ་ལོ་ས་འཛིན། ཙི་ཙི་ས་འཛིན། བྱེ་ན་ས། ནད་མ་གཡུ་ལོ། ནད་མ་
འབྲུར་མ་དང་། ནད་མ་སྟུན་མ། ནད་མ་སྦྱི་བ་མ། དེ་གསུམ་ནད་མ་སྤུན་གསུམ་མོ། གྲོ་ཀྲན་ནད་

མ། སེ་དྲེ་ སྦྲར་མ། བྱ་ཤང་དཀར་མོ། རྟོང་ལེན་ལྡོ་ནས་འོང་བ་མཆོག །དམན་པ་ཕོ་མོ་གཉིས་
ཏེ། རྟོང་ལེན་མེ་ཏོག་ཡོད་པ་ཕོ། རྟོང་ལེན་མེ་ཏོག་མེད་པ་མོ། །སྤང་རྩི་དོ་བོ་ལོ་མ་ཉག་མེད་རྐང་
རིང་རྩེར་མེ་ཏོག་དཀར་པོ་རྒྱས་ཆེ་མི་རྒན་གྱི་མགོ་བོ་ལྟ་བུ་ཡོད། སྤང་རྩི་འབྱར་བག་ལོ་མ་ཉ་ག་ཅན་
ལ་རྐང་གོང་འཕྲུར་འབྱར་བག་མོད། ལུག་རྩི་དོ་བོ་ལོ་མ་ཉག་མེད་རྐང་ཐུང་ཞིང་མེ་ཏོག་གོང་
མཚུངས་ཙུང་ཟད་ནག་ལ་དྲི་ཞིམ་བལ་དང་ལྡན་པ་དེ་གསུམ་སྤང་རྩི་སྤུན་གསུམ་དུ་གྲགས་སོ། །རེ་
སྐོན་རྩི་དམར། རེ་རྡུད། ཀྱི་ལྕེ་དཀར་པོ། ཀྱི་ལྕེ་ནག་པོ། ཀྱི་ལྕེ་དཀར་པོའི་མེ་ཏོག་ལ་ཤ་ལང་
འབངས་ཟེར། འཇིབ་རྩི་དཀར་པོ། འཇིབ་རྩི་ནག་པོ་བྲི་ཡང་ཀུ་ཡིན། སུམ་ཙུ་ཏིག །ཟངས་
ཏིག །ལྕགས་ཏིག་དཀར་པོ། ལྕགས་ཏིག་ནག་པོ། ལྕགས་ཏིག་ར་མགོ་མ། ཟངས་ཏིག་འདྲ་བའི་
ལྕགས་ཏིག་དཀར་པོ། ཟངས་ཏིག་འདྲ་བའི་ལྕགས་ཏིག་ནག་པོ། གསེར་ཏིག་མཆོག །གསེར་ཏིག་
དམན་པ་རིགས་གཉིས། སྔོང་པོ་གཙུས་ཏེ་མེ་ཏོག་དཀར་པོ་ཤར་བ་དངུལ་ཏིག །གླང་ཏིག་པ། ཉ་
ཏིག་པ། ཉ་དུག་པ། སྲོ་ལོ་དཀར་པོ་གང་བུ་ལེབ་ཆེ་ཟླ་ཚེས་འདྲ་བ་དེ་དང་། སུག་འདྲའམ་སྲོ་ལོ་
སྨུག་པོ་ལོ་སྔོང་གོང་འདྲ་གང་བུ་པད་ཁའམ་ཤ་བའི་རྭ་འདྲ་བ་མདོག་གིས་དབྱེ་བའི་རིགས་
གཉིས། ཤེལ་ཕྲེང་ནས་སྲོ་ལོ་སྨུག་པོ་གང་བུ་གཞུ་ཤུབས་འདྲ་བར་འབྲས་བུ་ལེབ་པ་དང་། ཚན་
དམར་སྔོན་དུས་དམར་བས་བན་བཙུན་འདྲ་བ་དེ་སྲོ་ལོ་དམར་པོར་བཞེད། གཡའ་ཀྱི་མ་མེ་ཏོག་སྔོ་
སྐྱ་ཆེ་བ་རྒྱལ་པོ་གཡའ་ཀྱི་མ་དང་། ཆུང་བ་བཙུན་མོ་གཡའ་ཀྱི་མར་འདོད་པ་མཆོག །མེ་ཏོག་སེར་
དཀར་དམར་སྔོ་བཞི་ཤར་བ་ལས། གསེར་གཡའ་ཀྱི་མ། དངུལ་གཡའ་ཀྱི་མ། ཟངས་གཡའ་ཀྱི་
མ། ལྕགས་གཡའ་ཀྱི་མ་སྟེ་རིགས་བཞི་རིམ་པས་དམན་པ་བཅས་དྲུག་ཏུ་རྟོགས་དགོས། གཉྫ་ཆུང་།
བྱ་རྒོད་སྤྲོས། ཡུ་མོ་སྲོལ་གོང་ངམ་སྲོལ་གོང་དམར་པོ། སྲོལ་གོང་སེར་པོ། སྲོལ་གོང་དཀར་
པོ། སྲོལ་གོང་སྨུག་པོའམ་སྔོན་པོའི་རིགས། གྲུ་གུ་རས་ནི། ཡུ་མོ་མདེའུ་འབྲིན་མེ་ཏོག་གིས་ཕྱེ་
བའི་རིགས་དཀར་དམར་སྔོ་གསུམ་ཡོད། དར་ཡ་གན་ཞེས་ཞང་ཞུང་སྐད་དོན་དུ་བདུད་རྩི་སྟེ་རིགས་
འཛིན་ལུགས་ནི། རི་གཉེན་མགུལ་སྐྱེས་དང་ཡ་གན་ནམ་སྔོན་མོ་དང་ཡ་གན་ཞེས་ཚེར་

སྔོན། ཀླུངས་ཤོད་སྐྱེས་པའི་དར་ཡ་ཀན་ཞེས་ཁྲག་ཁྲིག་པ། བརྒྱ་སྤྱིན་ལྷ་སྤུང་དར་ཡ་ཀན་ཞེས་ཧ་ཤོ། ཆུ་མིག་ནང་སྐྱེས་དར་ཡ་ཀན་ཞེས་བྲེ་ག་འདྲ་བ་ཆུ་ལྷུམ་པར་གྲགས་པའི་ཆུ་ལྷུམ་ཨོག་དཀར། དམུ་རྫིང་སེལ་བའི་དར་ཡ་ཀན་ཞེས་སྣ་ཧིག །ཀླུ་འདུལ་བའི་དར་ཡ་ཀན་ཞེས་ཀླུ་བདུད་རྡོ་རྗེ། རྨ་རྣམས་འགྲུབ་པའི་དར་ཡ་ཀན་ཞེས་གསང་བ་སྔགས་གཅིག་ཏུ་གྲགས་པའི་སྐྱེས་པ་རྡོང་བཏགས་སོ། །གཞན་ཡང་གཙོ་བོ་དེ་རྣམས་ལས་དར་ཡ་ཀན་རྣམ་གྲངས་ཉེར་ལྔར་འདྲེན་པའང་ཡོད། རི་སྐྱེས་རྟ་ལྤགས་དཀར་པོ་དང་། ཀླུངས་སྐྱེས་རྟ་ལྤགས་ནག་པོ་མེ་ཏོག་རྒྱ་སེར་དཀར་གསུམ་དང་སྔོ་དམར་དཀར་ཉམས་ཅན་ཤར་བའང་ཡོད། །ཨ་བི་ཁ་མཆོག་སྐྱེ་གནས་དབང་གིས་རིགས་གཉིས། ཨ་བི་ཁ་དམན་པ་ཀླུངས་སྐྱེས་ལོ་ཀ་ང་ར་མོ་ཤག་འདྲ་ཞིང་རྩ་བ་གོང་མཚུངས་ཡོད། སྤང་རྒྱན་དཀར་པོ། སྤང་རྒྱན་སྔོན་པོ། སྤང་རྒྱན་ཁྲ་བོ། སྤང་རྒྱན་ནག་པོ་མེ་ཏོག་མཐིང་གསལ་སྔོན་པོ་ལས་ཙུང་ཆེ་བར་ཤེལ་ཕྲེང་ནས་བཤད། སྟག་ཤ་དཀར་པོ་ཕོ། སྟག་ཤ་ནག་པོ་མོ། ཡུ་གུ་ཤིང་དཀར་པོ། ཡུ་གུ་ཤིང་ནག་པོ། རྩད་མཆོག་ལྗོ་ཁམས་ནས་འོང་། དམན་པར་ཕོ་མོ་གཉིས་ཏེ་རྩད་མེ་ཏོག་མེད་པ་ཕོ། རྩད་མེ་ཏོག་ཡོད་པ་མོ། དབྱུ་ཐུབ་མཆོག་རྒྱ་དང་ལྗོ་རོང་ནས་འོང་བའི་གླང་ཆེན་ཆིག་ཐུབ་ལ་བྱེད། དབྱུ་ཐུབ་དམན་པ་རྩ་རི་སོགས་རོང་དུ་སྐྱེ་བའི་རྩ་བ་སེར་ཤས་ལ་ཕྱུག་དབྱེབས་ཅན་དེའོ། །ལྷུམ་སྟག་གམ་ཀོ་བྲེ་ལ། ཨ་བྲུག་གཟེར་འཇོམས་ཆེ་བའམ་རྒོད་པ་མཆོག །ཆུང་བའམ་གཡུང་བ་དམན་པ། ཨ་བྲུག་ཆེར་སྔོན་སྔོ་བཟང་། ཨ་བྲུག་ཆེར་སྔོན་སྔོ་ངན། སྨུག་ཆུང་མདང་ཡོན་སྔོ་བཟང་། སྨུག་ཆུང་མདང་ཡོན་སྔོ་ངན། གསེར་སྐྱུད། གཏྲ་ཤ་ཏུ་དཏུལ་སྐྱུད་མཆོག །དགའ་ལྡན་སྤྱི་ཧ་དཏུལ་སྐྱུད་དམན་པ། ལུག་ཏུ་སྨུག་པོ། མེ་ཏོག་ལ་ཐལ་ཧྲེས་ཟེར། ལུག་ཏུ་སེར་པོ། ལུག་ཏུ་དམར་པོ། དེ་གསུམ་ལུག་ཏུ་སྤུན་གསུམ་ཡིན། མེ་ཏོག་གི་དབྱེ་བས་ལུག་ཏུ་དཀར་པོའང་ཡོད། ཆུ་ཏུག་སྦལ་ལག་མཆོག །ཆུ་ཏུག་སྦལ་ལག་དམན་པ། སེ་གཡུང་དཀར་པོ། སེ་གཡུང་ནག་པོ། སེ་བ་དྲི་ལྡན། སེ་བ་གཞོན་ནུ། སེ་བའི་མེ་ཏོག །སེ་རྒོད་མོ་མེ་ཏོག་རྒྱ་ཁ་འཆར་བ་མཆོག །སེ་རྒོད་མོ་དམན་པ། སེ་རྒོད་པོ་ཆེར་མ་ཅན། འབུ་སུ་ཧང་འབྱུ་ཡོད་པ་པོ། གང་བུ་ཡོད་

པ་མོ། སྔོང་ཐོག་པ། ཤིང་ཨ་གྲོང་ནག་པོ་ནག་ཚང་ནས་འོང་བ་མཆོག །གཡའ་བྲག་ལ་སྐྱེ་བའི་ཨ་གྲོང་དཀར་པོ་དམན་པ། རྡྭ་ཨ་གྲོང་། མཁན་པ་ཨ་གྲོང་མཁན་ཆུང་སེར་མགོ །ཕུར་མོང་ཨ་གྲོང་ཕུར་དཀར་བདུད་རྩི་ཟིལ་པ་བཅས་ཨ་གྲོང་རིགས་བཞི་འདྲེན་ལུགས་སོ། །མཁན་རིགས་སམ་ཚར་བོང་སྐྱ་སྨུག་མཆོག །ཚར་བོང་ནག་པོ་དང་། ཚར་བོང་དཀར་པོ་དམན་པ། ཧང་ཀུན་དཀར་པོ། ཧང་ཀུན་ནག་པོ། ལྷ་ཤུག་ལོ་མ་ལྕུང་ལ་སེབ། རྒྱ་ཤུག་ལོ་སྔོང་ནག་རྩབ་ཁྲོ་ཞལ་གྱི་རྣམ་པ་ཡོད་པ། སྔོང་པོ་ཆུང་ཞིང་ཚེར་མས་ཁྱབ་པ་ཤུག་ཚེར་ཅན། ལྕགས་མདོག་གིས་དབྱེ་བའི་སྐྱེར་པ་དཀར་པོ། སྐྱེར་པ་ནག་པོ་སྔོང་པོ་ཆུང་ངོ་། རྣ་དུ་ར་ཞེས་ཐང་ཕྲོམ་སྟེ་དེའི་རིགས་ལ། ཐང་ཕྲོམ་དཀར་པོ། ཐང་ཕྲོམ་ནག་པོ། ཐང་ཕྲོམ་ལང་ཐང་ཙེ་མཆོག །ཐང་ཕྲོམ་ལང་ཐང་ཙེ་དམན་པ། སྲིན་ཤིང་སྣ་མ་མེ་ཏོག་རྒྱ་ཁ་འཆར་བ་མཆོག །སྲིན་ཤིང་སྣ་མ་མེ་ཏོག་དཀར་པོ་འཆར་བ་དམན་པ། པོ་ཏྲེས་ཀླུངས་སུ་སྐྱེ། མོ་ཏྲེས་རི་ལ་སྐྱེ། མ་ནིང་གོ་ཁ། ཏྲེས་མའི་གེ་སར། དཀར་པོ་ཆིག་ཐུབ་རིགས་གཉིས། བྱང་བསྟན་བྲག་སྐྱེས་ཨ་ཤ་བདུད་རྩི་མཆོག །དར་ལྕང་སྐྱུད་པ་འདྲ་བའི་ཨ་ཤ་མེ་ཏོག་མེད་པ་ཕོ་དང་། ཨ་ཤ་མེ་ཏོག་ཡོད་པ་མོ་དམན་པ། ཨ་འབྲ། ཞིམ་ཐིག་དཀར་པོ་དང་། ཞིམ་ཐིག་ནག་པོ་མཆོག །ཞིམ་ཐིག་ནག་པོ་དམན་པ། ཞིམ་ཐིག་སངས་རྒྱས་ཚུ་འཛིན། ཞིམ་ཐིག་སྔོན་པོའམ་ནག་པོའི་རིགས་བཅས་རང་ལུགས་རིགས་ལྔ། དེ་སྟེང་ཞིམ་ཐིག་དཀར་པོ་བུ་ཤུད་མིག་སྨན་ཟེར་བ་ཆེ་ཞིང་མེ་ཏོག་དཀར་པོ་དང་དཀར་ཡོལ་བ་སྔོལ་འདྲ་བཅས་ཆེ་འབྲིང་ཆུང་གསུམ་གཉིས་རེ་སྟེ་རིགས་དྲུག་ཤེལ་ཕྲེང་ནས་བཤད། མིག་སྨན་སངས་རྒྱས། པཛ་ཏ། རེ་སྐྱེས་དྭ་གོད་མཆོག །ཀླུངས་སྐྱེས་དྭ་གཡུང་དམན་པ། འདམ་བུ་ཀ་ར་སྦྲེ་ཙུའི་མཛུག་མ་འདྲ་བ་མཆོག །བཙོང་འདྲ་བ་དམན་པ། འབྲི་ཏ་ས་འཛིན་མཆོག །འབྲི་ཏ་ས་འཛིན་དམན་པ། བྱ་པོ་ཙི་ཙི་མཆོག །བྱ་པོ་ཙི་ཙི་དམན་པ། སྲུན་མའི་མེ་ཏོག །ཤུ་མོ་ཟ། སྟི་བ་འོ་ཅན། ཟུར་ལུགས་སྟི་བ། ལུག་མུར་པོ་རྩ་རྟོག་འབྲིང་ལ་དཀར་ཞིང་མཁྲེགས། ལུག་མུར་མོ་རྩ་རྟོག་ཆེ་ལ་སྐྱོང་ཞིང་ཁ། ལུག་མུར་མ་ནིང་རྩ་རྟོག་དཀར་ལ་ཞིབ་ཅིང་སྐྱོང་། ཡང་ན་མེ་ཏོག་དཀར་ཤས། རྒྱ་དཀར། རྒྱ་སྨུག་འཆར་བ་ལས་ཀྱང་

རྟོགས། གཡེར་ཤིང་པ་མཆོག་རྩེ་དང་ལྡན་པ་གློ་སོགས་ནས་འོང་། གཡེར་ཤིང་པ་དམན་པ། མེ་ཏོག་སེར་ཆེན་རྩ་བ་འོ་ཅན་དེའོ། །དབང་འདུས་མེ་ཏོག འཛམ་དབྱངས་མེ་ཏོག །ཉི་མ་མེ་ཏོག སྒྲོལ་མ་མེ་ཏོག སྨུག་མ་མེ་ཏོག གསེར་གྱི་མེ་ཏོག བསྐལ་བཟང་མེ་ཏོག ཚངས་པ་ལྷའི་མེ་ཏོག མེ་ཏོག་བལ་པོ མེ་ཏོག་ལེ་བརྒྱན་སྐྱེ་བལ་ཆུང་། མེ་ཏོག་དྲང་སྲོང་རི་ཁ། མེ་ཏོག་གུར་གུམ། མེ་ཏོག་གཡར་མོ་ཐང་། མེ་ཏོག་གངས་ལ་དེའི་རྩ་བར་ཐུས་པའི་དབང་གིས་པུཎྜ་རི་ཀ་ཟེར། མེ་ཏོག་རྒྱ་མེན་ནམ་བཙུན་པ་མེ་ཏོག ཨུཏྤལ་མེ་ཏོག་གིས་བྱེ་བས་ཨུཏྤལ་དཀར་པོ། ཨུཏྤལ་སྔོན་པོ། ཨུཏྤལ་དམར་པོ། ཨུཏྤལ་སེར་པོ་བཅས་རིགས་བཞི། པུཎྜ་རི་ཀ་དངོས་སམ་པདྨ་དཀར་པོ། པདྨ་དམར་པོ། པདྨ་སེར་པོ། རྩ་པདྨ། བྲག་སྐྱུ་ཏ་བོ། བྲག་སྤོས། རྒྱ་སྤོས། སྤང་སྤོས། སྦྲང་རྩི་སྦྲུས་ཞེས་པའི་སེར་པོ་བྲག་རྐང་མཆོག སྤོ་སྤྲིན་ཞེས་པ་སྦྲང་རྩི་སྦྲུས་དམན་པ། སྤོ་སྤྲིན་རྒས་པ་སྤོ་ལྷུགས་ཀྱུ། ཀྲུ་དྲུས་མཆོག་ལྷོ་ཁམས་ནས་འོང་། ཀྲུ་དྲུས་དམན་པ། འབམ་མེ་ཏོག་ཡོད་པ་ཕོ། འབམ་མེ་ཏོག་མེད་པ་མོ། ལྷ་མོ་ལུག་སྐྱེས་མའི་མིག་ལས་བྱུང་བས་ལུག་མིག་ཏུ་གྲགས་པའི་རིགས་ལ། མེ་ཏོག་ལུག་མིག་གམ་རྒྱལ་བའི་སྤྲུན་ཅན་ནི་མེ་ཏོག་སྔོ་ལ་ཟེའུ་འབྲུ་སེར་པོ་སྔོ་བཟང་བ། དབང་ཕྱུག་མིག་གསུམ་ནི། ལུག་མིག་འདྲ་བའི་ཆེ་བ་མགོ་གཉིས་གསུམ་གྱིས་པ་དེ་དང་། ལུག་མིག་དྲི་ཆེ་བ་སེར་ནག་གཉིས་ཏེ་གསུམ། དབང་པོ་སྟོབས་བཟང་མིག་ནི་དཀར་ཞིང་ཞིབ་པ་ལུག་ཆུང་དུ་གྲགས་པ། གནོད་སྦྱིན་མིག་ནི་ཨ་བྱུག་ཆེ་ཆུང་གཉིས། ཁྱི་མིག་ནི་སྐྱེ་སྔོ་ཆེས་ངན་པའོ། །མཁན་དཀར། མཁན་སྐྱ། མཁན་དམར། མཁན་ནག །ཡང་མཁན་ཆུང་རིགས་ཆུང་ངུ། ཆུ་རྩི་ནག་པོ་མཆོག །ཆུ་རྩི་དཀར་པོ་དམན་པ། ཟུར་ལུགས་ཆུ་རྩི། བྱུར་པཊ་ཆུ་རྩི་ཞེས་པའི་སྤོ་དུག་མོ་ཉུང་། བྲི་ཚེར་མཆོག །བྲི་མཚེར་དམན་པ། སྤོ་དེ་བ་མཆོག །ཆུ་དེ་ཤ་དམན་པ། མ་གལ་ཞེས་པའི་ཤིང་དེ་ཤ། ཟུར་ལུགས་འདི་ཚབ་རྡུང་ཞེས་གསུངས་བས་སོ། །ཤིང་དེ་ཤ་དངོས་ནི། འཛེར་པ་མང་ལ་མཁྲིགས་པ་ཞིག་ཡོད། རྩ་མཁྲིས་མཆོག །རྩ་མཁྲིས་དམན་པ། ལོ་མ་ཆེ་བ་རྒྱལ་པོ་རེ་རལ། འབྲིང་བ་སྔོན་པོ་རེ་རལ། ཆུང་བ་བཙུན་མོ་རེ་རལ། ཡང་བསྒྲིག་ལུགས་གཅིག་ལ་བྲག་སྐྱུ་ཏ

བོར་སྣོན་པོ་རེ་རལ། བྲག་སྤོས་པ་ལ་བཙུན་མོ་རེ་རལ། ཆུ་ཤིང་འོམ་བུ། ཞུ་མཁན་ལོ་མ་ལྕང་སེར་
མ་ཐུག་པ་སྤང་ཞུན་མཆོག ལོ་མ་ལྕང་ནག་ནགས་ཞུན་དམན་པ། ཆོས་སམ་རྒྱ་སྐྱེགས་ཤིང་མདོག་
སྔག་མ་འདྲ་ལ་དེའི་ཚི་བར་ནམ་ཟླའི་དབང་གིས་གྲོ་ཆོས་དྭངས་ཤས་དང་། ནག་ཧུག་དམར་ནག་
གཉིས། བཙོད་ལོ་ལྕང་ཉག་མེད་རྐང་ཕྲ་སྦུབས་ཅན། དེ་གསུམ་གློ་མོན་ནས་འོང་། ཕོ་ལྕམ་ཏ་ལོ་
དཀར་པོ་མཆོག ཕོ་ལྕམ་ཏ་ལོ་དམར་པོ་དམན་པ། མོ་ལྕམ་རྒྱ་ལྕམ་དཀར་པོ་མཆོག །མོ་ལྕམ་རྒྱ་
ལྕམ་དམར་པོ་དམན་པ། མ་ནིང་ལྕམ་པ། ལོ་མ་ཉི་ག འབྲས་བུར་ཨ་རྫ་ཀ་ཟེར། ཕོ་ལྕམ་ཏ་ལོ་
དཀར་པོའི་མེ་ཏོག་ལ་མདོག་ལྡན། རྩ་བར་པ་ལ་ཟེར། བྲག་ལྕམ། རི་སྐྱེས་རྟ་མིག་དཀར་པོ་
མཆོག ཀླུངས་སྐྱེས་རྟ་མིག་ནག་པོ་དམན་པ། གྲ་མ། མཛེ་མོ་ཤིང་། ཕང་མ་དཀར་པོ། ཕང་མ་
ནག་པོ། ཕང་མའི་འབྲས་བུ། སྲད་དཀར་མཆོག སྲད་དཀར་དམན་པ། སྲད་ནག་ཟེར་བའི་དུག་
སྲད། བྲེ་ཙུ་སྲད་མ། བྲེ་སྲན་དཀར་པོ། བྲེ་སྲན་ནག་པོ། གླ་བ་སྲད་མ། ཤེལ་བྲེང་སྲད་རིགས་
དགུར་གསུངས་ཀྱང་ངོ་བོ་རང་ལུགས་ཁོངས་སུ་ཕལ་ཆེར་འགྲིག །བྲེ་རུག་སེར་པོ་སྟག་མཇུག་
མཆོག །བྲེ་རུག་ནག་པོ་གཟིག་མཇུག་དང་། བྲེ་རུག་སྨུག་པོ་ཁྲི་མཇུག་དམན་པ། མཚེ་འབྲས་བུ་
ཡོད་པ་ལུག་མཚེ། མཚེ་འབྲས་བུ་མེད་པ་ར་མཚེ། བྲེ་ག རི་སྐྱེས་སྐྲ་བཟང་། ཀླུངས་སྐྱེས་ལུག་
ངལ། ཟངས་རྩེ་དཀར་པོ་རིགས་གཉིས། ཟངས་རྩེ་ནག་པོ། སྣ་ལོ། ཀླུངས་ཤོ་རིགས་གཉིས། ཆུ་
ཤོ་རིགས་གཉིས། ལུག་ཤོ། རྒྱ་ཤོ། རི་ཤོ་གྲོ་ཏ་ཆེ་ཆུང་གཉིས་སམ་ལ་ཁར་སྐྱེ་བའི་རི་ཤོ། ན་
འདམ་ལས་སྐྱེས་བ་ན་ཤོ་ཟེར། པ་ཡག་རྩ་བ། དེའི་འབྲས་བུ་ཆེ་བ་ལ་གཡག་སྙིང་། ཆུང་བ་ལ་ལུག་
སྙིང་ཟེར། བྲེ་ཙུ་ལ་ཐུག་རྒོད་པའམ་མཆོག །བྲེ་ཙུ་ལ་ཐུག་གཡུང་བ་འམ་དམན་པ། བྲེ་ཙུ་སྔར་ག་
མཆོག །བྲེ་ཙུ་སྔར་ག་དམན་པ། བྲེ་ཙུ་ཤིང་མངར་མཆོག །བྲེ་ཙུ་ཤིང་མངར་དམན་པ། བྲེ་ཙུ་རྒྱུན་
འབྲུམ། ཨུག་ཆོས་དམར་པོ་མཛེ་མོའི་རོ་རོག ཨུག་ཆོས་དཀར་པོ། ཨུག་ཆོས་སེར་པོ་སྣན་ཆ་
ཁྲོལ་བོ་དེ་གསུམ་མེ་ཏོག་གིས་ཀྱང་ཤེས། སྐྱི་བ། འབྲས་བུར་དང་པ་ཆིག་ཐུབ་ཟེར། ས་རྡེ་ཀ སྤོ་
སྲུག་མཆོག་སྣོ་བཟང་། སྤོ་སྲུག་དམན་པ་སྣོ་དན། རྐང་དང་ལོ་མ་ཕྲ་བར་ར་སྲུག །རྐང་དང་ལོ་མ་

སྨྲིམ་པ་ལ་ལུག་སྲུག བྲ་རྒོད་སྲུག་པ། རི་སྲུག་བཙས་རིགས་ལྷ་རོ་དང་དྲིས་ཀྱང་ཞེས། ལྕེ་རྩ་མཆོག་གམ་མོ་རིགས། ལྕེ་ཚ་དམན་པའམ་ཕོ་རིགས། དབྱི་མོང་དཀར་པོ། དབྱི་མོང་ཁྲ་བོ། དབྱི་མོང་ནག་པོ། མེ་ཏོག་དཀར་པོ་ཤར་བ་བ་ལུ་དཀར་པོ། མེ་ཏོག་དམར་པོ་ཤར་བ་བ་ལུ་ནག་པོ། བ་ལུ་དཀར་པོའི་མེ་ཏོག་དྭ་ལི་ཡིན། སུ་ལུ། གོ་སྣོད། གོ་འབྲ། ཐ་རམ་རིགས་གཉིས། ན་རམ། སྤང་རམ་མམ་མོན་བུ་ཡང་ཟེར། རི་སྐྱེས་བྲ་རྐང་། ཀླུངས་སྐྱེས་ལོ་བཙན། སོགས་ཀ སྐམ་མམ་རི་སྐྱེས་དབང་ལག་མཆོག །ནང་གསེས་མཛུབ་མོ་དྲུག་ཡན་ཚོགས་བདག །ལྷ་དབང་ལག་མཆོག །བཞི་གནོད་སྲིན། གསུམ་གཉིས་དྲི་ཟ། གཅིག་མཐེའུ་རང་ལག་པ་རྣམས་རིམ་བཞིན་དམན་པ། ཀླུངས་སམ་ཆུ་སྐྱེས་དབང་ལག་དམན་པ། ནང་གསེས་མཛུབ་མོ་བཞི་ཡན་མཆོག གསུམ་མན་དམན་པ་སྟེ་ཐ་མའོ། རི་སྐྱེས་སྤྲུང་ཚེར་དཀར་པོ་མཆོག ཀླུངས་སྐྱེས་སྤྲུང་ཚེར་ནག་པོ་དམན་པ་གཉིས་བཅས་གསུམ། དུར་བྱིད་མཆོག དུར་བྱིད་དམན་པ། ཐར་ནུ། སྟོན་བུ་མཆོག སྟོན་བུ་དམན་པ་སྨྱུ་དན་མེ་ཏོག ཁྲོན་བུ། ལྕུམ་སྡོང་པོ་ཡོད་པ་ལྕུམ་ནག ལྕུམ་སྡོང་པོ་མེད་པ་ལྕུམ་དཀར། ཆུ་སྲུན་པའམ་ཆུ་ལྕུམ། ཐ་ཚུར་ཕོ། རྫ་ཚུར་མོ། མ་ནིང་ཆུ་ཚུར་སྔོ་བཟང་། མ་ནིང་ཆུ་ཚུར་སྔོ་ངན། རེ་ལྕག་པ་ལ་མེ་ཏོག་དཀར་ནག་དམར་གསུམ་གྱི་དབྱེ་བ་ཡོད། རིར་སྐྱེས་ལྕུ་རྒོད་མཆོག ཀླུངས་སྐྱེས་ལྕུ་གཡུང་དམན་པ། བ་ལང་ལྕུ་བ། བཟའ་ལྕུ། ཉེ་ཤིང་ཚེར་མ་ཡོད་པ་ཕོ་ནུས་པ་ཆེ། ཚེར་མ་མེད་པ་མོ་ནུས་པ་ཆུང་། རྩ་བ་སྨྲིམ་པ་བཟང་། ཕྲ་བ་ངན། རྩ་བ་མེ་ཏོག་ལོ་མ་དཀར་བ་ལུག་མཉེ། རྩ་བ་ལོ་མ་ནག་ལ་སྡོང་པོ་སྨུག་པོ་མེ་ཏོག་དམར་པོ་ཡོད་པ་ར་མཉེ། ཨ་ཤོ་གཞུའམ་བ་སྨྱུ་མེ་ཏོག་དཀར་དམར་ཤར་བ་དཀར་པོ། དམར་ནག་ཤར་བ་བ་སྨྱུ་ནག་པོ། གཟེ་མ་ར་མགོ་ཚེར་མ་ཡོད་པར་ར་གཟེ། ཚེར་མ་མེད་པར་ལུག་གཟེ། རྩ་རམ་པའམ་དྲུར་ཤ་ཟེར་བ་ཞེས་པ་རམ་པའི་ཁ་ལོར་ཟེར། རྩ་བསེ་རུ། རྩ་བུ་ཤེལ་ཅེ། འོད་ལྡན་རྒྱལ་པོ། དེའི་རྟོགས་བརྗོད་ལས། ང་ལ་ཡོན་ཏན་དཔག་མེད་ཡོད་མོད་ཀྱང་། །འགྲོ་བ་ཀུན་གྱི་མ་མཐོང་ཡི་རེ་སྲུག །བཅུད་ལྡན་མི་རྙེད་ཡོངས་རྣམས་སྙིང་རེ་རྗེ། །ཞེས་ཟེར་རྟག་ཏུ་ངུས་པས་བདུད་རྩི་རྟག་ཏུ་ངུར་ཡངས་གྲགས་པ་དེང་

སང་ལྷོ་བྲག་མཁར་ཆུ་ནས་འོང་། འཇམ་དབྱངས་རྟག་ཏུ། སྤྲིན་གཟིགས་རྟག་ཏུ། ཕྱག་རྡོར་རྟག་ཏུ། ཀླུ་བདུད་རྡོ་རྗེ་མཆོག །ཀླུ་བདུད་རྡོ་རྗེ་དམན་པ། སྤྲུ་དཀར། སྤྲུ་ནག །སྤྲུ་སེར། འབྲུ་ལ་ཤུ་ཏི། མེ་ཏོག་གླང་སྣར་གྲགས་པ་ལ། ཁྱད་པར་དབྱེ་བ་ནི། ལྷ་གླང་སྔོར་ཆེར་དཀར་མདངས་ཆེ། འདྲེ་གླང་དམར་ནག་སྣ་རྒྱ་ཐུང་། ཕོ་གླང་བོང་ཐུང་འདབ་མ་ཆེ། མོ་གླང་རིང་ལ་ཕྲ་འདབ་ཆུང་། མ་ནིང་གླང་སྣ་རྐང་རིང་ཕྲ། རླན་ཆུང་བྱེ་མར་སྐྱེ་བའི་འབྲི་མོག་རྩ་བ་ཕྲ་ལ་རྩེ་མ་ཐུག་པ་འབྲི་རྒོད་དེ་བཟང་། རྩ་བ་ཤིན་ཏུ་ཕྲ་ལ་མདོག་དང་ལྡན་པ་འབྲི་གཡུང་། དེ་ལྟོག་རླན་ཅན་རྫ་དབྲག་ཏུ་སྐྱེ་བ་ངན། འབྲི་རྫུད། སྤང་ཚན་སྤྲུ་རུ་ཞེས་པའི་རློན་པོ་དང་རྒོད་ཅན། བདུད་རྩི་གངས་ཤམ། ཁྲབ་ཅན་འཁོར་ལོ་བརྩེགས་པ་སོགས་མིང་གི་རྣམ་གྲངས་ཡིན་ནོ། སྔོན་མོ་ཆབ་འཛིན། ཆབ་འཛིན་གཞོན་ནུ། ཟུར་ལུགས་ཆབ་འཛིན། རྒྱལ་པ་ཆུ་ཐུབ། སྔོ་སྤྱི་ཞུར་རམ་བཻཌཱུརྻ། སྔོ་གདུར། སྔོ་ཆུ་སྲིན་སྣེར་མོ། སྔོ་དུག་མོ་ཙུང་། སྔོ་ཏྲི་ལེག །སྔོ་སྣྲི་ཤང་རྩེ། བྱུར་པོ་པཎ་ཆེན་ལུགས་ཀྱི་ཤིང་སྦྲུ་རུ། བྱུ་རོག་གདོང་བུ། གོན་པ་སྨན་སྐྱེས་རི་ལ་སྐྱེ་བ་ཕོ། གོན་པ་སྨན་སྐྱེས་ཀླུངས་སུ་སྐྱེ་བ་མོ། ཕྲ་ཁ་ཕྲ་ཆུང་། གསོར་ལྡེམ། མེ་མེད་དུ་བ་རྣམ་གསུམ་ནི། མེ་མེད་དུ་བ་འབྱུང་བ་ཕ་བ་དགོ་དགོ་དངུལ་གྱི་ལྤགས་འདྲ་ཞིང་། མེ་མེད་དུ་བ་འབྱུང་བ་ཆུའི་བལ་ཏེ་ཉ་ལྤིབས་སམ་དུད་པ་བྱ་བལ་མ་ཡང་ཟེར། མེ་མེད་དུ་བ་འབྱུང་བ་ས་རྡེ་ཀ་བཙས། ཤ་མོ་སེར་པོ། ཤ་མོ་དཀར་པོ། ཤ་མོ་སྨུག་པོ། ཤིང་གི་ཤ་མོ། ཀླུངས་སྐྱེས་ཤ་མོ། ལུད་སྐྱེས་ཤ་མོ། འདྲེ་ཤ་ཕ་བ་བསྔོ་སྔོ་ཡང་ཤ་མོའི་གྲས་སོ། ཕུར་དཀར། ཕུར་ནག་མཆོག ཕུར་སྨུག་དམན་པ། ཡོག་མོ་དཀར་པོ། ཡོག་མོ་ནག་པོ། ཤང་ཚེ་དཀར་པོ། སྐྱེ་ཚེ་ནག་པོ། ཙ་སུ་དཀར་པོ། ཙ་སུ་ནག་པོ་གཙང་ཤོད་ཀྱི་ལྷུམ་རར་སྐྱེ་བ་གོང་འདྲ་མེ་ཏོག་སེར་པོ་དྲི་དང་ཆེ་བ་ཤེལ་ཕྲེང་ཤུ་ཏིར་བཞེད། གཟའ་བདུད་དཀར་པོ། གཟའ་བདུད་ནག་པོ། སྣ་ཏིག་སྨུག་པོ། སྣ་ཏིག་ནག་པོ། དྲི་བཟང་གནྡྷ་བྷ་དྲ་དཀར་པོ། དྲི་བཟང་གནྡྷ་བྷ་དྲ་སེར་པོ། སྤྲ་རྒོད། སྤྲ་གཡུང་། བདུད་རྩི་སྤྲུན་བཞི་ནི། ཁུར་དཀར། ཁུར་ནག ཀྲུ་ཁུར། སྐྱབས་ཞེས་པའི་ཤ་ཁུར་རོ། །ཤེལ་ཕྲེང་པ་ཏོ་ལ། མེ་ཏོག་གིས་དབྱེ་བའི་ཚན་དཀར། ཚན་དམར། ཚན་སེར། ཚན་ནག་རྐང་སྲོམ་ལོ་མ་

ནག་མཐུག ཚན་ཨཙུ་ཙི་ལོ་མར་ཚེར་ཐྲན་ཡོད་པ་ཟུར་གསུམ་མེ་ཏོག་སེར་པོ། ཚན་བྱི་མདུག་མ་དཀར་པོ་རྩ་བ་བྱི་མདུག་འདྲ་ཞིང་། ཚན་དམར་རམ་རྩ་བ་ཟླ་སྣང་དམན་པ་དེས་ཀྱང་མི་ཚད་པའི་ཚན་རིགས་མང་ངོ་། ཡོག་ཆེན། ཡོག་ཆུང་། སྟག་ཆེར། སྟག་ཆུང་། བྱི་བཟུང་། ཁྲ་བྱུག་རྩ་ལྡང་། ཁྲ་བྱུག་རྗེ་འོག །མ་མ་སྔོ་ལྕུགས། མ་མ་རྒྱས་རྒྱས། སྨུག་ཐོན། སྨུག་མ་གཞོན་ནུ། འོལ་མོ་སེ། མ་ནུ་པ་ཏྲ། རྩེ་མོ་འབྲས་ལྡང་འདྲ་བ་རྩ་བ་ཤུ་དག་ནག་པོ་མཆོག །སླ་ལུ་ལྡང་པའམ་རྩ་བ་ཤུ་དག་དཀར་པོ་དམན་པ། སྤོ་སྣ་ཤེལ་ཐྲེང་ནས་རིགས་གསུམ་བཤད། རི་བོང་བཙའ་ཡོས། བྲེ་གུ་གསེར་ཐིག་ལོ་མའི་ཕྱི་ནང་སེར་ཐིག་ཅན། པོ་པོ་རི་ཧ། བོང་མེད། ཟེལ་པ་རིགས་བདུན་ཡོད་ཀྱང་གཙོ་མོ་གཉིས་ནི་མེ་ཏོག་སྔོ་ཐྲ་ཅན་ག་བུར་ཟེལ་གནོན་ཏེ་གཅོད་པ་དང་། འདིར་སྔོང་རི་ཟེལ་པ་ལོ་རྩེར་ཚེར་ཐྲན་ཡོད་པ་མེ་ཏོག་སེར་ཁྲ་ཅན་གཡུང་བའོ། །བོད་སྐྱེས་བ་ཤ་ཀ། བ་རྫུད། བོང་དཀར། ཟུར་ལུགས་བོང་དཀར། བོང་ང་ནག་པོར་རྩ་བ་ཡན་ལག་གི་དུག་སོགས་ཁ་དོག་དབྱེ་བ་དཀར་སེར་དམར་སྔོ་ནག་པོ་ཡོད་ཀྱང་རྩ་བའི་བཙད་ཁ་དཀར་བ་དང་མེ་ཏོག་སྔོ་སྐྱ་སྔོན་པོ་ཤར་བར་དུག་གམ་འཛིན་པ། བདུད་རྩི་ལོ་མ། རྩ་བའི་བཙད་ཁ་སེར་པོ་དང་། མེ་ཏོག་དམར་ནག་ཤར་བ་བཙན་དུག་གམ། དཔའ་ཆེན། འབྲི་ཆིལ་མ། རྩ་བའི་བཙད་ཁ་ནག་གམ་ཕྱི་ནག་པ་དང་མེ་ཏོག་སྔོ་ནག་སྔོ་སེར་ཤར་བ་བོང་ནག་གམ། ཧ་ལ་བི་ཥ་ནག་པོའང་ཟེར། ཡང་འཛིན་དཀར་རྩ་བ་ཐྲ་ལ་དཀར་བ་ཞིག་སྟོད་ནས་འོང་། སྤྱང་དུག་ལོ་སྡོང་སྐྱ་སོབ་ཅན་དང་། སྤྱང་དུག་དངོས་ནི་མེ་ཏོག་དམར་ནག་ཁ་ཐུར་དུ་འཕྱང་བ་ལོ་རྒྱབ་འབྲུམ་ཅན་དེའོ། །ཟུར་ལུགས་སྤྱང་དུག་པ། ཤེལ་ཐྲེང་ར་དུག་དམར་པོ། རྒྱ་རྩི་དུག་ལོ། རི་སྐྱེས་ཟྭ་རྐོད་མཆོག །གླུངས་སྐྱེས་ཟྭ་གཡུང་དམན་པ། ཟྭ་འདྲའམ་ཟག་དུག །མིང་ཅན་ནག་པོ་མཆོག །མིང་ཅན་ནག་པོ་དམན་པ། མིང་ཅན་སེར་པོ། ཁྲག་ཁྲིག་མཆོག །ཁྲག་ཁྲིག་དམན་པ། རྒྱུ་མཁྲིས་མཆོག །རྒྱུ་མཁྲིས་དམན་པ། གྲོག་ཤིང་མཆོད་རྟེན་ལྷ་ཁང་ལྡེབས་སུ་སྐྱེ་བ་མཆོག །དེ་མིན་གང་དུ་སྐྱེ་བའི་གྲོག་ཤིང་དམན་པ། སྒྲོ་དཀར་མཆོག །སྒྲོ་སྨུག་དམན་པ། ཤིང་མངར་མཆོག །འདྲེ་ཚེར་མའམ་རྩ་བ་ཤིང་མངར་དམན་པ། ཚར་པ་དཀར་

པོ། ཚར་བ་ནག་པོ། སྤེན་མ་དཀར་པོ། སྤེན་མ་ནག་པོ། སྤེན་ཚུང་མཐོ་གང་བ། སྨྱུག་ཤད་ཅེས་པའི་དམར་ཤད། འབྲས་དོར་མ། སྤྲ་མ། དེའི་འབྲས་བུ། སྣེ་གོད། སྣེ་གཡུང་། རྒྱ་སྣེ་དམར་པོ། བོད་སྣེ་འདྲ་བའི་རྒྱ་སྣེ། མོན་སྣེ་དམར་པོ། བཙོང་སྒོག་གམ་སྒོག་སྔོན་ཡང་ཟེར། སྒོག་སྐྱ་རྩ་བ་རྡོག་པོ་ཆིག་འདྲིལ་མཆོག །རྩ་བ་ལྷུམ་མང་བ་དམན་པ། སྒོག་སྔོན་རི་སྒོག་ལ་རིགས་བདུན་ཏེ། སྒོག་པ་ཤ་རྩེ་མཆོག །སྒོག་པ་ཤ་རྩེ་དམན་པ། སྒོག་པ་འཛིམ་དཀར། སྒོག་པ་འཛིམ་ནག །རྒྱ་ཞེས་པའི་གྲུ་གུ། སྒོག་པ་ཐུལ་བ། སྒོག་པ་རྡུག་པ། ཐུལ་པའི་ཚབ་ཏུ་ཐྱི་ཨུ་སྒོག་པ་བཅས་ཀྱིས་ཤེལ་ཐྲེང་སྒོག་རིགས་བདུན་ཀྱང་འགྲིག །སྒོག་རྫས་པོ་བ་རི། དུག་གཟེར། ཐ་སྙིན། རྐྱངས་གཤོག་པ། ཤང་དྲིལ་ལོ་མ་ཕྱི་དྲིལ། ཤུང་དྲིལ་ལོ་མ་ནང་དྲིལ། ཨ་ཧྲི་ར། ཛ་ཧྲི་ར། ཧླ་ཧི་ཀ། ཟི་ར་དཀར་པོ་ལོ་མ་ཐྲ་ཉག་མེ་ཏོག་དཀར་པོ་ཅན། ལོ་སྔོང་གོང་འདྲར་མེ་ཏོག་སེར་པོ་ཤར་བ་ཟི་ར་སེར་པོ། བོད་སྐྱེས་ཟི་ར་སེར་པོ། བོད་སྐྱེས་ཟི་ར་ནག་པོ། བོད་སྐྱེས་ལ་ལ་ཕུད། བོད་སྐྱེས་སོ་མ་རྣ་ཛ་འམ་སྲོ་ནག་ལྷུམ་རར་སྐྱེ། རི་ཁམ། ཁྱུངས་ཁམ་སྟེ་རྒྱ་ཁམ། ལོ་གསུམ་ཁམ་བུ། བོད་ཁམ། མོན་ཁམ། མངར་ཁམ། ལྦེ་ལེ། ལོ་བདུན་མའམ་སྣར་གར་བཟང་དན་གཉིས། རྒྱ་གར་སྣར་བ །ཀ་ར། ཀུ་ཤུ། གོ་བ་ཀུ་ཤུ། ལྷོག་དཀར། ལྷོག་ནག །རྒྱལ་ལྷུང་། སྐྱེ་ཡགས། ལྷུང་ནག་མ། ཡོ་འབོག །སྤྱུར་པ། སླང་མ་དཀར་པོ། སླང་མ་ནག་པོ། སླ་བ་ཤིང་དཀར་པོ། སླ་བ་ཤིང་ནག་པོ། སེ་འབྲུའི་ཤིང་། སེ་ཡབ་ཤིང་། ཚ་ལུམ་ཤིང་། ཆི་ཕ་ཁའི་ཤིང་། དྲགས་པོ་རྒུན་འབྲུམ། སྐྲག་པ་ཤིང་པོ། སྐྲག་པ་ཤིང་མོ། རྡོ་རྗེ་ཙོའི་ཤིང་། བེ་ནག །གསོམ་ཐང་ཤིང་། ཐང་མ་སྦྲོན་ཤིང་། གསོམ་ཤིང་། ཙན་དན་སེང་ལྡེང་། སྐྱེར་པ་སེང་ལྡེང་། གསོམ་སེང་ལྡེང་། སུ་རུ་ཙན་དན། ཁྲིག་པ་ཤིང་། བསེ་ཤིང་དཀར་ནག སྟག་མ། ན་ལེ་ཤམ་ནག་པོའམ་པོ་བ་རིས་ཀྱི་ཤིང་། རྒྱལ་པོ་ཤིང་། ཤོག་ཤིང་། ཟན་འདྲའམ་སྦྲོས་རྩི། གཡེར་མའི་ཤིང་། འབྲུག་ཤིང་། ཙོ་སེའི་ཤིང་། ཁྲི་ཤིང་། ཛ་ཤིང་། དར་ཤིང་། ལ་ཕུག་གཞོན་ནུ་མཆོག དེ་མིན་ལ་ཕུག་དམན་པ། ལ་ཀན་ནམ་ནར་སོན་ཐ་མ། ལབ་སོན། ཚར་ཉུང་མཆོག དེ་མིན་ཉུང་མ་དམན་པ། ཉུང་ཀན

ནར་སོན་ཐ་མ། ཙུང་སོན། ཙ་ལུ། ཙི་ཏྲ་ཀ་སྐེ་སི་པན་རེའི་དབང་གིས་བཟང་ངན་ཁྱད་པར་ཆེའོ། །འབྲས། ཁྲེ། ཁྲེ་རྒོད། ཁྲ་མ། ཟུར་ལུགས་ཁྲ་མ། ཙི་ཙི། ནས་དཀར། ནས་སྔོན། ནས་ནག །ནས་དཀྲུས། སྨྱིག་ནས། ནས་རྒོད། སོ་བ། སྲེ་ད། བོད་སྲན་དཀར་པོ། སྲན་གཞན་དཀྲུས་མ། སྲན་མ་རིལ་མོ། སྲན་ཆུང་། མོན་སྲན་དཀར་པོ། མོན་གྱི་སྲན་རིལ། མོན་སྲན་གྲེ་ཙུའམ་མ་ཤ། བལ་སྲན། རྒྱ་སྲན་དཀར་པོ། རྒྱ་སྲན་ནག་པོ། ཏིལ་དཀར། ཏིལ་ནག །རྒྱལ་པོ་ཡུངས་དཀར། ཡུངས་དཀར་དཀྲུས་མ། ཡུངས་ནག །མ་བཏབ་ཡུངས་ནག །ཟར་མ་མཆོག ཟར་མ་དམན་པ། རྒྱ་བྲ། བྲའུ། མ་བཏབ་བྲའོ། །ཨ་ཤོང་བ་ཏྲའམ་མ་རྨོས་པའི་ལོ་ཏོག །རྒྱལ་མཚན་བཀྲ་ཤིས་དགུ་བརྩེགས་རྣམས་སོ། ། བཅད་འགྱུར་ཞེས་ཁྱད་ཆོས་ཀྱི་ཆེ་མིང་དུ་གྲགས་པ་དེ་ལས་ཕོ་རིགས་རྣམ་པ་བཅུ་གཉིས་ནི། སྤྲུལ་དུག་བཅད་འགྱུར་ཡུ་གུ་ཤིང་། ཙུག་པ་བཅད་འགྱུར་སྟག་ཤ། བ་གླང་བཅད་འགྱུར་ཀུ་དྲུས། འཕྱི་བ་བཅད་འགྱུར་བྲག་ལྷམ། ཤ་བ་བཅད་འགྱུར་ཡུ་མོ་མདེའུ་འབྲིན། ཅོ་ག་བཅད་འགྱུར་འབུ་སུ་ཏང་། གོང་མོ་བཅད་འགྱུར་གཉྫ་ཆུང་། ཐང་དཀར་བཅད་འགྱུར་བྲག་སྤོས། སྤྲེའུ་བཅད་འགྱུར་བོང་དཀར། ཉ་བཅད་འགྱུར་ཆུ་ལོ། བྱ་རོག་བཅད་འགྱུར་ཆུ་ཚན། སྦྲུལ་ཀན་བཅད་འགྱུར་ལྤྱུམ་བུ་ལྤྱུགས་གཅོད་ （ཁ་གཅིག་འོམ་བུ་ཟེར་） རྣམས་སོ། །མོ་རིགས་བྱ་བཅད་འགྱུར་གསང་བ་སྨན་གཅིག །ཉི་མ་བཅད་འགྱུར་ཁུར་མང་། ཐག་ཟེ་བཅད་འགྱུར་ཨ་ཤྭ། ནག་པོ་བཅད་འགྱུར་དོམ་མཁྲིས་བཅས་བཞིའོ། །བཅད་འགྱུར་གསུམ་ནི། ཡུ་གུ་ཤིང་། སྟག་ཤ་ནག་པོ། ཀུ་དྲུས་སོ། །རྒྱུད་འགྲེལ་ཆེན་མོར། ཡུ་གུ་ཤིང་དང་བོང་དཀར་ལ་སྤྲུལ་བཅད་འགྱུར་ཉིས་ཟློས་དང་། བྲག་སྤོས་ལ་སྤྲེའུ་བཅད་འགྱུར་ཞེས་འཕོད་པ་ནི། ཡིག་སྐྱོན་འདྲ་ཞིང་། ཐང་དཀར་བྲག་སྤོས་དང་། ཡུ་མོ་ཟ་སྤྲེའུ་བོང་དཀར་ལ་བྱེད་པ། ཤེལ་ཕྲེང་ནས་ཀྱང་བཤད་ཡོད་དོ། །༄བུ་མོ་སྨན་བདུན་རྟོགས་བརྗོད་ནི། སྔོང་ཟེལ་གཡའ་ཀྱི་གང་ཆུང་ཏོང་ལེན་དང་། ། སུམ་ཏིག་ཐང་དཀར་སྤང་རྩི་དོ་བོ་སྐེ། འདི་ལ་སྤོ་ཡི་བུ་མོ་སྨན་བདུན་ཟེར། །རིགས་མཐུན་སྨན་གྲངས་ཡོན་ཏན་བསམ་མི་ཁྱབ། །

དེ་ཡང་སྟོང་ཟིལ་ན་རེ། གངས་ཞོལ་ཆུ་བསིལ་གྱིས་བསྐྱུན་སྟོང་ཟིལ་པ། །རིགས་བདུན་གཡུ་འདབ་མཛེས་པའི་ལན་ཚར་ལ། །རིན་ཆེན་སྣ་ལྔའི་མེ་ཏོག་ཚོམ་བུས་མཛེས། །བསིལ་ཉུས་ཚད་རིམས་སེལ་བའི་གཙོ་མོ་ལགས། །

གཡའ་ཀྱི་མ་ན་རེ། གཡའ་གངས་ལྷ་ལྗོངས་འཛིན་པའི་ཟླ་བསིལ་ང་། །ལོ་འདབ་གསེར་གྱི་པ་ཏྲ་འཁྱིལ་བ་ལ། །མེ་ཏོག་རིན་ཆེན་སྣ་ལྔའི་རྒྱན་གྱིས་མཛེས། །ཁ་བསིལ་མཁྲིས་ཚད་ཞི་སྦྱོང་གཙོ་མོ་ལགས། །

གང་ཆུང་ན་རེ། གངས་ཅན་གཡའ་ཤག་འཛིན་པའི་གཞྣ་ཆུང་། །ཟུར་བཞི་མཆོད་རྟེན་བརྩེགས་པའི་རྩེ་མོ་ལ། །རབ་མཛེས་ཨུཏྤལ་དཀོད་པའི་ཆུན་པོས་བརྒྱན། །དུག་ཚད་འབྲུ་བ་འཇོམས་པའི་གཙོ་མོ་ལགས། །

ཧོང་ལེན་ན་རེ། གཡའ་སྤང་རྐ་མཐོ་འཁྲིམ་པའི་གཡའ་རྡུག་པ། །ཟངས་ལྕུས་ལོ་འདབ་གཡུ་ཡི་རལ་གྲི་ལ། །འཚོང་གི་མེ་ཏོག་ལྷ་བུའི་སྟེར་མོ་ཅན། །ཆུ་འཕྲུང་ཁྲག་འཁྲུགས་སེལ་བའི་གཙོ་མོ་ལགས། །

སུམ་ཏིག་ན་རེ། བསིལ་གནས་བྲག་ལྗོངས་འཛིན་པའི་སུམ་ཅུ་ཏིག །པད་གདན་ཟངས་གོས་གསེར་གྱི་ཐྲེང་བས་བརྒྱན། །རིགས་ལྔའི་ཉུ་བོར་བཅས་པའི་བདུད་རྩི་དང་། །མཁྲིས་ཚད་རྩད་ནས་གཅོད་པའི་གཙོ་མོ་ལགས། །

བོང་དཀར་ན་རེ། གངས་འདབས་བསིལ་ལྗོངས་འཛིན་པའི་བོང་དཀར་ང་། །དུང་རྩ་གླང་ཆེན་གཞོན་ནུའི་ཆེ་བ་ལ། །གཡུ་ལ་མེ་ཏོག་ནོར་བུ་བཻཌཱུརྱ། །དུག་དང་མཁྲིས་ཚད་སེལ་བའི་གཙོ་མོ་ལགས། །

སྤང་རྩི་དོ་བོ་ན་རེ། རི་མཐོ་སྤང་ལྗོངས་འཛིན་པའི་དོ་བོ་ང་། །འཚོང་སྐྲག་གཡུ་གོས་དུང་གི་རྐང་པ་ཅན། །རིམས་དུག་ཚ་བ་གསར་རྙིང་ཟླེག་གྲུམ་དང་། །ཁྲག་འཁྲུགས་རྒྱུ་གཟེར་འཇོམས་པའི་གཙོ་མོ་ལགས། །སྨྲར་མཁྲིན་གཅིག་ཏུ་བདུན་ཁའི་ཉུས་པ་དྲིལ་ཏེ་སྨྲུ་དབྱངས་བླངས་པ། །ཀྱེ་མ་སྐྱིགས་མའི་སེམས་ཅན་ནད་གདོན་མང་། །ཚ་བའི་ནད་དར་སྣ་མང་འཁྲུལ་སོ་ཆེ། །ནུས་ཅན་རིན་ཆེན་དབུལ་པོངས་སྦྱོད་ཡུལ་མིན། །ཀུན་ཏུ་རྙེད་སླ་ཕན་ཆེ་སྨན་བདུན་ལགས། །ཞེས་གསུངས་སོ། །

དེ་ལྟར་སྨན་སྦྱོར་རྣམས་རྫོགས་མཐར་གོང་གསལ་རི་ལོ་ཆེ་ལེགས་ཤིག་བསྒྲིགས་ཡོད་པ་དེ་ལ་སྐད་སྦྱོན་པོས་འདི་ལྟར་བརྗོད་དགོས། རི་ལོ་གྲོ་ཏ། དགེ་འདུན་སྐྱེས། དཀར་པོ་ཡན་འདྲེན་ཡིན་ནོ། ། ལྷ་རྒྱལ་ལོ། །（འདིར་རྒྱ་མོན་སོགས་ཡུལ་གཞན་དུ་ཡོད་པའི་སྨན་འགའ་ཞིག་ཀྱང་བརྗོད་པ་བཞིན་ཕྱོགས་འདིར་བཏབ་ན་སྐྱེ་བའི་རིགས་དང་། སོན་པ་སོགས་སྨན་ངོར་བསྒྲིགས་སྲོལ་ཡོད་པས། འདིར་གསལ་ཁ་མེད་རིགས་འབྱུངས་དཔེ་རྒྱ་ཆེར་ལྟ་རྟོག་གིས་དོན་དུ་ངོས་འཛིན་སྐབས་མ་འཁྲུལ་བ་ཞིག་ངེས་པར་དགོས་པ་ལགས་སོ། །）

སྨར་སྨྲས་པ།

༡ གཉེན་པོ་བཞི་ལས་བདུད་རྩི་སྨན། །དེ་ཡི་ཡ་གྱལ་ལྔུམ་ཤིང་གི །མིང་རྐྱང་འབྱུངས་དཔེ་མདོར་བསྡུས་ཀྱང་། །འདི་ཡི་མ་ཁྱབ་གསོ་བྱེད་མེད། ། ༢ མི་དབང་པཱཎྜི་ཏ་ནས་བཟུངས། །འཚོ་མཛད་དྲང་སྲོང་བརྒྱུད་བཅས་ཀྱི། །ཕྱག་བཞེས་ཉམས་མེད་གཏྣའི་གླུང་། །ངལ་བ་མེད་པ་འདི་ན་ཐབ། ། ༣ ཨེ་མ་འགྲོ་བའི་ངོ་མཚར་ནོར། །རྟག་ཏུ་གཡོ་མེད་ཕན་བདེའི་གསོས། །ལེགས་བཤད་ཐྲ་བ་འདི་མཐོང་ན། ། རི་བོང་འཛིན་པ་གཞན་གྱིས་ཅི། ། ༤ རྨད་བྱུང་བསོད་ནམས་འོ་མའི་མཚོ། །ལྷག་བསམ་ལྷུན་པོས་བསྲུབས་སྐྱེས་ལས། །དགེ་ལེགས་འོད་སྟོང་འབར་བའི་གཟིས། །གསོ་དཔྱད་ཉིན་མོར་བྱེད་པར་ཤོག །ཅེས་འཕགས་པ་འཇིག་རྟེན་གསུམ་གྱི་མགོན་པོའི་སྐུ་བཅར་གདངས་ཅན་སྨན་པའི་གཙུག་ནོར་༧མི་ཉེ་སྦྱི་མཁན་བྱམས་པའི་མཚན་ཅན་གྱི་སློབ་འབངས་ཐ་ཤལ་རྩེ་ལྷའི་གྲྭ་རྒྱུན་འབྲས་སྨན་སྦྱིན་པ་མཁྱེན་རབ་ནོར་བུར་འབོད་པས་འབྱུངས་དཔེ་འཚོ་བྱེད་སྙིང་ནོར་གྱི་མདོ་དོན་ཙམ་ལ་དུ་རབ་ཆེས་ཤིང་ཡོས་ཆུ་སྟོད་ཟླ་བའི་དཀར་ཕྱོགས་ཀྱི་ཚེས་ལ་ལེགས་པར་བཏུས་པ་འདིས་ཀྱང་སྨན་རྣམས་ཚ་གྲང་མ་འདྲེས་པ་ཞིབ་ཏུ་རྟགས་ནས་བློ་ཚལ་བ་རིས་སུ་མ་ཆད་པའི་ནུག་རྟུ་ཐོགས་མེད་དུ་སེལ་བའི་རྒྱུར་གྱུར་ཅིག །སརྦ་མངྒ་ལཾ། ། ། །

༄༅། །བདུད་རྩི་སྔོ་སྨན་གཙོ་བོར་བཏོན་པའི་འཕྲངས་དཔེ་རྒྱས་བསྡུས་འཚམ་པ་འཚོ་བྱེད་གཞོན་ནུའི་སྙིང་ནོར་ཞེས་བྱ་བ་བཞུགས་སོ། །

༄༅། །རང་བཞིན་མི་འགྱུར་ནམ་མཁའ་ལྟ་བུའི་སྐུ་བརྙེས་ཀྱང་། །ཐུགས་བསྐྱེད་སྨོན་ལམ་སྨན་དཔྱད་བདུད་རྩིའི་ཆར་རྒྱུན་གྱིས། །རྒྱུ་འབྲས་ཟུག་རྔུའི་ཚ་གདུང་ཏག་ཏུ་ཞི་མཛད་པ། །ཕྱོགས་བཅུའི་ཞིང་གི་སྨན་གྱི་བླ་མ་རྣམས་ལ་འདུད། །གང་གི་སྐུ་གསུང་ཐུགས་ཡོན་འཕྲིན་ལས་རྣམ་པ་ལྔའི། །སྤྲུལ་པའི་ཟློས་གར་རིག་པའི་ཡེ་ཤེས་མཆེད་བཞི་ལ། །ཡིད་ལས་སྐྱེས་ཀྱིས་ཞུས་ལན་རྒྱུད་ཆེན་འོད་བརྒྱ་པ། །འགྲོ་བའི་ལུས་སྲོག་ཕན་བདེ་རྒྱས་པའི་མ་མར་མཛེས། །ངོ་མཚར་རིང་ལུགས་རྒྱལ་བའི་དགོངས་དོན་འཁྲུག་མེད་བཞིན། །འཛིན་སྐྱོང་སྤེལ་ལ་སྨོན་གྱི་ཐུགས་བསྐྱེད་སྟོབས་རྒྱས་པའི། །འཚོ་བྱེད་གཞོན་ནུ་ཀླུ་སྒྲུབ་དཔའ་བོ་ཟླ་བ་དགའ། །བཻ་རོ་ཁྲི་སྲོང་གཡུ་མཛོན་དང་གྲགས་དཀོན་སྐྱབས་དང་། །བྱེད་པར་རྡོ་རྗེ་ཐེག་པའི་ཟབ་དོན་ཀུན་གྱི་མཛོད། །བདེ་སྐྱོང་ཟླ་ཀི་བྱེ་བའི་གཙོ་མོ་དཔལ་ལྡན་ཕྲེང་། །རིམ་གཉིས་གསོ་དཔྱད་མཁས་དང་གྲུབ་པའི་དེད་དཔོན་མཆོག །སྨན་བླའི་གསུང་སྤྲུལ་ཡོན་ཏན་མགོན་པོར་སྙིང་ནས་འདུད། །སྣང་བའི་མཐའ་མཉམ་ཞིང་ཁམས་རྒྱ་མཚོའི་མངའ་བདག་མགོན། །ཀུན་གྱི་མཁྱེན་བརྩེ་ནུས་པའི་རང་གཟུགས་ཅིག་ཅར་དུ། །གསེར་མདོག་སྤྲུལ་སྐུའི་རྣམ་པར་རོལ་པའི་འཕྲིན་ལས་ཀྱང་། །རྒྱལ་བ་ཀུན་དང་མཉམ་ཕྱིར་དེ་ལ་ཅིས་མི་དད། །མཁྱེན་ཆ་དྲི་མ་ཀུན་དང་བྲལ་བའི་ཡེ་ཤེས་ཀྱི། །དཀྱིལ་འཁོར་གཅིག་ལས་ཐ་དད་སྣང་བའི་ལྷ་མཆོག་ཟུང་། །ཐུགས་ཀའི་དབུས་ཞུགས་གཙུག་ལག་སྨྲ་བའི་སེང་གེ་ཆེ། །གདོང་དྲུག་སྙེམས་པའི་ལང་ཚོའི་ཞབས་རྡུལ་སྤྱི་བོས་མཆོད། །སྐྱེ་དང་ཆེ་རབས་ཉེས

བརྒྱའི་ནགས་ཀླུང་སྟུག་པོ་ནས། །སྣ་ལའི་ཤིང་ལྟར་ཉེ་བར་རྗེས་བཟུང་ཡང་དག་གི། །ལམ་ལས་ལོག་པར་འཕྱན་ལ་ཐུགས་རྗེ་མི་ལྡོག་པ། །རྩ་བརྒྱུད་བླ་མའི་བཀའ་དྲིན་ཕུང་པོ་སྙིང་ནས་དྲན། །ཀྱེ་མ་དེང་དུས་གསོ་རིག་བསྟན་འཛིན་ཉིན་སྐར་ཙམ། །དེ་ལའང་འཁྲུ་བའི་མ་རུངས་བདུད་སྡེའི་དཔུང་བཅས་པ། །ཕྱི་མར་འཐག་དང་དམ་ལྡན་སྐྱོང་བར་མཐུ་ཞན་ན། །ཞང་བློན་སྡེ་དཀྱུས་རིགས་འདུས་བསྟན་པ་གཉིས་པ་སྲུངས། །བཞི་བརྒྱ་ནད་ཀྱི་གཉེན་པོ་མཆོག །བདུད་རྩི་སྨན་གྱི་རྫས་ལགས་ཀྱང་། །ཕྱོགས་རེ་རའང་རྨོངས་པའི་མིག་འཁྲུལ་ན། །གཉེན་པོ་གོ་ལྡོག་དུག་ཏུ་འགྱུར། །དེ་ཕྱིར་བདུད་རྩི་སྡོ་སྨན་དང་། །ཕྱོགས་འདིར་སྐྱེ་བའི་ཤིང་ལྕུམ་སོགས། །རང་ལུགས་ཉམས་མེད་གཙོར་བཏོན་ཏེ། །ཚུང་ཟད་དགོད་འདི་རང་གི་དོན། །ཞེས་ཤེས་པར་བརྗོད་པ་ལ་སོགས་པའི་ཚིག་གི་ཛ་ཛ་དཔལ་གྱིས་བསྟུན་ནས། དེ་ཡང་འཕགས་མཆོག་སྙིང་རྗེའི་གཏེར་ཆེན་པོ་དེ་ཉིད་མཁའ་ཁྱབ་ཀྱི་བསྟན་འགྲོ་སྤྱི་དང་ཁྱད་པར་བསིལ་ལྡན་རྣ་བ་དཀར་པོའི་ས་ཁྱུད་ཀྱིས་ཡོངས་སུ་བསྐོར་བའི་ཞིང་འདིའི་གདུལ་བྱ་རྣམས་ལ་ཐུགས་ལྷག་པར་བརྩེ་བས་བསམས་བཞིན་དུ་གསང་གསུམ་མཚན་དཔེའི་སྒྱུ་འཕྲུལ་མཐའ་ཡས་པ་བཞེས་པའི་ནང་ཚན་རབ་བཅུའི་མེ་སྤྲུལ་ལོར་དུར་སྨིག་སྐུའི་བཀོད་པ་འགོག་མེད་དུ་ཤར་བ། རྗེ་གོང་མ་ཐམས་ཅད་མཁྱེན་གཟིགས་ཁམས་གསུམ་ཟིལ་གནོན་བཞད་པ་རྡོ་རྗེ་རྩལ་དཔལ་བཟང་པོ་དེ་ཉིད་དོན་དམ་ཆོས་ཐམས་ཅད་རྟག་ཆད་ཀྱི་མཐའ་དང་བྲལ་བ་ལག་མཐིལ་སྐྱུ་རུ་ར་བཞིན་མ་འདྲེས་པར་གསལ་ལེར་གཟིགས་ནའང་གདུལ་བྱ་ཐ་མལ་པའི་སྣང་ངོར་མཚན་དཔེ་གཞོན་ནུ་ཉིད་ནས་ཆོས་སྡེ་ཆེན་པོ་བཀྲ་ཤིས་དཔལ་ལྡན་དུ་མདོ་རྒྱུད་དགོངས་འགྲེལ་བསྟན་བཅོས་དང་བཅས་པར་གསན་གཟིགས་རྣམ་པར་དག་པའི་ཚུལ་གྱི་མཐར། མཛད་འཕྲིན་ཉི་མ་འབུམ་གྱི་འོད་ཟེར་ལྟར་བཀྱེས་ཏེ། རྒྱ་མཚོའི་གོས་ཅན་གྱི་མཐའ་དག་དང་མཉམ་པའི་སྐྱེ་འགྲོ་རྣམས་སྨིན་གྲོལ་གྱི་ལམ་བཟང་པོ་ཁྲི་ནར་བཀྲི་བའི་དུས་དེར། སྲས་ཀྱི་ཐུ་བོ་རྣམ་གསུམ་གྱི་ཐུགས་བསྐྱེད་ལ་ནམ་ཡང་གཡོ་བ་མི་སྲིད་ཕྱིར་གནོད་སྦྱིན་ལག་ན་རྡོ་རྗེའི་གསང་གསུམ་སྒྱུ་འཕྲུལ་སོག་རྗེ་གོ་ཤྲཱི་བསྟན་འཛིན་ཆོས་ཀྱི་རྒྱལ་པོ་དང་མཆོད་ཡོན་ཉི་ཟླ་ཟུང་དུ་འབྲེལ་སྐབས། དེའི་དཔུང་དམག་ཡན་ལག་བཅུ་གཉིས་

གནམ་ལྕགས་ཀྱི་ངར་སྒྲ་ལྡན་པ་མིང་གིས་ཀྱང་པ་རོལ་སྐྲག་པ་འགེམས་ནུས་པའི་དཔའ་སྟོབས་ཀྱིས། སྔོན་ཆེ་རྒྱལ་བསྟན་སྤྱི་དང་ཁྱད་པར་མཐའ་མ་ཆོས་རྒྱལ་མངའ་བདག་ཁྲི་རལ་སྐབས་དགེ་འདུན་གྱི་སྡེ་ཆེས་ཆེར་དར་བར་མཛད། བདུད་སྡེ་ལོག་སྨོན་ཅན་གླང་དར་མས་ལྕགས་བྱུར་ལོར་བསྣུབས་ཏེ་གང་འདུལ་ཐུགས་བསྐྱེད་ཀྱི་སྟོབས་བཙན་པའི་ལྷ་ལུང་དཔལ་གྱི་རྡོ་རྗེས་ཕྱི་ལོར་བདུད་སྡེའི་མིང་ཙམ་ཡང་ལྷག་མེད་ལྷུ་པའི་ལམ་དུ་བཏང་ནས་བཟུང་བོད་སྤྱི་ར་དབང་བའི་རྒྱལ་པོ་མེད་པར་གསིལ་མའི་རྒྱལ་ཕྲན་ཁོལ་བུར་རང་དབང་སུ་བཙན་གྱིས་དམག་འཁྲུག་སུ་གེའི་བསྐལ་པར་ལོ་ངོ་བདུན་བརྒྱ་ཙམ་འཕྱན་འཁྱམས་ཀྱིས་དུས་འདའ་བའི་རྒྱལ་ཕྲན། ཀུན་མཁྱེན་ཆེན་པོའི་ཆབ་འོག་ཏུ་མ་གྱུར་པ་རྣམས་ཁྲུ་མཆོག་ལོར་བཙན་ཐབས་དབང་དུ་བསྡུས་ཏེ། ཕྱི་ལོ་ཆུ་རྟ་ཀུན་མཁྱེན་ཆེན་པོ་དགུང་ལོ་ཉེར་དྲུག་བཞེས་སྐབས་གཙང་པ་རྒྱལ་པོའི་ང་རྒྱལ་གྱི་གདོང་པ་ས་ལ་ལྷུང་ཕྱིར་ཕོ་བྲང་བསམ་འགྲུབ་རྩེའི་ཚོམས་ཆེན་དུ་བསྟན་འཛིན་ཆོས་ཀྱི་རྒྱལ་པོ་རང་ཉིད་ཀྱི་རིགས་བརྒྱུད་དང་བཅས་པ་ཀུན་མཁྱེན་ཆེན་པོར་ཕུལ་ཏེ་རྗེ་འདིས་བོད་ཁྲི་སྐོར་བཅུ་གསུམ་ཡོངས་སུ་རྫོགས་པར་དབང་བསྒྱུར། ཆོས་སྲིད་གཉིས་ལྡན་གྱི་རྒྱལ་ཁབ་ཆེན་པོ་གནམ་བསྐོས་དགའ་བ་བརྒྱ་ལྡན་པའི་ཆབ་སྲིད་རྒྱས་ཏེ་སྐྱེ་འགྲོ་རྣམས་འཐབ་རྩོད་ཀྱི་སྐྱོ་སྡོགས། ནད་མཆོན་གྱི་བསྐལ་པ། སུ་གེའི་འཇིགས་སྐྲག །མི་བཟོད་པའི་སྡུག་བསྔལ་ཀླན་བྲལ་གྱི་སྲོག་ཆགས་མང་པོར་ཁྲེའུ་ཆུ་འབེབས་ཀྱི་ལེགས་བྱས་ལྟར་ཉེ་བར་ཞི་ནས། ཆོས་འབྱོར་བདེ་སྐྱིད་མཐོ་རིས་བདག་པོའི་དཔལ་ལ་ཙ་འདྲི་བའི་མུར་༧རྒྱལ་དབང་མཆོག་དགུང་ལོ་སོ་བདུན་བཞེས་པའི་ཆུ་སྦྲུལ་ལོར། གང་གིས་སྔོན་ནས་ལུང་བསྟན་པ་ལྟར། འཇམ་དཔལ་རྡོ་རྗེ་མིའི་ཐོལ་སྟོན་མི་རྗེ་བུདྡྷ་ཨཔྟི་སྨྲ་ར་ཆེན་པོ་ཡོངས་སུ་བལྟམས་ནས་སྐུ་དང་མཁྱེན་པའི་བག་ཆགས་ཉེ་བར་རྒྱས་ཏེ་ཡབ་སྲས་གཉིས་ཀྱིས་རིང་ནས་ཇི་ལྟར་ཐུགས་བསྐྱེད་པ་ལྟར་རྒྱལ་བསྟན་ཕྱི་ནང་རིག་པའི་གནས་མཐའ་དག་ཕྱོགས་ཀུན་ཏུ་དར་རྒྱས་སུ་མཛད་དེ་སྔོན་གྱི་ཆོས་རྒྱལ་རྣམས་ཀྱི་རྣམ་ཐར་བཞིན་མུན་པའི་གླིང་དུ་འོད་པོ་ཆེ་ལྟར་བསྟན་པའི་སྒྲོན་མེ་ཆེས་ཆེར་གསལ་པོར་གྱུར་པ་སྨོས་ཅི། ཁྱད་པར་རྒྱ་སོག་ལྗོངས་བྱང་ཉེ་འགྲངས་སུ་འཁོད་པའི་འགྲོ་མཆོག

མིའི་ལུས་བཟང་ཁམས་དྲུག་ལྡན་ཚེ་གཅིག་ལ་ངེས་ལེགས་ཀྱི་བདེ་བ་ཐོབ་པར་བྱེད་པའི་རྟེན་དལ་འབྱོར་ཡིད་བཞིན་གྱི་ནོར་ལས་ལྷག་པས་ན། ལྷ་ལ་སོགས་པའི་འགྲོ་བ་གཞན་རྣམས་ཀྱིས་ཀྱང་རྟག་ཏུ་བསྔགས་ཤིང་སྨོན་པའི་གནས། རྒྱུ་དང་ངོ་བོ་དཔེ་གྲངས་གང་གི་སྒོ་ནས་ཤིན་ཏུ་རྙེད་པར་དཀའ་བ་འདི་ཉིད་དུས་མིན་འཆི་བའི་རྐྱེན་དབང་དུ་འགྲོ་བ་དང་། ཟུག་རྫུ་དྲག་པོས་མནར་བ་རྣམས་ལ་ཐུགས་ལྷག་པར་མ་བཟོད་ནས། རྗེས་འཛིན་རིག་གནས་ཀུན་གྱི་ཡང་རྩེ་དཔལ་ལྡན་གསོ་བ་རིག་པའི་སློབ་གྲྭ་གྲྭ་ཚང་ལྕགས་རི་བའི་ ཧཱུར་ངོ་མཚར་ཚེའི་རིག་བྱེད་འཛིན་པའི་གླིང་འདི་ཉིད་གསར་འཛུགས་བསྐྲུངས་ཏེ་ཐོགས་ཐེབས་ཆོས་གཞིས་རི་གླུངས་ཀྱི་རྩྭ་ཤིང་བདག་ཐོབ་བཀའ་ཤོག་དང་བཅས་པ་བསྩལ་ཏེ། ༸རྒྱལ་དབང་མཆོག་གིས་རྗེ་བཙུན་མ་ཧཱ་ཀ་རུ་ཎ་ནཱ་ཐའི་ཐུགས་ཐིག་ཆོས་སྐོར་སྨན་སྒྲུབ་ལེ་ལག་མན་ངག་དང་བཅས་པའི་དབང་ལུང་ཁྲིད་སོགས་རྗེན་སྩལ་དང་འབྲེལ་རྒྱུན་ཁྱེར་དྲིལ་སྒྲུབ། སྨྱུང་མ་སྤྱིའི་གཏོར་འབུལ་སོགས་ལེགས་པར་མཛད་ཅིང་། གང་གིས་སྔོན་ནས་བཀའི་ཅོད་པན་གཡོས་པ་བཞིན་མི་རྗེ་སྨྲ་ར་ཆེན་པོས་རྒྱུད་བཞིའི་ཊཱི་ཀ་ཆེན་མོ་བཻ་ཌཱུར་སྔོན་པོ་ལེགས་པར་བརྩམས་ཏེ། གཞུང་ཁྲིད། རྩ་བཤད་སྦྱོང་འགྲེམས། རོ་ནུས་བསྡེབ་ཚུལ། རྩ་ཐིག་སྣག་ཐིག་དེབ་ཆིངས་སྐྱོགས་གསུམ། དབྲ་གྲོགས་དང་། ངོ་མཚར་རྩ་བདུན། ཆུ་དཔྱད། རིན་ཆེན་འདུལ་ཐབས། རྩ་སྔོའི་བཤལ། གཏར་དུ་ཆ་ལག་བཅོ་བརྒྱད། ཟླ་བའི་རྒྱལ་པོ། ཡན་ལག་བརྒྱད་པ། དྲང་སྲོང་སྨན་རྒྱུད་སོགས་ཀྱི་གཞུང་ཁྲིད་དང་འབྲེལ་བའི་མཐའ་དཔྱོད། རྩ་ཚུའི་དབྲ་གྲོགས། སྨན་སྦྱོར་ཚུལ། གཏར་བསྲེག་སོགས་ཀྱི་ཕྱག་ལེན་དམར་ཁྲིད་དང་། སྨར་ཡང་སྙེ་ཚན་བརྒྱད་ཀྱི་སྨན་རྣམས་འབྱུང་ཁུངས་ལོ་རྒྱུས་སྐྱེ་ཡུལ། ནུས་པ་བཟང་ངན་སོགས་ཞིབ་རྒྱས་ཀྱི་འཁྲུངས་དཔེ་ཟུར་དུ་མཛད་དེ་སོ་སོའི་ངོ་སྤྲོད་སོགས་རྫོགས་པར་མཛད་པའི་ཡ་གྱལ་ཡོན་ཏན་འབུམ་ལྡན་བདུད་རྩི་སྡོ་ཡི་སྨན་རྣམས་སོ་སོའི་སྐྱེ་ཡུལ་ཕལ་མོ་ཆེ་དང་། ཁྱད་པར་དོག་བདེ། ཉང་བྲན། གག་ལ། ལྷོ་མོན་སོགས་ལ་མི་རྗེ་དེ་ཉིད་ཀྱི་ཞབས་ཀྱིས་བཅགས་ཏེ་སོ་སོའི་སྐྱེ་གནས། དབྱེ་བ། མཆོག་དམན། དཀར་ནག །ཕོ་མོ་མ་ནིང་། རྒོད་གཡུང་། སྔོ་བཟང་སྔོ་

ངན། རིམ་འབྲེད་དང་། རོ་ནུས་ཕན་ཡོན་རྒྱས་བཤད་སོགས་ངོ་སྤྲོད་དཔྱིས་སུ་ཕྱིན་པར་མཛད་མཐར་སྟོན་ཟླ་ར་བ་གྲོ་བཞིན་གྱིས་ཉ་བའི་དཀར་ཕྱོགས་ཀྱི་ཆོས་བཟང་པོར་ཡེར་པ་ཆུ་སྦྲུབས་ཞེས་སུ་གྲགས་པ། རྒྱབ་རི་གླང་ཆེན་པོ་མོ་འཁྲིང་བ་ལྟ་བུ། མདུན་རི་གཡུ་འབྲུག་སྔོན་མོ་འཁྱིལ་དང་མཚུངས་ཤིང་། གཡས་ཕྱོགས་སུ་ལོ་ཆེན་བཻ་རོ་ཙ་ནའི་སྒྲུབ་ཕུག་ཤིན་ཏུ་ངོ་མཚར་བའི་བསྐྱི་འོག་ཏུ། གདེངས་ཅན་ཀླུ་དབང་གནས་པའི་རྒྱ་མཚོ་ཆེན་པོ་ནས་དྭངས་བསིལ་བདུད་རྩིའི་ཆུ་རྒྱུན་མི་ཆད་པར་འབབ་པ། གཡོན་ཕྱོགས་སུ་ཨོ་རྒྱན་ཆེན་པོའི་སྒྲུབ་ཕུག་ཤིན་ཏུ་ངོ་མཚར་བའི་ཟླ་བ་ཕུག་ལ་སོགས་པ་བོད་ཀྱི་གྲུབ་ཐོབ་བརྒྱད་ཅུ་མཉམ་མེད་དྷི་པཾ་ཀ་ར་སོགས་འཕགས་བོད་པཎ་གྲུབ་དུ་མས་བྱིན་གྱིས་བརླབས་པའི་བསྐྱི་གནས་མཁའ་འགྲོ་འདུ་བའི་ཚལ་ལམ་སྐལ་ལྡན་ཐར་པར་བགྲོད་པའི་ཐེམ་སྐས་ཡེར་པ་སེ་བ་ལུང་ཞེས་གྲགས་པ། དབུས་ལྗོངས་སུ་སྨང་གཤོངས་ནེ་ཙུ་གསིང་གཡུའི་མཐིལ་ཕྱིས་པ་ལྟ་བུའི་མཐའ་སྐོར། ཚ་བསིལ་ཕྱལ་དུ་བྱུང་བའི་སྨན་མ་ཚང་བ་མེད་པའི་མེ་ཏོག་སྣ་ཚོགས་པས་འཛུམ་ཞིང་དགོད་པའི་མདངས་དང་བཅས་ཏེ་དྲི་བསུང་བཟང་པོའི་ངད་ལྡང་བ། བྱ་དང་རི་དྭགས་མང་པོའི་ཁྲུ་ཚོགས་ཀྱིས་རྩེ་འཛོར་དང་སྐད་སྙན་པར་སྒྲོག་བཞིན་དུ་བག་ཕེབས་པ། སྨན་སྐྱོང་ལྷ་དང་ལྷ་མོ་རྟག་ཏུ་འདུ་བ། ཐ་མལ་པ་རྣམས་ཀྱང་རྣམ་རྟོག་རགས་པ་འགོག་པས་ཉེན་མཚན་གྱི་སྣང་བ་མེད་པའི་གནས་དེར་༄མི་རྗེ་དེ་ཉིད་ཀྱང་ཤིན་ཏུ་དགྱེས་པའི་ཚུལ་གྱིས་ཞག་ལྔ་སྐོར་བཞུགས་ཏེ་སློབ་བུ་རྣམས་སོ་སོའི་རིག་རྩལ་འགྲན་འཕེལ་ཆེད་དུ་སྨན་རྣམས་སོ་སོའི་མཆོག་དམན། དཀར་ནག །ཕོ་མོ་མ་ནིང་། གྲོད་གཡུང་། སྔོ་བཟང་སྔོ་ངན། རིམ་འབྲེད་དང་སྐྱེ་ཡུལ་ནུས་པ་རྒྱས་བཤད། རྟོགས་བརྗོད་སོགས་རྒྱུགས་བཞེས་ཀྱིས་ཨང་སྒྲིག་ལེགས་པར་མཛད་དེ། ཨང་དང་པོར། ནང་མཛོད་ཉི་མ་བདེ་ལེགས་ཁ་ཚར་ཉམས་མེད་རྒྱུད་བཞི་རྩ་འགྲེལ་ཆ་ཚང་མཛོད་གོས་སེར་པོའི་གྲིལ་ལྡན། སྨན་དང་ཆ་དཔྱད་ཆ་ཚང་། རིན་ཆེན་དང་པོའི་ཐུམ་པོ། གོས་ཡུག་ལྔ། ཊ་སིག་བཅུ། ལྗོན་འབྲས་རོ་མཆོག་བརྒྱ་ལྡན་ལྔང་། ཨང་གཉིས་པར། ནང་མཛོད། རྒྱུད་བཞི་རྩ་འགྲེལ་དང་སྨན་དཔྱད་ཆ་ཚང་གོང་བཞིན། རིན་གཉིས་ཧྲ་རྨིག །གོས་ཡུག

གསུམ། ལྡོན་འབྲས་ལྔ་ང་། ཨང་གསུམ་པར། ནང་མཛོད། རྒྱུད་བཞི་རྩ་འགྲེལ་སྨན་དཔྱད་གོང་བཞིན། རྒྱ་སྨང་སུམ་ཅུ། གོས་ཡུག་གསུམ། ལྡོན་འབྲས་ལྔ་ང་། གཞན་ཡང་ཨང་བཞི་པ་སོགས་ལའང་བསྟུགས་འོས་ཀྱི་གཟིགས་སྐྱེས་ཞུ་རྩོམ་པར་བསྟུལ་ཏེ། རྗེ་འདིའི་ཐུགས་རྗེར་ཉེ་རིང་ཕྱོགས་ལྷུང་གདན་ནས་བྲལ་ནའང་ད་ལམ་གསོ་རིག་བསྟན་པའི་མིག་རྒྱན་ལ་དགོངས་ཏེ། མས་རིམ་གྱི་ཨང་གཅིག་གཉིས་གསུམ་བཞི་ལྔ་བཅས་ལ་ཤེས་བྱའི་གནས་ལ་བླང་དོར་གང་ཡང་མི་ཤེས་པའི་གཏི་ཐུག་ཅེས་མགྲིན་བཟང་ནག་པོ། དཀར་པོ། བོང་འགོ་བ། སྨན་ཁྲུག་འཚྲེར་མི། སྙོ་འགག་པ་བཅས་མིང་འདོགས་ཙམ་མ་ཟད་སོ་སོའི་ཚ་ལུགས་བཟུང་སྟེ་མགྲིན་བཟང་གཉིས་ལ། སྦྱོ་གཟའ་བདུད་ནག་པོ་ཟེར་བ་ཤིན་ཏུ་ཟི་དུགས་པ་དབང་ཡུལ་ཚོར་བ་ཙམ་གྱིས་མགོ་ན་ཞེ་མེར་བས་ཉིན་དེའི་བདེ་སྐྱིད་འཕྲོག་པའི་ངད་ཅན་དེ་ཉིད་ཀྱི་ཁུར་ཁྲེས་ཤིན་ཏུ་ལྡི་ནོན་ཁལ་དུ་བཀལ། རྗེས་འདེད་བོང་འགོ་བ་དང་། སྨན་ཁྲུག་འཚྲེར་མི། སྙོ་འགག་པ་བཅས་ཀྱང་སོ་སོའི་མིང་མཚུངས་ཀྱི་ལས་ལ་བཀོལ་བས་སྐབས་དེར་གཏི་ཆན་རྣམས་ཤིན་ཏུ་ནས་ཡི་མུག་སྟེ་བྱད་ཀྱང་ཁྲག་མདོག་ཏུ་གྱུར་ནས་མགྲིན་བཟང་གཉིས་ཀྱང་དུ་བྲོ་ཞིང་། ཕང་ལག་བཞིས་ས་ལ་སྦྲར་ཤད་རྒྱག་དགོས་པ་ལྷ་བུའི་ང་རྒྱལ་འབར་བའི་མཚན་གྲངས་བཞུགས་གྲལ། གཟིགས་མོ་ལེགས་པར་སྤྲོ་བའི་ཐོག །མི་རྗེ་ཉིད་ནས། འཆི་བདག་བདུད་ཀྱི་དཔུང་འཇོམས་པའི་རྩེ་སྨན་ཀུན་གྱི་སྙིང་པོར་གྱུར་པ། སྐྱེས་པ་དང་མ་གཙོར་གྱུར་གྱི་ལུས་སྲི་དང་། བྱེ་བྲག་བྱིས་པ་མོ་ནད་གདོན་མཆོན་དུག་རྨས་ནད་རོ་ཙ་བ་སྟེ་ཡན་ལག་བརྒྱད་གསོ་བ། སྟོད་མེན་ལ་མི་བསྟན་པར་གསང་བ། ཟབ་མོའི་གནད་འཁྱུགས་པའི་མན་ངག །དེ་འདྲ་བའི་དོན་ཟབ་མོ་གཞུང་འདི་ཉིད་ལས་རྒྱུན་མི་ཆད་པར་གནས་པའི་རྒྱུད་སྡེ་བཞི་ལ་ལེགས་པར་བསླབས་པ་རྣམས་ལ་རྩ་རྒྱུད་ལས། འགྲོ་བ་གང་ཞིག་ལུས་མི་ན་བར་གནས་པར་འདོད་པ་དང་། གལ་ཏེ་ན་བ་གསོ་བར་འདོད་པའི་མན་ངག་བླ་ན་མེད་དོ། །རང་གཞན་ཐམས་ཅད་ཇི་སྲིད་འཚེན་པ་མ་རྫོགས་ཀྱི་བར་དུ་ཚེ་རིང་བར་འདོད་པའི་མན་ངག་བླ་ན་མེད་དོ། །ཆོས་དང་ནོར་དང་ཐར་པ་དང་འདོད་པ་སྟེ་སྡེ་བཞིའི་བདེ་བ་སྒྲུབ་པར་འདོད་པའི་མན་ངག་བླ་ན་མེད་དོ། །འགྲོ་བ་གང་ཞིག

ནད་ཀྱི་སྡུག་བསྔལ་དྲག་པོ་ལས་ཐར་བར་འདོད་པ་དང་། འཇིག་རྟེན་གྱི་བདག་པོར་རློམ་པ་ཚངས་པ་ལ་སོགས་པའི་སྐྱེ་བོ་གཞན་གྱིས་སྤྱི་བོས་བཀུར་བར་འདོད་པའི་མན་ངག་བླ་ན་མེད་དོ། །ཞེས་གསུངས་པ་ལྟར་དང་། སྨན་པའི་འབྲས་བུ་གནས་སྐབས་ཚེ་འདིར་སྐྱིད་ཅིང་དབང་བཙན། ལོངས་སྤྱོད་ཆར་ལྟར་འབབ། དགའ་བ་དང་བདེ་ལེགས་དཔལ་དང་གྲགས་པ་སོགས་ཚད་མེད་ཅིང་། མཐར་ཐུག་གཏན་གྱི་བདེ་བ་ཕུན་སུམ་ཚོགས་པ་དང་གིས་བྱུང་སྟེ། ནད་མེད་ཅིང་ཚེ་རིང་བའི་མེ་ཏོག་འདབ་མ་དང་ཟིལ་དངར་རབ་ཏུ་རྒྱས་པའི་དབུས་སུ། ལུས་སྐྱིལ་ཀྲུང་འོད་སྐྱུར་གྲོལ་བ་ལྷ་དང་ལྷ་མོ་ལ་སོགས་པས་གདུགས་དང་། བ་དན། རྒྱལ་མཚན་ལ་སོགས་པ་བསྒྲེངས་ཏེ་རོལ་མོའི་བྲེ་གྲག་བསམ་གྱིས་མི་ཁྱབ་པའི་སྒྲ་དང་བཅས་རྣམ་ཤེས་ཆོས་དབྱིངས་དག་པའི་ཞིང་ཁམས་ཕྱི་ནང་གི་རྒྱན་ཕུན་སུམ་ཚོགས་པའི་སྨན་གྱི་གྲོང་ཁྱེར་ཆེན་པོ་ལྟ་ན་སྡུག་ཏུ་སྟོན་པ་སྨན་པའི་རྒྱལ་པོ། འཁོར་ལྷ་དང་ལྷ་མོ། དྲང་སྲོང་། སྨན་པའི་ལས་ལ་མངའ་བརྙེས་པའི་རིག་པ་འཛིན་པ་རྣམས་ཀྱི་དྲུང་དུ་ཐེ་ཚོམ་མེད་པར་འགྲོ་བའི་འབྲས་བུ་དངོས་སུ་འབྱུང་བར་ངེས་པར་གདོན་མི་ཟ་བའི་ལུང་འདྲེན་རྒྱས་བཤད་སོགས། མདོར་ན་དོན་གྱི་སྙིང་པོ་བསྡུ་ན་བརྗོད་དོན་ཟབ་ལ་རྗོད་བྱེད་སྟོན་ཞིང་འཇེབས་པའི་བཅའ་ཡིག་ལེགས་པར་སྟུལ་ཏེ་གསུང་སྒྲོག་མཛད། དེ་ནས་བཟུངས་ལོ་གཞུངས་གསོ་རིག་དགེ་རྒན་སློབ་གྲྭ་ཚོགས་ཡོངས་རྣམས་ལྷོ་མོས་བརྒྱུད་སྨན་རྣམས་རིམ་པར་བཏུས་རྗེས། དགེ་རྒན་རྣམས་ནས་རྒྱུགས་བཞེས་ཀྱིས་ཨང་གྲངས་བསྒྲིགས་ཏེ་བཞུགས་གྲལ་འཁོད་ཐོག་བཅའ་ཡིག་གསུང་སྒྲོག་སོགས་རྗེ་འདིའི་མཛད་པ་ལྟར་ད་ལྟའང་ཉམས་མེད་བྱ་དགོས་པའི་སྲོལ་འདི་བཏོད་ཅིང་། སྤྱི་དང་ཁྱད་པར་བདག་ཅག་རྣམས་ལ་དེ་ལྟ་བུའི་ཐུགས་རྗེ་དང་བཀའ་དྲིན་ཚད་མེད་པས་བསྐྱངས་པར་བརྟེན་འགྲོ་ཕན་གྲྭ་ཚང་དེ་ཉིད་དུ་སྨན་པ་ཕུན་སུམ་ཚོགས་པའི་ཡན་ལག་དུ་མས་མཛེས་པར་ཕྱུག་པ། འགྲོ་བའི་སྲོག་སྐྱབས་མཁས་གྲུབ་གཉིས་ལྡན་པདྨ་དཀར་པོའི་འདབ་མ་ལྟར་བྱོན་ནས་གསོ་དཔྱད་ཀྱི་བསྟན་པ་རྒྱལ་ཁམས་ཀུན་ཏུ་དར་རྒྱས་སུ་མཛད་དེ་ལུས་ཅན་རིས་མེད་ཀྱི་སྲོག་གི་བདུད་རྩིར་མངོན་སུམ་དུ་གྱུར་ཏེ། ད་ལྟའང་ཐུན་ཚོགས་ཡོད་པ་རྗེ་འདིའི་སྐུ་དྲིན་ཡིན་ཙང་། སྐྱིགས་མ་

ལྷའི་རང་མདངས་ཚེས་ཚེར་བདོ་བས་བར་ལམ་གང་ཅི་ནས་ཉམས་འཆག་དཔྱིད་ཀྱི་ལྷིང་ཀ་ལྟར་གྲུར་ཏེ་ཨ་བོང་ས་ཆེན་པོའི་ཟླ་སྨན་ཞབས་ཞུ་འགྲུབ་པའི་འཚོ་བྱེད་རྒྱུད་བཤད་ལག་ལེན་གཉིས་ལྡན་ལྷ་ཞིག །ཕྱོགས་མཐའི་སྨན་པ་འགའ་རེ་ནས་དྲི་བ་སོགས་བྱུང་ཚེ་རྒྱུད་འགྲེལ་ཆེན་མོར་ཚུ་བུར་མིག་གིས་ཅི་རེ་བལྟ་བ་ལས། ཅང་ཡང་སྨྲ་སྤྲོབས་བྲལ་བ་དེ་ལྟ་བུའི་གནས་སུ་གྱུར་སྐབས། སླར་ཡང་བདག་ཅག་གི་འདྲེན་པ་ཀུན་གཟིགས་ལྷ་པ་དག་གི་དབང་ཕྱུག་རྗེ་བཙུན་བློ་བཟང་ཐུབ་བསྟན་རྒྱ་མཚོའི་རྣམ་པར་རོལ་པ་ཐམས་ཅད་མཁྱེན་གཟིགས་ཆེན་པོའི་འཕྲིན་ལས་སུ་འགྱུར་པའི་ཁྲི་སྲོང་རྣམ་སྤྲུལ་ཡོངས་འཛིན་དེ་མོ་རྒྱལ་བས་གངས་ལྗོངས་ཆོས་ཀྱི་འཁོར་ལོས་ཡོངས་སུ་བསྐྱུར་བའི་སྐབས། གསོ་དཔྱད་ཀྱི་གནས་གཉིས་ལ་མཁས་ཤིང་འགྲན་ཟླ་བྲལ་བ་ཨ་བོང་ས་ཆེན་པོའི་སྐུའི་ཟླ་སྨན་ཨོ་རྒྱན་བསྟན་འཛིན་རྒྱ་མཚོ་མཆོག་ནས། འདུས་སྡེ་འདི་ཉིད་ཐོག་མར་བསྟན་འགྲོའི་སྲོག་སྐྱབས་སུ་ཐུགས་རྗེ་ལྟར་བསྐྱེད་པ་ལྟར་བྱུང་ནའང་། བར་སྐབས་ཉམས་ལུགས་སོགས་ཞིབ་རྒྱས་ཀྱི་ཨ་སྨན་ཞུ་བསྒྲོན་འབྲེལ་སྲིད་སྐྱོང་མཆོག་ནས་དེ་དོན་སྒྲི་དང་ཁྱད་པར་ཨ་བོང་ས་སྐུ་ཕྲེང་རིམ་བྱོན་གྱི་ཐུགས་བཞེད་རླབས་པོ་ཆེ་ཇི་ལྟར་འགྲུབ་པའི་རྒྱུར་འདུག་ཅེས་ཐུགས་ཤིན་ཏུ་དགྱེས་བཞིན་པར་གང་གི་བཀའི་ལུང་གིས་རྗེ་བཙུན་གཡུ་ཐོག་པ་ཆེན་པོ་དང་དབྱེར་མ་མཆིས་པ་སྐྱབས་རྗེ་ཀརྨ་ཆོས་ཀྱི་སེང་གེའི་ཐུགས་རྒྱུད་བསྐུལ་ཏེ་སྐྱབས་རྗེ་མཆོག་ནས་ཀྱང་བསྟན་དང་འགྲོ་བའི་དོན་གཙོ་བོ་ཐུགས་ལ་བརྣགས་ཏེ་གྲྭ་ཚང་འདུས་ཚོགས་རྣམས་ལ་སྟེར་བཞིན་མཁའ་འགྲོ་སྙན་རྒྱུད་ཀྱི་གདམས་པ་བྱིན་རླབས་ཟླ་སྒྲུབ་སྡུག་བསྔལ་མུན་སེལ་ཐུགས་རྗེའི་ཉི་འོད་དམ་གཡུ་ཐོག་སྙིང་ཐིག་ཆོས་སྐོར་ཡོངས་རྫོགས་ཀྱི་དབང་ལུང་མན་ངག་དང་འབྲེལ་བའི་ཕྱི་ནང་གསང་གསུམ་ཉམས་ལེན་བྱེད་བདེར། མཁྱེན་བརྩེ་དབང་པོའི་བཀས་བསྐུལ་ཏེ་ཀརྨ་ཡོན་ཏན་རྒྱ་མཚོས་མཛད་པའི་ཟིན་བྲིས་ཡོན་ཏན་འབྱུང་གནས་ཀྱི་སྙིང་ནས་ཁྲིད་དང་། ཡང་ལྷ་པ་ཆེན་པོས་མཛད་པའི་ལས་བྱང་ཐོག་ནས་སྟོན་འགྲོའི་རིམ་པ་སོགས་ལེགས་པར་ཉམས་ལེན་བྱེད་ཆོག་ཏུ་སྐྱབས་རྗེ་ཉིད་ཀྱིས་ལྷུགས་བསྒྲིགས་སྐུ་གསུམ་ཞིང་ཁམས་བགྲོད་པའི་ཐེམ་སྐས་དང་། བསྙེན་ཡིག་དངོས་གྲུབ་རོལ་མཚོ། སྐལ་ལྡན་ལས་

ཅན་རེ་གཉིས་ནས་བྱ་བ་གཞན་གྱིས་བར་མ་ཆོད་པ་ཉམས་ལེན་རིམ་བཞིན་མཐར་དབྱུང་མཛད་བསྙུན་ལུས་ལྷ་སྐུར་འཆར་བ་རྩ་སྦྱོང་བའི་ཁྲིད། ངག་སྔགས་སུ་འཆར་བ་རླུང་སྦྱོང་བའི་ཁྲིད། ཡིད་ཆོས་སྐུར་འཆར་བ་ཐིག་ལེ་སྦྱོང་བའི་ཁྲིད། ངོ་སྤྲོད་འཁོར་འདས་རང་གྲོལ་དང་བཅས་པ་བསྐྱེད་རྫོགས་ཀྱི་བཀའ་ཁྲིད་མཐར་ཕྱིན་པ་དང་། ཁྱད་པར་རིས་མེད་འགྲོ་བའི་སྲོག་འཚོའི་ གྲྭ་ཚང་རང་ལ་སྨན་པའི་ཐུགས་བསྐྱེད་ཚད་མེད་ཀྱི་ གླིང་ནས་སྨན་སྒྲུབ་དྲང་སྲོང་དགོངས་རྒྱན། མངོན་རྟོགས་གསལ་བའི་སྒྲོན་མེ། མདངས་བསྐྱང་འོད་ཀྱི་དྲ་བ། གསོལ་ཁ་མྱུར་མགྱོགས་གློག་གི་འོད་འབར། ལས་བཞིའི་སྦྱིན་བསྲེག །ཀུ་སུ་ལུའི་ཚོགས་ཙུང་བསྡུས། བླ་སྒྲུབ་དང་རྫོགས་རིམ་ཉེ་བརྒྱུད་གསོལ་འདེབས་དང་བཅས་པ་ཉམས་ལེན་བྱེད་སླའི་ཆེད་དུ་མཛད་པ་དང་། དབང་ཆོག་བདུད་རྩིའི་ཆུ་རྒྱུན། རབ་གནས་བཀྲ་ཤིས་འདོད་འཇོ། མཆོད་ཕྲེང་དྲི་ཟའི་རྒྱུད་མང་དང་། ཀུན་ཏུ་རྒྱུ་བ་རྣམས་ཀྱི་ལུང་ཁྲིད་དང་འབྲེལ་བའི་བདུད་རྩི་སྨན་སྒྲུབ་ཇི་ལྟར་བྱ་ཚུལ་གྱི་དཀྱིལ་འཁོར་བྲི་ཐིག །མཆོད་པ་བཅའ་ལུགས། ཚོག་རྟ་རོལ་མོའི་བྱེ་བྲག་དང་བཅས་པ་ཆ་ཤས་མ་ལུས་གང་བ་བཅོ་ལྔའི་འོད་དཀར་ལྷ་བུའི་མཐོང་བརྒྱུད་ཕྱག་ལེན་ཡོངས་རྫོགས་ཀྱི་ཁྲིད་བཀའ་དྲིན་ཆེ་བསྩལ། གཞུང་ས་མཆོག་ནས་མཐུན་རྐྱེན་ཡོ་བྱད་ཆ་ཚང་གསར་བསྒྲུབ་ཐོག་མ་ཐེབས་ཏམ་སྒོར་བཞི་བརྒྱ། བསྟན་བླ་ནས་ཏམ་སྒོར་བརྒྱ། སྐྱབས་རྗེ་རིན་པོ་ཆེ་ནས་ཏམ་སྒོར་བརྒྱ། བླ་སྨན་མཆོག་ནས་ཏམ་སྒོར་ལྔ་བཅུ། ཚང་མ་སྐྱིད་འཛོམས་ནས་ཏམ་སྒོར་ལྔ་བཅུ་བཅས་ཀྱིས་སྦྱིན་བདག་མཛད་དེ་ལོ་ལྟར་སྟོད་བཅུད་སྨན་དུ་བྱིན་གྱིས་བརླབས་པའི་དུས་ཆེན་ཚུ་སྟོད་ཟླ་བའི་ཡར་ཚེས་བརྒྱད་ནས་བཅོ་ལྔའི་བར་གྱི་སྨན་སྒྲུབ་འདི་ཉིད་རབ་ཚེས་མེ་ཕག་ལོར་གསར་འཛུགས་མཛད་ཅིང་། དེ་སྐབས་སྐྱབས་རྗེ་མཆོག་དང་། ཞལ་སློབ་མཁས་གྲུབ་གཉིས་ལྡན་བདག་གི་བཤེས་གཉེན་མཚུངས་མེད་རྡོ་རྗེ་རྒྱལ་མཚན། གཞན་ཕན་འོད་ཟེར་ཅན་སོགས་ཀྱང་སྐུ་ངལ་སྤྲངས་ཏེ་མཚན་མོའི་འཛབ་དབྱངས་བཟླ་བར་ཡང་རྒྱུན་བཞུགས་མཛད། ཞག་ལྔ་འགྲོ་ཉིན་དཀྱིལ་འཁོར་གྱི་ཀ་པ་ལའི་བདུད་རྩི་མངོན་སུམ་དུ་འཕྱུར་བ་སོགས་ཚོགས་པ་རྣམས་ཡིད་ཆེས་པའི་ལྟས་ངོ་མཚར་བ་དུ་མ་བྱུང་། རྩེ་ཤོད་སྐུ་ཚབ་སྐུ་

སེར་སྡེ་དཔོན་མི་དྲག་ལྷ་ཚོང་ཁག་སོགས་དད་སྦྱིན་འབྱོར་ལྡན་རྒྱ་ཆེ་ནས་བསྙེན་བཀུར་ཚོགས་ཀྱི་འཁོར་ལོ་བསམ་གྱིས་མི་ཁྱབ་པའི་དགའ་སྟོན་གཏང་རག་ཕུལ་བ་སོགས་ཐོག་མཐའ་བར་གསུམ་དུ་རྟེན་འབྲུང་དགེ་མཚན་བློ་ཡུལ་ལས་འདས་པའི་དཔལ་ལ་སྤྱོད་པར་གདའ། དེ་ནས་བཟུངས་སྨན་རྣམས་ཀྱི་རོ་ནུས་ཡོན་ཏན་ཆེས་ཆེར་རྒྱས་ཏེ་སྔར་ལས་ཆེས་ཕན་ཐོགས་ཆེ་བས་གྲྭ་ཚང་འདིའི་སྨན་གར་ཁྱབ་ཀྱི་འཚོ་བྱེད་རྣམས་ཀྱང་ཏ་ལས་ཏེ་མངོན་སུམ་ཡིད་ཆེས་ཀྱི་དད་པ་བརྟན་པ་ཐོབ་བོ། །སྨྲས་པ། ཨེ་མ་པད་དཀར་འཆང་བའི་ཐུགས་བསྐྱེད་མཁར། །མཆོད་དང་ཡོན་བདག་ཐུགས་རྗེའི་ཆུ་འཛིན་དཀྲིགས། །རིགས་འདུས་རྒྱལ་བའི་ཆོས་ཆར་འཛད་མེད་ཀྱིས། །གང་འདོད་དངོས་གྲུབ་འགྲོ་ལ་དུས་གཅིག་དབབ། །ཞེས་པར་སྐབས་ཀྱི་ཚིགས་སུ་བཅད་པའོ། །

དེ་ནས་རིང་པོར་མ་སོང་བ་སྐབས་རྗེ་མཆོག་གི་ཐུགས་རྗེས་བསྐུལ་ཏེ་གཞུང་ས་མཆོག་ནས་གཡུ་སྙིང་ཆོས་སྐོར་རྒྱུད་བཞི་རྩ་འགྲེལ་ལེ་ལག་དང་བཅས་པའི་པར་གཞི་གསར་བཞེངས་མཛད་བསྟུན་རྒྱུད་བཞི། བཻ་སྔོན། ལྷན་ཐབས་བཅས་ཀྱི་ལུང་དང་འབྲེལ་བའི་གཞུང་བཤད་ཕྱག་ལེན་ཟབ་ཁྲིད་ཡང་དག་པར་མཛད་པའོ། །སྨྲས་པ། སྐྱེ་རྒུའི་བསོད་ནམས་མངོན་མཐོ་ཤར་རིའི་སྒོར། །རིམ་གཉིས་གསོ་དཔྱད་བསྟན་པའི་ཉིན་བྱེད་དབང་། །རྒྱུ་རྐྱེན་ཕུན་ཚོགས་ཤིང་རྟས་ཉེར་དྲངས་ཏེ། །འཆི་བདག་མུན་པ་འཛོམས་འདི་སུ་ཡི་དྲིན། །ཞེས་པར་སྐབས་ཀྱི་ཚིགས་སུ་བཅད་པའོ། །དེའི་མཇུག་སྐྱོང་མཐའ་བསྒྲིང་བྱ་རྒྱུ་རྣམས་དངོས་སློབ་ བླ་སྨན་མཆོག་ནས་མཛད་དགོས་ཀྱི་བཀའ་བཅན་ལྷོག་མེད་དུ་སྩལ་ཏེ། གང་གིས་བཀའ་བཞིན་རྒྱུད་བཤད་དང་ལག་ལེན་དམར་འཁྲིད་མཛད་རྗེས་ཀྱང་། ཚོས་ཟབ་བདུད་ཀྱི་ཚོ་འཕྲུལ་དངོས་སུ་བརྒྱུགས་ཏེ། གཅིག་འོག་གཅིག་མི་འདུས་པའི་ལབ་བསྙད་གླེང་གཞི་ཇི་སྙེད་པ་སོགས་ཀྱིས་ལོ་ངོ་བཅུ་སྐོར་བར་དུ་བཅད་ཀྱང་། སླར་ཡང་ས་ཐག་ལོར་ལྷགོང་ས་མཆོག་གི་བཀའ་ལུང་སྤྱི་ཕེབས་བཞིན། ཕྱི་ནང་རིག་པའི་གནས་ཀུན་ལ་མཁས་ཤིང་སྨྲུན་ལྷ་བྲལ་བ་བདག་གི་བཤེས་གཉེན་བཀའ་དྲིན་གྱི་མངའ་བདག་མི་རྗེ་སྤྱི་ཁྱབ་མཁན་ཆེན་བླ་སྨན་ཆེ་བ་བྱམས་པ་ཐུབ་དབང་དཔལ་བཟང་པོས་བདག་སོགས་སློབ་བུ་བཅུ་ཕྲག་ཕྱེད་

གཉིས་སྐོར་དང་། གཞན་ཕན་ལྷག་བསམ་མཆོག་ཏུ་མི་དམན་པའི་མི་རྗེ་ བློ་སྨན་ཆུང་བ་བྱ་སྒྲུག་པ་དམ་ཆོས་དཔལ་འབྱོར་མཆོག་གིས་སློབ་བུ་བཙུ་ཕྲག་ཏུ་ཉེ་བ་བཅས་ལ་གཞུང་བཤད་རྩ་བཤད་སྦྱོང་འཁྲིམས། རོ་ནུས་བསྡེབ་ཚུལ། རྩ་ཐིག་སྣག་ཐིག །ངོ་མཚར་བདུན། ཆུ་དཔྱད་སྣ་ཚོགས། གཏར་བསྲེག །ལས་ལྔ། སྨན་གྱི་ངོ་སྦྱོད་སོགས་དམར་ཁྲིད་མཐར་ཕྱིན་པ་མཛད་པའོ། །

སླེས་པ། རིགས་གསུམ་རྒྱལ་བའི་ཐུགས་བསྐྱེད་འོ་མའི་མཚོ། །གཉེང་མཐའ་བྲལ་བར་བདག་སོགས་འཆི་མེད་པས། །ལེགས་པར་སྦྱལ་ལས་རྐྱེད་པའི་གསོ་དཔྱད་ཀྱི། །བདུད་རྩི་བུམ་པ་འགྲོ་བའི་དཔལ་དུ་ཡོངས། །ཞེས་བྱ་བ་ནི་བར་སྐབས་ཀྱི་ཚིགས་སུ་བཅད་པའོ། །

དེ་ལྟ་བུའི་སྐབས་འདིར་བདུད་རྩི་སྡོ་སྨན་འདི་ཡང་མཐོང་བ་བརྒྱུད་པའི་ཕྱག་ལེན་ཁོ་ན་གཙོ་བས་མི་ཉམས་གོང་འཕེལ་དུ་གྱུར་ན་ཅི་མ་རུང་སྙམ་ནས། གང་གི་ཕྱག་བཞེས་མཐོང་བརྒྱུད་ལྟར་མཆོག་དམན། དཀར་ནག །ཕོ་མོ་མ་ནིང་། ཁོད་གཡུང་། སྔོ་བཟང་། སྔོ་ངན། རིམ་འབྱེད་བཅས་ཀྱི་རྣམ་གྲངས་དང་། ནོར་བཟོ་རྣམས་ལ་གོ་ནུས་ཀྱི་མངོན་རྟོགས་ཕྲན་བུ་བཅས་དགོད་པ་ལ།

རྒྱ་གྲོ། བོད་གྲོ། གྲོ་ལོ་ས་འཛིན་རྩ་བའི་རྟོག་པོ་ཀུན་གྱི་ཟས་བྱེད་པ་དེའོ། །ཙི་ཙི་ས་འཛིན་རྐང་སྡོམ་ལོ་མ་རལ་གྲིའི་དབྱིབས་མཚུངས་སྐོགས་འབུ་ལྤང་གུ་ཅན། བྱེ་ན་ས་སྨྱུག་མ་གསར་སྐྱེས་འདྲ་བའི་ཚིགས་ཅན། ནད་མ་གཡུ་ལོ་ཡལ་ག་འཁྱོག་ཅིང་མེ་ཏོག་སྔོ་སངས་དཀྱིལ་སེར་བེ་ཅུ་རྩེ་འདྲ་བ་དེའོ། །ནད་མ་འབྲུར་མ་(ནད་མ་རིགས་རྣམས་གང་དུའང་ཡོད།)མེ་ཏོག་དམར་སྐྱ་དང་སྔོ་སྐྱ་འཆར་བ་དཀར་པོའི་རིགས་དང་། ནད་མ་སྨུན་མ་ཆུ་ཀླུང་འགྲམ་སོགས་ལས་སྐྱེ་བའི་ལོ་མ་ཏ་ལམ་རྒྱ་ཁྱུར་འདྲ་བ་རྩུབ་མོ་གང་རེག་འཁྲི་ཞིང་། མེ་ཏོག་སྔོ་ཆུང་འབྲས་བུ་ལང་འབྲུ་དང་མཚུངས་པ་སྔོན་པོའི་རིགས་དང་། ནད་མ་སྤྲི་མ་རྩ་གཅིག་ཡལ་རྒྱས་ལོ་སིབ་མེ་དཀར་སྔོ་མདངས་ཅན་དཀར་པོའི་རིགས་འདི་མ་ཐང་འཆིང་བུ་(ཕོར་རྩེ།)རིགས་གཅིག་ཏུའང་བཞེད་ཅིང་དེ་གསུམ་ནད་མ་སྤྱན་གསུམ་མོ། །གྲོ་ཀྲན་ནད་མ་ལོ་མ་ཏ་ལམ་འདྲ་མོག་འདྲ་བའི་མེ་ཏོག་ཆུང་ཞིང་དཀར་སྔོ་ཅན། སེ་རྡེ་ཕྲར་མ་སྐྱེ་ལུགས་མིང་དང་མཚུངས་སོ། །བྱི་ཤང་དཀར་མོ་(ཉེ་སྐོར་ན་ཆེན་དུ་སྐྱེ།)ལྷག་གི་སྨ་ར་འདྲ་བར་

མེ་ཏོག་དཀར་པོ་ཅན། ཏོང་ལེན་(ཁམས་བོད་སོགས་ནས།)ལྗོ་ནས་འོང་བ་མཆོག །དམན་པར་པོ་མོ་གཉིས་ཏེ། ཏོང་ལེན་མེ་ཏོག་ཡོད་པ་ཕོ། ཏོང་ལེན་མེ་ཏོག་མེད་པ་མོ། སྤང་རྩི་དོ་བོ་(ཡེར་པ། ཚུ་བཟང་སོགས་ནས།)ལོ་མ་ཉག་མེད་ཀང་རིང་རྩེར་མེ་ཏོག་དཀར་པོ་རྒྱས་ཚེ་མི་རྒྱན་གྱི་མགོ་བོ་ལྟ་བུ་ཡོད། སྤང་རྩི་འབྲུར་བག་ལོ་མ་ཉག་ཅན་ལོ་ཀང་གོང་འདྲར་འབྲུར་བག་མེད། ལུག་རྩི་དོ་བོ་ལོ་མ་ཉག་མེད་ཀང་ཐུང་ཞིང་མེ་ཏོག་གོང་མཚུངས་ཙུང་ཟད་ནག་ལ་དྲི་ཞིམ་བལ་དང་ལྡན་པ་དེ་གསུམ་སྤང་རྩི་སྤུན་གསུམ་དུ་གྲགས་སོ། །རེ་སྐོན་རྩི་དམར་(ཡེར་པ། དོག་བདེ།)རྩ་གཅིག་ཕྱུག་རོན་ཀང་འདྲ་མེ་ཏོག་དཀར་སེར་གྱིས་ཕྱུག་པ་དང་། རེ་རྐྱང་རྩ་བ་སྐྱ་ཤས་ཅན། ཀྱི་ལྕེ་དཀར་པོ། ཀྱི་ལྕེ་ནག་པོ། (ཉེ་སྐོར་ཚུ་བཟང་། ཉང་བྲན་ན་ཆེན།)ཀྱི་ལྕེ་དཀར་པོའི་མེ་ཏོག་ལ་ཤ་ལང་འབབས་ཟེར། འཇིབ་རྩི་དཀར་པོ་སྡོང་པོ་སྨྱུག་ལ་གྲུ་བཞི་མེ་ཏོག་ཕྲེང་ཀུ་འདྲ་བ་དེ་བས་ཆེ་ཞིང་། རྟེང་བ་རོ་མངར་བ་ཡུལ་སྐད་དུ་འཇིབ་པ་དཀར་ཐོག་པ་ཟེར་བ་དེའོ །ཤེལ་ཕྲེང་ནས་མེ་ཏོག་སྔོན་པོ་ཅན་ཡང་ཡོད་པར་བཤད། འཇིབ་རྩི་ནག་པོ་ཕྲི་ཡང་ཀུ་ཡིན། སུམ་ཅུ་ཏིག་(བཟང་བ་འོལ་དགའ། ཡེར་པ། དོག་བདེ།)ཆེ་ཆུང་མེ་སེར་རོ་ཁ་བ་དང་། དམར་ཤས་མི་ཁ་བའོ། །ཟངས་ཏིག་(ཉེ་སྐོར་ཉང་བྲན།)ཀང་གྲུ་བཞི་ལེབ་ཉམས་མེ་ཏོག་དམར་སྐྱ་ཅན། ལྕགས་ཏིག་དཀར་པོ་ཀང་ཟླུམ་ཤས་མེ་ཏོག་དཀར་རམ་སྔོ་སྐྱ་འཆར་བ་དང་། ལྕགས་ཏིག་ནག་པོ། (ཉེ་བ་ཚུ་བཟང་།) ལྕགས་ཏིག་ར་མགོ་མ། ཟངས་ཏིག་འདྲ་བའི་ལྕགས་ཏིག་དཀར་པོ། ཟངས་ཏིག་འདྲ་བའི་ལྕགས་ཏིག་ནག་པོ། (ལོ་ཀང་ཟངས་ཏིག་འདྲ་བ་མེ་ཏོག་སྔོ་ཆུང་རོ་ཤིན་ཏུ་ཁ་བ་ཞེས་གསུངས།) གསེར་ཏིག་མཆོག་ལོ་ཀང་སྤུ་ཐན་དང་མགོ་ལྗོག་འབྲུར་ལྡན་མེ་ཏོག་སེར་སྔོ་དྭར་ཐིག་ཅན་དང་། གསེར་ཏིག་དམན་པ་འབྲུར་ལྡན་དང་། ལོ་ཀང་འཛམ་དབྱངས་མེ་ཏོག་འདྲ་བ་(འདི་འཛམ་དབྱངས་རྟག་ཏུ།)རིགས་གཉིས། ལོ་མ་གོང་འདྲ་སྡོང་པོ་གཙུས་ཏེ་མེ་ཏོག་དཀར་པོ་ཤར་བ་དཏུལ་ཏིག །གླང་ཏིག་པ། (ཞིམ་ཏིག་སྔོན་པོ་ལུ་གུ་མགོ་ནག །)ཉ་ཏིག་པ་ལོ་སྡོང་ཐྲང་སྐྱེས་མེ་ཏོག་སྐྱ་དཀར་ཅན། ཉ་དུག་པ། སྲོ་ལོ་དཀར་པོ་གང་བུ་ལེབ་ཚེ་ཟླ་ཚེས་འདྲ་བ་དེ་དང་། རྩ་བ་སུག་པ་འདྲ་བས་སུག་འདྲའམ་སྲོ་ལོ་སྨུག་པོ་ལོ་སྡོང་

གོང་འདྲ་གང་བྱུ་པད་ཁའམ་ཤ་བའི་རྭ་འདྲ་བ་མདོག་གིས་དབྱེ་བའི་རིགས་གཉིས། ཤེལ་ཕྲེང་ནས་སྨྱོ་ལོ་སྨུག་པོ་ལོ་མ་དཀར་སྨུག་མེ་ཏོག་དཀར་ལ་གང་བྱུ་གཞུ་ཤུབས་འདྲ་བར་འབྲས་བུ་ལེབ་པ་དང་། (རང་ལུགས་རི་བོང་བཅའ་ཡོས་འདྲ།) ཚན་དམར་(སྨྱོ་ལོའི་ཆང་ལ་འདི་དགོས།)རྫ་བྲག་གཡའ་སྤང་དུ་སྐྱེ་བ་སྡོང་པོ་དམར་གྲོང་ལོ་མ་མཐུག་སྤྱན་སྔོན་དུས་དམར་བས་བན་བཙུན་འདྲ་བ་དེ་སྨྱོ་ལོ་དམར་པོར་བཞེད། གཡའ་ཀྱི་མ་(ཉེ་སྐོར་ཉང་བྲན་དང་ཤེ་རེས་མཚོ།)མེ་ཏོག་སྔོ་སྐྱ་ཆེ་བ་རྒྱལ་པོ་གཡའ་ཀྱི་མ་དང་། ཆུང་བ་བཙུན་མོ་གཡའ་ཀྱི་མར་འབོད་པ་མཆོག །མེ་ཏོག་སེར་དཀར་དམར་སྔོ་བཞི་ཤར་བ་ལས། གསེར་གཡའ་ཀྱི་མ། དངུལ་གཡའ་ཀྱི་མ། ཟངས་གཡའ་ཀྱི་མ། ལྕགས་གཡའ་ཀྱི་མ་སྟེ་རིགས་བཞི་རིམ་པས་དམན་པ་བཅས་དྲུག་ཏུ་རྟོགས་དགོས། གཉྫ་ཆུང་(ཉང་བྲན་གག་པ་དང་གཡག་མགོ་ལའི་ལ་ཆད་ཉེ་སྐོར་ལ་ཡོད།)རྩ་བ་རྒྱུས་པ་འཛིངས་པ་འདྲ་ཞིང་། བྲ་རྒོད་སྤྲོས་(ཉེ་སྐོར་ཉང་གག་ལ་སོགས་གང་དུའང་ཡོད།)ནི་མེ་ཏོག་སྤྲིན་བྲའི་མགོ་ཅན། ཡུ་མོ་སྤྲོལ་གོང་ངམ་སྤྲོལ་གོང་(རྐོད།)དམར་པོ། (ལོ་མ་དམར་སྨུག་ཅན་གསུངས་པ་འདི་ཡིན། ཉེ་སྐོར་ལ་འོག་ཐོད་དང་ཡེར་པར་ཡོད།) སྤྲོལ་གོང་(གཡུང་།)སེར་པོ། སྤྲོལ་གོང་དཀར་པོ། སྤྲོལ་གོང་སྨུག་པོའམ་སྔོན་པོའི་རིགས། གྲུ་གུ་རས་ན་སྐྱེ་དབྱིབས་གོང་དང་ལམ་མཚུངས་མེ་ཏོག་དཀར་ཆུང་ཤར་བ་དེ་ཡིན། ཡུ་མོ་མདེའུ་འབྱིན་(ཉེ་སྐོར་ཡེར་པ་སོགས་ལ་ཡོད།)མེ་ཏོག་གིས་ཕྱེ་བའི་རིགས་དཀར་དམར་སྔོ་གསུམ་ཡོད།

དར་ཡ་ཀན་ཞེས་ཞང་ཞུང་སྐད་དོད་དུ་བདུད་རྩི་སྟེ་དེའི་རིགས་འཛིན་ལུགས་ནི། རི་གཉན་མགུལ་སྐྱེས་དར་ཡ་ཀན་ནམ་སྔོན་མོ་དར་ཡ་ཀན་ཞེས་ཆེར་སྔོན། གླིངས་ཤོད་དུ་སྐྱེས་པའི་དར་ཡ་ཀན་ཞེས་(ཤེལ་ཕྲེང་ལུགས་སུ་ཤང་དྲིལ་ལ་བཤད།)ཁྲག་ཁྲོག་པ། བརྒྱ་བྱིན་ལྷ་སྨུག་དར་ཡ་ཀན་ཞེས་ཏ་ལོ། ཆུ་མིག་ནང་སྐྱེས་དར་ཡ་ཀན་ཞེས་བྲེ་ག་འདྲ་བ་ཆུ་ལྷུམ་པར་གྲགས་པའི་ཆུ་ལྷུམ་ཨོག་དཀར། དསུ་རྫིང་སེལ་བའི་དར་ཡ་ཀན་ཞེས་སྐྲ་ཏིག །གླུ་འདུལ་བའི་དར་ཡ་ཀན་ཞེས་གླུ་བདུད་རྡོ་རྗེ། རྩ་རྣམས་འབྱུང་བའི་དར་ཡ་ཀན་ཞེས་གསང་བ་སྔན་གཅིག་ཏུ་གྲགས་པའི་སྐྱེས་པ་དོང་བཏགས་

(ཉེ་སྐོར་གནས་སྒོ་གསར། ཡེར་པ། དགེ་འཕེལ།)དང་། ཡང་རྐང་ལྤང་སྐྱ་ལོ་མ་ལྤང་གུ་ཐྲ་རིང་མེ་དཀར་འདབ་བཞི་འབྲས་བུ་སྨུ་མེན་འདྲ་བ་ཁང་ཐོག་སྐྱེས་ཞེས་སམ་དུས་འཁོར་ནས་ཀྱང་ཁྲག་ཀྲོད། (ཁྲག་སྨན་གཞོན་ནུའམ་ཁྲག་ཁྲོག་པ་གང་དུའང་ཡོད།)ཅེས་གསུངས་པ། དེ་གཉིས་སྐབས་བབ་གཙོ་བོའི་དར་ཡ་ཀན་གཉིས་སོ། །གཞན་ཡང་གཙོ་བོ་དེ་རྣམས་ལས་དར་ཡ་ཀན་རྣམ་གྲངས་ཉེར་ལྔ་ནི། འདི་ལྟ་སྟེ། རི་གཞན་མགུལ་སྐྱེས་དར་ཡ་ཀན་ཆེར་སྔོན། ཀླུངས་ཤོད་དུ་སྐྱེས་པའི་དར་ཡ་ཀན་ཤང་དྲིལ། ཆུ་མིག་ནང་སྐྱེས་དར་ཡ་ཀན་ཆུ་ལྤམ། ཆུ་ཀླུང་སྐྱེས་པའི་དར་ཡ་ཀན་ཁྲག་ཁྲོག་པ། བརྒྱ་བྱིན་ལྷ་སྦྱང་དར་ཡ་ཀན་ཏ་ལོ། དམུ་རྫིང་སེལ་བའི་དར་ཡ་ཀན་སྣ་ཏིག །ཀླུ་རྣམས་འདུལ་བའི་དར་ཡ་ཀན་ཀླུ་བདུད། རྨ་རྣམས་འབྱུབ་པའི་དར་ཡ་ཀན་གསང་བ་སྨན་གཅིག །ལ་ནས་འོང་བའི་དར་ཡ་ཀན་གཉྫ་ཆུང་། སྨུག་པོ་དར་ཡ་ཀན་སྲད་སྨུག །ལྩོག་པ་འདུལ་བའི་དར་ཡ་ཀན་བྱ་རྒོད་སྤུག་པ། ངང་པ་ཆིག་ཐུབ་དར་ཡ་ཀན་ལྕུ་འབྲུམ། རྣག་རྣམས་འདུལ་བའི་དར་ཡ་ཀན་སྤང་ཚན་སྤྲུ་རུ། གྲང་སྐྲན་འདུལ་བའི་དར་ཡ་ཀན་དབྱི་མོང་། གློ་ནད་སེལ་བའི་དར་ཡ་ཀན་སྤང་རྒྱན་དཀར་པོ། སྔོན་པོ་དར་ཡ་ཀན་བྱ་རྐང་པ། བདུད་རྩི་དར་ཡ་ཀན་ཁུར་མང་། འཆི་མེད་དར་ཡ་ཀན་བྱ་རོག་ཤོར་བུ། ཤ་རྒྱལ་དར་ཡ་ཀན་སྟག་ཤ །དུག་འཇོམས་དར་ཡ་ཀན་རྨ་བྱའི་ཤ །ཐིག་ལེ་དར་ཡ་ཀན་དངུལ་ཆུ། རྩི་དར་ཡ་ཀན་སླ་རྩི། མནམ་དར་ཡ་ཀན་བྱ་རྒོད་མཁྲིས་པ། རྡོ་དར་ཡ་ཀན་ཅོང་ཞི། ཁྲག་དར་ཡ་ཀན་བྲག་ཞུན་བཅས་སོ། །

ཪི་སྐྱེས་ཧ་ཕྲུགས་དཀར་པོ་(ཉེ་སྐོར་ཡེར་པ་ལྷོ་རོང་རྒྱབ་རི་སོགས་ལ་སྐྱེ་བ།)དང་། ཀླུངས་སྐྱེས་ཧ་ཕྲུགས་ནག་པོ་ལོ་མར་ཆེར་ཐྲན་མེ་ཏོག་རྒྱ་སེར་དཀར་གསུམ་དང་སྔོ་དམར་དཀར་ཉམས་ཅན་ཤར་བའང་ཡོད། ཨ་བི་ཥ་མཆོག་(ཡེར་པ། སྟག་ལུང་། ཚགས་ལ། བཟང་བ་ཡར་སྟོད་རོ་མོ། གམ་བུ།)སྐྱེ་གནས་དབང་གིས་རིགས་གཉིས་ནི་ལོ་རྐང་ར་མཉེ་འདྲ་བ་མེ་ཏོག་སྨུག་པོ་ཐུར་ཐུབ་གང་བུ་ཟུར་དྲུག་འབྲུ་ལེབ་མོ་དང་། གང་བུ་སྐྱུ་རུའི་དབྱིབས་ཅན་སོགས་དོན་རྩ་བ་སྔོག་གཅིག་འདྲ་བ་དང་། ཨ་བི་ཥ་དམན་པ་ཀླུངས་སྐྱེས་ལོ་རྐང་ར་མོ་ཤག་འདྲ་ཞིང་རྩ་བ་གོང་མཚུངས་ཡོད། སྤང་

རྒྱན་དཀར་པོ་(ཉེ་སྐོར་ཉང་བྲན་ཕྱུ།)ལོ་མ་འཛིང་ཚུང་རྐང་ཕྲ་ལ་མེ་ཏོག་རྒྱས་ཤིང་ཆེ་བ་བཞི་ལྟ་ཙམ་ཉིང་པ་འབྲེལ་ནས་སྐྱེ། སྤང་རྒྱན་སྔོན་པོ། སྤང་རྒྱན་ཁྲ་བོ། སྤང་རྒྱན་ནག་པོ་མེ་ཏོག་མཐིང་གསལ་སྔོན་པོ་ལས་ཅུང་ཆེ་བར་ཞིལ་ཕྲེང་ནས་བཞེད། སྟག་ཤ་དཀར་པོ་ཕོ། སྟག་ཤ་ནག་པོ་མོ་(ཡར་འབྲོག་ལྟག་ལ་མཁར་དུ་སྐྱེ་བ་བཟང་།)དྲི་ཆེ་བས་བཟང་། ཡུ་གུ་ཤིང་དཀར་པོ་(ཉེ་སྐོར་གར་པ་ཆུ་ཤུར་དུ་ཡོད།)རི་སྐྱེས་ལོ་མ་སོག་ལེ་ཁ་དྲི་མི་ཞིམ་པ་དང་། ཡུ་གུ་ཤིང་ནག་པོ་གླུངས་སྐྱེས་ལོ་མ་ཁྱུར་མང་འདྲ་བ་ཡོད། རྩད་མཆོག་ལྷོ་ཁམས་ནས་འོང་། དམན་པར་ཕོ་མོ་གཉིས་(ཉེ་སྐོར་ཡེར་པ། ཉང་བྲན་ཕྱུ།)ཏེ་རྩད་མེ་ཏོག་མེད་པ་ཕོ། རྩད་མེ་ཏོག་ཡོད་པ་མོ། དགུ་ཐུབ་མཆོག་(སི་ཏུས་རིན་ཆེན་སྟག་ལ་བཞེད།)རྒྱ་དང་ལྷོ་རོང་ནས་འོང་བའི་གླང་ཆེན་ཆིག་ཐུབ་ལ་བྱེད། ཤེལ་ཕྲེང་སོགས་ལོ་དགུ་ལོན་པའི་ཤུང་སོན་དང་། བེ་ལྡང་ཁྲིད་པར་ཙན་སོགས་ལ་བཞེད། དགུ་ཐུབ་དམན་པ་(འདིར་ཡང་གླང་ཆེན་ཆིག་ཐུབ་ཟེར།)ཙྪ་རི་སོགས་རོང་དུ་སྐྱེ་བའི་དཔའ་སེར་(ལྷོ་རོང་།)རིགས་ལོ་རྐང་རྒྱ་བོང་དང་མཚུངས་ཤིང་རྩ་བ་སེར་ཤས་ལ་ཕུག་དབྱིབས་ཙན་དེའོ། །ལྕུམ་སྟག་གམ་ཀོ་བྱི་ལ་རྒྱ་དང་ལྷོ་རོང་ནས་འོང་ཞིང་འདི་ཕྱོགས་སུའང་བཏབ་ན་སྐྱེ་བའི་སྡོང་པོ་དཀར་ལ་སྔོ་མདངས་ལོ་ལྡང་མེ་ཏོག་དཀར་པོར་གང་བུ་སེར་པོ་ཅན། (རྒྱ་དང་ལྷོ་རོང་།)ཨ་བྲུག་གཟེར་འཇོམས་(ཉེ་སྐོར་ཡེར་པ།)ཆེ་བའམ་རྒོད་པ་མཆོག །ཆུང་བའམ་གཡུང་བ་དམན་པ་དམའ་སར་སྐྱེ་ཞིང་མེ་ཏོག་གོང་འདྲ་ལོ་མ་ཁྱུར་ལོ་བཞིན་ནོ། །ཨ་བྲུག་ཚེར་སྔོན་(ཉེ་སྐོར་དོག་བདེ།)སྔོ་བཟང་ཕྱུ་ལག་རི་ཐང་མཚམས་སྐྱེས་ལོ་མ་ཆེ་ལ་མེ་ཏོག་སྔོ་སྐྱ་འཆར་བ་དང་། ཨ་བྲུག་ཚེར་སྔོན་སྔོ་ངན་མཐོ་སར་སྐྱེ་བའི་མེ་ཏོག་སྔོན་པོ་ཤིན་ཏུ་མཚར་བ་དེའོ། །སྨུག་ཆུང་མདུན་ཡོན་སྔོ་བཟང་གོང་འདྲ་ལོ་དབྱིབས་སྐྱེས་ཡགས་མདོག་གཡུ་ཁ་རྐང་ཆིག་སྐྱེས་མང་བ་མེ་ཏོག་སྔོ་སྐྱུར་དམར་མདངས་ཅུང་ཟད་ཡོད་ཅིང་། སྨུག་ཆུང་མདུན་ཡོན་སྔོ་ངན་གོང་མཚུངས་མེ་ཏོག་མཆིན་ཁ་ཅན་ནོ། །གསེར་སྐྱུད། གཏྲ་ཤ་ཏུ་(ཉེ་སྐོར་ཉང་བྲན་ཤེ་རེས་མཚོ།)དངུལ་སྐྱུད་མཆོག །དགའ་ལྡན་སྤྱང་དངུལ་སྐྱུད་དམན་པ། ལུག་ཏུ་སྨུག་པོ་(ཉེ་སྐོར་ཆུ་བཟང་གྲོག།)མེ་ཏོག་ལ་ཐལ་ཏེས་ཟེར། ལུག་ཏུ་སེར་པོ། (ཉེ་སྐོར་ན་ཆེན་དུ་ཡོད།)ལུག་ཏུ་

དམར་པོ་དེ་གསུམ་ལུག་རྡུ་སྤུན་གསུམ་ཡིན། མེ་ཏོག་གི་དབྱེ་བས་ལུག་རྡུ་དཀར་པོའང་ཡོད། དགུན་ཡང་མི་སྐྱ་བའི་ཆུ་རྡུག་སྤལ་ལག་མཆོག །(རྫོང་རྒྱབ།) ཆུ་རྡུག་སྤལ་ལག་དམན་པ། སེ་གཡུང་དཀར་པོ། (ཉེ་སྐོར་ཆུ་བཟང་དང་དགེ་འཕེལ།)སེ་གཡུང་ནག་པོ། སེ་བ་དྲི་ལྡན། སེ་བ་གཞོན་ནུ། སེ་བའི་མེ་ཏོག །སེ་རྒོད་མོ་མེ་ཏོག་རྒྱ་ཁ་འཆར་བ་མཆོག་རྩ་བ་ཆེར་མ་ལྷ་བུ་ལྷུགས་ཀྱུའི་རྣམ་པ་འབྲས་བུ་དམ་བེ་འདྲ་བ་དང་། སེ་རྒོད་མོ་དམན་པ་ཁོང་སྟོང་ལྕགས་པ་སྨུག་ཉམས་ཅན་དང་། སེ་རྒོད་པོ་ཆེར་མ་ཅན་ཁོང་སྟོང་དེའོ། །འབུ་སུ་ཏང་(གང་དུའང་ཡོད།)འབྲུ་ཡོད་པ་པོ། གང་བུ་ཡོད་པ་མོ། སྔོང་ཐོག་པ། (ཕལ་སྐད་རྒྱལ་བུ་དགུ་ཐོག)ཤིང་ཨ་གྲོང་ནག་པོ་(ཤེལ་ཕྲེང་དང་ཤིང་རྩྭའི་ངོས་འཛིན་མི་འདྲ་ཙམ་ཡོད། ནག་ཚང་ནས་འོང་ཞིང་སྟོད་ཀྱི་ལྷ་རྫེ་རེ་གཉིས་རྩྭ་ཨ་གྲོང་དཀར་པོར་ངོས་འཛིན་པའང་འདུག །)ནག་ཚང་ནས་འོང་བ་མཆོག །གཡའ་བྲག་ལ་སྐྱེ་བའི་ཨ་གྲོང་དཀར་པོ་དམན་པ་རྐང་སྦྲོམ་ལོ་མ་ཆེ་ལ་མེ་ཏོག་སེར་པོ་ཅན་དང་། རྩྭ་ཨ་གྲོང་། (ཤེལ་ཕྲེང་འདི་དཔྱད་རྒྱུ། དེང་སང་ནག་ཚང་ནས།)མཁན་པ་ཨ་གྲོང་། མཁན་ཆུང་སེར་མགོ །ཕུར་མོང་ཨ་གྲོང་། ཕུར་དཀར་བདུད་རྩི་ཐེལ་པ་མེ་ཏོག་དཀར་པོ་དྲི་ཞིམ་པ་བཅས་ཨ་གྲོང་རིགས་བཞི་འཛིན་ལུགས་སོ། །མཁན་རིགས་སམ་ཚར་བོང་སྐྱ་སྨུག་མཆོག་ཐོག་གུ་མཁན་འབྲུ་འདྲ་བ་དྲི་ཆུང་(རྫོང་རྒྱབ།)ཡོག་མོ་འདྲ་བའི་ཚར་བོང་ནག་པོ་དང་། ཚར་བོང་དཀར་པོ། (ཐམས་ཅད་དུ་སྐྱེ། རྫོང་རྒྱབ་དང་ཉང་བྲན་སྣང་གསེས་སོགས།)དམན་པ་དྲི་དུགས་པ་དེའོ། །ཏང་ཀུན་དཀར་པོ་(ཉེ་སྐོར་ཆུ་བཟང་།)རྐང་རིང་ཞིང་ལྡེམ་པར་མེ་ཏོག་སེར་མདངས་ཅན་རྩ་བ་སྲོ་ལོ་འདྲ་བ་དང་། ཏང་ཀུན་ནག་པོ་(ཡེར་པ།)མེ་སེར་དྲི་ཆེ་སྤྱུ་ནག་འདྲ་བ་དེ་ཡིན། ལྷ་ཤུག་(རྫེ་བ་དྲ་རྡུ།)ལོ་མ་ལྷུང་ལ་སེབ། ཆེ་ཆུང་མ་ངེས་ཆུ་གླུང་གཙང་འགྲམ་སོགས་སུ་སྐྱེ་བའི་རྒྱ་ཤུག་(བ་ད་ར།)ལོ་སྔོང་ནག་རྩུབ་(འབྲས་བུར།)ཁྲོ་ཞལ་གྱི་རྣམ་པ་ཡོད་པ། སྔོང་པོ་ཆུང་ཞིང་ཆེར་མས་ཁྱབ་པ་ཤུག་པ་ཆེར་ཅན་(གང་དུའང་ཡོད།)ལྕགས་མདོག་གིས་དབྱེ་བའི་སྐྱེར་པ་དཀར་པོ། (ཉེ་སྐོར་ཆུ་བཟང་།) སྐྱེར་པ་ནག་པོ་སྔོང་པོ་ཆུ་ངོ་། །རྡྲ་དུ་ར་ཞེས་ཐང་ཕྲོམ་སྟེ་དེའི་རིགས་ལ། ཐང་ཕྲོམ་དཀར་པོའམ་(ཡེར་པའི་ལ་རྒྱབ་འཕན་པོ་གོ་ལ་སོགས།)གདངས་ཐང་

ཐྲོམ་སྔོང་པོ་ཆུང་ཞིང་། ཐང་ཁྲོམ་ནག་པོ་(གང་དུའང་ཡོད།)སྔོང་པོ་ཆེ་ལ། ཐང་ཁྲོམ་ལང་ཐང་ཅེ་མཆོག (ལྷོ་རོང་དང་། ཉེ་སྐོར་བདེ་ཆེན་སོགས།)གང་བུ་དྲིལ་བུ་གདང་སྦྲིལ་དང་མཚུངས་ཤིང་། ཐང་ཁྲོམ་ལང་ཐང་ཅེ་དམན་པ་(བསམ་ཡས་བྱང་སྒོ་སེམས་བསྐྱེད་གླིང་གི་ཕྱི་དང་། ཉེ་སྐོར་སྤྲ་རིར་ཡོད། ཉེ་འཁོར་ཆུ་བཟང་།)ནག་པོ་དང་དབྱིབས་འདྲ་བ་དེ་ཡིན། སྲིན་ཤིང་སྣ་མ་མེ་ཏོག་རྒྱ་ཁ་འཆར་བ་མཆོག །སྲིན་ཤིང་སྣ་མ་མེ་ཏོག་དཀར་པོ་འཆར་བ་དམན་པ། ཕོ་དྲིས་གླུངས་སུ་སྐྱེ། མོ་དྲིས་རི་ལ་སྐྱེ། མ་ནིང་ཀོ་ཁ། དྲིས་མའི་གེ་སར། དཀར་པོ་ཚིག་ཐུབ་གཡལ་ཤག་ལ་སྐྱེ་བའི་རྩ་བ་ལ་སྐམ་འདྲ་བ་དང་། ས་ལས་མ་འཕགས་པར་སྐྱེ་བའི་ལོ་མ་གུག་གེ་འོང་བ་རིགས་གཉིས། བྱང་བསྟན་བྲག་སྐྱེས་རྒྱ་ཁབ་གཤིབས་འདྲར་མེ་འབྲས་མེད་པའི་ཨ་ཤ་བདུད་རྩི་མཆོག །དར་ལྡང་སྐྱུད་པ་འདྲ་བའི་ཨ་ཤ་མེ་ཏོག་མེད་པ་ཕོ་དང་། ཨ་ཤ་མེ་ཏོག་ཡོད་པ་མོ་དམན་པ། ཨ་འདྲ་མཁྲིགས་ཉམས་ཅན་དེའོ། །༡ཞིམ་ཐིག་དཀར་པོ་ལོ་མ་ཟླ་འདྲ་མེ་ཏོག་དཀར་སེར་འཆར་བ་དང་། ༢ཞིམ་ཐིག་ནག་པོ་མཆོག་མེ་ཏོག་དམར་སྨུག་རྒྱ་ཁ་ཅན། ༣ཞིམ་ཐིག་ནག་པོ་དམན་པ་སྔོང་ཆུང་མེ་སྤོ་རྒྱ་མདངས་གོས་རྒྱ་ཅན་དང་། ༤ཞིམ་ཐིག་སངས་རྒྱས་ཆུ་འཛིབ་མེ་ཏོག་དཀར་སྐྱ་མང་བ་དང་། ༥ཞིམ་ཐིག་སྔོན་པོའམ་ནག་པོའི་རིགས་གཏོགས་(ལུ་གུ་མགོ་ནག་གམ་གླང་ཧིག །)ལོ་མ་སྐོར་ཆུང་ཉ་གའི་རྣམ་པ་མེ་ཏོག་སྔོན་པོ་འཆར་བ་སྡེ་ཆུང་བ་གཉིས་བཅས་རང་ལུགས་རིགས་ལྔ། དེ་སྟེང་ཞིམ་ཐིག་དཀར་པོ་བུ་ཤུད་མིག་སྨན་ཟེར་བ་ཞིང་དང་ས་ནག་ལས་སྐྱེ་བ་སྔོང་པོ་གྲུ་བཞི་སོགས་གོང་གི་ཆེ་བ་རྣམས་དང་མཚུངས་པར་ཆེ་ཞིང་མེ་ཏོག་དཀར་པོ་དར་དཀར་ཡོལ་བ་སྦྲིལ་འདྲ་བ་བཅས་ཆེ་འབྲིང་ཆུང་གསུམ་གཉིས་ཏེ་རིགས་དྲུག་ཤེལ་ཕྲེང་ནས་བཞེད། མིག་སྨན་སངས་རྒྱས་རྐང་དམར་ཤས་གང་བུ་བུ་ཤུད་མཆུ་ལྷར་རིང་ངོ་། །པར་པ་ཏ། རི་སྐྱེས་དྭ་གྲོད་མཆོག །གླུངས་སྐྱེས་དྭ་གཡུང་དམན་པ། འདམ་བུ་ཀ་ར་སྤྲེའུའི་མཇུག་མ་འདྲ་བ་མཆོག །བཙོང་འདྲ་བ་དམན་པ། འབྲི་ཏ་ས་འཛིན་མཆོག་སྐྱེ་ཚུལ་ལོ་དབྱིབས་འདྲ་ལ་ཞིང་ཆུང་སྔོང་པོ་དམར་པོས་ས་ཁྱབ་པར་འབྲས་བུ་བྱུར་ཚོམ་འདྲ་བ་ལྷ་རྩེ་སོགས་ལ་ཡོད། འབྲི་ཏ་ས་འཛིན་དམན་པ་རྣན་གཤེར་འཐོལ་སར་སྐྱེ་བའི་ཚི་ཅན་མེ་ཏོག

སེར་སྐྱ་འཆར་བ་ཆེ་ཆུང་གཉིས། བྱ་ཕོ་ཙི་ཙི་མཆོག་(བདུད་རྩི་ཨ་འུ་རྩེར་གྲགས་པ་དེ་སྒྲི་མོ་རེད།) མེ་ཏོག་སྔོ་སེར་རྩ་བ་སྨུག་པ་དང་མཚུངས་ཤིང་། བྱ་ཕོ་ཙི་ཙི་དམན་པ་སྲུན་མའི་མེ་ཏོག་ལ་ཟེར། ཤུ་མོ་ཟ། སྒྲི་བ་འོ་ཅན་རྩ་རྡོག་རོ་མངར་ཤས་ཡོད། ཟུར་ལུགས་སྒྲི་བ། ལུག་མུར་ཕོ་རྩ་རྡོག་འབྲིང་ལ་དཀར་ཞིང་མཐྲེགས། ལུག་མུར་མོ་རྩ་རྡོག་ཆེ་ལ་གྱོང་ཞིང་ཁ། ལུག་མུར་མ་ནིང་རྩ་རྡོག་དཀར་ལ་ཞིབ་ཅིང་གྱོང་། ཡང་ན་མེ་ཏོག་དཀར་ཤས། རྒྱ་དཀར། རྒྱ་སྨུག་འཆར་བ་ལས་ཀྱང་རྟོགས། གཡེར་ཤིང་པ་མཆོག་(སྔོ་བོར་ཤ་སྨན་ལ་འདེབས་པ་འབྲུ་ཆུང་བ་དྲི་ཞིམ་དུ་འོང་བ།)རོ་དང་ལྡན་པ་གློ་སོགས་ནས་འོང་། གཡེར་ཤིང་དམན་པ་ཁྲམ་སྐྱེས་འབྲས་བུ་གཡེར་མ་འདྲ་བ་ཡོད། མེ་ཏོག་སེར་ཆེན་ལོ་མ་སྡུ་ཆུང་ཉག་ཅན་ལབ་ལོ་འདྲ་བ་མེ་ཏོག་སེར་པོ་དབྱིབས་རྒྱ་མེན་ལྷ་བྱུར་དེ་བས་ཁང་ཐུང་ཞིང་རྩ་བ་འོ་ཅན་དེའོ། །དབང་འདུས་མེ་ཏོག་སྐྱེ་ལུགས་རྒྱ་ཕོ་ཏ་ལམ་འདྲ་ཞིང་ལོ་མ་དེ་ལས་ཆེས་ཐྲ་རིང་མེ་ཏོག་རྒྱ་ཁ་འཆར་བ་འདི་ལྷོ་པ་ཆེན་པོའི་(བོད་འབངས་གདུལ་བྱར་དབང་འདུས་པའི་)ཐུགས་སྨོན་བདེན་ཚིག་ལས་འཁྲུངས་ཤིང་དེ་དང་། འཛམ་དབྱངས་མེ་ཏོག་ཟེར་བ་ལོ་མ་སྔོ་སྨུག་དང་ཏ་ལམ་འདྲ་ཁང་ཚིག་སྐྱེས་རྩེར་མེ་ཏོག་ལི་ཏང་ཤར་བ་འདི་ཡང་འཛམ་དབྱངས་བཞེད་པའི་ཐུགས་བསྐྱེད་ལས་འཁྲུངས་པ་དེ་གཉིས་དགེ་འཕེལ་ལས་གཞན་དུ་མི་སྐྱེ། ཉི་མ་མེ་ཏོག །སྒྲོལ་མ་མེ་ཏོག །སྨུག་མ་མེ་ཏོག །གསེར་གྱི་མེ་ཏོག །བསྐལ་བཟང་མེ་ཏོག །ཚངས་པ་ལྷའི་མེ་ཏོག་ལུག་མིག་འདྲ་ལ་ལོ་མ་སྡུ་བའི་རང་བཞིན་དྲི་ཆེའོ། །མེ་ཏོག་བལ་པོ། མེ་ཏོག་ལེ་བརྒྱན་རྩེ་སྐྱེ་བལ་ཆུང་། མེ་ཏོག་ཧྲང་སྔོང་རི་ཁ། མེ་ཏོག་གུར་གུམ། མེ་ཏོག་གཡའ་མོ་ཐང་། མེ་ཏོག་གངས་ལ་དེའི་རྩ་བར་ནུས་པའི་དབང་གིས་པུཎྜ་རཱི་ཀ་ཟེར། མེ་ཏོག་རྒྱ་མེན་ནམ་བཙུན་པ་མེ་ཏོག །ཨུཏྤལ་མེ་ཏོག་གིས་བྱེ་བའི་ཨུཏྤལ་དཀར་པོ། ཨུཏྤལ་སྔོན་པོ། ཨུཏྤལ་དམར་པོ། ཨུཏྤལ་སེར་པོ་བཅས་རིགས་བཞི། པུཎྜ་རཱི་ཀ་དངོས་སམ་པདྨ་དཀར་པོ། པདྨ་དམར་པོ། པདྨ་སེར་པོ། ཏྭ་པདྨ། བྲག་སྐྱུ་ཏ་པོ། བྲག་སྤོས་ལོ་རྒྱབ་སེར་ཐིག་གིས་ཕྱུག་པ། རྒྱ་སྤོས། སྤང་སྤོས། སྤང་རྩི་སྤྲུས་ཞེས་པའི་སེར་པོ་ཁྲག་ཁང་མཆོག །སྤོ་སྤྲིན་ཞེས་སྤང་རྩི་སྤྲུས་དམན་པ། སྤོ་སྤྲིན་ཏུས་པ་སྤོ་ལྕགས་ཀྱུ། རྒྱ་དུས

མཆོག་(སྐྱོད་ནས་འོང་བ་རྩ་བ་གཉེར་མ་ཅན་བྱེ་བའི་རྒྱུ་མ་འདྲ་བ་དངོས་དང་། སྤོ་རྒྱུ་དྲུས་ལོ་མ་སྟོང་ཟེལ་དབྱིབས། སྟོང་པོ་གྲུ་བཞི། མེ་ཏོག་སེར་པོ་རྙིང་པ་ལྷུག་ཚན་གསུམ་ལྷས་འདྲ་བ་དེ་གཉིས་ཁྱད་མེད་ཅེས་སི་ཧུའི་ཞལ་ཤེས། མཁྲིས་སྨན་བདུད་རྩི་རབ་བསིལ་ཡང་འདི་ཡིན།)ལྐོ་ཁམས་ནས་འོང་། རྒྱུ་དྲུས་དམན་པ། ལོ་མའི་རྒྱབ་དམར་ལ་ལྟ་བའི་རོ་ལྡན་ནོ། །འབམ་མེ་ཏོག་ཡོད་པ་ཕོ། འབམ་མེ་ཏོག་མེད་པ་མོ། ལྷ་མོ་ལུག་སྐྱེས་མའི་མིག་ལས་བྱུང་བས་ལུག་མིག་ཏུ་གྲགས་པའི་རིགས་ལ། མེ་ཏོག་ལུག་མིག་གམ་རྒྱལ་བའི་སྤྱན་ཅན་ནི་ན་ཐང་སྐྱེས་པའི་ལོ་འཇོང་ཉག་མེད་རྐང་སྨུག་ལྡེམ་མེ་ཏོག་སྔོ་ལ་ཟེའུ་འབྲུ་སེར་པོ། སྔོ་བཟང་བ། དབང་ཕྱུག་མིག་གསུམ་ནི་ལུག་མིག་འདྲ་བའི་ཆེ་བ་མགོ་གཉིས་གསུམ་གྱེས་པ་རྐང་གཅིག་པ་ལ་དོམ་རལ་པ་ཞེས་པ་(དོམ་ནག་རལ་པ།)དེ་དང་། ལུག་མིག་ནག་པོ་མིང་ཅན་འདྲ་བའི་དྲི་ཆེ་བ་སེར་ནག་གཉིས་ཏེ་གསུམ། དབང་པོ་སྟོབས་བཟང་མིག་ནི་ཆུ་ཀླུང་ནཁར་སྐྱེས་པ་ལུག་མིག་ལས་ཆུང་བ་དཀར་ཞིང་ཞིབ་པ་ལུག་ཆུང་དུ་གྲགས་པ། གནོད་སྦྱིན་མིག་ནི་གཡའ་དང་སྤང་ལས་སྐྱེ་བའི་སེར་པོ་ཨ་བྲུག་ཆེ་ཆུང་གཉིས། ཁྱི་མིག་ནི་དེ་རྣམས་ལས་ལོ་མ་མེ་ཏོག་སྐྱེ་སྔོ་ཆེས་ངན་པའོ། །མཁན་དཀར་(ཡང་རྐང་ཕྲ་ལོ་མ་སྤོ་སྐྱ་ཅན་ཞིག་འདུག །)རམ་མཁན་ཆུང་སེར་མགོ །མཁན་སྐྱ་ལོ་དཀར་སྤྲ་བ་ལྟར་ལ་དྲི་ཞིམ་པ་རིང་ཚད་མདའ་ཁྲུ་གང་ཙམ་ཕལ་ཆེར་བྲག་སོགས་སུ་སྐྱེ་བ་དང་། མཁན་དམར་རིང་ཐུང་གོང་མཚུངས་ལོ་མ་སྨུག་པོ་སྤྲལ་ལག་འདྲ་བ་དྲི་རྩུབ་པ། མཁན་ནག་ས་སྨད་དུ་སྐྱེ་བའི་ཕུང་པོ་ཆེ་ལ་སྡོང་པོ་དམར་ཉམས་ལོ་མ་ནག་ཅིང་དྲི་ངན་པའོ། །ཡང་མཁན་རིགས་ཆུང་ངུ། ཆུ་རྩི་ནག་པོ་མཆོག་ལོ་མ་རལ་གྲི་སྟེ་མ་དམར་པོ་རམ་བུའི་དབྱིབས་ཅན། ཆུ་རྩི་དཀར་པོ་དམན་པ་ལོ་མ་རལ་གཟུགས་མེ་ཏོག་རྒྱ་སྐྱ་འཆར་བའོ། །ཟུར་ལུགས་ཆུ་རྩི་སྟེ་བྱ་དཀར་གདང་ཞུགས་སམ་ལྟུམ་ཆུང་བ་ཡང་ཆུར་ཟབ། བྱུར་པཊ་ཆུ་རྩི་ཞེས་པའི་སྤོ་དུག་མོ་ཉུང་། བྱེ་ཚེར་མཆོག་མཛེ་ཚེར་འདྲ་བ་ཉལ་ནས་སྐྱེ་ཞིང་ཚེར་མ་ཕྲུག་པོ་གཟེངས་པ་ལྟར་ཡོད། བྱེ་ཚེར་དམན་པ་སྤོ་ལྟུམ་དེས་ཚབ་རུང་བས་སོ། །སྤོ་དེ་བ་མཆོག་ཐང་སྐྱེས་སྟོང་པོ་སོར་གསུམ་བཞི་ལས་མི་རིང་བར་མེ་ཏོག་གཡུ་ཆུང་དྲུག་དཀར་མདོག་ཅན། ཆུ་དེ་ཕ་དམན་པ་ལོ་རྒྱབ

སྤྲ་བའི་སྤྱི་ཙན་མེ་ཏོག་ལུག་མིག་དང་མཚུངས་སོ། །མ་གལ་ཞེས་པའི་ཤིང་དེ་ཨ་ཟེར་ལུགས་ཞལ་རྒྱུན་དུ་མཆིས་པ་འདི་མ་རྙེད་ན་སྤྲུར་དཀར་ཤུན་པས་ཚབ་རུང་ཞེས་གསུངས་སོ། །ཤིང་དེ་ཨ་དངོས་ནི་(འཛམ་མགོན་མཁྱེན་བརྩེ་རིན་པོ་ཆེ་ནས་འདལ་གོག་ལ་ངོས་འཛིན་མཛད་ཀྱི་ཡོད་སྣང་།)དྭགས་ཀོང་སོགས་སུ་ཡོད་པའི་ཤིང་འདི་ལ་གོག་ཟེར་བ་སྤྲུར་པ་འདྲ་བ་དེ་ལས་ཅུང་ཟད་དཀར་བ་མཛེར་པ་མང་ལ་མཁྲིགས་པ་ཞིག་ཡོད། རྩ་མཁྲིས་མཆོག་(ལོ་མ་ལབ་ལོ་འདྲ་བ་འོམ་ཡོད་པ།)རིར་སྐྱེ་ཞིང་ལོ་མ་མཐུག་ཆེ། རྩ་མཁྲིས་དམན་པ། ལོ་མ་ཆེ་བ་རྒྱལ་པོ་རེ་རལ། འབྲིང་བ་བློན་པོ་རེ་རལ། ཆུང་བ་བཙུན་མོ་རེ་རལ། ཡང་བསྒྲིག་ལུགས་གཅིག་ལ་བྲག་སྐྱུ་རུ་བོར་བློན་པོ་རེ་རལ། བྲག་སྤོས་པ་ལ་བཙུན་མོ་རེ་རལ། ཤེལ་བྲེང་བཙུན་བློན་གོ་ལྡོག་ཏུ་ཡོད་པས་ལག་ལེན་སྐབས་ཤེས་དགོས་སོ། །ཆུ་ཤིང་འོམ་བུ། ཞུ་མཁན་ལོ་མ་ལྡང་སེར་མཐུག་པ་སྤང་ཞུན་མཆོག །ལོ་མ་ལྡང་ནག་ནགས་ཞུན་དམན་པ། ཆོས་སམ་རྒྱ་སྐྱེགས་དང་ཤིང་ཀིང་ཤུ་ཀ་ཞེས་མདོག་སྨུག་མ་འདྲ་ལ་མེ་ཏོག་འདབ་བཞི་ནང་དམར་རྒྱབ་ནག་ཟེའུ་འབྲུ་སེར་པོ་དེའི་ཚི་བར་ནམ་ཟླའི་དབང་གིས་གྲོ་ཆོས་དྭངས་ཤས་དང་ནག་ཧྲུག་དམར་ནག་གཉིས། བཙོད་ལོ་ལྡང་ཉག་མེད་རྐང་ཕྲ་སྦུབས་ཙན་ཁྲིད་འབྱུར་སྐྱེ་བ་བཙས་དེ་གསུམ་གློ་མོན་ནས་འོང་། ཕོ་ལྷམ་ཏ་ལོ་དཀར་པོ་མཆོག །ཕོ་ལྷམ་ཏ་ལོ་དམར་པོ་དམན་པ། མོ་ལྷམ་རྒྱ་ལྷམ་དཀར་པོ་མཆོག །མོ་ལྷམ་རྒྱ་ལྷམ་དམར་པོ་དམན་པ། མ་ནིང་ལྷམ་པ་ལོ་མར་ཉི་དགའ། འབྲས་བུར་ཨ་ཛ་ཀ་ཟེར། ཕོ་ལྷམ་ཏ་ལོ་དཀར་པོའི་མེ་ཏོག་ལ་མདོག་ལྡན། རྩ་བར་པ་ལ་ཟེར། བྲག་ལྷམ་མེ་ཏོག་དཀར་དམར་ཤར་བ་གཉིས། རི་སྐྱེས་ཧ་ཟིག་དཀར་པོ་མཆོག་ལོ་མ་ཉི་ག་མེ་ཏོག་སེར་པོ་ཧེ་ཤུའི་ཟིག་པ་དང་འདྲའོ། །ཀླུངས་སྐྱེས་ཧ་མིག་ནག་པོ་དམན་པ། གྲ་མ་དེའི་འབྲས་བུར་སྨན་མའི་རོ་དང་ལྡན་ཞིང་། མཛོ་མོ་ཤིང་དེའི་སྙིང་ཙན་དན་ལྟར་དམར་བའོ། །ཕང་མ་དཀར་པོ་ལོ་མ་ཕྲ་སིབ་སྤུངས་འདྲ་སྡོང་པོ་སྐྱ་བོ་ཅུང་ཆེ་ཡལ་ག་ཐད་སོར་ཐོན་པ་འབྲས་དམར་སྨུག་སྨན་མ་ཙམ་རོ་མངར་གཡའ་བྲོ་བ་དང་། ཕང་མ་ནག་པོ་སྨུག་ལ་ནག་ཉམས་ཆེ་བ་ཕལ་པས་ཀྱང་ཕང་ནག་ཟེར་རོ། །ཕང་མའི་འབྲས་བུ། སྨད་དཀར་མཆོག་ལོ་སྡོང་སྤྱི་ཙན་མེ་ཏོག་

དཀར་ལ་མདངས་ལྡན། སྨད་དཀར་དམན་པ་ལོ་སྔོང་སྐྱ་ཤས་ཆེ་བ་མེ་ཏོག་སྔོན་པོ་འཆར་བ། སྨད་ནག་ཟེར་བའི་དུག་སྨད་ཁོང་སྨན་དུ་མི་གཏོང་། བྱེའུ་སྨད་མ་གཡའ་སྤྱང་མཚམས་སོགས་སུ་སྐྱེ་ཞིང་གང་བུ་རྒྱལ་པ་ཁ་བསྐུམ་པ་འདྲ་བར་འབྲས་སྨན་ཆུང་བཞིན་དུ་མཁྲེགས་སོ། །བྱི་སྨན་དཀར་པོ་དང་། བྱི་སྨན་ནག་པོ་ན་སྤྱང་སོགས་སུ་སྐྱེ་ཞིང་། སླ་བ་སྨད་མ་མེ་ཏོག་སྔོ་ལ་སྨུག་ཤས་ཡོད་པ་སྔོང་པོར་སྐྱེ་བའི་འབྲས་ལྡན། ཤེལ་ཕྲེང་སྨད་རིགས་དགུར་གསུངས་ཀྱང་མིང་གི་ཁྱད་པར་ལས་ངོ་བོ་རང་ལུགས་ཁོངས་སུ་ཕལ་ཆེར་འགྲིག །བྱི་རུག་སེར་པོ་སྟག་མཇུག་མཆོག་གི་སྟེ་མ་གསེར་གྱི་མཆོད་རྟེན་དང་ཡང་འདྲ། བྱི་རུག་ནག་པོ་གཟིག་མཇུག་དང་། བྱི་རུག་སྨུག་པོ་ཁྱི་མཇུག་དམན་པ་ལོ་མ་ཙུང་ཟད་སྔོར་ཞིང་སྟེ་མ་ནག་པོ་ཅན། མཆེ་འབྲས་བུ་ཡོད་པ་ལུག་མཆེ། མཆེ་འབྲས་བུ་མེད་པ་ར་མཆེ། བྱེ་ག་གང་བུ་ཐ་འདྲ་ཞིང་འབྲས་བུར་སྔོག་པའི་རོ་བྲོ། རེ་སྐྱེས་སྐྲ་བཟང་མེ་ཏོག་བུ་ཤུད་མགོ་དབྱིབས། ཀླུངས་སྐྱེས་ལུག་ངལ་མེ་ཏོག་སེར་སྐྱ་བྱེའུ་མཆུ་འདྲ་འབྲས་བུའི་ནང་འབུ་ལྡན་ཡིན། ཟངས་རྩེ་དཀར་པོ་རིགས་གཉིས་ནི་ཡོངས་གྲགས་དང་། ཚར་བོང་འདྲ་བ་དེ་བས་སྐྱ་བའི་གང་དམར་འབྲུ་ནག་ཆུང་འོང་བ། ཁ་ཅིག་གསང་སྨན་དགྲི་བ་ཡང་བཞེད། ཟངས་རྩེ་ནག་པོ་དྲི་ཆེ་བ་མེ་འབྲས་མཁན་དམར་དང་མཚུངས་སོ། །སྟ་ལོ་སྲིབས་རིར་སྐྱེ་བ་བཟང་། ཀླུངས་ཤོ་སྔོང་པོ་དམར་སོབ་མེ་ཏོག་དམར་སེར་རིགས་གཉིས། ཆུ་ཤོ་ཆུ་ཀླུངས་ཡུ་བར་སྐྱེ་ཞིང་གཞན་ལས་ཆུང་བ་སྔོང་པོ་དམར་སྨུག་ཁོང་སྟོང་རིང་བར་ལོ་མ་ཆུ་ལོ་འདྲ་བ། མེ་ཏོག་སེར་པོ་སྤུངས་པ་ལྟར་དང་། ཀང་ལྷུམ་འདྲ་དམར་ཞིང་ལོ་མ་ཀླུངས་ཤོ་བཞིན་ལ་ཆུང་ཞིང་སྔོང་པོ་མེད་པ་རིགས་གཉིས། ལུག་ཤོ་གཡའ་སྤྱང་ཆུ་འགྲམ་འདབ་ལ་སར་སྐྱེ་ཞིང་མདེའུ་ས་ལ་བཙུགས་འདྲ་མང་ཞིང་སྔོང་ཡོད་ཙུང་ཤས་ཅམ་པ་དེའོ། །རྒྱ་ཤོ། རི་ཤོ་ཀྲོ་ཏ་ཆེ་ཆུང་གཉིས་སམ་ལ་ཁར་སྐྱེ་བ་རི་ཤོ། ན་འདམ་ལས་སྐྱེ་བ་ན་ཤོ་ཟེར། པ་ཡག་རྩ་བ་དེའི་འབྲས་བུ་ཆེ་བ་ལ་གཡག་སྙིང་། ཆུང་བ་ལ་ལུག་སྙིང་ཟེར། ལོ་མ་པད་ཁ་འདྲ་བ་བྱེའུ་ལ་ཕྱུག་རྐོད་པའམ་མཆོག །ལོ་ཞིབ་སྤྱུ་ཆུང་ཡོད་པ་བྱེའུ་ལ་ཕྱུག་གཡུང་བའམ་དམན་པ་(དམིགས་བསལ་ལག་ལེན་འདིར་བྱེད།)གཉིས་ཀ་མེ་ཏོག་ཆུའི་ལྦུ་བ་འདྲ་བ་དྲི་རོ་ལ་ཕྱུག་དང་

མཚུངས་པས་སོ། །ཐེ་ཙུ་སྟར་ཁ་མཆོག་རྐང་གྲུ་བཞི་ཐོན་པ་ཕུར་ན་ཆུའི་རང་བཞིན་ལྡན་མའི་ཐེ་མནམ་པ་དང་། ཐེ་ཙུ་སྟར་ཁ་དམན་པ་ཆུང་ཞིང་གོང་དང་ཏ་ལམ་འདྲ། ཐེ་ཙུ་ཤིང་མངར་མཆོག་ལོ་མ་སྨད་ནག་འདྲ་བར་མེ་ཏོག་སེར་སྐྱ་འཆར་རོ། །ཐེ་ཙུ་ཤིང་མངར་དམན་པ་གོང་མཚུངས་ཆུང་ཞིང་གང་བུ་མཚན་མའི་གཟུགས་ཤིན་ཏུ་དོད་པ། ཐེ་ཙུ་རྒྱུན་འབྱམ་ལོ་མ་སྣ་ནག་འདྲ་བར་སྡོང་འགལ་ཅན་མེ་ཏོག་ཆུང་ངུ་སྐྱ་མདངས་ཡོད་པ། ཨུག་ཆོས་དམར་པོ་མཛེ་མོའི་རོ་རོག་མེ་ཏོག་བྱུ་རུའི་ཕུང་པོར་ཟེ་ཙུ་འབྱུ་རྡོ་རྗེའི་རྣམ་པ་གང་བུ་གཉན་གྱི་རྭ་དང་མཚུངས་སོ། །ཨུག་ཆོས་དཀར་པོ། ཨུག་ཆོས་སེར་པོ་སྣན་ཚ་ཁྲོལ་པོ་སྡོང་པོ་དང་བཅས་ཏེ་ཆེ་བ་དེ་གསུམ་མེ་ཏོག་གིས་ཀྱང་ཤེས། སྐྱི་བ་དེའི་འབྲས་བུར་དང་པ་ཆིག་ཐུབ་ཟེར། ས་ཧི་ཀ་སྟེ་སྟེ་ནག །ལོ་མ་སེ་སྨའི་སྡེར་མོ་འདྲ་བ་སྤུབ་ཀའམ་སྤོ་སྲུག་མཆོག་སྔོ་བཟང་། སྤོ་སྲུག་དམན་པ་སྔོ་ངན། རྐང་དང་ལོ་མ་ཕྲ་བ་ར་སྲུག །རྐང་དང་ལོ་མ་སྒོམ་པ་ལུག་སྲུག །བྱ་རྒོད་སྲུག་པ་(ཤེལ་ཕྲེང་ནས་ཁོང་སྡོང་ཡུ་མོ་སྲོལ་གོང་འདྲ་བ་ཞིག་ལ་མཛད།)ལོ་མ་སྔོ་ཁྲིམ་དབྱིབས་ཅན་མཐུག་ཤས་ལ་མེ་ཏོག་སེར་པོས་ཐུག་པ། རི་སྲུག་བཅས་རིགས་ལྔ་རོ་དང་དྲིས་ཀྱང་ཤེས། ལྕེ་ཚ་མཆོག་གམ་མོ་རིགས་མེ་ཏོག་འདབ་ལྔ་འང་ཆེ་ཞིང་། ལྕེ་ཚ་དམན་པའམ་ཕོ་རིགས་འདབ་མ་ཆེ་ལ་མཐུག་པ། དབྱི་མོང་དཀར་པོ་མེ་ཏོག་དྲིལ་བུ་འདྲ་རུང་ཤར་ན་དཀར་པོར་འདོད་པ་རབ། དབྱི་མོང་ཁྲ་བོ་མེ་ཏོག་དཀར་ལ་སེར་མདངས་ཅན་སྐྱུ་རུའི་ཚི་གུ་འདྲ་བ་འཁྲིད། དབྱི་མོང་ནག་པོ་མེ་ཏོག་སྨུག་ནག་འཆར་བ་ཐམ་སྟེ་སྨན་དུ་མི་གཏོང་། མེ་ཏོག་དཀར་པོ་ཤར་བ་བ་ལུ་དཀར་པོ། མེ་ཏོག་དམར་པོ་ཤར་བ་བ་ལུ་ནག་པོ། བ་ལུ་དཀར་པོའི་མེ་ཏོག་དྭ་ལི་ཡིན། སུ་ལུ། གོ་སྙོད། གོ་འདྲ། ཞིང་ཐ་བ་དང་ལམ་ཁར་སྐྱེ་བའི་ཐ་རམ་ལོ་མ་ཉག་ཅན་(རི་མོ་ཅན།)ཁྲད་སྐྱེས་སྟེ་ལྷང་བྱི་མདུག་འདྲ་བ་རོ་མངར་བསྐ་ཅན་དང་། ཡང་དེ་བས་ལོ་མ་ལྷང་སྐྱ་སྟེ་སེར་རྐང་མེད་ཏལ་སྐྱེས་ཏེ་རིགས་གཉིས། ན་ཁའི་སྤྱང་ལས་སྐྱེས་པའི་ན་རམ་(སྤོང་རྐང་ཕྲུག་རོན་རྐང་བཞིན་དམར་བ།)ལོ་མ་ཉག་མེད་འཛིང་སྟབས་མེ་ཏོག་རྒྱ་སྐྱ་འབྲས་བུ་དམར་ཆུང་ཡོངས་གྲགས་རམ་བུར་འབོད་(ཤེལ་ཕྲེང་ནས་རམ་བུར་འདོད།)པ་དང་། ཤེལ་ཕྲེང་ནས་ལོ་མ་ཐ་རམ་འདྲ་བ་སྟེ་འབྲས་ཁམས་སེར་ཅན་རོ་ཁ་

བསྐ་ཞེས་བཤད། སྤྲང་རམ་མམ་མོན་བུ་ཡང་ཟེར་བ་ལོ་མ་སེག་བརྡར་ཁ་རྒྱ་བ་དམར་པོ། རི་སྐྱེས་བྱི་རྐང་སྐྱེ་སྒོ་ངན་ལ། གླུངས་སྐྱེས་ལོ་བཙན་སྒོ་བཟང་ངོ། །སོག་ཀ་ལོ་མར་ལ་ཕྱུག་གི་དྲི་རོ་འདྲ་བར་གང་བུ་མིང་མཚུངས། སྐམ་མམ་རི་སྐྱེས་དབང་ལག་མཆོག །དེ་ལའང་ནང་གསེས་མཛེ་བ་མོ་ཧྲུག་ཡན་ཚོགས་བདག་དང་། ལྷ་དབང་ལག་མཆོག །བཞི་གནོད་སྦྱིན། གསུམ་གཉིས་དྲི་ཟ། གཅིག་ཟེའུ་རང་ལག་པ་རྣམས་རིམ་བཞིན་དམན་པ། གླུངས་སམ་ཆུ་སྐྱེས་དབང་ལག་དམན་པ། ནང་གསེས་མཛེ་བ་མོ་བཞི་ཡན་མཆོག །གསུམ་མན་དམན་པ་སྟེ་ཐ་མའོ། རི་ཐང་མ་ངེས་པར་སྐྱེས་པའི་སྤྲང་ཚེར་དཀར་པོ་མཆོག་མེ་ཏོག་ཧྭའི་དོམ་དོམ་འདྲ་བ་དང་། གླུངས་སམ་(ཀློད།)ཞིང་ཀློད་ས་ནག་(གཡུང་།)སོགས་ལས་སྐྱེས་པའི་སྤྲང་ཚེར་ནག་པོ་དམན་པ་རྐང་མེད་ལོ་དབུས་མེ་ཏོག་འཚར་བ་གཉིས་ལ་ཀློད་གཡུང་ཡང་བཤད་པ་བཅས་གསུམ། རྒྱ་བ་རྐང་གཅིག་ཞོ་མོད་པའི་དུར་བྱིད་མཆོག །དུར་བྱིད་དམན་པ་འབྲས་བུ་མེད་པའོ། །ཐར་ནུ་དུར་བྱིད་དང་ཕྱོགས་མཚུངས་པར་རྒྱ་བ་ལ་ཕྱུག་འདྲ་ཞིང་སྡོང་དམར་འབྲས་བུ་སུམ་ཚོམས་སུ་སྐྱེ་བ་ཞོ་ཅན། སྡོན་བུ་མཆོག་ལོ་མ་སྤྱི་ཆུང་མེ་ཏོག་སྔོན་པོ་དམར་མདངས་རྒྱ་བ་ཁྱུར་མང་འདྲ་བ་འོ་ཅན། སྡོན་བུ་དམན་པ་སྦྱ་ངན་མེ་ཏོག་ཟེར་བ་ནཁར་སྐྱེ་བའི་མེ་ཏོག་སྔོ་ཆུང་དང་དཀར་ཆུང་ཤར་བ་དེར་བྱེད་པ་ཞལ་རྒྱུན་དུ་འདུག་ཀྱང་ལག་ལེན་ལ་མི་འཐད་དོ། །ཐར་ཆུང་པའམ་ཁྲིན་བུ་སྤང་གི་ལ་ཕྱུག་འདྲ་བས་འོ་མ་དང་བཅས་ཤེས་སླ། ལྕུམ་སྡོང་པོ་ཡོད་པ་ལྕུམ་ནག་གམ་ལྕུམ་ཆེན། ལྕུམ་སྡོང་པོ་མེད་པ་ལྕུམ་དཀར་རམ་ལ་ལྕུམ། རྒྱ་ཤོད་སོགས་སུ་སྐྱེ་བའི་སྡོང་པོ་སྣ་ལོ་ལོ་མ་ཐང་ཤོ་འདྲ་ཞིང་འབྲས་བུ་གོང་མཚུངས་གོས་ལ་འབྱུར་བར་ཆུ་སྨན་པའམ་ཆུ་ལྕུམ་ཡང་ཟེར། ཐ་ཚུར་པོ་རྐང་སྦུབས་ཅན་ལོ་མ་ཆེ་ལ། རྫ་ཚུར་མོ་ལོ་མ་གོང་འདྲ་རྐང་སྦུབས་མེད་དམར་ངོམས་ཅན། མ་ཉིང་ཆུ་ཚུར་སྒོ་བཟང་ལོ་མ་ཆེ་ལ་རྐང་ཐུང་ཞིང་སྦུབས་ཅན། མ་ཉིང་ཆུ་ཚུར་སྒོ་ངན་རྐང་དམར་ཉམས་ཐུང་ལ་ལོ་མ་གྱོང་ངོ་། །ཐར་ནུ་འདྲ་བའི་རེ་ལྕག་པ་ལ་མེ་ཏོག་དཀར་དམར་ནག་གསུམ་གྱི་དབྱེ་བ་ཡོད། སྲིབས་སོགས་ཀྱི་རིར་སྐྱེས་ལྕུ་ཀློད་མཆོག་ལོ་མ་གཡུའི་མཚལ་དང་མེ་ཏོག་གདུགས་ཕུབ་འདྲ་བར་ཆེར་མས་ཁྲབ་པ་དང་། གླུངས་སྐྱེས་ལྕུ་གཡུང་དམན་པ

ལོ་སྟོང་གོ་སྣོད་འདྲ་ལ་སྟོང་པོ་སླུག་པོ་རྩ་བ་ལྤའི་ཁྲོད་དུ་འདི་ཤེས། ཤིང་དང་རྩ་མོའི་ནང་སྐྱེས་པ་ལང་ལྷ་བ་ཉུས་པ་ཆུང་བས་སྨན་གྱི་དཔྱད་ལས་གཞན་དུ་སྤང་དགོས་ཤིང་། བཟའལྷ་ཞེས་པ་ཞལ་རྒྱུན་དུ་ཡོད་པ་གསར་སྐྱེས་ཚོད་མ་ཉན་པ་དེའོ། །ཉེ་ཤིང་ཚེར་མ་ཡོད་པ་པོ་ཉུས་པ་ཆེ། ཚེར་མ་མེད་པ་མོ་ཉུས་པ་ཆུང་། རྩ་བ་སྲོམ་པ་བཟང་། ཐྲ་བ་ངན། རྩ་བ་མེ་ཏོག་ལོ་མ་དཀར་བ་ལུག་མཉེ། རྩ་བ་ལོ་མ་ནག་ལ་སྟོང་པོ་སླུག་པོ་མེ་ཏོག་དམར་པོ་ཡོད་པ་ར་མཉེ། ཨ་ཤོ་གཙྐའམ་བ་སྐྱུ་མེ་ཏོག་དཀར་(རབ།)དམར་(འབྲིང་།)ཤར་བ་དཀར་པོ། དམར་ནག་(ཐ་མ།)ཤར་བ་བ་སྐྱུ་ནག་པོ་སྟེ་སྨན་དུ་མི་རུང་། གཟེ་མ་ར་མགོ་ཚེར་མ་ཡོད་པ་ར་གཟེ། ཚེར་མ་མེད་པ་ལུག་གཟེ། བཅོམ་ལྡན་འདས་ལ་བྲམ་ཟེ་ཀུནྡ་ལིས་བགྲ་ཤེས་པའི་རྫས་སུ་ཕུལ་བའི་རྡྭ་རམ་པའམ་དྲུར་ཨ་ཟོར་པ་ཞེས་པ་རམ་པའི་ཁ་ལོར་ཟེར། རྡྭ་བསེ་རུ་ཞེས་པ་ཆུང་ཆུང་དེའོ། །རྡྭ་བུ་ཤེལ་ཅེ་གཙང་འགྲམ་དུ་སྐྱེ་བའི་འཛག་མའི་རྩེ་མོ་གསུམ་བཞི་ལྡ་དྲུག་ཙམ་ཡོད་བ་དེའི་རྩ་བ་སྤང་རྒྱུས་མཁྲིགས་ལ་ག་བུར་དྲི་ལྡན་དེ་རིགས་ཞན་པ་གཅིག །རྡྭ་མདའ་རྒྱུས་དམན་པ། འོད་ལྡན་རྒྱལ་པོ་ལོ་སྟོང་མེ་ཏོག་སེར་པོ་འབྱུར་ཚི་སོགས་སུམ་ཧྲིག་དང་མཚུངས་ཤིང་ཟེལ་པ་རྒྱུན་དུ་ཆགས་པ་རྩ་བ་རྙོག་ལྡན་དེའི་རྟོགས་བརྗོད་ལས། ང་ལ་ཡོན་ཏན་དཔག་མེད་ཡོད་མོད་ཀྱང་། །འགྲོ་བ་ཀུན་གྱིས་མ་མཐོང་ཡིད་རེ་ཐུག །བཙུད་ལྡན་མ་སྙེད་ཐོངས་རྣམས་སྣིང་རེ་རྗེ། །ཞེས་ཟེར་ཏེ་རྟག་ཏུ་དུས་པས་བདུད་རྩི་རྟག་དུར་ཡང་གྲགས་པ་དེང་སང་ལྷོ་བྲག་ཁ་ཆུནས་འོང་། དེའི་རིགས་དཀར་པོ་ནི་ལོ་མ་ལེབ་འདབ་མ་བཞི་ཤས་སར་འབྱུར། མེ་སྟོང་ཚི་ཅན་སུམ་ཧྲིག་འདྲ་མོད། ཐོངས་ཆུང་རྩ་རྡོག་མེད་པའི་མེ་ཏོག་དཀར་པོ་ཅན་དང་། ཟེ་ཙུ་འབྲུ་དམར་པོ་འཐོར་བ་གང་བུ་དམར་པོ་རྩེ་གཉིས་པ་པན྄འི་དབུས་ནས་རྒྱས་པ་ནི་སུམ་ཧྲིག་རྫི་ལྷ་བར་མེ་ཏོག་དཀར་དམར་འདྲེས་པས་མཛེས་སྡུག་ཡིད་དུ་འོང་བ་སྦྲ་མ་དང་རོ་ཉུས་མཚུངས་སོ། །འཇམ་དབྱངས་རྟག་དུ་ལོ་རྐང་སྐྱུ་ཐྲན་ཡོད་པ་གསེར་ཧྲིག་འདྲ་བ་མེ་ཏོག་སེར་ཁམ་ཚོམ་བུར་འཁྱིལ་བ་དང་། སྨྱུན་རས་གཟིགས་རྟག་དུ་མེ་ཏོག་དཀར་པོ་འདབ་ལྔ་ཅན། ཕྱག་རྡོར་རྟག་དུ་(མེ་ཏོག་སྔོ་ལ་ནང་ཟེ་ཙུ་འབྲུ་ནར་མོ་ཡོད་པ་མགོ་གུག་པ་ཞིག་དང་སྔོ་ནག་ཐོངས་ཐུང་ཞིག་ལ་བྱེད་པ་གཉིས་འདུག །)མེ་ཏོག་སྔོན་པོ་

འཆར་བ་ཞིག་ཡོད་ཅིང་། ཞལ་རྒྱན་བདུད་རྩི་འོད་ལྡན་ཡིན་ཟེར་སྐད་དེ་མི་འཕད་ཅིང་འོད་ལྡན་ལ་རྟག་ཏུ་རིགས་གསུམ་ག་ཚང་ངོ་། །གླུ་བདུད་རྡོ་རྗེ་མཆོག་མེ་ཏོག་མཐིང་ག་དྲིལ་བུ་འདྲ་བ་དྲི་དྲགས་འོ་མ་ཅན་དང་། གླུ་བདུད་རྡོ་རྗེ་དམན་པ་མེ་ཏོག་གོང་དང་ཏ་ལམ་འདྲ་ཆུང་ཞིང་ལོ་འབབ་པ་དེར་བྱེད་ཅིང་། ནག་པོ་མཆོག་ནི་གནས་བྱིན་ཅན་ལ་ཡོད་པའི་དངོས་གྲུབ་ཀྱི་རྫས་ཧྭ་གླུ་བདུད་རྡོ་རྗེ་ཟེར་བ་དེ་ཡིན་སྐད། སྤྲུ་དཀར། སྤྲུ་ནག་པོ་མ་ནག་སྨུམ་དྲི་དང་ཤིན་ཏུ་ཆེ་ཞིང་། སྤྲུ་དེ་བས་ཅུང་ཆུང་བ་མེ་ཏོག་སེར་པོ་ཅན། འབྲུ་ལ་ཤུ་ཏི་ཟེར་བར་ཤེལ་ཕྲེང་ནས་ཤུ་ཏི་སྤྲུ་བའི་འབྲས་བུ་འདྲ་ཞེས་པར་ཡི་གེ་ནོར་ཏེ་ཡིན་ཞེས་པས་འཕྲུགས་ཚུལ་གྱིས་གསོ་བ་རིག་པའི་ཞབས་འདྲེན་ཡིན་ཞེས་སྨྲེང་འདུག་ཀྱང་མ་མེད་བུ་མི་འབྱུང་བའི་དཔེ་བཞིན་ལྡགས་ཏ་ཅང་མཉེན་སྐྱོན་དུ་མ་ཟད། མི་རྗེ་དེ་ལྷ་བུས་མི་མཁྱེན་པ་ནི་ག་ལ་ཡིན། མ་བུའི་རིགས་དང་ཨུ་སུ་ནག་པོར་བྱེད་པ་ཡོད་ཀྱང་འདིར་སྤྲུ་འབུར་བྱེད། ཅེས་གསུངས་པས་སོ། །སྤང་པོའི་སྣ་དང་འདྲ་བས་མེ་ཏོག་སྤང་སྔར་གྲགས་པ་ལ་ཁྱད་པར་དབྱེ་བ་ནི། ལྷ་སྤང་སྔོར་ཆེར་དཀར་མདངས་ཆེ་ལ་མིག་མདངས་ཅན། འདྲེ་སྤང་དམར་ནག་སྣ་རྒྱུག་ཐུང་ལ་དོད་པ། ཕོ་སྤང་བོངས་ཐུང་འདབ་མ་ཆེ་སྲབ་སྣ་སྦོམ་ལ་ཐུང་ཞིང་། མོ་སྤང་རིང་ལ་ཕྲ་སྲབ་འདབ་ཆུང་སྣ་ཕྲ་ཐུང་། མ་ནིང་སྤང་སྣ་རྐང་རིང་ཕྲ་ལ་སྣ་རྒྱུག་ཤིན་ཏུ་རིང་བ་རྣམས་ལས། ལྷ་སྤང་བཙུད་ཆེ་ལ་དྲི་ཞིམ་པ་ནི་ཀུན་དང་ཕོ་མོ་སོ་སོར་གཏོང་བ་བསྟགས་སོ། །ཀླན་ཆུང་བྱེ་མར་སྐྱེ་བའི་འབྲི་མོག་ཙ་བ་ཕྲ་ལ་ཙེ་མ་ཐུག་པ་འབྲི་རྐོད་དེ་བཟང་། ཙ་བ་ཤིན་ཏུ་ཕྲ་ལ་མདོག་དང་ལྡན་པ་འབྲི་གཡུང་། དེ་ལྡོག་ཀླན་ཅན་རྫ་དབྲག་ཏུ་སྐྱེ་བ་ངན། འབྲི་རྫུད། སྤང་ཚན་སྤུ་རུ་ཞེས་པའི་སློན་པོ་དར་ཐོད་ཅན་ལ་བདུད་རྩི་གངས་ཤམ། ཁྲབ་ཅན་འཁོར་ལོ་བརྩེགས་པ་སོགས་མིང་གི་རྣམ་གྲངས་ཡིན་ནོ། །སྤོན་མོ་ཆབ་འདྲེན་ལོ་མ་སྲིད་ནག་གང་བུ་སྟག་ཤ་འདྲ་བ་ཉུས་མཚུངས་དང་དངོས་ནི་གསང་སྨན་མཛད། ཆབ་འདྲེན་གཞན་ཀུ་ན་སྤང་སྐྱེ་བའི་མེ་ཏོག་དམར་པོ་གང་བུ་སོག་ལེ་ཁ་ཆུང་དུ་དང་། ཟུར་ལུགས་ཆབ་འདྲེན་ལུགས་གཅིག་ལོ་མ་སྲན་ཆུང་དང་གང་བུ་རྒྱའི་ཐ་ཁུག་དང་འདྲ་བ་དེའོ། །རྒྱལ་བ་ཆུ་ཐུབ། སྤོ་སྤྲི་ཤུར་རམ་བི་ཌྜའི་མདངས་དང་ཁུ་བས་འདྲ། སྤོ་ག་དུར་ལོ་མ་བོང་དཀར་དང་མཚུངས་པར་མེ་

ཏོག་དམར་སྐྱ་ཅན། སྤོ་ཆུ་སྲིན་སྤེར་མོར་སྦལ་ལག་ཀྱང་ཟེར། སྤོ་དུག་མོ་ཉུང་། སྤོ་ཏྲེ་ལེག་ལོ་མ་ནག་ཤས་ཐྲ་ཉག་ཅན་ཆུང་ཞིང་སར་འབྱར་ནས་སྐྱེ་བ། སྤོ་སྤྲོ་ཤང་རྩེ་ལུག་རྡུ་སྨུག་པོ་ཐུས་པ་དང་མཚུངས་སོ། །བྱུར་པོ་བཙ་ཆེན་ལུགས་ཀྱི་ཤིང་སྐྱུ་རྡུ་མ་རོས་ཀྱང་ཤེས། བྱ་རོག་ནོར་བུ་ལོ་མའི་རྒྱབ་སྐྱ་ལ་རྩ་བའི་ཕྲི་དམར་ཞིང་། ལོ་མའི་ཕྲི་སྦྲ་བས་གཡོགས་པར་མེ་ཏོག་དོམ་དོམ་འདྲ་བ་ཀོན་པ་སྒབ་སྐྱེས་རི་ལ་སྐྱེ་བ་ཞོ་སྐེ་སྒབ་ཆུང་དང་། ཀོན་པ་སྒབ་སྐྱེས་ཀླུངས་སུ་སྐྱེ་བ་མོར་སྒབ་ཆེན་ཡང་ཟེར། གོང་འདྲ་ལོ་མ་སྲབ་ཆུང་ཉུང་བ་ཕྲ་ཁ་ཕྲ་ཆུང་། ལོ་མ་རྩེ་གསུམ་ཤིང་གསོར་འདྲ་བའི་གསོར་ལྡེམ། མེ་མེད་དུ་བརྣམ་གསུམ་ནི། མེ་མེད་དུ་བ་འབྱུང་བ་ཕ་བ་དགོ་དགོ་དངུལ་གྱི་ཞབ་འདྲ་ཞིང་། མེ་མེད་དུ་བ་འབྱུང་བ་ཆུའི་བལ་ཧྲེ་ཉ་ལྕིབས་སམ་དུད་པ་བྱ་བལ་མ་ཡང་ཟེར། མེ་མེད་དུ་བ་འབྱུང་བ་ས་ཇི་ཀ་གོང་སོང་བཅས། ཤ་མོ་སེར་པོའམ་གསེར་ཤ །ཤ་མོ་དཀར་པོའམ་དངུལ་ཤ །ཤ་མོ་སྨུག་པོ་སྤང་སྐྱེས་ཁམ་སྨུག་གསེར་ཤའི་དབྱིབས་འདྲ་བར་ཞིབ་པ་གྲལ་ཐྲེང་དུ་སྐྱེ་བས་ལུ་གུ་རྒྱུད་ཀྱང་ཟེར་བ་དང་། ཤིང་གི་ཤ་མོ་ཤིང་ནགས་སུ་སྐྱེ་བ་དབྱིབས་མི་སྡུག་པ་སྣ་ཚོགས་མདོག་སེར་སྐྱ་ཁམ་ནག་སོགས་ཤས་ཆེ་བ། ཀླུངས་སྐྱེས་ཤ་མོ་ཀླུངས་ཤོད་ཐང་སོགས་ལས་སྐྱེ་བ་དམར་ལ་ཁམ་པ། ལུད་སྐྱེས་ཤ་མོ་ཕྱུགས་ལུད་མང་བའི་རྣན་ལས་སྐྱེ་བ། འདི་ཤ་གོང་གསལ་ཐ་བ་སྔོ་སྔོ་སྟེ་སྲིབས་ཀྱི་སྤང་ལས་སྐྱེ་བའང་ཤ་མོའི་གྲས་སོ། །ཉིན་སྲིབས་རི་མཐོར་སྐྱེ་བའི་ཕུར་དཀར་ཨ་གྲོང་སྐབས་སུའང་འབྲེན་པའི་བདུད་རྩི་ཟིལ་པ་ལོ་མ་སྤོ་དཀར་སྤོང་མགོ་རྩ་བ་གཅིག་འབྲིལ་མེ་དཀར་དྲི་ཞིམ་ལ། ཤེལ་ཕྲེང་ནས་འདི་ལ་མེ་ཏོག་ཡོད་མེད་པོ་མོར་ཕྱེ་སྟེ་ཕྱི་མའི་ལོ་མ་ཕུར་ཚེ་སྦྲ་བ་འདྲ་བ(དངོས་བསྟན་ཨ་གྲོང་དུ་མཛད་པས་ཤེས་དགོས།)དེ་ཤིང་ཨ་གྲོང་སྐབས་དྲངས། ཕུར་ནག་མཆོག་སྲིབས་ཀྱི་ཁ་སྐད་དུ་སྐྱེ་བ་མེ་ཏོག་སྤོ་ནག་དྲི་མི་ཞིམ་པ་ལོ་མ་སིབ་ལ་མདོག་ནག་ངམས་ཅན་ནམ་ཤེལ་ཕྲེང་ནས་ཀྱང་ལོ་མ་སྔོར་ཉག་སྤྱུ་ཅན་དུ་གསུངས། ཕུར་སྨུག་དམན་པ་ཉིན་སྲིབས་བྲག་སོགས་ལས་སྐྱེ་བ་ལོ་མ་མེ་ཏོག་སྨུག་ངམས་སམ་ཤེལ་ཕྲེང་ནས་སྤུ་མ་གཉིས་ལས་ཤིང་ཚེ་ལ་མཁྲིགས་ཤིང་པགས་པ་ཁམ་སེར་སྲབ་ལ་མེ་ཏོག་གམ་སྣེ་མ་གཅན་གཟན་མཇུག་མ་འདྲ་བ་མེ་ཏོག་དཀར་སེར་

སྨུག་གསུམ་མ་ངེས་པ་དྲི་དྲུགས་པའོ་ཞེས་བཤད། ཡོག་མོ་དཀར་པོ་རིང་ལ་ལོ་དཀར་མེ་ཏོག་དཀར་སེར་སྤྲ་མགོ་འདྲ་བ་འཆར། ཡོག་མོ་ནག་པོ་ལོ་མ་སྐྱ་ཤུར་སྔོར་ཆུང་མེ་ཏོག་སྔོ་ནག་འཆར་བ་ཚར་བོང་ནག་པོར་ནློས་པ་གཉིས་ཀ་ཤིང་མ་ལྷུམ་གྱི་ཚུལ་དུ་གནས། ཤང་ཚེ་དཀར་པོ་སྐྱེ་ཚེ་འདྲ་རྡུང་ཚེས་རིང་ལྡེམ་ནམ་མཁའ་གང་བ་དང་། སྐྱེ་ཚེ་ནག་པོ་ལོ་མ་ནག་རྩུབ་ཚུང་ནག་འདྲ་བའི་དྲི་ཅན་དེའོ། །ཨུ་སུ་དཀར་པོ་འབྲས་བུ་གཙུ་ཁ་སྦྱོར་འདྲ་བ་དང་། ཨུ་སུ་ནག་པོ་གཙང་ཤོད་ཀྱི་ལྷུམ་རྣར་སྐྱེ་བ་གོང་འདྲ་མེ་ཏོག་སེར་པོ་དྲི་ངར་ཆེ་བ་ཤེལ་ཕྲེང་ཤུ་ཧྲིར་བཞེད། གཟའ་བདུད་དཀར་པོ་ལོ་སྡོང་སྤུ་ཅན་གང་བུ་རྒྱ་སྲན་འདྲ་བར་མདོག་སྐྱ་ཤས་དྲི་ངད་ཆུང་ཞིང་། གཟའ་བདུད་ནག་པོ་མདོག་ཀྱང་ནག་ཤས་མེ་ཏོག་སྔོ་ལ་ཤིན་ཏུ་དྲི་དྲུགས་པ་དེའོ། །འདྲ་ཐང་དངོས་གསུམ་དངོས་ནི་བོད་དུ་སྐྱེ་བ་དཀོན་ཞེས་གསུངས་སོ། །སྣ་ཧྲིག་སྨུག་པོ་(ཟླ་བ་ལྔ་པའི་ནང་བཟང་། འདི་ཟུར་ལུགས་ཚབ་འཛིན་ཞིག་ཡིན།)རྩ་བ་རྒྱུས་ཤད་སྡོང་པོ་སྦྱིས་རིང་དམར་པོར་མེ་ཏོག་དམར་པོ་བདུན་དགུ་ཙམ་གཡར་མོ་ཐང་དང་གཉིས་མེད་མཚུངས་པར་ལོ་མ་སུམ་ཧྲིག་དབྱིབས་པད་འདབ་བྱ་སྤུ་ཡོད་པས་བསྐོར་ཞིང་། སྣ་ཧྲིག་ནག་པོ་ལོ་མ་ཆུང་ལ་ནག་ཅིང་མེ་ཏོག་དམར་པོ་ཤིན་ཏུ་མདངས་གསལ་ལོ། །སྤྲ་བའི་ཐོག་གུ་འདྲ་བ་རྐང་རིང་ལོ་མ་རྒྱ་ཁྱུར་བཞིན་ལེ་བྲ་ཉམས་ཅན་དྲི་བཟང་གཙྪ་ཧྲ་དྲ་དཀར་པོ་མེ་ཏོག་སྐྱ་སེབ་མེ་ཏོག་འདབ་མ་ཟུར་བཞི་དང་། དྲི་བཟང་གཙྪ་ཧྲ་དྲ་སེར་པོ་མེ་ཏོག་སེར་པོ་དར་བོད་ཀྱི་དབྱིབས་ཅན་གཉིས་ཀ་ཤིན་ཏུ་དྲི་བཟང་ངོ་། །སྤྲ་རྐོད་སྤྲ་མགོ་མཐུག་ལ་མེ་ཏོག་དབྱིབས་ཅན་སྤྲ་སྣ་ཐུང་ཞིང་། སྤྲ་གཡུང་སྤང་དང་ན་ཁར་སྐྱེ་བ་མེ་ཏོག་སེར་སྐྱ་འཆར་བ་སྤྲ་ཐོག་པའང་ཟེར། བདུད་རྩི་སྤྱན་བཞི་ནི། ཁུར་དཀར་མེ་ཏོག་དཀར་ཞིང་། ཁུར་ནག་མེ་ཏོག་སེར་ལ་ལོ་མ་ཉག་ཆེ་བཟང་། རྒྱ་ཁུར་ཤོད་ཞིང་སོགས་ལས་སྐྱེ་བའི་སྡོང་པོ་རིང་ལྡེམ་མགོ་གཉིས་གསུམ་སོགས་འབྲེལ་བ་དང་། སྐྱབས་ཞེས་པའི་ཨ་ཁུར་ལ་སྟོད་སྤང་སོགས་ལ་སྐྱེ་བའི་ལོ་མ་ཕྲ་སྟུམ་ཉག་ཅན་མེ་ཏོག་ཆིག་སྐྱེས་རྩ་བ་དཀར་ལ་མཉེན་པ་བཅས་སོ། །ཤེལ་ཕྲེང་པ་ཏོ་ལ་རོང་ཆེན་རྣམས་ཀྱི་རི་ཐང་མཚམས་སུ་སྐྱེ་བའི་རྩ་བ་ལྷུམ་རྣར་བཙུགས་པ་ཚུ་འདལ་བ་ཞེས་ཐལ་སྐད་དུ་ཚུ་འཐག་པ་ཟེར་བའི་ལོ་མ་རལ་གྲི་རྩ་བ་ར་ཉེའི་ཕྱོགས་

དང་ཉེ་བ་ལས་སྨ་སྐྱ་ལྟར་མང་དུ་འབྲེལ་ནས་སྐྱེ་བ་ཡན་ལག་སྲུ་ཕྲན་ཡོད་རོ་མངར་ཁ་ཚ་རྣོ་ལྡན་པ་དེའོ། །མེ་ཏོག་གིས་དབྱེ་བའི་ཚན་དཀར། ཚན་དམར། ཚན་སེར། ཚན་ནག་ཀང་སྨིན་ལོ་མ་ནག་མཐུག །ཚན་ཨ་ཙུ་ཙི་ལོ་མར་ཚེར་ཕྲན་ཡོད་པ་ཟུར་གསུམ་མེ་སེར། ཚན་བྱི་མདུག་མ་དཀར་པོ་རྩ་བ་བྱི་མདུག་འདྲ་ཞིང་། ཚན་དམར་རམ་རྩ་བ་གླ་སྒང་དམན་པ་དེས་ཀྱང་མི་ཚད་པའི་ཚན་རིགས་མང་ངོ་། །ཡོག་ཆེན། ཡོག་ཆུང་། སྟག་ཆེར། སྟག་ཆུང་། བྱི་བཟུང་ལོ་མ་ཆུ་ལོ་འདྲ་བའི་རྒྱབ་སྐྱ་སྡོང་པོ་རིང་ལ་འབྲས་བུ་སྨུག་ཅིང་ཀུ་ཤུའི་ཚི་གུ་འདྲ་བ་ཚེར་མ་ལྕུགས་ཀྱུའི་ཕུང་པོར་གནས་པ་བྱི་འཛིན་པའང་ཟེར་བ་དེའོ། །ཁུ་བྱུག་རྩ་ལྷང་དངོས་བལ་ཡུལ་སོགས་ཀྱི་ཆུ་མིད་སར་སྐྱེ་བ་ཧ་ལམ་འདམ་འདྲ་བ་རྩེ་མོ་ལོ་མས་གཏུམས་པ་དེ་མ་རྙེད་ན་ཁུ་བྱུག་རྫི་ཐོག །རྩ་བར་མ་མ་སྔོ་ལྕུགས། མ་མ་རྒྱས་རྒྱས། མངའ་རིས་གློ་བོ་སོགས་སུ་ཅིལ་བའི་མཆོད་སོགས་མིང་རྣམ་གྲངས་མང་བའི་རྩ་ལོ་མ་མེད་པ་རྩ་བས་མིག་ལ་སྔོ་ལྕུགས་ཐེབས་པ་དེས་ཚབ་རུང་བ་གསུངས། སྨུག་སྟོན། སྨུག་མ་གཞོན་ནུ། འོལ་མོ་སེ་ལོ་ལྷང་ཆུ་ལོ་ལྷ་བྱུར་རྩ་རིས་ཅན་འབྲས་བུ་སྨིན་ནས་ཁྲག་རྐྱལ་འདྲ་ཞིང་། མ་ནུ་པ་ཧ། རྩེ་མོ་འབྲས་ལྷང་འདྲ་བ་རྩ་བ་ཤུ་དག་ནག་པོ་མཆོག །སླ་ལུ་ལྷང་པའམ་རྩ་བ་ཤུ་དག་དཀར་པོ་དམན་པ། སྤོ་སྣ་ལོ་མ་ཤ་བའི་རྣ་མཆོག་ལྷ་བྱུར་མེ་སེར་སྡོང་པོ་བཅག་ཆེ་སྲུ་ཡོད་པ་དེ་ལ་ཞེལ་ཕྲེང་ནས་རིགས་གསུམ་བཤད། རི་བོང་བཅའ་ཡོས་སྤྲོ་ལོ་སྨུག་པོ་འདྲ་བར་གང་བུ་གཙུད་ཅིང་། བྲེ་གུ་སེར་ཐིག་ལོ་མའི་ཕྱི་ནང་སེར་ཐིག་ཅན། པོ་པོ་རི་ཧ། བོང་མེད། ཟིལ་པ་རིགས་བདུན་ཡོད་ཀྱང་གཙོ་མོ་གཉིས་ནི་མེ་ཏོག་སྔོ་ཁྲ་ཅན་ག་བུར་ཟིལ་གནོན་ཏེ་རྐོད་པ་དང་། འདིར་སྔོང་རི་ཟིལ་པ་ལོ་རྩེར་ཚེར་ཕྲན་ཡོད་པ་མེ་ཏོག་སེར་ཁྲ་ཅན་གཡུང་བའོ། །བོད་སྐྱེས་བ་ཤ་ཀ་ལོ་རྒྱབ་དམར་མདངས་མེ་ཏོག་(སེར་པོ་ཤར་བའང་ཡོད།)སྔོན་པོ་(མཆོག་དམན་ཁྱད་ཆེ།)ཅན་དང་། བ་ཛྲད་ལོ་མར་དམར་མདངས་མེད་ཅིང་རོ་མི་ཁ། བོང་དཀར་མེ་ཏོག་དཀར་སྔོ་དམར་མདངས་སྤྲེ་ཙུའི་མགོ་དབྱིབས། ཟུར་ལུགས་བོང་དཀར་གོང་དང་ཧ་ལམ་འདྲ། རྡུག་སྨན་གཉིས་ཀའི་རང་བཞིན་བོང་ང་ནག་པོར་གྲགས་པ་ལ་རྩ་བ་(ལྫ།)ཡན་ལག་(ལྫ།)གི་དུག་སོགས་ཁ་དོག་དབྱེ་བ་དཀར་སེར་དམར་

སྔོ་ནག་པོ་ཡོད་ཀྱང་རྩ་བའི་བཅད་ཁ་དཀར་བ་དང་མེ་ཏོག་སྔོ་སྐྱ་སྔོན་པོ་ཤར་བ་ར་དུག་གམ་འཛིན་པ། བདུད་རྩི་ལོ་མ་རྩ་བའི་བཅད་ཁ་སེར་པོ་དང་མེ་ཏོག་དམར་(ཁ་ཅིག་སྤྱང་དུག་ཟེར།)ནག་ཤར་བ་(ཡང་ན་ཕྱི། རྐང་འདབ་མེ་ཏོག །རྩ་བ་དུས་བཀོས། མགོ་ལྔ་བདུན་དགུ། འབྲས་བུ་ལོ་གཅིག་སྐྱེས་པར་བཞེད། ནང་། རྩ་བ་དུས་བཀོས། གསང་། ས་འོག་ཏུ་ཁ་འབུས་པའི་སྨྱུ་གུ།)བཙན་དུག་གམ་དཔའ་ཆེན། འབྲི་ཚིལ་མ། རྩ་བའི་བཅད་ཁ་ནག་ངམ་ཕྱི་ནག་པ་དང་མེ་ཏོག་སྔོ་ནག་སྔོ་སེར་ཤར་བ་བོང་ནག་གམ། ཏ་ལ་བི་ཥ་ནག་པོའང་ཟེར། ཚ་བ་ཤ་སྐྱག་སེལ་བར་སྲིབས་སྐྱེས་འཛིན་པའི་རྩེ་མོ་དང་། ཁ་འབུས་དུས་སུ་བཏུས་པའི་ལོ་མ་མཆོག །རླུང་དང་གྲང་བ་སེལ་བར་གདགས་སྐྱེས་བཙན་དུག་དང་། བོང་ང་ནག་པོའི་རྩ་བ་སྔོན་དུས་བཀོས་པ་འབྲི་ཚིལ་མ་མཆོག །ཡང་འཛིན་དཀར་རམ་བདུད་རྩི་ལོ་མ་རྩ་བ་ཐྲ་ལ་དཀར་བ་ཞིག་སྨོད་ནས་འོང་ཞིང་བཟང་། གཞན་ཡང་བོང་ང་ནག་པོའི་༡དཀར། (མེ་ཏོག་སྔོ་སྐྱ)༢སེར། (སྔོ་སེར།)༣དམར། (དམར་ནག།)༤སྔོ། (སྔོན་པོ།)༥ནག་(སྔོ་ནག།)ལྔ་ལ་རིམ་བཞིན་༡བོང་༢བཙན་༣སྤྱང་༤རའི་དུག་དང་། ༥ནག་པོར་མཆོག་དམན་གཉིས་སུ་ཕྱེ་པའང་ཡོད། སྤྱང་རྡུག་དྲི་དད་ཆེ་བའི་ལོ་སྡོང་སྐྱ་སོབ་ཅན་དང་། སྤྱང་དུག་དངོས་ནི་ལོ་མ་སོག་ལེ་ཁ་མེ་ཏོག་དམར་ནག་ཁ་ཐུར་དུ་འཕྱང་བ་མཐོ་གང་གི་སའི་སྔོ་ཀུན་ཕྱིར་འགྲེལ་བ་སྡོང་པོ་མདོག་སྐྱ་ལོ་རྒྱབ་འབྲུམ་ཅན་དེའོ། །ཟུར་ལུགས་སྤྱང་དུག་པ་ལོ་མ་སྐྱེ་ལུགས་ཏ་ལམ་བདུད་ལོ་འདྲ་བར་སྡོང་འགལ་སོགས་ལ་སྦྱ་ལྷ་བུའི་འབྲུར་རྩེ་ཅན་དྲི་དན་ནོ། །ཤེལ་ཕྲེང་ནས་ར་དུག་དམར་པོ་རྩ་རྐང་དམར་ལ་ལོ་ཉག་མེ་ཏོག་དམར་ཆེན་དབྱིབས་དང་ཆེ་ཆུང་ཨུཏྤལ་སེར་པོ་ཙམ་པ་དེར་བཤད། རྒྱ་རྩི་དུག་ལོ་(ཀོང་སྐད་ཤོ་ཁ་ཨོ་རྒྱན་སྒྲུབ་ཕུག་ཁུལ་དུ་ཡོད་སྐད།)ཐྲག་དང་གྲམ་པར་ཁྲོད་པོར་སྐྱེ་བ་ལོ་མ་ནག་སྤྱངས་འབམ་འདྲ་སྡོང་པོ་ཁོང་སྟོང་སྨྱུག་སྦོམ་སྐྱེ་ལུགས་དབྱིབས་སྦྱ་བ་འདྲའོ། རི་སྐྱེས་ཟྭ་རྒོད་མཆོག །ཀླུངས་སྐྱེས་ཟྭ་གཡུང་དམན་པ། ཟྭ་འདྲའམ་ཕག་དུག་ཤ་ལ་རེག་ཀྱང་མི་བལྟུག་གོ ། མིང་ཅན་ནག་པོ་མཆོག་རྩ་བ་ཟངས་ཁ་འདྲ་བ་དམར་པོས་གྲིལ་ནས་ཡོད་པ་ལོ་མ་མཐུག་མེ་ཏོག་གསེར་འཁོར་འདྲ་བ་ཟེའུ་འབྲུ་སེར་ནག་ཅན་སྔོ་སྨ་དང་ནོར་ས་ཡོད་པའི་དྲི་དུགས་

པ་དང་། མིང་ཅན་ནག་པོ་དམན་པ་(འབྲུངས་དཔེར། མིང་ཅན་རྫ་འདབ་ཁྲོད་དུ་སྐྱེ། །ལོ་མ་སྤྱུ་འཇམ་འབྱུར་བག་ཆེ། །དྲི་དུགས་མེ་ཏོག་ལུག་མིག་འདྲ། །རིང་ཐུང་མཐོ་རེ་ཁྲུ་རེ་ཙམ། །)རིང་ཐུང་མཐོ་ཁྲུ་རེ་ཙམ་ལོ་མ་ཆེ་རིང་མེ་ཏོག་དབྱིབས་སྒྲོལ་མ་མེ་ཏོག་ཟེར་བ་དང་མཚུངས་པའི་དྲི་ང་བ་དེར་བཞེད། མིང་ཅན་(འདི་ལ་གཟལ་ལྕུམ་བཞེད་པའང་ཡོད།)སེར་པོ། (ཟུར་སྨན་ནག་པོར་བཞེད།) ཁྲག་སྐྱོད་པའམ་ཁྲག་ཁྲོག་མཆོག །ཁྲག་ཕོག་དམན་པ། རྒྱ་མཁྲིས་མཆོག །རྒྱ་མཁྲིས་དམན་པ་གྲོ་ལོ་ས་འཛིན་འདྲ་ཞིང་སྐྱེ་སྔོ་བཟང་དན་ལ་བྱེད། གྲོག་ཤིང་མཆོད་རྟེན་ལྷ་ཁང་ལྡེབས་སུ་སྐྱེ་བ་མཆོག །དེ་མིན་གང་དུ་སྐྱེ་བའི་གྲོག་ཤིང་དམན་པ། སྒྲོ་དཀར་མཆོག་ལོ་མ་ཆོམ་སྐྱེས་སྔོ་དན་རྐང་ལྡེམ་པལ་སྐད་སྤྱངས་པོ་སྒྲོ་བར་འཚོད་པ་དང་། སྒྲོ་སྨུག་དམན་པ་སྔོ་བཟང་སྡོང་རྒན་ཀྱང་འོང་བ་པལ་སྐད་དུ་ཁྲག་ཁྲོག་རྒྱས་པ་ཡིན་ཟེར་རོ། །འདི་ཕྱོགས་སྐྱེ་བའི་ཤིང་མངར་མཆོག་ལོ་མ་ལྷུང་སེར་ནར་སྣབས་ཡལ་གདུང་ཐད་དུ་ཐོན་པ། འདྲེ་ཚེར་མའམ་རྩ་བ་ཤིང་མངར་དམན་པ། ལོ་མ་ཀུ་ཤུ་འདྲ་བ་ཟློས་ན་གླུངས་ཁམ་ཚི་གུའི་རོ་ལྡན། ཚར་པ་དཀར་པོ་པགས་པ་དམར་པོ་དང་། ཚར་པ་ནག་པོ་ཆེར་མ་ཅན་ཏེ་སྣ་གྲི་ཐོ་བ་སོགས་ཀྱི་ཡུ་བ་བྱེད་པ་དེའོ། །མེ་ཏོག་དཀར་པོ་ཤར་བ་སྡེན་མ་དཀར་པོ། མེ་ཏོག་སེར་པོ་ཤར་བ་སྡེན་མ་ནག་པོར་ནང་གསེས་སྡེན་ཆུང་ཐྲ་འཇམ་མཐོ་གང་ལྷག་ཙམ་པ་གཅིག །སྨྱུག་ཤད་ཅེས་པའི་དམར་ཤད་ལོ་སྡོང་སྐྱ་བོ་ཕང་མ་འདྲ་བར་ལོ་རྩེར་སྔོ་ཁྲིམ་དབྱིབས་ཡོད་མེ་ཏོག་སྔོ་སྨུག་ལྟར་སྤྱངས་ནས་སྐྱེའོ། །འབྲས་དོར་མེ་སྡོང་འགལ་རྩུབ་ཅིང་མེ་ཏོག་རྒྱ་ཁ་རྒྱ་སྐྱ་སོགས་འཆར་རོ། །ཤུག་པ་འདྲ་བའི་སྤྲ་མ་ཚེར་ཅན། དེའི་འབྲས་བུ་སྣེ་རྒོད་དེ་བོད་སྣེ་སྔོན་པོ་ཞིང་དུ་ཉལ་ནས་སྐྱེ་བ་ལོ་སྔོར་མདོག་ནག་འབྲུ་ཤོ་མང་འདྲ་ཞིང་བསྣུབས་ན་ཆུའི་རང་བཞིན་ཅན་དང་། སྣེ་གཡུང་ཟེར་བ་མི་གསལ་ཡང་སྨན་ངོ་བཤེར་བདེར་གོང་གི་བོད་སྣེ་ཆུང་དུ་ཚོད་མ་ཉན་གྲས་བསྒྲིགས་ཀྱང་སྒྲོན་མེད། སྣེ་དམར་ཏེ་རྒྱ་སྣེ་དམར་པོ་རིགས་གཉིས་ལས་ལྕུམ་རྣར་སྐྱེ་བའི་ཡོན་ཆབ་མདོག་འགྱུར་ཞེས་པ་ཁུ་བས་ཚོན་མདངས་ཉན་པ། ལོ་མ་ཉག་ཅན་དང་། བོད་སྣེ་འདྲ་བའི་རྒྱ་སྣེ་དམར་པོ་ཐང་སྐྱེས་ལོ་མ་ཐྲ་ཉག་ཅན་རྩ་རྩེར་ཟྭ་རལ་ལྟར་ཆགས་པ་དྲི་ང་བ་སླིན་ནས་རྒྱ་དམར་དུ་འགྲོ་བ་

དེའོ། །རྒྱ་སྣེ་ཤོག་བུར་བྱུགས་ན་རྒྱ་ཚོས་ཀྱི་ཁུ་བ་དང་འདྲ། མོན་སྣེ་དམར་པོ་དྲི་ཅན། རི་དང་ལྷུམ་ནུར་སྐྱེ་བའི་བཙོང་སྨོག་གམ་སྨོག་སྔོན་ཡང་ཟེར། རོ་འཇམ་དཀར་ལ་ཆེ་བ་སྨོག་སྐྱ་རྩ་བ་རྡོག་པོ་ཆིག་འདྲིལ་མཆོག །རྩ་བ་ལྷུ་མ་མང་བ་དམན་པ་ལྷགས་དམར་ཚ་དང་ཆེ་བ་རྩུབ་ཅིང་སྐྱོག་དམར་ཡིན་པས་སོ། །སྨོག་སྔོན་རི་སྨོག་ལ་རིགས་བདུན་ཏེ། སྨོག་པ་ཤ་རྩི་མཆོག་(ཤེལ་ཕྲེང་ནས་༡འཛིམ་དཀར་དུ་བཤད། རི་སྨོག་གམ་ཤ་སྨོག་ཏུའང་བཤད།)ལ་ཁར་ན་ལས་སྐྱེ་བ་བཙོང་འདྲ་བ་སྣེ་མ་ཅུ་སུའི་འབྲས་ལྟར་ཆགས་པའོ། །སྨོག་པ་ཤ་རྩི་དམན་པ་བྲག་(༢སྨོག་)དང་རྫ་ལས་སྐྱེ་བའི་རྩ་བ་རྡོག་ཐུན་ར་མཉེ་འདྲ་བར་མེ་ཏོག་མ་ངེས་སོ། །སྨོག་པ་འཛིམ་དཀར་ཞེས་ཤེལ་ཕྲེང་ནས། ༣ཀླུངས་སྨོག་ཏུ་བཞག་པ་ཁ་ཀླུངས་ས་ཤས་སྤང་ལས་སྐྱེ་བ་རྩ་བ་དཀར་པོ་འབུ་འདྲ་བ་ཚོམ་པ་ལོ་མ་སྨོག་སྐྱ་བཞིན་ལ་སྡོང་པོ་རིང་རྩེར་མེ་ཏོག་དམར་པོའམ་དཀར་སེར་ངེས་མེད། ༤སྨོག་པ་འཛིམ་ནག་གཡའ་སྤང་བྱེ་མར་སྐྱེ་བ་མེ་ཏོག་དམར་ཆུང་ལོ་མ་རྒྱ་ཁབ་འདྲ་བ་རོ་ཚ་དྲི་དུགས་པ། ༥རྒྱ་(སྨོག་)ཞེས་པའི་གྲུ་གུ་ཞལ་རྒྱུན་འཛིམ་པའི་མགོ་རྡོག་ལ་བྱེད་ཀྱང་། གཞུང་ལས་སྨོག་རིགས་གཅིག་ཏུ་གསུངས་པར་མ་ཟད་ཕལ་སྐད་དུའང་སྨོག་རྒྱ་ཟེར་བས་ཤེལ་ཕྲེང་ནས་རྒྱ་སྨོག་འཐོལ་སར་སྐྱེ་བའི་ལོ་མ་མཐུག་ཅིང་མེ་ཏོག་དམར་མཛེས་འབྲས་ཟླུམ་སྦོ་གསལ་རོ་ཚ་བ་ཞེས་བཤད་པ་དེའོ། །སྨོག་པ་ཐུལ་པ་ལོ་མ་ཆེ་ལ་རོ་དང་སྐྱེ་ཚུལ་སོགས་ཞུངས་ནག་དང་འདྲའོ། ། ༦སྨོག་པ་རུག་པ་ལོ་མ་སྤང་སྤོས་འདྲ་ཞིང་མེ་ཏོག་དམར་པོ་ཅན་རྣམས་དང་། ཐུལ་པའི་ཚབ་ཏུ་༧བྱེ་ཙུ་སྨོག་པ་ཕུང་པོ་ཆུང་ལ་མེ་ཏོག་མཐིང་སྔོན་ཅན་རོ་འཇམ་པ་བཅས་ཀྱིས་ཤེལ་ཕྲེང་སྨོག་རིགས་བདུན་ཀྱང་འགྲིག །སྨོག་རྫས་པོ་བ་རིས། དུག་གཟེར་ལུག་རུ་འདྲ་མོད་རྐང་ལ་སྤུ་མང་ཤས་རྐང་བརྒྱའི་ཡན་ལག་བཞིན་སྲིད་དུ་གྲེས་ཤིང་མེ་ཏོག་གི་དབྱེ་བ་ཡོད། ཐ་སྙིན་གོང་འདྲ་རུང་སྤུ་ཤིན་ཏུ་མོད་ཅིང་མེ་ཏོག་རྒྱལ་མཚན་བར་རིམ་ཅན། བརྐྱངས་གཤོག་པ་གོང་མཚུངས་མེ་ཏོག་ལུག་རུ་སྨུག་པོ་བཞིན་ལ་འདབ་གཤོག་དུང་ལྟར་བརྐྱངས་པའོ། །ཤང་འདྲིལ་ལོ་མ་ཕྱེ་དྲིལ། ཤུང་དྲིལ་ལོ་མ་ནང་དྲིལ་མེ་ཏོག་དབྱེ་བ་དམར་སེར། དཀར་རམ་སེར་སྐྱ། སྨུག་པོའམ་སྔོན་པོ་བཅས་ཡོད། ཨ་ཧྲི་ར་སྤང་ལ་འབྱུར་བའི་དཀར་

ཆུང་། ཛ་ཧྲི་ར་མགོ་རྫོག་གུར་གུམ་སྨིན་འདྲ། ཛ་ཏྲི་ཀ་སྡོང་པོ་འཇོག་ཤས་མེ་ཏོག་སྔོ་སྐྱ་ཅན་གཟུགས་ཛཱི་བཞིན་པའོ། །ཟི་ར་དཀར་པོ་ལོ་མ་ཕྲ་ཉག་མེ་ཏོག་དཀར་པོ་ཅན། ལོ་སྡོང་གོང་འདྲར་མེ་ཏོག་སེར་པོ་ཤར་བ་ཟི་ར་སེར་པོ། བོད་སྐྱེས་ཟི་ར་སེར་པོ། བོད་སྐྱེས་ཟི་ར་ནག་པོ། བོད་སྐྱེས་ལ་ལ་ཕུད་ཨུག་ཆོས་ལྷར་སྐྱེ་ཚུལ་བཀྲད་ཅིང་འབྲུ་ཐག་མཁན་སྒྲོམ་བུ་འདྲའོ། །བོད་སྐྱེས་སོ་མ་ར་ཛའམ་སྲོ་ནག་ལྷུམ་རྡར་སྐྱེ། རི་ཁམ། ཀླུངས་ཁམ་སྟེ་རྒྱ་ཁམ། ལོ་གསུམ་ཁམ་བུ། བོད་ཁམ། མོན་ཁམ། མངར་ཁམ་ལོ་མ་འཛམ་ཤས། ལྩེ་ལེ་ལོ་མ་རྩུབ་ཤས། ལོ་བདུན་མའམ་སྣར་གར་བཟང་ངན་གཉིས། རྒྱ་གར་སྣར་ག །ཀ་ར་ཀུ་ཤུ། གོ་བ་ཀུ་ཤུ། ལྕོག་དཀར། ལྕོག་ནག །རྒྱལ་ལྕང་། སྐྱེ་ཡགས། ལྕང་ནག་མ། ཡོ་འབོག །སྦྱར་པ། གླང་མ་དཀར་པོ་པགས་པ་དཀར་ཞིང་བོངས་རིང་དྲང་ལ་སྐམ་སྐྱེས་བཟང་། གླང་མ་ནག་པོ་པགས་པ་དམར་ལ་བོངས་ཐུང་ཡལ་ག་ཐུང་ཞིང་སྦུན་པའོ། །གླ་བ་ཤིང་དཀར་པོ་སྟེ་སྣར་བུ་ཤིང་འབྲས་བུ་སྨན་ཆུང་ཙམ་སེར་པོ་རྡོ་ཤིན་ཏུ་སྐྱུར་རོ། །གླ་བ་ཤིང་ནག་པོ། སེ་འབྲུའི་ཤིང་། བསེ་ཡབ་ཤིང་ལོ་མ་སོག་ལེ་ཁ་ཚེར་ཅན་དམན་པའོ། །ཚ་ལུམ་ཤིང་། ཚི་ཕ་ཁའི་ཤིང་། དྭགས་པོ་རྒུན་འབྲུམ། སྐྱག་པ་ཤིང་པོ། སྐྱག་པ་ཤིང་མོ། ཀྵོ་ཧྲི་ཙེའི་ཤིང་སྒོ་ཆོས་འབྱུང་ཅན་བཟང་། བེ་ནག་ལོ་མ་སྒོར་ལ་ཚེར་ཐུན་ཡོད། གསོམ་ཐང་ཤིང་། ཐང་མ་སྒྲོན་ཤིང་དབྱིབས་སོགས་གོང་འདྲ་ལོ་མ་དེ་བས་ཆེ་ཞིང་མཆེ་བཞིན་ལ་མེ་ཐུར་ཆེ་ལྷུམ་འབྱུང་ངོ་། །གསོམ་ཤིང་། སེང་ལྡེང་དམར་པོར་ཅན་དང་སེང་ལྡེང་། སེར་པོར་སྐྱེར་པ་སེང་ལྡེང་། སྐྱ་བོར་གསོམ་སེང་ལྡེང་། དེ་རྣམས་ཀྱི་ལོ་མ་ཐག་ཟེ་འདྲ་བས་ཤེས་སླ། སུ་རུ་ཅན་དན་ཡོངས་གྲགས་ཉག་ཤུག །ཤེལ་ཐྲེང་ནས་སུ་རུ་ཅན་དན་དང་། ལྷ་ཤིང་། དེ་བ་དཱ་རུ་རྒྱ་ཤུག་གམ་ལུག་ཤུག་ཆེ་འཁྲིང་ཆུང་གསུམ་སྤྲིའི་མིང་། དེ་བ་དཱ་རུ་ཁྲུད་པར་བ་ཉག་རོང་སོགས་སུ་སྐྱེ་བའི་ཤུག་པ་དྲི་ཞིམ་པོ་སྤོས་བྱེད་པ་ལ་མཛད་དོ། །ཁྲིག་པ་ཤིང་། བསེ་ཤིང་དཀར་ནག་སྟོད་སྨད་དུ་ཡོད་ཅིང་དེ་ལས་ཚིག་སོགས་ནད་འགོ་བར་བཤད། སྟག་མ། ན་ལེ་ཤམ་ནག་པོའམ་ཕོ་བ་རིས་ཀྱི་ཤིང་སྡོང་པོ་ལྷུང་ལ་ཡལ་ག་ཕྲ་བ་ཞིག་ཡོད། རྒྱལ་པོ་ཤིང་། དྭགས་པོ་སོགས་སུ་སྐྱེ་བའི་ཤོག་ཤིང་། (སྐྱེམས་

ཤོག་ཏུ་བྱེད་པ་ཆུང་བ་འདི། ཆེ་བ་ཙྪ་རི་མི་ཁྲིམ་བདུན་དུ་ཡོད།)དངོས་སམ་ཟུར་ལུགས་སྦྱོན་བྱ། ཟན་འདྲའམ་སྦྱོས་ཏེ། གཡེར་མའི་ཤིང་སྡོང་པོ་ཆེ་ཞིང་ཚེར་མ་ཅན། འབྲུག་ཤིང་གླུངས་ཤོད་གར་ཡང་སྐྱེ་ཞིང་བགས་པ་སྐྱོ་ལྷང་མཁྲིགས་པ་སེ་ཕྱུང་ལས་ཆེ་བ་ཅམ་ལ་ཤིང་སྲན་གཞན་ལ་འཁྲིལ་ཞིང་རང་ཉིད་ཀྱང་སྐྱུད་པ་ལྟར་སྒྲིམས་པ་དང་། མདུད་པ་སོགས་བྱས་ནས་སྐྱེ་བ་ཡལ་ག་མཉེན་པས་ཛ་རྟུང་བྱེད་བྱེད་པས་ཀུན་ལ་གསལ་ལོ། །འོ་སེའི་ཤིང་ཆེ་ཆུང་དབྱིབས་སོགས་སེ་འབྲུའི་ཤིང་འདྲ་བར་ལོ་མ་ནར་མོ་ལྷུང་ལོ་འདྲ་བ་འབྲས་བུ་དམར་པོ་སེ་བའི་འབྲས་ཅམ་མངར་བ་གླུངས་ཤོད་གར་ཡང་སྐྱེ་བ་ཡོངས་གྲགས་ཤེས་སླ། ཁྱི་ཤིང་ས་སྡོད་སྨད་གར་ཡང་སྐྱེ་བའི་ཤིང་སྲན་ལོ་མ་ཞིབ་ལ་མེ་ཏོག་རྒྱ་ཁ་ཆུང་ལ་འབྲས་བུ་སྨིན་ནས་དམར་པོ་སྲུབ་འཐོས་ཅམ་བྱུར་ཏོག་འདྲ་བ་རྟོལ་ལ་ཁད་པ་ཡལ་ག་མཉེན་ངར་བས་འཇོང་པོས་ཁྲབ་ཀྱི་སྣ་ཐུར་བྱེད་པ་དེའོ། །ཛ་ཤིང་ནི་ཤིང་སྲན་པགས་པ་དཀར་པོ་བ་ལུ་འདྲ་བ་ཆེ་ཆུང་དང་། མེ་ཏོག་སེ་བ་འདྲ་ཞིང་འབྲས་སེར་མཁལ་ཞོ་བཞིན་པའི་ཤན་ཛ་ཤིང་ཕྱུང་ཆེ་ལ་ལོ་མ་མཐུག །གཞུང་ལ་དེ་ལས་ཆུང་ཅམ་དང་། ཆུག་རྩ་ལོ་མ་སྐྱོ་ནག་ཐྲ་ལ་ཤིང་ཕྱུང་བ་ལུ་ཅམ་ཡོད། དར་ཤིང་རོང་ཆེན་དུ་སྐྱེ་བའི་ཤིང་སྡོང་ཆེ་ལ་རྒྱུན་བ་སྐྱ་བོ་ཅན་སྡོང་པོ་ཁ་སེར་དཀར་ལ་ཁོག་རྒྱས་གསེར་ལྟར་སེར་བ་སོག་པོ་སོགས་ཀྱི་མེ་མདའ་དང་གྲིའི་ཤུབས་བྱེད་པ་ཤིང་གཞོག་བསྐོལ་ན་ཁུ་བ་ཛ་བཟང་ལྟར་འབབ་པའོ། །ལ་ཕུག་གཞོན་ནུ་མཆོག །དེ་མིན་ལ་ཕུག་དམན་པ། ལ་ཕུག་རྒན་པོའམ་ནར་སོན་ཐ་མ་སྐྱེ་ལོ་ལོན་པ་དང་། རཱ་ཕི་ཤར་ཟེན་པའང་ངོ་། །ལབ་སོན། ཚར་ཞུང་བྱང་བལྟར་སྐྱེས་པའི་དམར་པོ་(ལོ་དགུ་ལོན་བདུད་རྩི།)མཆོག །དེ་མིན་ཞུང་མ་དམན་པ། ཞུང་མ་རྒན་པོའམ་ནར་སོན་ཐ་མ་ནི་གོང་བཞིན། ཞུང་སོན་(ལོ་དགུ་ལོན་བདུད་རྩི།)ལའང་ཚར་ཞུང་སྐབས་བཞིན་དང་དེ་མིན་གྱིས་བཟང་ངན་དབྱེ་བ་ཡོད། འོ་ལུ། ཨུ་ཏྤ་ལ་སྔོ་སི་པན་རོའི་དབང་གིས་བཟང་ངན་གྱི་ཁྱད་པར་ཆེའོ། །འབྲས་ལྡང་པ་གྲོ་བཞིན་སྔོ་མ་འདམ་སྔོ་འདྲ་ཞིང་། ཁྲི་ནི་ལྡང་པ་ནས་དང་མཚུངས་པར་སྔོ་མ་འབྲས་དང་ཏ་ལམ་འདྲ། ཁྲི་རྒོད། ཁྲམ་རྒྱ་མོན་འབྲས་ལྗོངས་སོགས་སུ་སྐྱེ་བའི་ལྡང་པ་ནས་ལས་ཀྱང་འདབ་པ་སྔོ་མ་ཚོ་འབྲས་ཁྲི་དང་མཚུངས་པ་གྲ་ཅན་འབྲུ་དཀར་ནག་ཆུང་བ

འོད་འཚེར་བ་ཞིག་ཡོད། ཟུར་ལུགས་ཁྲམ་ནས་ཞག་དྲུག་ཙམ་སྨིན་པ་དེར་བཞེད། ཅོ་ཅོ་འབྲུ་ཁྲི་འདྲ་ཞིང་དེ་ལས་རྩིང་། ནས་དཀར། ནས་སྔོན། ནས་ནག །ནས་དཀྲུམ། སྨྱིག་མའི་ནས་འབྲས། ནས་རྒོད། སོ་བ། སྲེ་ད་ནས་གསེབ་ནས་འབྱུང་བ་དེ་སོགས་གྲ་མ་ཅན་གྱི་འབྲུའོ། །བོད་སྨན་གྱི་རིགས་སྨན་ཆེན་དཀར་པོ། སྨན་གཞན་དཀྲུམ་མ། སྨན་མ་རིལ་མོ། སྨན་ཆུང་། མོན་སྨན་ལེབ་མོ་དཀར་པོ། མོན་གྱི་སྨན་རིལ། མོན་སྨན་གྲེ་ཝུའམ་མ་ཤ །བལ་སྨན། རྒྱ་སྨན་དཀར་པོ། རྒྱ་སྨན་ནག་པོ། ཉིལ་དཀར་མེ་ཏོག་དཀར་པོ། ཉིལ་ནག་མེ་ཏོག་སྔོན་པོ། རྒྱལ་པོ་ཡུངས་ཀར་དཀར་སེར་རྩིང་བ་བཟང་། ཡུངས་ཀར་དཀྲུམ་མ་ལྷུང་སེར་ཆུང་བ་དན། ཡུངས་ནག །མ་བཏབ་ཡུངས་ནག །ཟར་མ་མཆོག །ཟར་མ་དམན་པ་མེ་ཏོག་མཐིང་ག་ཤེས་སླ། རྒྱ་བྲ། བྲཝུ། མ་བཏབ་བྲའོ་སོགས་གང་བུ་ཅན་གྱི་འབྲུ་རིགས་སོ། །ཨ་ཤོང་པ་ཏྲའམ་མ་རྨོས་པའི་ལོ་ཏོག །རྒྱལ་མཚན་བཀྲ་ཤིས་དགུ་བརྩེགས་རྣམས་སོ། །

བཅད་འཁོར་ཞེས་ཁྲུད་ཚོས་ཀྱི་ཚེ་མིང་དུ་གྲགས་པ་དེ་ལས་པོ་རིགས་རྣམ་པ་བཅུ་གཉིས་ནི། སྦྲུལ་དུག་བཅད་འཁོར་ཡུ་གུ་ཤིང་། ཝུག་པ་བཅད་འཁོར་སྟག་ཤ །བ་གླང་བཅད་འཁོར་རྒྱུ་དྲུས། འཕྱི་བ་བཅད་འཁོར་བྲག་ལྷམ། ཤ་བ་བཅད་འཁོར་ཡུ་མོ་མདེའུ་འབྲེན། ཅོ་ག་བཅད་འཁོར་འབུ་སུ་ཧང་། གོང་མོ་བཅད་འཁོར་གཉྫ་ཆུང་། ཐང་དཀར་བཅད་འཁོར་བྲག་སྤོས། སྤྲེའུ་བཅད་འཁོར་བོང་དཀར། ཉ་བཅད་འཁོར་ཚུ་ལོ། བྱ་རོག་བཅད་འཁོར་ཚུ་ཚན། སྦྲེལ་ཀན་བཅད་འཁོར་ལྷམ་བུ་ལྷུགས་གཙོད་(ཁ་ཅིག་འོམ་བུར་ཟེར།)རྣམས་སོ། །མོ་རིགས་བྱ་བཅད་འཁོར་གསང་བ་སྔན་གཅིག །(སྐྱེས་པ་དོང་བཏགས།)ཉི་མ་བཅད་འཁོར་ཁྲུར་མང་། ཕག་ཟེ་བཅད་འཁོར་(རྩྭ་)ཨ་ཤ། ནག་པོ་བཅད་འཁོར་དོམ་མཁྲིས་བཅས་བཞིའོ། །བཅད་འཁོར་ཉེ་ཤུར་འདྲེན་པ་ནི། ཕག་ལྷང་བཅད་འཁོར་ཡུ་གུ་ཤིང་། ཝུག་པ་བཅད་འཁོར་སྟག་ཤ་ལ། གླ་བ་བཅད་འཁོར་རྒྱུ་དྲུས་ལ། འཕྱི་བ་བཅད་འཁོར་བྲག་ལྷམ་ལ། སྤྲེའུ་བཅད་འཁོར་བོང་དཀར་ལ། སྦྲུལ་ནག་བཅད་འཁོར་སྲད་སེར་ལ། (སྲད་མ་སེར་ཆེན་རི་ལས་སྐྱེ་བ།) ཐང་དཀར་བཅད་འཁོར་ཡུ་མོ་ཟེ། (སྔོན་མོ་དུལ་དུལ།)ཤ

བ་བཅད་འབྱོར་སློལ་གོང་པ། ཅོ་ག་བཅད་འབྱོར་འབུ་སུ་ཧྲང་། གོང་མོ་བཅད་འབྱོར་གཏྲ་ཚུང་། གོ་མོ་བཅད་འབྱོར་(ཀོན་པ་)གབ་སྐྱེས་པ། ཉ་མོ་བཅད་འབྱོར་ཚུ་ལོ་པ། བྱ་རོག་བཅད་འབྱོར་ཚུ་ཚན་པ། མི་ཧྲོད་བཅད་འབྱོར་ལུགས་གཙོད་པ། བྱ་ཕང་བཅད་འབྱོར་མ་ཏང་པ། (མ་ཏང་འཆིང་བུ་ཟེར་ཐོར་རྟེ་ལ་འགྲོ།)སྤྱང་ཐོང་བཅད་འབྱོར་རྟ་ཨ་ཕྲ། ངང་པ་བཅད་འབྱོར་ཁུར་མང་པ། དོམ་ནག་བཅད་འབྱོར་ལྷུམ་ནག་པ། སྟག་མོ་བཅད་འབྱོར་གུར་ཏིག་པ། ཐང་སྨུག་བཅད་འབྱོར་གཟིག་མཇུག་པ། བཅད་འབྱོར་ཉི་ཤུ་ཚོགས་པ་ན། །རྨུས་མ་ཐག་ཏུ་སྨན་བཏབ་པས། །དེ་མ་ཐག་ཏུ་འཚོ་བས་ན། །ལྷ་མིན་དམག་ལ་ཉམ་མི་ང་། །ཞེས་སོ། །བཅད་འབྱོར་གསུམ་ནི། ཡུ་གུ་ཤིང་། སྟག་ཤ་ནག་པོ། རྒུ་དྲུས་སོ། །རྒྱུད་འགྲེལ་ཆེན་མོར་ཡུ་གུ་ཤིང་དང་བོང་དཀར་ལ་སྦྲུལ་བཅད་འབྱོར་ཉིས་ཐོས་དང་། བྲག་སྤོས་ལ་སྤྲེའུ་བཅད་འབྱོར་ཞེས་འཁོད་པ་ནི་ཡིག་སྐྱོན་འདྲ་ཞིང་། ཐང་དཀར་བྲག་སྤོས་དང་། ཡུ་མོ་ཟ། སྤྲེའུ་བོང་དཀར་ལ་བྱེད་པ་ཤེལ་ཕྲེང་ནས་ཀྱང་བཤད་ཡོད་དོ། །

༄སྤོའི་བུ་མོ་སྤུན་བདུན་གྱི་རྟོགས་བརྗོད་དྲང་སྲོང་ཆེན་པོ་རྒྱུན་ཤེས་ཀྱི་བྱུས་དྲིས་པའི་ལན་ནི། སྔོན་ཆེ་འཕགས་པ་འཇིག་རྟེན་དབང་ཕྱུག་དེས་སེམས་ཅན་ཀུན་ལ་སྙིང་རྗེ་ཚད་མེད་པར་འཁྲུངས་པའི་དུས་ཀྱི་སྤྱན་ཆབ་མང་པོ་སར་ལྷུང་བར་འགྲོ་དོན་སྒྲུབ་པའི་སྨོན་ལམ་བཏབ་པའི་བྱིན་རླབས་ཀྱི་མཐུ་ལ་བརྟེན་ནས་འགྲོ་བའི་གསོས་སུ་གྱུར་པའི་བདུད་རྩི་བསམ་གྱིས་མི་ཁྱབ་པ་ཡོད་ཀྱང་གཙོ་བོའི་ནུས་མཐུ་དང་ལྡན་པ་ནི། འཆི་བ་མངོན་སུམ་དུ་བསླུ་བ་རྒྱུ་ཞེ་སྡང་གིས་བསྐྱེད་པའི་ཚ་བའི་ནད་རིགས་མཐའ་དག་འཇོམས་པ་ལ་འགྲན་ཟླ་བྲལ་བ། ཡབ་ཟླ་ཤེལ་ཚ་ཟེར་ནོར་བུ་དང་། ཡུམ་བདུད་རྩི་བསིལ་བའི་ཆུ་རྒྱུན་གཉིས་ལ། གནས་གངས་དཀར་ལྷའི་མགུལ་འདབས། གཡའ་སྨན་ལྗོངས་འཛིན་པའི་ཕོ་བྲང་དུ་སྟོན་ར་སྤྲེའུའི་ཟླ་བ་ལ། སྲས་མོ་བདུན་འཁྲུངས་པ། སྟོང་ཟིལ་གཡའ་ཀྱི་གང་ཚུང་ཧོང་ལེན་དང་། །སུམ་ཏིག་བོང་དཀར་སྤང་རྩེ་དོ་བོ་སྟེ། །འདི་ལ་སྤོ་ཡི་བུ་མོ་སྤུན་བདུན་ཟེར། །རིགས་བདུན་སྤུན་གྲངས་ཡོན་ཏན་བསམ་མི་ཁྱབ། །དེ་ཡང་དུས་རེ་ཞིག་ན། གཞལ་མེད་ཁང་དེར་བུ་མོ་སྤུན་བདུན་ཡབ་ཡུམ་དང་བཅས་པ་བདུད་རྩིའི་བཟའ་བཏུང་འདོད་ཡོན་ཕུན་སུམ་

ཚོགས་པ་ལ་ལོངས་སྤྱོད་བཞིན་པར་བདེ་སྐྱིད་འཕེལ་དུ་གནས་པའི་སྐབས། མངོན་པར་མཁྱེན་པའི་ཐང་སྟོང་རྒྱུན་ཤེས་ཀྱི་བུ་ཞེས་བྱ་བ་དེ་རྫུ་འཕྲུལ་འོད་ཀྱིས་ནམ་མཁར་བྱོན་ཏེ་གསུངས་པ། ཁྱེད་རྣམས་བདེ་སྐྱིད་ཕུན་སུམ་ཚོགས་པས་སྨོས་ནའང་། སྨོང་འགྱུར་སྡུག་བསྔལ་གྱི་རྒྱུ་ལས་གཞན་ཕན་བསྒྲུབ་པའི་ནུས་པ་མེད་ན་དགོས་པ་ཆུང་། ཡོད་ན་རང་རང་གི་ནུས་པ་འདི་ཡོད་ཅེས་གླུར་ལོངས་ཤིག་གསུངས་པའི་ཚེ། སྟོང་ཐེལ་ན་རེ། གངས་ཞོལ་ཆུ་བསིལ་གྱིས་བསྐྱུན་སྟོང་ཐེལ་ང་། །རིགས་བདུན་གཡུ་འདབ་མཛེས་པའི་ཡན་ཚར་ལ། །རིན་ཆེན་སྣ་ལྔའི་མེ་ཏོག་ཚོམ་བུས་མཛེས། །བསིལ་ནུས་ཚད་རིམས་སེལ་བའི་གཙོ་མོ་ལགས། །ཞེས་སོ། །གཡའ་ཀྱི་མ་ན་རེ། གཡའ་གངས་ལྷ་ལྗོངས་འཛིན་པའི་ཟླ་བསིལ་ང་། །ལོ་འདབ་གསེར་གྱི་པ་ཏྲ་འཕྱིལ་བ་ལ། །མེ་ཏོག་རིན་ཆེན་སྣ་ལྔའི་རྒྱན་གྱིས་མཛེས། །ཁ་བསིལ་མཁྲིས་ཚད་ཞི་སྦྱོང་གཙོ་མོ་ལགས། །ཞེས་སོ། །གང་ཆུང་ན་རེ། གངས་ཅན་གཡའ་ཤག་འཛིན་པའི་གཉྫ་ཆུང་། །ཟུར་བཞི་མཆོད་རྟེན་བརྩེགས་པའི་རྩེ་མོ་ལ། །རབ་མཛེས་ཨུཏྤལ་དགོད་པའི་རྒྱན་པོས་བརྒྱན། །དུག་ཚད་འབྲུ་བ་འཇོམས་པའི་གཙོ་མོ་ལགས། །ཞེས་སོ། །ཧོང་ལེན་ན་རེ། གཡའ་སྤང་རྫ་མཐོ་འགྲིམས་པའི་གཡའ་རྡུག་པ། །ཟངས་ལུས་ལོ་འདབ་གཡུ་ཡི་རལ་གྲི་ལ། །མཆོང་གི་མེ་ཏོག་ལྐ་བྱའི་སྤྱེར་མོ་ཅན། །(ཤེལ་ཕྲེང་ནས། རྐང་པ་ལྐ་བྱའི་བདུད་རྩིས་རྨ་ཚད་སེལ། །གསུངས།)ཆུ་འབྲུང་ཁྲག་འཁྲུགས་སེལ་བའི་གཙོ་མོ་ལགས། །ཞེས་སོ། །སུམ་ཏིག་ན་རེ། བསིལ་གནས་བྲག་ལྗོངས་འཛིན་པའི་སུམ་ཙུ་ཏིག །པད་གདན་ཟངས་གོས་གསེར་གྱི་ཕྲེང་བས་བརྒྱན། །རིགས་ལྔའི་(གསེར་དངུལ་ཟངས་ལྕགས་གྱུར་ཏིག་བཅས་སོ། །)ནུ་བོར་བཅས་(ཚིག་རྐང་ཕྱེད་ཕྱི་མ་ཙུང་མཐུན་མིན་ཡང་ནུ་བོ་ལྔ་དང་བཅས་ཞེས་པར་བསམ་ན་ཤེལ་ཕྲེང་འཐད་སྙམ།)པའི་བདུད་རྩི་དང་། །མཁྲིས་ཚད་རྩད་ནས་གཅོད་པའི་གཙོ་མོ་ལགས། །ཞེས་སོ། །བོང་དཀར་ན་རེ། གངས་འདབས་བསིལ་ལྗོངས་འཛིན་པའི་བོང་དཀར་ང་། །དུང་རྩ་སྣང་ཆེན་གཞོན་ནུའི་ཆེ་བ་ལ། །གཡུ་ལོ་མེ་ཏོག་ནོར་བུ་བི་ཧྲུ་ཏྲ། །དུག་དང་མཁྲིས་ཚད་སེལ་བའི་གཙོ་མོ་ལགས། །ཞེས་སོ། །སྤྲང་རྩི་དོ་བོ་ན་རེ། རི་མཐོ་སྤང་ལྗོངས་འཛིན་པའི་དོ་བོ་ང་། །མཆོང་བཀྲག་གཡུ

གོས་དུང་གི་ཁ་དང་པ་ཅན། །རིམས་དུག་ཚ་བ་གསར་རྙིང་དྲེག་གྲུམ་དང་། །ཁྲག་འཁྲུགས་རྒྱུ་གཟེར་འཇོམས་པའི་གཙོ་མོ་ལགས། །ཞེས་སོ། །ལྷར་མགྲིན་གཅིག་ཏུ་བསྡེབས་ནས་བདུན་ཁའི་ཞུས་པ་དྲིལ་ཏེ་གླུ་དབྱངས་བླངས་པ། ཀྱེ་མ་སྡིགས་མའི་སེམས་ཅན་ནད་གདོན་མང་། །ཚ་བའི་ནད་དང་སྣ་མང་འཁྲུ་བོ་ཆེ། །ཞུས་ཅན་རིན་ཆེན་དབུལ་ཕོངས་སྤྱོད་ཡུལ་མིན། །ཀུན་ཏུ་རྙེད་སླ་ཕན་ཆེ་སྨན་བདུན་ལགས། །ཞེས་གསུངས་སོ། །ཡང་དྲང་སྲོང་ཆེན་པོས་ཁྱེད་རྣམས་རེ་རེ་བཞིན་དུ་ཞུས་པ་དེ་ལྟ་བུ་ཡོད་ན། སྦྱོར་སྡེ་ཁ་བསྒྱུར་རྒྱས་པར་སྦྱར་ན་སྔར་ལས་ལྷག་པའི་ཞུས་པ་ཡོད་དམ་སྨྲོས་ཤིག་གསུངས་པས། ཤིང་བདུན་ན་རེ། ཀྲུང་པར་གཏོང་དང་བདུན་ཁ་ཚོགས་པ་དང་། །གཉིས་གསུམ་གཏོང་སོགས་ནད་ཀྱི་སྟོབས་དང་སྦྱར། །ནད་སྟོབས་ཆེ་ན་ཐམས་ཅད་འཇོམ་པ་ལེགས། །འབྲིང་དང་ཆུང་ལ་རིག་པའི་མདའ་ཡིས་ཤེས། །བྲིས་པ་རྒན་པོ་མེ་དྲོད་ཞན་པ་ལ། །ཐམས་ཅད་ཁཊྚ་བྲུས་བཏང་སེ་འབྲུ་དང་། །པི་ལིང་གསེར་མདོག་ཞད་ཅམ་ཁ་ཚར་འདེབས། །དར་མ་མེ་དྲོད་ཆེ་ལ་ཕྱེ་མ་ཤེས། །ཟུངས་ཞན་ཁ་རླུང་ཅན་ལ་སྨན་མར་བྱ། །མ་སྨིན་རྒྱས་སྟོངས་གབ་རྙིངས་རྙོགས་པ་དང་། །འཁྲུགས་རིམས་དུག་ཚད་གསར་རྙིང་གང་ལ་ཡང་། །ཟིལ་ཆེན་(འདི་སྐབས་སེ་ཏྲེ་ཟིལ་པ། སྟོང་རི་ཟིལ་པ། གནམ་ལྕགས་ཟིལ་པ། གཡུ་འབྲུག་ཟིལ་པ། སྦོ་སྤྲིན་ཟིལ་པ། སྐྲ་བཟང་ཟིལ་པ། རྩེ་དམར་ཟིལ་པ་བཅས།)སྨན་བདུན་ཞུ་བོ་(གཡའ་ཀྱི། བོང་དཀར། སྤང་རྩི། སུམ་ཏིག །རྟོང་ལེན། གང་ཆུང་རྣམས།)དྲུག་བྱས་པའི། །སྨན་གྱིས་མི་སེལ་ནད་རིགས་གང་ཡང་མེད། །གངས་ཆུས་བཀྲུངས་པའི་དྭངས་མས་ཆང་ཞིམ་བསིང་། །སྐོམ་དུས་བསྟེན་ན་ཚ་བ་ཆང་འཕྲུང་ཡིན། །དོན་སྣོད་སྟོད་སྨད་ཕྱི་ནང་གང་ན་བའི། །ཁ་འཛིན་གཉེན་པོ་བསྡེབས་ན་གྲོགས་ཀྱི་མཆོག །རླུང་མཁྲིས་བད་ཀན་ཁྲག་དང་ཆུ་སེར་སྲིན། །ཚ་དང་གཉན་ཚོད་གླང་ཐབས་ལ་སོགས་པ། །ནད་གཞི་གང་ཤས་ཆེ་བའི་ཁ་བསྒྱུར་དང་། །སྨན་རྟའི་བྱེ་བྲག་འདུ་བའི་རིགས་དང་བསྟུན། །ག་བུར་ཟིལ་གནོན་བསིལ་ནུས་མཐར་ཕྱིན་མཆོག །ནད་པའི་སྲོག་སྐྱོབ་སྦོ་ཡི་བུ་མོ་བདུན། །རྒྱལ་ཁམས་ཀུན་ཏུ་སྐྱེ་བ་མི་ཤེས་པར། །གཅེས་ཕྲུག་ཚ་བས་གསོད་པ་སྙིང་རེ་རྗེ། །ཞེས་དྲང་སྲོང་ཆེན་པོ་ལ་ཞུས་པས། ཤིན་ཏུ

དགྱེས་པར་གྱུར། སླར་ཡང་དྲང་སྲོང་ཆེན་པོས་ཚ་བའི་ནད་ལ་བསྔོངས་ཟླའི་དབང་གིས་ཤིན་ཏུ་མང་བར་འདུག་པས། དེའི་ཁ་བསྒྱུར་གང་དགོས་རྣམས་སྙིགས་འགྲོ་བློ་རྨོངས་པ་དག་མདོར་བསྟན་གྱིས་མི་གོ་བས་བྱེ་བྲག་དང་བཅས་གསལ་པོར་སྨྲོས་ཤིག །ཅེས་གསུངས་པས། སོ་སོའི་སྨ་ཁྲིད་ཁ་བསྒྱུར་དང་བཅས་པ་ཞིབ་ཅིང་རྒྱས་པ་མཐིང་ཤུན་ལ་གསེར་གྱིས་བྲིས་ནས་ཕུལ་ཏོ། །

༈སྟོང་ཐིལ་སྨན་བདུན་བོད་དུ་ལུང་བསྟན་ཚུལ་དང་མཚན་དོན་ནི། གངས་ལྗོངས་མུན་པ་མུན་ནག་གི་གླིང་དུ་སངས་རྒྱས་ཀྱི་བསྟན་པ་ཉིན་མོའི་སྣང་བ་ལྟར་གསལ་བར་མཛད་དེ་ཕན་བདེའི་སྒོ་མོ་བརྒྱ་ཕྲག་ཏུ་འབྱེད་པའི་དེད་དཔོན་ཆོས་ཀྱི་རྒྱལ་པོ་ཁྲི་སྲོང་ལྡེའུ་བཙན་གྱིས་ཕྱོགས་མཐའི་སྨན་པ་རྣམས་གདན་དྲངས་དབུའི་མཆོད་གནས་སུ་བཀུར་ཏེ་ཚེའི་རིག་གི་གཞུང་གདམས་མང་པོ་བསྒྱུར། ཉིན་ཅིག་ཆོས་རྒྱལ་ཆེན་པོས་སྨན་པ་རྣམས་ལ་བསྙེན་བཀུར་རྒྱ་ཆེར་ཕུལ་ཏེ་ཞུས་པ། ཁྱེད་རྣམས་ནི་སྤྲུལ་པའི་སྐྱེ་མཆོག་ལགས། སྙིགས་མའི་སེམས་ཅན་བསོད་ནམས་དམན། ནད་མང་། ལོངས་སྤྱོད་དབུལ། ཚེ་ལ་དུས་མིན་གྱི་བར་གཅོད་མང་། ཁྱད་པར་ནད་མང་དར་བའི་དུས་སུ་ནད་དང་དེའི་གཉེན་པོ་ཐམས་ཅད་བསྡུ་ན་གང་དུ་འདུས། ནད་ཐམས་ཅད་བསྡུ་ན་གང་དུ་འདུས། གཉེན་པོ་ཐམས་ཅད་བསྡུ་ན་གང་དུ་འདུས། ཚིགས་ཆུང་། དོན་ཆེ། སྙེད་སླ། ཕན་ཆེ། གྲངས་ཉུང་། ནུས་པ་ཆེ་བའི་གདམས་པ་ཟབ་མོ་ཀུན་གྱི་ཐུན་མོང་མ་ཡིན་པ་ཞིག་ཞུ་དགོས་ཞེས་བཀའ་བསྩལ་པས། སྨན་པ་རྣམས་བཀའ་བགྲོས་ཏེ། ནད་གཞི་བསྡུ་ཚུལ་ཤེས་ཀྱང་སྨན་དུ་མ་མ་འཚོགས་ན། སྙེད་སླ་ཕན་ཆེ། སྨན་གཅིག་གིས་ནད་མང་པོ་འཇོམས་པ་མ་བྱུང་ནས། ཐམས་ཅད་མགྲིན་གཅིག་ཏུ་འཚོགས་ཏེ་ཞུས་པ། བདག་ཅག་རྣམས་ལ་ནི་བཞེད་དོན་དེ་མ་མཆིས་ལགས་ཏེ། ཨོ་རྒྱན་ཆེན་པོ་འདི་ལྟ་བུ་བཞུགས་པ་ལ། ཞུས་ཤིག་ཅེས་ལུང་བསྟན། དེར་ཆོས་རྒྱལ་ཉིད་ཀྱིས་ཨོ་རྒྱན་ལ་འབུལ་བ་དང་ཞབས་ཏོག་རྒྱ་ཆེར་བྱས། ཕྱག་ལ་ཐོད་བུད་བུད་བཅལ་ནས་ཞུས་པ། ཨོ་རྒྱན་ཆེན་པོ་དགྱེས་པའི་ཚུལ་གྱིས། ཆོས་རྒྱལ་ཆེན་པོས་འགྲོ་བའི་དོན་དུ་ཞུས་པ་ལེགས། དལ་འབྱོར་གྱི་མི་ལུས་རིན་པོ་ཆེ་ལ། འབྱུང་བའི་ནད་གཞི་ཐམས་ཅད་ཚ་གྲང་གཉིས་སུ་

མ་འདུས་པ་མེད་ལ། དེའི་གཉེན་པོའི་སྨན་ཐམས་ཅད་ཀྱང་བསིལ་དྲོད་གཉིས་སུ་མ་འདུས་པ་མེད། དེའང་བསིལ་སྨན་ཐམས་ཅད་ཀྱི་བཅུད་ནི། བདུད་རྩི་སྔོང་རི་ཟིལ་པ་ཅན་ཞེས་བྱ་བ་སྨྱུན་བདུན་དུ་འདུས། དེ་ད་ལྟ་མངའ་བདག་རྗེ་འབངས་དང་། མ་འོངས་འགྲོ་བའི་དོན་དུ་བདག་གིས་ལེགས་པར་བསྟན་གྱི་གསུངས་ནས། རིང་པོར་མ་ཐོགས་པ་སྟོན་འབྱིང་བྱ་ཟླ་བའི་ཚེས་བཅོ་ལྔ་ལ་མཁའ་འགྲོ་འདུ་བའི་གནས་ཆེན་མཆིམས་ཕུ་སྙེ་ཝུ་གོང་གི་རིའི་རྩེར་གཤེགས་གསུངས་སོ། །དེར་ཡོན་མཆོད་རྣམས་ཀྱིས་བྱོན་པའི་ཚེ། འཇའ་འོད་མེ་ཏོག་གི་ཆར་ལ་སོགས་པ་ངོ་མཚར་བའི་ལྟས་མང་པོ་བྱུང་། དེའི་གཡའ་གངས་མཚམས་སུ་འཇའ་འོད་སྣ་ལྔ་ཁྲ་ཁྱིལ་ཁྱིལ་བ་འདུག །དེར་ཡོན་མཆོད་རྣམས་ཆིབས་བཞོལ་ནས་ཞབས་ཐང་དུ་བྱོན་པས་ས་ཁོད་མཐོ་བ་ཞིག་ཏུ་བཞེངས་པ་ན། ཨོ་རྒྱན་ཆེན་པོས་པཎ་ཞྭ་གསོལ་ནས། སྦོ་ཕུང་ཞིག་ལ་ཕྱག་འཚལ་བཞིན་འདུག །དེའི་དུས་ཆོས་རྒྱལ་ཆེན་པོས་སྦོ་འདི་ཅི་ཡིན་ཞུས་པས། འདི་ནི་སྔར་ཞུས་པའི་བདུད་རྩི་འཆི་གསོས་སྔོང་རི་ཟིལ་པ་ཅན་བྱ་བ་ཡིན། སྔོང་རི་ནི་སྨན་འདི་ཐུན་རེ་ལ་གསེར་གྱི་སྔོང་རྩེ་སྔོང་སྔོང་རེ། ཟིལ་པ་ནི་འདིའི་ལོ་མ་ལ་དུས་རྒྱུན་དུ་ཟིལ་པས་ཁྱབ་པའོ། །འདི་ནི་འཕགས་པ་འཇིག་རྟེན་དབང་ཕྱུག་གི་སྤྱན་ཆབ་ལས་འཁྲུངས་པ་སྐྱེ་འགྲོ་བའི་ནད་གསོས་དམ་པའོ། །ཞེས་གསུངས་པས་ཤེས། ཟིལ་པ་སྨྱུན་བདུན་ལ་སྦྱོར་སྦྱེ་ཁ་བསྒྱུར་བསམ་གྱིས་མི་ཁྱབ་པ་ཡོད། སྨྱུན་བདུན་ནི། སྔོང་རི་ཟིལ་པ། སེནྡྷ་ཟིལ་པ། རྩེ་མར་ཟིལ་པ། སྣ་བཟང་ཟིལ་པ། གནམ་ལྕགས་ཟིལ་པ། གཡུ་འབྲུག་ཟིལ་པ། སྦོ་སྦྲིན་ཟིལ་པ་བཅས་དང་། ཡང་སྔོང་རི་ཟིལ་པར་གྲོད་གཡུང་གཉིས་བྱེ་བོའི་གྲོད་པ་ག་བུར་ཟིལ་གནོན། གཡུང་བ་སྔོང་རི་ཟིལ་པ་སྐྱེ་གཙོ་མོ་གཉིས་དང་། རིན་ཆེན་སྣ་ལྔའི་མེ་ཏོག་མཛེས་ཞེས་གསུངས་པའི་དཀར་སེར་རྫ་དང་གངས་ལས་སྐྱེས་པའི་སེང་གེ་ཟིལ་པ། སེར་པོ་སྤྲིན་དང་གསེབ་ལས་སྐྱེས་པའི་རྒྱ་སྟག་ཟིལ་པ། སྔོན་པོ་གླུང་ཤོད་དུ་སྐྱེས་པའི་གཡུ་འབྲུག་ཟིལ་པ། སྦོ་ནག་ནགས་རོང་དུ་སྐྱེས་པའི་དོམ་ནག་ཟིལ་པ་བཅས་འདྲེན་པའི་ལུགས་གཉིས་ཡོད་ཀྱང་དོན་སྨྱུན་གྲས་ཤ་སྟག་ལས་སྐབས་འདིར་སྦོ་མ་འཐད་པར་སེམས་སོ། །དེ་ལྟར་སྨན་སྦོ་རྣམས་རྫོགས་མཐར་གོང་གསལ་རི་ཤོ་ཆེ་ལེགས་ཤིག་བསྒྲིག་ཡོད་པ་དེ་ལ་

སྐད་སྐྱན་མཐོན་པོས་འདི་ལྟར་བརྗོད་དགོས། རི་ཤོ་ཀྲོ་ཧྲ། དགེ་འདུན་སྐྱེས། དཀར་པོ་ཡར་འདྲེན་ཡིན་ནོ། །ལྷ་རྒྱལ་ལོ། །འདིར་རྒྱ་མོན་སོགས་ཡུལ་གཞན་དུ་ཡོད་པའི་སྨན་འགའ་ཞིག་ཀྱང་བརྗོད་པ་བཞིན་ཕྱོགས་འདིར་བཏབ་ན་སྐྱེ་བའི་རིགས་དང་། སོན་པ་སོགས་སྨན་རྫས་བསྒྲིག་སྲོལ་ཡོད་པས། འདིར་གསལ་ཁ་མེད་རིགས་འཕྲང་དཔེ་རྒྱ་ཆེར་བལྟ་རྟོག་གིས་དོན་དུ་དོས་འཛིན་སྐབས་མ་འཁྲུལ་བ་ཞིག་ངེས་པར་དགོས་པ་གལ་ཆེ་བ་ལགས་སོ། །

༄༅། །སྨན་བཏུ་བའི་ཚུལ་སོགས་ཤིན་ཏུ་གཅེས་པའི་ཡན་ལག་བདུན་བཞུགས་སོ། །

དེ་ཡང་ཡན་ལག་བདུན་ལྡན་ནི། སྤྲུལ་པའི་ཞུ་ཆེན་ཡིད་ལས་སྐྱེས་ཀྱིས་སྟོན་པ་རིག་པའི་ཡེ་ཤེས་ལ་ཇི་ལྟར་གསོལ་བ་བཞིན། ཀྱེ་མ་ཞེས་དབུལ་པོའི་ནད་པ་རྣམས་ལ་བརྩེ་བ་ལྷག་པར་དགོངས་པའི་ཚིག་གདངས་དང་བཅས་ཏེ་ལེགས་སོ་དྲང་སྲོང་ཡིད་ལས་སྐྱེས་ཁྱེད་ཀྱིས་ཞུས་པའི་གཏམ་ལ་དེ་ག་ཤིན་ཏུ་བདེན་ནོ་ཞེས་ལེགས་པར་གསུངས་པ་ལྟར། སྙིགས་མ་ལྔ་བདོ་བའི་དུས་སུ་སླེབས་པའི་ཚེ། ས་ལ་སྐྱེས་ཚད་དང་། མིག་གིས་མཐོང་ཚད་སྨན་དུ་མ་འཕོལ་ན། ནུས་ལྡན་གྱི་རྩེ་སྨན་རིན་པོ་ཆེ་སོགས་མཐའ་འཁོབ་བོད་ཡུལ་སོགས་སུ་བཙལ་བས་ག་ལ་རྙེད། དཔེར་ན་ལྷ་དང་ཀླུའི་ནོར་བུ་དགོས་འདོད་ཐམས་ཅད་འབྱུང་བ་སོགས་ཡོན་ཏན་དུ་མ་དང་ལྡན་ཀྱང་། ལག་ཏུ་མི་ལོན་པ་དང་འདྲ་ཞིང་རྙེད་པར་དཀའ་ལ། གལ་ཏེ་རྙེད་དུ་ཟིན་ཀྱང་དབུལ་པོའི་ནད་པས་གླུ་རིན་ལྟ་བུས་ཅི་ལ་ཐེག་སྙེ་མི་ཐེག །གསོ་བ་པོ་ཡང་ཚོང་ཟོང་མེད་པའི་མི་ཚོང་འདུས་ཡས་མས་སུ་འཁྱམས་པ་དང་འདྲ་བར་དོན་མེད། རྒྱུ་མཚན་དེ་ལྟ་བས་ན་མཐའ་འཁོབ་ཀྱི་དབུལ་པོར་གྱུར་པའི་ནད་པ་རྣམས་ཀྱི་

ཕྱིར་དུ་སྐྱེས་ཚད་དང་མཐོང་ཚད་བདུད་རྩི་སྨན་དུ་སངས་རྒྱས་ཐུགས་རྗེ་ཅན་གྱིས་བྱིན་གྱིས་བརླབས་པའི་ནང་ཚན། ཞུས་པ་བསིལ་བའི་སྒྲོ་ནས་དཔེར་མཚོན་ན། རྩི་སྨན་ག་བུར་ཉིད་ཀྱང་ཟིལ་གྱིས་གནོན་པར་ནུས་པའི་སྦྱོ་ཡང་ཡོད་པ་དེ་དག་ལ་སོགས་པ་རྟེད་སླ། པན་ཆེ་བའི་ལྷུམ་ཤིང་སྨན་སོགས་དེ་ལ་ཤིན་ཏུ་གཅེས་པའི་ཡན་ལག་བདུན་དང་ལྡན་དགོས་ཏེ། རྒྱུད་ལས། སྐྱེ་སར་སྐྱེས་དང་དུས་སུ་བཏུ་བ་དང་། །སྐམ་གསེད་ལེགས་དང་སོ་མ་རྙིངས་པ་དང་། །དུག་འདོན་འཇམ་བཙལ་འཕྲོད་པར་སྦྱར་བའོ། །ཞེས་རྣམ་པ་བདུན་དུ་གསུངས་པའི་དང་པོ་ནི། དེ་ཉིད་ལས། གངས་ཅན་འབིགས་བྱེད་བསིལ་དྲོད་རང་གནས་སྐྱེས། །ཉི་ཟླའི་སྟོབས་ལྡན་སྐྱེ་སར་སྐྱེ་ཞེས་བྱ། །ཞེས་གསུངས་པའི་དོན་ནི་ཚ་གྲང་གི་སྐྱེ་ཚུལ་ཏེ། རི་བོ་གངས་ཅན་དང་། འབིགས་བྱེད་གཉིས་ཀྱི་རང་བཞིན་གྱི་རིའི་ཁྱད་པར་ནི་ས་གཞི་འདི་ཕལ་ཆེར་ཁྱབ་པ་ཡིན་ལ། དེ་གཉིས་ཀྱི་ནང་ནས་དང་པོ་རི་ཁ་བ་ཅན་ལས་སྐྱེས་པའི་སྨན་རྣམས་ནི་རང་བཞིན་བསིལ་ཞིང་ཚ་བའི་ནད་ལ་ཕན་པ་ཡིན་ཏེ། དེ་ནི་ཞི་ཞིང་གྲང་བའི་རང་བཞིན་ཡིན་པའི་ཕྱིར་རོ། །འབིགས་བྱེད་ཀྱི་རིའི་རང་བཞིན་ནི་དྲོ་བ་ཡིན་པའི་ཕྱིར་དེ་ལ་སྐྱེས་པའི་སྨན་ནི་མེའི་རང་བཞིན་ཅན་ཡིན་པས་ཚ་གྲང་གི་ཁྱད་པར་དེ་ལས། གངས་ཅན་སྲིབས་ཀྱི་རི་ལ་བསིལ་སྨན་དང་། འབིགས་བྱེད་གདགས་ཀྱི་རི་ལ་དྲོད་སྨན་སྐྱེས་པ་དེ་ནི་བསིལ་དྲོད་རང་རང་གི་གནས་སུ་སྐྱེས་པའི་ཕྱིར་གདགས་སྲིབས་གོ་མ་ལོག་པས་བཟང་། དེ་ཡང་ཉི་ཟླའི་འོད་ཐོག་པ་དེ་ཚ་བསིལ་གྱི་ནུས་པ་སྟོབས་དང་ལྡན་པ་ཡིན་ཏེ། དེ་འདྲ་བར་སྐྱེས་པ་ནི་སྐྱེ་སར་སྐྱེས་པ་ཞེས་བྱ་སྟེ་ཡོན་ཏན་མཆོག་ཏུ་གྱུར་པ་ཡིན་ནོ། །བདུད་རྩི་བུམ་པ་ལས། རི་རྣམས་ཀྱིས་ནི་དབྱེ་བ་ལས། །ས་ཕྱོགས་སྐམ་ཞིང་ས་གཞི་བཟང་། །དུར་ཁྲོད་ཤིང་ཆེན་ལྷ་གནས་དང་། །གཡང་ས་ཕྱོགས་མཁར་ཅན་མ་གཏོགས། །འཇམ་ཞིང་ཆུ་ནི་གཡས་ནས་འབབ། །འཇག་མ་དུར་ཁྲ་དང་ལྡན་པ། །ཐོང་ལྕུགས་ཀྱིས་ནི་མ་བསྣད་པ། །ལྗོན་ཤིང་གྲིབ་མས་མ་ཐོག་པ། །ཁ་དོག་བཙུད་ལ་སོགས་པར་ལྡན། །སྨན་སྐྱེས་པ་ནི་བསྔགས་པ་ཡིན། །འབུས་མ་ཐོས་ཤིང་མེས་མ་ཚིག །འབྱུང་བ་སོགས་ཀྱི་གནོད་མ་གྱུར། །ཉི་གྲིབ་ཆུ་ལ་སོགས་མ་ཉེན། །ཇི་བཞིན་དུས་སུ་བརྟན་གྱུར་པ། །རྩ་བ་ཆེ་ཞིང

གཏིང་དུ་ཟུག །བྱང་གི་ཕྱོགས་སུ་བརྟེན་པ་བཟང་། །ཞེས་གསུངས་པས། ས་ཕྱོགས་སྐམ་སར་གྱུར་ཅིང་(དམིགས་བསལ་མ་གཏོགས།)རླན་ཤས་ཆུང་བ་ལས། ཧ་ཅང་མ་སྐྱོག་པ་དང་། རགས་པ་ས་གཞི་མཉམ་ཞིང་མཐོ་དམའ་ཆེར་མེད། ས་གཞི་བཟང་བ་གཙང་ཞིང་དག་པས་སྤྲང་རྩྭ་བྲུངས་མ་ལས་ལྡུམ་སྟ་མང་མི་སྐྱེ་བ་དུར་ཁྲོད་སོགས་ཀོ་སླ། གཡང་ས་གད་པ། མཁར་ཅན་ས་མཁྲིགས། གྲུང་སྐམ་པོ་འདྲ་བ་རྣམས་ནས་མི་བཏུ། ཁ་དོག་སྨུམ་ཞིང་མདངས་ལྡན་ཟེར་ན་རོ་བཙུད་གྲོ་བ་ཆེ་བ་དང་། འབྱུང་བས་མ་གནོད་པ་ནི་སྐམ་ཚིག་ཆག་གྲུགས་སད་སེར་རླན་ཆེ་བ་མ་ཡིན་པའོ། །དེ་བཞིན་དུས་སུ་བརྟན་པ་ནི་ནམ་མཇུག་རྫོགས་ནས་རང་སྐམ་དུ་མ་སོང་བར་རྐྱེན་གྱིས་མི་ཐུབ་པར་བརྟན་པར་གནས་པ་སྟེ་གཞན་ཀོ་སླ། ཁྱད་པར་དུ་སྤོ་སྐྱེ་བའི་ས་ནི་ས་ཕྱོགས་གཙང་ཞིང་ཉམས་དགའ་བ་དང་། འཕགས་ཡུལ་དུ་སངས་རྒྱས་ཀྱིས་མཛད་པ་བཅུ་གཉིས་ཀྱི་ཚུལ་སོགས་གང་དུ་བསྟན་པའི་ས་རྣམས་དང་། རྒྱ་བོད་ཀྱི་སྐྱེས་ཆེན་པཎ་གྲུབ་རྣམས་ཀྱིས་བྱིན་གྱིས་བརླབས་ཤིང་ཞབས་ཀྱིས་བཅགས་པའི་གནས་སྤྱི་དང་། ལྷག་པར་བོད་དུ་ཆོས་རྒྱལ་རྣམས་ཀྱིས་བཏབ་པའི་གནས་ཆེན་ཁག །ཀུ་རུ་མཚོ་སྐྱེས་རྡོ་རྗེའི་སྒྲུབ་གནས་ཡེར་པ། མཆིམས་ཕུ། ཤེལ་བྲག་སོགས་ལ་སྐྱེས་པ་རྣམས་མཆོག་ཏུ་བཟང་བ་ཡིན་ལ། གལ་ཏེ་དེ་དང་མི་ལྡན་ཀྱང་ས་དཔྱད་ལེགས་ཤིང་བཀྲ་ཤིས་ཀྱི་ཡོན་ཏན་དགེ་བ་བཅུ་ལ་སོགས་པ་དང་མི་ལྡན་ཞིང་། ས་གཞི་གཤིན་པ། ཚ་སྒྲོ་སོགས་མེད་པ་ནི་ངེས་པར་དགོས་ཤིང་། ལག་ལེན་གཅེས་བསྡུས་ལས། སྤོ་ལྡུམ་བསིལ་སྨན་གང་ཡང་མཐོ་བསིལ་བའི། །སྲིབས་རི་རྫ་དང་གངས་ཞོལ་དག་ལས་བཏུ། །ཉི་མས་མ་ཐོག་བསིལ་གྲིབ་ཡོད་སར་སྐམ། །དྲོད་སྨན་གང་ཡང་དམའ་དྲོ་ཉིན་ནས་བཏུ། །ཆར་རླུང་མ་ཐོག་ཉི་མས་བཙན་ཐབས་སྐེམ། །བསིལ་དྲོད་ཉིན་སྲིབས་སྐྱེས་ས་གོ་ལོག་དང་། །མི་ཁྲིས་འགོམ་མམ་ལུད་རྫིང་ལས་སྐྱེས་སྤོངས། །ཞེས་པ་ལྟར་བླང་དོར་འཛོལ་མེད་ལག་ཏུ་ལེན་པ་ནི། རྩ་བའི་གནད་ཤིན་ཏུ་ཆེ་བ་གཅིག་གོ །

༈གཉིས་པ་བཏུ་བའི་དུས་ནི། སྨན་གྱི་སྐྱེ་རྒྱུད་བདུད་རྩི་ལུང་གི་ཐེམས་ལས། གེ་སར་སྡོང་པོ་རྒྱན་དུས་ལེན། །སྟུ་ལ་རྩ་བ་དབྱིད་དུས་བཀོ། །པ་ཏྲ་ལོ་མ་དབྱར་དུས་བཏུ། །ཕུཥྤ་མེ་ཏོག་དབྱར་

སྟོད་ཟླང་། །ཕ་ལ་འབྲས་བུ་སྟོན་དུས་ལེན། །ཅིཪྷ་ཤུན་པ་དགུན་དཔྱིད་སྟོན། །གཏེ་ཐང་ཚུ་དཔྱིད་དང་སྟོན། །ཞེས་གསུངས་པ་དང་། རྒྱུད་ལས། བཏུ་དུས་རྩ་བ་ཡལ་ག་སྡོང་པོ་གསུམ། །སྡོང་པོའི་རིགས་ཡིན་རྡུས་རྩ་ཤ་ནད་སེལ། །སྟོན་ཀ་ཅི་སྐམ་(ཟླ་༩)དུས་སུ་བཏུ་བར་བསྔགས། །ལོ་མ་ཞོ་དང་སྦྱུ་གུ་རྣམ་པ་གསུམ། །ལོ་མའི་རིགས་ཡིན་སྟོད་རྐང་ལྷ་ནད་སེལ། །འདབ་རྒྱས་ཆར་གྱི་(ཟླ་༦)དུས་སུ་བཏུ་བར་བསྔགས། །མེ་ཏོག་འབྲས་བུ་རྩེ་མོ་རྣམ་པ་གསུམ། །འབྲས་བུའི་རིགས་ཡིན་མིག་དོན་མགོ་ནད་སེལ། །སྟོན་སེར་སྨིན་པའི་(ཟླ་༡)དུས་སུ་བཏུ་བར་བསྔགས། །ཤྐོག་པ་བར་ཤུན་ཚི་བ་རྣམ་པ་གསུམ། །ཤུན་པའི་རིགས་ཡིན་ལྷགས་རྒྱུས་ཡན་ལག་སེལ། །ཁ་འབུས་དཔྱིད་ཀྱི་(ཟླ་༣)དུས་སུ་བཏུ་བར་བསྔགས། །བཤལ་སྨན་རྩི་སྐམ་ཉུས་པ་གཏིང་འགྲོའི་དུས། །སྐྱུགས་སྨན་ཁ་འབུས་གྲེན་འཛིན་དུས་སུ་བཏུ། །ཞེས་གསུངས་པ་རྣམས་གོ་སླ་ལ། ཁྱད་པར་བཤལ་སྨན་རྣམས་ནི་ས་ཆུའི་ཉུས་པ་གཏིང་འགྲོའི་དུས་སྟོན་མཇུག་དང་། སྐྱུགས་སྨན་རྣམས་ནི་སྤོ་ཤིང་ཁ་འབུས་མེ་རླུང་གི་ཉུས་པ་གྲེན་དུ་འཛིན་པའི་དུས་ཏེ་དཔྱིད་ཟླ་འབྲིང་པོའམ་ཐ་ཆུང་དུ་བཏུ་དགོས་ཤིང་། ཉེ་བའི་དུས་ཀྱང་བདུད་རྩི་མཆོག་གི་ལུང་བམ་པོ་བརྒྱད་པ་ལས། སྟོན་ཟླ་ཐ་ཆུང་དཔྱིད་ཟླ་འབྲིང་། །ཉ་ཡི་ཚེས་ལ་བཙལ་བར་བྱ། །ཞེས་བཤད། དཔལ་དབྱངས་འཆར་རྒྱུད་ལས། སྨན་དཔྱད་འཁོར་ལོ་རགས་པ་ལྟར་ན། བདུན་ནས་བཅོ་ལྔའི་བར་སྨན་བདུད་རྩིར་འགྱུར་བར་བཤད་པ་དང་། རྒྱུད་ལས། ཁྱད་པར་ཟླ་བ་ཡར་ངོའི་དུས་བཟང་ལ། །ཞེས་པ་རྣམས་རྩ་བར་བཟུང་ལ། ཟླ་བ་གཉིས་པ་སོགས་ལོ་ཟླའི་ཚེས་བཅུ་གཉིས་སྤྱངས་པའི་སྨན་དཔྱད་འཁོར་ལོ་སྨན་དང་ཐུར་མར་ཐོག་སྐབས་གཟའ་ཚེས་ཕུན་སུམ་ཚོགས་པར་རང་རང་གི་བཏུ་བའི་དུས་དང་སྦྱོར་ཞིང་། སྟོན་བཏུ་བ་རགས་པ་ཉེ་སྐར་༤.༥༠པའི་སྐབས་རི་ཁྱི་འཆར་བའི་དུས་དང་སྦྲུབ། དབྱར་བཏུ་བ་ཉེ་སྐར་༨.༡༧ལ་དབྱར་ཉི་ལྡོག་ནས་ཞག་ཉེར་གཅིག་འདས་མཚམས་ཉེ་སྐར་༥.༨༥ ༥.༥༠ཙམ་ལ་ཐག་ཞག་ཚུགས་པར་བྱོལ། དུས་ནམ་ཡང་ཐྱེད་བདག་སྨིན་པ་དང་འགྲོགས་པའི་ཀླུ་རིགས་ལྡན་འཆར་སྐབས་སྤང་དགོས་ཏེ། དབྱངས་འཆར་ལས། རིགས་ལྡན་འཆར་བའི་ཉུས་པ་ཡིས། །ཟས་ཞིམ་ཟོས་ཀྱང་ནད་འབྱུང་

ཞིང་། །སྨན་གྱི་ལས་བྱས་དུག་ཏུ་འགྱུར། །སྤྲུལ་གྱིས་སོས་བཏབ་རྨ་ཡི་དུག །ཁྱུང་གིས་སོས་པ་མ་ཡིན་ནོ། །ཞེས་དཔེ་དང་བཅས་པ་གསུངས། བདུད་རྩི་ཐུན་ཕྱེད་འཆར་བའི་དུས་བཏུབ་བསྟགས་པ་ཡིན་ལ། དེ་ཉིད་ལས། བདུད་རྩི་ཐུན་ཕྱེད་འཆར་བའི་ཚེ། །ལས་ཀུན་ཐུན་སུམ་ཚོགས་པར་བྱེད། །ཁྱད་པར་ཟས་ཟོས་སྨན་དང་མཚུངས། །སྨན་སྦྱར་བདུད་རྩི་ཉིད་ཟེལ་གནོན། །ཞེས་གསུངས་པ་སོགས་སྨན་ལ་མེད་དུ་མི་རུང་བའི་རྩིས་རིག་ལེགས་པར་ཤེས་ན། དུས་སྦྱོར། དབྱངས་འཆར། ས་བདག་ཁྲམ་སོགས་ནས་བཟང་ངན་སྤང་བླང་ཞིབ་ཏུ་བྱ་བ་མང་མོད། དེ་ལྟར་མི་དགོངས་ཀྱང་འདི་ཙམ་མཁྱེན་པའང་སླ་བས་སྤང་བླང་ཞིབ་པར་བརྩི་བ་ནི་སྨན་སྦྱར་བསྟེན་སོགས་གང་ལའང་གལ་ཆེ་བས་ངེས་པར་ཤེས་དགོས་པའོ། ། ༈བཏུ་བའི་ཚུལ་ནི། རིགས་གཙང་མའི་བྱིས་པ་དེ་ཡང་བདུད་རྩི་མཆོག་གི་ལུང་ལས། བཅལ་བའི་ཐབས་ནི་འདི་ལྟར་བྱ། །བྱིས་པ་ལོ་དྲུག་ལོ་བདུན་མན། །ཁྲུས་བྱས་དར་དཀར་གོས་གྱོན་ནས། །ཤར་ཕྱོགས་ལོགས་སུ་ཁ་བལྟས་ཏེ། །ལྷ་ཕྱག་ལན་གསུམ་བཙལ་ནས་ནི། །ཞེས་དང་། རྒྱུད་ལས། གཙང་མའི་བྱིས་པ་ཁྲུས་བྱས་མཛེས་པར་བརྒྱན། །གཟུངས་སྔགས་རྟེན་འབྲེལ་སྙིང་པོ་བཟླ་ཞིང་བཏུ། །ཞེས་གསུངས་པའི་གཟུངས་ནི་སྨན་གྱི་བླ་མའི་གཟུངས་རིང་ཧྲཻ་༩༡་ཧྲེཾ་དང་། སྔགས་ནི་བདུད་རྩི་མཆོག་གི་ལུང་ལས། དེ་ནས་རྩ་ནས་འབྱུང་བའི་སྔགས། ཏདྱ་ཐཱ་ཨོཾ་ཕེང་ག་ཧེ་ཧ་རེ་སྭཱཧཱ། ཞེས་དང་། རྟེན་འབྲེལ་སྙིང་པོ་བཟླ་ཞིང་། ཤར་ཕྱོགས་བཻ་ཌཱུརྱའི་ཞིང་ཁམས། སྟོན་པ་སྨན་རྒྱལ་མི་བསྐྱོད་འཁོར་བརྒྱུད་པར་བཅས་པ་ཡིད་ལ་ཆུ་ཟླ་ལྟར་གསལ་བར་བྱས་ལ་ཕྱག་འཚལ་ཞིང་། སྨན་གྱི་ནུས་མཐུ་དང་གཟི་བརྗིད་ཐམས་ཅད་རྒྱུད་ལས་བཤད་པ་བཞིན་འགྲུབ་པར་མཛོད་ཅིག །ཅེས་སྨོན་ལམ་དང་བཅས་ཏེ་བཏུ་བར་བྱའོ། །ཟླ་ཟེར་ལས་ཀྱང་། དེ་ནས་དགེ་བ་ལ་སྦྱོར་ཅིང་། །དད་ལྡན་གཙང་སྦྲ་སྦྱོང་བ་བྱས། །སྨན་ནི་ལེགས་པར་གནས་པ་བཏུ། །གསུངས་པ་སོགས་སྨན་སྦྱི་ལ་གང་འགྲུབ་ཐོག །ཁྱད་པར་གསང་སྨན་རྣམས་དང་སྲིད་ཞིའི་རྣམ་འདྲེན་༧གོང་ས་སྐྱབས་མགོན་རྒྱལ་དབང་ཆེན་པོའི་སྐུའི་གསོས་སྨན་ལ་རང་རེ་རྣམས་ཆེད་དུ་མངགས་གཞིས་བསམ་སྦྱོར་དག་པས་ངེས་པར་འཛོམས་པར་

བྱས་ཚེ་འདི་ཕྱིའི་ལེགས་ཚོགས་བསམ་གྱིས་མི་ཁྱབ་བོ། ། ༈གསུམ་པ་སྐམ་གསེད་ནི། རྒྱུད་ལས། སྐམ་གསེད་གང་ཡང་བཏུ་དུས་རྩ་ཐབ་ལ། །བསིལ་སྨན་གྲིབ་ལྷགས་རྫོད་སྨན་མེ་ཉེར་སྐེམ། །བསེར་གྱིས་མ་ཞིག་མེ་ཉིས་མ་གདུངས་པ། །དུ་བ་མ་ཐོག་གཞན་གྱི་དྲི་མ་གོས། །རང་གི་ནུས་ལྡན་ཡོན་ཏན་དཔག་ཏུ་མེད། །ཅེས་གསུངས་པའི་དོན་བཞིན་བྱེད་དགོས་ཏེ། རྫོད་སྨན་རྣམས་རླུང་བསེར་བུ་ཙམ་གྱིས་མ་ཞིག་པ་དང་། བསིལ་སྨན་རྣམས་མེ་དང་ཉི་མས་མ་གདུངས་པ་དང་། བསིལ་རྫོད་ཀུན་ལ་དུ་བ་མ་ཐོག་པ་དང་། གཞན་སོགས་ཀྱི་དྲིས་མ་གོས་པ་བྱ་དགོས་ཤིང་། ནང་ཐན་ཚུན་འདྲེས་ཀྱང་གཅིག་གི་དྲིས་གཅིག་གི་དྲི་བཅོམ་པས། དེ་ལྟར་མ་བྱས་པར་སོ་སོར་སྐམ་གསེད་ལེགས་པས་རང་གི་ནུས་པ་དང་ལྡན་པ་སྟེ། གསེར་གྱི་མིག་མང་རིས་ཀྱི་རྒྱུད་ལས། མེ་དང་མར་གཉིས་ལྷན་ཅིག་ཏུ། །སྐད་ཅིག་བཞག་པར་མི་བྱའོ། །དེ་སྟེ་ཚོགས་སྦྱར་བྱས་ན། །མར་མེའི་འོད་ནི་ཟླ་ན་མེད། །སྨན་ཡང་རྩེ་དུག་སྦྲག་མི་ཉན། །ངན་པ་བློ་རྙེས་བཟང་པོའི་བློ་འཕྲོག་བྱེད། །ཚོགས་སྦྱར་ན་རྒྱལ་པོའི་དམག་དཔུང་འདྲ། །ཞེས་གསུངས། རྩ་ཐབ་པ་ནི། ལག་ལེན་གཅེས་བསྡུས་ལས། མེ་ཏོག་འབྲས་བུ་རྩ་བ་མ་གཏོགས་པའི། །སྔོ་ལྡུམ་ལོ་སྡོང་གང་ཡང་བཏུས་པའི་ཚེ། །རྩ་ཐབ་བརྡུངས་ལ་སྔོ་ཚལ་བྱས་པ་ཡིས། །ནུས་པ་ཆེ་ལ་ཡལ་སློག་རྙིངས་པ་དཀའ། །ཡང་ན་རྙེད་ཚེ་ལག་བཀྲུས་ཕུར་མཉེད་པའི། །སྔོ་ཁུ་ཕྱི་ལ་ཐོན་པ་བྱས་ཀྱང་འགྲུབ། །རྩ་མ་ཐབ་པར་རང་སྐམས་བྱས་པ་ཡིས། །རྡྭ་སྐྱུ་ལྟར་སྐྱོག་རོ་དང་ནུས་པ་ཆུང་། །ཞེས་གསུངས་པ་དང་། ནམ་ཡང་སྨན་ལ་ཁ་ཆུ་ལག་དྲེག་མ་སོང་བར་གཙང་སྦྲ་ཤིན་ཏུ་ཆེ་བ་དགོས་ཏེ། མི་ཏྲ་ཛྙ་གིས། གཙང་སྦྲ་ཆེ་བ་བྲམ་ཟེ་ལྟ་བུ་དགོས། །སྨན་གཙང་བྱིན་རླབས་ལྡན་ལ་མཆོད་རྫས་རུང་། །ཁྱི་ཕག་ལྟར་སྤྱོད་བྱིན་ཡལ་མཆོད་མི་རུང་། །གང་ཟག་མཆོག་ལ་དྲངས་པས་ལྷུང་བ་འབྱུང་། །ཞེས་གསུངས་པ་འདི་ཤིན་ཏུ་གལ་ཆེ་ཞིང་། སྨན་པ་ཕལ་ཆེར་བག་མེད་པས་ལག་ལེན་མི་གཙང་བ་དང་། སྨན་གཞན་ལ་རྩེ་ལྟ་བུ་མི་བྱེད་པའམ་ལེགས་ཉེས་བརྟག་ཚེ་རོ་མྱང་ཕྱིར་སོས་འདེབས་པ་དང་། ཙྭ་སྣ་སོགས་ལྕེས་རེག་ནས་མཆིལ་མ་དང་བཅས་སྨན་མང་ནང་དུ་འཛུག་པ་ནི་སྤྱོད་པ་ཤིན་ཏུ་ཐ་ཆད་པ་ཡིན་ཞེས་དྭགས་

སྨན་ བླ་བ་རྒྱལ་མཚན་གྱིས་གསུངས་སོ། །༄བཞི་པ་སོ་མ་རྨིངས་པ་ནི། རྒྱུད་ལས། སོ་མ་རྨིངས་པ་ལོ་དུས་མ་ལོན་པ། །དུས་འདས་ནུས་པ་འཚོར་ཕྱིར་ལོ་དུས་སྦྱོ། །ཞེས་གསུངས་པས། སོ་ནི་ནུས་པ་སྨེ། དམིགས་བསལ་རྨིངས་ན་ནུས་པ་ཆེ་བ་འགའ་ཞིག་ལས་གཞན་བཟང་དྭག་སོགས་མ་རྨིངས་པ་གསར་པ་དགོས། ཁྱད་པར་སྦྱོ་སྨན་ནི་བཏུས་ནས་ལོ་དུས་མ་ལོན་པ་ངེས་པར་དགོས་ལ། ལོ་དུས་འདས་ན་ནུས་པ་འཚོར་བའི་ཕྱིར་ལོ་དུས་རྨིང་པ་དོར་ཏེ་གསར་པ་བསྒྲུབ་པར་བྱའོ། །༄ལྔ་པ་དུག་འདོན་ནི། རྒྱུད་ལས། དུག་དང་ཐྲལ་བ་རྩ་སྔོང་ལྷགས་རྐང་དུག །ཡལ་གའི་ཚིགས་དུག་ངར་པ་ལོ་མའི་དུག །མེ་ཏོག་གོས་དུག་རྡུས་པ་འབྲས་བུའི་དུག །ཞོ་རྐང་ཚི་བ་གསུམ་ལ་དུག་མེད་དེ། །དྲིག་པ་ལྷགས་དུག་ཤ་གདན་བར་ཤུན་དུག །དུག་ཐྲལ་སྨན་ནི་འཇམ་ཞིང་འཇུ་བ་སླ། །ཞེས་གསུངས་པས། རྩ་བའི་སྨན་ལ་དེ་གའི་པགས་ཤུན་དུག་ཡིན། སྔོང་པོའི་སྨན་ལ་སྔོང་པོའི་ནང་གི་སྙིང་སྐྱ་སོབ་དུག་ཡིན། ཡལ་གའི་སྨན་ལ་དེ་གའི་ཚིགས་པ་དུག་ཡིན། ལོ་མའི་དུག་ནི་ངར་པ་ཞེས་པ་ལོ་མའི་རྐང་ངམ་ཡུ་བ་དུག་ཡིན། མེ་ཏོག་གི་རིགས་ལ་གོས་ཏེ་ཐུམ་ཤུན་དུག །འབྲས་བུའི་སྨན་ལ་ནང་གི་རྡུས་པ་ཚི་གུ་བཅས་ཏེ་འབྲས་བུའི་དུག །ལྷགས་པའི་ཕྱིའི་དྲིག་པ་ནི་ལྷགས་པའི་སྨན་གྱི་དུག །ཤུན་པའི་སྨན་གྱི་དུག་ནི་ཤ་གདན་ཏེ་སྔོང་པོའི་ཕྱི་ཤ་འབྱར་བ་དེའོ། །དུག་དེ་རྣམས་ཐྲལ་ནས་དོར་རོ། །འོན་ཀྱང་དམིགས་བསལ་བཙོད་ཚིགས་དང་། རྡུས་པ་ཚི་གུ་སོགས་འགའ་ཞིག་ལ་དགོས་པའང་ཡོད། ཞོའི་སྨན་དང་། རྐང་གི་སྨན། ཚི་བའི་སྨན་ཏེ་ཐང་ཆུའི་རིགས་ཡིན་པ་འདི་གསུམ་ལ་དུག་འདི་ཡིན་དོར་རྒྱུ་མེད་ཅིང་། དམིགས་བསལ་ཡོད་རིགས་དང་གོང་སྨན་དུག་ཐྲལ་བ་དེས་འཕྲུས་མིན་རྣམས་དུག་འདོན་པ་དང་འདུལ་ཐབས་ཟུར་དུ་གསུངས་སོ། །ཞོ་རྐང་ཚི་བ་འདི་གསུམ་སྐབས་ལ་ཤེལ་ཕྲེང་ནས། ཞོ་སོགས་གསུམ་ལ་དུག་ཡེ་ནས་མེད་པ་མ་ཡིན། མེད་ཅེས་པ་ནི་དུག་དང་དབྱེ་རྒྱུ་མེད་པ་ཡིན་ཞེས་གསུངས་ཏེ། མི་ཧྲེ་དེ་ཉིད་ཀྱིས། བཻ་སྔོན་དུ། ཞོ་དང་རྐང་དང་ཚི་བ་གསུམ་ལ་དུག་མེད་ཅེས་བཤད་པ་ནི་ལོག་པར་འགྲེལ་ལོ། །ཞེས་བཀོད་དེ། ཞོ་ནི་ཐར་ནུ་དུར་བྱེད་སོགས་ཞོའི་རང་བཞིན་དང་། དཀྲ་རྐང་ཚིའི་རང་བཞིན་དུ་འཛོག

གནང་མཛད་འདུག་པས། རྒྱུད་ལས། ནོ་ནི་ལོ་མའི་རིགས་དང་ཚི་བ་ཕྱུན་པའི་རིགས་སུ་གསུངས་པ་དང་། ནོའི་རང་བཞིན་དུར་བྱེད་ལ་རྐང་དང་ཕྱུན་པ་རྩ་བའི་དུག་ཐྲལ་དགོས་པ་སོགས་དོགས་པའི་གནས་མང་དུ་མཆིས་སོ། །ས་དུག་འབྲུ་ལུགས་ནི། ལག་ལེན་གཅེས་བསྡུས་ལས། རྩ་བའི་སྨན་ལ་དྲོད་སྨན་མ་གཏོགས་པའི། །བསིལ་དང་སྙོམས་རྣམས་གང་ཡང་བརྗོས་མ་ཐག །བྱང་བལྟས་ཆུ་མིག་ཤིན་ཏུ་གྲང་བསིལ་གྱིས། །དག་པར་བཀྲུས་པས་དུག་བྲལ་མཐའ་དག་ཞི། །དྲོད་སྨན་ལྷོར་བལྟའི་གཞུང་འབབ་ཆུ་བོ་ལ། །ཉི་འོད་ཐོག་ཆེ་བཀྲུས་པས་དུག་དང་བྲལ། །ཞེས་པ་ལྟར་དགོས་སོ། །

༄དྲུག་པ་འཇམ་བཙལ་བ་ལ་སྦྱོར་བ་ཁ་འཛིན་གཉེན་པོ་གསུམ་སྟེ། སྦྱོར་བ་སྨན་རིགས་མཐུན་མང་སྣ་སྤྲད་དེ་གཏོང་བ་དང་། ཁ་འཛིན་དོན་སྟོད་གར་བབས་ཀྱི་ཁ་འཛིན་གཉེན་པོ་གཏོང་བ་དང་། གཉེན་པོ་སྤོ་དད་ཀྱི་རླུང་འབུད་པོ་བའི་མེ་གསོད་པས་དེའི་ཕྱིར་གཉེན་པོའི་སྨན་རླུང་གནོན་ཤ་ཆེན། བུར་སྙིང་། སེ་འབྲུ། པི་ལིང་། ཨ་རུ་བཙས་སྦོ་སྦྱོར་ཀུན་ལ་བསྣུན་པའམ། ཡང་ན་སྦོ་རྣམས་ཁཎྜ་བྱས་པ་ཞིས་པས་དྲན་པར་བྱའོ། །

༄བདུན་པ་འཁྲོད་པར་སྦྱར་བའི་ཐབས་རོ་ནུས་ཞུ་རྗེས་ཀྱི་ལས་བྱེད་པའི་གནད་གསུམ་ཤེས་པས་བསིལ་དྲོད་མ་འདྲེས་པ་མཐུན་བསྟེབས་སུ་སྦྱར་དགོས་པ་ནི། སྦྱར་ཐབས་ལག་ལེན་གྱི་སྐབས་འཕྲུག་མེད་ཤེས་དགོས། མདོར་ན་བཏུས་པ་ཙམ་གྱིས་མི་ཆོག་པ་འཐུ་སྐབས་བཤད་པའི་གོ་རིམ་བཞིན་སོ་སོར་འཕྲོད་པའི་གཉེན་པོར་སྦྱར་དགོས་པས་གཏོང་ལུགས་གབ་སྤྲད་ནས་གཏོང་བ་འདི་ནི་ཤིན་ཏུ་གནད་ཆེ་ལ། རྒྱུ་མཚན་ཀྱང་ནམ་ཟླའི་དུས་དང་། དེ་ལས་བྱུང་བ་འབྱུང་བའི་ཕྱུགས་དང་། དེས་བསྐྱེད་པ་སྨན་གྱི་རྩ་སྡོང་ལོ་འབྲས་སོགས་དང་། དེ་ལ་གནས་པའི་རོ་ནུས་ཞུ་རྗེས་དང་། དེའི་འབྲས་བུ་ཡོན་ཏན་ནུས་པ་དང་། དེ་བཞིན་དུ་འབྱུང་བ་ནད་སོས་བསྐྱེད་པའི་ཉེས་པ་གསུམ་དང་། དེ་ལས་གྱུར་པའི་འདུ་འཛྭགས་འཕེལ་ཟད་དང་། དེའི་ནུས་པའི་མཚན་ཉིད་ཉི་ཕྱུ་དང་ཉེས་པ་གཙོ་བོ་རིགས་གནས་ཏེ་བཞི་བརྒྱ་རྩ་བཞིའི་གཉེན་པོར་འཕྲོད་པར་སྦྱར་བའི་ལག་ལེན་དམར་ཁྲིད་ངོ་མཚར་ལ་ཡིད་ཆེས་པ་བྱ་རྒྱུ་ཡོད་པ་ནི། འཚོ་མཛད་མཁས་པ་རྣམས་ཀྱི་དགོངས་པར་གསལ་བ་ལྟར་རོ། །དེ་ལྟར་སྨན་ངོ་འཕྲོད་པ་དང་རོ་ནུས་སོགས་གསལ་ལ་

བཏུ་བའི་རྒྱུ་མཚན་བཅས་ཤེས་ཀྱང་ལེ་ལོ་མེད་པ་བརྟོན་འགྲུས་འདི་ལྟར་དགོས་ཏེ། རྗེ་དྭགས་པོ་རིན་པོ་ཆེ་ཟླ་བ་རྒྱལ་མཚན་གྱི་ཞལ་གདམས་ལས། སྨན་གྱི་འགྲོ་དོན་མཛད་པོ་རྣམས། །སྨན་འདི་ཤེས་པར་ཕྱིན་ཆད་ནས། །ཤེས་པས་མི་ཚོག་རྩོལ་སྦྱང་དགོས། །སློབ་དཔོན་ཀླུ་སྒྲུབ་ཞལ་ནས་ཀྱང་། །ཤིང་རྗེ་ལྷུམ་གྱི་རི་བོ་ལ། །གདམས་པ་གནད་ཀྱི་ངོ་ཤེས་ན། །མི་ཤི་གསོས་པའི་བདུད་རྩི་ཡོད། །དང་བརྟོན་ངེས་པའི་ཤུགས་ཀྱིས་བཏུ། །གསུངས་ཤིང་དབྱར་གཅིག་ཉིན་གཅིག་གི། །ལས་ལ་མ་གཡེལ་བཏུ་ནུས་ན། །དོན་ཆེ་རང་གི་སྲོག་ཀྱང་གནས། །མིན་ཀྱང་སྡུག་བསྔལ་སེམས་ཅན་ལ། །ཕན་པའི་འགྲོ་དོན་ཆེན་པོ་ཡོད། །ཡང་ན་ཟང་ཟིང་བསྙེན་བཀུར་དང་། །གསེར་གཡུ་སྟག་གཟིག་ཁྲབ་གོས་རྟ། །བཟའ་བཏུང་ཤ་ཆང་མར་ཐུད་སོགས། །གང་དགོས་ངེས་མེད་འབྱུང་སྒོ་ཡོད། །དབྱར་ཡང་ལྷུམ་ལ་དགྲ་མང་བས། །སད་སེར་མ་བཅོམ་གོང་དུ་བཏུ། །མི་ཁོམ་གཡེང་བ་ཆེ་གཅིག་ཡིན། །ལེ་ལོ་ཅན་ལ་ཁོམ་དུས་མེད། །སྨན་གྱི་ཚེ་ཚད་ཞག་གཅིག་ཡིན། །སད་སེར་ཕོག་ནས་སོས་རྒྱུ་མེད། །འགྲོ་འདུག་སྤྱོད་ལམ་ཀུན་ཏུ་བརྟོན། །གོམ་རེ་སོང་ལམ་ལྷུམ་རེ་བཏུ། །ཞག་རེའི་ལམ་དུ་ཁུར་རེ་ལོན། །གང་ཞིག་ཚགས་སུ་མ་ཐུབ་ན། །མོད་པའི་ཡུལ་དུ་དེ་ཉིད་དཀོན། །ལ་ནས་འོང་བའི་བཟང་སྨན་ཡང་། །གང་ཡོད་དངོས་པོས་མ་བསྒྲུབས་ན། །སེར་སྣ་ཅན་ལ་ཡོད་དུས་མེད། །རྫས་མེད་སྨན་པའི་ཡི་དྭགས་ཡིན། །སྤྱི་ནས་གྲབས་སུ་མ་ཐུབ་ན། །ཕྱི་ཁར་ཕྱིན་དུས་འཕེན་རྗོ་ཡང་། །ཁྲམ་པའི་ཁྲིད་དུའང་དཀོན་དཀོན་འདྲ། །སྐྱེས་ཚད་མཐོང་ཚད་མ་བསྒྲུབས་ན། །ཁ་ཡར་བསྒྲུབས་པས་དོན་མི་འགྲུབ། །བཟང་སྨན་རྒྱབ་ཁྲངས་བརྒྱ་འཛོམས་ཡང་། །སྤོ་ལྷུམ་མེད་ན་ཐུ་ཐབས་དཀའ། །སྦྱར་ཡང་ཕན་པའི་ཡོན་ཏན་ཆུང་། །ཛ་མར་ཤ་ནས་བརྒྱ་འཛོམས་ཡང་། །མེ་ཆུས་བཞོལ་ན་བསྙེན་ཐབས་མེད། །བསྙེན་ཡང་བཀྲེས་སྐོམ་སེལ་དཀའ་འདྲ། །དབྱར་ཁ་སྨན་པའི་ཚོང་ཡུལ་ཡིན། །ཆར་ཞོད་སྨན་པའི་བསོད་ནམས་ཡིན། །བརྟོན་འགྲུས་སྨན་པའི་ཚོང་རྫས་ཡིན། །དབྱར་ཡོལ་སྨན་པའི་དགེ་ཡུལ་འཕོར། །ཞེས་གསུངས་པ་ལག་ཏུ་ལེན་པ་ནི་ཤིན་ཏུ་ནས་གལ་ཆེའོ། །

སྨྲས་པ། མ་སྨད་ལྷག་བསམ་མཆོག་ཏུ་དཀར་བའི་གཞིར། །ལེགས་བྱས་ག་བུར་ཞུན་མར་འཁྱིལ་བའི་ཁམས། །ཕུན་ཚོགས་འོད་ཟེར་ཀུན་ཏུ་འབར་བའི་དཔྱིད། །གསོ་རིག་བསྟན་པའི་རྒྱ་མཚོ་འཕེལ་བའི་གཉེན། །ཚིག་སྦྱིབ་མཁས་པའི་རྣམ་དཔྱོད་མེད་མོད་དེ། །ཁ་བཤད་ཆུ་ཡི་ལྦུ་བ་མ་ཡིན་པར། །རང་དང་རང་ཞིག་བྱ་བས་ལག་ལེན་དུ། །ཐེབས་པ་འདི་ནི་ཀུན་གྱི་ཁྱད་འཕགས་ལགས། །དེ་ཕྱིར་རང་གིས་ཤེས་དང་ཤེས་བྱེད་རྣམས། །བློ་གསར་ཀུན་གྱིསའང་བདེ་བླག་རྟོགས་པའི་སླད། །མ་སྨྲས་ལེགས་པར་བཤད་པའི་སྙིང་ནོར་འདི། །ཐུགས་དགྱེས་བཅངས་ཏེ་གཞན་ལའང་སྨན་མཛོད་ཅིག །ལག་ལེན་མན་ངག་སྤེལ་བའི་དགེ་ཚོགས་རྒྱུན། །མི་འཛད་རྒྱུ་དང་འབྲས་བུའི་ནད་རིགས་ཀྱིས། །འཚོ་ཁམས་གཉིང་ནས་མནར་བའི་ཟུག་རྔུའི་དཔུང་། །ཞི་ཞིང་བདེ་སྐྱིད་ལང་འཚོ་རྒྱས་བཞིན་དུ། །འཁོར་འདས་ཆོས་ཀུན་ཚད་མར་འཛིན་པའི་གཞི། །ཀུན་རྟོག་འཁྲུལ་པའི་རྫུན་ཕུགས་ཉེར་བཪྫོལ་ནས། །གཉིས་མེད་ཡེ་ཤེས་ཆེན་པོའི་དོན་མཐོང་སྟེ། །སྨན་རྒྱལ་གོ་འཕང་ཐོབ་པའི་རྒྱུ་རུ་བསྔོ། །དེ་ལྟར་རང་གི་སློབ་དཔོན་རྣམས་ཀྱི་མཐོང་བརྒྱུད་ཕྱག་ལེན་གཙོ་བོར་བཟུང་སྟེ་རྒྱུད་འགྲེལ་ཆེན་མོ་དང་། ཤེལ་ཕྲེང་ཞལ་འཆམས་རིགས་སློས་མ་དགོས་ཀྱང་། འཆམས་མིན་རྣམས་རང་ལུགས་རྒྱུད་འགྲེལ་ཆེན་མོར་རྩ་བ་བྱས། གསལ་ཁ་མེད་རིགས་གཞན་ནས་བླངས། དེ་དག་ལས་མི་གསལ་བའི་ཞལ་རྒྱུན་སྨན་ངོ་མང་དུ་ཡོད་རིགས་ནས་དེང་སྐབས་རྟོལ་རྒྱུག་གིས་འགའ་ཞིག་འཕྱུགས་པ་ཡང་། དགེ་རྒན་གོང་མ་རིམ་པའི་ཞལ་གྱི་སྒྲུབས་བཟང་ལས་ལེགས་པར་ཐོས་པ་ལྟར་བཀོད་ཅིང་། ཕྱིས་འབྱོན་རྣམས་ཀྱི་ལག་ལེན་དུ་ཤར་ཚེ། ཞལ་རྒྱུན་མིང་གཅིག་ལ་བློ་མ་ཞེན་པར་སྐྱེ་སའི་དབང་གིས་འགའ་ཞིག་ངོ་བོ་གཅིག་ལ་གཉིས་སུ་འཛིན་པ་དང་། འགའ་ཞིག་ངོ་བོ་ཐ་དད་པར་མིང་གཅིག་ཏུ་འཇོགས་པ་དང་། ལ་ལ་ནི་ཁོ་བོས་མ་མཐོང་བའི་རྒྱུད་དང་བསྟན་བཅོས་གཞན་ལས་གསལ་བ་ཡོང་སྲིད་ཀྱི་ཚད་ལྡན་སློབ་དཔོན་དམ་པའི་ཞལ་གྱི་མན་ངག་དང་སྦྱར་ཏེ་རྒྱ་ཆེར་བལྟ་རྟོག་འཐེམས་པར་མཛད་ཕྱིན་སོ་སོའི་རོ་ནུས་ཡོན་ཏན་ཞིབ་ཤེས་ཀྱིས་ལག་ལེན་སྨན་དུ་ཕན་ཐོགས་ཆེ་བ་ཡོང་ངེས་སོ། །འདིར་འཁོད་རྣམས་ཞིབ་པར་ཤེས་ན་སྨན་ངོར་འཚོ་བྱེད་འཕྲིང་དུ་

གཏོགས་ཀྱང་། དོན་ལ་སྐྱེས་ཚད་མཐོང་ཚད་སྨན་དུ་ཡོད་པས་ན། འདི་ཕྱོགས་མེད་པའི་ལྟུམ་ཤིང་ས་རྫི་རིན་ཆེན་སྤྲག་ཆགས་སོགས་མ་མཐོང་མ་ཤེས་པ་མང་བས། འདི་ཙམ་ཤེས་པ་ལ་ཁེངས་པ་མི་བྱེད་པར་ད་དུང་མིང་ཙམ་ལས་མ་བྱུང་ཡང་རྒྱ་ཆེར་གང་ཤེས་དང་ལྷག་པར་སི་ཏུ་བསྟན་པའི་ཉིན་བྱེད། འཇམ་དབྱངས་མཁྱེན་བརྩེའི་དབང་པོ། ཀོང་སྤྲུལ་ཡོན་ཏན་རྒྱ་མཚོ། མི་ཕམ་རྣམ་པར་རྒྱལ་བ་སོགས་ལ། ལྷ་ཀླུ། མི་མ་ཡིན་གྱིས་ཕུལ་བ་སྙིགས་དུས་ཀྱི་གཉན་རིམས་པཙྪ་ཏ་སོགས་ལ་མེད་དུ་མི་རུང་བའི་གསང་སྨན་མང་དག་ཡོད་པ་སོགས་ཀྱང་ཅི་ནས་ཤེས་པར་བྱ་དགོས། སྤྱིར་ན་ཚེ་གཅིག་ལ་སྨན་པ་གང་ལའང་མཁས་པའི་སྙིགས་བུར་འཛོགས་ཐུབ་པ་ཞིག་ནི་དུས་ཕྱིས་ཀྱི་ཚེ་དང་བཅས་ཡོང་བ་ཤིན་ཏུ་དཀའ་ན་ཡང་། སྐྱེ་བ་དང་ཚེ་རབས་མང་པོར་སྨོན་འདུན་བཟང་པོས་མཚམས་སྦྱར་ཏེ་རིམ་པས་བྱང་ཆུབ་པ་ཞིག་བྱས་ཚེ་མཐར་མཁས་པའི་གོ་འཕང་ལས་གཞན་དུ་འཕྱུག་པ་མེད་ཕྱིར་རང་གཞན་དོན་གཉིས་ཤུགས་ཀྱིས་འགྲུབ་སྐེ་གཏན་གྱི་བདེ་བ་ཐོབ་པར་གོར་མ་ཆག་གོ། །

༈རང་ཉིད་ཀྱང་སློབ་དཔོན་དམ་པ་དུ་མའི་བཀའ་དྲིན་གྱི་མཆིལ་པས་ཉེ་བར་རྗེས་སུ་བཟུང་སྟེ་སྨན་རྩིས་གཙོར་སྟོན་གྱི་རིག་གནས་ཕྱོགས་ཁ་ཡར་ལ་བག་ཆགས་འབྲེལ་འཇོག་དང་བཅས་ཏེ་འགྲོ་དོན་གང་ཆེ་བྱེད་བཞིན་ཡང་། སྐབས་ཤིག་བདུད་ཀྱི་ཚོ་འཕྲུལ་ལྟ་བུས་ཨ་ཡེ་སྨན་འདི་རིག་གནས་གཞན་གང་ཞིག་བྱ་བ་ལས་དཀའ་ཚེགས་ངལ་དུབ་ཤིན་ཏུ་ཆེ་ཞིང་། གསོ་དཔྱད་གཞུང་གདམས་མན་ངག་དང་བཅས་པའི་གོ་བ་གཏིང་ཕྱིན་པའི་ལག་ལེན་སློས་ཅི། ཡི་གེའི་སྡེབ་སྦྱོར་དང་དཀར་ནག་རྩིས་རིག་ཙམ་ཡང་མ་ཤེས་ན་ཏ་ཅང་ཡང་སྐྱོན་ཆེ། རྒྱུ་དངོས་མེད་ན་བཟང་སྨན་མི་འགྲུབ། ཡོད་ཀྱང་བདག་འཛིན་ཆེ་ན་སྨན་མི་འགྱུར། གལ་ཏེ་དེ་གཉིས་དང་ལྡན་རུང་ཡོངས་གྲགས་བཟང་དྲུག་སོགས་ལས་བཟང་སྨན་ཁྱད་པར་ཅན་དང་ཤ་ཁྲག་སྨན་སོགས་དགོས་གལ་ཆེ་རིགས་རྣམས་ནི་ཉོས་ཚོག་མེད། དེ་ཀུན་མངག་པར་འབྱུང་ཁུངས་ཡུལ་ཕྱོགས་ཀྱི་མི་མང་པོ་ངོ་ཤེས་ངོ་བསྲུང་དགོས། ནམ་ཞིག་ཏ་ལམ་འགྱོར་ཀྱང་། སྔོ་སྨན་ཡུལ་གཅིག་ཏུ་ཚང་བ་དཀོན། གལ་ཏེ་ཚང་དབང་ཡང་རྩ་ལོ་མེ་འབྲས་སོ་སོའི་དུས་དང་སྦྱར་ནས་བཏུ་མི་ཐུབ། མཐུན་རྐྱེན་བཟའ་བཏུང་འགྱོར་

རྒུང་མི་མང་མི་འཇོམ། འཇོམ་ན་ཡང་རང་ཉིད་མ་བསྐྱོད་པར་ཚ་བསིལ་འཁྲུ་གནས་སོགས་ཚོ་ག་ཇི་བཞིན་མི་བྱེད། བསྐྱོད་ཆེ་དབྱུལ་ཕོངས་ཀྱི་གསོ་བྱར་འཕྲད་ཤོར། དབང་ཆེན་གྱི་གསོ་བྱས་བར་དུ་བཅད། གལ་ཏེ་དབྱར་འགྲིགས་ཀྱང་སྟོན་མི་འགྲིག །སྟོན་འགྲིགས་ཀྱང་དབྱིད་མི་འགྲིག་པ་དང་། ཁྱད་པར་དུ་དུས་བཞིའི་གསང་སྨན་སོ་སོའི་ཟླ་ཚེས་ཀྱིག་ཅར་ལ་ཅི་ལྟར་བྱས་ཀྱང་འགྲོ་མི་འགྲོར། དེས་ན་སྨན་སྦྱར་སྐབས་རིན་གོང་ཆེ་བ་འགྲོར་རྒུང་ཆུང་བ་མི་འགྲོར་བའི་དངང་ནས་དགོས་གལ་ནད་པའང་འཚོར།

གལ་སྲིད་ཕལ་ཆེར་འཇོམ་ཡང་དུག་འདོན་པ་དང་འདུལ་བ་སོགས་ལག་ལེན་མ་དག་ན་ཕན་ལས་གནོད་ཆེ་བས། ནད་པར་གྱོང་གྱུད་ཆེ། ཇི་བཞིན་བྱེད་པར་ཐན་སྐྱོད་རྫས་ཐབ་ཆ་སོགས་ཡོ་བྱད་སྣ་མང་ནས་དགོས་པས་མི་འགྲོར། གལ་ཏེ་འགྲོར་ཀྱང་ལག་ལེན་བསྟར་བཞིན་ལ་ཛ་ང་དྲག་པོ་དྲག་མང་པོས་ཕོད་ནས་བྱ་དབང་མེད། དེ་རྐྱེན་རེ་གཉིས་དོན་ལ་མང་པོའི་དོན་ཤོར། སྐབས་རེ་ཙམ་བྱ་དབང་བྱུང་ཡང་། སྨན་ཞིབ་མོར་བརྟར་འདུལ་བྱེད་མི་དེ་དུས་དབང་གིས་སྙིང་རྒུས་ཆེ་བ་མེད། འགོ་བྱེད་མདོག་ཁ་ཡང་མཇུག་མི་བསྐྱལ། ཡང་ན་ལྷ་རྫན་གྱུན་མེད་དང་བཅས་ཏེ་ངོ་བསུས་ཀྱང་ཅན་དན་ཨ་གར་རྣ་རྗེ་སོགས་སྣ་མཁྲིགས་ཕལ་ཆེར་གཅེས་སྤྲུས་མེད་པར་ཕྱིར་འདོར་བའམ། བསམ་པ་གྲུལ་ལ་བཏུབ་མིན་གྱིས་བཟང་སྨན་སྤྲས་ཤིང་བརྐུས་ཏེ་སྦྱོར་ཚད་ཉམས། གལ་ཏེ་བཟོ་བསྐྱུན་སོགས་འགྲིགས་ཟིན་ཀྱང་སྨན་སྦྲུབ་ཚུལ་བཞིན་མ་བྱུང་ན་དན་པ་སྤྱངས་འདུལ་དང་ནུས་སྟོབས་གོང་འཕེལ་མི་སྲིད། གལ་ཏེ་ལོ་གཅིག་འགྲིགས་ཀྱང་གཉིས་མི་འགྲིག །གཉིས་འགྲིགས་ཀྱང་གསུམ་མི་འགྲིག་པ་དེ་ལྟའི་དངང་ནས་ཚེ་ཡང་ཐོགས་ཤིང་། མདོར་ན་མི་གཅིག་པུའི་བློར་རིག་གནས་མཐའ་དག་དང་ཁྱད་པར་གསོ་རིག་གཞུང་། མན་ངག་གཅེས་བསྡུས་དང་བཅས་པའི་དོན་གསལ་ལེར་འཆར་བ་བྱས་ཏེ། རྒྱུད་ལས། ནད་ཀུན་སྤྱི་དང་ཁྱད་པར་རྟགས་ཤེས་པས། །འདི་ན་ཙམ་ལས་འདི་འོང་རྟོགས་པར་འགྱུར། །དེ་ཕྱིར་འདི་ལ་གོམས་ཤིང་འདྲིས་པ་གཅེས། །རིན་ཆེན་ལ་སོགས་བཟང་དན་ཤེས་པ་ཡང་། །བསྟན་བཅོས་མ་ཡིན་དེ་མིན་པར་ཡང་མིན། །ཞེས་གསུངས་པ་ལྟར་ནད་རིགས་བཞི་བརྒྱ་ལས་ཀྱང་ཐལ་བའི་རེ་རེ་བཞིན་གྱི་

རྒྱུ། རྐྱེན། ངོ་བོ། རྟེན་འབྲེལ་གྱི་རྟགས། སྒྲོང་བྱུང་དང་བཅས་པ་དྲན་བཞིན་པར། ན་བ་པོས་འདི་ན་ཞེས་འགོ་སློས་པ་ཙམ་གྱིས་ན་ལུགས་འདི་དང་འདི། ནད་འདི་འདྲ་ཞིག་ལ་ཡོང་། འདི་ལ་ཟས་སྤྱོད་སྨན་དཔྱད་ཐུགས་རྟེན་འབྲེལ་གྱི་བཅོས་ཐབས་འདི་དང་འདི་ཞེས་བྱ་བ་ཡོད་བསམ་པ་དང་། ད་ལྟའི་ཤར་ལྷོ་ནུབ་བྱང་གི་ནད་པ་མི་རིགས་འདི་དང་འདི་ཞེས་བྱ་བར་ཐར་དང་ད་ལྟའི་སྨན་འདི་དང་འདི་བྱེན། ཕན་གནོད་འདི་བྱུང་། རྗེས་སུ་འདི་དང་འདི་གཏོང་དགོས། དེས་ཐུབ་མིན་བྱུང་ན་ཙ་ལྟོའི་བཤལ་སོགས་སྦྱོང་བྱེད་ལས་ལྔའི་ནང་ཚན་འདི་དང་འདི། གཏར་བསྲེགས་དུགས་ལུམས་སོགས་འཇམ་རྩུབ་ཀྱི་དཔྱད་འདི་དང་འདི་བྱ་རྒྱུ་ཡོད། མི་རིགས་འདི་དང་འདིའི་ནད་འདི་ཇི་ལྟར་བཅོས་ཀྱང་ཕན་སྐབས་མ་མཆིས་པས་ཞིབ་ཏུ་བརྟགས་ན་དམན་ལྷག་ལོག་པའི་སྐྱོན་འདི་བྱུས། དམན་པར་མཁས་པ་འདི་དང་འདིའི་ཕྱག་བཞེས་མན་ངག་སོགས་ནས་གཉེན་པོ་སྟོབས་ཆེན་བསྟེན་རྒྱུ་འདི་ཡོད། ལྷག་པས་ནད་འདི་བསླངས། དེའི་གཉེན་པོར་འདི་གཏོང་། ལོག་པར་སྨན་པ་གཞན་དང་རང་གིས་གཟིད་མ་ནས་ནད་ངོ་མ་ཟིན་པ་འདྲ་བས། འཁྲུལ་གཞི་ཡོད་པའི་ནད་རིགས་འདི་དང་འདིའི་ཙ་ཚུ་ཐྲེ་ཡུལ་དུ་ཁྱད་པར་འདི་ཡོད། སློབ་དཔོན་གྱི་ཞལ་རྒྱུན་མི་ནོར་རྟགས་སོགས་མན་ངག་གི་བརྟག་པ་འདི་བྱ་རྒྱུ་ཡོད། ཡུལ་འདི་དང་འདིར་ས་རྫོ། རིན་ཆེན། སྲོག་ཆགས་སྨན་སོགས་འདི་དང་འདི་ཡོད། དེ་རྣམས་མི་རིགས་འདི་དང་འདི་འདྲ་ཞིག་ལ་མངག་དགོས། ཐོ་སྨན་སྤྱི་དང་གསང་སྨན་འདི་དང་འདི་ཞེས་བྱ་བ་སྐྱེ་གནས་དེར་ཡོད་ཟླ་ཚེས་དེ་དང་དེའི་དུས་སུ་བཏུ་དགོས། སྨན་འདི་དང་འདིའི་དུག་འདོན་གཡའ་འདོན་རྗེ་འདོན་ལག་ལེན་བྱ་ལུགས་འདྲ་མིན་དང་བཅས་འདི་ཡོད་བསམ་པ་དེ་རྣམས་སྐད་ཅིག་ཀྱང་མ་ཡེངས་པར་དྲན་དྲན་བཞིན་དུ་ལག་པར་བསྟར་དགོས་མ་ཟད་ཉམས་ལེན་ཐུན་བུ་ཙམ་ཡང་མ་བྱུང་ན་རང་རྒྱུད་མི་དུལ། སྨན་ཕན་ཐོགས་ཆུང་། རྒྱུ་མཚན་དེས་ན་སྤྱིར་བྱ་བ་གང་ཞིག་དཀའ་ཟེར་ཡང་སྨན་འདི་ནི་ཡུལ་གྱི་ས་སྤྱོད་ལྷ་བུའི་ཤེས་རིག་མི་ནོར་རྒྱུ་དབང་གང་ས་ནས་ཕུན་སུམ་འཚོགས་དགོས་ཕྱིར་ཤིན་ཏུ་ནས་དཀའ་ངལ་ཆེ་བ་ལྷ་རྗེ་དྲག་གྲས་རྣམས་ཀྱིས་མཁྱེན་པས་གསལ་ཞིང་། ད་དུང་ལྟར་སྣང་གི་ནད་ཙམ་ལས་མ་བཅོས་འཆི་ལ་ཚུལ་

བཞིན་བཅོས་ན་འཚོ་བ་ཡོངས་གྲུབ་ཆེའི་ནད་ཐུབ་གིན་ཨེ་ཡོད་མི་ཤེས། དེ་བས་སྨན་གྱི་ལག་ལེན་བཞག་ན་དགའ་སྙམ་སྟེ་འཇོག་ལ་ཁད་པར་གསོ་བྱ་མང་པོ་ཡིད་འཕམ་དུ་གྱུར་ནས་བྱ་བྱེད་ཤེས་མིན་མཚམས་བཤེས་གཉེན་ཆེན་པོ་སོགས་ཀྱིས་ཀྱང་སྐུལ་ལྕགས་དུས་འདིར་རང་གཞན་གྱི་དོན་ལ་གསོ་དཔྱད་འདི་ལྷག་མ་མཆིས་ཞེས་རྒྱུ་མཚན་དང་བཅས་དུ་མར་གསུངས་ཤིང་། དེ་ནས་རིང་མིན་ལྷ་ཞོལ་ཁུལ་ནས་སྨན་པ་གཞན་གྱིས་འཆི་བར་ཐག་བཅད་པའི་ནད་པ་ཚབས་ཆེན་མང་དག་ཅིག་གསོ་ཐུབ་ཕྱིར་སྨན་པན་ངེས་པར་ཡིད་ཆེས། ལྷག་ཏུ་སྔ་སོར་འབྲུམ་ནག་གདུག་ཅན་བཙུ་ཟུར་ཀྱང་ཐར་དཀའ་བའི་སྐབས་དེར་བཤེས་གཉེན་མཆོག་གི་བཀའ་དྲིན་པོ་ནར་བརྟེན་གཙང་སྨན་ཚེ་རིང་རྣམ་རྒྱལ་གྱི་ཟིན་ཁྲིད་ལྟར་སྨན་བཅོས་ཀྱིས་འཆི་ངེས་བདུན་ཅུ་སྐོར་སོས་ཤིང་། ལྷ་འབྲུམ་འཇུགས་ཐབས་རྒྱ་གར་དང་། ཁ་ཆེའི་ལག་ལེན་མི་འདྲ་བ་གཉིས་ཀྱིས་ཆོས་སྡེ་ཆེན་པོ་འབྲས་སྤུངས། སེ་ར། ལྷ་ལྡན། པག་མོ་ལྷས་སྡིངས། ར་མ་ན། ཚལ་སྒང་། སྟེ་ཐང་སོགས་སུ་སྐྱེ་འགྲོ་ཉིས་སྟོང་ལྷག་ཙམ་ལ་བཙུགས་རིགས་ནས་བཅོ་ལྔ་སྐོར་ལས། དེ་བྱིངས་སྐྱོན་མེད་དུ་གནས་སྐབས་དང་ཚེ་སྐད་གི་སྲོག་བསྐྱུ་མངོན་སུམ་དུ་ཐུབ་ཕྱིར་གདའ་ས་ཆེན་པོ་དང་། འགྲོ་ཕན་གྲྭ་ཚང་གཉིས་ཀྱི་མཚན་དོན་ཉམས་མེད་ཀུན་དང་མི་འདྲ་ཙམ་ཞིག་བྱུང་བས། སྐྱེ་བ་དང་ཚེ་རབས་དུ་མར་སྨན་པ་བྱས་པའི་ལེགས་བྱས་སྣད་ཅིག་ཏུ་བརླམས་པ་དང་། གོང་གསལ་༧མི་ཧྗེ་སླཱ་ར་ཆེན་མོའི་ཞལ་གདམས་ཀྱང་དྲན་པ་བཅས་ཀྱིས་དད་སྤྲོ་དཔག་མེད་རྒྱས་ཏེ་སླར་འཚོ་བྱེད་ཀྱི་བདག་གིར་ཆེན་པོར་བཟུང་སྟེ། བདུད་རྩི་སྨན་སྒྲུབ་ཀྱི་ཡོ་བྱད། སྨན་དང་ཆ་དཔྱད་གང་ས་ནས་ཧུ་ང་སྤྱུས་ལེགས་བཟོ་བསྐྲུན་དང་འབྲེལ་གསོ་དཔྱད་ཀྱི་གཞུང་གདམས་སོགས་མང་པོར་ཐོས་བརྟོན་རྒྱ་ཆེར་བགྱིད་བཞིན་དུ་ཆོས་སྡེ་ཆེན་པོ་དཔལ་ལྡན་འབྲས་སྤྱུངས་པའི་སྟེང་གཏོགས་རྩེད་ཐང་ཁང་ཚན་གྱི་ཡངས་སྟེང་ནང་གི་སྨན་གྲོང་ཆེན་པོ་ནས། རབ་ཆེས་(རབ་བྱུང་༡༥)མེ་བྱར་རྩེད་ལྷའི་གྲྭ་རྒྱུན་གསར་འཛུགས་གྲས་ཡར་གླུངས་བྱ་ས་འོག་མོ་གནས་སུ་སྐྱེས་པ། གསང་སྔགས་འཆང་བ་རྩེས་པ་གྲང་མགོ་ལེབ་ཀྱི་བུ་བརྒྱུད་པྲཛྙཱ་མ་ཎིའམ་མཁྱེན་རབ་ནོར་བུར་འབོད་པས་སྨན་སྤྱི་ན་མེད་འཛིན་སྐབས། གསོ་དཔྱད་

རང་ལུགས་སུ་རྒྱུད་ཆེན་སྨན་གྱི་ནགས་སུ་གསུངས་ནས་ལོ་ཉིས་སྟོང་བརྒྱད་བརྒྱ་དང་། ཕྱོགས་འདིར་བསྒྱུར་ནས་ཆིག་སྟོང་བརྒྱ་དང་དྲུག་ཅུ་རེ་གསུམ་འདས་པའི་འགལ་བྱེད་ལྟུགས་ཕག་ལོའི་དབྱར་འབྲིང་ཆུ་སྟོད་ཟླ་བའི་དཀར་པོ་རྣམ་པར་འཕེལ་བའི་དགའ་བ་དང་པོའི་ཚེས་ལ་སྒྱུར་བའི་ཡི་གེའི་འདུ་བྱེད་པ་ནི་འབྲས་བསམ་ཏལ་ཏ་ཡེ་ཤེས་སྣང་མཛད་དོ། །འདིས་ཀྱང་སྐལ་ལྡན་རྣམས་རྗེས་སུ་ཡི་རངས་ཏེ་གསོ་དཔྱད་ཀྱི་བསྟན་པ་འཛིན་པའི་རྒྱུར་གྱུར་ཅིག །དགེའོ། །

མཇུག་ཏུ། དགེ་བའི་བཤེས་གཉེན་ཆེན་པོའི་གམ་བཅར་དངོས་སློབ་བསྟན་འཛིན་བཀྲ་ཤིས་ནས་སྤོ་སྨན་འབྱུངས་དཔེ་འདི་ཉིད་ཀྱི་ནང་དོན་སྙིང་བསྡུས་ཤིག་ངོ་སྤྲོད་ཞུ་རྒྱུ།

བི་ཛ་ཡ། འགྲོ་ལ་ཕན་བདེའི་དཔལ་སྟེར་བའི། །སྨན་རྩིས་བསྟན་པ་ཕྱོགས་བརྒྱར་སྤེལ། །བདག་གི་དགེ་བའི་བཤེས་གཉེན་མཆོག །མཁྱེན་རབ་ནོར་བུ་སྐྱི་བོས་མཆོད། །ཅེས་བཀའ་དྲིན་རྗེས་དྲན་གྱིས་མངོན་པར་བསྟོད་ནས། བདུད་རྩི་སྤོ་སྨན་འབྱུངས་དཔེ་རྒྱས་པ་འཚོ་བྱེད་གཞོན་ནུའི་སྙིང་ནོར་ཞེས་བྱ་བ་འདི་ནི་གངས་ལྗོངས་འགྲོ་ཕན་སྨན་རྩིས་བསྟན་པའི་གཙུག་རྒྱན་མཁས་དབང་ཆེན་པོ་མཁྱེན་རབ་ནོར་བུ་དཔལ་བཟང་པོའི་རྣམ་དཔྱོད་ཀྱི་རྩལ་ལས་བོད་ཀྱི་གསོ་རིག་གཞུང་ལུགས་ཀུན་ལ་ལུང་རིགས་དཔྱད་གསུམ་གྱི་སྒོ་ནས་དག་ཐེར་ལེགས་པར་མཛད་དེ་མན་ངག་ཉིང་བཅུད་ཀྱིས་བསྡུས་པའི་རྩོད་པ་དང་བྲལ་བ་འདི་ཉིད་ཆོས་གྲྭ་ཆེན་པོ་དཔལ་ལྡན་འབྲས་སྤྱངས་སུ་སྨན་སྦྱིན་པའི་གོ་གནས་མཚན་འཛིན་སྐབས་སྤྱི་ལོ་༡༩༠༧ལོར་ལྷུགས་རྩོམ་མཛད་ནས་སྤྱི་ལོ་༢༠༡༨ལོ་བར་ལོ་ངོ་བརྒྱ་དང་བཅུ་གཅིག་ཙམ་སོང་ཡོད་པའི་དཔེ་རྙིང་བྲིས་མ་ཞིག་ཡིན། རིག་གསར་སྐབས་སྤོ་སྨན་འབྱུངས་དཔེ་འདིས་མཚོན་བཙོས་དཀའི་ནད་རིགས་ཁག་ཅིག་གི་བཅོས་ཐབས་ཟབ་མོའི་མན་ངག་གི་མ་ཡིག་ངོ་མ་བྲིས་མ་དེ་དག་འཕོར་གྱུར་དུ་སོང་གཤིས། ཡིན་ནའང་བཤེས་གཉེན་དམ་པ་མཆོག་ནས་དེ་སྔོན་སྨན་རྩིས་རིག་གནས་གཙོ་བོར་བྱས་པའི་ལྷ་ལྡན་སྨན་རྩིས་ཁང་དཔེ་མཛོད་ཁང་གི་ཕྱག་དཔེ་རྣམས་ཀུས་སློབ་བསྟན་འཛིན་བཀྲ་ཤིས་ལ་བདག་གཉེར་བྱེད་དུ་བཅུག་གནང་ཞིང་། གོ་སྐབས་དེ་དང་བསྟུན་ནས་སྤྱི་ལོ་༡༩༥༩ལོར་སྤོ་སྨན་

འབྲིངས་དཔེའི་མ་ཡིག་ཪྗེ་མ་རང་སོར་བཞག་ནས་ཧྲི་མ་ཧྲི་བཞིན་ཡིག་འབྲུ་གཅིག་ཀྱང་ཆད་ལྷག་མ་ཞོར་བར་དག་ཐག་ཆོད་དེབ་ནང་བཀྲུས་ནས་ཉར་ཚགས་བྱས་ཡོད་པར་བརྟེན། སྐབས་ལེགས་པ་ཞིག་ལ་གསོ་རིག་གཞུང་ལུགས་ཀྱི་ཆ་ལག་སྨན་རྫ་རྫས་འཛིན་བྱ་རྒྱུར་མེད་དུ་མི་རུང་བའི་སྤོ་སྨན་འབྲིངས་དཔེ་རྒྱས་པ་འདི་ཉིད་སླར་སྐྱོབ་ཐུབ་པ་བྱུང་ཡོད།

བདུད་རྩི་སྤོ་སྨན་འབྲིངས་དཔེ་མཛད་པ་པོ་དགེ་བའི་བཤེས་གཉེན་ཆེན་པོ་མཆོག་གིས་གསར་བཅར་དངོས་སློབ་བསྟན་འཛིན་བཀྲ་ཤིས་བདག་ལ་ཁྲིད་ལུང་ཐེངས་ཁ་ཤས་བཀའ་དྲིན་ཟླ་མེད་པ་བསྐྱལ་བས་མི་ཚད། དཔུང་སྐུ་ཚ་སྨན་རྩིས་མཁས་དབང་ཟླ་སྨན་ཐུབ་བསྟན་ལྷུན་གྲུབ་མཆོག་དང་། སྨན་པའི་དགེ་རྒན་ཆེན་མོ་བ་མཁས་དབང་དཀོན་མཆོག་ལྷུན་གྲུབ་ལགས་ཀྱིས་ཀྱང་ལུགས་རིའི་སྨན་པ་རྣམས་དང་སྨན་རྩིས་ཁང་གི་སྨན་པ་རྣམས་ལོ་གནངས་ཚགས་བོད་ཟླ་བདུན་པ་ཤར་སྐབས་སྨན་འཐོག་ལ་འགྲོ་རེས་འཁེལ་བའི་ལོ་དེར་སྔོན་ཚུད་ནས་བོད་ཟླ་དྲུག་པའི་ནང་སྨན་རྩིས་ཁང་སློབ་ཁང་དུ་སྨན་སློབ་ཚོ་དང་མཉམ་དུ་བཀའ་ཁྲིད་སར་ཁྲིད་ལུང་ཞིབ་ཕྲ་གནང་བའང་ཐོབ་ཅིང་། དེ་བཞིན་སྨན་གཉེར་དགེ་རྒན་རྣམ་པས་ཀྱང་སྤོ་སྨན་རིགས་ངོ་སྤྲོད་གནང་སྐྱེ་སློབ་སྲོལ་ཡོད། ཐུན་གྱིས་བདུད་རྩི་སྤོ་སྨན་ངོས་འཛིན་བཀའ་འདྲི་སློབ་སྦྱོང་ཞུ་སྨང་ཆེ་བ་ནི་བཤེས་གཉེན་མཆོག་གི་དངོས་སློབ་ལེགས་གྲས་འཚོ་བྱེད་མཁས་དབང་བསྟན་འཛིན་ཆོས་གྲགས་ལགས་དམ་པ་དེ་ཉིད་ཡིན་ཞིང་། བདུད་རྩི་སྤོ་སྨན་རིགས་དང་། ཨ་བར་སྐྱུར་གསུམ་སོགས་ཁྲིག་སྨན་རིགས། གཏེར་རྫིའི་སྨན་རིགས་སོགས་གང་ཅིར་ངོས་འཛིན་ངོ་སྤྲོད་གནང་རྒྱུའི་ཐད་ལ་ཧ་ཅང་གི་ལེགས་པ་མ་ཟད། རིན་ཆེན་བཙོ་ཐལ་འདུལ་སྦྱོང་བཟོ་ཐབས་ཕྱག་ལེན་གནང་རྒྱུའི་སྐོར་ལའང་ཤིན་ཏུ་མཁས་ཤིང་བྱང་ཆུབ་པའི་སྨན་གཉེར་ཆེན་མོ་འབུམ་རམས་པ་ཞིག་ཀྱང་རེད།

རིན་ཆེན་བཙོ་ཐལ་རིགས་བཟོ་ཐབས་ཀྱི་ཕྱག་ལེན་རྣམས་སློབ་སྦྱོང་ཞུ་ས་གཙོ་བོ་ནི།

སྨན་རྩིས་སློབ་དཔོན་མཁས་དབང་ཆེན་མོ་མཁྱེན་རབ་ནོར་བུ་དཔལ་བཟང་པོའི་སྐུ་དྲུང་ནས་དངོས་སློབ་གཙོ་གྲས་བྱང་ཡངས་ཅན་དགོན་པ་ནས་ཡིན་པའི་སྨན་རྩིས་རིག་གནས་སྨྲ་དང་སྟེབ་

སྦྱོར་ལ་མཁས་པ་དཔལ་ལྡན་རྒྱལ་མཚན་ལགས་ཀྱིས་རིན་ཆེན་བཙོ་ཐལ་བཟོ་ཐབས་ཀྱི་ཕྱག་ལེན་ཆ་ཚང་སློབ་ཁྲིད་ཞུས་གནང་ཡོད་ཅིང་། ཁོང་གི་དྲུང་ནས་བསྟན་འཛིན་ཆོས་གྲགས་ལགས་ཀྱིས་ཀྱང་རིན་ཆེན་བཙོ་ཐལ་བཟོ་ཐབས་ཀྱི་ཕྱག་ལེན་ཆ་ཚང་དཔྱིས་ཕྱིན་པའི་སློབ་ཁྲིད་ཞུས་གནང་བས་མིག་དཔེར་འོས་པའི་མཁས་དབང་ཞིག་ཏུ་གྱུར་ཏོ། །

དཔེར་ན། དེ་རྗེས་མཁས་དབང་དཔལ་ལྡན་རྒྱལ་མཚན་ལགས་སྐུ་ཚེའི་སྨད་དུ་གོ་མོ་རིན་ཆེན་སྒང་ཞེས་པར་བཞུགས་ཡོད་པ་དང་། ཐོན་མ་ལྷ་ལྡན་སྨན་རྩིས་ཁང་གི་རིན་ཆེན་བཙོ་ཐལ་རིགས་རྣམས་བཟོ་བར་སྨན་གཉེར་ཆེན་མོ་བ་མཁས་དབང་བླ་སྨན་བསྟན་འཛིན་ཆོས་གྲགས་ལགས་ཆེད་མངགས་གྲོ་མོར་ཕེབས་གནང་དགོས་ཀྱི་ཡོད། དགེ་རྒན་ཆེན་མོ་བ་མཁས་དབང་དཔལ་ལྡན་རྒྱལ་མཚན་ལགས་དང་མཉམ་དུ་རིན་ཆེན་བཙོ་ཐལ་བཟོས་གནང་བར་གྲོ་མོ་རིན་ཆེན་སྒང་དུ་ཐེངས་འགའ་ཤས་ཤིག་ཕེབས་ཡོད་པ་རེད།

དེ་ནས་མི་ལོ་སུམ་ཅུ་སོ་གྲངས་སོང་རྗེས་སྤྱི་ལོ་༡༩༥༨ ལོར་སྐོར་ཙམ་ནས་ཀོང་པོ་སྤྱི་བོའི་ས་ཁུལ་ཞིག་ཏུ་བླ་སྨན་བསྟན་འཛིན་ཆོས་གྲགས་ལགས་ངོ་མས་ཐོན་ཚུད་ནས་རིན་ཆེན་བཙོ་ཐལ་དངོས་སུ་བཟོ་རྒྱུའི་འཆར་གཞི་བཏིང་གནང་གྲུབ་ཡོད་པ་རེད། སྐབས་དེར་མཁས་དབང་ཁྲོ་རུ་ཚེ་རྣམ་ལགས་ཀྱང་མཉམ་དུ་བཞུགས་ཡོད་པས་དེ་སྔ་བཙོ་ཐལ་བཟོ་ཐབས་ཀྱི་ཐད་ལ་ཕྱག་ལེན་གནང་སྐྱོང་མེད་པར་བརྟེན་ནས་བླ་སྨན་བསྟན་འཛིན་ཆོས་གྲགས་ལགས་སུ་རིན་ཆེན་བཙོ་ཐལ་བཟོ་ཐབས་ཀྱི་མཐོང་བ་བརྒྱུད་པའི་ཕྱག་ལེན་རྣམས་དམར་ཁྲིད་དགོས་པའི་རེ་ཞུས་བཞིན་ཞལ་བཞེས་གནང་བ་དང་། ཞོར་དུ་ལྷོ་ཁའི་མཁས་དབང་འཇམ་དབྱངས་ལྷུན་གྲུབ་སོགས་སློབ་ཁྲིད་ཞུ་མི་སྨན་པ་འགའ་ཤས་ཡོད་པ་བཅས་ལ་འདང་ཁོང་གིས་ལྷག་བསམ་རྣམ་དག་སྒོ་ནས་རིན་ཆེན་བཙོ་ཐལ་རིགས་བཟོ་ཐབས་ཀྱི་མཐོང་བརྒྱུད་ཕྱག་ལེན་རྣམས་སྦ་གསང་མེད་པར་ཁོང་རྣམ་པར་བསླབས་གནང་མཛད་ཡོད་པའི་གནས་ཚུལ་སྐོར་ཐབ་ནས་ཞུ་མ་དགོས་པར་འགྲེལ་ཡོད་སྨན་པ་རྒན་གྲས་མང་ཆེ་བས་གསལ་པོ་མཁྱེན་གྱི་ཡོད་པ་རེད།

དེ་ནས་སྤྱི་ལོ་༡༩༩༠ལོ་ནས་བཟུང་བོད་ཀྱི་གསོ་རིག་ཡར་རྒྱས་གོང་འཕེལ་གཏོང་འགོ་ཚུགས་ཏེ་གནའ་བོའི་ལྷ་ས་གྲོང་ཁྱེར་དུ་མདོ་ཁམས་ཁུལ་གྱི་སྨྱུན་ཟླའི་ཞིང་ཆེན་ཁག་གི་སྨན་པ་མཁས་ཅན་དང་དབུས་གཙང་གི་སྨན་པ་མཁས་ཅན་རྣམས་བསྐྱོང་ཐོག་མེ་ཏོག་མཉམ་བཞད་དང་མཁས་བརྒྱ་འགྲན་གླེང་བྱེད་པའི་ཚོགས་འདུ་འཛུག་པོ་ཞིག་འཚོག་ཐུབ་པ་བྱུང་ཞིང་ཚོགས་མི་རྣམས་ས་གནས་སོ་སོར་ལོག་ཕེབས་རྗེས་བོད་ཀྱི་གསོ་རིག་བྱ་གཞག་ཡར་རྒྱས་གོང་འཕེལ་གཏོང་རྒྱུར་ཤུགས་སྣོན་ཆེས་ཆེར་ཐེབས་ཡོད་པར་བརྟེན་ཐན་ཀུང་གྲོས་ཚོགས་དེའི་དྭང་ཡིག་གི་གྲས་ཤིག་ཡིན་ཞིང་། དེ་རྗེས་ལྷ་ས་གྲོང་ཁྱེར་དུ་ལོ་གསུམ་རེའི་ཐོག་ཡང་བསྐྱར་གོང་གི་ཚོགས་མི་རྣམས་ཕྱིར་བཞིན་བསྐྱོང་ནས་བོད་ཀྱི་གསོ་རིག་ཨུ་མཐུད་གོང་འཕེལ་གཏོང་རྒྱུ་དང་སྨྲུགས་ནད་ཐོག་ཉམས་མྱོང་སྤེལ་རེས་ལ་སོགས་པའི་ཚོགས་འདུ་འཚོགས་ཀྱི་ཡོད་པ་རེད། རྒྱུ་མཚན་དེར་གཞིགས་ནས་བསམ་བློ་ཞིག་འཁོར་བྱུང་བས་བོད་སྨན་ལ་མདུན་ལམ་འདུག་སྙམ་སྟེ་སེམས་ཤུགས་ཀུང་ཆེ་རུ་སོང་སྐབས་ཀྱིས་བདག་གི་བཀའ་དྲིན་གསོབ་ཕྱིར་དང་དགོངས་རྫོགས་སྐོང་སླད་དུ་གུས་སློབ་བདག་གིས་སྨན་རྩིས་བསྟན་པའི་སྲི་ཞུར་དམིགས་ནས་འགྲོ་གྲོན་བཏང་སྟེ། སྤོ་སྨན་འཕྲུངས་དཔེ་ཁྱད་དུ་འཕགས་པ་འདི་ཉིད་ཤིང་པར་བརྐོས་ནས་རྗེ་སྲིད་ནམ་གནས་རྒྱུའི་ཆེད་སྨན་རྩིས་ཁང་གི་པར་ཁང་དུ་འབུལ་དགོས་བསམ་ཡང་། སྟེ་མོ་བ་ཤིང་པར་བརྐོ་མཁན་ཡོད་རུང་དེང་དུས་ཡིག་གཟུགས་སྨྱུས་ལེགས་བརྐོ་མཁན་ཧ་ཅང་དཀོན་སྐབས་ཀྱིས་སྤོ་སྨན་འཕྲུངས་དཔེ་ད་བར་མཐོ་འདོན་ཞུ་མ་ཐུབ་པས་ལུས་བསྡད་ཅིང་། ད་ཆ་ལྷ་ལྡན་སྨན་རྩིས་ཁང་གྲགས་ཅན་སྨན་པའི་གཞུང་དོན་ཁང་ནས་གསོ་རིག་གི་ཆ་ལག་མཆོག་གྱུར་འདི་ཉིད་ཉམས་པ་སོར་ཆུད་ཡོང་ཆེད་རྒྱབ་སྐྱོར་རོགས་རམ་ཐོབ་ཅིང་། དེང་དུས་གློག་ཀླད་ཐོག་པར་བསྐྲུན་ཐུབ་ནས་གངས་ཅན་ལྗོངས་ཀྱི་འཚོ་བྱེད་སྨན་པ་སྨོན་ལྡན་རྣམས་ལ་མཐོ་འདོན་འཕྲེམས་སྤེལ་ཞུ་ཐུབ་པ་བྱུང་སོང་བས་ལེགས་སྐྱེས་སུ་འབུལ་རྒྱུའི་གོ་སྐབས་བཟང་པོ་ཞིག་ཐོབ། ཐན་ཀུང་ཚེ་ཡི་འདུ་བྱེད་མ་གཏོང་གོང་དུ་བསམ་དོན་ཡོངས་སུ་འགྲུབ་པར་དགའ་སྤྲོ་དཔག་མེད་སྐྱེས་ཤིང་ཀྲུབ་སྐྱོར་རོགས་རམ་གནང་མཁན་རིགས་ལ་སྙིང་དབུས་ནས་ཐུགས་རྗེ་ཆེ་ཞུ་རྒྱུ་ཡིན།

བདག་གི་དགེ་བའི་བཤེས་གཉེན་དམ་པ་མཆོག་གི་གམ་བཅར་དངོས་སློབ་ལོ་ན་བརྒྱད་ཅུ་གྱ་དྲུག་ལ་སོན་པའི་སྨན་རྩིས་པ་བསྟན་འཛིན་བཀྲ་ཤིས་ཀྱིས་བདུད་རྩེ་སྤོ་སྨན་ངོ་སྤྲོད་ཞུས་པ་འདི་དག་སྤྱི་ལོ་༢༠༡༨ལོ་སྟེ་བོད་རབ་བྱུང་བཅུ་བདུན་པའི་རྣམ་འགྱུར་ཞེས་པ་ས་ཁྱི་ལོར་བྲིས་པའོ། །འདིས་ཀྱང་གསོ་བ་རིག་པའི་གཞུང་ལུགས་ཐམས་ཅད་ལ་བློ་གྲོས་རྒྱས་ཏེ་ཟུག་རྔུས་གཙེས་པའི་འགྲོ་བ་ནད་པ་རྣམས་ལ་ཕན་ཐོགས་པའི་རྒྱུར་གྱུར་ཅིག །

༄༅། །བཀའ་དྲིན་གསུམ་ལྡན་རྡོ་རྗེ་འཆང་ཆེན་པོ་འཇམ་དབྱངས་བླ་མའི་ཞལ་སྔ་ནས་ཀྱི་གསོལ་འདེབས།

༄༅། །དུས་གསུམ་སྐྱབས་གནས་ངོ་བོ་ཤཱཀྱའི་གཙོ། །རིགས་ཀུན་ཁྱབ་བདག་དཔལ་ལྡན་རྡོ་རྗེ་འཆང་། །ཡེ་ཤེས་མཆོག་གི་རང་གཟུགས་འཇམ་དཔལ་དབྱངས། །ཀུན་འདུས་བླ་མའི་ཞབས་པད་གཙུག་ན་བསྟེན། །བློ་ཆེན་བསྐལ་བཟང་རྣམ་འདྲེན་ཀུན་གྱི་ཡུལ། །མཉམ་མེད་ཐུབ་པའི་རིང་ལུགས་མཁས་བཙུན་གྲུབ། །མི་ཉམས་བསྟན་པ་འཛིན་སྐྱོང་སྤེལ་བའི་མགོན། ཐར་འདོད་རྒྱ་མཚོའི་དཔལ་ལ་གསོལ་བ་འདེབས། །མཚུངས་མེད་འཇམ་དཔལ་རྡོ་རྗེ་བླ་མའི་ཞབས། །མི་ཤིགས་སྙིང་གི་ཐིག་ལེར་རྟག་རོལ་པའི། །ཟབ་རྒྱས་ཆོས་ཚུལ་འབྱེད་མཁས་བློ་གྲོས་ཅན། །མཚོ་བྱུང་བཞད་པའི་ལང་ཚོར་གསོལ་བ་འདེབས། །བདག་ཀྱང་དེང་ནས་ཇི་སྲིད་བྱང་ཆུབ་བར། །འཇམ་དབྱངས་བླ་མའི་ཞབས་དང་མི་འབྲལ་ཞིང་། །བཤད་དང་སྒྲུབ་པའི་བྱ་བ་མཐར་ཕྱིན་ནས། །སྐྱེ་དགུའི་རེ་བ་ཡིད་བཞིན་སྐོང་ནུས་ཤོག །ཅེས་རང་གིས་རང་ལ་བསྟོད་པར་མི་འོས་པ་མ་ཟད་ཡོན་ཏན་ཏི་ལ་འབྲུ་ཙམ་མེད་པར་བསྟོད་ཡུལ་ལས་འདས་ཀྱང་གཏོར་ཟན་ལ་ལྷར་བཏགས་པ་ལྟར་ཐུབ་བསྟན་རྒྱལ་མཚན་གྱིས་བསྐུལ་ངོར་མི་ལྡོག་ཙམ་དུ་འཇམ་དཔལ་རོལ་པའི་བློ་གྲོས་ཀྱིས་བྲིས་པ་མངྒ་ལཾ།

༄། །སྨན་རྩིས་རིག་པའི་སྨོན་ལམ་བཞུགས་སོ། །

༄༅། །ཨོཾ་བདེ་ལེགས་སུ་གྱུར་ཅིག །སྤྲོས་བྲལ་ཐུགས་ཀྱི་བདེ་ཆེན་དབྱིངས། །མཁྱེན་བརྩེ་ནུས་པའི་འོད་སྟོང་གིས། །ཕན་བདེའི་པདྨོ་རབ་བཞད་པའི། །མཆོག་གསུམ་རྒྱ་མཚོས་དགེ་ལེགས་སྩོལ། །བདེ་བ་མཆོག་གི་ཡེ་ཤེས་ཁམས། །སྟོང་གཟུགས་དུས་ཀྱི་འཁོར་ལོའི་གར། །སྲིད་ཞིའི་ནད་སེལ་སྨན་གྱི་བླས། །སྨོན་པ་འགྲུབ་པའི་དཔང་པོ་སྩོལ། །ཐོས་བསམ་བསྒོམ་པ་འདིས་མཚོན་པའི། །རང་གཞན་རྣམ་དཀར་ཅི་མཆིས་པས། །འབྲེལ་ཐོགས་སེམས་ཅན་མ་ལུས་པ། །སྲིད་ལས་མྱུར་དུ་སྒྲོལ་ནུས་ཤོག །ཐུབ་བསྟན་སྤྱི་དང་ཁྱད་པར་དུ། །མདོ་སྔགས་ཡོངས་སུ་རྫོགས་པའི་བསྟན། །རྒྱལ་བ་གཉིས་པའི་རིང་ལུགས་གང་། །དར་ཞིང་རྒྱས་ལ་ཡུན་རིང་ཤོག །སྲིད་ཞིའི་གཙུག་རྒྱན་ཡིད་བཞིན་ནོར། །བདེ་ཆེན་འཁོར་ལོར་རྟག་བརྟན་ཅིང་། །མཛད་འཕྲིན་ནམ་མཁའི་ནོར་བུའི་གཟེས། །འཛིག་རྟེན་རྒྱུད་སུན་དྭངས་འབྱིན་ཤོག །ཁྱད་པར་གསོ་རིག་ཕན་བདེའི་ཚལ། །སྐྱེ་རྒུའི་གསོས་སུ་བརྟན་འཕེལ་ཞིང་། །འཆད་རྩོད་རྩོམ་ལ་བློ་གསལ་བའི། །རྐང་དྲུག་ཚོགས་རྣམས་དར་འཕེལ་ཤོག །རྒྱུ་མཚན་རྩིས་ཀྱི་རིག་པ་ཡིས། །ཕྱི་ནང་གཞན་གསུམ་ཁོང་ཆུད་དེ། །ཟབ་ལམ་རྡོ་རྗེ་རྣལ་འབྱོར་གྱིས། །ཚེ་གཅིག་གྲོལ་བ་བརྙེས་པར་ཤོག །ཕྲུག་ན་པདྨོའི་འཕྲིན་ལས་ཆ། །རིག་པའི་གནས་ཀྱི་གཙུག་ལག་འདིར། །འཆད་དང་རྩོད་དང་རྩོམ་པ་ཡིས། །བསྟན་འཛིན་དབྱར་མཚོ་ལྟར་རྒྱས་ཤོག །དེ་དག་ཀུན་ཀྱང་བད་དཀར་འཆང་། །མཉེས་པའི་མཆོད་སྤྲིན་ཉིད་གྱུར་ཏེ། །ཚེ་རབས་ཀུན་ཏུ་ཐུགས་རྗེའི་གཏེར། །དགེ་བའི་བཤེས་སུ་འབྲལ་མེད་ཤོག །ཚུལ་འདིར་ཆོས་དང་ཟང་ཟིང་གི ། འབྲེལ་ཐོགས་ཇི་སྙེད་མཆིས་པ་ཀུན། །སྨན་གྱི་བླ་དང་དུས་འཁོར

ཡོས། །རྗེས་སུ་འཛིན་པའི་རྒྱུར་གྱུར་ཅིག །བདག་སོགས་དེང་ནས་བྱང་ཆུབ་བར། །འཇམ་དབྱངས་བླ་མས་རྗེས་འཛིན་ཅིང་། །སོ་སོ་ཡང་དག་རིག་པ་བཞིས། །བརྒྱུད་ཚོགས་མ་ལུས་འཛིན་པར་ཤོག །སྙིང་རྗེའི་རང་གཟུགས་ཕྱག་དྲུག་མགོན། །ཆོས་ཀྱི་རྒྱལ་པོ་དཔལ་ལྷ་མོ། །ཞིང་སྐྱོང་དམ་ཅན་སྡེ་དགུ་ཡིས། །འཕྲིན་ལས་ཐོགས་མེད་སྒྲུབ་གྱུར་ཅིག །བླ་མ་རྒྱལ་བ་སྲས་བཅས་ཀྱི། །ཐུགས་ཀྱི་སྨོན་ལམ་ཅི་མཆིས་དང་། །བདག་གི་ལྷག་བསམ་དག་པ་ཡིས། །སྨོན་པའི་དོན་རྣམས་མྱུར་འགྲུབ་ཤོག །ཅེས་གངས་ཅན་གྱི་མགོན་པོའི་འཕྲིན་ལས་རྨད་དུ་བྱུང་བའི་ཆ་ཤས་སྨན་རྩིས་རིག་པའི་གནས་ཀྱི་སློབ་གྲྭ་བ་རྣམས་ཀྱི་ཞལ་འདོན་འདི་འདྲ་བ་ཞིག་དགོས་ཞེས་གཙུག་ལག་རྒྱ་མཚོའི་མཛོད་འཛིན་སྨན་རྩིས་སྤྱི་ཁྱབ་མཁྱེན་རབ་ནོར་བུ་མཆོག་ནས་རབ་དཀར་ལྷ་རྫས་བཅས་བསྐུལ་མ་གནང་དོན་བཞིན་འཇམ་དཔལ་རོལ་པའི་བློ་གྲོས་ཀྱིས་སྦྱར་བའི་ཡི་གེ་པ་ནི་རྩིས་རིག་སློབ་དགེ་ཚུལ་ཡེ་ཤེས་ཆོས་འཕེལ་གྱིས་བགྱིས་པ་དགེ་ལེགས་འཕེལ། །

༄༅། །གསོ་རིག་བསྟན་པ་རྒྱས་པའི་སྨོན་ལམ་བསྡུས་པ་བཞུགས་སོ། །

མཁྱེན་པའི་རང་གཟུགས་འཇམ་དཔལ་རྡོ་རྗེ་དང་། །ཟླ་མེད་སྙིང་རྗེའི་གཏེར་འཆང་མིག་མི་འཇུམ། །མཐུ་སྟོབས་དབང་ཕྱུག་གསང་བའི་བདག་པོ་སྟེ། །རིགས་གསུམ་རྒྱལ་བས་དེང་འདིར་ཤིས་པར་མཛོད། །ལས་སྨོན་གསེར་གྱིས་གཞིར་བསྐྱེད་བསྒྲིང་བའི། །སྨན་རྩིས་འདུས་པའི་ནགས་གླིང་རབ་རྒྱས་ཤིང་། །ཆོས་སྤྱོད་རྣམ་བཅུའི་ལོ་འབྲས་དུད་བཞིན་དུ། །འགྲོ་འདིའི་ངལ་གསོ་མཆོག་ཏུ་འགྱུར་བར་ཤོག །ཐུགས་མཐུན་ཁྲིམས་གཙང་བསླབ་གསུམ་རྣམ་དག་ཅིང་། །ཕྱི་ནང་བར་གཅོད་ཉེར་འཚེས་མི་བརྫི་བར། །རྒྱ་ཆེར་ཐོས་བསམ་སྒོམ་པའི་བགྱི་བ་ལ། །ཉིན་མཚན་ཀུན་ཏུ་གཡེལ་བ་མེད་པར་ཤོག །ནད་སེལ་སྨན་དང་བླང་དོར་འབྱེད་པའི་རྩིས། །རྒྱལ་བ་བདེ་གཤེགས་སེམས་

དཔའ་ཆེ་རྣམས་ཀྱིས། །ཇི་ལྟར་བསྟན་པའི་གཞུང་ལུགས་མ་ལུས་པ། །འབྲེལ་བྲལ་ཇི་བཞིན་བདེ་ལྷག་རྟོགས་པར་ཤོག །བསྟན་པ་དེ་འཛིན་དཔོན་སློབ་འཁོར་བཅས་ཀྱི། །སྐུ་ཚེ་བརྟན་ཅིང་མཛད་འཕྲིན་རྒྱས་པ་དང་། །འགྲོ་བའི་དོན་ལ་བརྩོན་པ་ལྷུར་ལེན་གྱིས། །དམ་པའི་རྣམ་ཐར་ཚུལ་བཞིན་སྐྱོང་བར་ཤོག །ཐུབ་བསྟན་རིས་མེད་སྤྱི་དང་ཁྱད་པར་དུ། །སྨན་བླ་བྱང་སྒོང་རྒྱལ་བའི་རིང་ལུགས་དང་། །ཕྱུག་པའི་བཤེད་གཞུང་གཙུག་ལག་རྩིས་རིག་བཅས། །ཕྱོགས་དུས་ཀུན་ཏུ་དར་ཞིང་རྒྱས་གྱུར་ཅིག །ཅེས་པའང་རིགས་ལམ་འདི་གཉིས་ལ་མོས་གུས་བག་ཆགས་མི་དམན་པ་༧རྒྱལ་དབང་ཕྱག་ན་པདྨོའི་བླ་སྨན་བོད་གཞུང་སྨན་རྩིས་འགོ་འཛིན་བྲཏྣ་མ་ཏིས་རབ་ཆེས་ཤིང་བྱི་བ་སྐར་ཟླ་བའི་དཀར་ཕྱོགས་ཀྱི་བཟང་པོ་གཉིས་པའི་ཚེས་ལ་སྦྱོར་པ་དགེའོ། །

ཟུར་བཀོད།

༄༅། །རིགས་དང་དཀྱིལ་འཁོར་རྒྱ་མཚོའི་བདག་ཉིད་རྒྱལ་མཆོག་ལྔ་པ་ཆེན་པོའི་གསོལ་འདེབས་བཞུགས་སོ། །

༄༅། །སྣང་བ་མཐའ་ཡས་སྲས་ཀྱི་ཐུ་བོ་མཆོག །ཕྱག་ན་པད་དཀར་འཛིན་པས་རྗེས་བཟུང་བས། །ཚེ་རབས་མང་པོར་བག་ཆགས་ཡོངས་སད་པ། །ངག་དབང་བློ་བཟང་རྒྱ་མཚོར་གསོལ་བ་འདེབས། །ཤཱཀྱ་སེངྒེའི་མདོ་རྒྱུད་གསུང་རབ་དང་། །ཐ་སྙད་གཙུག་ལག་རིག་པའི་གནས་མང་པོར། །དཔྱད་གསུམ་རྣམ་པར་དག་པས་ལེགས་ཐོས་པ། །ངག་དབང་བློ་བཟང་རྒྱ་མཚོར་གསོལ་བ་འདེབ། །མཐའ་གླས་ཤེས་བྱར་སྤྲིད་པའི་ཚོས་ཚུལ་གྱི། །གནས་ལུགས་ཀུན་ལ་ཞིབ་མོར་ཉེར་བསམ་པས། །འཁྲུལ་བྲལ་ཇི་བཞིན་ཡིད་ངོར་རབ་ཤར་བ། །ངག་དབང་བློ་བཟང་×གཡོ་མེད་ཞི་གནས་ཆུ་ནང་ལྷག་མཐོང་གཟུགས། །རབ་གསལ་བསྐྱེད་དང་རྫོགས་པའི་རིམ་པ་ཡིས། །རྣལ་འབྱོར་མཆོག་ལ་ལེགས་བསྒོམས་ཉམས་མྱོང་ཅན། །ངག་དབང་བློ་བཟང་×ཐུབ་གཞུང་སྤྱི་དང་ཁྱད་པར་འཛམ་དཔལ་དབྱངས། །ངུར་སྨྲིག་བློས་གར་བློ་བཟང་གྲགས་པ་ཡི། །དགོངས་དོན་འགྲེལ་ལ་འཆད་རྩོད་རྩོམ་མཁས་པ། །ངག་དབང་བློ་བཟང་×མ་དུལ་རང་རྒྱུད་གླང་པོའི་སྣ་ཞགས་ལ། །ཚུལ་

ལྡན་ཁྲིམས་ཀྱི་ལུགས་ཀྱུ་རྣོན་པོ་ཡིས། །ཉེར་བཏབ་བག་ཡོད་བཙུན་པའི་ངང་ཚུལ་ཅན། །ངག་དབང་བློ་བཟང་×རིས་སུ་མ་ཆད་སྐྱེ་རྒྱུ་མཐའ་དག་ལ། །ཕན་འདོད་ལྷག་བསམ་བཟང་པོ་སྟོན་དུས་ཀྱི། །རི་བོང་འཛིན་པའི་དཀྱིལ་འཁོར་ལྟར་དཀར་བ། །ངག་དབང་བློ་བཟང་×དག་གི་དབང་ཕྱུག་བློ་བཟང་རྒྱ་མཚོའི་སྟེར། །མི་ཕྱེད་སྙིང་ནས་གསོལ་བ་བཏབ་པའི་མཐུས། །འདི་ཕྱི་གཏན་གྱི་མདུན་མ་མཐའ་གླུས་པར། །རེ་བ་ཇི་བཞིན་འགྲུབ་པར་བདག་བྱིན་རློབས། །དཀོན་མཆོག་ཐུགས་རྗེ་ནམ་མཁའ་ཆེར་ཡངས་ལས། །བྱིན་རླབས་ཆར་གྱིས་ཞིང་ས་ཡོངས་བརླན་པ། །འབྱུང་གནས་གདན་གསུམ་ཚང་བའི་བཤེས་གཉེན་མཆོག །ངག་དབང་བློ་བཟང་རྒྱ་མཚོའི་བཀྲ་ཤིས་ཤོག །ཅེས་པ་

འདི་འང་བསྟན་པ་རིན་པོ་ཆེ་ལ་དད་སྟོབས་ཀྱི་དབང་ཕྱུག་དགའ་ལྡན་བསྟན་འཛིན་པོ་ཤོག་ཐུ་རྒྱལ་པོས་སློཀ་ཐམས་ཅད་ལ་ངེད་རང་གི་མིང་སྦྲ་ཚང་བའི་གསོལ་འདེབས་མང་ཙམ་འཚམ་པ་བྲྀ་ཚང་གསར་རྙིང་ཚོར་ཡང་བཙུགས་ཆོག་པ་ཞིག་དགོས་ཞེས་བསྐུལ་མ་མཛད་པ་ལྟར་ཤཱཀྱའི་བཙུན་པ་ངག་དབང་བློ་བཟང་རྒྱ་མཚོས་སྦྱར་བའི་ཡི་གེ་པ་ནི་དཔལ་གྲོང་སྟགས་རམ་པ་ངག་དབང་དགེ་ལེགས་ཀྱིས་བགྱིས་པའོ། །

༄༅། །མཚུངས་མེད་ཡོན་ཏན་མགོན་པོའི་གསོལ་འདེབས་དང་བརྒྱའི་པཉྩ་བཞད་པ་ཞེས་བྱ་བ་བཞུགས་སོ། །

༄༅། །ན་མོ་གུ་རུ་གུ་ཎ་ནྟ་ཕ་ཡ། མ་ལུས་ཕྱོགས་དུས་རྒྱལ་བ་སྲས་བཅས་ཀྱི། །མཁྱེན་བརྩེ་ནུས་པའི་ཡོན་ཏན་གཅིག་བསྡུས་ཉིད། །གངས་ཅན་འགྲོ་བའི་མགོན་པོ་གཡུ་ཐོག་པ། །མཚུངས་མེད་བླ་མ་ཁྱེད་ལ་གསོལ་བ་འདེབས། །གང་སྐུའི་གསང་བ་བརྟན་གཡོ་ཀུན་ལ་ཁྱབ། །གཞོམ་མེད་རྡོ་རྗེའི་གསུང་གི་ཆོས་ཀུན་མཛོད། །ཇི་ལྟ་ཇི་སྙེད་མཁྱེན་པས་ཤེས་བྱ་གཟིགས། །བདེ་ཆེན་རྡོ་རྗེའི་སྐུ་ལ་གསོལ་བ་འདེབས། །མཚན་དཔེའི་དཔལ་འབར་ལྟ་ན་སྡུག་པའི

སྐུ། །བདེ་ཆེན་གཟི་བྱིན་སྟོང་གིས་ལྷམ་མེ་བ། །དྲན་པའི་མོད་ལ་དངོས་གྲུབ་རྣམ་གཉིས་སྟེར། །ཡིད་བཞིན་ནོར་བུ་ཁྱེད་ལ་གསོལ་བ་འདེབས། །འཕྲིན་ལས་རྒྱལ་བ་ཀུན་དང་མཉམ་གྱུར་ཀྱང་། །ཉམ་ཐག་ནད་པའི་ཚོགས་ལ་རྗེས་བརྩེ་བའི། །གསུང་གི་འཕྲིན་ལས་གདངས་ཅན་གསོས་སུ་སྨིན། །སྨན་པའི་རྒྱལ་པོ་ཁྱེད་ལ་×འཇམ་དཔལ་དཔའ་བོས་རྗེས་བཟུང་རིག་པའི་གནས། །ཀུན་མཁྱེན་ལྷ་སྟེགས་རྒོལ་བ་རྩོད་པས་བཅོམ། །རྒྱ་བོད་འཛིན་མའི་ཁྱོན་ལ་ཉི་ལྟར་གསལ། །མཁས་པའི་ཁྱུ་མཆོག་ཁྱེད་ལ་×མི་ཆུ་གཅན་གཟན་རྐུན་པོ་ལ་སོགས་པ། །ལྟ་སྣངས་ཙམ་གྱིས་བཏུལ་ཞིང་གནས་ཡུལ་འགྲིམས། །རྣམ་མང་སྤྲུལ་པས་ཌཱ་ཀི་དབང་དུ་བསྡུས། །གྲུབ་པའི་དབང་ཕྱུག་ཁྱེད་ལ་×པདྨ་འབྱུང་གནས་མགོན་པོ་ཀླུ་སྒྲུབ་དང་། །འཚོ་བྱེད་གཞོན་ནུ་མཉམ་མེད་དྭགས་པོ་སོགས། །གང་འདུལ་རོལ་བར་སྟོན་པ་དེ་ཉིད་ཅེས། །བདེན་པའི་ཞལ་བཞེས་གནང་ལ་×སྨན་བླ་མི་བསྐྱོད་རྒྱལ་བའི་ཡེ་ཤེས་སྐུ། །དེ་ལས་ཟུང་ཟད་གཡོ་བ་མེད་བཞིན་དུ། །སྣ་ཚོགས་སྤྲུལ་པའི་རོལ་པ་ཆུ་ཟླ་བཞིན། །གང་འདུལ་མོས་ངོར་སྣང་ལ་×རྡོ་རྗེའི་ལུས་ཀྱི་འབྱུང་འཁྲུགས་གསོ་བ་དང་། །རྗེས་འབྲེལ་གསང་སྔགས་ཟབ་མོའི་སྨིན་གྲོལ་གྱིས། །སྐལ་ལྡན་གདུལ་བྱའི་ཚོགས་རྣམས་རྗེས་བཟུང་སྟེ། །རྫུ་འཕྲུལ་སྣ་ཚོགས་སྟོན་ལ་×གངས་ཅན་འདི་ན་ཕན་དང་བདེ་བའི་སྒོ། །ཇི་སྙེད་སྣང་བར་མཛད་ནས་གཟུགས་ཀྱི་སྐུ། །སྐྱེ་འཆི་ལས་འདས་མཁའ་སྤྱོད་བདེ་ཆེན་དུ། །མངོན་སུམ་བྱོན་པར་མཛད་ལ་×བསྟེན་སྒྲུབ་གཞན་ལ་ཡོ་ཟླར་འབབ་པ་ལས། །གང་ཉིད་ཡུད་ཙམ་དྲན་པ་དོན་ཆེ་ཞིང་། །ཞག་བདུན་གསོལ་བཏབ་ངེས་པར་རྗེས་འཛིན་ཞེས། །ཞལ་བཞེས་བསླུ་མེད་མཛད་ལ་×སྲས་བཅས་རྒྱལ་བ་ཐུགས་རྗེ་རབ་མཉམ་ཡང་། །སྙིགས་འགྲོ་སྐལ་པ་དམན་རྣམས་སྐྱོབ་པའི་ཕྱིར། །སྲས་བཅས་རྒྱལ་བའི་འཕྲིན་ལས་ང་ཡིན་པས། །བྱིན་རླབས་མྱུར་ཞེས་གསུངས་ལ་×དེ་ཕྱིར་མགོན་པོ་ཁྱེད་ལ་སྙིང་ནས་ནི། །མོས་གུས་གདུང་ཤུགས་དྲག་པོས་གསོལ་འདེབས་ན། །སྙིགས་མའི་དུས་སྐྱེས་ནད་གདོན་སྡུག་བསྔལ་གྱི། །འཇིགས་པས་ཉེན་པ་བདག་ལ་སྐྱོབ་མཛོད་ཅིག །ལས་ཉོན་འཁྲུལ་པའི་སྦུབས་སུ་འཐུམས་པ་བདག །རང་གི་ཉེས་པས་སྲས་བཅས་རྒྱལ་བ་ཡི། །འཕྲིན་ལས་

འཇུག་པའི་ཡུལ་དུ་མ་གྱུར་པས། །སྐྱབས་གྲོལ་ཡིད་ཆད་བདག་ལ་ཐུགས་རྗེས་གཟིགས། །ཁྱེད་ལས་རེ་ས་སྐྱབས་གནས་གཞན་མེད་པས། །མཁྱེན་བརྩེ་ནུས་པའི་བདག་ཉིད་རིགས་གསུམ་དང་། །དབྱེར་མེད་བླ་མ་སྟེགས་མའི་འགྲོ་བ་ཡི། །མགོན་པོ་གཅིག་པུས་བདག་ཅག་མ་འདོར་ཅིག །བདག་གིས་ནམ་མཁའ་ཇི་སྲིད་འགྲོ་ཀུན་དང་། །ཁྱད་པར་སྐལ་དམན་སྡུག་བསྔལ་གྱུར་པ་ལ། །ཕན་འདོད་སྙིང་རྗེའི་དམ་བཅའ་འདི་འཛིན་ན། །མཁྱེན་ནུས་བརྩེ་བའི་དབང་བསྐུར་བདག་ལ་སྩོལ། །འདི་ནས་བྱང་ཆུབ་སྙིང་པོར་མཆིས་ཀྱི་བར། །འབྲལ་མེད་རིགས་ཀྱི་བདག་པོར་དགྱེས་བཞུགས་ནས། །རྒྱུད་པ་ཀུན་གྲོལ་དངོས་གྲུབ་ཡིད་བཞིན་འཛོབ། །མགོན་པོ་ཁྱེད་དང་དབྱེར་མེད་འགྲུབ་པར་ཤོག །

རབ་ཆེས་མེ་བྱ་ཟླ་༣ཚེས་༡༨ལ་མི་ཕམ་པས་གང་ཤར་དུ་སྨྲུར་བར་གསོལ་བ་བཏབ་པར་དགེ་ལེགས་འཕེལ།། ॥

༄༅། །ཡོན་ཏན་ཀུན་གྱི་གཞིར་གྱུར་མ་བཞུགས་སོ། །

༄༅། །ཡོན་ཏན་ཀུན་གྱི་གཞིར་གྱུར་དྲིན་ཅན་རྗེ། །ཚུལ་བཞིན་བསྟེན་པ་ལམ་གྱི་རྩ་བ་རུ། །ལེགས་པར་མཐོང་ནས་འབད་པ་དུ་མ་ཡིས། །གུས་པ་ཆེན་པོས་བསྟེན་པར་བྱིན་གྱིས་རློབས། །ལན་གཅིག་རྙེད་པའི་དལ་བའི་རྟེན་བཟང་འདི། །ཤིན་ཏུ་རྙེད་དཀའ་དོན་ཆེན་ཤེས་གྱུར་ནས། །ཉིན་མཚན་ཀུན་ཏུ་སྙིང་པོ་ལེན་པའི་བློ། །རྒྱུན་ཆད་མེད་པར་སྐྱེ་བར་བྱིན་གྱིས་རློབས། །ལུས་སྲོག་གཡོ་བ་ཆུ་ཡི་ཆུ་བུར་བཞིན། །མྱུར་དུ་འཇིག་པའི་འཆི་བ་དྲན་པ་དང་། །ཤི་བའི་རྗེས་སུ་ལུས་དང་གྲིབ་མ་བཞིན། །དཀར་ནག་ལས་འབྲས་ཕྱི་བཞིན་འབྲང་བ་ལ། །ངེས་པ་བརྟན་པོ་རྙེད་ནས་ཉེས་པའི་ཚོགས། །ཕྲ་ཞིང་ཕྲ་བ་རྣམས་ཀྱང་སྤོང་བ་དང་། །དགེ་ཚོགས་མཐའ་དག་སྒྲུབ་པར་བྱེད་པ་ལ། །རྟག་ཏུ་བག་དང་ལྡན་པར་×སྲིད་པས་མི་ངོམས་སྡུག་བསྔལ་ཀུན་གྱི་

སྒོ། །ཡིད་བརྟན་མི་རུང་སྲིད་པའི་ཕུན་ཚོགས་ཀྱི། །ཉེས་དམིགས་རིགས་ནས་ཐར་པའི་བདེ་བ་ལ། །དོན་གཉེར་ཆེན་པོ་སྐྱེ་བར་×རྣམ་དག་བསམ་པ་དེ་ཡིས་དྲངས་པ་ཡི། །དྲན་དང་ཤེས་བཞིན་བག་ཡོད་ཆེན་པོ་ཡིས། །བསླབ་པའི་རྩ་བ་སོ་སོ་ཐར་པ་ལ། །སྒྲུབ་པ་སྙིང་པོར་བྱེད་པར་×རང་ཉིད་སྲིད་མཚོར་ལྷུང་བ་ཇི་བཞིན་དུ། །མར་གྱུར་འགྲོ་བ་ཀུན་ཀྱང་དེ་འདྲ་བར། །མཐོང་ནས་འགྲོ་བ་སྒྲོལ་བའི་ཁུར་འཁྱེར་བའི། །བྱང་ཆུབ་སེམས་མཆོག་འབྱོངས་པར་×སེམས་ཙམ་བསྐྱེད་ཀྱང་ཚུལ་ཁྲིམས་རྣམ་གསུམ་ལ། །གོམས་པ་མེད་ན་བྱང་ཆུབ་མི་འགྲུབ་པ། །ལེགས་པར་མཐོང་ནས་རྒྱལ་སྲས་སྡོམ་པ་ལ། །བརྩོན་པ་དྲག་པོས་སློབ་པར་×ལོག་པའི་ཡུལ་ལ་གཡེང་བ་ཞི་བྱེད་ཅིང་། །ཡང་དག་དོན་ལ་ཚུལ་བཞིན་དཔྱོད་པ་ཡི། །ཞི་གནས་ལྷག་མཐོང་ཟུང་དུ་འབྲེལ་བའི་ལམ། །མྱུར་དུ་རྒྱུད་ལ་སྐྱེ་བར་×ཐུན་མོང་ལམ་སྦྱངས་སྣོད་དུ་གྱུར་པ་ན། །ཐེག་པ་ཀུན་གྱི་མཆོག་གྱུར་རྡོ་རྗེའི་ཐེག །སྐལ་བཟང་སྐྱེ་བོའི་འཇུག་ངོགས་དམ་པ་དེར། །བདེ་བླག་ཉིད་དུ་འཇུག་པར་×དེ་ཚེ་དངོས་གྲུབ་རྣམ་གཉིས་འགྲུབ་པའི་གཞི། །རྣམ་དག་དམ་ཚིག་སྡོམ་པར་གསུངས་པ་ལ། །བཅོས་མ་མིན་པའི་ངེས་པ་རྙེད་གྱུར་ནས། །སྲོག་དང་བསྡོས་ཏེ་བསྲུང་བར་×དེ་ནས་རྒྱུད་སྡེའི་སྙིང་པོ་རིམ་གཉིས་ཀྱི། །གནད་རྣམས་ཇི་བཞིན་རྟོགས་ནས་བརྩོན་པ་ཡིས། །ཐུན་བཞིའི་རྣལ་འབྱོར་སྤྱོད་ལས་མི་གཡེལ་བར། །དམ་པའི་གསུང་བཞིན་སྒྲུབ་པར་བྱིན་གྱིས་རློབས། །དེ་ལྟར་ལམ་བཟང་སྟོན་པའི་བཤེས་གཉེན་དང་། །ཚུལ་བཞིན་སྒྲུབ་པའི་གྲོགས་རྣམས་ཞབས་བརྟན་ཅིང་། །ཕྱི་དང་ནང་གི་བར་དུ་གཅོད་པའི་ཚོགས། །ཉེ་བར་ཞི་བར་བྱིན་གྱིས་བརླབ་ཏུ་གསོལ། །སྐྱེ་བ་ཀུན་ཏུ་ཡང་དག་བླ་མ་དང་། །འབྲལ་མེད་ཆོས་ཀྱི་དཔལ་ལ་ལོངས་སྤྱོད་ཅིང་། །ས་དང་ལམ་གྱི་ཡོན་ཏན་རབ་རྫོགས་ནས། །རྡོ་རྗེ་འཆང་གི་གོ་འཕང་མྱུར་ཐོབ་ཤོག །

༄༅། །བྱང་ཆུབ་ལམ་གྱི་རིམ་པའི་བསྡུས་དོན་བཞུགས་སོ། །

༄༅། །ཕུན་ཚོགས་དགེ་ལེགས་བྱེ་བས་བསྐྲུན་པའི་སྐུ། །མཐའ་ཡས་འགྲོ་བའི་རེ་བ་སྐོང་བའི་གསུང་། །མ་ལུས་ཤེས་བྱ་ཇི་བཞིན་གཟིགས་པའི་ཐུགས། །ཤཱཀྱའི་གཙོ་བོ་དེ་ལ་མགོས་ཕྱག་འཚལ། །ཟླ་མེད་སྟོན་པ་དེ་ཡི་སྲས་ཀྱི་མཆོག །རྒྱལ་བའི་མཛད་པ་ཀུན་གྱི་ཁུར་བསྣམས་ནས། །གྲངས་མེད་ཞིང་དུ་སྤྲུལ་པས་རྣམ་རོལ་བ། །མི་ཕམ་འཇམ་པའི་དབྱངས་ལ་ཕྱག་འཚལ་ལོ། །ཤིན་ཏུ་དཔག་པར་དཀའ་བ་རྒྱལ་བའི་ཡུམ། །ཇི་བཞིན་དགོངས་པ་འགྲེལ་མཛད་འཛམ་གླིང་རྒྱན། །ཀླུ་སྒྲུབ་ཐོགས་མེད་ཅེས་ནི་ས་གསུམ་ན། །ཡོངས་སུ་གྲགས་པའི་ཞབས་ལ་བདག་ཕྱག་འཚལ། །ཤིང་རྟ་ཆེན་པོ་གཉིས་ལས་ལེགས་བརྒྱུད་པའི། །ཟབ་མོ་ལྟ་བ་རྒྱ་ཆེན་སྤྱོད་པའི་ལམ། །མ་ནོར་ཡོངས་སུ་རྫོགས་པའི་གནད་བསྡུས་པའི། །གདམས་པའི་མཛོད་འཛིན་མར་མེ་མཛད་ལ་འདུད། །རབ་འབྱམས་གསུང་རབ་ཀུན་ལ་ལྟ་བའི་མིག །སྐལ་བཟང་ཐར་པར་བགྲོད་པའི་འཇུག་ངོགས་མཆོག །བརྩེ་བས་བསྐྱོད་པའི་ཐབས་མཁས་མཛད་པ་ཡིས། །གསལ་མཛད་བཤེས་གཉེན་རྣམས་ལ་གུས་ཕྱག་འཚལ། །འཛམ་གླིང་མཁས་པ་ཡོངས་ཀྱི་གཙུག་གི་རྒྱན། །སྙན་པའི་བ་དན་འགྲོ་ན་ལྷང་ངེ་བ། །ཀླུ་སྒྲུབ་ཐོགས་མེད་གཉིས་ལས་རིམ་བཞིན་དུ། །ལེགས་བརྒྱུད་བྱང་ཆུབ་ལམ་གྱི་རིམ་པ་ནི། །སྐྱེ་དགུའི་འདོད་དོན་མ་ལུས་སྐོང་བས་ན། །གདམས་པ་རིན་ཆེན་དབང་གི་རྒྱལ་པོ་སྟེ། །གཞུང་བཟང་སྟོང་གི་ཆུ་བོ་འདུ་བའི་ཕྱིར། །དཔལ་ལྡན་ལེགས་པར་བཤད་པའི་རྒྱ་མཚོའང་ཡིན། །བསྟན་པ་ཐམས་ཅད་འགལ་མེད་རྟོགས་པ་དང་། །གསུང་རབ་མ་ལུས་གདམས་པར་འཆར་བ་

དང་། །རྒྱལ་བའི་དགོངས་པ་བདེ་བླག་རྙེད་པ་དང་། །ཉེས་སྤྱོད་ཆེན་པོའི་གཡང་ས་ལས་ཀྱང་སྐྱུང་། །དེ་ཕྱིར་རྒྱ་བོད་མཁས་པའི་སྐྱེ་བོ་ནི། །སྐལ་ལྡན་དུ་མས་བསྟེན་པའི་གདམས་པ་མཆོག །སྐྱེས་བུ་གསུམ་གྱི་ལམ་གྱི་རིམ་པ་ཡིས། །ཡིད་རབ་མི་འཕྲོག་དཔྱོད་ལྡན་སུ་ཞིག་ཡོད། །གསུང་རབ་ཀུན་གྱི་སྙིང་པོ་མདོ་བསྡུ་བ། །ཚུལ་འདི་ཐུན་རེ་སྟོན་དང་ཉན་པས་ཀྱང་། །དམ་ཆོས་འཆད་དང་ཐོས་པའི་ཕན་ཡོན་ཚོགས། །རླབས་ཆེན་སྡུད་པར་ངེས་པས་དེ་དོན་བསམ། །དེ་ནས་འདི་ཕྱིའི་ལེགས་ཚོགས་ཇི་སྙེད་པའི། །རྟེན་འབྲེལ་ལེགས་པར་འགྲིག་པའི་རྩ་བ་ནི། །ལམ་སྟོན་བཤེས་གཉེན་དམ་པ་འབད་པ་ཡིས། །བསམ་དང་སྦྱོར་བས་ཚུལ་བཞིན་བསྟེན་པ་རུ། །མཐོང་ནས་སྲོག་གི་ཕྱིར་ཡང་མི་གཏོང་བར། །བཀའ་བཞིན་བསྒྲུབ་པའི་མཆོད་པས་མཉེས་པར་བྱེད། །རྗེ་བཙུན་བླ་མས་ཉམས་ལེན་དེ་ལྟར་མཛད། །ཐར་འདོད་བདག་ཀྱང་དེ་བཞིན་བསྐྱང་འཚལ་ལོ། །དལ་བའི་རྟེན་འདི་ཡིད་བཞིན་ནོར་ལས་ལྷག །འདི་འདྲ་རྙེད་པ་ད་རེས་ཙམ་ཞིག་ཡིན། །རྙེད་དཀའ་འཇིག་སླ་ནམ་མཁའི་གློག་དང་འདྲ། །ཚུལ་འདི་བསམས་ནས་འཇིག་རྟེན་བྱ་བ་ཀུན། །སྦུན་པ་འཕྱར་བ་བཞིན་དུ་རྟོགས་གྱུར་ནས། །ཉིན་མཚན་ཀུན་ཏུ་སྙིང་པོ་ལེན་པ་དགོས། །རྗེ་བཙུན་བླ་མས་ཉམས་ལེན་དེ་ལྟར་མཛད། །ཐར་འདོད་བདག་ཀྱང་×ཤི་ནས་ངན་འགྲོར་མི་སྐྱེ་གདེང་མེད་ཅིང་། །དེ་ཡི་འཇིགས་སྐྱོབ་དཀོན་མཆོག་གསུམ་དུ་ངེས། །དེ་ཕྱིར་སྐྱབས་འགྲོ་ཤིན་ཏུ་བརྟན་པ་དང་། །དེ་ཡི་བསླབ་བྱ་ཉམས་པ་མེད་པར་བྱ། །དེ་ཡང་དཀར་ནག་ལས་འབྲས་ལེགས་བསམས་ནས། །བླང་དོར་ཚུལ་བཞིན་བསྒྲུབ་ལ་རག་ལས་སོ། །རྗེ་བཙུན་བླ་མས་×ཐར་འདོད་×ལམ་མཆོག་སྒྲུབ་ལ་མཚན་ཉིད་ཚང་བའི་བསྟེན། །མ་རྙེད་བར་དུ་ས་ཕྱོད་མི་འོང་བས། །དེ་ཡི་མ་ཚང་མེད་པའི་རྒྱུ་ལ་བསླབ། །སྒོ་གསུམ་སྡིག་ལྟུང་དྲི་མས་སྦགས་པ་འདི། །ལྷག་པར་ལས་སྒྲིབ་སྦྱོང་བ་གནད་ཆེ་བས། །རྒྱུན་དུ་སྟོབས་བཞི་ཚང་བར་བསྟེན་པ་གཅེས། །རྗེ་བཙུན་བླ་མས་×ཐར་འདོད་×སྡུག་བདེན་ཉེས་དམིགས་བསམ་ལ་མ་འབད་ན། །ཐར་པ་དོན་གཉེར་ཇི་བཞིན་མི་སྐྱེ་ཞིང་། །ཀུན་འབྱུང་འཁོར་བའི་འཇུག་རིམ་མ་བསམས་ན། །འཁོར་བའི་རྩ་བ་གཅོད་ཚུལ་མི་ཤེས་པས། །སྲིད་ལས་ངེས་འབྱུང་སྐྱོ་ཤས་བསྟེན་པ་

དང་། །འཁོར་བར་གང་གིས་བཅིངས་པ་ཤེས་པ་གཅེས། །རྗེ་བཙུན་བླ་མས་×ཐར་འདོད་×སེམས་བསྐྱེད་ཐེག་མཆོག་ལམ་གྱི་གཞུང་ཤིང་སྟེ། །ཐབས་ཆེན་སྤྱོད་པ་རྣམས་ཀྱི་གཞི་དང་རྟེན། །ཚོགས་གཉིས་ཀུན་ལ་གསེར་འགྱུར་རྩི་ལྟ་བུ། །རབ་འབྱམས་དགེ་ཚོགས་སྡུད་པའི་བསོད་ནམས་གཏེར། །དེ་ལྟར་ཤེས་ནས་རྒྱལ་སྲས་དཔའ་བོ་རྣམས། །རིན་ཆེན་སེམས་མཆོག་ཐུགས་དམ་མཐིལ་དུ་འཛིན། །རྗེ་བཙུན་×ཐར་འདོད་×སྦྱིན་པ་འགྲོ་བའི་རེ་སྐོང་ཡིད་བཞིན་ནོར། །སེར་སྣའི་མདུད་པ་གཅོད་པའི་མཚོན་ཆ་མཆོག །མ་ཞུམ་སྙིང་སྟོབས་བསྐྱེད་པའི་རྒྱལ་སྲས་སྤྱོད། །སྙན་པའི་གྲགས་པ་ཕྱོགས་བཅུར་སྒྲོགས་པའི་གཞི། །དེ་ལྟར་ཤེས་ནས་ལུས་དང་ལོངས་སྤྱོད་དགེ །ཡོངས་སུ་གཏོང་བའི་ལམ་བཟང་མཁས་པས་བསྟེན། །རྗེ་བཙུན་བླ་མས་×ཐར་འདོད་×ཚུལ་ཁྲིམས་ཉེས་སྤྱོད་དྲི་མ་འཁྲུད་པའི་ཆུ། །ཉོན་མོངས་ཚ་གདུང་སེལ་བའི་ཟླ་བའི་འོད། །སྐྱེ་རྒུའི་དབུས་ན་ལྷུན་པོ་ལྟ་བུར་བརྗིད། །སྟོབས་ཀྱིས་བསྡིགས་པ་མེད་པར་འགྲོ་ཀུན་འདུད། །དེ་ལྟར་ཤེས་ནས་ཡང་དག་བླངས་པའི་ཁྲིམས། །དམ་པ་རྣམས་ཀྱིས་མིག་བཞིན་བསྲུང་བར་མཛད། །རྗེ་བཙུན་×ཐར་འདོད་×བཟོད་པ་སྟོབས་ལྡན་རྣམས་ལ་རྒྱན་གྱི་མཆོག །ཉོན་མོངས་གདུང་བའི་དཀའ་ཐུབ་ཀུན་གྱི་ཐུལ། །ཞེ་སྡང་ལག་འགྲོའི་དགྲ་ལ་ནམ་མཁའ་ལྡིང་། །ཚིག་རྩུབ་མཚོན་ལ་སྲ་བའི་གོ་ཆ་ཡིན། །དེ་ལྟར་ཤེས་ནས་བཟོད་མཆོག་གོ་ཆ་ལ། །རྣམ་པ་སྣ་ཚོགས་ཚུལ་གྱིས་གོམས་པར་མཛད། །རྗེ་བཙུན་×ཐར་འདོད་×མི་བཟློག་བརྟན་པའི་བརྩོན་འགྲུས་གོ་བགོས་ན། །ལུང་རྟོགས་ཡོན་ཏན་ཡར་ངོའི་ཟླ་བཞིན་འཕེལ། སྤྱོད་ལམ་ཐམས་ཅད་དོན་དང་ལྡན་པར་འགྱུར། །གང་བརྩམས་ལས་ཀྱི་མཐའ་རྣམས་ཡིད་བཞིན་འགྲུབ། །དེ་ལྟར་ཤེས་ནས་ལེ་ལོ་ཀུན་སེལ་བའི། །ཐབས་ཆེན་བརྩོན་འགྲུས་རྒྱལ་སྲས་རྣམས་ཀྱིས་བརྩམས། །རྗེ་བཙུན་×ཐར་འདོད་×བསམ་གཏན་སེམས་ལ་དབང་བསྒྱུར་རྒྱལ་པོ་སྟེ། །གཞན་ན་གཡོ་མེད་རི་ཡི་དབང་པོ་བཞིན། །བཏང་ན་དགེ་བའི་དམིགས་པ་ཀུན་ལ་འཇུག །ལུས་སེམས་ལས་སུ་རུང་བའི་བདེ་ཆེན་འདྲེན། །དེ་ལྟར་ཤེས་ནས་རྣལ་འབྱོར་དབང་པོ་རྣམས། །རྣམ་གཡེང་དགྲ་འཇོམས་ཏིང་འཛིན་རྒྱུན་དུ་བསྟེན། །རྗེ་བཙུན་×ཐར་འདོད་×ཤེས་རབ་

ཟབ་མོ་དེ་ཉིད་ལྟ་བའི་མིག །སྲིད་པའི་རྩ་བ་དྲུངས་ནས་འབྱིན་པའི་ལམ། །གསུང་རབ་ཀུན་ལས་བསྔགས་པའི་ཡོན་ཏན་གཏེར། །གཏི་མུག་མུན་སེལ་སྒྲོན་མེ་མཆོག་ཏུ་གྲགས། །དེ་ལྟར་ཤེས་ནས་ཐར་འདོད་མཁས་པ་ཡིས། །ལམ་དེ་འབད་པ་དུ་མས་བསྐྱེད་པར་མཛོད། །རྗེ་བཙུན་×ཐར་འདོད་×རྩེ་གཅིག་བསམ་གཏན་ཙམ་ལ་འཁོར་བ་ཡི། །རྩ་བ་གཅོད་པའི་ནུས་པ་མ་མཐོང་ཞིང་། །ཞི་གནས་ལམ་དང་བྲལ་བའི་ཤེས་རབ་ཀྱིས། །ཇི་ཙམ་དཔྱད་ཀྱང་ཉོན་མོངས་མི་ལྡོག་པས། །ཡིན་ལུགས་ཕུ་ཐག་ཆོད་པའི་ཤེས་རབ་དེ། །གཡོ་མེད་ཞི་གནས་རྟ་ལ་བསྐྱོན་ནས་ནི། །མཐའ་བྲལ་དབུ་མའི་རིགས་པའི་མཚོན་རྣོན་གྱིས། །མཐར་འཛིན་དམིགས་གཏད་ཐམས་ཅད་འཇིག་བྱེད་པའི། །ཚུལ་བཞིན་དཔྱོད་པའི་ཡངས་པའི་ཤེས་རབ་ཀྱིས། །དེ་ཉིད་རྟོགས་པའི་བློ་གྲོས་རྒྱས་པར་མཛོད། །རྗེ་བཙུན་×ཐར་འདོད་×རྩེ་གཅིག་གོམས་པས་ཏིང་འཛིན་འགྲུབ་པ་ནི། །སློས་པར་ཅི་འཚལ་ཚུལ་བཞིན་དཔྱོད་པ་ཡི། །སོ་སོར་རྟོགས་པ་ཡིས་ཀྱང་ཡིན་ལུགས་ལ། །གཡོ་མེད་ཤིན་ཏུ་བརྟན་པར་གནས་པ་ཡི། །ཏིང་འཛིན་བསྐྱེད་པར་མཐོང་ནས་ཞི་ལྷག་གཉིས། །ཟུང་འབྲེལ་བསྒྲུབ་ལ་བརྩོན་རྣམས་ཡ་མཚན་ནོ། །རྗེ་བཙུན་×ཐར་འདོད་×མཉམ་གཞག་ནམ་མཁའ་ལྟ་བུའི་སྟོང་ཉིད་དང་། །རྗེས་ཐོབ་སྒྱུ་མ་ལྟ་བུའི་སྟོང་པ་གཉིས། །བསྒོམས་ནས་ཐབས་ཤེས་ཟུང་དུ་འབྲེལ་བ་ཡིས། །རྒྱལ་སྲས་སྤྱོད་པའི་ཕ་རོལ་འགྲོ་བ་བསྔགས། །དེ་ལྟར་རྟོགས་ནས་ཕྱོགས་རེའི་ལམ་གྱིས་ནི། །ཚིམ་པ་མེད་པ་སྐལ་བཟང་རྣམས་ཀྱི་ལུགས། །རྗེ་བཙུན་×ཐར་འདོད་×དེ་ལྟར་རྒྱུ་དང་འབྲས་བུའི་ཐེག་ཆེན་གྱི། །ལམ་མཆོག་གཉིས་ཀར་དགོས་པའི་ཐུན་མོང་ལམ། །ཇི་བཞིན་བསྐྱེད་ནས་མཁས་པའི་དེད་དཔོན་གྱི། །མགོན་ལ་བརྟེན་ནས་རྒྱུད་སྡེའི་རྒྱ་མཚོ་ཆེར། །ཞུགས་ནས་ཡོངས་རྫོགས་མན་ངག་བསྟེན་པ་དེས། །དལ་འབྱོར་ཐོབ་པ་དོན་དང་ལྡན་པར་བྱས། །རྗེ་བཙུན་བླ་མས་ཉམས་ལེན་དེ་ལྟར་མཛད། །ཐར་འདོད་བདག་ཀྱང་དེ་བཞིན་བསྒྲུབ་འཚལ་ལོ། །རང་གི་ཡིད་ལ་གོམས་པར་བྱ་ཕྱིར་དང་། །སྐལ་བཟང་གཞན་ལའང་ཕན་པར་བྱ་བའི་ཕྱིར། །རྒྱལ་བ་དགྱེས་པའི་ཡོངས་སུ་རྫོགས་པའི་ལམ། །གོ་སླའི་ངག་གིས་བཤད་པའི་དགེ་བ་དེས། །འགྲོ་བ་ཀུན་ཀྱང་རྣམ་དག་ལམ་བཟང་དང་། །འབྲལ་མེད་གྱུར་

ཅིག་ཅེས་ནི་སྨོན་ལམ་འདེབས། །རྗེ་བཙུན་བླ་མས་སྨོན་ལམ་དེ་ལྟར་བཏབ། །ཐར་འདོད་བདག་ཀྱང་དེ་བཞིན་འདེབས་འཚལ་ལོ། །སྟོན་པ་བླ་ན་མེད་པའི་བསྟན་པ་དང་། །མཛལ་བ་འདི་འདྲ་བླ་མའི་དྲིན་ཡིན་པས། །དགེ་བ་འདི་ཡང་འགྲོ་བ་མ་ལུས་པ། །བཤེས་གཉེན་དམ་པས་འཛིན་པའི་རྒྱུ་རུ་བསྔོ། །ང་ཡི་བླ་མ་བློ་བཟང་གྲགས་པ་དེ། །དགའ་ལྡན་གནས་སམ་བདེ་བ་ཅན་ལ་སོགས། །དག་པའི་ཞིང་ཁམས་གང་ན་བཞུགས་ཀྱང་རུང་། །བདག་སོགས་འཁོར་གྱི་ཐོག་མར་སྐྱེ་བར་ཤོག །དང་པོར་རྒྱ་ཆེན་ཐོས་པ་མང་དུ་བཙལ། །བར་དུ་གཞུང་ལུགས་ཐམས་ཅད་གདམས་པར་ཤར། །ཐ་མར་ཉིན་མཚན་ཀུན་ཏུ་ཉམས་སུ་བླངས། །ཀུན་ཀྱང་བསྟན་པ་རྒྱས་པའི་ཆེད་དུ་བསྔོ། །ཞེས་བྱང་ཆུབ་ལམ་གྱི་རིམ་པའི་ཉམས་ལེན་གྱི་རྣམ་གཞག་མདོར་བསྡུས་ཏེ་བརྗེད་བྱང་དུ་བྱས་པ་འདི་ནི་མང་དུ་ཐོས་པའི་དགེ་སློང་སྤོང་བ་པ་བློ་བཟང་གྲགས་པའི་དཔལ་གྱིས་འབྲོག་རི་བོ་ཆེ་དགའ་ལྡན་རྣམ་པར་རྒྱལ་བའི་གླིང་དུ་སྦྱར་བའོ།། །།

༄། །བཀའ་གདམས་པའི་དགེ་བའི་བཤེས་གཉེན་གླང་ཐང་པའི་གསུང་བློ་སྦྱོང་ཚིགས་བརྒྱད་མ་བཞུགས་སོ། །

༄༅། །བདག་ནི་སེམས་ཅན་ཐམས་ཅད་ལ། །ཡིད་བཞིན་ནོར་བུ་ལས་ལྷག་པའི། །དོན་མཆོག་སྒྲུབ་པའི་བསམ་པ་ཡིས། །རྟག་ཏུ་གཅེས་པར་འཛིན་པར་ཤོག །གང་དུ་སུ་དང་འགྲོགས་པའི་ཚེ། །བདག་ཉིད་ཀུན་ལས་དམན་ལྟ་ཞིང་། །གཞན་ལ་བསམ་པ་ཐག་པ་ཡིས། །མཆོག་ཏུ་གཅེས་པར་འཛིན་པར་ཤོག །སྤྱོད་ལམ་ཀུན་ཏུ་རང་རྒྱུད་ལ། །རྟོག་ཅིང་ཉོན་མོངས་སྐྱེས་མ་ཐག །བདག་གཞན་མ་རུངས་བྱེད་པས་ན། །བཙན་ཐབས་གདོང་ནས་ཟློག་པར་ཤོག །རང་བཞིན་ངན་པའི་སེམས་ཅན་ནི། །སྡིག་སྡུག་དྲག་པོས་ནོན་མཐོང་ཚེ། །རིན་ཆེན་གཏེར་དང་འཕྲད་པ་

བཞིན། །རྙེད་པར་དཀའ་བའི་གཅེས་འཛིན་ཤོག །བདག་ལ་གཞན་གྱི་ཕྲག་དོག་གིས། །གཤེ་སྐུར་ལ་སོགས་མི་རིགས་པའི། །གྱོང་ཁ་རང་གིས་ལེན་པ་དང་། །རྒྱལ་ཁ་གཞན་ལ་འབུལ་བར་ཤོག །གང་ལ་བདག་གིས་ཕན་བཏགས་པའམ། །རེ་བ་ཆེ་བ་གང་ཞིག་གིས། །ཤིན་ཏུ་མི་རིགས་གནོད་བྱེད་ནའང་། །བཤེས་གཉེན་དམ་པར་ལྟ་བར་ཤོག །མདོར་ན་དངོས་དང་བརྒྱུད་པ་ཡི། །ཕན་བདེ་མ་ལུས་ཀུན་ལ་འབུལ། །མ་ཡི་གནོད་དང་སྡུག་བསྔལ་ཀུན། །གསང་བས་བདག་ལ་ལེན་པར་ཤོག །དེ་དག་ཀུན་ཀྱང་ཆོས་བརྒྱད་ཀྱི། །རྟོག་པའི་དྲི་མས་མ་སྦགས་ཤིང་། །ཆོས་ཀུན་སྒྱུ་མར་ཤེས་པའི་བློས། །ཞེན་པའི་འཆིང་བ་ལས་གྲོལ་ཤོག །ཅེས་སོ། །

༄༅། །ཐུབ་པའི་སྐྱེས་རབས་སྨོན་ཚིག་བཞུགས་སོ། །

༄༅། །ན་མོ། ཁམས་གསུམ་པ་ཡི་འགྲོ་ཀུན་གྱི། །ངན་སོང་ཐམས་ཅད་སྦྱོང་མཛད་པ། །ཆོས་ཀྱི་འཁོར་ལོ་བསྐོར་བ་ཡི། །ཤཱཀྱ་སེངྒེ་ཁྱེད་ལ་བསྟོད། །སྟག་མོ་ཤི་བི་ཀོ་སལ་བདག །ཚོང་དཔོན་གཉིས་དང་རི་བོང་དང་། །ཨ་ག་སྟི་དང་ཤ་སྦྱིན་དང་། །ཐམས་ཅད་སྒྲོལ་དང་མཆོད་སྦྱིན་བྱེད། །སྦྱིན་པ་ལེགས་པར་བཏང་བ་ཡི། །སེམས་དཔའ་རྣམས་ལ་ཕྱག་འཚལ་ལོ། །བདག་ཀྱང་ཁྱེད་ལྟར་སྦྱིན་པ་ཡི། །ཕ་རོལ་ཕྱིན་པ་ཡོངས་རྫོགས་ཤོག །བརྒྱ་བྱིན་བྲམ་ཟེ་མྱོས་བྱེད་མ། །ལེགས་པར་ཕ་རོལ་ཕྱིན་དང་ཉ། །བྱ་དང་བུམ་པ་ཕྱུག་པོའི་བུ། །དཀའ་ཐུབ་ཅན་དང་ཚོང་དཔོན་ནོ། །ཚུལ་ཁྲིམས་ལེགས་པར་བསྲུང་བ་ཡི། །སེམས་དཔའ་རྣམས་ལ་ཕྱག་འཚལ་ལོ། །བདག་ཀྱང་ཁྱེད་ལྟར་ཚུལ་ཁྲིམས་ཀྱི། །ཕ་རོལ་ཕྱིན་པ་ཡོངས་རྫོགས་ཤོག །བྱང་ཆུབ་དང་པ་བྱང་ཆུབ་ཆེ། །སྤྲེའུ་དང་རི་དྭགས་ཤ་ར་བྷ། །རུ་རུ་སྤྲེལ་རྒྱལ་བཟོད་པར་སྨྲ། །ཚངས་དང་གླང་ཆེན་དེ་དག་བཅུ། །བཟོད་པ་ལེགས་པར་བསྲུང་བ་ཡི། །སེམས་དཔའ་རྣམས་ལ་ཕྱག་འཚལ་

ལོ། །བདག་ཀྱང་ཁྱེད་ལྟར་བཟོད་པ་ཡི། །ཕ་རོལ་ཕྱིན་པ་ཡོངས་རྫོགས་ཤོག །འདི་ཡན་སློབ་དཔོན་དཔའ་བོས་མཛད་པའོ། །ཟླ་བ་ལྟུགས་ཀྱི་ཁང་པར་སྐྱེས། །མ་ཧེ་ཤིང་རྟ་ཡི་དམ་བརྟན། །དེད་དཔོན་གསེར་མདོག་ཀུཇྫ་དང་། །རིགས་ངན་གྲགས་པ་འོད་དང་བཅས། །བརྩོན་འགྲུས་ལེགས་པར་བརྩོན་པ་ཡི། །སེམས་དཔའ་རྣམས་ལ་ཕྱག་འཚལ་ལོ། །བདག་ཀྱང་ཁྱེད་ལྟར་བརྩོན་འགྲུས་ཀྱི། །ཕ་རོལ་ཕྱིན་པ་ཡོངས་རྫོགས་ཤོག །ཁྱིམ་བདག་སྒྲོན་སྣང་རི་བོང་དང་། །ཀུན་ཏུ་ཀོ་བྱེད་ཁྱེའུ་གཉིས། །བརྟན་བྱིན་བདེ་སྦྱིན་སྣན་པའི་འོད། །ཆུ་སྐྱེས་འཛིག་རྟེན་དགའ་དང་བཅས། །བསམ་གཏན་ལེགས་པར་བསྒོམ་པ་ཡི། །སེམས་དཔའ་རྣམས་ལ་ཕྱག་འཚལ་ལོ། །བདག་ཀྱང་ཁྱེད་ལྟར་བསམ་གཏན་གྱི། །ཕ་རོལ་ཕྱིན་པ་ཡོངས་རྫོགས་ཤོག །ཚངས་སྦྱིན་ཆོས་འཚོལ་ཡེ་ཤེས་ལྡན། །ཆུ་འབེབས་དང་ནི་མེ་ལོང་གདོང་། །གནག་ལྷས་སྐྱེས་དང་གཞོན་ནུ་དང་། །ཛ་དང་ཆུ་སྲིག་དྲང་སྲོང་བཅས། །ཤེས་རབ་ལེགས་པར་བསྐྱེད་པ་ཡི། །སེམས་དཔའ་རྣམས་ལ་ཕྱག་འཚལ་ལོ། །བདག་ཀྱང་ཁྱེད་ལྟར་ཤེས་རབ་ཀྱི། །ཕ་རོལ་ཕྱིན་པ་ཡོངས་རྫོགས་ཤོག །སྙིང་རྗེ་ཅན་གཉིས་སྐར་མ་དང་། །བརྒྱ་བྱིན་བྲམ་ཟེ་གར་མཁན་མོ། །ང་ལས་ནུ་དང་གླུ་ཡི་རྒྱལ། །སེང་གེ་ཁྱེའུ་སྦྱིན་དང་བཅས། །ཐབས་མཁས་ལེགས་པར་རྫོགས་པ་ཡི། །སེམས་དཔའ་རྣམས་ལ་ཕྱག་འཚལ་ལོ། །བདག་ཀྱང་ཁྱེད་ལྟར་ཐབས་མཁས་ཀྱི། །ཕ་རོལ་ཕྱིན་པ་ཡོངས་རྫོགས་ཤོག །འོད་ལྡན་བྲམ་བྲི་རྒྱན་པོ་དང་། །དེས་པ་དང་ནི་གླང་པོ་ཆེ། །འཆར་ཀ་ནོར་ཅན་ཟླ་དགའ་དང་། །ནམ་མཁའ་དཔལ་གྱི་སྡེ་དང་བཅས། །སྨོན་ལམ་ལེགས་པར་བཏབ་པ་ཡི། །སེམས་དཔའ་རྣམས་ལ་ཕྱག་འཚལ་ལོ། །བདག་ཀྱང་ཁྱེད་ལྟར་སྨོན་ལམ་གྱི། །ཕ་རོལ་ཕྱིན་པ་ཡོངས་རྫོགས་ཤོག །སྙིང་སྟོབས་ཆེན་པོ་ཟླ་འོད་དང་། །ཤི་བི་བྲམ་ཟེ་རྟག་ཏུ་བརྟེས། །སེང་གེ་དེད་དཔོན་ནོར་བཟང་དང་། །སུ་ཤ་ཧྨེ་ཥ་བསོད་ནམས་སྟོབས། །སྟོབས་རྣམས་ལེགས་པར་རྫོགས་པ་ཡི། །སེམས་དཔའ་རྣམས་ལ་ཕྱག་འཚལ་ལོ། །བདག་ཀྱང་ཁྱེད་ལྟར་སྟོབས་རྣམས་ཀྱི། །ཕ་རོལ་ཕྱིན་པ་ཡོངས་རྫོགས་ཤོག །འོད་བཟང་དྲང་སྲོང་ཏོག་གི་བློ། །སྤོ་བསངས་དང་ནི་ཉེ་འཁྲིད་སྲོང་། །ཛ་བོང་ས་ཕྱུད་ཨུཏྤལ། །བྱང་ཆུབ་སེམས་དཔའ་གཉིས་ཧེ་བཅས། །ཡེ་ཤེས་ཕ་

རོལ་ཕྱིན་པ་ཡི། །སེམས་དཔའ་རྣམས་ལ་ཕྱག་འཚལ་ལོ། །བདག་ཀྱང་ཕྱིན་ལྟར་ཡེ་ཤེས་ཀྱི། །ཕ་རོལ་ཕྱིན་པ་ཡོངས་རྫོགས་ཤོག །འཕོ་དང་ལྷུམས་ཞུགས་བལྟམས་པ་དང་། །བཟོད་དང་རོལ་རྩེད་ངེས་འབྱུང་དང་། །དཀའ་སྤྱད་བྱུང་གཤེགས་བདུད་སྡེ་བཏུལ། །སངས་རྒྱས་ཆོས་འཁོར་མྱ་ངན་འདས། །མཐར་ཕྱིན་ལེགས་པར་རྫོགས་པ་ཡི། །རྒྱལ་བ་དེ་ལ་ཕྱག་འཚལ་ལོ། །བདག་ཀྱང་ཕྱིན་ལྟར་མཐར་ཕྱིན་གྱི། །མཛད་པ་ཡོངས་རྫོགས་སངས་རྒྱས་ཤོག །དགེ་བ་འདི་ཡིས་སྐྱེ་བོ་ཀུན། །བསོད་ནམས་ཡེ་ཤེས་ཚོགས་རྫོགས་ཤིང་། །བསོད་ནམས་ཡེ་ཤེས་ལས་བྱུང་བའི། །དམ་པ་སྐུ་གཉིས་ཐོབ་པར་ཤོག །བླ་མེད་བླ་མའི་ཐུགས་རྗེ་དང་། །རྒྱལ་དང་རྒྱལ་སྲས་རང་རྒྱལ་དང་། །དགྲ་བཅོམ་བདེན་པའི་བྱིན་རླབས་ཀྱིས། །ཅི་བཏབ་བསྔོ་བ་སྨོན་ལམ་འགྲུབ་པར་ཤོག །རང་བྱུང་རྡོ་རྗེས་སོ།། །།

༄མཛད་བཅུ་བཞུགས་སོ། །དགའ་བ་བརྒྱ་ལྡན་འཆི་མེད་གྲོང་ཁྱེར་ནས། །བྱང་ཆུབ་སེམས་ཀྱི་དམ་པ་ཏོག་དཀར་པོ། །ཤཱཀྱའི་རིགས་ཀྱི་ཐིག་ལེར་འཛིན་པའི་སྟོད། །སྒྱུ་འཕྲུལ་ལྷ་མོ་རི་དྭགས་མིག་ཅན་ཡིན། །འོད་སྟོང་ཤར་གྱི་རི་ལ་ཆས་པ་བཞིན། །ལྷུམས་ཀྱི་གོ་སར་བཞད་པ་ལུམྦིའི་ཚལ། །ཚངས་དང་དབང་པོས་སྲི་ཞུས་མཛེས་བྱས་ཤིང་། །བྱང་ཆུབ་རིགས་སུ་ལུང་བསྟན་ལ་ཕྱག་འཚལ། །ལང་ཚོས་དྲེགས་པའི་ཤཱཀྱ་གཞོན་ནུའི་དབུས། །སྒྱུ་རྩལ་དྲུག་ཅུ་རྩ་བཞིའི་རོལ་རྩེད་མཐུས། །ཀུན་གྱིས་ཕྱིན་ལ་བཏུད་ཅིང་གྲགས་པ་ཡི། །སྐྱེ་རྒུའི་རྣམ་ཤེས་མིག་དང་རྣ་བར་རྫོགས། །འདོད་སྲེད་ཞགས་པས་གཞན་དབང་མ་གྱུར་བཞིན། །ཡབ་གཅིག་དགྱེས་སྐྱིད་བཙུན་མོའི་སྒྱུ་མ་ལ། །སྒྱུ་མའི་ལྟ་བས་བལྟས་ནས་རྒྱལ་པོའི་ཁབ། །བསྐྱངས་པས་དོན་ཀུན་གྲུབ་པ་ལ་ཕྱག་འཚལ། །ཤིན་ཏུ་གཡོ་ཞིང་འཇིགས་པ་རྒྱལ་སྲིད་ཀྱི། །ལྟགས་ཀྱིའི་དབང་དུ་མ་གྱུར་འགག་མེད་ཀྱང་། །ངེས་པར་འབྱུང་བའི་རྐྱེན་བཞིས་ཕྱིན་གྱི་ཐུགས། །ཕྱོགས་ནས་རང་བྱུང་དགེ་སློང་ཉིད་དུ་བསྟན། །བརྩོན་འགྲུས་རླབས་ཀྱིས་མི་དལ་ནཻ་རཉྫ་ར། །དཀའ་ཐུབ་གདུང་བ་བཟོད་པའི་སྙིང་སྟོབས་དང་། །ཀུན་རྟོག་འདུལ་བ་འཛིན་པའི་བསམ་གཏན་ལ། །ཕྱོགས་བཅུའི་བདེ་གཤེགས་དགྱེས་ལ་ཕྱག་འཚལ་ལོ། །གྲངས་མེད་

གསུམ་གྱི་སྲིད་དུ་རྣམ་རིག་ཀུན། །ཚོགས་གཉིས་ཐ་གྲུས་བཅིངས་པ་དོན་ཡོད་ཕྱིར། །བྱང་ཆུབ་ཤིང་དྲུང་བདུད་རྣམས་སྐྲག་བྱས་ནས། །མངོན་པར་རྫོགས་སངས་རྒྱ་བ་རྒྱལ་ཀུན་གཤེས། །འཁོར་བ་གཏིང་མཐའ་མེད་པའི་གཡང་ས་ལ། །རྒྱུག་པའི་འགྲོ་བ་འཁོར་ལོ་གསུམ་གྱི་གྲུས། །བསྒྲལ་ནས་ཐར་པ་དང་ནི་རྣམ་མཁྱེན་གྱི། །གོ་འཕང་བགྲོ་བ་ཁྱེད་ལ་ཕྱག་འཚལ་ལོ། །རྟོག་ཅིང་དཔྱོད་ཀྱང་སྟོམ་པ་མིན་པའི་ཚང་། །འཕྲུངས་པས་ཆེས་བཟེར་ལྷུ་སྟེགས་སྟོན་པའི་ལྟོ། །མཉན་དུ་ཡོད་པའི་ཚོ་འཕྲུལ་མཐུས་བཅད་པས། །སྐྱེངས་དང་གཟེ་བརྗིད་ཉམས་པའི་ཚོ་ག་རྫོགས། །རྫུ་འཕྲུལ་རྐང་པ་བཞི་ལ་མཆོག་ཐོབ་ཁྱེད། །སྐྱེ་རྒ་ན་འཆིའི་ཚོར་བ་མི་སྤྱོང་ཡང་། །ངེས་པར་ཕ་རོལ་འགྲོ་འདི་མི་སེམས་རྣམས། །སྐྱོ་སྐད་སྨྲ་ངན་འདའ་སྟོན་དེར་ཕྱག་འཚལ། །བསོད་ནམས་ཉམ་ཆུང་གྱུར་པའི་འགྲོ་བ་རྣམས། །དཀར་པོའི་ཆོས་རབ་འཕེལ་བའི་ཚོང་ཟོང་ནི། །འཛད་པ་མེད་པའི་རིང་བསྲེལ་ཆ་བརྒྱད་དུ། །བཞག་སྟེ་ཆོས་ཀྱི་དབྱིངས་སུ་གཟིམས་པ་ལྟར། །བདག་ཀྱང་རྫོགས་སྨིན་སྦྱངས་གསུམ་མཐར་ཕྱིན་ནས། །ཁམས་གསུམ་ལས་འདས་འོག་མིན་ཆེན་པོ་རུ། །མངོན་པར་སངས་རྒྱས་སྤྲུལ་པའི་མཛད་པ་བཅུས། །ཀུན་མཁྱེན་ཁྱེད་དང་འགྲོ་དོན་མཉམ་པར་ཤོག །དེ་བཞིན་གཤེགས་པ་ཁྱེད་སྐུ་ཅི་འདྲ་དང་། །སོགས་ནས། འགྱུར་བར་ཤོག །རིག་འཛིན་འཇིགས་མེད་གླིང་པའི་གསུང་ཡིན་ནོ།། །།

༄། །རོ་སྦེབ་སྦྱོར་བ་ཕན་ཡོན་སྦྲགས་མར་ཚིགས་སུ་བཅད་པ་དོན་ཚང་ཚིག་བསྡུས་བཞུགས་སོ། །

དང་པོ། སྨན་གྱི་རོ་སྦྱོར་བསྟན་པ།

རོ་གཉིས་སྦྱོར ༡༥		གསུམ་སྦྱོར ༢༠	
མངར སྐྱུར	སྐྱུར བསྐ ༩	མངར སྐྱུར ལན	སྐྱུར ལན ཁ
མངར ལན	ལནཁ	མངར སྐྱུར ཁ	སྐྱུར ལན ཚ
མངར ཁ	ལན ཚ	མངར སྐྱུར ཚ	སྐྱུར ལན བསྐ
མངར ཚ	བསྐ ༣	མངར སྐྱུར བསྐ	སྐྱུར ཁ ཚ
མངར བསྐ ༥	ཁ ཚ	མངར ལན ཁ	སྐྱུར ཁ བསྐ
སྐྱུར ལན	ཁ བསྐ༢	མངར ལན ཚ	སྐྱུར ཚ བསྐ ༦
སྐྱུར ཁ	ཚ བསྐ ༡	མངར ལན བསྐ	ལན ཁ ཚ
སྐྱུར ཚ		མངར ཁ ཚ	ལན ཁ བསྐ
		མངར ཁ བསྐ	ལན ཚ བསྐ ༣
		མངར ཚ བསྐ༡༠	ཁ ཚ བསྐ༡

བཞི་སྦྱོར་༡༥		ལྔ་སྦྱོར་༦	དྲུག་སྦྱོར	རྐྱང་པ་༦
མངར་སྐྱུར་ལན་ཁ	མངར་ལན་ཚ་བསྐ	མངར་སྐྱུར་ལན་ཁ་ཚ	མངར	མངར་༡
མངར་སྐྱུར་ལན་ཚ	མངར་ཁ་ཚ་བསྐ་༡༠	མངར་སྐྱུར་ལན་ཁ་བསྐ	སྐྱུར	སྐྱུར་༡
མངར་སྐྱུར་ལན་བསྐ	སྐྱུར་ལན་ཁ་ཚ	མངར་སྐྱུར་ཁ་ཚ་བསྐ	ལན	ལན་༡
མངར་སྐྱུར་ཁ་ཚ	སྐྱུར་ལན་ཁ་བསྐ	མངར་སྐྱུར་ལན་ཚ་བསྐ	ཁ	ཁ་༡
མངར་སྐྱུར་ཚ་བསྐ	སྐྱུར་ལན་ཚ་བསྐ	མངར་ལན་ཁ་ཚ་བསྐ་༥	ཚ	ཚ་༡
མངར་སྐྱུར་ཁ་བསྐ	སྐྱུར་ཁ་ཚ་བསྐ་༤	སྐྱུར་ལན་ཁ་ཚ་བསྐ་༡	བསྐ་༡	བསྐ
མངར་ལན་ཁ་ཚ	ལན་ཁ་ཚ་བསྐ་༡			
མངར་ལན་ཁ་བསྐ				

ན་མོ་ཧྲཱི་ཀྵ་ཧྲེ་ཡེ། གསོ་ཐབས་རོ་སྦྱིབ་སྦྱོར་བ་འདི་ལྟ་སྟེ། །གཉིས་གསུམ་བཞི་ལྔ་དྲུག་སྦྱོར་ལྔ་སོ་སོའི། །དང་པོ་གཉིས་སྦྱོར་མངར་བའི་སྦྱོར་ལྔ་ནི། །མངར་དང་སྐྱུར་བའི་སྦྱོར་བས་འདུས་པ་སེལ། །མངར་དང་ལན་ཚྭའི་སྦྱོར་བས་འདུས་པ་དང་། །ཁྱད་པར་རླུང་ཤས་ཆེ་ལ་མཆོག་ཏུ་བསྔགས། །མངར་དང་ཁ་བ་སྦྱར་བས་མཁྲིས་པ་སེལ། །མངར་ཚས་འདུས་དང་རླུང་ཤས་ཆེ་བ་སེལ། །མངར་བསྐས་འདུས་དང་མཁྲིས་ཤས་ཆེ་བ་སེལ། །སྐྱུར་སྦྱོར་(བཞི་ནི་)སྐྱུར་དང་ལན་ཚ་སྦྱར་བ་ཡིས། །བད་རླུང་བད་ཤས་ཆེ་བ་སེལ་བར་བྱེད། །སྐྱུར་དང་ཁ་བ་སྦྱར་བས་མཁྲིས་པ་སེལ། །སྐྱུར་ཚས་བད་རླུང་བད་ཤས་ཆེ་བ་སེལ། །སྐྱུར་བསྐས་བད་མཁྲིས་སེལ་བར་བྱེད་པ་ཡིན། །ལན་ཚའི་(གསུམ་ནི་)སྦྱོར་བ་ལན་ཚྭ་ཁ་བ་ཡིས། །འདུས་པའི་ནད་རྣམས་སེལ་བར་བྱེད་པ་ཡིན། །ལན་ཚྭ་ཚ་བས་བད་རླུང་རླུང་ཆེ་སེལ། །ལན་ཚྭ་བསྐ་བས་འདུས་པ་བད་ཆེ་སེལ། །ཁ་སྦྱོར་(གཉིས་ནི་)ཁ་ཚ་སྦྱར་བས་འདུས་པ་སེལ། །ཁ་བསྐས་བད་མཁྲིས་མཁྲིས་ཤས་ཆེ་བ་སེལ། །ཚ་སྦྱོར་(གཅིག་ནི་)ཚ་བསྐས་འདུས་པ་བད་ཆེ་སེལ། ། ༄གཉིས་པ་(བཅུའི་སྦྱོར་བ་ནི་)གསུམ་སྦྱོར་མངར་སྐྱུར་ལན་ཚྭ་ཡིས། །འདུས་པ་རླུང་ཤས་ཆེ་བ་སེལ་བའི་མཆོག །མངར་སྐྱུར་ཁ་སྦྱོར་འདུས་པ་མཁྲིས་ཆེ་སེལ། །མངར་སྐྱུར་ཚ་སྦྱར་འདུས་དང་བད་རླུང་སེལ། །མངར་སྐྱུར་བསྐ་བས་འདུས་

པ་མཁྲིས་ཆེ་སེལ། །མངར་ལན་ཁ་སྦྱར་འདུས་པ་མཁྲིས་ཆེ་སེལ། །མངར་ལན་ཚ་སྦྱར་འདུས་པ་རླུང་ཆེ་སེལ། །མངར་ལན་བསྐ་སྦྱར་འདུས་པ་རླུང་ཆེ་སེལ། །མངར་ཁ་ཚ་སྦྱར་འདུས་དང་རླུང་མཁྲིས་སེལ། །མངར་ཁ་བསྐ་སྦྱར་འདུས་དང་རླུང་མཁྲིས་སེལ། །མངར་ཚ་བསྐ་སྦྱར་འདུས་པའི་ནད་སེལ་མཆོག །སྐྱུར་སྦྱོར་(དྲུག་ནི་)སྐྱུར་ལན་ཁ་སྦྱར་འདུས་བད་སེལ། །སྐྱུར་ལན་ཚྭ་སྦྱར་བད་རླུང་བད་ཆེ་སེལ། །སྐྱུར་ལན་བསྐ་བས་འདུས་པ་བད་ཆེ་སེལ། །སྐྱུར་ཁ་ཚ་སྦྱར་འདུས་པ་བད་ཆེ་སེལ། །སྐྱུར་ཁ་བསྐ་སྦྱར་འདུས་པ་མཁྲིས་ཆེ་སེལ། །སྐྱུར་ཚ་བསྐ་སྦྱར་འདུས་པ་བད་ཆེ་སེལ། །ལན་ཚ་(གསུམ་ནི་)གསུམ་སྦྱོར་ལན་ཚ་ཁ་ཚ་ཡིས། །འདུས་དང་བད་མཁྲིས་ཆེ་བ་སེལ་བར་བྱེད། །ལན་ཚྭ་ཁ་བསྐས་འདུས་པ་མཁྲིས་མཐོ་སེལ། །ལན་ཚ་ཚ་བསྐས་འདུས་དང་བད་ཆེ་སེལ། །ཁ་སྦྱོར་(གཅིག་ནི་)ཁ་ཚ་བསྐ་སྦྱར་འདུས་མཁྲིས་སེལ། །

༈གསུམ་པ་བཞི་སྦྱོར་(བཅུ་ནི་)མངར་སྐྱུར་ལན་ཚྭ་ཁས། །འདུས་པ་བད་མཁྲིས་མཐོ་བ་ངེས་པར་སེལ། །མངར་སྐྱུར་ལན་ཚྭ་ཚ་སྦྱར་འདུས་པ་ལ། །ཁྲིད་པར་བད་མཁྲིས་མཐོ་བ་སེལ་བར་བྱེད། །མངར་སྐྱུར་ལན་ཚྭ་བསྐ་སྦྱར་འདུས་པ་ལས། །བད་ཀན་དང་ནི་རླུང་ཤས་ཆེ་བ་སེལ། །མངར་སྐྱུར་ཁ་དང་ཚ་སྦྱར་འདུས་བད་སེལ། །མངར་སྐྱུར་ཚ་བསྐས་འདུས་དང་བད་མཁྲིས་སེལ། །མངར་སྐྱུར་ཁ་བསྐས་འདུས་དང་བད་ཆེ་སེལ། །མངར་ལན་ཁ་ཚས་འདུས་པ་བད་མཐོ་སེལ། །མངར་ལན་ཁ་བསྐས་འདུས་དང་བད་མཁྲིས་སེལ། །མངར་ལན་ཚ་བསྐས་འདུས་པ་བད་ཆེ་སེལ། །མངར་ཁ་ཚ་བསྐས་འདུས་པ་མཁྲིས་ཆེ་སེལ། །

༈སྐྱུར་སྦྱོར་(བཞི་ནི་)སྐྱུར་ལན་ཁ་ཚས་འདུས་པ་སེལ། །མཆོག་ཏུ་བད་ཀན་ཆེ་ལ་བདུད་རྩིར་མཚུངས། །སྐྱུར་ལན་ཚ་བསྐས་འདུས་པ་བད་ཆེ་སེལ། །སྐྱུར་ཁ་ཚ་བསྐས་འདུས་བ་བད་ཆེ་སེལ། །ལན་ཚའི་(གཅིག་ནི་)སྦྱོར་བ་ལན་ཚྭ་ཚ་ཁ་བསྐ། །སྦྱར་བས་འདུས་པ་བད་ཤས་ཆེ་བ་སེལ། །

༈བཞི་པ་ལྔ་སྦྱོར་(ལྔ་ནི་)མངར་སྐྱུར་ལན་ཁ་ཚས། །འདུས་པ་རླུང་ཤས་མཐོ་བ་སེལ་བའི་མཆོག །མངར་སྐྱུར་ལན་ཚྭ་ཁ་དང་བསྐ་སྦྱར་བས། །འདུས་ནད་མཁྲིས་ཤས་ཆེ་བ་སེལ་བར་བྱེད། །མངར་སྐྱུར་ཁ་ཚ་བསྐ་སྦྱར་འདུས་པ་ལས། །བད་ཀན་ཤས་ཆེའི་ནད་རྣམས་སེལ་བར་བྱེད། །མངར་སྐྱུར་ལན་ཚྭ་ཚ་བསྐ་སྦྱར་བ་ཡིས། །འདུས་ནད་བད་རླུང་ཤས་ཆེ་སེལ་བའི་མཆོག །མངར་ལན་ཁ་ཚ་བསྐ་སྦྱར་འདུས་པ་ལས། །བད་ཀན་མཁྲིས་ཤས་མཐོ་བ་མ་ལུས་

སེལ། །སྐྱུར་སྦྱོར་(གཅིག་ནི་)སྐྱུར་ལན་ཁ་ཚ་བསྐ་སྦྱར་བས། །འདུས་པ་བད་ཀན་ལྷག་ཏུ་ཆེ་བ་སེལ། ། ༤ལྔ་པ་དྲུག་སྦྱོར་(གཅིག་ནི་)མངར་སྐྱུར་ལན་ཚྭ་དང་། །ཁ་ཚ་བསྐ་སྦྱར་ཉེས་གསུམ་འདུས་པ་སེལ། །དེ་ལྟར་རོ་སྦྱོབ་སྦྱོར་བ་ཕན་ཡོན་བཅས། །སྨྲགས་མར་དགོས་ཞེས་བཀའ་ཕེབས་མ་ལྡོག་ཙམ། །ཚིག་བསྡུས་དོན་ཚང་བསྟན་ཕྱུན་བདག་གིས་ཕྱུལ། །ཐུགས་ལ་ངེས་པར་མདོན་བྱང་ཆུབ་པར་མཛོད། །ཅེས་སོ། །

གཉིས་པ། འབྱུང་བཞིས་རོ་དྲུག་དང་ཡོན་ཏན་བཅུ་བདུན་སྐྱེད་ཚུལ།

རོ་སོ་སོ།	ས	ཆུ	མེ	རླུང
དང་པོ།	སྙི	སླ	ཚ	ཡང
གཉིས་པ།	བརྟན	བསིལ	རྣོ	གཡོ
གསུམ་པ།	རྟུལ	སྙི	སྐམ	གྲང
བཞི་པ།	འཇམ	རྟུལ	རྩུབ	རྩུབ
ལྔ་པ།	སྣུམ	སྣུམ	ཡང	སྐྱ
དྲུག་པ།	སྐམ	མཉེན	སྣུམ	སྐམ
བདུན་པ།			གཡོ	

དེ་ལྟར་ས་ལ་ནུས་པ་དྲུག །ཆུ་ལ་དྲུག །མེ་ལ་བདུན། རླུང་ལ་དྲུག་སྟེ་འདི་དག་ནི་རྒྱུ་སོ་སོའི་ནུས་པ་སྟེ་དེ་དག་ཕན་ཚུན་སྦྲད་པ་ལ་བརྟེན་ནས་འབྲས་བུའི་རོ་ཅུ་མིག་འབྱུང་བས་སྨན་པ་ཕལ་པ་རྣམས་ཀྱིས་ཤིན་ཏུ་དབྱེད་པར་དཀའ་བའི་གནས་སུ་འདུག་གོ །

ས་ཆུ་ལྡན་པ་ཤས་ཆེ་བ་ལས་བསྐྱེད་པའི་མངར་བའི་རོའི་ཡོན་ཏན།			མེ་ས་ལྡན་པ་ལས་བསྐྱེད་པའི་སྐྱུར་བའི་རོའི་ཡོན་ཏན།			ཆུ་མེ་ལྡན་པ་ལས་བསྐྱེད་པའི་ལན་ཚྭའི་རོའི་ཡོན་ཏན།		
དང་པོ།	ལྕི	༡༠	དང་པོ	ཚ	༧	དང་པོ།	སྣུམ	༨
གཉིས་པ།	རྟུལ	༧	གཉིས་པ།	སྐམ	༦	གཉིས་པ།	རྩུབ	༨
གསུམ་པ།	བསིལ	༥	གསུམ་པ།	སྣུམ་	༨	གསུམ་པ།	རྣོ	༣
བཞི་པ།	སླ	༥	བཞི་པ།	བརྟན	༨	བཞི་པ།	ཚ	༢
ལྔ་པ།	བརྟན	༥	ལྔ་པ།	ལྕི	༣	ལྔ་པ།	ལྕི	༡
དྲུག་པ།	སྣུམ	༨	དྲུག་པ།	རྣོ	༢	དྲུག་པ།	སླ	༡
བདུན་པ།	འཇམ	༣	བདུན་པ།	རྩུབ	༡	བདུན་པ།	མཉེན	༡
བརྒྱད་པ།	མཉེན	༡				བརྒྱད་པ།	གཡོ	༡

ཆུ་རླུང་ལྡན་པ་ལས་བསྐྱེད་པའི་ཁ་བའི་ནུས་པ།			མེ་རླུང་ལྡན་པ་ལསབསྐྱེད་པའི་ཚ་བའི་ནུས་པ།			ས་རླུང་ལྡན་པ་ལས་བསྐྱེད་པའི་བསྐ་བའི་ནུས་པ།		
དང་པོ།	བསིལ	༩	དང་པོ།	ཡང	༩	དང་པོ།	གྲང	༨
གཉིས་པ།	སླ	༥	གཉིས་པ།	རྩུབ	༧	གཉིས་པ།	རྟུལ	༨
གསུམ་པ།	རྟུལ	༣	གསུམ་པ།	སྐམ	༦	གསུམ་པ།	སྐམ	༢
བཞི་པ།	རྩུབ	༣	བཞི་པ།	གཡོ	༦			
ལྔ་པ།	ཡང	༢	ལྔ་པ།	རྣོ	༦			
དྲུག་པ།	མཉེན	༡	དྲུག་པ།	ཚ	༣			
བདུན་པ།	གཡོ	༥						

༄སྨན་གྱི་བླ་མ་མཚན་དཔེ་བརྒྱན་པའི་སྐུ། །འདོད་འབྱུང་དབང་གི་ནོར་བུ་རིན་པོ་ཆེ། །འབད་རྩོལ་མེད་པར་དངོས་གྲུབ་རྣམ་པ་གཉིས། །སྙེར་ནུས་འགྲོ་བའི་དབུགས་འབྱིན་སྨན་གྱི་རྒྱལ། །འདུད་དོ་བདག་གི་སྙིང་དབུས་རྟག་པར་རོལ། །རྒྱུད་ལུང་མན་ངག་ཟབ་མོའི་ཆུ་གཏེར་

ལས། །གཉེན་པོ་སྟོང་དང་རྩ་གཉིས་སྦྱོར་བའི་ཐབས། །ལག་ལེན་ཡིད་བཞིན་ནོར་བུ་དབང་གི་རྒྱལ། །སྨོན་གྲོན་མཁས་པའི་འཛིང་ལས་རྣམ་ཐར་ཐོན། །ཆོས་རྣམས་གང་དག་རྒྱུ་དང་འབྲས་བུའི་ཚུལ། །དེས་མཚོན་གཉེན་པོའི་རྣམ་གྲངས་ཇི་སྙེད་ཀུན། །རྒྱུ་དང་འབྲས་བུའི་རེའུ་མིག་ལམ་དུ་སྦྱར། །དེའི་རྒྱུ་རྐྱེན་དང་ནུས་པ་ཇི་སྙེད་ཀུན། །ཞུ་རྗེས་སྨན་གྱི་ངོ་བོར་གསུངས་པའི་ཕྱིར། །རྒྱུ་ལས་མ་བསྐྱེད་འབྲས་བུ་འབྱུང་མིན་པས། །ཆོས་རྣམས་ཐམས་ཅད་རྒྱུ་འབྲས་ཉིད་དུ་ངེས། །དེ་ལྟའི་སྨོན་བཟང་ལམ་མཁན་ཤིང་རྟའི་འགྲོས། །རང་བློ་སྨོངས་པའི་བརྩོན་འགྲུས་དྲག་པོ་ཡིས། །སྨོན་གྲོན་མཁས་པའི་ལམ་ལས་འདི་ཉིད་བྲངས། །བློ་ལྡན་ཚོགས་ཀྱིས་རྟོག་ཅིང་དྲན་པར་མཛོད། །དེ་ཡང་། རང་བློ་སྨོངས་པའི་ལིང་ཐོག་གིས་བསྒྲིབས་ཀྱང་། །སྨོན་གྲོན་མཁས་དབང་དུ་མས་ལེགས་སྦྱར་བའི། །རྒྱུ་འབྲས་རེའུ་མིག་མང་པོར་བརྟག་དཔྱད་ནས། །གཞུང་དོན་རྣམ་དག་ལུགས་དང་མི་འགལ་ཞིང་། །སློབ་དཔོན་མཁས་པའི་གསུང་གི་ཉམས་མྱོང་དང་། །རང་གི་རིག་པའི་གོ་དོན་མ་ལོག་ཙམ། །སྦྱར་བར་མཁས་དབང་ཚོགས་ཀྱིས་དཔྱད་པ་མཛོད། །དེ་ལྟར་རྒྱུ་འབྲས་རྩེ་ཚུལ་རིན་ཆེན་གྱི། །དྲྭ་བ་འདི་ལས་འབྲས་བུའི་རེའུ་མིག་ནི། །མངར་བར་ལྕི་རྟུལ་བསིལ་སྣ་བརྟན་པ་དང་། །སྣུམ་འཇམ་མཉེན་རྣམས་ནུས་པའི་གོ་རིམ་ནི། །ཕྱོགས་རེ་འབྱུང་མདའ་དབང་པོ་མཚོ་མེ་གཟུགས། །བསིལ་སྣ་བརྟན་གསུམ་ཡོན་ཏན་ལྡ་ལྡར་ཡང་། །མཚུངས་ཀྱང་མངར་རོར་ནུས་པའི་གོ་རིམ་ཡིན། །སྐྱུར་བར་ཚ་སྐམ་སྣུམ་བརྟན་ལྕི་རྣོ་རྩུབ། །རིམ་བཞིན་རི་རོ་ཆུ་མཚོ་མེ་མིག་གཟུགས། །སྣུམ་བརྟན་གཉིས་པོ་ཡོན་ཏན་བཞིར་མཚུངས་ཀྱང་། །སྐྱུར་བའི་ནུས་པའི་གོ་རིམ་དེ་བཞིན་གནས། །ལན་ཚྭར་སྣུམ་རྩུབ་རྣོ་ཚ་ལྕི་སླ་མཉེན། །གཡོ་རྣམས་རིམ་བཞིན་སྡེ་པ་མཚོ་མེ་མིག །གཟུགས་དང་ཟླ་དང་རང་བཞིན་བསེ་རུ་ཅན། །སྣུམ་རྩུབ་ཡོན་ཏན་བཞི་བཞིར་མཉམ་པ་དང་། །ལྕི་སླ་མཉེན་གཡོར་ཡོན་ཏན་རེ་མཉམ་ཀྱང་། །ལན་ཚྭ་ནུས་པའི་གོ་རིམ་དེ་བཞིན་ནོ། །ཁ་བར་བསིལ་སླ་རྟུལ་རྩུབ་ཡང་མཉེན་གཡོ། །ཡོན་ཏན་རིམ་བཞིན་བུག་འབྱུང་མེ་རྩེ་ལག །གཟུགས་དབང་རྟུལ་དང་རྩུབ་པ་ཡོན་ཏན་གསུམ། །མཉམ་ཡང་ཁ་བའི་ནུས་པ་གོ་རིམ་བཞིན། །ཚ་བར་ཡང་རྩུབ་སྣུམ་གཡོ་རྣོ་ཚ་

རྣམས། །རིམ་བཞིན་བུག་ཐུབ་དུས་རོ་བྲོ་བ་མེ། །སྐམ་གཡོ་རྣམ་གསུམ་ཡོན་ཏན་དྲུག་དྲུག་ཏུ། །མཚུངས་ཀྱང་ཚ་བའི་ནུས་པའི་གོ་རིམ་ཡིན། །བསྐ་བར་གྲང་རྩུབ་སྐམ་གསུམ་ཡོན་ཏན་ནི། །སྣེ་པ་རིག་བྱེད་མིག་དང་གྲང་རྩུབ་ལ། །ཡོན་ཏན་བཞི་བཞིར་མཚུངས་ཞིང་བསྐ་བའི་རོ། །དག་ལ་ནུས་པའི་གོ་རིམ་དེ་ལྟར་འབྱུང་། །འདི་དག་མ་འདྲེས་སོ་སོར་ཞིབ་བརྟགས་ནས། །དྭན་དབང་ཚོགས་ཀྱིས་ལེགས་པར་བཤད་པར་འཚལ། །ངོ་ངས་པར་མཆིས་ན་མཁས་ལ་བཤགས་ཤིང་དགེ །༈ས་ཆུ་ལྡན་པའི་མངར་བའི་ཡོན་ཏན་བཤད་པ་ལ། དང་པོ་ལྕི་བ་ལ། ས་སྨན་གྱི་ལྕི་བ་ལ་ཡོན་ཏན་དྲུག །ཆུ་སྨན་གྱི་ལྕི་བ་ལ་བཞི་སྟེ། དེ་ཉིད་ལྕི་བ་ནང་ཕྲད་པས་འབྲས་བུ་གཉིས། སྟུམ་པ་ནང་ཕྲད་པས་འབྲས་བུ་གཉིས། རྩུབ་བ་ནང་ཕྲད་གཉིས། སླ་བ་དང་སྐམ་པ་མིང་མེད་དུ་སོང་། བརྟན་བསིལ་མཉེན་འཇམ་རྣམས་འབྲས་བུ་རེ་རེ་སྟེ་བཅུའོ། །གཉིས་པ་རྩུབ་བ་ལ། ས་སྨན་གྱི་རྩུབ་བ་ལ་བཞི་དང་། ཆུ་སྨན་གྱི་རྩུབ་བ་ལ་གསུམ་སྟེ། ནང་ཕྲད་པས་བདུན་ནོ། །གསུམ་པ་བསིལ་བ་ལ། ཆུ་ལ་ཡོན་ཏན་བསིལ་བ་ལ་ལྔ་སྟེ། ནང་ཕྲད་འགལ་འདུ་མེད་པས་རང་སོར་གནས་ཏེ་འབྲས་བུ་ལྔའོ། །བཞི་པ་སླ་བ་ལ། ཆུ་ལ་ཡོན་ཏན་དྲུག་ཡིན་ཀྱང་། ས་སྨན་གྱི་སྐམ་པ་གཅིག་གིས་བསད་པས་འབྲས་བུ་ལྔའོ། །ལྔ་པ་བརྟན་པ་ལ། ས་སྨན་གྱི་ཡོན་ཏན་ལྔ་སྟེ་ནང་ཕྲད། འགལ་འདུ་མེད་པས་འབྲས་བུ་ལྔའོ། །དྲུག་པ་སྟུམ་པས་སྨན་གྱི་སྟུམ་པ་གཉིས་དང་། ཆུ་སྨན་གྱི་སྟུམ་པ་གཉིས་ནང་ཕྲད་པས་འབྲས་བུ་བཞིའོ། །བདུན་པ་འཇམ་པ་ལ། ས་སྨན་གྱི་འཇམ་པ་ལ་གསུམ་དང་། ཆུ་སྨན་ཡོན་ཏན་ལ་འགལ་འདུ་མེད་པས་འབྲས་བུ་གསུམ་མོ། །བརྒྱད་པ་ཆུ་སྨན་གྱི་མཉེན་པ་ལ་ཡོན་ཏན་གཅིག་སྟེ་འབྲས་བུ་བསེ་རུའོ། །མེ་ས་ལྡན་པ་ལས་བསྐྱེད་པའི་སྐྱུར་བའི་རོའི་ཡོན་ཏན་ལ། དང་པོ་ཚ་བ་ལ་ཡོན་ཏན་བདུན་ཏེ། མེ་སྨན་དང་འགལ་བ་མེད་པས་རང་སོར་གནས། འབྲས་བུ་བདུན་པར་འཐད། གཉིས་པ་སྐམ་པ་ལ་མེ་སྨན་ལ་ཡོན་ཏན་ལྔ་དང་། ས་སྨན་གྱི་སྐམ་པ་གཅིག་ཕྲད་པས་འབྲས་བུ་དྲུག་གོ །གསུམ་པ་སྟུམ་པ་ལ། ས་སྨན་ལ་ཡོན་ཏན་གཉིས་དང་། མེ་སྨན་ལ་གཉིས་ཏེ་ཕྲད་པས་འབྲས་བུ་བཞི་པར་འཐད། བཞི་པ་བརྟན་པ་ལ། ས་སྨན་ལ་ཡོན་ཏན་ལྔ་ལས། མེ་སྨན་གྱིས་

གཡོ་བས་གཅིག་བསད་པས་འབྲས་བུ་བཞི་པར་འཐད། ལྔ་པ་ལྡི་བ་ལ། ས་སྨན་ལ་ཡོན་ཏན་དྲུག་དང་། མེ་སྨན་གྱི་ཡང་བ་གསུམ་གྱིས་བསད་པས་འབྲས་བུ་གསུམ་པར་འཐད་དོ། །དྲུག་པ་རྣོ་བ་ལ། མེ་སྨན་གྱི་ཡོན་ཏན་དྲུག་ལས། ས་སྨན་གྱི་རྟུལ་བ་བཞིས་བསད་པས་འབྲས་བུ་གཉིས་པར་འཐད་དོ། །བདུན་པ་རྩུབ་པ་ལ། མེ་སྨན་གྱི་རྩུབ་པ་བཞི་ལ། ས་སྨན་གྱི་འཇམ་པ་གསུམ་གྱིས་བསད་པས་འབྲས་བུ་གཅིག་གོ །ཆུ་མེ་ལྡན་པ་ཤས་ཆེ་བ་ལས་བསྐྱེད་པའི་ལན་ཚྭའི་རོའི་ཡོན་ཏན་ལ། དང་པོ་སྣུམ་པ་ལ། ཆུ་མེའི་སྣུམ་པ་ནང་ཐྲད་པས་འབྲས་བུ་བཞིའོ། །གཉིས་པ་རྩུབ་པ་ལ། མེ་སྨན་ལ་ཡོན་ཏན་བཞི། ཆུ་སྨན་དང་འགལ་འདུ་མེད་པས་འབྲས་བུ་བཞིའོ། །གསུམ་པ་རྣོ་བ་ལ། མེ་སྨན་ལ་ཡོན་ཏན་དྲུག་ལས། ཆུ་སྨན་ལ་རྟུལ་བ་གསུམ་གྱིས་བསད་པས་འབྲས་བུ་གསུམ་པའོ། །བཞི་པ་ཚ་བ་ལ། མེ་སྨན་གྱི་ཚ་བ་ལ་ཡོན་ཏན་བདུན། ཆུ་སྨན་གྱི་བསིལ་བ་ལ་ལྔས་བསད་པས་འབྲས་བུ་གཉིས་འཐད། ལྔ་པ་ལྡི་བ་ལ། ཆུ་སྨན་ལ་བཞི། མེ་སྨན་གྱི་ཡང་བ་གསུམ་གྱིས་བསད་པས་འབྲས་བུ་གཅིག་གོ། དྲུག་པ་སླ་བ་ལ། ཆུ་སྨན་གྱི་ཡོན་ཏན་དྲུག་ལས། མེ་སྨན་གྱི་སྐམ་པ་ལྔས་བསད་པས་འབྲས་བུ་གཅིག་གོ། བདུན་པ་མཉེན་པ་ལ། ཆུ་ལ་གཅིག་དང་། མེ་སྨན་དང་འགལ་འདུ་མེད་པས་འབྲས་བུ་གཅིག་གོ། བརྒྱད་པ་གཡོ་བ་ལ། མེ་ལ་གཡོ་བ་གཅིག་སྟེ། །ཆུ་སྨན་དང་འགལ་འདུ་མེད་པས་འབྲས་བུ་གཅིག་གོ། ཆུ་རླུང་ལྡན་པ་ལས་བསྐྱེད་པའི་ཁ་བའི་ཡོན་ཏན་བསིལ་བ་ལ། དང་པོ་ཆུ་ལ་ལྔ། རླུང་ལ་བཞི་སྟེ་འབྲས་བུ་དགུའོ། །གཉིས་པ་སླ་བ་ལ། ཆུ་སྨན་གྱི་སླ་བ་དྲུག་ལས། རླུང་སྨན་གྱི་སྐམ་པ་གཅིག་གིས་བསད་པས་འབྲས་བུ་ལྔའོ། །གསུམ་པ་རྟུལ་བ་ལ། ཆུ་སྨན་ལ་གསུམ། རླུང་སྨན་ལ་འགལ་འདུ་མེད་པ་རང་སོར་གནས་པས་འབྲས་བུ་གསུམ་པའོ། །བཞི་པ་རྩུབ་པ་ལ། རླུང་སྨན་ལ་གསུམ། །ཆུ་སྨན་དང་འགལ་འདུ་མེད་པས་འབྲས་བུ་གསུམ་པར་འཐད། ལྔ་པ་ཡང་བ་ལ། རླུང་ལ་དྲུག་ལས། ཆུ་ལ་ལྡི་བའི་ཡོན་ཏན་བཞིས་འཛོམས་པས་འབྲས་བུ་གཉིས་པར་འཐད། དྲུག་པ་མཉེན་པ་ལ། ཆུ་སྨན་ལ་མཉེན་པ་གཅིག །རླུང་སྨན་ལ་དེའི་གཉེན་པོ་མེད་པས་འབྲས་བུ་གཅིག་གོ། བདུན་པ་གཡོ་བ་ལ། རླུང་སྨན་ལ་ལྔ། ཆུ་སྨན་ལ་འགལ་འདུ་མེད་པས་

རང་གནས་འབྲས་བུ་ལྔ་པོ། ། མི་ཀླུང་ལྡན་པ་ལས་བསྐྱེད་པའི་ཚ་བ་ལ། དང་པོ་ཡང་བ་ལ། ཀླུང་སྨན་གྱི་ཡང་བ་ལ་དྲུག །མི་སྨན་གྱི་ཡང་བ་ལ་གསུམ་སྟེ། ནང་ཕྲད་པས་འབྲས་བུ་དགུ་པོ། ། གཉིས་པ་རྩུབ་པ་ལ། མི་སྨན་གྱི་རྩུབ་པ་ལ་བཞི་དང་། ཀླུང་སྨན་གྱི་གསུམ་ནང་ཕྲད་པས་འབྲས་བུ་བདུན་ནོ། ། གསུམ་པ་སྐམ་པ་ལ། མི་སྨན་གྱི་ལྔ་དང་། ཀླུང་སྨན་གྱི་སྐམ་པ་གཅིག་ནང་ཕྲད་པས་འབྲས་བུ་དྲུག་གོ། བཞི་པ་གཡོ་བ་ལ། ཀླུང་སྨན་ལ་གཡོ་བ་ལྔ་དང་། མི་སྨན་གྱི་གཡོ་བ་གཅིག་ནང་ཕྲད་པས་འབྲས་བུ་དྲུག་གོ། ལྔ་པ་རྣོ་བ་ལ། མི་སྨན་གྱི་རྣོ་བ་དྲུག་དང་། ཀླུང་སྨན་ལ་འགལ་དུ་མེད་པས་འབྲས་བུ་དྲུག་གོ། དྲུག་པ་ཚ་བ་ལ། མི་སྨན་གྱི་ཚ་བ་ལ་བདུན་དང་། ཀླུང་སྨན་གྱི་གྲང་བ་བཞིས་འཇོམས་པས་འབྲས་བུ་གསུམ་པའོ། ། ས་ཀླུང་ལྡན་པ་ལས་བསྐྱེད་པའི་བསྐ་བའི་ནུས་པ་ལ། དང་པོ་གྲང་བ་ལ། ཀླུང་སྨན་གྱི་གྲང་བ་བཞི་དང་། ས་སྨན་གྱི་ཡོན་ཏན་གཉིས་འགལ་འདུ་མེད་པས་འབྲས་བུ་བཞིའོ། ། གཉིས་པ་རྟུལ་བ་ལ། ས་སྨན་གྱི་རྟུལ་བ་བཞི་དང་། ཀླུང་སྨན་གྱི་ཡོན་ཏན་གཉིས་འགལ་འདུ་མེད་པས་འབྲས་བུ་བཞིའོ། ། གསུམ་པ་སྐམ་པ་ལ། ས་ཀླུང་གི་སྐམ་པ་རེ་ནང་ཕྲད་པས་འབྲས་བུ་གཉིས་པའོ། །

འཇམ	ལྕི	དྲོ	སྣུམ	བརྟན	གྲང་	རྟུལ	བསིལ	མཉེན	སླ	སྐམ	སྐྱ	ཚ	ཡང་	རྣོ	རྩུབ	གཡོ	སྨན་གྱི་ཡོན་ཏན་བཅུ་བདུན་བཤད་པ།
རྩུབ	ཡང	གྲང	ཕྲ	གཡོ	སྣུམ	རྣོ	ཚ	ཡང་	དྲི་མ་ནཾ	འབྲུ	སྣུམ	བསིལ	ལྕི	རྟུལ	འཇམ	བརྟན	ནད་ཀྱི་མཚན་ཉིད་ཉི་ཤུ་བཤད་པ།
			ཕྲ							གཤེར					འབྱར		

དེ་ལྟར་ནད་ཀྱི་མཚན་ཉིད་ཉི་ཤུ་པོ། །སྨན་གྱི་ཡོན་ཏན་བཅུ་དང་བདུན་གྱིས་ནི། །འཇོམས་ཚུལ་

གོང་འོག་རེའུ་མིག་གོ་སྒྲུར་ཞིང་། །སྨུམ་སྐམ་རྩུབ་པས་མཚན་ཉིད་གཉིས་རེ་སེལ། །དེ་ཡི་རྒྱུ་མཚན་ཊཱི་ཀཱར་འདི་སྐད་བཤད། །ཐྲ་མོའི་བུ་ག་སྨུམ་གྱིས་འགེངས། །སྲ་བའི་གྲོང་པོ་སྨུམ་གྱིས་འདུལ། །དེ་ཕྱིར་སྲ་ཐྲ་སོ་སོ་ཡང་། །གཉེན་པོ་སྨུམ་པ་གཅིག་གིས་འཇོམས། །འབྲུ་བ་གཤེར་བའི་ཆ་འཛིན་ཞིང་། །གཤེར་བ་བརླན་པའི་ཆ་འཛིན་པ། །དེ་ཕྱིར་འབྲུ་གཤེར་སོ་སོ་ཡང་། །གཉེན་པོ་སྐམ་པ་གཅིག་གིས་འཇོམས། །འཇམ་པ་རྩུབ་པས་འབྲད་ཅིང་བཙིར། །འགྱུར་བག་རྩུབ་པས་དུམ་བུར་གཅོད། །དེ་ཕྱིར་འཇམ་འགྱུར་སོ་སོ་ཡང་། །གཉེན་པོ་རྩུབ་པ་གཅིག་གིས་འཇོམས། །ཞེས་སོ། །ལན་ཚ་ལས་སྐྱུར་བ་ལྕི། སྐྱུར་བ་ལས་མངར་བ་ལྕི། མངར་བ་ལས་སྐྱུར་བ་སྨུམ། སྐྱུར་བ་ལས་ལན་ཚྭ་སྨུམ། བསྐ་བ་ལས་མངར་བ་བསིལ། མངར་བ་ལས་ཁ་བ་བསིལ། ཁ་བ་དང་བསྐ་བ་དང་མངར་བ་རྣམས་ནི་རིམ་བཞིན་རྩུབ་བ་ཡིན། སྐྱུར་བ་ལས་ཁ་བ་ཡང་། ཁ་བ་ལས་ཚ་བ་ཡང་། སྐྱུར་བ་ལས་ཁ་བ་རྩུབ། ཁ་བ་ལས་ཚ་བ་རྩུབ། ལན་ཚ་ལས་སྐྱུར་བ་ཚ། སྐྱུར་བ་ལས་ཚ་བ་ཚ། ལན་ཚྭ་ལས་སྐྱུར་བ་རྣོ། སྐྱུར་བ་ལས་ཚ་བ་རྣོ།

༄༅། །ཚ་གྲང་གལ་མདོ་དང་། ཚ་བ་རི་ཐང་འཚམས་ཀྱི་ལེའུ། བྱང་ཁོག་ཡུལ་ཐིག་བཅས་པ་བཞུགས་སོ། །

ཚ་གྲང་གལ་མདོ།

༄༅། །དེ་ནས་དྲང་སྲོང་རིག་པའི་ཡེ་ཤེས་ལགས། །དྲང་སྲོང་ཡིད་ལས་སྐྱེས་ཀྱིས་འདི་སྐད་ཞུས། །ཚ་གྲང་གཉིས་སུ་མ་འདུས་ནད་མེད་ཀྱང་། །ཚ་གྲང་ནོར་བར་བཅོས་ན་གཞན་སྲོག་འཇོར། །དེ་ཡི་ངོས་བཟུང་འབྲེལ་སོ་ཅི་ལྟར་བསལ། །འཚོ་མཛད་སྨན་པའི་རྒྱལ་པོས་བཤད་དུ་གསོལ། །དེ་སྐད་ཞུས་པའི་དོན་ལ་ལན་གསུངས་པ། །ཚ་གྲང་འབྲེལ་གཞི་གལ་འགག་རྣམ་བཞི་

སྟེ། །རྟགས་དང་ངོ་བོ་གཉིས་ཀ་ཚ་བ་དང་། །རྟགས་དང་ངོ་བོ་གཉིས་ཀ་གྲང་བ་དང་། །ཕྱི་རྟགས་ཚ་ཡང་ངོ་བོ་གྲང་བ་དང་། །ངོ་བོ་ཚ་ཡང་ཕྱི་རྟགས་གྲང་བ་ཡིན། །རྒྱུ་རྐྱེན་ཡུལ་དུས་རང་བཞིན་ན་ཚོད་དང་། །གནས་ས་ཉིན་ཞག་ཟས་ཟོས་གོམས་པ་རྒྱ། །འདི་བཅུའི་སྒོ་ནས་འབྲུལ་མེད་ངོ་ཡིས་བཟུང་། །མཁྲིས་པ་སྐྱེད་པའི་སྐྱོང་རྒྱུ་དེས་བསྐྱེད་ནས། །སྐམ་ས་ཚ་གདུང་ཡུལ་དུས་སོས་ཀ་སྟོན། །དར་མ་མཁྲིས་ཤས་ཆེ་དང་བར་ན་གནས། །ཉིན་དགུང་མཚན་དགུང་ཞུ་དུས་ན་བ་དང་། །ཁ་ཟས་རྡོད་བཙུད་ཡུན་དུ་བསྟེངས་བསྟེན་པས། །ཚུ་དམར་སྐ་ལ་དྲི་དུགས་ཀུ་ཡ་མཐུག །དེ་ལ་མཁྲིས་པ་འཕེལ་བའི་རྟགས་བྱུང་ན། །རྟགས་དང་ངོ་བོ་གཉིས་ཀ་ཚ་བ་ཡིན། །དེ་ལ་བད་རླུང་འཕེལ་བའི་རྟགས་ཡོད་ན། །ཕྱི་རྟགས་གྲང་ཡང་ངོ་བོ་ཚ་བར་གནས། །བད་རླུང་སྐྱེད་པའི་སྐྱོང་རྒྱུ་བསྟེན་པ་དང་། །དད་ཅན་བསེར་བུ་རླན་ཅན་དབྱར་དགུན་དུས། །རྒས་དང་བྱིས་པ་བད་རླུང་ཆེ་བ་དང་། །སྟོད་སྨད་གནས་ཤིང་ཉིན་ཞག་ཐོག་མཐར་ན། །ཟོས་ཐོག་ཞུ་རྗེས་དུས་ན་ལྡང་བ་དང་། །བཙུད་མེད་བསིལ་ཟས་རྒྱུན་དུ་བསྟེན་པ་ཡིས། །ཚུ་སྔོ་དྲི་ཆུངས་ཚུང་ལ་ཀུ་ཡ་སྲབ། །དེ་ལ་བད་རླུང་འཕེལ་བའི་རྟགས་བྱུང་ན། །རྟགས་དང་ངོ་བོ་གཉིས་ཀ་གྲང་བ་ཡིན། །དེ་ལ་མཁྲིས་པ་འཕེལ་བའི་རྟགས་ཡོད་ན། །ཕྱི་རྟགས་ཚ་ཡང་ངོ་བོ་གྲང་བར་གནས། །གལ་ཏེ་དེ་དག་ཕན་ཚུན་འདྲེས་གྱུར་ན། །ཚ་གྲང་འདྲེས་པས་ལྷར་སྣང་ནད་འབྱུང་སྟེ། །ཚ་བ་གྲང་བ་ལྟ་བུར་སྣང་བ་དང་། །གྲང་བ་ཚ་བ་ལྟར་སྣང་གང་ཡང་རུང་། །ནད་གཞི་རྟགས་དང་བཅོས་ཐབས་གོམས་པ་དང་། །བཅོས་སྐྱེད་ལྟར་སྣང་ལྟ་ཡིས་འབྲུལ་སོ་བསལ། །དང་པོ་ནད་གཞི་མིང་གི་ལྟར་སྣང་ནི། །དྭངས་མ་མ་ཞུ་ཚ་བ་བད་སྨུག་དང་། །ཚ་སྐྲན་ཚ་ཆུ་ཚ་བའི་ཆུ་འགགས་དང་། །མ་ཞུ་སྐྲང་ཐབས་བད་ཀན་དམུ་སྐྲན་དང་། །ཆུ་འགགས་ཞེས་པའི་མིང་ལ་བརྟེན་བྱས་ནས། །དྲོད་ཀྱིས་བཅོས་པས་ཚ་བས་དེ་སྡོག་འདོར། །དབྱིག་དུག་རྗེ་དུག་དུག་མིང་ལ་བརྟེན་ནས། །བསིལ་གྱིས་བཅོས་པས་གྲང་བས་སྡོག་འདོར་བྱེད། །དེ་ཕྱིར་ལྟར་སྣང་མིང་ལ་མི་བརྟེན་པར། །ཚ་གྲང་འབྲུལ་སོ་རྟགས་ཀྱིས་བསལ་བར་བྱ། །དེ་ཡང་རྟགས་ལ་ལྟར་སྣང་འབྱུང་སྲིད་དེ། །རླུང་གིས་ཁ་དང་ལྕེ་སྐམ་གཟེར་བ་དང་། །མི་འཕྱུར་བད་ཀན་སྟོད་གཟེར་ཆེན་པོ་དང་། །མཁྲིས་པ་

རླུང་གིས་བུས་པའི་མགོ་ནད་དང་། །མ་ཞུས་མཁྲིས་ཡུལ་ཐོགས་པའི་མིག་སེར་དང་། །ཚད་གཞུག་རླུང་གིས་བུས་པའི་སྟོངས་ཚད་རྣམས། །ངོ་བོ་གྲང་ཡང་ཕྱི་རྟགས་ཚ་བར་འཁྲུལ། །རྟགས་ཀྱི་རྗེས་འབྲངས་གསོ་བ་ལོག་པར་འགྲོ། །བསིལ་གྱིས་བཅོས་པས་གྲང་བས་སྲོག་འདོར་བྱེད། །ཕོ་མཁལ་སྙིང་ལ་ཚ་བ་གབ་པ་ནི། །ཕོ་བ་ཟས་འཇུ་བྱེད་པའི་གཞི་ཡིན་པས། །དེ་ཕྱིར་གནས་དེར་ཚ་བའི་ནད་ཞུགས་ན། །འཇུ་བྱེད་མེ་དྲོད་ལོག་པའི་ལས་བྱེད་པས། །གཟེར་ཟུག་མི་འཇུ་སྐྱུག་སོགས་གྲང་རྟགས་འབྱུང་། །མཁལ་མ་བད་ཀན་གྲང་བའི་གཞི་ཡིན་པས། །ཚད་ནད་ཞུགས་ཀྱང་དྲོས་ན་ཕན་པ་དང་། །ཆུ་སྲི་གྲང་ན་ནར་མདོན་གྲང་རྟགས་སྟོན། །སྙིང་ནི་རླུང་དང་བད་ཀན་གཞི་ཡིན་པས། །དེ་ཕྱིར་སེམས་འཕྱོ་བརྗེད་ངས་གཉིད་མེད་ཅིང་། །སྨྱོ་འབོག་འདར་བ་ལ་སོགས་འབྱུང་བས་ན། །ཕོ་མཁལ་སྙིང་གི་ཚ་བ་གྲང་རླུང་འདྲ། །ངོ་བོ་ཚ་ཡང་ཕྱི་རྟགས་གྲང་བར་འཁྲུལ། །གཞན་ཡང་གཉིད་ཡེར་སྐྲུགས་དང་རྨུས་ཚིགས་ན། །གཡལ་འདར་སྨྱོ་ལབ་སྐྱིགས་བུས་བཏབ་པ་རྣམས། །ཚ་བ་ཡིན་ཡང་གྲང་བའི་རྟགས་ལྟར་སྣང་། །རྟགས་ལ་བརྟེན་ནས་གསོ་བ་ལོག་པར་འགྲོ། དྲོད་ཀྱིས་བཅོས་ན་ཚ་བས་སྲོག་འདོར་བྱེད། །དེ་ཕྱིར་ལྟར་སྣང་རྟགས་ལ་མི་བརྟེན་པར། །བཅོས་ཐབས་འཕྲོད་མི་འཕྲོད་ཀྱིས་འཁྲུལ་སེ་བསལ། །དེ་ཡང་འཕྲོད་འཕྲོད་འདྲ་ལ་མི་འཕྲོད་དང་། །མི་འཕྲོད་འདྲ་ལ་འཕྲོད་པར་བསལ་བ་ཡི། །བཅོས་སྐྱེད་ལྟར་སྣང་ཞེས་བྱ་འབྱུང་སྲིད་དེ། །ཚ་བ་གྲང་བའི་རྟགས་ལྟར་སྣང་བ་ལ། །བསིལ་སྦྱོར་འཕྲོད་ཀྱང་འཕྲལ་དུ་མི་འཕྲོད་འདྲ། །དྲོད་སྦྱོར་གནོད་ཀྱང་འཕྲལ་དུ་འཕྲོད་ལྟར་སྣང་། །གྲང་བ་ཚ་བའི་རྟགས་ཅན་དེ་ལས་ལྡོག །དེ་ཡང་སྨན་ནད་འཐབ་པས་མི་འཕྲོད་འདྲ། །ལྟར་སྣང་རྟགས་ཀྱིས་མགོ་མནན་འཕྲོད་པ་འདྲ། །ལྟར་སྣང་རྗེས་སུ་འབྲངས་ན་སྲོག་ལ་རྒོལ། །དེ་ཕྱིར་ལྟར་སྣང་བཅོས་ལ་མི་བསྟེན་པར། །གོམས་པ་ཡུན་དུ་བསྲིངས་པས་རྟོགས་པར་འགྱུར། །དེ་ཡང་ནད་པའི་རྟོག་པ་ཞེན་ཕྱོགས་ཀྱིས། །གནོད་ཀྱང་ཕན་ནམ་སྙམ་དུ་རྟོག་པ་དང་། །ཕན་ཀྱང་གནོད་སྙམ་ལྟར་སྣང་འབྱུང་སྲིད་པས། །ནད་པའི་ཡིད་རྟོག་མ་ཡིན་འཕྲོད་མི་འཕྲོད། །ཙ་ཆུ་བཅོས་སྐྱེད་དག་གིས་འཁྲུལ་སོ་བསལ། །དེ་ལ་འདང་བཅོས་སྐྱེད་ལྟར་སྣང་བཞི་ཡོད་དེ། །ཕྱི་རྟགས་ལོག་ལ་ངོ་བོ་

མ་ཡོག་དང་། །ངོ་བོ་ཡོག་ལ་ཕྱི་རྟགས་མ་ཡོག་པ། །རྟགས་དང་ངོ་བོ་གཉིས་ཀ་མ་ཡོག་དང་། །རྟགས་དང་ངོ་བོ་གཉིས་ཀ་ཡོག་པའོ། །དང་པོ་བད་ཀན་ཅན་གྱི་ཚ་བ་ལ། །བསིལ་སྦྱོར་གཏུགས་པས་གཏིང་ཚད་མ་ཐོན་ཀྱང་། །ཕོ་བའི་མེ་ཤི་གྲང་རྟགས་སྟོན་པར་བྱེད། །གྲང་བ་རྙན་པོ་གཏིང་ནས་འཁར་བ་ལ། །མེ་བཞི་ལུས་ལ་ཡུན་དུ་བསྟེན་བྱས་པས། །དྲོད་ཀྱི་རླངས་པས་རྩ་སྦུབས་ཀུན་ཁྱབ་སྟེ། །མགོ་ན་རྩ་རྒྱུག་ཚ་མདོག་དམར་ལ་སོགས། །ངོ་བོ་གྲང་ཡང་རྟགས་ཀུན་ཚ་བར་སྟོན། །དེ་ཡང་གྲང་བ་རྙན་པོ་ཚ་བ་འདྲ། །ཚ་བ་རྙན་པོ་གྲང་བ་འདྲ་བས་ན། །འདྲ་འདྲ་ནོར་ནས་ཚ་གྲང་ནོར་ཉེན་ཡོད། །དེ་ཕྱིར་རྟགས་ཀྱིས་ངོ་ཤླན་གཏིང་ནད་གདོན། །གཉིས་པ་འོག་འགྲིམས་རྒྱུན་བུའི་ནད་གསུམ་སྟེ། །གྲང་བའི་ནད་ལ་དྲོད་སྦྱོར་བསྟེན་དྲགས་ན། །གནས་དུས་རང་བཞིན་ཚ་བའི་རྐྱེན་ཕྲད་པས། །ཁྲག་མཁྲིས་ཚ་བ་འཕེལ་བའི་རྐྱེན་བྱས་ཏེ། །ཚ་བ་གྲང་བའི་འོག་འགྲིམས་རྒྱུན་བུར་སྐྱེ། །འོག་འགྲིམས་མ་ཚོར་དྲོད་སྦྱོར་བསྟེན་པ་ཡིས། །མེ་འབར་ཤིང་བསྣན་བཞིན་དུ་ལུས་ཟུངས་བསྲེག །དེ་ལ་ཆུ་བཞི་བཙོན་བྱས་སྒྱུར་དུ་བཟློག །ཚ་བའི་ནད་ལ་བསིལ་སྦྱོར་བསྟེན་དྲགས་ན། །གནས་དུས་རང་བཞིན་གྲང་བའི་རྐྱེན་ཕྲད་པས། །བད་རླུང་གྲང་བ་འཕེལ་བའི་རྐྱེན་བྱས་ཏེ། །གྲང་བ་ཚ་བའི་འོག་འགྲིམས་རྒྱུན་བུར་སྐྱེ། །འོག་འགྲིམས་མ་ཚོར་བསིལ་སྦྱོར་བསྟེན་པ་ཡིས། །ཕོ་བའི་མེ་ཤི་སྐྲན་དང་དམུ་ཆུར་འགྱུར། །དེ་ལ་མེ་བཞི་བཙོན་བྱས་སྒྱུར་དུ་བཟློག །གཞན་ཡང་ཚ་བའི་ནད་ལ་བསིལ་གཏུགས་པས། །གནས་དུས་རང་བཞིན་རླུང་གི་རྐྱེན་ཕྲད་དེ། །ཐོར་བུའི་རླུང་སྐྱེས་ཚ་བའི་ལྷག་མ་བུས། །ལུས་ལ་མེ་བཏང་འདྲ་ཞིང་ཁ་ལྕེ་སྐམ། །དབུགས་ཐུང་རྩ་རྒོད་གཟེར་འབྱུང་སྐོམ་དད་ཆེ། དེ་ནི་རླུང་གིས་ཚ་བའི་འོག་འགྲིམས་ཡིན། །འོག་འགྲིམས་མ་ཚོར་བསིལ་སྦྱོར་བསྟེན་པ་ཡིས། །མེ་ལ་རླུང་བསྐྱོད་བཞིན་དུ་བུད་ཤིང་བསྲེག །དེ་ཕྱིར་ཟས་ཀྱིས་ངོ་ཤླན་ཚད་ལྷག་གདོན། །རྟགས་དང་ངོ་བོ་གཉིས་ཀ་མ་ཡོག་ན། །སྦྱོར་བ་དམན་ཅིང་ཡོག་པས་བསྐྱེད་ཅིང་བསྒྱུར། །གཉིས་ཀ་ཡོག་ན་དེ་ལ་འཁྲུལ་སོ་མེད། །ནད་གཞིའི་ལྟར་སྣང་འཁྲུལ་སོ་རྟགས་ཀྱིས་བསལ། །རྟགས་ཀྱི་ལྟར་སྣང་འཁྲུལ་སོ་བཙོས་ཀྱིས་བསལ། །བཙོས་ཀྱི་ལྟར་སྣང་འཁྲུལ་སོ་གོམས་

པས་བསལ། །གོམས་པའི་ལྟར་སྣང་འཇུལ་སོ་སྐྱེད་ཀྱིས་བསལ། །བཅོས་སྐྱེད་ལྟར་སྣང་འཇུལ་སོ་ཆུ་ཡིས་བསལ། །ཆུ་མདོག་ལྟར་སྣང་འཇུལ་སོ་ཀུ་ཡས་བསལ། །དེ་ལ་ནོར་བ་ནམ་ཡང་འབྱུང་མི་སྲིད། །དེ་དག་ལྟར་སྣང་ལྔ་སྦྲུགས་ཞེས་བྱ་སྟེ། །འཇུལ་མེད་ཚ་གྲང་གནད་ཀྱི་གལ་མདོ་ཡིན། །དེ་ལྟར་མན་ངག་ལྡན་པས་རྟོགས་འགྱུར་གྱི། །དཀྱུས་ཙམ་འཛིན་པ་རྣམས་ཀྱིས་ཤེས་མི་འགྱུར། །ཞེས་གསུངས་སོ། །བདུད་རྩི་སྙིང་པོ་ཡན་ལག་བརྒྱད་པ་གསང་བ་མན་ངག་གི་རྒྱུད་ལས་འཇུལ་གཞི་བསལ་བ་ཚ་གྲང་གལ་མདོའི་ལེའུ་སྟེ་བཅུ་གསུམ་པའོ། །

ཚ་བ་རི་ཐང་འཚམས།

༄༅། །དྲང་སྲོང་ཡིད་ལས་སྐྱེས་ཀྱིས་ཡང་གསོལ་བ། །སྨན་པའི་རྒྱལ་པོ་རིག་པའི་ཡེ་ཤེས་ལགས། །ཚ་བའི་ནད་རྣམས་གཉེན་པོས་ཟློག་སླ་ཡང་། །ཚ་བ་བཅོས་རྗེས་གྲང་བ་སྐྱེས་པ་ཡིས། །ཚ་གྲང་འཇུལ་ནས་གཞན་གྱི་སྲོག་འདོར་བས། །རི་ཐང་མཚམས་ཀྱི་ངོས་འཛིན་བཅོས་པའི་ཐབས། །འཇུལ་མེད་གནད་ཀྱི་མན་ངག་བསྟན་དུ་གསོལ། །རིག་པའི་ཡེ་ཤེས་དེ་ཡིས་ལན་གསུངས་པ། །རི་ཐང་མཚམས་ཀྱི་འཕྲང་ལ་རྣམ་པ་གསུམ། །རླུང་གི་ཞུ་འཁྲུགས་སྨུན་ནས་བསུ་བ་དང་། །མཁྲིས་པའི་ཞུ་འཁྲུགས་འཕྲང་ལ་བསྒྲུག་པ་དང་། །བད་ཀན་ཞུ་འཁྲུགས་ཕྱི་རྗེས་བཅད་པའོ། །དེ་ལྟར་མི་ཤེས་སོ་མཚམས་གཅིག་ཏུ་འདོད། །རྨོངས་པའི་ལུགས་ཡིན་གཞན་སྲོག་འདོར་བས་ན། །དེ་ཕྱིར་འཕྲང་གསུམ་འདི་ལྟར་ཤེས་པར་གྱིས། །རྒས་དང་རླུང་ཆེའི་ཚ་བ་རླུང་གནས་འབབ། །སྦྱངས་སེམས་ལས་འཕྲལ་གྱི་རླུང་རྐྱེན་འདོམ། །ག་བུར་གཏར་བཤལ་ཚ་བ་བདའ་དྲགས་སོགས། །དེ་རྣམས་རིགས་ལ་ཚད་གཉའ་ཆག་དུས་སུ། །རླུང་གིས་སྣ་བསླང་ཐོར་བུའི་རླུང་རྟགས་འོང་། །ཐོར་བུའི་རླུང་གིས་ཚད་གཞུག་བུས་པ་ཡིས། །རྩ་རྒྱུག་ཆུ་དམར་དྲོད་དང་སྙོམ་དང་ཆེ། །ལྕེ་སྐམ་རྨ་པ་གཏོད་ལ་སོགས་པ་ཡི། །ཚ་བའི་རྟགས་སྟོན་འཇུལ་བའི་ས་གཅིག་ཡིན། །ལྟར་སྣང་ཚ་བའི་རྗེས་འབྲངས་དེད་པ་ན། །ཁ་ཐལ་རླུང་གིས་ཚ་བ་སྲོག་རྩར་འཕྱུལ། །རྩ་སྟོངས་ཞེས་བྱ་

འདི་ལ་གསོ་ཐབས་དཀའ། །དེ་ཕྱིར་ཟས་ཀྱིས་སྨུན་བསུ་རླུང་སྣ་གླན། །ཏ་ཅང་བསུ་བ་སྤུས་ན་ཚ་བའི་གཞུག །ཟས་ཀྱིས་བཟུང་ནས་རྙིངས་ཚད་སྐྱེད་པ་ཡོད། །རླུང་གི་ཞུ་འཁྲུགས་མི་གསལ་འཁྲུལ་སོ་ཆེ། །དེའི་ཕྱིར་ངོས་བཟུང་ཕྱི་ནང་གསང་གསུམ་སྟེ། །ཚད་གཞུག་རླུང་གིས་བུས་པའི་ཕྱི་རྟགས་སུ། །རྩ་རྒྱུག་སྤུར་ཀྱང་སྟོང་ལ་མནན་མི་བཟོད། །ཆུ་མདོག་དམར་ཡང་དྭངས་ལ་ལྦུ་བ་ཆེ། །གཟེར་བ་ཡོད་ཀྱང་མ་ངེས་གར་ཡང་འཕྱོ། །ལྕེ་སྟེང་སྐམ་ཡང་དམར་ལ་ཤིན་ཏུ་རྩུབ། །སྐོམ་དད་ཆེ་ཡང་མ་འཐུངས་སྨན་བར་ཚུགས། །རྗམ་འདེགས་དབུགས་རྒོད་སྤུར་ཀྱང་སྣ་བུག་ཏར། །རླུང་གསང་བརྗེས་ན་ན་སྟེ་སྨན་མི་བཟོད། །བསིལ་གཏར་བསྙེན་གྱིན་ཚད་པ་སླར་ཡང་སྐྱེ། །བུར་ཞོ་རུས་ཐང་བསྙེན་གྱིན་ཚད་རྟགས་ཉུབ། །ནང་གི་བརྟག་པ་རྩ་ནི་སྟོང་ལ་མགྱོགས། །ཆུ་མདོག་དམར་ལ་དྭངས་ཤིང་ལྦུ་བ་ཆེ། །ལྕེ་སྟེང་དམར་ལ་སྐམ་ཞིང་རྩུབ་པ་སྟེ། །དེ་གསུམ་འཁྲུགས་ན་ཁ་ཟས་གློད་པས་ཆོག །ལྕེ་སྐམ་ཕན་ཆད་རླུང་འབུད་ཡོད་པ་ཡིན། །སྐམ་ལ་རིད་ན་རླུང་ལས་ཚད་ཁ་མཐོ། །སྐམ་ལ་ནག་ན་རླུང་ཚད་ཐེད་མར་ཡོད། །དམར་ལ་སྐམ་རྩུབ་རླུང་ཉིད་ཟད་མ་ཡིན། །སེར་ལ་སྐམ་ཁོག་རླུང་དང་མཁྲིས་པར་ལྡན། །སྐྱ་ལ་སྐམ་ཁོག་བད་རླུང་ཚ་བ་ཡིན། །སྐྱ་སློག་མདོག་མེད་ཚ་བ་བྱེར་ཞིང་རྙོགས། །དམར་འཛམ་རློན་ཞིང་མཉེན་ན་ནད་དང་བྲལ། །མན་ངག་ལྡན་པས་ཞུ་འཁྲུགས་མཐོང་བས་གསལ། །གསང་བ་ཕྱུགས་འཚོལ་སྨན་གྱིས་བརྟག་པ་སྟེ། །བུ་རམ་གོ་སྙོད་སྣ་སྐྱུ་བསྐུས་ཐང་ངམ། རུས་བཅུད་གསུམ་མམ་བུར་ཞོ་གང་རུང་བ། །ཁྱེར་གང་སྦྱོད་ལ་བཏང་བའི་དེ་ཉུབ་ཏུ། །གཉིད་ཆེ་ཟུག་ཆུང་བླ་འཚོལ་ཅུང་བ་དང་། །ནད་པར་ལྟེ་རྟོན་ཤེས་པ་གསལ་ན་ངེས། །རྗམ་རྒོད་འདར་འགོག་སྨྲ་འཚོལ་འཁྲོས་པ་ན། །འཕྲལ་དུ་མཐིལ་བཞི་ཚིགས་པ་བསྐུ་མཉེ་བྱ། །ཚིལ་བུ་བུ་རམ་ཕྱེ་གསུར་དུ་བས་བདུག །གོང་བཞིན་སྣ་ལོན་མཚམས་སུ་ཕེབས་པར་ངེས། །ངེས་པ་རྙེད་ན་བསིལ་ཤ་གསར་པ་ཡི། །ཚོ་ཁུ་མེ་མ་ཐུད་དང་གསར་འཛམ་ཆང་། །བ་ཤ་བཙོས་ཁེངས་སྐོག་པའི་ཆབ་མིག་དང་། །བ་རའི་མར་གསར་ཀ་ར་སྦྲང་སྦྱར་རྣམས། །དགོང་དང་ཐོ་རངས་རླུང་དུས་བསྙེན་པར་བྱ། །དེ་ལས་རྒྱས་པ་ཚད་སྟོངས་བཅོས་དང་མཐུན། །ཁ་ཟས་སྤུར་གློད་བསིལ་སྨན་

གཞུག་བསྲིངས་ལ། །ཟས་ཀྱིས་རླུང་མནན་བསིལ་གྱིས་ཚད་ལྷག་གནོན། །དར་མ་ནད་ཁམས་ཁྲག་མཁྲིས་ཆེ་བ་དང་། །མཁྲིས་པའི་གནས་སུ་ཚ་བ་བབས་པ་དང་། །ཤ་ཆང་གཉིད་དང་དྲག་ཤུལ་ཚད་རྐྱེན་འདོམ། །ཚ་བ་བཙོས་ཕྱིས་ཚ་བ་ཁ་ཐལ་དང་། །ཚད་པ་བད་རླུང་གྲོགས་མེད་རྐྱང་པ་རྣམས། །ཚད་པ་ཟད་ཀྱང་བད་རླུང་རྟགས་མི་འབྱུང་། །དེ་ལ་ཟས་སྤྱོད་ཡིན་ལ་གཏད་རྗེས་ཀྱིས། །ཙ་སྦྱབས་སྟོངས་པས་ཟས་ཚད་སྐྱེད་འགྱུར་བས། །ཙ་འདེགས་དྲོད་ཆེ་ཁ་སྐམ་ཞེས་པ་འཐིབ། །ཚད་ལྷག་ཡོད་ཟེར་འཁྲུལ་པའི་ས་ཡིན་ཏེ། །སྨོངས་པས་དེ་ལ་བསིལ་གྱིས་དེད་པ་ཡིས། །བྱུངས་ཟད་རླུང་ལས་གྱུར་པའི་ཚ་བར་ལྡོག །དེ་སྲོག་གཞིན་རྗེའི་ལག་ཏུ་གཏད་དང་མཚུངས། །ཟས་སྤྱོད་ཐུས་ན་རྒྱས་པའི་ཚ་བར་ལྡོག །གང་ཡང་མི་ཤེས་སྨོངས་པ་མགོ་བོ་འཁོར། །མ་ཐུས་མ་ཕྱིས་འཕྲང་ལ་བསྒྲུག་པ་གཅེས། །ངོས་བཟུང་རྟགས་ལ་དོན་མེད་རྫུལ་འབྱུང་ཞིང་། །དང་ག་མི་འགག་སྐོམ་དད་ཆུང་བ་དང་། །གཉིད་དུས་ཟ་ཟེ་མི་འོང་ཛམ་པ་བདེ། །སྣ་རྡོག་མཉེན་ཞིང་ཆུ་མདོག་དམར་སེར་དང་། །ཙ་རྒྱུད་ཕྱི་གྲིམས་ཁོང་ལྡོད་ཐ་མལ་གྲངས། །ལྕེ་སྐྱེང་སེར་ལ་སྐམ་ཁོག་ཐ་མ་དམར། །ཤ་རྙིང་མར་རྙིང་བྱ་རམ་ཆང་ལ་སོགས། །བསྟུད་དྲགས་པ་དང་ཏ་ཙང་ཚད་ལས་ཐལ། །ཟོས་འགྲོག་ཚ་བ་སྐྱེ་ཡང་ཟས་མི་བཙད། །དེ་ལས་ཐལ་ནས་བྱུངས་ཟད་རླུང་གྱུར་ན། །ཤ་འཚོར་མདོག་སེར་ལྕེ་ཡིས་རོ་མི་ཚོར། །ཛམ་རྒོད་བ་སྤུ་ལྡང་ཞིང་སྐོམ་དད་ཆེ། །སྒྲ་ཙ་སེང་ལ་སྒྲ་འདབ་བག་ཙམ་འདར། །མཁྲིས་པའི་ཞུ་འཁྲུགས་མི་འགྱུར་ངོས་འཛིན་ཡིན། །དེ་ལ་བཙོས་ཐབས་ཚད་རྟགས་ཉུབ་པ་དང་། །གྲང་རྟགས་མི་སྨུག་བུར་ཞོ་ཚོ་ཁུ་དང་། །ཆང་འཇམ་ཆུ་བསྲེས་ཆ་ཡིས་བྲིད་ལ་བཏང་། །དེ་ཡིས་ཚ་བ་མི་སྐྱེ་འཁྲུལ་མི་སྲིད། །ནད་ཟད་ཟས་ཀྱི་ཚ་བ་སྐྱེར་མདོན་ན། །བསྲེག་པའི་ནུས་མེད་ཐལ་ཚན་རྡོད་དང་འདྲ། །གལ་ཏེ་ཚ་བ་བདའ་དྲགས་ཁ་ཐལ་ན། །བྱུངས་ཟད་རླུང་གྱུར་ཚ་བར་ལྡོག་པའི་ཕྱིར། །ཏུས་རྙིང་བསྐུས་ཁུར་ཤིང་ཀུན་སྤོད་སྣ་དང་། །བིག་པན་ཐལ་བ་རྱོ་འཇམ་ཁྲེའུ་སུམ་བཏང་། །ཡང་ན་ཁ་རུ་ཚ་དང་ཌྷ་ཏི་དང་། །མར་རྙིང་སྦྱར་བ་སུམ་ཡར་གཏང་བར་བྱ། །དེས་མ་ཐུབ་ན་ཌྷ་ཏི་གསུམ་མམ་ལྔ། །ཁ་རུ་ཚ་ལ་ཞོ་བཞི་བུར་སྲང་གཅིག །མར་རྙིང་སྲང་

བདུན་ལྡེ་གུར་བྱས་ཏེ་བཏང་། །མི་རུས་བསྡུས་ཁུར་སྒྲོག་སྐྱ་ཤིང་ཀུན་བྲན། །མཐིལ་བཞི་ཚིགས་པ་རླུང་གསང་བསྐུ་མཉེ་དང་། །རླུང་གསང་བཞི་བསྒོ་མར་རྙིང་འཇམ་རྩི་བྱ། །ཤ་ཆང་མར་རྙིང་བུ་རམ་རྡོད་བཙུད་བསྙེན། །ཁྲིས་པ་བད་ཀན་གྲང་ཤས་ཆེ་བ་དང་། །བད་ཀན་ཡུལ་དུ་ཚ་བ་བབས་པ་དང་། །མ་སྨིན་གཏར་བསིལ་ཚ་བ་བྱེར་རྐྱེན་འདོམ། །ཚད་གཞུག་མི་མངོན་གྲང་རྟགས་ཁ་ཡར་འོང་། །རྩ་དལ་ཆུ་མདོག་སྔོ་ལ་དང་ག་འགག །ལྟེ་རློན་གདོང་སྐྱ་ཁ་ཟས་འཇུ་བ་དཀའ། །བག་ལ་ཉལ་བས་གྲང་བར་འབྲུལ་པ་ཡོད། །དེ་ལ་བརྟེན་ནས་ཟས་སྤྱོད་ཚ་བར་ལྡོག །ཏ་ཙང་ཐལ་དྲགས་དམུ་ཆུར་འགྱུར་བ་ཡོད། །དེ་མ་ཡིན་པ་འདི་ལ་ཐལ་སྐྱོན་ཆུང་། །དེ་ཕྱིར་ཚ་བ་ཟད་ངེས་ཕྱི་རྗེས་བཅད། །ངོས་བཟུང་རྩ་རྒྱུད་བྱིང་དལ་ལྡོད་དལ་འཕར། །ཆུ་ཁ་སྐྱ་ལ་མདོག་སྔོ་ཤིན་ཏུ་དྭངས། །སྤུར་གྱི་གོས་ཀྱིས་མི་དྲོས་སྐྲ་རྩ་སེང་། །ཁ་ཟས་འཇུ་བའི་སྟོབས་དང་སྐྱོམ་དད་ཆུང་། །མིག་ཤུགས་བྲང་དང་གསུས་པ་རྐང་ཐོལ་སྐྲངས། །དེ་དུས་ཚ་བ་མེད་ངེས་རྟགས་ཡིན་པས། །གོང་དང་མི་འདྲ་ཁ་ཟས་བྲིད་མི་དགོས། །ཤ་ཆང་རྡོད་བཙུད་ལྷུག་པར་བཏང་བས་ཆོག །འཇུ་དཀའ་སྦྲ་སྐྲེག་ཁ་མངལ་མཆི་མ་མང་། །རྒྱམ་ཚ་གསུམ་ཐང་སེ་འབྲུ་བཞི་པའམ། །རྐྱེད་མ་ཁ་ཡི་བྱེ་མས་མེ་དྲོད་བསྐྱེད། །ཅེས་གསུངས་སོ། །བདུད་རྩི་སྙིང་པོ་ཡན་ལག་བརྒྱད་པ་གསང་བ་མན་ངག་གི་རྒྱུད་ལས་ཚ་བའི་རི་ཐང་མཚམས་བསྟན་པའི་ལེ་ཚན་སྟེ་བཅུ་བཞི་པའོ།། །།

བྱང་ཁོག་ཡུལ་ཐིབ

༄༅། །བགོ་སྐལ་ས་བཅད་ཡུལ་གྱི་གནས་ལུགས་ནི། །ཁད་མཉམ་སྟན་ལ་སྐྱིལ་ཀྲུང་ལགས་བྱས་ཏེ། །སྒལ་ཚིགས་བསྒྲངས་ལ་མགྲིན་པ་ཨེན་ཙམ་བཀུག །དཔུང་པ་ཕྱིར་གདེངས་ལག་པ་པུས་མོར་བཀབ། །དཔུང་འཇམ་གཉིས་ནས་མདུན་ངོས་ཙ་ར་ཁུང་། །རྒྱབ་ཀྱི་ཚིགས་པ་དང་པོར་གནམ་ཐིག་གདབ། །བྱང་ཁོག་སྟོད་སྨད་མཆིན་དྲིས་དབྱེ་བ་སྟེ། །ལྟེན་རུས་འབྲེལ་མཚམས་ཚིགས་པ་བཅུ་གསུམ་པར། །ཆུ་བབས་ཐིག་གདབ་མཆིན་དྲི་ནག་པོའི་ཡུལ། །ཚིགས་པ་བརྒྱད་

ནས་རྩིབ་རིང་གྲིན་མཚོན་གང་། །ཡོལ་གྲིས་བཅད་པ་མཆིན་དྲི་དཀར་པོའི་ཡུལ། །མཆིན་དྲི་ཁྲུག་པ་བརྒྱད་དང་བཅུ་གསུམ་བར། །རྩིབ་སྟེང་དཀར་ནག་མཚམས་ཏེ་ཁྲ་བོར་འདོད། །སྟོད་ན་གློ་བ་མ་བུ་སྙིང་དང་གསུམ། །གློ་མ་རྒྱབ་ལ་སྙིང་དང་བུ་རྣམས་མདུན། །ཚིགས་པ་བཞི་ནས་གྲིན་གསེགས་ཆག་གང་པ། །བརྒྱད་ནས་ཐུར་གསེགས་མཛུབ་གང་བཅལ་བའི་སར། །གྲུ་བཞིར་ཐིག་གདབ་ཚིགས་པ་བཞི་པ་དང་། །བརྒྱད་པ་གཉིས་ནས་འཕྲེད་ཐིག་ལན་རེ་དང་། །གྲིན་ཐིག་དབུས་མ་སུམ་ཆ་གཡས་གཡོན་དུ། །སུམ་གཉིས་རེ་བཏབ་མཐའ་གཉིས་གྲུ་བཞིར་བཅད། །དེ་ལྟར་གོང་མའི་གྲུ་གཉིས་སྟག་མགོ་དང་། །དབུས་ཀྱི་སུམ་ཆ་སྣང་སྟོད་སྣང་སྨད་ཡིན། །དེ་ནས་རྩིབ་གཞམ་ཟགས་སྣ་རིམ་པ་བཞིན། །གློ་བ་མ་ཡི་ཡུལ་དུ་འདོད་པ་ཡིན། །ནུ་མ་གཉིས་ནས་ནང་དུ་མཚོན་རེ་བསྐུམས། །སྙེ་སྟོང་སོར་བཞིའི་འོག་ཏུ་ཐིག་བཏབ་པའི། །གྲུ་གསུམ་དབུས་ནི་སྙིང་གི་ཡུལ་ཡིན་ལ། །དེ་ནས་ཕྲེར་ལ་མཚོན་རེ་གྲུ་གསུམ་གདབ། །གཡས་གཡོན་ཆ་བཞི་རྩེ་དང་ལྟེར་ཕྲེ་བའི། །རྩེ་ནས་རིམ་བཞིན་མཛེ་སྣ་བྲེ་སྐབ་དང་། །ཐུགས་ཁབ་ཧེན་མིག་དགྲ་ལྟོ་སྙིང་ལ་བསྐོར། །གློ་བུ་སྙིང་གི་ཡུལ་དུ་འདོད་པ་ཡིན། །ནུ་མ་གཉིས་ནས་ཐུར་དུ་སོར་གང་བཅལ། །དེ་ནས་ཕྲེར་ལ་མཚོན་གང་བཅལ་བ་ནས། །སྙེ་སྟོང་ཙ་ར་ཁུང་དུ་ཐིག་གདབ་པ། །གློ་བ་མ་ཡིས་མཐའ་ཆགས་གནས་པ་ཡིན། །ནུ་མ་ཕྲེར་མཚོན་གང་ནས་གྲིན་དྲང་པོར། །ཐིག་གདབ་སྙེ་སྟོང་གནམ་ཐིག་ཐྲད་པའི་ས། །གློ་བ་མ་བུ་སྙིང་དང་བཅས་པའི་ཡོགས། །མཆིན་དྲི་དཀར་པོ་ཡན་དེ་ཐུག་རོན་གསང་། །ནུ་མ་བྲང་དཀྱིལ་ཐིག་ཚད་ལྟེན་སྣ་ནས། །ཕོ་བའི་ཟུར་འཕེན་དེ་ནས་ལྟེ་བར་གདབ། །དཔངས་སུ་སོར་བརྒྱད་ཞེང་སོར་བཅུ་གཉིས་པ། །ཟས་སྟོད་ཕོ་བའི་ཡུལ་དུ་ཤེས་པར་བྱ། །མཛུབ་གུང་རྣ་ཤལ་བཟུང་བའི་གྲུ་མོ་གཡས། །མཚོན་རེ་རྒྱབ་མདུན་གར་སླེབ་མཆིན་པའི་ཡུལ། །རྩིབ་ཐུང་གཡོན་ནས་ཕོ་ཟུར་མཛུབ་བཅལ་བའི། །དཔངས་སུ་སོར་ལྔ་མཆེར་པའི་ཡུལ་དུ་འདོད། །ཕོ་གསང་དབུས་ནས་གཡས་སུ་སོར་བདུན་ན། །དཀྱུས་སུ་དྲུག་ཞེང་གསུམ་མཁྲིས་པའི་ཡུལ། །ལྟེ་བའི་གོང་འོག་མཚོན་རེ་དཀྱུས་མཚོན་བརྒྱད། །ལོང་གི་ཡུལ་ཡིན་ཁྲག་ལོང་གཡས་ན་གནས། །སྲིན་ལོང་

གཡོན་ལ་རྩམ་ལོང་དབུས་ན་གནས། །ལྟེ་འོག་ལོང་དང་ཞེང་མཉམ་དཔངས་མཐོན་དོ། །གོང་མ་རྒྱ་སྟོད་འོག་མ་རྒྱ་སྨད་ཡུལ། །དེ་ཡི་བྱུར་ནས་མཚན་མའི་སྟེང་དུ་གདབ། །གྲུ་གསུམ་ལྷང་པ་མདུན་ལ་གཉེ་མ་རྒྱབ། །ཚིགས་པ་བཅུ་བཞིའི་གཡས་གཡོན་སོར་བདུན་དང་། །དཔངས་སུ་སོར་ལྔ་མཁལ་མའི་ཡུལ་སྐྲལ་ཏེ། །མཁལ་འབྲས་ངོ་བོ་རྣ་བའི་མཐའ་དང་མཉམ། །བསམ་སེ་ཚིགས་པ་བཅུ་གསུམ་འོག་ན་གནས། །ཞེས་སོ། །འདི་ལྟར་ཡང་སློབ་འབངས་ཤེས་རིག་དམན་པ་རྣམས། མན་ངག་རྒྱུད་ཆེན་ནས་ལེ་ཙུ་ལྔ་འདོན་གྱིས་བློ་འཛིན་བྱེད་དགོས་སྐབས། དཔེ་ཆ་ཚང་མིན་སྣ་ཚོགས་བཟོ་འདུག་པར། རྒྱལ་བའི་གསུང་རབ་རིན་པོ་ཆེའི་བཀུར་སྟིང་དམིགས་ཏེ་ལོགས་སུ་སྤར་དུ་བསྒྲུབས་པའོ། །སྨྲས་པ། ལྷག་བསམ་སྨན་གྱི་ལྗོན་ཤིང་རྟེར། །ཆོས་སྦྱིན་འབྲས་བུར་སྨིན་ལེགས་འདིས། །བྲུག་རྟུས་གཅེས་པའི་འགྲོ་རྣམས་ལ། །ཕན་པ་བླ་མེད་འབྱིན་གྱུར་ཅིག །

༄། །ཁྲིས་པ་ཉེར་སྤྱོད་འགྲོ་ཕན་སྙིང་ནོར་བཞུགས་སོ། །

༄༅། །གདོད་ནས་དག་པའི་ཆོས་དབྱིངས་དྲི་བྲལ་ཀུན་གསལ་ཡངས་པའི་ཀློང་ཆེན་པོར། །མ་སྨད་མཚན་དཔེའི་འཇའ་འོད་རབ་འཁྲིགས་ཕན་བདེའི་དཔྱིད་དཔལ་ཡོངས་འཛིན་པ། །མཁྱེན་བརྩེའི་འཕྲིན་ལས་ཅིར་ཡང་འཆར་བའི་བཻ་ཌཱུ་སྔོན་ཞིང་གི་མགོན། །མཚུངས་མེད་འདྲེན་པ་སྟོང་དབུས་མངོན་མཐོ་སྨན་པའི་རྒྱལ་པོས་མཆོག་སྩོལ་ཞིག །གང་གི་ཐུགས་བསྐྱེད་ཚད་མེད་གནྡྷའི་རྒྱུན། །སྐྱེ་རྒུའི་བསོད་ནམས་ངོ་མཚོར་ཉེར་འཕྱེལ་བའི། །སྙིང་པོའི་བཅུད་དྲིལ་མན་ངག་རྒྱུད་ཆེན་བཞིའི། །བརྗོད་དོན་འཕྲིན་ལས་ངོ་མཚར་འབུམ་དུ་བརྡལ། །གསོ་ཡུལ་རྒྱུ་དང་འབྲས་བུའི་ཉེར་ལེན་ལས། །རྣམ་པར་དབྱེ་བའི་ཡལ་འདབ་བཞི་བརྒྱ་དང་། །རྩ་བཞིའི་གྲངས་སུ

མངོན་ཀྱང་ཡོངས་གྲུབ་ཀྱི། །འདབ་མ་བཅུ་ཕྲག་བཅུ་དང་གཟུགས་ལ་འདུས། །སྙིང་རྗེས་བརླན་པའི་གླུ་དབང་གཙུག་གི་རྒྱན། །གསོ་བྱེད་ཡན་ལག་བརྒྱད་པའི་བདུད་རྩིའི་ཆར། །འཛད་མེད་མཆོག་དམན་སྣ་གུ་རུས་པའི་གསོས། །ངེས་དོན་བྱིས་པ་ཉེར་སྤྱོད་གཏམ་འདི་བསྒྲིངས། །དེ་ཡང་འགྲོ་བ་རྣམས་ཐར་པ་དང་ཐམས་ཅད་མཁྱེན་པའི་གོ་འཕང་མངོན་དུ་བྱེད་པའི་གཞི་ནི། རྒྱལ་བའི་བསྟན་པ་རིན་པོ་ཆེ་དང་། ཆོས་ལྡན་རྒྱལ་པོའི་ཆབ་སྲིད་འཕྲིན་ལས་དར་རྒྱས་ཡུན་རིང་དུ་གནས་དགོས་པ་ཡིན་ཞིང་། དེའི་རྩ་བ་སྐྱེས་བུ་དམ་པ་དང་། མཆོག་དམན་མི་རིགས་རྣམས་ཀྱི་བློ་གྲོས་རྒྱས་ཤིང་། འབད་རྩོལ་ཆེ་བ། ཚེ་རིང་ཞིང་ལང་ཚོ་བདེ་ལྡན་སོགས་ལ་རག་ལུས། དེ་དག་ཀྱང་སེམས་ཅན་སྤྱི་མཐུན་དང་རང་རང་གི་ལས་སྨོན་བསོད་ནམས་ཀྱི་སྟོབས་ལས་འབྱུང་མོད་ཀྱང་། ཐོག་མར་མངལ་དུ་ཆགས་དུས་དང་། བཙས་ནས་ཀྱང་བྱིས་པ་ཉེ་བར་སྤྱོད་པའི་ཐབས་རྟེན་འབྱུང་བསླུ་མེད་ཀྱིས་ཀུན་རྫོབ་ལས་ཉོན་ཀྱང་འགོ་གནོད་ནུས་པ་ནི། མདོ་རྒྱུད་དུ་མར་གསལ་བ་ལྟར་མ་ཟད་སྔོན་རྫོགས་པའི་སངས་རྒྱས་ལ་འང་མཚན་མཁན་དང་། ཁྱིམ་གྱི་མཛད་པའི་སྐབས་མ་མ་བརྒྱ་ཕྲག་གིས་ཐབས་རྟེན་རྒྱ་ཆེར་མཛད་པ་དང་། འཇམ་མགོན་ཆོས་ཀྱི་རྒྱལ་པོ་ཙོང་ཁ་པ་ཆེན་པོ་སྐུ་བལྟམས་མ་ཐག་ཏུ་ཆོས་རྗེས་དོན་གྲུབ་རིན་ཆེན་གྱིས་འཕྲལ་ཡུན་དགོས་པ་དུ་མའི་ཆེད་དུ་བྱིས་པ་ཉེར་སྤྱོད་སོགས་ཚུལ་བཞིན་མཛད་དགོས་ན། ཕལ་པའི་སྐྱེ་བོ་རྣམས་ཀྱིས་ཚུལ་འདི་སྐོར་འབད་པས་བསྟེན་དགོས་པ་སྨོས་མ་དགོས་ཀྱང་། བར་སྐབས་གསོ་རིག་བསྟན་རྒྱུན་ཉམས་ཆག་ཁར་ཕྱོན་ཀྱི་མཐོང་བརྒྱུད་སོགས་རིམ་བཞིན་ཉམས་རྐྱེན་བྱིས་པ་གསོ་ཚུལ་ཇི་བཞིན་མི་ཤེས་པའི་སྐྱོན་གྱིས། མི་རིགས་ཕལ་ཆེར་བློ་རྩལ། འབད་རྩོལ། གཟུགས་བྱད་ཞན་ཅིང་། ཚེ་ཐུང་ནད་མང་། རང་བཞིན་ངན་པས་ཕ་མའི་ངག་ལའང་མི་ཉན་པ་སོགས་ཉེས་སྐྱོན་ཇི་སྙེད་ཅིག་མི་འདོད་ཐོག་ཏུ་འབབ་པའི་ཚུལ་འདི་མཐོང་ནས་ཡིད་ཀྱིས་མ་བཟོད་པར་དཔལ་ལྡན་གསོ་རིག་རྒྱུད་ཀྱི་རྒྱལ་པོའི་དགོངས་དོན་ལས་བྱིས་པར་གཅེས་པའི་གསོ་ཐབས་ཉེར་སྤྱོད་ཇི་ལྟར་བྱེད་ཚུལ་གྱི་རིམ་པ་ཚང་མས་གོ་བདེ་བར་འགོད་པ་ལ། རྒྱུད་ལས། བྱིས་པ་བཙས་ནས་ཉེར་སྤྱོད་ཅེས་བྱ་བ། །དེ་ལ་བཙས་འཕྲལ་ཤེས་དང་མི་ཤེས་

བརྟག །བཀྲ་ཤིས་བརྗོད་ཅིང་ལྷེ་བ་བཅད་པ་དང༌། །དེ་རྗེས་རྟེན་འབྲེལ་ཉུ་མ་བསྣུན་ཐབས་བསྟེན། །བསྐལ་བའི་ཚོ་ག་ལྷ་གསལ་ལྷ་རྟེན་འཛུགས། །མིང་གདགས་ བློ་རྣོ་རྩལ་ཆེ་ཆེ་མདངས་སྐྱེད། །གནོད་བསྲུང་རྣ་འབུག་ཟམ་སྦྱོད་སེའུ་སྐྱེ་ཐབས། །གཏང་རག་ཕུལ་དང་བཙུ་དགུའི་སྒོ་ནས་བསྟན། །ཞེས་གསུངས་པའི་ས་བཅད་དང་པོ་ནི། ཤིས་རྟགས་ལུགས་འབྱུང་དུ་སྐྱེས་པ་དང་གཞན་རྒྱལ་དུ་བྱུང་བ་ལྟེ་བས་སྟོད་དཀྱིས་ཤིང་དུ་སྐད་དྲག་པོར་སྒྲོག་པ་དང༌། སྤྱི་བོ་རིང་ལ་མགོ་སྲ་བ་མཚོག་མ་ཆུང་བ། དཔྲལ་དབྱེས་ཆེ་བ། སྣའི་གཟེངས་དང་སྨྲ་མཚམས་མཐོ་བ། རྣ་བ་གཤོག་པ། ལྤྱིས་ཉུ་མ་དྲག་ཏུ་འཛིན་པ། འདར་ཞིང་དངངས་པ་དེ་འདྲ་བྱུང་བ་གསོ་སླ་མི་ནོར་བཀྲ་ཤིས་དང་ལྡན་པར་འགྱུར་རོ། །གཉིས་པ་ནི། དེ་རྣམས་ལས་གོ་ལྡོག་སྟེ་སོ་བཅས་སྐྱེས་པ་སྤྱི་ར་ངན་པར་བཤད་ཀྱང་སྐྱེས་ལུགས་དང་ཟླ་ཚེས་ཆུ་ཚོད་སྤུ་ཕྱི་གང་སྐྱེས་ཀྱི་ཐོ་བཀོད་ཐོག་དཀར་ནག་དབྱངས་འཆར་རྩིས་ཀྱི་སྒོ་ནས། འཁོས་བསྟུན་ལས་རྩིས་བརྩིས་ཚེ་ཞིབ་པའི་བཟང་ངན་ཚོས་འཛིག་རྟེན་གྱི་ལས་སྐལ་གང་ཡོད་སོགས་རྟོགས་པར་འགྱུར་རོ། །གསུམ་པ་ནི། སྐྱེས་མ་ཐག་ཏུ་བཀྲ་ཤིས་པའི་ཚིག་འདི་ལྟར་བརྗོད་དགོས་ཏེ། བདག་གི་བུ་ཁྱོད་སྙིང་ལས་སྐྱེས་པ་ཡིན། །ལོ་བརྒྱ་འཚོ་ཞིང་སྟོན་བརྒྱ་མཐོང་གྱུར་ཅིག །ཚེ་རིང་དཔལ་ཐོབ་ངན་དགུ་ཐུབ་པ་དང༌། །མི་ནོར་བཀྲ་ཤིས་བདེ་སྐྱིད་ཕུན་ཚོགས་ཤོག །ཅེས་བརྗོད་ཅིང་དེ་མ་ཐག་ཏུ་བཞི་པ་ནི། ལྟེ་བའི་ཁྲག་བུ་དོས་སུ་བཞུར་ལ་སོར་བཞིར་བལ་སྐུད་ཀྱིས་བཅིངས་ནས་ཁྲག་མ་ཐིགས་པར་བཅད་དེ། འབྲུ་སྨན་ཨང་དང་པོ་འཁོད་པ་སྟོན་ཚུད་ནས་སྦྲངས་པའི་ཆུ་རྡོད་འཇམ་གྱིས་བུའི་ལུས་དག་པར་བཀྲུས་པས། ནད་དཀོན་ཞིང་ནམ་མཁའ་སོགས་འབྱུང་བའི་དུག་གིས་མི་ཚུགས་པས་མདངས་གསལ་བར་འགྱུར་རོ། །ལྔ་པ་ནི། ལྤྱི་སྙིང་ཁོག་ཞོའི་དྲེག་པ་རས་དཀར་གཞའ་ཐྲན་ཡོད་པས་ལེགས་པར་ཕྱིས་ཏེ་སྨན་ཨང་གཉིས་པ་འཁོད་པའི་དཔེ་ཚད་ལྟར་（ཧྲི）ཡིག་གི་མགོ་ལྤྱིའི་རྩ་བར་བསྟན་ཏེ་པར་ལེགས་པར་བཏང་པས། སངས་རྒྱས་ཀྱི་གསུང་གི་འཕྲིན་ལས་ཐོབ་པ་དང་སྨྲ་མཁས་ངག་ཉུས་པ་དང་ལྡན་པའི་རྟེན་འབྲེལ་ཡོད། དེ་མ་ཐག་ཏུ་ས་བདག་གི་གནོད་པ་ཐུབ་ཅིང༌། བློ་དང་ཚེ་སྟོབས་སོགས་བསྐྱེད་ཕྱིར་

སྨན་ཨང་གཉིས་པའི་གཉིས་པ་འཕོད་པའི་རིལ་བུ་ཞུན་མར་ཀ་ར་ལ་སྦྱར་བ་སྦྱིན་པར་བྱའོ། །དྲུག་པ་ནི། མའི་ནུ་མ་བསྣུན་པར་བྱ་ཞིང་། གལ་ཏེ་ནུ་ཞོ་སྐམས་ན་མ་གཞན་རིགས་བཟང་ནད་མེད། ཕྲུར་སྐྱེས་པའི་བུ་མ་ཤི་བ། ལོ་རྟགས་མཐུན་པ་སྐྱི་དང་། ཁྱད་པར་སྒོག་སྐྱོབ་པ་སོགས་ནི། ཡུལ་དེའི་རྩིས་པར་དྲིས་ཏེ་དཔེར་ན་བུ་ཤིང་ཡོས་ལོ་པར་མ་མ་ཆུ་བྱི་ཆུ་ཕག་དང་མེ་བྱི་མེ་ཕག་ལོ་ཅན་ལྷ་བུ་དེའི་ནུ་མ་བསྟེན་པར་བྱའོ། །བདུན་པ་ནི། བསྐལ་ལུགས་བྱང་དང་ཤར་གཉིས་ཕྱོགས་གང་གཙང་ལ་མགོ་བོ་གཏད་དེ་རས་བལ་སྨུམ་ལྡན་གྱི་ཐོད་ཁེབས་གཡོགས་ཅིང་། ཉིན་གཉིས་སྨྲངས་ཏེ་བྱ་ར་ཡང་ཡང་བྱ། སྨན་ཨང་གསུམ་པའི་རིལ་བུ་མར་ལ་སྦྱར་བ་ལྟེ་བ་བཅད་འཕྲལ་ནས་བཟུངས་སྐབས་སྐབས་སུ་བླུགས་ན་ལྟེ་ནད་དང་རྩ་ནད་བདུན་ཚུའི་རིགས་མི་འབྱུང་ངོ་། །བརྒྱད་པ་ནི། ཞག་གསུམ་ལོན་ནས་འགོ་ཞིང་བསྟེན་པའི་ལྷ་འམ། བསྒྲུབ་པའི་ལྷ་སོགས་སྐྱེས་ལྷ་གང་ཡིན་ངོས་བཟུང་ནས་འཁོས་འགྱུར་དང་བསྟུན་པའི་གསོལ་མཆོད་གཏད་སླེབ་བྱ་དགོས་སོ། །དགུ་པ་ནི། ལྷའི་རྟེན་འཛུགས་པ་དང་། ཞར་བྱུར་སྲོག་མདའ་བཅའ་བ། ཟླ་ཕུད་འབུལ་བ། ཚུང་གླུད་གཏོང་བ་སོགས་སྐབས་དང་སྦྱོར་དགོས་སོ། །བཅུ་པ་ནི། སྐྱེས་སྐར་རམ། ཟླ་མ། ཡི་དམ། ཆོས་སྐྱོང་། ཕ་མེས་ཉེ་དུའི་མིང་གིས་སྨྲ་དྲངས་པའི་སྨན་ཞིང་ཤིས་པའི་མིང་ནི་ཁ་འཆམས་པར་འདོགས། ཕྲུར་བུ་ཚ་ཤི་བའི་སི་ཙུ་ལྷ་བུ་ཡིན་ན་ཟླ་བ་རེ་རེ་བཞིན་སྲི་ཐར་ཚེ་རིང་། སྲི་ཐར་ཕུན་ཚོགས། སྲི་ཐར་བཀྲ་ཤིས་ཞེས་པ་ལྷ་བུའི་མིང་སྦྱོ་བར་བྱའོ། །བཅུ་གཅིག་པ་དང་བཅུ་གཉིས་པ་ནི། སྨན་ཨང་བཞི་པ་འཕོད་པའི་རིལ་བུ་རེ་སྦྲང་དང་ཀ་ར་བུ་རམ་སྦྱར་ཏེ། བཙས་པའི་ཉིན་གཉིས་པའི་ཕྱི་དྲོ་ནས་བྱིན་པས་བློ་གྲོས་ཀྱི་འདུག་པ་ཕུན་སུམ་ཚོགས་ཤིང་སྙིང་སྟོབས་དཔའ་རྩལ་སོགས་འཕེལ་བར་བྱེད་དོ། །བཅུ་གསུམ་པ་ནི། སྨན་ཨང་ལྔ་པ་འཕོད་པའི་རིལ་བུ་སྲིད་བུ་ཡིན་ན་ཕ་དང་། བུ་མོ་ཡིན་ན་མའི་དྲི་ཆུ་དང་། བུ་རམ་སྦྲང་མར་སྦྱར་ནས་ཉིན་གསུམ་པའི་ནང་པར་བྱིན་ན་ཚེ་སྟོབས་བསྐྱེད་ཅིང་བརྟན་པ་དང་། ལྷ་འདྲེས་མི་ཐུབ་པའི་སྲིབ་ཤིང་དང་ཕ་མའི་ངག་ལ་ཉན་པའི་རྟེན་འབྲེལ་དུ་འགྱུར་ཞིང་། བྱད་མདངས་ལེགས་ཤིང་མཆིན་ནད་ཟ་འདྲེའི་རིགས་ཐུབ་པར་ངེས་སོ། །བཅུ་བཞི་པ་ནི། སྨན་ཨང་

དྲུག་པ་འཕོད་པའི་རིལ་བུ་བྱིས་པའི་ཁམས་མཐུན་དར་གྱིས་གཏུམས་ཏེ་མགུལ་དུ་བཏགས་པས། བདུད་རྒྱལ་ས་བདག་འགོང་པོ་ཀླུ་བཙན་བཙན་རིགས་དགྲ་ལྷ་མ་མོ་ཡུལ་ལྷ་པ་ཏར་དམ་སྲི་གཟའ་ཐེའུ་རང་སོགས་གདོན་རིགས་ཀུན་གྱིས་མི་ཚུགས་པར་འགྱུར་རོ། །བཅོ་ལྔ་པ་ནི། ཟླ་བ་བདུན་ནམ་བརྒྱད་སོང་བ་ན། ཇ་ཤལ་མཐེ་བོས་ལེགས་པར་མཉེད་ནས་བུའི་དང་པོ་གཡས་དང་བུ་མོའི་དང་པོ་གཡོན་འབུགས་དགོས་པའི་ལག་ལེན་དེང་སྐབས་ཀྱི་སྲོལ་ལྟར་ཚོག་གོ། བཅུ་དྲུག་པ་ནི། ཟས་སུ་བུར་དཀར་དང་སྦྲང་དཀར་ཞུན་མར་རྒྱུན་དུ་བསྟེན་དགོས་པའི་ཞུན་མར་ནི། མར་ཁ་འཇམ་གྱི་མར་ཁུ་མ་ཆིག་པ་ཙག་བཙད་དེ་དཀར་ཡོལ་ལམ་པོར་པར་སྡིགས་མ་ཤོར་བ་བླུགས་པའི་དྭངས་མ་ཁགས་པ་དེ་ལ་ཟེར་ཞིང་། མར་རྫེན་པ་སྟེར་ན་པོ་བར་མ་ཞུའི་རྒྱུ་བྱེད་པས་དེ་ལྟར་མ་ཡིན་ནོ། །སྐབས་སུ་གཡག་ལུག་གང་འོས་ཀྱི་ཤ་ཚོད་མར་སྦྱར་བ་བྱིན་པས་ཤ་ནད་སེལ་ཞིང་། སྨན་ཨང་བདུན་པ་འཕོད་པའི་དབྱངས་ཅན་རིལ་བུ་དཀར་པོའི་ཇོ་མར་བསྐོལ་ནས། ཞག་བདུན་ཐྲག་རེའི་མཚམས་སུ་ཐྲན་ཙམ་རེ་བསྟེན་ན་ཤེས་རབ་དང་བློ་འཕེལ་ཞིང་དྲན་གསལ་ངག་ཚིག་སྨན་པར་འགྱུར་རོ། །ས་བཅད་འདི་ཁོངས་ཆེ་འཕེལ་གདོན་འཛོམས་ཀྱི་སྨན་མར་བསྟེན་རྒྱུ་ཡོད་པའང་སོ་སོའི་འཕོས་འགྱུར་ལ་དཔོགས་ཤིག །བཅུ་བདུན་པ་ནི། སྤྱོད་ལམ་ཟླ་བ་ལོན་ནས་གཟའ་ཚེས་འཕྲོད་སྦྱོར་དགེ་བ་ཕྱོགས་གཙང་སོགས་དང་བསྟུན་རྐྱེན་སེལ་རིམ་གྲོ་གང་ནུས་དང་། ལྷག་པར་བྱིས་སྟོན་རྒྱ་ཆེ་དང་འབྲེལ་སྒོ་འདོན་བྱས་ཏེ་རྟེན་འབྲེལ་མ་འཁྲུགས་པ་བྱེད་ཅིང་རྒྱུན་པར་མིག་ལ་ཉེ་ཟེར་བཏང་ན་མིག་ཀྱོག་ཤེལ་མིག་ཏུ་འགྲོ། ཁང་མཐིལ་དང་མཆོག་མ་མེ་ཉིས་བསྲེག་ན་མིག་མི་གསལ། གྲང་དུ་བཙུག་ན་ཆ་བ་འགགས། ཡོན་པོར་བཟུང་བ་དང་བསྣུང་བ་སྤུས་ན་མཆིན་པ་འབབ་པ་དང་སྒྲུར་པོ་མཛེང་ཀྱོག་ཏུ་འགྲོ་བ་སོགས་ཉེས་སྐྱོན་མང་དུ་འབྱུང་བས་དེ་ལྟར་མི་བྱེད། མེ་དང་བྱ་གཅན་གཟན་འཁོ་ནད་སོགས་དང་འཇིགས་སྐྲག་རིགས་ཀྱིས་གདོན་འཇུག་པས་བསྲུང་དགོས་ཞིང་། སྐབས་སུ་བསྐུ་མཉེ་བྱས་ཏེ་མེ་ཉེར་རན་པར་བསྲོས་ན་ལུས་ཟུངས་རྒྱས་པར་འགྱུར་བ་སོགས། མའམ་བུ་རྫིས་བླང་དོར་དེ་དག་དང་ལྡན་པའི་སྒོ་ནས་བསྐྱང་བར་བྱའོ། །བཅོ་བརྒྱད་པ་ནི། བྱིས་པ་སོ་སྐྱེ་བའི་

དུས་དང་རྨ་བྱའི་སྒྲི་སྒྲོ་སྐྱེ་བ་མཚུངས་པར། ལུས་ཀུན་མི་ན་བ་ནི་གཅིག་ཀྱང་མེད་པས་དེའི་ཚེ་སྨན་ཨང་བརྒྱད་པ་འཕོད་པ་སྦྲང་རྩིར་སྦྱངས་ཏེ་སོ་སྙིལ་ལ་བྱུགས་པས་སྨུར་དུ་སོ་སྐྱེས་ཏེ་ནད་ལས་གྲོལ་ཞིང་། གནའ་ལ་ཡས་སོ་སྐྱེས་སམ། དང་པོ་ནས་བཀྲ་མི་ཤིས་པ་སོ་བཅས་སྐྱེས་ན་སྤྲིན་བསྲེག་བྱ་ཞིང་གཞོན་ནུ་གདོང་དྲུག་གི་གདོན་བཅོས་རིགས་བྱའོ། །བཅུ་དགུ་པ་ནི། བྱིས་པ་ལོ་ལོན་པ་དང་། གཏད་དཀྱིལ་ལྷ་ལ་གཏང་རག་གི་ཚུལ་དུ་གསོལ་མཆོད་སོགས་དང་བཀྲ་ཤིས་ཀྱི་དགའ་སྟོན་རྒྱ་ཆེར་བགྱིས་ན་འབྱུང་འགྱུར་ཡང་འགྲོ་མཆོག་མིའི་ལུས་རྟེན་རིན་པོ་ཆེ་འདི་ལྟར་ཐོབ་པའི་རྟེན་འབྱུང་ཟབ་པའི་གནད་ཆེ་བ་བཅས་སོ། །སྨན་ཁག་བརྒྱད་རྫོང་ཁོངས་དོ་དམ་སོ་སོའི་ལག་ནས་འཕྲུལ་འཕྲུལ་བླངས་ཏེ་མིང་ཐོ་སྤྲོད་དགོས། ཕ་མ་རྣམས་ནས་ཀྱང་འགྲོ་མགོན་སྨན་གྱི་བླ་མའི་ཐུགས་རྗེའི་རང་བཞིན་གཅིག་ཏུ་སྨིན་པར་ལོག་པའི་ཟེ་ཚོམ་ཡིད་གཉིས་སྤྲངས་ཏེ། རང་རང་གི་རིགས་སྨྱུག་གི་བདེ་རྩ་གལ་ཆེར་བསམ་ཤེས་རྒྱུན་འཚོངས་ཡོང་བ་ཞིག་མཆོག་དམན་ཚང་མས་ཅི་ནས་ཀྱང་འབད་འཚལ་ལོ། །འདི་ལྟར་བགྱིས་པའི་རྣམ་དཀར་ལེགས་ཚོགས་ཀྱིས། །རྣམ་དག་ཐོས་བསམ་བསྒོམ་ལ་དབང་འབྱོར་ཞིང་། །འཁོར་ལོ་བཞི་དང་ལྡན་པའི་རྟེན་མཆོག་འདིར། །ངེས་འབྱུང་བྱང་སེམས་ལྟ་བ་མཐར་ཕྱིན་ཤོག །

༈ཨོཾ་སྭསྟི། སྤངས་རྟོགས་མཐར་ཕྱིན་གཞོམ་མེད་རྡོ་རྗེའི་སྐུ། །མངོན་མཛད་ཐུགས་རྗེས་མཐའ་ཡས་ཡིད་ཅན་ཀུན། །མཐོང་ཐོས་དྲན་རེག་ཙམ་གྱིས་ཡང་དག་ལམ། །བཀྲིར་མཁས་བཻ་ཌཱུར་ཡ་སྔང་མགོན་དེས་སྐྱོངས། །སྙིགས་མའི་མགོན་པོ་བདེ་གཤེགས་མཆེད་བདུན་ཞེས། །སྲས་བཅས་རྒྱལ་ཀུན་མཁྱེན་གཅིག་བསྟོད་བསྔགས་ཤིང་། རིས་མེད་འདུས་སྤེལ་རྟག་ཏུ་ཕྱག་མཆོད་ཀྱི། །མདོ་མཆོག་དར་དེར་སྒྲོག་པ་འདི་ཀོ་རྨད། །གཞན་དོན་སྐྱོང་ལ་མི་སྐྱོའི་གཡུ་རལ་མཛེས། །དམ་བཅའི་སྙིང་སྟོབས་མཆེ་སྡེར་རྣམ་པར་འགྱིངས། །རྩ་བཤད་ཕྱི་མ་མན་ངག་རྒྱུད་བཞིའི་གར། །ཟབ་དོན་བསིལ་རིའི་ལྷུན་པོར་འཕྱོངས་ཤིང་རྩེན། །གཞན་ཕན་ལྷག་བསམ་བཟང་པོས་ཀུན་བསླངས་ཏེ། །ཁོལ་ཕྱུངས་བྱིས་པ་ཉེར་སྤྱོད་མདོ་ཙམ་ཞིག །སྤེལ་འདིར་མཆོག་དམན་ཀུན་གྱིས་རྗེས་འཛུག་མཐུས། །ཕན་ཡོན་ལག་རྩེར་སོན་པའི་དཔལ་ཐོབ་ཤོག །མ་འོངས་སྐྱེ་བའི་

ཕྲེང་བ་ཀུན་ཏུ་ཡང་། །བདེ་གཤེགས་འཁོར་བཅས་ཞལ་གསུང་མཇལ་ཐོས་ཀྱི། །རིགས་བཟང་རྫོགས་ལྡན་དགའ་སྟོན་ལ་རོལ་ཏེ། །འཕྲུལ་ཡུན་དགེ་མཚན་མ་ལུས་ཡོངས་བཞད་ཤོག །ཅེས་པ་འདི་ཡང་གསོ་བ་རིག་པའི་མན་ངག་མཐའ་དག་ལ་ཚེ་རབས་མང་པོའི་བག་ཆགས་སད་ཅིང་། རིང་ནས་སྦྱངས་སྟོབས་ཀྱི་འབྲས་བུ་དུས་སུ་སྨིན་པ་བློ་ལྡན་ཆེ་བ་ཆེངས་སུ་ཅིག་ སྒྲུ་སྤྲི་ཁྲབ་མཁན་པོ་དངོས་གཞི་བྱམས་པ་ཕུབ་དབང་ནས་གཞན་ཕན་ལྷག་བསམ་བཟང་པོས་དག་རྩོམ་བྱེས་པ་ཉེར་སྤྱོད་འགྲོ་ཕན་སྙིང་ནོར་འདིའི་པར་བྱང་སྨོན་ཚིག་ཅིག་དེས་པར་འདྲི་དགོས་ཞེས་བསྐུལ་ངོར་པད་དཀར་འཆང་བ་ཤཱཀྱའི་དགེ་སློང་ངག་དབང་བློ་བཟང་ཐུབ་བསྟན་རྒྱ་མཚོས་སྨྲས་པ་མངྒ་ལཾ།། །།

༄༅། །དཔྱད་མཆོག་གཏར་ཀ་གདབ་པའི་རྩའི་ངོས་འཛིན་སོགས་གསལ་བར་བཀོད་པ་བླ་མའི་ཞལ་ལུང་དཔྱད་ཀྱི་གཅེས་ཕྲེང་ཞེས་བྱ་བ་བཞུགས་སོ། །

༄༅། །ན་མོ་གུ་རུ་བཻ་ཌཱུཪྻ་པྲ་བྷ་རཱ་ཛ་ཡ། གང་ཞིག་རྒྱལ་བའི་འཕྲིན་ལས་ཀྱི། །སྨན་མཆོག་བདུད་རྩིའི་གཏེར་དམ་པས། །འགྲོ་བའི་གདུང་བ་ཀུན་སེལ་བའི། །འཚོ་བྱེད་བླ་མ་རྒྱལ་གྱུར་ཅིག །དཔལ་ལྡན་རྒྱུད་ཀྱི་རྒྱལ་པོ་སོགས། །གཞུང་དང་མཁས་པའི་ཕྱག་བཞེས་བཞིན། །དཔྱད་མཆོག་གཏར་ཁ་གདབ་བྱའི་རྩ། །སོ་སོའི་ངོས་འཛིན་བཤད་ཀྱི་ཉོན། །དེ་ཡང་གཏར་བ་པོ་མཁས་ཤིང་སྙིང་བརྩེ་བ་དང་ལྡན་པས། གཏར་བྱེད་ཀྱི་ཆ་དཔྱད་ནི། རྣོ་ཞིང་མཉེན་ངར་ཅན་གྱི་ལྕགས་ཞུན་མཐར་ལེགས་པར་བྱས་པ་ལ། དབྱིབས་བྱེའུའི་སྒྲོ་འདྲ་བ་རྩེ་མོ་གུག་པ་ཚེས་གཉིས་ཀྱི་ཟླ་བ་ལྟ་བུའམ། ཡང་ན་སོ་དྲང་ཐད་ཀྱི་བྲང་བ་ཅན་དང་། གཞན་ཡང་དཔྲལ་བ་སོགས་རུས་པའི་སྟེང་དུ་སྟ་རེའི་ཁ་འདྲ། ལྷག་པར་གཏར་བྱེད་ཚུ་གྲི་འདྲ་བ། རྩེ་ཚུང་ལ་ཚེས་གསུམ་ཟླ་བ། ཤང་ལག་གི་ངར་

པར་བྲེ་ཡུའི་དང་ཟུ། རྩ་ཆེན་ལ་རལ་གྲི །བྲིན་གཞུག་ལ་ཟླ་གམ་དབྱིབས་སོགས་བྱས་པ། རིང་ཐུང་སོར་དྲུག །ཁ་རྒྱ་མཐེབ་ཆུང་གི་སེན་མོ་ཙམ་སོགས་གང་འཚམས། རྩ་བ་ལ་རྩེ་མོའི་རྒྱ་ཕྱེད་ཙམ་དང་དེའི་བར་ཧེ་ཕྲ་སྦྲབ་མཐུག་རྩེ་མོ་ནས་ཀྱི་ལྷང་བུ་ཙམ། རྐེད་པར་ཉིས་འགྱུར། རྩ་བར་གསུམ་འགྱུར་བར་རིང་མཐུག་བྱ། ངར་རྡུས་བཟང་དྲུག་ཅི་སྣ་གསུམ། ཨ་ཙུ། སླན་ཆེན། ཁྲི་ཕྱུ། ར་བལ། ཊ་ཙུའི་གཞོབ་རྣམས་ཞིབ་བཏགས་ཕྱེ་མ་ཆུས་རླན་པས་གཙགས་བུ་སྦགས། ངར་མཚམས་མན་ཆད་འདག་མེ་ཐུབ་ཀྱིས་གཏུམས། རྡུས་མ་སིམ་བར་སོལ་མེས་བསྲེགས། མདོག་དཀར་འདོད་ན་ཆང་། རྫོ་འདོད་གངས་ཆུ། སྐྱུག་ལ་མཉེན་འདོད་མར་ནག་ཏུ་བཙུག །མིག་ཕྱུག་པས་མཚོན་བཏབ་ཀྱི་ཉེས་པ་མེད་ཅིང་། རིན་ཆེན་སྣ་ལྔས་གཉེན་དང་ཐབས་སོགས་བསྲུང་། བཟར་འཇམ། ཀོ་སེར། ཀྵ་ལ་རིམ་པས་བརྡར། རྣོ་ཚད་སྐྱུ་གྲེན་གཤགས་ནུས་པ། མཁའ་ལ་འཕྱུར་ན་གནམ་དང་འདྲེས་ཤིང་། གྲེན་དུ་རྩེ་བསྟན་མེ་ལྷར་འབར་ལ། ཐུར་སྦྱུབ་ཆུ་ལྷར་འཛིགས་སྐམ་བྲེད་པ། ལྷག་པ་སྐྲང་བལྷས་རྒྱ་ཁབ་བཀུག་འདྲ་ཞིང་། མདུན་བལྷས་ཧ་ཛ་རྩེ་མོ་བཀུག་འདྲ་སྟེ། དེ་ཉིད་བཙུག་སྟོད་ཀྱང་གཡུ་ཐོག་པའི་སྒོ་བཞི། བི་ཛིའི་སྒོ་གཉིས་མ་སོགས་གང་ཟུང་དུ་རྩེ་མོ་སྟོལ་བར་བཙུག་གོ །དེ་ནས་ལོ་ཟླ་ཞག་དུས་ཀྱི་བླ་གནས་དང་བི་ཏེ་སོགས་ཤོག་བཀྲ་ལྷར་བརྩིས་ཏེ་མི་ཟུང་བའི་རིགས་ལ་ཤིན་ཏུ་འཛེམ། གཞན་ཡང་ཡུར་ཟིང་གདོན་ཅན་འགྲུལ་འཁྲིམ་སྤུངས། གཏར་བྱའི་ནད་སྐབས་ལ་ཐོག་མཐའ་བར་གསུམ་ལས། བྱང་ཕོག་ཁྲག་འབབ་དོན་ལ་ཟིན་པ། རྒྱུས་ཚད་བལ་རིམས་སྨིན་ལོང་མེད་པ། ཁྲག་མ་ཚོད་པ་སོགས་ལ་ཐོག་མར་འཕྲུལ་དུ་གཏར། ཁྲག་གཟེར་རྒྱས་པ་ལ་གྲང་ཤུམ་ཆད་པ་དང་། རྩ་རྒྱུད་དྲིལ་རྒྱས་སོགས་ལ་བར་དུ་གཏར། ཐང་གིས་ནད་ཁྲག་དང་ཟུངས་ཁྲག་ཕྱེ་དུས་དང་། ཁྲག་མཁྲིས་ངན་ཁྲག་རྩ་མིག་ལ་བྲེར་བ། ཚེ་རོ་ཟས་བཅུད་ཀྱིས་སྐྱོང་བ་ལ་མཐའ་མར་གཏར། གཏར་སྔ་ན་རླུང་སྐྱེ། ཚ་བ་བྲེར། ཕྱི་ན་ངན་ཁྲག་རྩར་ཞེན་པས་ནད་རོ་མི་ཐོན། དེས་ན་ཚོད་ཟིན་པར་བྱ། ༈ནད་གཞི་ཡང་འགྲམས་འབྲུགས། སྐྲངས་པ་རྨ། དྲེག་ནད་སུརྻ། བད་མཁྲིས་འབྲས་སྐྲན། མཆིན་མཆེར་ནད། ཁ་མིག་མགོ་ནད། ཁྲག་མཁྲིས་ཚ་བའི་རིགས་ལ་

གཏར་རུང་། ནད་ཁྲག་མ་ཕྱེད་པ། རིམས་མ་སྨིན་པ། སྟོངས་ཚད། དུག་མ་སོད་པ། གཉན་ཚད། ཐུངས་ཟད་སོགས་ལ་ཚ་བ་ཡིན་ཡང་གཏར་མི་རུང་། རྐན་བྱིས་སྒྲུམ་མ་རླུང་ཅན། གདོན་ཆེ། སྐྲ་ཐབ། མེ་དྲོད་ཉམས་པ། མ་ཞུ་སོགས་གཅོང་ཆེན། བད་རླུང་གྲང་མཁྲིས་གཉན་འབམ་རྣམས་གཏར་མི་རུང་གསུངས། ༄དེ་ནས་གཏར་ག་དངོས་ལ་སྦྱོན་འགྲོ་དངོས་གཞི་རྗེས་དང་གསུམ་གྱི་དང་པོ་ནི། ཞག་གསུམ་གོང་ནས། འབྲས་གསུམ་མ་ནུ་སླེ་ཏྲེས་ཀྱི་བསྲུས་ཐང་གིས་ནད་ཐུངས་ཀྱི་ཁྲག་དབྱེ། གཏར་གོང་ནུབ་མོ་པི་པི་ལིང་བསྲུས་ཐང་དང་ཡལ་ཐུན་གཅིག་བཏང་བས་ནད་ཁྲག་རྣམས་གཏར་རྩ་ལ་འདྲེན། ཐང་མེད་པར་གཏར་ན་ཐུངས་ཁྲག་ཤོར། ནད་ཁྲག་མི་ཐོན། ལུས་ཐུངས་ཟད་ཅིང་ནད་རོ་ལུས་པའི་ཕྱིར་ངེས་པར་གཏོང་དགོས། དེ་ནས་གཏར་རན་དུས་ཚང་དར་སོགས་རྩ་ལ་རྒྱུག་པའི་བཏུང་བས་འགྲང་བར་བྱ། ལྟོར་འཛགས་ཅམ་ན་མེ་ཉིས་བསྐྱོ། གཏར་འགོ་དྲོད་ཡིན་པས་ཉི་མ་ཚ་ཡང་མེ་དགོས། གཏར་མཇུག་བསིལ་ཡིན་པས་གནམ་ཡུལ་གྲང་ཡང་ཆུ་དང་རྗོ་གྲང་དགོས། གཞན་ཡང་ཁྲག་སྟོད། བྱ་སྤྱུ་སྤྲུམ་ཅན། བལ་ཐག །བསྐལ་གདན། བསྐལ་ཐག །ཏིལ་མར་གྱིས་སྦགས་པའི་རྨ་དགྲིས། རྨ་སོས་སྨན། ཚྭ་མར་སོགས་འདུ་བྱ། ༄བསྐལ་ལུགས་དངོས་ནི། དཔྲལ་རྩ་སོགས་སྟོད་མགོའི་རྩ་རྣམས་མཐོང་རྩ་དགག་པས་ཆོག །རྩེ་ཚུང་སོགས་སྙེ་རྩ་རྣམས་ག་ཤར་བྱས་ཏེ་བསྡམས། དཔུང་རྩ་ལ་དཔུང་སྟོད་ནས་བསྡམས། སྙིང་རྩ་རྒྱུ་རྩ་སོགས་བྲུ་ཁུག་སོར་གསུམ་གོང་ནས་བསྡམས། རྐྱབ་རྩ་སོགས་མཁྲིག་མའི་གོང་ནས་བསྡམས། ཉུ་སྟོད་རྣམས་པུས་སྟེང་། ཉུ་སྨད་རྣམས་ལྷམ་སྒྲོག་སྟེང་། དེ་བྱིངས་རྣམས་ཉུ་ཡི་མཇུག་ནས་བསྡམས། དེ་ཡང་བགས་པ་གཡས་གཡོན་མ་འཛུད་པར་རྩ་རྒྱུད་ལྷང་ངེར་མ་བྱུང་བར་བསྡམས། དེ་རྗེས་ལག་པས་ཕུར་སྦུབ་བྱས་ཏེ་རྩ་རྣམས་རྒྱས་པར་བསྐལ་མ་ཐག་དེར་ཐེབས་དཀའ་བས་ཙུང་ཟད་ཅམ་ནས་གཏར། རྩ་མ་འཆུས་པར་མཐེ་བོང་གིས་མནན་ནས་ཙུང་ཟད་ཐུར་དུ་འཐེན་པས་རྩ་མི་འགྱུར། རྩ་ཆེན་རྣམས་སྐྱང་གཤག །རྩ་ཕྲན་གསག་ཁ། ཤིན་ཏུ་ཕྲན་ཁྲིག་ཚོད་བྱ། ཁྲག་པས་རླངས་པ་ཕན་ཕྱིར་རྨ་ཁ་ཆེ་བར་བྱ། རྨ་ཚུང་ན་ཁྲག་དང་རླངས་པ་མི་ཐོན་པས་སྐྲངས་སོགས་

འོང་བས་རྩ་ཁ་བགས་ཁ་མཉམ་ཅམ་བྱ། ༔ཡང་དབུང་རྩ་སོགས་ལག་པའི་མདུན་རྩ་གདར་ན་ལག་ཏུ
རྗེ་བཅངས་ཏེ་སྦུས་མོ་ལ་བརྟེན་ནས་ཤད་ཀྱིས་བརྒྱངས་ཏེ་གཏར། རྒྱབ་རྩ་སོགས་ལ་མཐེ་བོང་
འཆང་བར་བཅུག །སྐྱིལ་ཀྲུང་བྱས་ཏེ་སྦུས་མོར་དམ་དུ་བསྡམས་ནས་གཏར། ཟུ་ཐུང་སོགས་ལག་
ངར་ཕྱི་རྩ་རྣམས་ལ། གྲུ་མོ་སྦུས་མོར་བཙུགས་ཏེ་དབྱུག་པ་ཁྲེ་གང་དམ་དུ་བཟུང་ནས་གཏར། བྱིན་
གཞུག་སོགས་རྐང་རྩ་རྣམས་ཤད་ཀྱིས་ལངས་ཏེ་གཏར། ༔འདིར་སྡོད་ཀ །གྲུ་འགོ། སྐྱོར་གོང་། སྦྱིད་
ཁྱུག །གདོང་རྩ། ཡོབ་གོང་། རྒྱུ་རྩ། མཐེབ་ཆེན། སྲིན་ལག་རྒྱབ་རྩ། རྩེ་ཚུང་རྣམས་ཀྱི་འགོ་དང་
ཟུར་ནས་འཕར་རྩའི་སྙིང་རྩ་རྒྱུ་བས་ཤིན་ཏུ་གཉན་ཕྱིར། དང་པོ་པགས་པ་བགྲབ། དེ་རྗེས་ཁབ་རྩེ་
གྱུག་པས་རྩ་བཏེགས་ཏེ་གཏར་བའི་ཉིས་ལེན་ནམ། ཡང་ན་གློ་ཐུག་བྱ་དགོས། དེ་ཡང་ཤ་ཟུས་པ་
རྒྱུས་པ་རྩ་མདུད་ཐོག་ལ་མ་ཐེབས་པ་དགོས། ༔ལག་ཚོད་ནི་རྩ་སྙེང་པགས་པ་བཀས་པས་འོག་
པགས་ལ་ཐུག་ཙམ་གྱི་ཚད་ལ་ཉེས་པ་མེད་དོ། ། ༔ནད་པ་སྟག་ལོ་པ་ཤར་སྡོད་ཡོས་ལོ་བ་ཤར་
སྨད། འབྲུག་ཤར་ལྷོ། སྦྲུལ་ལྷོ་སྟོད། རྟ་ལྷོ་སྨད། ལུག་ལྷོ་ནུབ། སྤྲེལ་ནུབ་སྟོད། བྱ་ནུབ་སྨད། ཁྱི་
ནུབ་བྱང་། ཕག་བྱང་སྟོད། བྱི་བ་བྱང་སྨད། གླང་བྱང་ཤར། ལོའི་ལྷ་ལ་ཁ་ཟླུས་ཏེ་ལོ་བདུད་ལ་
རྒྱབ་གཏད། ཉེས་སྐྱོན་སྲུང་བའི་སྔགས་འདི་གཅགས་བུར་འདེབས། ཨོཾ་ཙ་ཀྲུ་དེ་ཤ་ཧྲི་ཀྵ་གི་
སྭཱ་ཧཱ། ཨོཾ་ཏྲི་ཁྲེད་པཾ་ཧཱུཾ། ཁྲག་འོང་དཀའ་ན་ཐལ་ཕྱེ་བཏབ། ཁྲག་ཆོད་དཀའ་ན་མར་ནག་རྒྱ་ཚྭ་
བཏབ་པ་རྡོར་འཇམ་བསྐྱུ། ཕྱི་ཏང་ག །སྣ་པི་ཕོ་གསུམ། སྐྱེར་པ། རྒྱ་སྤོས། རྒྱམ་ཚྭ། ཁྱི་ལུད་
བཅས་མར་ནག་བསྲེས་པས་བྱུགས་ན་རྨ་མི་ཉེས། ༄སྐབས་འདིའི་ཚད་ཀྱི་ངོས་འཛིན་ནི་མཐེ་བོང་
གི་ཚིགས་བར་ནས་སེན་མོའི་དྲིག་པ་ཡོད་མེད་བར་ལ་མཚོན་གང་། དེའི་ཕྱེད་ཀ་སོར་གང་། དེའི་ཕྱེད་ཀ་
ཕྱུན་གང་། སོར་བཞི་ལ་ཆག་གང་། སོར་ལྔ་ལ་མཐྲིད་གང་། སོར་དྲུག་ལ་མཛུབ་གང་། སོར་བཅུ་
གཉིས་ལ་ཐོ་སྟེ་སྟེ་སྲིད་སོགས་ཀྱི་བཞེད། ༔དེ་ནས་གདབ་དམིགས་སོ་སོའི་ཕན་ཡོན་བཅས་ངོས་
འཛིན་དངོས་གཞི་ནི། བཤད་རྒྱུད་ལེའུ་བཞི་པ་ལས། འབྲེལ་བའི་རྩ་ལ་དཀར་ནག་གཉིས་ཡོད་
དེ། །སྲོག་པ་རྩ་ནི་རྩ་ཡི་སྡོང་པོ་ལ། །ཡལ་གའི་ཚུལ་དུ་གྲེན་ལ་གྱེས་པ་ཡི། །ཤ་ཁྲག་འཕེལ་བྱེད་རྩ

ཆེན་ཉི་ཤུ་བཞི། །དོན་སྣོད་ནང་འབྲེལ་སྦྲས་པའི་རྩ་ཆེན་བརྒྱད། །ཡན་ལག་ཕྱི་འབྲེལ་མདོན་པའི་རྩ་བཅུ་དྲུག །དེ་ལས་ཕྱེས་པའི་གཏར་རྩ་བདུན་ཅུ་བདུན། །ཞེས་གསུངས་པའི་གཏར་རྩ་མགོ་སྐྱེ་ཡན་ལ་ཉེར་གཅིག་ཡོད་པ་ལས། ༈༡མཆོག་གསང་ནི། སྤྲ་མཚམས་ནས་ཕྱིན་དུ་སོར་བཞིའི་སར་གཤག །བད་མཁྲིས་རིམས་ཀྱིས་མགོ་འཁོར། ཚང་ཉེས་མགོ་བོ་ན། མཆོག་མ་ལྤི་དང་མིག་ལྷགས་ཚ་ལ་ཕན། ༈༢སྣ་རྩེ་ནི། མིག་གཉིས་ཀྱིས་མཐོང་ཙམ་དེར་གཏར། མིག་ནད་སྐྲམ་ཚག་སྔ་བྲུག་འགག་པ་སེལ། ༈༣མཐོང་རྩ་ནི། ཙ་ར་ཁྲུང་ནས་ཕྱིན་དུ་ཚོན་གང་གི་ཐད་ཨོལ་སྒྲོག་སྟེང་ནས་ཉེས་ལེན་བྱས་ཏེ་གཏར། སྐྲད་འགགས་ཁྲག་འཁྲུགས་གློ་ལུ་དབུགས་མི་བདེ་བ་སོགས་རྐྱེངས་ཚད་ལ་ཕན། ༈༤-༥གསེར་མདུང་དངུལ་མདུང་ནི། སྨིན་དབུས་ནས་འཕྲེད་དུ་ཚོན་གང་རེའི་ས་དང་། དེ་ནས་ཕྱིན་སོར་བཞི་སོང་བའི་སྤྲ་མཚམས་སུ་གཏར། མིག་ནད་སྐྲམ་ཚག་དམར་ཚག་རྫི་མ་བྲེ་བ་སོགས་སེལ། ༈༦-༧ལྕག་རལ་གཉིས་ནི། ཨུར་གོང་གི་སྤྲ་གསེབ་འཕྲུག་རྩ་འཕྲེད་ཉལ་དེ་གཏར། སོ་ན་བ་མགོ་སྲིན་ལ་ཕན། ༈༨-༩ལྕག་རྩ་གཉིས་ནི། ལྕག་པའི་སྟུད་སྒོའི་སྟེང་ནས་གཡས་གཡོན་ཕྱིན་སོར་གསུམ་རེའི་སར་གཙགས་ཁ་ཕྱིན་དུ་བསྟན་ནས་གཏར། སྐྲེ་འཁྱུར་མི་ཤེས་པ་དང་། གླད་གཟེར། ཚུ་རྒྱུས་ཆད་པ་སོགས་ལ་ཕན། འདི་ལ་གཏར་རྗེས་མེས་མ་སྲུང་ན་གཉའ་བ་རེངས། ༈༡༠-༡༣རྣ་བའི་ལྤོན་ཤིང་བཞི་ནི། རྣ་བྲུག་གི་ཐད་ནས་ཕྱི་ནང་གཉིས་ཀར་ཚོན་རེའི་སར་གཏར། འདི་ལ་རྗེ་དབོན་སོགས་རྣ་བའི་རྩེ་ནས་གཞལ་ཡང་ཟེར། ཡང་རྣ་བྲུག་ཐད་རྩ་གར་མདོན་ཡང་ཟེར་རོ། །(ཀོང་ཀོང་ནང་ཐད་ཟེར་བའང་སྣང་བས་བརྟག) རྣ་བའི་རྣག་ཁྲག །མགོ་ཟྲེད་མདུན་རྒྱབ་གང་ན་དེར་ཕན། ༈༡༤-༡༥མིག་རྩ་གཉིས་ནི། སྨིན་མའི་མཇུག་ནས་ཕྱིན་དུ་ཚོན་གང་སར་སྤྲ་མཚམས་སུ་གཏར། འདི་ལ་འཕར་རྩ་འཕྲེང་བུ་ཟེར། མིག་ནད་ཁྲག་རྒྱས། དམར་ཚག །ལིང་ཏོག་རབ་རིབ་སེལ། ༈༡༦-༡༧ལྕེ་རྩ་གཉིས་ནི། ལྕེ་འོག་ར་མ་ལུག་གཉིས་གང་རྒྱས་པ་སྡེ་སྨྱུག་སྐམ་དར་གྱིས་དྲིལ་བས་ལྕེ་ཕྱིན་དུ་བསྐྲིལ་ནས། གློ་ཕྲུག་སོགས་གང་བདེ་གཏར། ཁ་ཁ། ལྕེ་དིག །སྐོམ་དད། ལྕེ་གས། ཕུག་བྲོས། སྐྲངས་པ་སོགས་སེལ། ༈༡༨-༡༩སོ་རྩ་གཉིས་ནི། མ་

མགལ་གྱི་མ་ལེའི་དཀྱིལ་ནས་ཟུར་དུ་མཚོན་རེའི་ཐད་རྡུས་སྣང་སྙེང་གི་འཕར་རྩ་གཏར། སོ་ནད་ཁྲག་གྱུར་རྣེལ་སྐྲངས་སེལ། ༄༢༠-༢༡རྩེ་ཆུང་གཉིས་ནི། སྤྲོག་རྡུས་སྙེང་ནས་གྱེན་དུ་སོར་བཞིའི་མཚམས་སུ་ཡོད་པའི་རྩེ་ཆུང་རྩེ་ནག་རྩེ་འདྲ་སྟེ་གསུམ་མཐོང་ན་དབུས་མ། གཉིས་མཐོང་ཕྱི་མ་སྟེ། རྣ་ཤལ་རྫེས་འགྲོ་དེ་གཏར་ཡང་འཕར་རྩ་ནོར་ན་སྲོག་ལ་རྡོལ། སྟོད་ནད་རིགས་ཀུན་(འདི་གློ་རྩ་ཡིན་)ལ་ཕན་པས་སྟོད་ཀྱི་སྒོ་གཉིས་ཟེར། ༄དེ་ནས་ཡན་ལག་ལས་ལག་པའི་གཏར་རྩ་སོ་བཞི་ནི། ༢༢-༢༣དཔུང་རྩ་ཞེས་དཔུང་པའི་དབུས་ཀྱི་ཤ་ལོག་སྙེང་སྟེ། ལུག་གཞུག་ནས་ཐུར་དུ་སོར་གསུམ་མཚམས་སུ་གཏར། གློ་ཚད་ཁྲག་རྒྱས། མགོ་ཆག་དང་ལྷ་འགྲམ་སོགས་མགོ་ནད་རིགས་ཀུན་སེལ། ༄༢༤-༢༥གློ་བའི་སྣང་རྩ་ནི། གྲུ་མོའི་སྣང་ཟུར་ནས་རྒྱ་བས། གྲུ་ཁུག་གཉེར་མ་ནས་སོར་བཞི་གཞལ་མཚམས་སུ་གཏར། གློ་ཚད་སྟོད་གཟེར་དབུགས་ཐུང་། ལུ་སྐྱུགས་སྐད་འགགས། ལག་པ་སྦྲིད་པ། སྣ་ཁྲག་རྒྱུན་ཟགས་སེལ། ༄༢-༢༧སྟོད་ཀ་གཉིས་ནི། གློ་(སྟོད་ཀ་དང་སྣང་རྩ)སྙིང་འབྲེལ་མཚམས་ཡིན་པས། གྲུ་ཁུག་གི་སྙིང་རྩ་ལི་ཀ་དང་འགྲོགས་པས་ཤིན་ཏུ་གཞན། གཏར་ན་གཉིས་ལེན་དགོས། གློ་སྙིང་མཆིན་མཁྲིས་བར་ནད་ཐམས་ཅད་སེལ། ༄༢༨-༢༩གྲུ་འགོ་གཉིས་ནི། མཆན་འོག་ནས་བརྒྱུད་དེ་གྲུ་མོའི་ནང་ངོས་བལྟ་རྩ་དང་འགྲོགས་པར་གཞན། གྲུ་མོའི་ནང་ཟུར་ནས་སོར་བཞིའི་མཚམས། བལྟ་རྩ་དང་ཆུ་རྒྱུས་ལ་མ་ཐེབས་པར་(འདི་མཆིན་རྩའོ་)གཏར། མཆིན་ཁྲག་རྒྱས་གཟེར་མཆིན་དྲི་འཕོར་བ། སྟོད་འབྲུགས་དབུགས་མི་བདེ་སེལ། ༄༣༠-༣༡རུ་ཐུང་གཉིས་ནི། གྲུ་འགོའི་ཡལ་ག་ལག་རྒྱབ་ངོས་ལ་འགྲོ། མཆིན་པ་དཔངས་ཆེན་ཟེར། གྲུ་མོའི་གཞུ་མཆོག་ཁུག་ནས་ཐུར་དུ་སོར་བཞིའི་མཚམས་སུ་གཏར། སྐྱུག་པོ་ཚ་སྐྲན་མཆིན་ཁྲག་རྒྱས་པ། མཆིན་ཁྲག་འོར་ལྷུང་། དུག་སྐྱུག་མཆིན་བབས། (གཅེས་བསྡུས་ཟིན་ཏིག་ནས་མཁྲིད་གང་། ཁ་ཅིག་སོར་བཞི།) མིག་དམར་ཚག །མགོ་དང་རྩིབས་ལོག་གཟེར་བ་སོགས་སེལ། ༄༣༢-༣༣གློ་སྙིང་འདོམས་རྩ་ནི། སྟོད་ཀ་དང་གློ་བའི་སྣང་རྩ་འདོམས་པ་སྟེ། ཁྲིར་ཁ་ནས་ཡར་མཐེབ་མཛུབ་གང་མཚམས་རྩ་མདུད་མེད་སར་གཏར། གློ་ཚད། སྙིང་ཚད། གྲང་རྒྱབ་གཟེར་

པ། ཁྲག་རྒྱས་གློ་སྐམ་ལུ་འགོག་དཀའ་བ་ལ་ཕན། ༈༣༤-༣༥གློ་མཆིན་འདོམས་རྩ་ནི། གྲུ་འགོ་དང་རྡུ་ཐུང་འདོམས་པ་ཡིན་པར་ཡང་འགའ་ཞིག་བཞི། གློ་བའི་སྐད་རྩ་དང་རྡུ་ཐུང་འབྲེལ་བ་སྟེ། རྡུ་ཐུང་ནས་སོར་གསུམ་མར་བཅལ་བའི་འོག་ཏུ་གདར། གློ་མཆིན་སྨུགས་གཟེར་ཁྲག་མཁྲིས་མིག་རྩ་དམར་སེར་དང་། གློ་ལུ་ལ་ཕན། ༈༣༦-༣༧མཆིན་མཁྲིས་འདོམས་རྩ་ནི། གྲུ་མོའི་ཡལ་གའི་རྡུ་ཐུང་དང་མཁྲིས་པ་གཤའ་རིངས་འདོམ་ས་གདར། མཆིན་མཁྲིས་ནད་རིགས་དང་མཁྲིས་སྐྲན་སོགས་སེལ། ༈༣༨-༣༩བད་ཀན་གཤའ་རིངས་ནི། གྲུ་ཁུག་ནས་མཐྲིག་གཉེར་བར་ཚད་ཉིས་བལྟབ་བྱས་པའི་ཚོད་ཙམ་དུ། ལག་ངར་ནད་ངོས་དབུས་ཀྱི་རྩ་གང་མདོན་ཚུ་རྒྱུས་ལ་མ་ཐེབས་པར་གདར། ཁ་མངར། ལྷེ་དིག །ལུས་ལྷི་དང་ག་འགགས་པ། ཕོ་བའི་ཟུག་གཟེར་ལག་སྦྲིད་སོགས་ལ་ཕན། ༈༤༠-༤༡མཁྲིས་པ་གཤའ་རིངས་ནི། རྡུ་ཐུང་ཟུར་ནས་མར་ལག་ངར་འོག་རྒྱབ་ངོས་ནས་ཐུར་དུ་འགྲོ་བའི་དང་པོ་སྟེ། ཚུ་རྒྱུས་མེད་པའི་གསང་ལ་གདར། མཁྲིས་ནད་ཡུན་ལོན་བད་ནད་མིག་སེར་མཁྲིས་རིམས་མགོ་ནད་ལིང་ཐོག་གསར་པ་ལ་ཕན། ༈༤༢-༤༣ཆུ་སེར་གཤའ་རིངས་ནི། མཁྲིས་པ་གཤའ་རིངས་འོག་ལ་གཉིས་པ་དེར་གདར། ལུས་ལྷི་གཉིད་ཆེ། བད་ཁྲག་ཕོར་ལྡང་། ཆུ་སེར་ཟ་འཕྲུག་ཐོར་ནད་སེལ། ༈༤༤-༤༥རྒྱབ་རྩ་དྲུག་འདུས་ནི། མཐྲིག་མའི་ཚིགས་ནས་སོར་བཞི་མར་བཅལ། གུང་མོའི་ཐད་རྒྱབ་རྩ་མདུད་མེད་སར་གདར། དོན་སྣོད་སྤྱི་རྩ་སྟེ། རོ་སྟོད་གློ་རྒྱབ་གཟེར་བ། ཕོ་ལོང་མཆིན་ཁྲག་མངལ་ཁྲག་རྒྱས་པ་སོགས་སེལ། ༈༤༦-༤༧སྐྱོར་གོང་གཉིས་ནི། གློ་བུའི་རྩ་ཡིན། ལག་པའི་ཚང་ཁ་ནས་མཐོན་གང་གྱེན་དུ་བཅལ་བར་གདར། འོག་གི་རྩ་ལ་ཐེབས་ན་འཆི་བས་གཟབ། གློ་ནད་རྣག་ཁྲག་སོགས་སེལ། ༈༤༨-༤༩སྲིན་ལག་རྒྱབ་རྩ་གཉིས་ནི། སྲིན་ལག་གི་ཚིགས་ཆེན་ནས་གྱེན་མཐོན་གང་བཅལ་བའི་རྩ་མདུད་མེད་སར་གདར། ཕོ་མཚན་མཁལ་མ་སོགས་སྣོད་དྲུག་སྤྱིའི་རྩ། ཚ་སྲོས་རྒྱུ་གཟེར་ཁྲག་འཁྲུགས་སེལ། ༈༥༠-༥༥ཐུན་བུ་དྲུག་ནི། གཡས་གཡོན་གསུམ་རེ་སྟེ་དོན་སྣོད་གཉིས་རེ་འདོམས་པའི་རྩ་གཡས་པའི་གུང་མཛུབ་བར་གྱི་སྐྱོར་གོང་གློ་ལོང་། གུང་སྲིན་བར་མཆིན་མཁྲིས། སྲིན་མཐེ་ཪུ་ཆུང་

བར་གྱི་གཡས་པ་མཁལ་གཡས་དང་ལྷན་པའི་རྩ། གཡོན་པའི་གྲུང་མཛུབ་བར་སྙིང་དང་རྒྱུ་མ། གྲུང་སྲིན་བར་མཆེར། སྲིན་ལག་དང་མཐེའུ་ཆུང་བར་གྱི་སྐྱོར་རྩ་མཁལ་གཡོན་དང་བསམ་སེའི་རྩ་སྟེ། བུད་མེད་ལ་གློ་སྙིང་ལྡོག །གྲུང་མཛུབ་དང་གྲུང་སྲིན་རྣམས་ལ་མཚོན་རེ་གྲེན་དུ་བཅལ། སྲིན་ཆུང་བར་གྲེན་སོར་གསུམ་རེའི་སར་གཏར། དོན་སྣོད་རང་རང་གི་ནད་སེལ། དེས་ལག་པའི་གཏར་རྩ་སོ་བཞི་རྫོགས་པའོ། ། ༄༥༦-༥༧དེ་ནས་རྐང་པ་ལས་ཡུས་མོའི་རྩ་ཆེན་གཉིས་ནི། ཡུས་མོའི་ཐད་ཀྱི་ནང་ནས་གྲེན་སོར་བཞིའི་སར་གཏར། འདི་ལ་བརླའི་རྩ་ནག་ཟེར། དོན་སྣོད་ཕྱི་གསང་དང་སྨད་ཀྱི་གཉན་གཉིས་ཟེར། རྒྱུ་ལོང་ལ་མཚོན་ཕོག །ཕོ་མོའི་མཚན་མའི་ནད་ཀྱི་ཁྲག་ཚད་རྒྱས་པ་སེལ། ༄༥༨-༥༩བྲིས་པའི་སྐབ་རྩ་གཉིས་ནི། སྦྲིད་ཁུག་ནས་མར་སོར་བཞིའི་སར་གཏར། མཆིན་རྩ་ཡིན་པས་མཆིན་ཁྲག་འོར་ལྷུང་། རྐེད་པ་སྒྲུར་རེངས་འཁོར་གཟེར། མཁལ་གཙོང་། མངལ་ཁྲག་འཛག་ལ་ཕན། ༄༦༠-༦༡རྗ་བུར་གཉིས་ནི། མཆེར་རྩ་སྟེ་ངར་གདོང་ནང་ངོས་ནས་འཕྲེད་ཉེ་བ་རྗ་བུར་འདྲ་བ་དེ་རྩ་མདུད་མེད་སར་གཏར། མཆེར་ནད་རིགས། མཚུ་སྐྲངས་ཤུ་བ་ཟ་རྐོང་ཆུ་སེར་ནད་ལ་སྨན། ༄༦༢ -༦༣བྲིན་གཞུག་གཉིས་ནི། རྟིང་པའི་དྲིག་མཚམས་ནས་གྲེན་དུ་མཁྲིད་གང་ངམ་མཛུབ་གང་སར་གཏར། མཁལ་རྩ་ཡིན་པས་མཁལ་འགྲམས། སྨད་ལ་མཚོན་ཕོག་སྨད་ལྟི། རྐང་བཤལ་གཟེར་དང་དཀར་དམར་ཁམས་རླུགས་སྨོམ། ཆུ་ལམ་འབྲབ་རྣག་བབས་ཟ་ཁྲུ་སོགས་སེལ། ༄༦༤-༦༥བྲིན་གཞུག་ནི། བྲིན་པའི་ཕྱི་ངོས་ལོང་བུའི་ཐད་ནས་གདོང་ལ་ཀྱོག་པ། རྒྱུས་གསེབ་ཏུ་ཐློ་ཕུག་བྲུས་ཏེ་གཏར། མཆིན་ཁྲག་མཁལ་ཁྲུང་གཉིས་སུ་ལྷུང་བ། དྲིག་གྲུམ་ཆུ་སེར་སོགས་འཁོར་རྐེད་པ་ཆད་སྣུམ། མཁལ་མ་སུག་རྩ། མངལ་ནད་བུ་མི་ཆགས་པའི་ནད་ལ་ཕན། ༄༦༦-༦༧ཆུ་སེར་གདོང་རྩ་གཉིས་ནི། བོལ་སོགས་སྟེང་ནས་གྲེན་དུ་ཆག་གང་ངམ་སོར་བཞིའི་སར། ངར་གདོང་རྟུས་པའི་གསེབ་ལ་གཏར། འོག་ཏུ་གསེར་གྱི་གདུང་འཕར་བས་གཉན། འདི་མཆིན་མཁྲིས་འདོམས་པའི་རྩ་ནག་ཟེར། འོར་དམུ་ཆུ། མཁྲིས་པ་སླ་ཡ། མཛེ་ཤུ་ཆུ་སེར་ཟ་འཕྲུག །ཡུས་སོགས་གཟེར་བ་སེལ། ༄༦༨-༦༩ལོང་རྩ་གཉིས་ནི། ནང་གི་ལོང་བུའི་འབུར་

ནས་གྲེན་དུ་མཆོན་གང་སར་གཏར། འདི་སྨད་ཀྱི་སྒོ་གཉིས་བྱ་བ་སྟེ། སྨད་དུ་མཆོན་ཐོག་དུག་ནད་ཐོ་གླང་། རྒྱུད་ལས། རྒྱས་པའི་ཚ་བ་མཁལ་མའི་རྩ་ལ་གཏར། །ཞེས་པ་ཁ་ཅིག་འདི་ལ་འདོད་ཟེར་བ་བྱིན་མཇུག་ལའོ། །རྒྱུ་ལོང་ཁྲག་འཁྲུགས་དྲི་ཆུ་འགགས་པ། མོ་ནད་མངལ་སྐྲན། ཟླ་མཚན་ལྷུགས་དང་རྒྱུ་ཞབས་གཟེར་སྐྲངས། ཐོ་ལོང་ཚ་སྦྲོས་སོགས་སྨད་ནད་ཀུན་སེལ། ༈༢༠-༢༡ཡོབ་གོང་གཉིས་ནི། བོལ་ཚིགས་སྟེང་ནས་གྲེན་དུ་མཆོན་གང་སར་གཏར། འདི་ཐད་སྙིང་རྩ་འཕར་ལ་འཇོམས། སྦྲོས་སྐྲངས་བྲུས་ཚིགས་ན་བ་སོགས་སེལ། ༈༢༢-༢༣རྒྱུ་རྩ་གཉིས་ནི། རྐང་པའི་གྲུང་རྩེ་དང་། རྟིང་པའི་བར་སྐྱུད་པ་གཉིས་བལྟབ་ཀྱི་དཀྱིལ་ཚད་གང་རྒྱས་གཏར། ཁྲག་རྫེས་མེ་བཙས་སྨྱུང་། ཡང་ན་སྤྱི་གཙུག་བསྲེག །རྒྱུ་མ་ཁྲག་རྒྱས། སྙིང་གཟེར་ཚབས་ཆེན་ཀུན་ལ་ཕན། དེ་ལྟར་རྐང་པའི་གཏར་རྩ་བཅོ་བརྒྱད་སོང་ནས་སྦྲུབ་ཀྱི་རྩ་བཞི་ནི། ༈༢༤-༢༥ཐོ་བའི་རྣ་གཉིས་ཞེས་སྐྲན་གསང་ནས་གཡས་གཡོན་སོར་གསུམ་རེ་ཟུར་དུ་གཞལ་བར་གློ་ཞུག་བྱས་ཏེ་གཏར། ཐོ་བའི་ནད་རིགས་གབ་འཁྲུགས་རྙིང་པ་དང་། ཐོ་སྲིན་སོགས་ཞི། ༈༢༦-༢༧མཚན་མའི་འགྲམ་རྩ་གཉིས་ནི། ཐོ་མཚན་འགྲེང་བཙུག་པའི་རྐེད་པའི་ཐད་རྩ་གློ་ཞུག་ཏུ་བྱ། མོ་མཚན་གྱི་མཐུར་ཚོས་ཤིང་སྐམ་བར་བཙིར་ནས། བྱ་ལེའི་ཐད་དུ་གློ་ཞུག་བྱས་ཏེ་གཏར། མཚན་མའི་ནད་རིགས། རེག་དུག །མཚན་མ་གཡའ་སྦོ་ཚ་དབལ་སོགས་སེལ། འདི་བཞི་དེང་སང་གཏར་སྲོལ་མེད་དོ། །དེ་ལྟར་རྒྱུད་ལས་གསུངས་པའི་གཏར་རྩ་དོན་བདུན་སོང་ནས་ད་ནི་རྒྱུད་ལས་དངོས་སུ་མ་བསྟན་ཀྱང་ལུགས་ཐོབ་སོགས་ཀྱིས་མཁས་པ་སྔ་མའི་ཕྱག་བཞེས་ཀྱི་གབ་རྩའི་སྦྲས་རྩ་རེ་བདུན་ནི། ༈༡གཙུག་གི་རེ་ཐིག་ཅེས། སྨིན་མཚམས་ནས་ལྟག་པའི་བར་དང་། རྣ་རྩེའི་བར་ཐིག་གིས་བཞི་སྒྲོམ་བྱས་པའི་གཙུག་ཏུ་གཏར་བས། མགོ་བོ་ལྦི་འཐིབ་འཁོར་དང་ཚ་བེར་ཆེ་བ། ཚད་རྫེས་མགོ་གཟེར་འགྲོལ་བྱུབས། སྐྲ་བྲེ་སྤྲི་ཐེར་དང་ཟ་འཕྲུག །ཚ་བ་རྙིང་པ་སྲོག་རྩར་ཞེར་བའི་སྙིང་འཕྱོ་གཟེར་འཐོག་སོགས་སྟོད་ནད་ཀུན་སེལ། ༣དབྲལ་རྩ་ནི། ཐོད་དབུས་སྐྲ་མཚམས་ནས་མར་སོར་གང་བཙལ་བར་གཏར། འདི་ལ་མཁྲིས་རྩ་གསེར་མདུང་ཟེར། མཁྲིས་པའི་མགོ་ནད་མི་ཉིས་དྲོས་ཚེ་མཆོགས་མ་ལྦི། ཚང་ནད་མགོ་

གཟེར་མིག་ཐེག་པ། ཆམ་རྒྱན་སྣ་ནད་སོགས་སེལ། འདིའི་ཁྲག་མ་ཆོད་ན་རྐང་པའི་མཐེབ་ཆེན་བསྲེག །༈༣དབྱེ་རྩ་ནི། སྤྱི་གཙུག་ནས་སྣ་རྩེའི་བར་ཚད་ལྔར་ཡ་མཆུ་ལྡོག་ལ་གདངས། མཆུ་ནད་ཁྲག་རྒྱས། ཡ་མགལ་འགྲམ་པ་གཟེར་བ། མཆེར་ནད་ལ་ཕྱུར་བབས་སྐྲངས་པ་སེལ། ༈༤ཀན་རྩ་ནི། ཡ་རྐན་དབུས་སུ་གདངས། མཆིན་ནད། ཁ་ནད། ཕོ་ནད། གྲང་བ། དུག་གི་ལྷང་དུབ་ན་བ་སོགས་སེལ། ༈༥-༦མིག་གི་མདུན་རྩ་གཉིས་ནི། མིག་སྔོ་ན་གདོང་ཁྱུག་གདངས། མིག་དམར་ཞིང་ཚ་བ་དང་། །ལིང་ཏོག་གིས་ཁེབས་པའི་ཟུག་གཟེར་སེལ། ༈༧-༨མིག་གི་སྐབ་རྩ་གཉིས་ནི། མིག་མཇུག་ངོས་མིག་ཕོར་ཁ་ནས་ཕྱུན་གང་རྣ་བའི་ཕྱོགས་སུ་བཅལ་ལ་གདངས། མགོ་དང་དོན་སྣོད་ནད་ཀྱི་ལྷེ་མིག་ཅེས་བྱ་སྟེ། རབ་རིབ་ནད་དང་མིག་ཁྲག་རྒྱས་ལ་ཕན། ༈༩-༡༠མཆུལ་རྩ་གཉིས་ནི། སྣ་ཡི་ལོགས་ལྷེབས་ཀྱི་ཉུས་པའི་སྟེང་དུ་གདངས། མིག་གི་རྩེ་ཕྱུང་ཀྱང་ཟེར་ཏེ་མཆིན་རྩ་ཡིན། མིག་དམར་ཚག་དང་། མཆུལ་པའི་ནད། སྨྱོ་འབོག་སོགས་སེལ། ༈༡༡-༡༢ཛུལ་རྩ་གཉིས་ནི། སྣ་བུག་ཏུ་གནས་པས། ཨ་བྱུག་ལོ་མའམ་ཤུག་ཚེར་སྣ་ནང་དུ་བརྫང་ལ་ཕྱི་ནས་མཉེད་པས་ཐེབས། མགོ་ནད། མཆུལ་འགགས། སྣོད་ལྷོ། བྲང་དང་བཤུལ་ཤ་གཟེར་བ། དབང་པོའི་སྒོ་ལྔ་མི་གསལ་ཞིང་ཕྱི་ནང་འཐིབས་སོགས་སེལ། ༈༡༣-༡༤མཆུ་ཡི་འཕར་རྩ་ནག་ཕྱུང་ནི། མཆེར་རྩ་སྟེ། མ་མཆུ་སྨྱུག་སྐམ་གྱིས་བསྣམས་ནས་ཕྱི་རུ་ལྡོག་ལ་རྒྱས་པའི་རྩ་དེ་གདངས། བད་མཆུ་ཞེས་པ་བད་ཀན་མཆུ་ལ་འཕོས་པས་ཚ་ཞིང་སྐྱ་བར་སྐྲངས་དང་། ཁྲག་རྒྱས་སྔོ་ཞིང་ནག་པ། མཆེར་པ་ཁྲག་རྒྱས་དང་ངོ་ཤིག་ལ་ཕན། ༈༡༥-༡༦སྙིང་གི་གྲུང་ཐག་གམ་རྒྱལ་མོའི་སྐབ་རྩ་ཞེས་པ་ཡ་མཆུའི་རྩ་ནི། གདར་ལུགས་སྔར་ལྟར་ཡ་མ་ནག་པོ་ཁྲག་གཟེར་འཛོམས། དེ་རྣམས་ནི་མགོ་བོའི་སྐད་རྩ་ཉེར་བརྒྱད་རྣམས་སོ། །༈༡༧-༡༨རྣ་ཐག་གཉིས་ནི། རྣ་བའི་སྐད་གི་རྩ་སྟེ། རྟག་ཏུ་འདོད་ཅེས་ཟེར། ཆ་གའི་ཁྲིམ་མཇུག་ལ་གནས་པས། ཐལ་གྱིས་ཕྱུག་པར་རྒྱུ་བོ་མིག་བཞིའི་ཁྲི་བལ་གྱི་སྐྱུད་པ་འདྲེན་ཏེ་ལྦ་བ་མི་སྐྱེ་བར་བྱ། སྐེ་ཡི་ལྦ་བ་འཛོམས་འདི་ལ་ཚ་བ་སྐྱེས་ཀྱང་སྐྱོན་མེད་དོ། །༡༩-༢༠སྲིན་གྱི་འཁྱུག་རྩ་ནི། རྣ་མདུན་མཁུར་བའི་རྒྱབ་ནས་སྦྲུལ་ལྟར་འཁྱོག་པ་གྱེན་དུ་འགྲོ་བ། དེ་ཉིད་སྐྲ་གསེབ

ཐད་གཏར་བས། ཁྲག་སྲིན་མགོ་དང་སོ་ཚ་གཟེར་འཕྲུག་ཅིང་བཟོད་པར་དཀའ་བ། བརྒྱལ་འགོག་སྨྲ་འཆལ། འགྲེལ་བུབ་རྐང་འཚོལ་མགོ་འཁོར་སོགས་སེལ། ༈༢༡-༢༢འབྱུར་རྩ་ནི། རྣ་བའི་ཕྱི་རྒྱབ་ཐད་ནས་འཕྲེད་དུ་སོར་གསུམ་བཅལ་བའི་སྐྲ་མཚམས་སྤྱི་འཛོམས་གྱེན་འཕྱིལ་ཐད་དབུས་གཏར། སྐྱེ་མཇིང་འབྱུར་ལྡོག་དཀའ་ལ་ཕན། ༈༢༣-༢༤ལྕག་རྩ་ནག་པོ་ནི། ལྕག་ཁུང་གཡས་གཡོན་གྱི་སྐྲ་མཚམས་སུ་ཟུར་མཆོན་རེ་བཅལ་ནས་གྱེན་སོར་བཞི་མཚམས་བཅག་ཁ་གྱེན་བསྟེན་གཏར། གཉའ་རེངས་སྐྱི་དང་། ཆུ་རྒྱུས་བསྡད་པས་སྐྱེ་མཇིང་འབྱུར་མི་ཤེས་པ་ལ་ཕན། ༈༢༥-༢༦འདོན་རྩ་ནི། རྣ་བའི་རྩ་ནས་གྱེན་སོར་བཞི་མཚམས་གཏར་བས་མགོ་ཕྱེད་གང་ནའི་ཕྱོགས་དེར་ཕན། ༈༢༧-༢༨འགྲམ་རྩ་བད་ཀན་རྩ་རེངས་ཞེས་པ། བད་མཁྲིས་འདོམས་པའི་རྩ་སྟེ། མ་མགལ་གྱི་ཟ་འགྲམ་སྟེང་ནས་འཕྲེད་ཉལ་འཕྲུག་པ་དེ་ཉིད་འགྲམ་སྟེང་རུས་འབུར་སྟེང་ནས་ནང་དུ་ཚོན་གང་བཅལ་བར། མི་བཅད་པར་གློ་ཕུག་བྲུས་ཏེ་གཏར་བས་ཁ་ལྟེ་དང་། སོ་ནད་ཡ་མ་ནག་པོ། ཁྲག་གཟེར་འཛོམས་ཉིས་ལྟེབ་དཀྲིལ་ཐད་སྐྲ་དབྱེ་བའི་གསེབ་ཏུ་གཏར། ཁྲག་ལས་གྱུར་པའི་མིག་ནད་ལ་ཕན། ༈ལག་པ་ལ་གཏབ་རྩ་ཉེར་དྲུག་ཡོད་པ་ནི། ༈༢༩-༣༠མཆིན་པའི་དབང་ཆུང་ཞེས་པ། གྲུ་མོའི་འབུར་ནས་སོར་བརྒྱད་ཕྱི་ལ་བཅལ་བར་གཏར། འདི་རུ་ཐུང་གི་རྩ་རྒྱུད་ཡིན་པས་མཆིན་པ་གཞིའ་རེངས་དང་མཆིན་པ་གནོད་ཆུང་ཡང་ཟེར། དུག་ནད་གསར་རྙིང་དང་། དེའི་རླངས་མི་ཐོག་གིས་མིག་འབྲས་ནག་དང་མི་གསལ་སེལ། ༈༣༡-༣༢མཆིན་རྩ་དགྲ་ལྟེ་ནི། གཏར་གསང་དེ་ག་ནས་གྱེན་སོར་བཞིར་བཅལ་གཏར། མ་ཡི་ཚད་པ་ཁོང་ལྷུང་ལས། སྐྱེས་ཙམ་ནས་ལྷན་སྐྱེས་མིག་དམར་ཚག་ཅན་ལ་ཕན། ༈༣༣-༣༤ལག་རྩ་ཐུན་ཆུང་ནི། གཏར་གསང་ཐུ་མ་ནས་སོར་བཞི་བཅལ་བའི་ལག་རྒྱབ་ཀྱི་རྩ་རྒྱུད་དེ་ཉིད་གཏར་བས། མཆིན་པ་ཚ་སྦྱོས། མིག་ནད་གཞེར་ཚག་སེལ། ༈༣༥-༣༦མཐེབ་ཆེན་སྣང་རྩ་ནི། མཆོན་གང་གི་སྣང་ནས་སོར་ཕྱེད་བཅལ་བའི་རུས་རྐང་དབུས་སུ་གཏར། མིག་ནད་ཚག་རིགས་ལིང་ཏོག་སོགས་སེལ། ༈༣༧-༣༨སྣང་རྩ་ནི། ཁྱོར་ཁའི་མཐེབ་ཚིགས་ནས་སོར་ཕྱེད་གྱེན་དུ་བཅལ་ལ་མཐེ་བོང་འཆང་བའི་ནང་དུ་བཙུག་སྟེ་གཏར། སྙིང་ལ་ཁྲག་

རྒྱས་པའི་གཟེར་དང་། བད་ཀན་དང་དུག་རྡུས་ཞེན་གྱི་གྲི་འགགས་ལ་ཕན། ༈༣༩-༤༠འདོམ་སྨང་གི་རྩ་ནི། གོང་རྩའི་གདབ་དམིགས་སྙེང་ནས་གྱེན་དུ་སོར་བཞི་བཅལ་བར་གཏར། འདི་གློ་བའི་བུ་རྩ་སྟེ་བུ་ལྤུའི་ནད་སེལ། ༈༤༡-༤༢རྒྱབ་རྩ་ཆེན་མོ་(རྒྱབ་ཆེན་འཕྲེན་བུའང་ཟེར)ནི། རྒྱབ་རྩ་དྲུག་འདུས་ཀྱི་ཕྱི་རྒྱབ་དེ་ཉིད་འདྲ་བ་ལ་གཏར། མཆིན་པ་རྐྱེད་འཁོར་རོ་རྒྱབ་སྦྲུགས་ནས་སྦྲིད་པ། དང་ག་འགགས་དང་མཁལ་རྩ་འགྲམས་པ་སོགས་སེལ། ༈༤༣-༤༤མཐེབ་ཆེན་རྒྱབ་རྩ་ནི། མདུན་ངོས་ཀྱི་རྩ་ལ་གཏར། སྙིང་ནད་ལ་ཕན་ཆེ། ༈༤༥-༤༦མཛུབ་མོའི་རྒྱབ་རྩ་ན། གློ་རྩ་སྟེ། གློ་བ་ཚ་རྒྱས་གྲི་བ་འགགས་པ་སེལ། ༈༤༧-༤༨གུང་མོའི་རྒྱབ་རྩ་ནི། མཆིན་མཆེར་འདོམ་རྩ་སྟེ། མཆིན་དུག་མཆུ་ལ་བད་ཆགས། མཆེར་ཁྲག་རྒྱས་པ། ཕོ་ལྟོག་གླང་ཐབས་མཆེར་འགྲམས་སེལ། ༈༤༩-༥༠སྲིན་ལག་རྒྱབ་རྩ་ནི། མཁལ་རྩ་སྟེ་མཁལ་མ་དྲོད་ཉམས། ཟ་ཁུ་འབབ་པ། འབྲས་བུ་སྐྲངས་པ་སོགས་སེལ། ༈༥༡-༥༢མཐེབ་ཆུང་རྒྱབ་རྩ་ནི། ཕོ་མཆིན་འདོམ་རྩ་སྟེ། ཟས་ཞུ་ཁར་ན་བ། ཆུ་སྐྱུར་སྐྱུག་པ། མཆིན་མཁྲིས་རྐྱེད་འཁོར། དབྱི་མིག་ཟུག་གཟེར། རྐང་སྦྲིད་སོགས་སེལ། དེ་ལྟར་རྒྱབ་རྩ་བཅུ་པོ་རྣམས་རང་རང་གི་འཆང་ཁའི་བར་རྐེད་རྒྱབ་ཏུ་གཏར་བ་ཡིན། ༈༥༣-༥༤ཛེ་གཡུ་ཐོག་པས། བྱིས་པའི་སྐྱོར་ཁ་མ་ཤེས་ན། །བྱིས་པ་གསོ་བའི་སྨན་པ་མིན། །ཞེས་པ་ནི་འཆང་ཁའི་མཛུབ་མོའི་ངོས་ནས་ཕར་ཟུག་པའི་རྩ་དེ་ནད་མེད་ལ་མི་རྒྱས་ནད་ཡོད་ལ་རྒྱས་པས་སྤོ་ནག་ཏུ་འོང་བ་ཛ་ཁབ་རྣོན་པོས་ཕུག །ཁྲག་ཁེམ་ཆུང་གང་ཙམ་དབྱུང་། སྐད་འགག་དང་ཁྱད་པར་བྱིས་པའི་ནད་ཚ་བའི་རིགས་སེལ། འདི་རྣམས་ནི་ལག་པའི་གབ་རྩ་རྣམས་སོ། །༈དེ་ནས་རྐེད་པ་སོགས་ལ་སྨས་རྩ་བཅུ་གསུམ་ཡོད་པ་ལས། ༈༥༥-༥༦རྐང་པའི་རྩ་ཆེན་མོ་ནི། མཆེར་པ་མཁྲིས་པ་ཆུ་སེར་ལྷུང་བཅས་འདོམས་རྩ་སྟེ། ཕུས་མོའི་ལྷ་ངའི་གདོང་ནས་མཐིད་གང་མར་བཅལ་བར་གཏར། མཆེར་མཁྲིས་སྐྲད་འགྲམས་ཚ་སྦོས། མཆུ་སྐྲངས་དང་སྐྱུག་པོ་མཆེར་ཞུགས། སྐྱ་ཡ། ཤ་མིག་སེར་བ། མཛེ་ཤུ་མཁལ་ནད། སྟོད་ནད་སྨད་ལྷུང་གིས་རྐང་པ་ཆུ་སེར་འཁོར་བ། སྦོས་སྐྲངས། རྨ་རྣག་འཚོ་དཀའ་བ་སོགས་སེལ། ༈༥༧-༥༨མཆེར་རྩ་གུང་ཀུ་མ་ནི། ཕུས་མོའི་ལྷང་

གོང་ནས་མཁྲིད་གང་སོར་བཞི་མར་བཅལ་གཏར། མཆེར་ནད་རིགས། ཟས་མི་ལེན་འབྲུ་བ་སོགས་སེལ། ༄༥༨-༦༠རྗིང་རྩ་ནི། རྗིང་པའི་དྲེག་པ་ཡོད་མེད་མཚམས་སུ་གཙག་ཁ་ཐུར་དུ་བསྟན་ཏེ་གཏར་རྗེས་སུ་མེས་སྲུང་། དེས་མིག་ནད་ཀུན་སེལ། ༄༦༡-༦༢དྲེག་རྩ་འཕྲེད་ཉལ་ནི། ལོང་བུའི་འོག་ནས་མཐེབ་ཆེན་ལྟག་ཏུ་རྩ་ཁྲིས་བཅིང་ཐབ་ལྟར་འཕྲེད་ལ་གནས་པར་རྩ་རྒྱུད་གཞན་བྲོལ་ཏེ་གཏར། དྲེག་ནད་ཟུག་རྫུ་འཕྲལ་དེར་ཆོག་ཅིང་། གྲུམ་བུ་ཆུ་སེར་རྐང་འབམ་ནད་ལ་ཕན་ཞེས་བཤད། ༄༦༣-༦༤མ་རྩ་ནི། རྐང་པའི་མཐེབ་མཛུབ་བར་ནས་ཡར་མཚོན་གང་བཅལ་བར་གཏར་བས་སྐྲན་ཚད་དང་གྲུམ་བུའི་ནད་རིགས་ཀུན་དང་། ཚ་བར་བསྐྱོངས་པའི་ཆུ་སེར་ནག་པོ། དྲེག་དང་རྐང་འབམ་ནག་པོ་སོགས་ལ་ཕན། ༄༦༥-༦༦བུ་རྩ་ནི། རྐང་པའི་མཐེབ་ཆིགས་དང་པོ་ནས། སོར་བཞི་མར་བཅལ་བའི་མཐེབ་ཆིགས་གཉིས་པ་དེ་ཉིད་ཡོལ་མཚམས། ཆུ་བའི་མདུན་གྱི་གཤོང་རྩ་གཏར། མངལ་དང་མཚན་མའི་རྩ་སྐྱེ། མཚན་མའི་ནད་རིགས། ཟླ་མཚན་ལས་སུ་མི་རུང་བའི་སྐྱིགས་མ་རྣམས་སྦྱོང་བར་བྱེད། སྤྲུམ་མ་ལ་གཏར་ན་འཕྲལ་དེར་བུ་འཆོར་བར་བྱེད། ༄༦༧མཛུག་རྩ་ནི། མཛུག་ཧྲོའི་རྩེ་མོ་གཙགས་བུས་བཀྲལ་ནས། ཟབ་རྣྭས་འཛིབ་པས་རོ་སྨད་ཀྱི་ནད་ཀུན་སེལ། དེ་ལྟར་བཤད་པའི་རྩ་དེ་རྣམས་ལས། ནད་ཀྱི་སྐབས་ཐོབ་ཀྱིས། སྟོད་ནད་ལ་རྩེ་ཚུང་དང་སྣང་རྩ། སྨད་ནད་ལ་ལོང་རྩ་དང་བྱིན་མཛུག །བར་ནད་ལ་སྟོད་ཀ་དང་རུ་ཐུང་། རོ་སྟོད་ནད་ལ་སྣང་རྩ་དྲུག་འགོ །ཉུ་མཛིང་ནད་ལ་སྟོད་ཀ་དང་རུ་ཐུང་། སྙིང་ཚད་ལ་སྟོད་ཀ་དང་ཐོང་རྩ། གློ་ཚད་ལ་དྲུག་འགོ་སྣང་རྩ། སྐྱོར་གོང་། གློ་སྙིང་གཉིས་ཀར་རྩེ་ཚུང་དང་འདོམ་རྩ། མཆིན་ཚད་ལ་རུ་ཐུང་དང་སྣང་རྩ། མཆེར་ཚད་ལ་སྲིན་ལག་རྒྱབ་རྩ་དང་ཧྲ་མཐུར། ཕོ་ཚད་ལ་ཕོ་བའི་རྣ་དང་དྲུག་འདུས། མཁྲིས་ཚད་ལ་གཤའ་རིངས་ཐུན་བུ་གསེར་མདུང་། མཁལ་ཚད་ལ་བྱིན་མཛུག་དང་མཚན་མའི་འགྲམ་རྩ། རྒྱུ་ལོང་ཚད་པར་ལོང་རྩ་དང་བྱིན་ཀྱོག །ཤ་ཡི་ཚད་པར་གློ་མཆིན་རྩ། རུས་པའི་ཚད་པར་ལོང་རྩ། ཆུ་སེར་ལ་མཆིན་མཁྲིས་འདོམ་རྩ། ཟུག་ཆེ་ལ་གློ་རྩ། བྱིང་འཕེབ་ལ་རུ་ཐུང་། དང་ཁ་འགག་ན་བད་མཁྲིས་རྩ་སྐྱེ་གཤའ་རིངས། མདོར་ན་གང་ཉེ་གང་རྒྱས་ལ་

གཏང་བ་བསྔགས་སོ། ། ༄རྩ་རྣམས་གཞན་འགག་གིས་བསྡུ་ན་རྩ་ཆེན་བརྒྱད་ལ་འདུ་སྟེ། སྟོད་རྩ་ཐམས་ཅད་རྩེ་ཚུང་རྒྱལ་པོ་ལྷ་བུ་ལ་འདུ་བས། གཏར་ན་སྟོད་ནད་སེལ། བར་རྣམས་སྟོད་ཀ་གློན་པོ་ལྷ་བུར་འདུ་བ་གཏར་བས་བར་ནད་ཀུན་སེལ། སྨད་རྣམས་ལོང་རྩ་དམངས་མཆོ་ལྷ་བུར་འདུ་བ་གཏར་བས་སྨད་ནད་སེལ། ཤ་ལྤགས་རྩ་རྣམས་སྐབ་ཁྲུང་པོ་ཉ་ལྷ་བུར་འདུ་བ་གཏར་བས། འཕོར་སྤྱད་ཀྱི་ཚུལ་གྱིས་ཕན་པར་འགྱུར་ཞིང་། གཏར་དམིགས་མ་ཤེས་ན། སྨད་ཁྲག་སྟོད་དུ་འཚེར་བས་ལུས་ཟུངས་ཞོར། སྟོད་ཁྲག་སྨད་དུ་བྲངས་པས་མེ་དྲོད་འཆི་བ་སོགས་ཉེས་པ་མང་དུ་འབྱུང་བས་བག་ཡོད་པར་བྱའོ། ། ༄དེ་ནས་རྗེས་ཀྱི་བྱ་བ་ལས་ཁྲག་བྲ་བཟང་ངན་ནི། ཤུགས་ཆེ་ཞིང་སླ་བ། སེར་ཞིང་དྲི་དུགས་པ། ལྦུ་བ་དཀར་སོབ། རྒྱ་བཤལ་ནག་མཐིང་། བད་ཁྲག་རྣག་མཁྲིས་ཅན་སོགས་ནད་ཁྲག་ཡིན་པས་ཕན་ཆེ། འབབ་པ་ཞན་ཅིང་སྐྱ་དང་དམར་འཛུམ། རླངས་པ་ཚུང་བ། མཚལ་དང་ཚོས་ཁུ་འདྲ་བ་ཟུངས་ཁྲག་ཡིན་པས་གཏར་མི་རུང་། དེ་ལ་ཡང་ལྦུ་དཀར་ངན་ཁྲག་ཡིན་པས་དམར་ཡང་འདོན། ལྦུ་དམར་ལུས་ཟུངས་ཡིན་པས་ནག་ཀྱང་གཅོད་ཅེས་གསུངས། རླུང་ཁྲག་ནག་རྩུབ་ལྦུ་བ་དམར། མཁྲིས་ཁྲག་སེར་སླ་རྣག་དྲི་ཅན། བད་ཁྲག་དམར་སྐྱ་སྣ་འཛམ་སོགས་འབྱུང་། རྒྱས་ཚད་གཏར་དགོས་པ་འགའ་ཞིག་ངན་ཁྲག་མེད་པར་མཚལ་ལྟར་དམར་ན་ངན་ཁྲག་རྩ་ལ་འགྲམས་རྟགས་ཏེ། འཕྲོ་བཅད་དེ། ལོང་རྩ་གཏར་རྗེས་རྩ་དེར་རྣག་ཏུ་འགྱུར་བས་གཏར་བ་སོགས་སུ་བཤད་དོ། ། ༄ཁྲག་དབྱུང་ཚད་ནི། ཟུངས་བཟང་ན་ནད་ཁྲག་རྫོགས་པར་དབྱུང་། ཟུངས་ངན་ན་རན་ཚོད་བཟུང་། ནད་ཁྲག་ཤས་ཆེར་ལུས་ན་ནད་མཇུག་ལུས་ཕྱིར་ཟུངས་གསོ་ཞིང་གཏར། ཤས་ཚུང་ན་ནད་བསྐྱོད་མི་ནུས། དར་མ་ཁྲག་རྒྱས་རྩ་ཆེན་མང་དུ་ཕྱུང་ཞིང་། རྒན་བྱིས་སྒྲུམ་མར་རྩ་ཁ་དབྱེ་ཙམ་ལས་ཕྱུང་མི་རུང་། དུས་དབྱར་དགུན་གྱི་ཕྱི་རྟོར་ནད་ཁྲག་ཡིན་ཀྱང་མང་དུ་མ་དབྱུང་། སྤྱིར་ན། འབྱུང་དཀའ་ཐིགས་པ་བསགས་པའི་བྲེ་གང་བས། །དྲག་འབབ་ཤར་གྱིས་བྱུང་བའི་ཕུལ་གང་དགའ། །ཞེས་བཤད། གཏར་ཚོད་མ་ཟིན་ན་ཟུངས་ཟད་དམུ་ཆུ་སོགས་སུ་འགྱུར་བས་གཟབ་དགོས་སོ། ། ༄གཞན་ཡང་ལོག་གནོན་གྱི་སྐོར་ལས། ཁྲག་ཐོན་ཐབས་ནི། ལུས་གྲང་གཙགས་བུ་

རྗོ་མེད། ཟས་ཟོས་དྲགས། གདོན་ཅན་ཀ་ཙ། འགྲུལ་སྐྱ། བསྐྱལ་མ་ཐག་གཏར་བ། གཏར་མ་ཐག་སློད་པ། རྨ་ཁ་ཆུང་བ། ༄སྐྱུགས་པ་འཆུས་པ་རྣམས་སྐྲངས་ན་ཁྲག་འབྱུང་ངོ་། །༄ངན་ཁྲག་མེད་ན། སྟོབས་ཆེན་ནད་ལ་གཏར་ཕྱི་བས་ངན་ཁྲག་དོན་ལ་བྱེར་བའམ། ཡང་ན་ཟུག་ཆེའི་ནད་གཏར་ཕྱིས་པས་ནད་རླངས་ཀྱིས་རྩ་ཁེངས་པ་གང་རུང་ཡིན་པས། ཁྲག་ངན་ཕྱིར་དབྱུང་ཐབས་ནི། ལུས་ཆང་གིས་བཀྲུས། བྱེ་མ་ཆང་གིས་བྲན་ཏེ་བསྲོས་པའི་དུགས་བྱས་པས་ཐོན། ཡང་ན། འབྲས་གསུམ། ཨུཏྤལ། བ་ལེ་ཀ །སླེ་ཏྲེས། ཏིག་ཏ། བ་ཤ་ཀ །བོང་དཀར། གདུར་རྣམས་ཀྱི་གདུས་ཐང་གྲང་མོ་བཏང་། ཡང་ན་འབའ་ཆ་བསྲོས་པའི་སྦང་མ་གར་པོ་དང་བག་ཕྱེ་གང་རུང་མར་དང་རྩ་གཡེར་མ་སྦྱོད་བཏབ་པ་བཙོས་པ་དྲོན་མོ་བཟོད་ཙམ་པའི་ཨ་སས་དུགས་བྱས་པས་འབྱུང་ངོ་། །༄ཁྲག་ཆོད་ན། རྩ་རྒྱུད་ཆུས་བྲན་རྨ་ཁར་རྡོ་གྲང་གཏུག །ཕྱིང་པ་ཆུར་བཙུག་པའི་དགྲིས་མས་བསྡམ་སོག་མཐིལ་སོགས་རུས་པ་དཀར་སངས་བསྲེགས་པ་རྨ་ཁར་ལྡན། ཅེས་ཀྱང་མ་ཆོད་ན། གཙགས་བུ་སྤུ་མ་ལས་གཙགས་ཁ་ཆུང་བས་རྩ་དེ་གཞི་གདབ་དམིགས་ཀྱི་གོང་དུ་གཏར་བས་ཆོག །ཡང་ན་རྨ་ཁ་བསྲེག་པར་བྱའོ། །༄སྐྲངས་པ་བྱུང་ན་གདོན་གྱིས་ཁྲག་ཆགས་པས་རྩ་རྒྱུད་ཁེངས་པས་སྐྲངས་ན། སྐྲངས་མཚམས་དམ་པར་བསྡམས་ཏེ་འབྲིས་ལམ་དགག །དེ་ནས་རྩ་དེ་མཉེ་ཞིང་བཞོ། ཐབས་རྭ་སོགས་ཀྱིས་འཇིབ། མ་དྭངས་ན་རྩ་ནང་གི་ཁྲག་བལ་དེ་ལྷུགས་ཀྱུའམ། ཆ་བྱེད་བྱ་རོག་མཆུ་འདྲ་སོགས་ཀྱི་བྲུས་ཏེ་ཕྱོན་པས་ཞི། དེས་ཀྱང་མ་ཕྱོན་ན་བ་ཤའ་དབུབ་སོགས་དགོས། ཡང་ཤ་གདན་སོགས་བསྙད་པ་དང་། མཆོན་རྩལ་རང་བཞིན་གྱིས་སྐྲངས་པ་སོགས་ལ། ཚྭ་མར་ཁྲི་སྦུ་བསྲེག་གཞོབ་བྱུག །རྨ་སྐྲངས་མཉེ། མ་ཞི་ན། རྡོ་དྲེག་དང་། སྤང་སྤོས། མོན་ལུག །གོ་སྙོད་ཀྱི་བྱེ་མའི་ཨ་སས་བདུག །དེས་མ་ཐུབ། ཐབ་དང་རྡོ་དྲེག་ཞུ་མཁན་སྤང་སྤོས་གཡེར་མ་གདུར་ལན་ཚྭ་མཉམ་ཞིབ་བརྡུངས་བྱས་པ། རས་ཀྱིས་གཏུམས་སྨྱུམ་ནང་འཚིག་ཙམ་དུ་བཙོ། ཚ་གྲང་དང་བསྟུན་པས་རྨའི་མཐའ་དང་རྩ་སྐྱོན་གང་བྱུང་དུ་དུགས་བྱ་བའི་ཚན་ཐོའི་ཕྲུག་ལེན་ཉིད་ཟབ་བོ། །༄བད་རླུང་བསྡོངས་པས་བརྒྱལ་འགོག་ན། རུས་གསུར་སྣ་ལ་བདུག །བུ་རམ་ཁར་བསྲུར། ཛྙ་ཧི་མར་སྦྱར་

མགོར་བྱུགས་ཤིང་མེར་བསྲེགས་བདུག །ཆང་དང་ཏུས་ཁུ་སོགས་བཏང་བས་ཕན་ནོ། །

༄དེ་ནས་གཏར་ཟིན་པ་ན་བསྟུལ་ཐག་དཀྲོལ། རྨ་ཁ་མཐེ་བོང་གིས་མནེ། ཆུ་གྲང་གིས་བཀྲུ། རྡོ་གྲང་གིས་བདུག །རྒྱ་ཚྭ་རིལ་མར་སྦྱར་བའི་སྐྱི་ཤང་། ཤུ་དག །ཙནྡན། སྤྱག་ཤ །བྲག་ཞུམ། གླ་རྩི། དོམ་མཁྲིས་རྣམས་ཀྱི་ཕྱེ་མ་དྲི་ཆུར་སྦྱར་བྱུགས། དེས་རྨ་མྱུར་དུ་སོས་སོ། །དེ་སྟེང་གྲོའམ་ཛ་ཤོག་གླན། བལ་ཐག་གིས་དཀྲི། ཞག་བདུན་བར་དུ་ཆང་སྐྱུར། ཆུ་གྲང་འཛེམ། གྲིབ་གདོན་ཅན་ལས་བྲོལ་བར་བྱའོ། །

༄དེ་ལྟར་གཏར་གའི་སྐྱོན་ནི། ཁྲག་རོ་མ་ཐོན་པས་ནད་མཇུག་ལུས་པའི་དམན་སྐྱོན། གཏར་ཆེས་པས་ལུས་ཟུངས་ཟད་ཅིང་རླུང་སྐྱེ། མེ་དྲོད་འཆི་བ་སོགས་གཏར་ལྷག་པའི་སྐྱོན། གཏར་ལོག་ལས་གཏར་མི་རུང་བའི་ནད་དང་དུས་མི་རུང་བའི་སྔ་བ་འམ་ཕྱི་བ་སོགས། ལོག་སྐྱོན་གཏར་ཉེས་ནི་ཤ་གདན་བསྣད་པ། ཆུ་རྒྱུས་དང་འཕར་རྩ་ལ་ཐེབས་དང་བཅད་པ་སོགས་དམན་ལྷག་ལོག་ཉེས་ཀྱི་སྐྱོན་བཞི་མ་སྤངས་ན། སྨན་པའི་ལག་དགྲས་ནད་པ་མང་པོ་བསད་པ་མངོན་སུམ་དུ་མཐོང་ཐོས་སུ་གྱུར་པས་ན། ཤེས་མེད་ཀྱི་ཧོལ་སྤྱོད་སྤངས་ཏེ་ཤིན་ཏུ་གཟབ་དགོས་སོ། །

༄གཏར་ག་ཚད་ལྡན་བྱུང་བའི་ཡོན་ཏན་ནི། ཚ་བའི་དབལ་གསོད་གྲང་བ་གཉིང་ནས་བསྲོ། འདུས་ནད་ཀྱི་མཁར་བཤིག །རྩ་ལ་རྒྱུག་པའི་ནད་ཁྲག་ཐོན། གཟེར་བའི་ཟུག་ཆོག་པ་སོགས་ཀྱི་ཕན་ཡོན་མང་པོ་ཡོད་པས། དཔྱད་རྣམས་ཀུན་གྱི་མཆོག་ནི་གཏར་ག་ཡིན། །ཞེས་གསུངས་སོ། །ཡང་ནི། སྨན་དཔྱད་ཚད་ལྡན་བྱ་བ་ལ། རང་གཞན་མང་པོ་འཚོ་བྱེད་སྨན་པ་ཡིན་པར་རློམ་པ་རྣམས་ཀྱིས་འདི་ལྟར་གོ་དགོས་ཏེ། རིག་པའི་མེ་ལོང་ལས། རིགས་རྒྱུད་མེད་ཅིང་བརྟག་ཐབས་བཅོས་ཚུལ་སྟོངས། །མཐོང་ཐོས་གོམས་ཆ་མེད་ཅིང་བརྩོན་འགྲུས་ཞན། །བླ་མ་སློབ་དཔོན་མི་བསྟེན་དཔེ་མི་འཛིན། །ཕྲུག་ཁྲིད་མེད་པར་རང་ཚོད་རང་བཟོར་སྤྱོད། །རང་ཉིད་སྟོངས་ཀྱང་མཁས་ལ་སྟང་ཞིང་གཤེ། །སྨན་རྫས་ཆ་དཔྱད་ཀུན་མེད་རང་མཐོང་ཆེ། །ཚུལ་འཆོས་ངོ་ཚ་བག་མེད་ཕག་མ་འདྲ། །དམ་ཚིག་སྙིང་རྗེ་ངོ་སྐྱོག་རྐུན་མ་འདྲ། །ཟ་འདོད་བསྐྱེགས་བརྡར་རློམ་སེམས་ཁྭ་ཏ་འདྲ། །ངས་བྱས་སྟོང་སྐད་པོ་ཟབ་སེར་སྣ་ཆེ། བྱམས་དང་སྙིང་རྗེ་གཞན་ཕན་འགྲོ་དོན་ཆུང་། །སྨན་

པ་དེ་འདྲ་སངས་རྒྱས་གླིང་འདུག་ཀྱང་། །ནག་པོའི་བདུད་སྨྲུལ་སྲོག་གི་གཤེད་མ་སྟེ། །ཁ་ལག་འབྲེལ་ཚད་དན་སོང་དམྱལ་བར་ལྷུང་། །ཞེས་གསུངས་པ་ལྟར་སྨན་པ་ངན་པའི་ཉེས་སྐྱོན་རྣམས་ངོ་ཤེས་ཕྱིར་རང་གི་སྤྱོད་ཚུལ་ལ་རང་གིས་ཡང་ཡང་བརྟག་སྟེ་ཉེས་སྐྱོན་སྤང་ཞིང་། ཡང་དེ་ཉིད་ལས། བླ་མ་ཡུན་བསྟེན་སློབ་དཔོན་མཁས་པར་གཏུགས། །གཞུང་དོན་ཀུན་ཤེས་ལག་ལེན་མིག་མཐོང་ལྡན། །དྲི་བ་ནན་ཆེ་གོ་དོན་ཤེས་རབ་ཆེ། །སྨྲ་ལྡེ་བདེ་ལ་དབང་པོ་ཀུན་ཚང་གསལ། །རྒྱུད་དང་མན་ངག་མཐོང་ཐོས་དཔེ་ཡིས་སྦྱག །འབྲི་ཀློག་ཀུན་ལ་ཐོགས་མེད་ལག་པ་བཟོ། །ཉིན་མཚན་ཀུན་ཏུ་གཡང་མེད་བརྩོན་འགྲུས་ལྡན། །སྨན་རྫས་ཀུན་འཛོམས་རྒྱལ་པོའི་བང་མཛོད་འདྲ། །ཆ་དབྱད་ཀུན་ཚོགས་མགར་བའི་ལག་ཆ་འདྲ། །སྨན་གྱི་གཙང་སྦྲ་བྲམ་ཟེ་གཙང་མ་འདྲ། །བྱམས་དང་སྙིང་རྗེ་བུ་ན་ཕ་མ་འདྲ། །ནད་པར་གང་ཕན་ནད་གཡོག་ཟས་དང་སྨན། །ངར་སྣབས་ཁ་ཆུ་དྲི་མ་བྱི་དོར་ལ། །གཙང་བཙོག་མེད་པ་དུར་ཁྲོད་རྣལ་འབྱོར་འདྲ། །གཏར་བསྲེག་དབྱུག་བཅོས་ཐུར་མས་འབིགས་པ་ལ། །དཔའ་བརྟེད་བརླིང་སྤོབས་གྱད་པ་སྟོབས་ཆེན་འདྲ། །ཞི་ཏུ་ཏ་དང་ཕོ་མོའི་མཚན་མའི་དཔྱད། །བུ་ཕྱུང་འཛམ་རྩེ་མས་ནས་ཡར་བཏང་སོགས། །ངོ་ཚ་ཀུན་བྲལ་བྱིས་པ་བསམ་མེད་འདྲ། །ན་ལུགས་སློང་རྐྱེན་ནད་སྟོབས་དབྱད་ཉམས་ལས། །དྲི་བཤད་མཁས་པས་མདུན་མཁས་གཙོ་བོ་འདྲ། །གང་འཕྲད་སྨན་ལ་འཛད་མེད་སྟེར་བ་ལ། །ཕངས་མེད་གཏོང་བས་རྣམ་ཐོས་སྲས་པོ་འདྲ། །ཟས་ནོར་གང་ཕྱུལ་མགུ་སླད་ཚོད་སྐོགས་མེད། །ནད་ཀྱི་རི་ཐང་མཚམས་སུ་ཁྲ་ལྟར་སྤྱུང་། །ནད་སྙིང་ཟློ་ཡིས་ལེན་དུས་ལུག་ལྟར་གླེན། །གལ་འགབས་གཉའ་གཙོག་དུས་སུ་ཕ་ལྟར་སྡར། །གལ་ཆེན་དབྱད་ལོག་དུས་སུ་སྟག་ལྟར་དཔའ། །འདི་རྣམས་ལྡན་པའི་སྨན་པ་གང་དང་གང་། །སངས་རྒྱས་སྤྲུལ་པ་མངོན་སུམ་བྱེད་པ་ཡིན། །རྩེ་གཅིག་གསོལ་བཏབ་དད་པས་བསྟེན་བྱེད་ན། །ཚེ་འདིར་བར་དུ་གཅོད་པ་ཀུན་སེལ་ཞིང་། །ཕྱི་མར་ཐུགས་རྗེས་འཛིན་པ་ཐེ་ཚོམ་མེད། །ཅེས་སོགས་གསུངས་པ་ལྟར་གྱི་སྨན་པ་ལ་འཛོམས་དགོས་པའི་ཡོན་ཏན་བླང་བྱ་རྣམས་ལ་ཅི་ནུས་ཀྱི་སྒོ་ནས་བསླབ་པར་བྱ་ཞིང་། རྗེ་དྭགས་པོ་རིན་པོ་ཆེས། ནད་པ་གཏར་སྲེག་བྱེད་པ་དང་། །སེམས་ཅན་གཞན་ལས་སྨན་ལེན་པ། །སེམས་བསྐྱེད་

ཀྱིས་ཟིན་ན་སྡིག་པ་ཆུང་། །སྨོན་ལམ་འཕྲད་ན་དགེ་བར་འགྲོ། །བཙོས་ནོར་ལག་དགྲས་ལོག་པ་ན། །ཚེ་འདིར་ཉེས་ཁྲིམས་མི་འགལ་ཡང་། །མི་ལུས་གཞན་པས་ཤིན་ཏུ་ལྕི། །དེ་ཕྱིར་མཁས་སློབ་རྟོགས་ཞིབ་གཞོལ། །དེ་ནི་ཕ་ཡི་ཁ་ཏ་ཡིན། །དབང་ཇི་ལྟར་ཡོད་བཞིན་རྒྱུ་འབྲས་ལ། །འཛེམ་པར་བྱེད་པ་གདམས་པ་ཡིན། །ཞེས་གསུངས་པ་ལྟར། དུས་དེང་སང་སྙིགས་མའི་རང་རྟགས་ཀྱིས། སུ་ལས་ཀྱང་མ་བསླབ། གང་ལ་ཡང་མ་སྦྱངས་ཀྱང་བསླབ་སྦྱངས་བྱས་པ་རྣམས་ལས་ཁྱད་པར་འཕགས་པའོ་ཟེར་བ་སོགས་ཀྱི་ཟོག་པོ་སྙིང་ཁམས་ཅན་མི་ཤེས་ཤེས་མདོག་གིས་བཅོས་ཉེས་དང་ལག་དགྲས་འགྲོ་བའི་སྲོག་ལེན་པ་དེ་འདྲའི་ལུགས་སུ་སོང་ན་ཚེ་འདི་ཕྱི་གཉིས་འཕུང་ཞིག་འོང་བའི་ཉེན་ཡོད་ཕྱིར། དེ་འདྲ་མ་ཡིན་པར་སྔོན་བྱུང་མཁས་པའི་རྣམ་ཐར་ལ་རང་འཁོས་དང་བསྟུན་པའི་ཁ་མིག་ཡར་བལྟའི་བསླབ་སྦྱོང་རྣམ་དག་ཞིག་བྱས་ཏེ། རིས་མེད་ཀྱི་འགྲོ་བ་ནད་པ་རྣམས་སྡུག་བསྔལ་ལས་གྲོལ་འདོད་ཀྱི་སྙིང་རྗེ་དང་། བདེ་བ་དང་ལྡན་འདོད་ཀྱིས་བྱམས་སེམས་དང་བཅས་པའི་བསམ་པ་བཟང་པོ་ཞིག་གིས་སྨན་ཐུན་གཅིག་ཡན་ཆད་སྦྱིན་པས་ཕན་འདོགས་པ་ཞིག་བྱུང་ན། འདིར་སྣང་གི་གྲགས་པ་དང་སྨན་བསོད་ཆེ་ཆུང་ལ་མ་བལྟོས་པར། ནད་པ་དང་ནད་གཡོག་ལ་སྨན་དང་ཟས་སོགས་སྦྱིན་པ་ནི་གཙུག་ལག་ཁང་བཞེངས་པ་སོགས་རྫས་ལས་བྱུང་བའི་བསོད་ནམས་བདུན་གྱི་ནང་ནས་གཅིག་ཡིན་ཕྱིར། བྱང་ཆུབ་མ་ཐོབ་ཀྱི་བར་དུ་བསོད་ནམས་རྒྱུན་མི་ཆད་པར་ཕན་ཡོན་དཔག་ཏུ་མེད་པ་ཡོད་པས། བྱང་ཆུབ་སེམས་དཔའ་ཞི་བ་ལྷས་ཀྱང་། འགྲོ་བ་ནད་པ་ཇི་སྲིད་དུ། །ནད་སོས་གྱུར་གྱི་བར་དུ་ནི། །སྨན་དང་སྨན་པ་ཉིད་དག་དང་། །དེ་ཡི་ནད་གཡོག་བྱེད་པར་ཤོག །ཅེས་སྨོན་ལམ་དུ་མཛད་པ་ཡིན་ཞིང་། མདོར་ན། བསམ་པ་དགེ་དང་མི་དགེའི་བྱེ་བྲག་ལས། །དགེ་སྡིག་གཟུགས་བརྙན་ཆེ་ཆུང་རྗེས་མི་འགྲོ། །ཞེས་པ་ལྟར་བསམ་པའི་ཁྱད་པར་ལ་བལྟོས་ཕྱིར་རང་གི་འདུན་མ་མ་ལོག་པ་ནི་གནད་དམ་པ་ལགས་སོ། །སྨྲས་པ། རྨད་བྱུང་བློ་ཡི་མཁྱེན་དཔྱོད་རྣམ་དག་ཅིང་། །རྗེས་འཛིན་ཆེ་ཡི་རིག་པས་འགྲོ་བའི་སྲོག །འཚོ་བྱེད་དྲང་སྲོང་ཞེས་སུ་གྲགས་པའི་དཔལ། །སྔོན་བྱུང་དམ་པའི་ཚོགས་དེར་སྨྲར་ཡང་གུས། །དེ་དག་ལེགས་བཤད་ཟབ་

ཅིང་བསྐྱིང་བའི་དོན། །མཐའ་དག་བདག་འདྲའི་བློ་ཡིས་དཔོག་མིན་ཀྱང་། །དཔྱད་ཀྱི་གཅེས་པ་བཏུས་ལ་ཡང་གཅེས་པའི། །ལག་ལེན་རྣམ་གསལ་སྙིང་པོ་འདིར་སྤྲོས་སོ། །མཁས་པའི་དགོངས་པ་དག་དང་མི་འགལ་ཞིང་། །བསླུག་པ་ཙམ་གྱིས་ཚོག་པའི་ཡི་གེ་འདི། །རང་གི་ཡིད་ལ་ཡང་ཡང་གོམས་ཕྱིར་དང་། །བློ་དམན་སྐྱེ་བོ་འགའ་ལ་ཕན་ཕྱིར་བྲིས། །མ་རྟོགས་ལོག་པར་རྟོག་པའི་ཉེས་བཤད་ཀུན། །གཞུང་གནས་མཁས་པའི་ཚོགས་ལ་བཟོད་གསོལ་ཞིང་། །ལེགས་བྱས་ཅུང་ཞིག་བསགས་དེས་མཐའ་ཡས་པའི། །འགྲོ་བའི་ནད་ཀྱི་ཟུག་རྨ་ཀུན་སེལ་ཤོག །ཅེས་དཔྱད་ཚོག་གཏར་གའི་གདབ་དམིགས་སོགས་ཀྱི་ལག་ལེན་གསལ་བར་བཀོད་པ་འདི་ཡང་། གཏར་རྩའི་ངོས་འཛིན་སྐོར་འདི་རྒྱུད་འགྲེལ་ཆེན་མོ་དང་གཅེས་བཏུས་སྐོར་རྣམས་སུ་འང་ཆེར་མི་གསལ་ཞིང་། དེའུ་དམར་པཎ་ཆེན་གྱི་གཅེས་གཏུས་སུ་འང་གདབ་དམིགས་འགའ་ཞིག་དཔྱད་དཀའ་བར་སྣང་བས་ཟུར་གསལ་ཞིག་བྱུང་ན་ཞེས་དོན་གཉེར་བ་འགའ་ཞིག་གི་འདོད་པ་ལྟར། གཏར་གའི་སྐོར་ཆ་ཚང་ཚུལ་དུ་ཤིན་ཏུ་གོ་བདེ་བར་བྱས་ཏེ། ཡུལ་སྨན་ལུང་གི་ཤེས་རིག་སྨན་པའི་གྲལ་མཐར་གཏོགས་པ་གསོ་བ་རིག་པའང་ཕྱོགས་ཙམ་མཐོང་བ་སུ་ཧྲིཿཛྙཱ་ནའི་(བློ་བཟང་སྦྱིན་པ་)མིང་ཅན་དེས། ཧོ་རྫོང་གི་གནས་འཚེ་བ་མེད་པའི་རྐང་འཁྱུང་གི་ནགས་ཁྲོད་དུ་བཀོད་པ་འདིས་ཀྱང་སྐྱེ་རྒུ་མང་པོ་ལ་ཕན་ཐོགས་པར་ཤོག་ཅིག །སརྦ་མངྒ་ལཾ། །

༄༅། །གཡུ་ཐོག་ཡོན་ཏན་མགོན་པོའི་ཐུགས་དམ་གནད་ནས་བསྐུལ་བའི་གསོལ་འདེབས་ཕན་བདེའི་དཔལ་སྟེར་ཞེས་བྱ་བ་བཞུགས་སོ། །

༄༅། །ཨེ་མ་ཧོ། སྨན་གྱི་བླ་མའི་གསང་གསུམ་ཡོན་ཏན་ཀུན། །གཅིག་བསྡུས་འགྲོ་བའི་མགོན་དུ་ལེགས་སྣང་བ། །གངས་ཅན་སྨན་པའི་རྒྱལ་པོ་གཡུ་ཐོག་པ། །སྙིང་ནས་དྲན་ནོ་ཐུགས་རྗེས་བྱིན་གྱིས་རློབས། །མ་འོངས་རྒྱུད་འདི་འཛིན་སྐྱོང་སྤེལ་བ་དང་། །ཚིགས་བཅད་གཅིག་ཙམ་ཐོས་པའི་སྐལ་

ལྡན་ཡང་། །ཁྱེད་ཀྱི་ཐུགས་རྗེས་སྐྱོབ་ཅེས་ཞལ་བཞེས་དོན། །བསྒྲུབ་པའི་དུས་ལ་བབས་སོ་ཡོན་ཏན་མགོན། །ཁྱེད་ཀྱི་མཚན་ཙམ་ཐོས་ཤིང་སྐྱབས་སོང་བ། །དེ་ཉིད་སྲིད་པའི་ཐ་མ་ཡིན་ཞེས་གསུངས། །བདག་ཅག་ཡིད་ཆེས་དད་པའི་གདུང་ཤུགས་ཀྱིས། །རྩེ་གཅིག་སྐྱབས་སུ་བསྟེན་ནོ་ཡོན་ཏན་མགོན། །བདག་ནི་རྒྱ་བོད་པཎ་གྲུབ་དུ་མར་སྦྱལ། །འདྲེན་པ་གཞན་ལས་ཐུགས་རྗེ་བདག་སྒྱུར་ཞེས། །སྲས་བཅས་རྒྱལ་ཀུན་མི་བསླུའི་དཔང་བཙོལ་ནས། །དམོད་བཙུགས་དམ་བཅའ་དགོངས་ཤིག་ཡོན་ཏན་དགོན། །དམ་པ་དུ་མས་ཁྱེད་ཉིད་ལེགས་བསྒྲུབས་པས། །དངོས་ཉམས་རྨི་ལམ་ཚུལ་དུ་ཡང་ནས་ཡང་། །ཞལ་བསྟན་བྱིན་གྱིས་བརླབས་པ་ངོ་མཚར་ཆེ། །བདག་ཀྱང་རྗེས་སུ་བཟུང་ཤིག་ཡོན་ཏན་མགོན། །མཚུངས་མེད་སྨན་རྒྱལ་སྐྱབས་ཀྱི་སྙིང་པོ་ཁྱེད། །ཉིན་མཚན་དབྱེར་མེད་བསྒོམ་ཞིང་གསོལ་འདེབས་ན། །ཞལ་བཞེས་རྡོ་རྗེའི་ཚིག་གི་བདེན་པའི་རྟགས། །མངོན་སུམ་བདག་ལ་སྟོན་ཅིག་ཡོན་ཏན་མགོན། །བདག་སོགས་ལས་ངན་སྙིགས་མའི་སེམས་ཅན་རྣམས། །གང་དུ་གནས་ཀྱང་སྡུག་བསྔལ་དུ་མས་མནར། །བཟོད་མེད་གདུང་བའི་ང་རོས་ཁྱེད་འབོད་ན། །ད་ལྟ་ཉིད་དུ་སྐྱོབས་ཤིག་ཡོན་ཏན་མགོན། །ཁྱད་པར་ཕྱི་ནང་འབྱུང་བ་འཁྲུགས་པའི་རྒྱུས། །ཐུར་མེད་གསོ་དཀའི་ནད་རིགས་དུ་མས་གདུང་། །འདི་ལས་དབུགས་འབྱིན་གསོ་རིག་ཟབ་དོན་ལ། །འཁྲུལ་མེད་བློ་གྲོས་སྟོལ་ཅིག་ཡོན་ཏན་དགོན། །མཐོང་ཐོས་རིག་པའི་བརྟག་ཐབས་རྣམ་གསུམ་གྱིས། །ཚ་གྲང་ལྡན་འདུས་ནད་ཀྱི་དབྱེ་བ་རྟོགས། །འགལ་འགག་བཞི་ཡིས་ཐེ་ཚོམ་ཀུན་བཅད་དེ། །སླར་ཆད་མངོན་ཤེས་མཛོད་ཅིག་ཡོན་ཏན་མགོན། །གསོ་ཚུལ་དགུ་ལ་རང་དབང་ཐོབ་གྱུར་ནས། །གསོ་བྱ་གསོ་བྱེད་སྦྱང་གཉེན་མ་འཛོལ་བས། །དམན་ལྷག་ལོག་པའི་བཅོས་ཉེས་མི་འབྱུང་བར། །རྗོ་སྦྱོར་ཟབ་ཁྱད་སྟོན་ཅིག་ཡོན་ཏན་མགོན། །འབྱུང་བཞིས་བསྐྱེད་པའི་བརྟན་གཡོའི་དངོས་ཀུན་གྱི། །རོ་ནུས་ཞུ་རྗེས་ཡོན་ཏན་ལེགས་རྟོགས་པས། །སྦྱོར་ཆད་རྣམ་གྱུར་གདུང་བ་སེལ་བའི་སྨན། །བདུད་རྩི་དངོས་སུ་སྒྱུར་ཅིག་ཡོན་ཏན་མགོན། །ཞི་བྱེད་བསིལ་དྲོད་དྲག་འཇམ་སྦྱོང་གི་སྨན། །འཇམ་རྩུབ་དཔྱད་དང་ཞི་སྦྱོང་ཟན་གནོད་ཟས། །དྲག་དལ་སྤྱོད་ལམ་གང་འོས་བསྟེན་པ་

ཡིས། །ནད་གཞི་རྩད་ནས་སྤྱུངས་ཤིག་ཡོན་ཏན་མགོན། །སྙིང་འོག་བར་གསུམ་གདོན་རིགས་དུ་མ་ཡིས། །ཉམ་ཐག་འགྲོ་བའི་སྲོག་ལ་འཚེ་བ་ན། །མཐུ་སྟོབས་ནུས་པས་གནོད་བྱ་གནོད་བྱེད་ཀུན། །ཕན་བདེའི་དཔལ་ལ་སྦྱོར་ཅིག་ཡོན་ཏན་མགོན། །ཟུག་རྔུ་ཀུན་བྲལ་ལང་ཚོའི་དཔལ་ཐོབ་པའི། །མི་འཇིགས་སྐྱབས་སྦྱིན་ཚུལ་འདི་མཐོང་ཐོས་ཀུན། །རྟེན་འབྲེལ་བདེན་པའི་དོན་ལ་ཡིད་ཆེས་ནས། །བློ་སྣ་ཆོས་ལ་སྒྱུར་ཅིག་ཡོན་ཏན་མགོན། །བློ་ལྡན་གྲོགས་དང་བསྒོ་བ་ཉན་པའི་འཁོར། །ཆོས་མཐུན་ལོངས་སྤྱོད་སྨན་དང་ཆ་བྱད་སོགས། །སྨན་པར་འོས་པའི་མཐུན་རྐྱེན་ལེགས་ཚོགས་ཀུན། །འབད་མེད་ལྷུན་གྲུབ་མཛོད་ཅིག་ཡོན་ཏན་མགོན། །གཞན་དོན་སྒྲུབ་པའི་སྦྱོར་དངོས་རྗེས་གསུམ་ལ། །བར་དུ་གཅོད་པའི་རྐྱེན་ཀུན་ཉེར་ཞི་ནས། །འབྲེལ་ཚད་ནད་གདོན་ཞི་བའི་ཕྲིན་ལས་ཀྱིས། །གཞན་ཕན་མཁའ་ཁྱབ་སྤེལ་ཅིག་ཡོན་ཏན་མགོན། །བྱམས་དང་སྙིང་རྗེ་བྱང་ཆུབ་སེམས་ལྡན་པས། །ཐ་སྙད་གསོ་རིག་སྒོ་གསུམ་བྱ་བ་ཀུན། །རིས་མེད་བསྟན་འགྲོའི་ཕན་བདེའི་དཔལ་གྱུར་ནས། །རྣམ་མཁྱེན་ལམ་དུ་སྒྱུར་ཅིག་ཡོན་ཏན་མགོན། །ཚོགས་བསགས་སྒྲིབ་སྦྱོང་ཐབས་མཁས་སྨན་དཔྱད་ཀྱིས། །ལས་ཉོན་ནད་ཀྱི་གདུང་བ་ཀུན་བཅོམ་ནས། །གཏན་བདེའི་ལང་ཚོ་སྨིན་པའི་དཔལ་ཡོན་ཅན། །ངེས་དོན་གསོ་རིག་སྩོལ་ཅིག་ཡོན་ཏན་མགོན། །དུས་ཀུན་དགེ་བའི་བཤེས་མཛལ་དམ་ཆོས་འཛིན། །རླབས་ཆེན་རྒྱལ་སྲས་སྤྱོད་ལ་དབང་འབྱོར་ཞིང་། །མ་དག་ཞིང་གི་འགྲོ་བ་འདྲེན་པ་ལ། །ཉིད་དང་དབྱེར་མེད་མཛོད་ཅིག་ཡོན་ཏན་མགོན། །མདོར་ན་གནས་སྐབས་མཐར་ཐུག་རེ་འབྲས་ཀུན། །བསླུ་མེད་མགོན་པོ་ཁྱེད་ཀྱིས་མ་སྐྱལ་ན། །སྐལ་ངན་བདག་ལ་རེ་ས་གཞན་མེད་པས། །བསམ་དོན་ཀུན་འགྲུབ་མཛོད་ཅིག་ཡོན་ཏན་མགོན། །དེ་ལྟར་བསྐུལ་ཞིང་གསོལ་བ་བཏབ་པའི་མཐུས། །སྐྱེ་འགྲོ་སྤྱི་དང་བོད་ཁམས་བདེ་ལ་འཁོད། །བསྟན་དང་བསྟན་འཛིན་ཕྱོགས་དུས་ཀུན་ཏུ་ཁྱབ། །རྫོགས་ལྡན་དགའ་སྟོན་དར་བའི་བཀྲ་ཤིས་སྩོལ།། །།ཅེས་པ་འདི་ཡང་རྒྱལ་ཁམས་སུ་སྙོད་བཙུད་རྒྱུད་པའི་རང་མདངས་གསོ་དཀའི་ནད་གདོན་མང་པོས་གཙེས་པའི་ཚེ་སྐྱོ་ཤས་ཀྱིས་ཀུན་ནས་བསླངས་ཏེ་དཔལ་ལྡན་རྒྱུད་ཀྱི་དབང་པོའི་སྨན་གྲལ་དུ་གནས་པའི་འཚོ་བྱེད་ཀྱི་གཟུགས་བརྙན་འཆང་བ་ཚུལ་ཁྲིམས་རྒྱལ་མཚན་པས་རང་ལོ་ཉེར་དགུ་པ་ལྕགས་གླང་ས་གའི་ཟླ་བའི་ཡར་ཚེས་ལ་ཟླ་སྒྲུབ་ཞག་བདུན་བསྒྲིགས་པའི་ཚེ་གསོལ་བ་རྩེ་གཅིག་ཏུ་བཏབ་པ་བྱིན་རླབས་མྱུར་དུ་འཇུག་པའི་རྒྱུར་གྱུར་ཅིག །བཀྲ་ཤིས། སརྦ་མངྒ་ལཾ། །

༄༅། །གསོ་རིག་བསྟན་པ་རྒྱས་པའི་སྨོན་ལམ་རྒྱས་པ་བཞུགས་སོ། །

༄༅། །ན་མོ་གུ་རུ། བླ་མ་རྣམས་དང་ཡི་དམ་དཀྱིལ་འཁོར་ལྷ། །ཕྱོགས་དུས་རྒྱལ་བ་སྲས་བཅས་ཐུགས་རྗེ་དང་། །བདག་གི་ལྷག་བསམ་རྣམ་པར་དག་པའི་མཐུས། །གསོ་བ་རིག་པའི་བསྟན་པ་རྒྱས་གྱུར་ཅིག །སྟོན་པ་མཉམ་མེད་ཤཱཀྱའི་རྒྱལ་པོས་ཀྱང་། །གཞོན་ནུ་སེམས་ཅན་སྨན་དུ་སྐུ་འཁྲུངས་ནས། །ནད་རྣམས་སེལ་བར་ཐུགས་བསྐྱེད་བདེན་པའི་མཐུས། །གསོ་བ་རིག་པའི་བསྟན་པ་རྒྱས་གྱུར་ཅིག །ཡུན་རིང་ཕ་དང་མར་གྱུར་དྲིན་ཅན་འགྲོ། །མི་བཟོད་སྡུག་བསྔལ་ནད་ཀྱི་འདམ་ཚུད་པ། །དེ་ལ་ཕན་གདགས་བདེ་གཤེགས་མཆོད་པའི་མཆོག །གསོ་བ་རིག་པའི་བསྟན་པ་རྒྱས་གྱུར་ཅིག །རིན་ཆེན་སྨན་མཆོག་སྦྱིན་པའི་ལག་བརྒྱུད་ཆེ། །ཕྱོགས་བཅུའི་ཞིང་ནས་སྲས་བཅས་རྒྱལ་བ་ཡི། །གསེར་མདོག་ཕྱག་གིས་མེ་ཏོག་ཡང་ཡང་འཐོར། །གསོ་བ་རིག་པའི་བསྟན་པ་རྒྱས་གྱུར་ཅིག །དྲི་མེད་བྱམས་པའི་བདུད་རྩིས་རྒྱུད་གཏམས་ཤིང་། །ནད་རྣམས་ཀུན་སེལ་བདུད་རྩིའི་མཆོད་སྦྱིན་གྱིས། །རིས་མེད་འགྲོ་ལ་ཕན་པའི་དྲིན་གཟོ་བ། །གསོ་བ་རིག་པའི་བསྟན་པ་རྒྱས་གྱུར་ཅིག །བཟོད་མེད་སྙིང་རྗེ་ཆེན་པོས་རྒྱུད་བསྐུལ་ནས། །རྒྱལ་བའི་སྲས་ཀྱི་ལམ་མཆོག་ཕར་ཕྱིན་དྲུག །ཉམས་ལེན་སྨན་ལ་ཚང་བའི་ཐབས་མཁས་ཅན། །གསོ་བ་རིག་པའི་བསྟན་པ་རྒྱས་གྱུར་ཅིག །ཚེ་འདིར་ལྷ་མིའི་གཙུག་གིས་མངོན་པར་འདུད། །ཕྱི་མར་བདེ་ཆེན་ཊཱཀྐིའི་ཚོགས་ཀྱིས་མཆོད། །བདེ་ནས་བདེ་བར་འགྲོ་བའི་ལམ་བཟང་པོ། །གསོ་བ་རིག་པའི་བསྟན་པ་རྒྱས་གྱུར་ཅིག །ཁྱད་པར་སྨན་པའི་རྒྱལ་པོ་གཡུ་ཐོག་པར། །ཕྱོགས་བཅུའི་རྒྱལ་བ་སྲས་དང་བཅས་པ་དང་། །འཇམ་དཔལ་

དཔའ་བོས་མངོན་སུམ་ལུང་བསྟན་བཞིན། །གསོ་བ་རིག་པའི་བསྟན་པ་རྒྱས་གྱུར་ཅིག །མ་འོངས་རྒྱུད་འདི་འཆད་ཉན་དར་བ་དང་། །འདི་ཡི་ཚིགས་བཅད་གཅིག་ཙམ་ཐོས་པ་ཡང་། །དོན་གཉིས་འགྲུབ་ཅེས་ལུང་བསྟན་བདེན་པའི་མཐུས། །གསོ་བ་རིག་པའི་བསྟན་པ་རྒྱས་གྱུར་ཅིག །མགོན་པོ་མཆོག་དེས་རྒྱུད་འདི་འཛིན་པ་དང་། །སྐྱིགས་མའི་འགྲོ་ལ་ལྷག་པར་བདག་ཉིད་ཀྱི། །ཐུགས་རྗེ་ཆེན་པོས་སྐྱོབ་ལ་དམ་བཅས་པས། །གསོ་བ་རིག་པའི་བསྟན་པ་རྒྱས་གྱུར་ཅིག །དེ་བཞིན་ཕྱོགས་བཅུའི་སྲས་བཅས་རྒྱལ་བས་ཀྱང་། །སེམས་ཅན་ཕན་འདོགས་དམ་པའི་གང་ཟག་ལ། །རྟག་ཏུ་ཐུགས་རྗེས་གཟིགས་པར་དམ་བཅས་པས། །གསོ་བ་རིག་པའི་བསྟན་པ་རྒྱས་གྱུར་ཅིག །དེ་ཚེ་སྨན་སྲུང་ཞང་བློན་སྡེ་དགུ་སོགས། །འཇིག་རྟེན་འཇིག་རྟེན་འདས་པའི་སྲུང་མ་ཡིས། །རྒྱུད་འཛིན་སྲུང་སྐྱོབ་ཞལ་བཞེས་བདེན་པའི་མཐུས། །གསོ་བ་རིག་པའི་བསྟན་པ་རྒྱས་གྱུར་ཅིག །གསོ་དཔྱད་མདོར་རྒྱས་ཀུན་ལ་མཁས་པ་དང་། །ལག་ལེན་མན་ངག་གནད་དུ་ཕེབས་གྱུར་ཅིང་། །སྙིང་རྗེ་ཆེན་པོའི་གཞན་དབང་སོང་བ་ཡི། །འཚོ་བྱེད་དམ་པས་ས་སྟེང་ཡོངས་གང་ཤོག །ཀུན་ཀྱང་སྤྱོད་ལམ་ཞི་ཞིང་སེམས་ཀྱང་ཞི། །འགྲོ་བའི་སྡུག་བསྔལ་ཞི་བའི་ཐབས་བརྩོན་པས། །རང་གཞན་ཀུན་ཀྱང་ནད་མེད་ཞི་བ་ཡི། །གོ་འཕང་མཆོག་ལ་མྱུར་དུ་རེག་གྱུར་ཅིག །བདུད་རྩི་མི་གཡོ་རྒྱལ་བའི་ཐུགས་རྗེ་དང་། །བདུད་རྩིདང་འདྲ་བྱམས་པའི་སེམས་ཀྱི་མཐུས། །བདུད་རྩི་སྙིང་པོ་གསོ་བ་རིག་པའི་གཞུང་། །བདུད་རྩིའི་སྤྲིན་ཆེན་བཞིན་དུ་རྒྱས་གྱུར་ཅིག །མཚུངས་མེད་སྨན་པའི་རྒྱལ་པོ་གཡུ་ཐོག་པ། །ཡང་ཡང་དྲན་ཅིང་གསོ་བ་རིག་པའི་གཞུང་། །ནམ་གཞུག་རྫོགས་པའི་ཚུ་བཞིན་འགྲིབ་མཐོང་བས། །མི་བཟོད་སྙིང་གི་ཟུག་རྔུ་ཆེས་ཆེར་ལྡང་། །དེ་ཚེ་གང་དྲན་བཅས་བཙོས་མེད་པ་རུ། །བདེན་ཚིག་སྨོན་ལམ་ཁ་ནས་རང་རྡོལ་བ། །འདི་བཞིན་སྨོན་པར་བྱེད་པའི་གང་ཟག་ལ། །སྨན་པའི་རྒྱལ་པོའི་བྱིན་རླབས་འཇུག་གྱུར་ཅིག །

ཅེས་འཚོ་བྱེད་བློ་གྲོས་དྲི་མེད་པས་ཆོས་༢༥ལ་འཁྲུལ་བྲིས་དགེ། རབ་ཆེས་ཤིང་ཁྱི་ལོར་རྒྱུད་བཞི་ཡོངས་རྫོགས་ཀྱི་བཤད་པ་དང་ལག་ལེན་ཕལ་ཆེ་བའི་མཐོང་བརྒྱུད་བཅས་བཙུན་པ་བཅུ་ཕྲག་གཅིག་ལ་ཁྲིད་སྐབས་མཇུག་ཏུ་མཚོད་པ་དང་འབྲེལ་བར་སྨོན་ལམ་འདི་ལྷ་བུ་གདབ་པར་འདོད་ནས་བྲིས་སོ། །

༄༅། །སྨན་རྩིས་མཁས་དབང་སློབ་དཔོན་མཁྱེན་རབ་ནོར་བུ་མཆོག་གི་གསུང་རྩོམ་ཕྱོགས་བསྒྲིགས་བྱང་སྦྱོང་ཞལ་ལུང་ཞེས་བྱ་བ་བཞུགས་སོ། །

རྩོམ་པ་པོ། མཁྱེན་རབ་ནོར་བུ།

རྩོམ་སྒྲིག་འགན་འཁུར་བ། ཧ་མགྲིན་སྐྱབས།

དེབ་གཞིའི་མཛེས་འཆོས། ཧུང་ཧྲང་ཆན་ཁྱོན།

དཔེ་སྐྲུན་མཁན། མི་རིགས་དཔེ་སྐྲུན་ཁང་།

པེ་ཅིན་གྲོང་ཁྱེར་ཧོ་ཕིང་ལི་བྱང་ལམ་ཨང་14པ། (100013)

http://www.mzpub.com

(010) 64227665　(010) 58130524

པར་འདེབས་མཁན། སན་ཧོ་གྲོང་ཁྱེར་ཧྲ་ཧུང་པར་འདེབས་ཚད་ཡོད་ཀུང་སི།

བརྒྱུད་འཚོང་མཁན། རྒྱལ་ཡོངས་ས་གནས་སོ་སོའི་ཞིན་ཧྭ་དཔེ་ཚོང་ཁང་།

དེབ་ཚད། 787mm×1092mm 1/16

དཔར་ཤོག 20.5

དཔར་གྲངས། 0001-1500

པར་གཞི་སྒྲིག་ཐེངས། 2023ལོའི་ཟླ་5པར་པར་གཞི་དང་པོ་བསྒྲིགས།

དཔར་ཐེངས། 2023ལོའི་ཟླ་5པར་པེ་ཅིན་དུ་དཔར་ཐེངས་དང་པོ་བཏབ།

དཔེ་རྟགས། ISBN 978-7-105-16938-2/R · 631(བོད 339)

རིན་གོང་། སྒོར 72.00

图书在版编目（CIP）数据

钦绕罗布医药集 ： 藏文 / 钦绕罗布著． -- 北京 ：民族出版社，2023.3

ISBN 978-7-105-16938-2

Ⅰ．①钦… Ⅱ．①钦… Ⅲ．①藏医－文集－藏语 Ⅳ．① R291.4-53

中国国家版本馆 CIP 数据核字（2023）第 068952 号

ISBN 978-7-105-16938-2

9 787105 169382

责任编辑　旦正加
封面设计　东方乾坤
出版发行　民族出版社
北京市和平里北街 14 号（100013）
http://www.mzpub.com
（010）64227665　（010）58130508
印　　刷　三河市华东印刷有限公司
经　　销　各地新华书店
开　　本　787mm×1092mm　1/16
印　　张　20.5
印　　数　0001-1500
版　　次　2023 年 5 月第 1 版
印　　次　2023 年 5 月北京第 1 次印刷
书　　号　ISBN 978-7-105-16938-2/R・631（藏 339）
定　　价　72.00 元